中华医学会医师培训工程（高级系列）
CME TEXTBOOKS NATIONAL PROJECT 国家级继续医学教育项目教材
国家级继续医学教育项目教材

临床药学高级教程

主编 / 阚全程

中华医学会组织编著

中華醫學電子音像出版社
CHINESE MEDICAL MULTIMEDIA PRESS
北　京

图书在版编目（CIP）数据

临床药学高级教程 / 阚全程主编．—北京：中华医学电子音像出版社，2021.5
ISBN 978-7-83005-218-8

Ⅰ．①临… Ⅱ．①阚… Ⅲ．①临床药学—资格考试—教材 Ⅳ．① R97

中国版本图书馆 CIP 数据核字（2019）第 273326 号

临床药学高级教程
LINCHUANG YAOXUE GAOJI JIAOCHENG

主　　编： 阚全程
策划编辑： 裴　燕　史仲静
责任编辑： 赵文羽
文字编辑： 周寇扣
校　　对： 朱士军
责任印刷： 李振坤
出版发行： 中華醫學電子音像出版社
通信地址： 北京市西城区东河沿街 69 号中华医学会 610 室
邮　　编： 100052
E - mail： cma-cmc@cma.org.cn
购书热线： 010-51322677
经　　销： 新华书店
印　　刷： 北京虎彩文化传播有限公司
开　　本： 889 mm×1194 mm　1/16
印　　张： 39
字　　数： 1118 千字
版　　次： 2021 年 5 月第 1 版　2021 年 5 月第 1 次印刷
定价（含习题卡）： 295.00 元

内 容 提 要

本书根据对高级卫生专业技术资格人员的要求，结合目前的学科发展状况，系统地介绍了临床药学的基础理论、临床治疗实践和国内外新的进展动态。本书具有权威性、实用性和指导性，可以帮助临床药师及其他相关中级职称医务人员开展继续教育，提高临床会诊、病例综合分析和运用先进医疗技术的能力。

《临床药学高级教程》

编 委 会

主　　编　阚全程

常务副主编　刘皋林

副 主 编　熊利泽　贾继东　张抒扬　张幸国　赵　杰　刘景丰　胥　婕　张淑慧　菅凌燕　张　健　冯全服　郭瑞臣　杜　光　张　玉　袁　洪　童荣生　陈　孝　李焕德

编　　委（以姓氏笔画为序）

于爱平　新疆维吾尔自治区人民医院
马瑞莲　内蒙古医科大学附属医院
王春革　天津市第一中心医院
文友民　宁夏医科大学总医院
卢海儒　青海省人民医院
冯全服　南京先声药业
刘玉梅　吉林大学中日联谊医院
刘皈阳　解放军总医院第一附属医院
刘皋林　上海交通大学附属第一人民医院
刘景丰　福建医科大学附属第一医院
孙洲亮　厦门大学附属第一医院
杜　光　华中科技大学同济医学院附属同济医院
杜奕奇　第二军医大学附属长海医院
李焕德　中南大学湘雅二医院
李雪松　昆明医科大学第一附属医院
杨婉花　上海交通大学医学院附属瑞金医院
张　玉　华中科技大学同济医学院附属协和医院
张　健　上海交通大学医学院附属新华医院
张志仁　哈尔滨医科大学附属第二医院
张志清　河北医科大学附属第二医院
张抒扬　北京协和医院
张幸国　浙江大学医学院附属第一医院
张相林　中日友好医院
张晓坚　郑州大学第一附属医院
张淑兰　新疆生产建设兵团医院
张淑慧　河北省人民医院
陈　孝　中山大学附属第一医院

陈　英　广西壮族自治区人民医院
武新安　兰州大学第一医院
茅益民　上海交通大学医学院附属仁济医院
林勍翃　阿斯利康（中国）医学科学及医学事务部
周　斌　西藏军区总医院
周　新　上海交通大学附属第一人民医院
单爱莲　北京大学医学部临床药理研究所
郑志昌　贵阳医学院附属医院
赵　杰　郑州大学第一附属医院
赵生芳　山西医科大学第二医院
赵家军　山东省立医院
赵德伟　大连大学附属中山医院
侯连兵　南方医科大学南方医院
姜　玲　安徽省立医院
胥　婕　北京大学第三医院
秦玉花　河南省人民医院
袁　洪　中南大学湘雅三医院
贾继东　首都医科大学附属北京友谊医院
夏培元　第三军医大学附属西南医院
郭瑞臣　山东大学齐鲁医院
黄东胜　浙江大学医学院附属邵逸夫医院
黄红谦　海南医学院附属医院
曹　力　南昌大学第四附属医院
菅凌燕　中国医科大学附属盛京医院
葛卫红　南京大学医学院附属鼓楼医院
蒋玉凤　新疆维吾尔自治区人民医院
童荣生　四川省人民医院
熊利泽　第四军医大学第一附属医院
阚全程　郑州大学第一附属医院

序

我国现有的医师培养过程分为医学院校教育、毕业后医学教育和继续医学教育三个阶段。专科医师规范化培训是毕业后医学教育的重要组成部分，是在住院医师规范化培训的基础上，继续培养能够独立、规范地从事疾病专科诊疗工作临床医师的必经途径。2017 年 7 月，国务院办公厅印发《关于深化医教协同进一步推进医学教育改革与发展的意见》(国办发〔2017〕63 号)，文件中提出把医学教育和人才培养摆在卫生与健康事业优先发展的战略地位，为建设健康中国提供坚实的人才保障……支持行业学(协)会参与学科专业设置、人才培养规划、标准制(修)订和考核评估等工作，相关公共服务逐步交由社会组织承担。2015 年发布的《关于开展专科医师规范化培训制度试点的指导意见》(国卫科教发〔2015〕97 号)中明确提出：探索建立有关行业协(学)会协助政府部门做好专科医师规范化培训制度试点的业务指导、组织实施与日常管理监督的工作机制。根据需要，可组建由有关专家和医疗卫生机构、高等医学院校、相关事业单位、行业组织和政府相关部门等多方面代表组成的专科医师规范化培训专家委员会，协助开展有关工作。

中华医学会成立于 1915 年，经过百年的励精图治，已经成为党和政府联系医学科技工作者的桥梁和纽带、中国科协学会的翘楚、全国医学科技工作者的家园，其宗旨是团结医务工作者，传播医学科学知识，弘扬医学道德，崇尚社会正义。由中华医学会第二十五届理事会第四次会议审议通过的《中华医学会章程》中明确将“参与开展毕业后医学教育及专科医师培训、考核等工作”作为学会的业务范围之一。鉴于我国适用于专科医师规范化培训的教材存在系统性较差、内容质量参差不齐、学科覆盖不全面等诸多不足，中华医学会所属中华医学电子音像出版社依托学会 91 个专科分会的千余名专家力量，配合出版社三十余年传统出版和数字出版相结合的出版经验，策划了《中华医学会医师培训工程(高级系列)丛书》，旨在通过本丛书引导医学教育健康发展和卫生行业人才的规范化培养。本套丛书的内容不仅包括专科医师应该掌握的知识，更力求与时俱进，反映目前本学科发展的国际规范指南和前沿动态，巩固和提高专科医师的临床诊治、临床会诊、综合分析疑难病例及开展医疗先进技术的能力，同时还增加了测试题，作为考查专科医师对专业知识掌握情况的依据。除此之外，本丛书还充分利用新兴媒体技术，就部分内容配备了相应的多媒体视频，以加强医务人员对理论知识和实际操作技术的理解。

在2016年举办的“全国卫生与健康大会”上，习近平总书记发表重要讲话，强调“没有全民健康，就没有全面小康”；在第十八届中共中央政治局常委会同中外记者首次见面会上，习近平总书记表达出对人民健康福祉的密切关注：我们的人民热爱生活，期盼有更可靠的社会保障、更高水平的医疗卫生服务、更优美的环境……实现全民健康离不开高水平医疗卫生服务的保障，开展高水平的医疗卫生服务离不开一支高素质、高水平的医疗队伍，这也是中华医学会组织国内各学科学术带头人、知名专家编写本丛书的目的所在。

本丛书在编写过程中多次召开组稿会和定稿会，各位参编的专家、教授群策群力，在繁忙的临床和教学工作之余高效率、高质量地完成了编写工作，在此，我表示衷心的感谢和敬佩！

中华医学会副会长兼秘书长

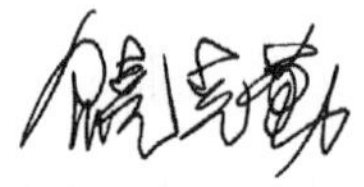

出版说明

为引导我国医学教育的健康发展，加强卫生人才培养工作，助力健康中国战略的实施，在中华医学会及所属 91 个专科分会的支持下，我们精心策划出版了《中华医学会医师培训工程（高级系列）丛书》暨《国家级继续医学教育项目教材》。

本套丛书的内容不仅包括医学各专业高年资从业者应该掌握的基本知识，更力求与时俱进，反映本学科发展的前沿动态，侧重医务人员临床诊治技能、疑难病例处理以及开展医疗先进技术能力的培养，具有专业性、权威性和实用性，因此既可作为正在试点推动的专科医师规范化培训的工具用书，又可作为医务人员或医疗行政管理部门开展继续医学教育的必备教材。同时，本套丛书在系统梳理专业知识的基础上均配备练习题库和模拟考试情境，有助于检验专业知识的掌握情况，亦可作为拟晋升高级职称应试者的考前复习参考用书。

限于编写时间紧迫、经验不足，本套教材会有很多不足之处，真诚希望广大读者谅解并提出宝贵意见，我们将于再版时加以改正。

目　录

第1章

临床药学概述

第一节　临床药学的概念和研究内容

一、临床药学的概念

临床药学(clinical pharmacy)是医药结合、探讨药物临床应用规律、实施合理用药的一门药学分支学科。它主要是药师进入临床，运用药学专业知识协助临床医师制定个体化给药方案，并监测患者的临床用药过程，从而提高药物治疗水平，最大限度地发挥药物的临床疗效。

随着新药不断应用于临床和不合理用药现象的存在，药物不良反应、药源性疾病逐渐增多，给人民的健康构成极大的危害。做好临床药学工作，提高用药质量，对于确保临床用药安全、有效，降低治疗费用，保障人民健康具有重要意义。

临床药学作为研究合理用药科学与实践的一门学科，它在现阶段的发展目标主要包括以下几个方面：①进行药物知识的科普宣传和教育，增强全民的合理用药知识，提供药物知识咨询服务；②直接为患者提供药学服务，建立药历档案，进行处方点评，参与临床治疗实践，进行临床药物监测，为患者制定个体化治疗方案，提高用药有效性；③收集药物的不良反应和不良事件信息，新药的临床研究信息及上市后的评价信息，药物的利用信息，发挥临床药师的参谋作用，为临床药物治疗提供服务，为主管部门提供决策依据。

二、临床药学的研究内容

临床药学是以患者为研究对象，研究药物及其剂型与病体相互作用和应用规律的综合性学科，旨在用客观科学指标来指导患者的合理用药。具体内容如下。

1. *参与临床治疗实践，为临床合理用药当好参谋*　协助医务人员正确地选择和使用药物，是临床药师的一项重要任务。临床药师可以运用所掌握的药物知识、最新药物信息资料和药物检测技术，在用药品种选择与药物治疗方案方面提出建议，协助临床医师最大限度地提高药物疗效，减少不良反应的发生。

2. *建立患者药历档案，为临床合理用药打下基础*　患者的用药史或者药历是从药物疗法的角度记录和整理用药情况，是合理用药的素材，与患者的病历有着密切的联系和同等的重要性。通过建立患者药历档案可以进一步规范临床合理用药。

3. *开展治疗药物监测(therapeutic drug monitoring，TDM)和基因检测，为临床合理用药提供依据*　采用不同的检测手段研究患者的体液，特别是血液中药物浓度与药物疗效的关系，制定最佳给药方案，从而提高药物临床治疗效果。此外，随着药物基因组学(pharmacogenomics)的发展，利用分子生物学、分子遗传学技术及日益完善的基因分析方法，研究患者的药物效应个体差异与基因多态性(genetic polymorphism)的关系，比如药物代谢酶基因的差异可引起特异的药物不良反应，可以此为平台进行合理用药指导与新药开发。

4. *监测药物不良反应(adverse drug reaction，ADR)，为临床安全用药提供依据*　把散在的不良反应病例资料汇集起来，进行因果关系的分析和评价，建立药品不良反应监测体系，为国家或者相关部门停止生产或者禁止进口相关产品提供依据。

5. *收集最新药物情报，为临床合理用药提供咨询*　临床药物治疗的合理性必然建立在及时掌握大量和最新药物信息的基础上。因此，临床药师应经常收集有关药物治疗方面的资料，以便针对临床治疗工作中的问题，提供药物信息。

6. 参与药物配伍等业务研究，为临床安全用药提供保障 在日常医疗实践中，“混合注射”是常见现象，因此，对医师和护士提出建议是临床药师的重要责任。开展药物相互作用及配伍，结合临床治疗进行药动学(药物代谢动力学)、生物利用度的观察等研究，其研究结果对指导临床安全用药具有重要意义。

7. 进行新药研发，为临床合理用药提供后备选择 为适应临床治疗的需要，临床药师可以根据医院实际状况，开展新制剂、新剂型的研制。临床药师也可以利用自己的药学知识处理有关用药问题，从临床工作实践中发现问题，提出研究课题，从而为临床合理用药提供后备选择，比如建立以循证药学为基础的遵循处方质量持续改进长效机制的处方点评课题研究、药物经济学研究、用药管理信息化的课题研究，以及基于药物基因组学、血药浓度监测及群体药动学的给药个体化方案建立的研究等。

临床药学研究内容繁多，以患者为中心，在不同生理和病理状态下进行药效学、药动学、生物药剂学、临床药物治疗学等方面研究和总结，与临床医学，包括生理学、生物化学、临床内科学、外科学等密切相关，从而保障临床药物治疗的可靠性。同时，临床药学研究范围还包括药物相互作用、药物过量诊治、药学监护等。因此，临床药学是临床与基础，药学和医学之间相互结合，相互发展的学科，具有明显的多学科交叉性。

第二节　临床药学的发展与现状

一、临床药学的发展简史

“临床药学”这一术语，第一次提出是在1953年的美国，随着当时制药工业的发展，医院制剂多由工厂生产，同时新药品种不断增加，具有强力作用的药物大量出现，住院患者和门诊患者的药物治疗需要药师的专业技术提供服务，这促使药师面向患者更加关注与药物有关的问题，包括医师处方、药物分配、提供使用、药物管理和有关记录等。与此同时，美国的临床药学教育也得到飞速发展。1967年，美国加利福尼亚大学药学院首先建立了“临床药学专业”；1967－1983年，美国74所高等药学院中有38所(51.3%)开设了临床药学课程。至今美国已经培养了数万名临床药师(药学博士)，并在60%以上的州立医院设有临床药学服务中心。由于美国药学界的成功实践，许多国家如英国、法国、日本也纷纷效仿。1983年，日本、欧洲等国也都开设临床药学专业；1977年，在荷兰海牙市召开了“临床药学国际学术会议”。同时，欧洲各国每年轮流主持进行“临床药学欧洲学术会议”。此后，国际上临床药学事业不断发展壮大。

我国的医院药学工作在新中国成立前和成立初期，仅仅停留在简单的调剂配发药品和保证患者用药需求方面。20世纪60年代初，上海的医院药师提出了“临床药学”问题；70年代，我国部分医院和药学院开展了临床药学的研究和培训；1980年，国家卫生部药政局在成都召开全国第一次临床药学座谈会；1987年，国家教育委员会决定在高等药学教育中开设“临床药学专业”；1989年，华西医科大学临床药学专业正式招收5年制本科生，同年，国家卫生部颁发的《医院药物制剂管理办法》明确指出：药剂科设临床药学专业室；1991年，国家卫生部在医院分级管理文件中首次规定三级医院必须开展临床药学工作，并作为医院考核指标之一；2002年，国家卫生部和中医药管理局颁布的《医疗机构药事管理暂行规定》提出逐步建立临床药师制度；2004年，全国开展临床药师培训试点；2006年，部分省、市开展临床药师考试试点；2008年，国家卫生部下发文件在全国50所医院进行临床药师制试点工作；2009年，我国新的“医改”方案中的若干举措为临床药学的发展带来新的机遇；2010年12月，国家卫生部将临床药学列入临床重点专科建设项目中；2011年3月，国家卫生部和国家中医药管理局颁布《医疗机构药事管理规定》，进一步确立了临床药学的地位和作用。

二、我国临床药学的现状

20世纪80年代初，随着国内医药市场的开放和繁荣，药品管理的逐步规范，药动学、生物药剂学等新兴学科的设置，我国的临床药学工作开始起步和发展。1991年国家卫生部在医院分级管理文件中首次规定了三级医院必须开展临床药学工作，并作为医院考核指标之一。

目前,我国临床药学已发展到全国县级以上医院,他们均在不同水平上开展卓有成效、各具特色的工作。当前,我国政府正借鉴发达国家的经验,积极开展临床药学,推广临床药师制及尝试建立药师法。根据国家卫生部和国家中医药管理局 2002 年颁布的《医疗机构药事管理暂行规定》,医院药学部门应建立"以患者为中心"的药学管理工作模式,开展以"合理用药"为核心的临床药学工作,参与临床疾病诊断、治疗,提供药学技术服务,提高医疗质量,逐步建立临床药师制。2007 年,为了探索适合我国国情的临床药师准入标准、配备标准、管理制度、工作模式、岗位职责及临床药师工作的评价体系等,国家卫生部正式启动了医院临床药师制的试点工作,在全国范围内确定了 42 家试点临床药师制的医院。2009 年 4 月,《中共中央、国务院关于深化医药卫生体制改革的意见》和《医药卫生体制改革近期重点实施方案(2009－2011 年)》等新一轮医疗卫生改革的政策性文件公布实施,"医改"方案中的若干举措推动了《医疗机构药事管理规定》的进一步实施,在原有《暂行规定》的基础上,进一步确立了临床药学的地位和作用,明确了医疗机构临床药师的工作职责。

在过去的 20 多年里,尽管我国临床药学发展存在总体发展水平不平衡、缺乏完善教育支撑、临床药学研究不足等诸多问题,但还是获得了长足的进步。随着药学知识的日益更新,临床新药层出不穷,不断进入我国医疗市场。据统计,我国经常流通于市场的药物制剂有 2 万多种。临床实践中,患者常同时患有多种疾病,而一种疾病往往需要多种药物联合应用才能达到治疗目的。作为临床医师,其可能只精通本科疾病的临床用药,因此,临床药师运用其药物知识、最新药物信息资料与临床医师共同制定临床治疗方案,对临床合理用药具有重要意义。

对于一个学科来说,要想与时代的发展保持同步,在时代赋予的机会和挑战面前取得更大的发展,就要不断地创新,使之符合国家战略发展需求,并与科学技术进步相匹配。目前,临床药学在我国的发展面临瓶颈。公立医院改革给临床药学学科发展创造了全新的环境,也带来了挑战。我国临床药学学科应该与时俱进,在药学服务实践具体工作方法、体制制度、理念上不断创新。坚持临床药学学科研究从药学服务实践出发,建立能够促进合理用药的科学评价体制和体系,以临床药学科研发展为支撑,推动重大理论和实际问题研究,促进临床药学工作上新台阶。

三、国外临床药学的现状

20 世纪 50－60 年代,美国首先建立了"临床药学"这一新兴学科。早在 1904 年,美国就开始实行药师许可制度;1942 年,美国医院药师协会(American Society of Hospital Pharmacists,ASHP)成立,其目的是为了改进医院和正式保健机构中患者的药学服务。随着保健事业的高度发展,该会于 1995 年更名为美国卫生系统药师协会(American Society of Health-system Pharmacists,ASHP),目前是美国临床药学的领导和决策机构。20 世纪 60 年代,临床药学在英国、法国、瑞典等欧洲国家逐渐兴起;70 年代,临床药学渐渐传入日本、新加坡,以及我国的台湾和香港地区等亚洲的国家和地区。

在美国临床药学服务范围主要有以下 3 个方面:第一,美国临床药学服务主要的服务对象为住院患者,在某些州,药师在与医师签署合作协议(collaborative protocol)的基础上,可严格按照协议规定对某些药物的医嘱、处方进行修改,或者开具处方或医嘱;第二,临床药师的专业知识也可以服务于美国医疗卫生保健质量委员会(Agency for Healthcare Research and Quality,AHRQ),主要从事以下工作,即药物及治疗学委员会、感染控制委员会、社区获得性肺炎委员会、患者优质护理委员会等;第三,临床药学服务范围在诊所和社区中可以做的工作主要是患者咨询和药物治疗管理。

目前美国有 124 所大学或学院设有临床药学专业课程,其中 66 所为私人院校,58 所为公办院校。在这些开设临床药学专业的院校中,临床药学专业的规模和专业方向有着很大的差别。在美国,临床药师是一种受到大家青睐的职业,统计数字显示,2012 年报考临床药学专业的学生录取率仅有 1/10,2011－2012 年,美国共授予了 12 719 个临床药学(药学博士)学位,其中 62%是女性。美国临床药学(药学博士)学位的获得需要 6 年的学习时间。第 1、2 年为基础学习期;第 3、4 年是专业学习期,在这一阶段,学生们会集中在课堂接受到有关临床药学案例分析的教学,以及实验室操作技能的训练。第 5 年是进一步的专业学习期,学生们会在老师的带领下,反复地模拟在社区药房进行药学服务的工作流程,并在实验室进行无菌操作、制剂配制等的操作训练。第 6 年的专业训练主要是针对如何为住院患者展开药学服务进行的。学生们要学习有关体格检查、病史询问、与患者沟通技巧、参与临床决策的制定、病历书写技巧的方法，以及同情心等专业素质的培养。经过 6 年的学习，药学博士毕业后，再经过 1～2 年住院药师阶段训练，最终进入医院担任全日制临床药师。

日本、韩国均有本科直至博士的临床药学教育。以日本为代表实行的“4＋2”模式（4 年课程学习和 2 年临床实践）是教师指导和自由讨论同步进行。日本的临床药学教育更加注重实践教学和培养。日本 Kyoritsu 药学院，报考临床药学专业硕士的本科毕业生，根据成绩的排名，约 35％的学生可以通过向其主管教授申请推荐入学；实践环节的药师也可以向科室和医院申请入学。这些学生仅通过面试即可入学，不到 35％的大学四年级学生或其他学院的学生则需要参加一项笔试及面试。

法国自 1988－1989 年起，取得“药学博士国家文凭”的学制改为 6～9 年。专业实践则从第 2 学年初的 2 个月药房见习开始，到第 5、6 学年的实习期得到强化。社会人文学科受到重视，如第 5 学年科目就有法律、企业管理、营销学、人际关系与沟通等必修课程。在第 3 阶段专科药学教育中，则有组织机构与医院管理、人际交流、文献收集、管理法律、质量学等必修课程。

英国对于临床药师硕士阶段的培养推行的是灵活的满足职业发展需要的教学模式。临床药学专业分临床药学的次级护理和主要护理，学习的专业课程主要有药学监护、药物信息学、药学实践研究、循证医学等实践性较强的课程，2 年的专业课结束给予毕业证书，再经过注册可以进行 1 年所选专业的课题研究，完成论文，授予学位。

第三节　我国临床药学的展望

一、临床药学教育

由于我国临床药学教育体系尚不完善，多种培养方式同时存在的局面仍会维持很长一段时间。目前我国临床药师的培养可以通过以下 3 种途径：高校培养、基地培养、医院机构自我培养。

1. *高校培养*　对比国内外在临床药学上的发展可以看出，我国在临床药学教育方面和国外的差别较大。为使我国临床药学工作赶上世界先进国家的水平，首先必须有针对性地改革我国的药学教育。目前我国药学院（系）药学教育培养的人才与社会需求之间仍有较大的差距。虽然目前已有一些高校设置了临床药学专业，但在专业设置上偏重于化学学科和制药工业，培养方向主要还是通用药学人才和制药及流通领域方面的药学人才，教育基本上仍是化学模式，在课程设置上与医学相关的基本知识课程只占极小比例。此外，由于学制多为 4 年，学生的实习时间很短，且以实验研究、掌握实验室技能为主，无临床实习安排，不能满足医院药学、社区药学、促进合理用药等相应岗位与实际工作的需要。只有改变临床药学教育滞后的现状，才能促使临床药学向前发展。

本科教育应该成为临床药师培养的主力军。高校临床药学的培养目标应该为培养从事临床合理用药、治疗药物监测和临床药学研究的药师。要求药师掌握医药科学及临床药学的基本理论和实验技能，毕业后能够从事临床合理用药、治疗药物监测、新药临床评价及临床药学研究工作。本科教育采取的方式主要有 2 种，一种是通过转变现有药学教育模式，对相关专业的课程设置进行调整，增加临床诊断、治疗方面的内容，使其接近临床药学专业的培养目标；另一种则是参照国际上有成熟经验的临床药学教学模式，建立适合我国新形势下全新的临床药学教育模式。

研究生培养也是临床药师培养的重要途径。药理学、临床药理学、药剂学等学科有大量的研究生课题，属于临床药学研究领域或与临床药学研究密切相关，在本科药学知识的基础上，再学习一些临床药学工作必需的课程，进行临床药学中某个领域的深入研究，对形成具有学科骨干和带头人水平的临床药师队伍是一项积极有效的措施。

目前，很多院校开设临床药学专业。因此，引进国外临床药学教育的成功经验，总结国内的实践经验，编写出符合我国国情的临床药学系列教材是临床药师培养的重要保证。

2. *基地培养*　自 2004－2006 年，由国家卫生部组织开展临床药师培训试点工作。其目的是通过试点，建立一批临床药师培训基地，建立临床药师培养的师资队伍和管理队伍；探索适合我国国情的临床药师培训模式，切实加强临床药师实际工作能力培养；总结交流培训经验，逐步扩大试点推动临床药学人才培养工作的健康发展，促进临床药学制度的建立与完善。2005年11月，国家卫生部发布了“关于开展临床药师培训试点工作的通知”，并公布了第一批卫生部临床药师培训试点基地共19个，在随后的2006－2010年，共批准了3批93个临床药师培训基地，并制定了培养目标、培训方式、课程设置、学员招收条件等。临床药师岗位培训实行专科定点、专业化发展的工作方法，力求临床药师业务的深化和提高，提高其在临床选药上的权威性，同时也明确用药的医疗责任。

3. *医疗机构自我培养* 目前从事临床药学的药师多是药学或工业药学专业的毕业生，他们由于缺乏临床医学知识，所以在适应临床方面有一定难度。鉴于临床药学高校教育体系的建立完善与普及尚需较长时间，目前培训基地接纳学员的能力有限，加之各个医疗机构面临的情况不一，加强现有药师队伍的继续教育，仍是今后工作的重点。目前通常采取的方法是边干边学，自我培养的方式。具体做法是，医疗机构模仿基地培训方法，选派有一定交流能力的药师，随医师一对一地学习，随医师查房、体格检查、采集病史、诊断、写病历、下医嘱、写病程记录、参加病案讨论等。药师通过与医师和患者的密切接触，尽快熟悉临床工作程序，掌握与患者的交流技巧、使相关的临床医学知识得到强化，对临床医疗活动有一个感性的认识。

十分重要的是，在自我培训的整个医疗活动中，药师应当保持以药为主，始终关注的是药物的应用在医疗活动中的作用效果及使用方法，并在一段时间后(约1年)，养成独立思考问题的习惯，最终能在治疗方案制订过程中，以药学的角度介入。切不可迷失自我(药师的身份)，而成为一个“准医师”。在这一过程中，要注意经常参加各类临床药师培训的学习班和学术会议，有条件的到国家卫生部指定的培训基地参观学习，接受基地老师指导，以随时纠正自己在探索中方向的偏移。

二、临床药师制度建设

1. *临床药师任职技术(准入)标准* 目前，在我国开展临床药学工作的法律文件中，国家卫生部、国家中医药管理局于2002年1月12日颁布执行的《医疗机构药事管理暂行规定》，是最重要的文件之一。其第十条规定，医院药学部门要建立以患者为中心的药学管理工作模式，开展以合理用药为核心的临床药学工作，参与临床疾病诊断、治疗，提供药学技术服务，提高医疗质量。这是我国首次以法规的形式，界定临床药学概念，定位医院药学的发展方向。这一法律性文件，明确了临床药师制是以参与临床用药，提供药学技术服务为主要职责的药学工作制度。还进一步规定了临床药师的7条主要职责：①深入临床了解药物应用情况，对药物临床应用提出改进意见；②参与查房和会诊，参加危重患者的救治和病案讨论，对药物治疗提出建议；③进行治疗药物监测，设计个体化给药方案；④指导护士做好药品请领、保管和正确使用工作；⑤协助临床医师做好新药上市后临床观察、收集、整理、分析、反馈药物安全信息；⑥提供有关药物咨询服务，宣传合理用药知识；⑦结合临床用药，开展药物评价和药物利用研究。

2005年3月17日，国家卫生部颁布的《医院管理评价指南(试行)》第二部分“医疗质量管理与持续改进”中，对临床药学的工作实践提出了更为具体的要求：①药学部门要建立“以患者为中心”的药学管理工作模式，开展以合理用药为核心的临床药学工作。制定、落实药事质量管理规范、考核办法并持续改进。②药学专业技术人员负责合理用药的监督、指导、评价，开展药物安全性监测，特别是对用药失误、滥用药物的监测。指导医师开展药品不良反应监测和报告，开展抗菌药物临床应用监测，协助临床做好细菌耐药监测。为患者提供合理用药的咨询服务，积极推广个体化给药方案。禁止非药学技术人员从事药学技术工作。③开展临床药学工作，建立临床药师制。临床药师数量合理，负责临床药物遴选、处方审核，参与查房、会诊等。

2007年1月17日颁布的《优良药房工作规范(2005版)》进一步强调了医疗机构药学部门工作性质的转变：从以保障供应为中心向以患者为中心转变；从以药物制剂和采购供应工作为主体向以临床药学工作，提供药学技术服务为主体的方向转变。药品调剂从传统的操作型和窗口服务型模式向药学专业知识服务模式转变，即药师要按操作规程调剂处方药品，认真审核处方，准确调配药品，正确书写药袋和粘贴标签包装，向患者交付处方药品的同时应做好用药交代与指导，突出药学人员技术服务的特色。因此，随着各地医院临床药师制的建立，“临床药师任职技术(准入)条件”也逐渐形成，它不仅要求药学人员的专业知识的不断更新、补充，还有其他方面的特殊要求。这样，它不仅为高等学校临床药学专业教育和临床药师在职教育培养及技术职务考试、考核提供了技术标准依据，更有利于医院临床药学的发展和临床药师的培养和成长。

获得临床药师专业技术职称的最基本条件，必须是在高等医药院校药学院（系）所学专业为“临床药学专业”，大学本科以上学历或高等医药院校大学本科“药学专业”毕业，通过规范化临床药师任职培养教育，经考试和考核合格者。

2. 临床药师职业道德的基本原则　临床药师职业道德基本原则的核心内容，必须遵从《中华人民共和国医务人员医德规范》中关于“救死扶伤，防病治病，实行社会主义的人道主义，全心全意为人民服务”的原则，具体体现以下 4 个方面的特征：①以患者利益为最高标准；②以全心全意保障人民身心健康服务为宗旨，做到真正把患者利益放到首位及医、药人员之间的团结协作；③以人道主义为主要医德原则，要求每个临床药师尽可能地去关心、尊敬、爱护、同情和帮助那些深受疾病痛苦、生命垂危的患者；④对个人负责和对社会负责的一致性，临床药师不仅要重视对自己的服务对象承担道德责任，而且还要重视承担社会责任，不仅要重视治疗，而且要重视预防。

三、临床药学科研

科学研究是临床药学学科建设的基础，是推动学科建设的源动力，任何一门学科都少不了科研的开展。临床药学科研应根据学科特点围绕安全、有效、合理用药，密切关注学科发展前沿，把最新研究成果用于临床，研究选题应紧密围绕应用或应用基础，其研究成果应在本学科领域内得到推广和应用。

从事临床药学科研工作人员应根据自身的条件，包括实验室设备条件，专业、学术水平，实验技术水平，人才梯度情况，科研经费情况，有的放矢、量体裁衣地进行。由简到繁、由浅入深地逐步开展，临床药学科研可以从简单的 ADR 信息采集个案报道入手，还可以进行 ADR 比较性观察研究；临床药学制度研究等，当然还可以深层次地从以下诸方面展开：建立以循证药学为基础的遵循处方质量持续改进长效机制的处方点评课题研究、药物经济学研究、用药管理信息化的课题研究、生物药剂学方面的研究、临床药动学方面的研究，以及基于药物基因组学、血药浓度监测和群体药动学的给药个体化方案建立的研究。此外，还可以开展药物相互作用（drug-drug interaction，DDI）的研究及药物临床试验质量管理规范（good clinical practice，GCP）的相关研究。

因为现代科学的发展引领着经济社会的未来，科学工作者必须要有强烈的历史使命感和社会责任感，珍惜自己的职业荣誉，避免把科学知识凌驾于其他知识之上，避免科学知识的不恰当应用，避免科技资源的浪费和滥用。对于科研工作中可能后果进行评估，如有危害到社会的弊端一定予于摒弃。要求科学工作者应当从社会、伦理和法律的层面规范科学行为，并努力为公众全面、正确地理解科学做出贡献。

四、临床药学学术发展规划

“创新是一个民族的灵魂，是国家兴旺发达的不竭动力。”对于一个学科来说，创新就是使学科保持生命力和健康发展的源泉和动力。临床药学这一以患者为对象，研究药物及其剂型与病体相互作用和应用规律的综合性学科，要想和时代的发展保持同步，在时代赋予的机会和挑战面前取得更大的发展，就要不断地创新，使之符合国家战略发展需求，并与科学技术进步相匹配。未来临床药学的学术发展规划主要集中在以下几个方面。

1. 近期规划

（1）加强全国临床药学学术力量的汇聚交流，以及和多学科的交叉融合，发展同世界各国及地区临床药学相关团体、临床药学科技工作者的友好交往与合作。

（2）加强临床药学学术期刊、书籍的编辑出版发行，举办各类学习班，培训全国临床药学队伍，制定药物临床试验、疗效评价、不良反应监测规范，为各级主管部门制定相应的政策提供依据。

2. 中期规划

（1）加强国际交流，选派人员参加国外临床药学的培训和学习，促进临床药学与国际接轨，向欧洲、美国、日本等发达国家的临床药学相关机构学习，如学习美国卫生系统药师协会（ASHP）培训机构开设的相关课程。

（2）翻译国际组织有关临床药学的技术规范性文件，为我国制定相应规范提供参考。总结国内临床药学的研究成果，结合临床医学和药学发展方向，形成我国临床药学研究基础和技术规范。

（3）进一步搭建全国临床药学学习和交流的平台，利用药学信息，开展以患者为中心的全方位药学服务，确保临床用药的安全、经济、有效。

3. 远期规划

(1)加强临床药学人才培养，提高临床药学教育：为使我国临床药学工作赶上世界先进水平，针对性提高我国临床药学教育水平。结合国内外调研情况和我国国情，完善现行的临床药学教育制度，增减临床药学专业课程，逐渐推行临床药学人才专业化，甚至包括完善我国未来临床药师的硕士研究生和博士研究生培养体系。

(2)制定不同专业的临床用药专业指导规范，指导临床合理用药：借鉴国内外其他医学分会的经验和做法，根据不同临床药学的专业方向(如心血管、肿瘤、抗生素等多种方向)，制定相应临床用药的专家指导规范，进一步指导全国基层临床药学工作者的临床用药；加强国际合作，建立与国外相应学会的联系体制，缩短我国整体临床药学水平与国际的差距，扩大临床药学分会在国际的影响。

(3)推动各级医疗机构临床药师制度的实行：加强临床药师系统培训，总结开展临床药师制经验，推动临床药师制的全面实行，制定符合我国国情的临床药师准入标准、工作模式、管理制度及评价体系等。

(4)拓展临床药师工作的内容：加大临床药学工作的宣传力度，紧密结合新“医改”方案的精神，与相关部门配合，推行临床药师定期深入基层医院，对临床用药提出建议，规避用药风险，防止药源性疾病发生。

我国临床药学事业的发展需要政策的引导，需要各级卫生行政部门和医院领导的关怀与支持，更需要我国药学界的同仁共同奋斗和广大临床药师坚持不懈的努力，继承前辈们的刻苦学习和敬业精神，将临床药学事业发展传承下去。为患者、为人类追求的健康事业贡献我们的力量。

(阚全程　熊利泽　张晓坚　李朵璐)

参考文献

[1] 李焕德. 临床药学. 北京：中国医药科技出版社，2007.

[2] ACCP. The Definition of Clinical Pharmacy. Pharmacotherapy, 2008, 28: 816.

[3] 吴永佩. 我国临床药学建设与发展趋势(上篇). 中国执业药师，2012，9(10)：3.

[4] 汪选斌. 临床药学实践. 武汉：湖北科学技术出版社，2009.

[5] 杨解人. 临床药学与药物治疗学. 北京：军事医学科学出版社，2009.

[6] 王坤律. 国外临床药学动态. 国外医学(医院管理分册)，1984，1：8.

[7] 阚全程. 临床药学学科定位与发展. 2012 年中华医学会临床药学分会学术年会大会报告，郑州：2012.

[8] 李焕德. 临床药学研究与学科发展. 中南药学，2011，9(1)：1.

[9] Fanikos J. Clinical pharmacy practice in the Unites States: overview of education, training, roles and responsibilities, and career pathway. 2013 年中国临床药学学术年会暨第九届中国药师论坛，南昌：2013.

[10] Stolpe SF, Adams AJ, Bradley-Baker LR, et al. Historical development and emerging trends of community pharmacy residencies. Am J Pharm Educ, 2011, 75(8): 160.

[11] 梁海珊，张新平. 国外临床药学教育模式对我国药学教育的启示. 医学与社会，2011，24(3)：94.

[12] Ono H, et al. Cooperation among pharmaceutical, medical and nursing schools aimed at 6-year pharmaceutical education. Yakuqaku Zasshi, 2012, 132: 21.

[13] 李晓平，邵宏，唐忠婷，等. 国外 52 所大学临床药学专业研究生教学体系的比较研究. 中国药事，2007，21(11)：933.

第2章

药理学

第一节　药理学总论

一、药理学概论

(一)药理学的性质与任务

药理学的英文 Pharmacology 一词，由希腊文字 *pharmakon*(药物、毒物)和 *logos*(道理)缩合演变而成。顾名思义，药理学就是研究药物与机体相互作用及其作用规律的学科，其研究的主体是药物。

药物指能改变或查明机体生理功能和病理状态，用于预防、诊断、治疗疾病的物质。

1. *药品与药物的区别*　药品是指经过国家药品监督部门审批，允许其生产销售的药物，即已获得商品属性的药物，不包括正在上市前临床试验中的药物。而药物不一定经过审批，也不一定市面上有售。《中华人民共和国药品管理法》第 102 条关于药品的定义：药品是指用于预防、治疗、诊断人的疾病，有目的地调节人的生理功能并规定有适应证或者功能主治、用法和用量的物质，包括中药材、中药饮片、中成药、化学原料药及其制剂、抗生素、生化药品、放射性药品、血清、疫苗、血液制品和诊断药品等。

2. *药物与毒物*　在一定条件下，较小剂量就能够对生物体产生毒性作用或使生物体出现异常反应的化学物质称为毒物(toxicant)。毒物的概念是相对的，药物与毒物难以严格区分，任何药物剂量过大或用药时间过长都可能产生毒性反应。毒理学(toxicology)是研究外源性化学物质及物理和生物因素对机体的有害作用及作用机制的应用学科，也属于药理学范畴。

3. *药理学的学科任务*　是为阐明药物作用机制、改善药物质量、提高药物疗效、开发新药、发现药物新用途并为探索细胞生理生化及病理过程提供实验和理论依据；在正确用药、提高药物防病治病效果、促进医药学发展及协同其他生物学科阐明生命活动基本规律等方面，具有重要的作用；在药理学科学的理论指导下进行临床实践，在实验研究的基础上丰富药理学理论。药理学既是基础医学与临床医学的桥梁学科，也是医学与药学之间的桥梁学科。

4. *药理学与临床药理学*　近年来逐渐发展而设立的临床药理学是以临床病人为研究和服务对象的应用科学，其任务是将药理学基本理论转化为临床用药技术，即将药理效应转化为实际疗效，是基础药理学的后继部分。

(二)药理学的研究方法与内容

1. *药理学的研究方法*　药理学的研究方法是实验性的，即在严格控制的条件下观察药物对机体或病原体的作用规律并分析其客观作用原理。药物的研究和应用除了要尊重科学规律，还要依照法律、法规和相关指导原则的规定，以保障人们的生命健康。

2. *药理学研究内容*　不仅要阐明药物对人体与病原体的作用和作用机制；而且要研究人体与病原体对药物的反作用(药物的体内过程)，前者属于药效学(pharmacodynamics)的范畴，后者属于药动学(pharmacokinetics)的范畴。

二、药效学

药效学(pharmacodynamics)是研究药物对机体作用及作用机制的科学，即研究药物对机体的影响，包括药物给机体带来的治疗效应（疗效）或者非预期甚至不好的作用（副作用，毒性作用等）。

药效学的研究内容包括药物与作用靶位之间相互作用所引起的生物化学、生理学和形态学变化，药物作用的全过程和分子机制（药物作用、药理效应和药物作用机制）；药物作用的二重性（治疗作用和不良反应）；药物的效应关系（量效关系、构效关系和时效关系）；以及对药物的安全性评价。药效学的研究为临床合理用药、避免药物不良反应和新药研究提供依据，在促进生命科学发展中发挥着重要作用。

（一）药物作用和药理效应

药物作用（drug action）是指药物与机体生物大分子相互作用所引起的初始作用，是动因，有其特异性（specificity）。特异性指药物能与人体内相应的作用靶位（如受体）结合，从而产生特定的生理效应。

药理效应（pharmacological effect）是药物引起机体生理、生化功能的继发性改变，是药物作用的具体表现，对不同脏器有其选择性（selectivity）。选择性指药物对某组织、器官产生明显的作用，而对其他组织、器官作用很弱或几乎无作用。

通常药理效应与药物作用互相通用，但当两者并用时，应体现先后顺序，即两者的因果关系，药物作用是因，药理效应是药物作用的结果。以肾上腺素升高血压为例，说明药物作用与药理效应的关系（图 2-1）。

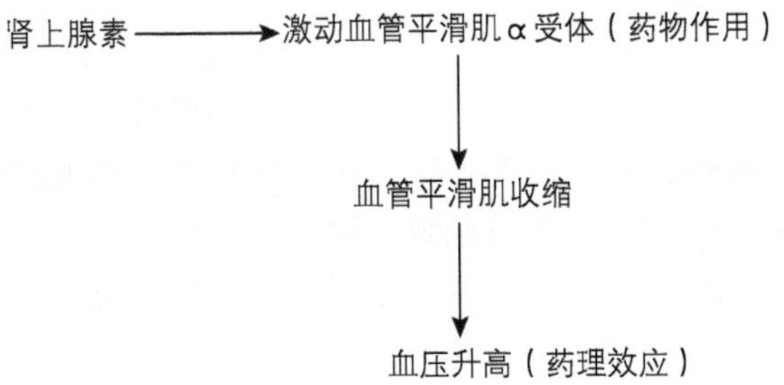

图 2-1 药物作用与药理效应关系图

1. *药理效应的基本类型* 机体功能的提高称为兴奋（excitation）、亢进（hyperfunction），功能的降低称为抑制（inhibition）、麻痹（paralysis）。过度兴奋转入衰竭（failure），是另外一种性质的抑制。近年来随着生命科学的迅速发展，能使细胞形态与功能发生质变的药物引起注意，例如某些物质可以诱发细胞癌变。

药物作用特异性强的药物不一定产生选择性高的药理效应，两者不一定平行。例如阿托品特异性阻断 M-胆碱受体，但其药理效应选择性并不高，由于 M-胆碱受体的广泛分布，阿托品对心脏、血管、平滑肌、腺体及中枢神经功能都有影响，而且有的表现为兴奋效应、有的表现为抑制效应。作用特异性强及（或）效应选择性高的药物应用时较有针对性，副作用较少。反之，效应广泛的药物副作用较多。但广谱药物在多种病因共存或诊断未明时选用也有其方便之处，例如广谱抗生素、广谱抗心律失常药等。

2. *药物作用的方式*

（1）局部作用和吸收作用：局部作用指在给药部位发生作用，几乎无药物吸收，如乙醇（酒精）、碘酒对皮肤黏膜表面的消毒作用；吸收作用又称全身作用，指药物经吸收入血，分布到机体有关部位后再发挥作用。

（2）直接作用和间接作用：直接作用指药物与器官组织直接接触后所产生的效应；间接作用又称继发作用，指由药物的某一作用而引起的另一作用，常通过神经反射或体液调节引起。洋地黄的直接作用是兴奋心肌，加强心肌收缩力，改善心力衰竭症状，而随之产生的利尿、消肿等则属继发作用。

药理效应与治疗效果（简称疗效，therapeutic effect），两者并非同义词，例如具有扩张冠状动脉效应的药物不一定都是抗冠心病药，抗冠心病药也不一定都会取得缓解心绞痛临床疗效，有时还会产生不良反应（adverse reaction），这就是药物效应的二重性：药物既能治病，也能致病。

（二）药物作用的二重性

1. *药物的治疗作用* 指患者用药后所引起的符合用药目的的作用，有利于改善病人的生理、生化功能或病理过程，使机体恢复正常。根据药物所达到的治疗效果分为对因治疗、对症治疗和补充治疗或替代治疗。

（1）对因治疗（etiological treatment）：用药目的在于消除原发致病因子，彻底治愈疾病称为对因治疗，或称治本，例如抗菌药物清除体内致病菌。

（2）对症治疗（symptomatic treatment）：用药目的在于改善症状称为对症治疗，或称治标。对症治疗未能根除病因，但在诊断或病因未明时，对暂时无法根治的疾病却是必不可少的。在某些重危急症如休克、惊厥、心力衰竭、高热、剧痛时，对症治疗可能比对因治疗更为迫切。

(3)补充治疗(supplement therapy):用药目的在于补充营养物质或内源性活性物质的不足,可部分起到对因治疗的作用,急则治其表,缓则治其本,但需注意病因。或者作为替代治疗(replacement therapy),如肾衰竭患者的透析治疗。

2. *药物的不良反应* 凡是不符合用药目的并给患者带来不适或痛苦的反应统称为药物的不良反应(adverse drug reaction,ADR)。多数ADR是药物固有效应的延伸,在一般情况下是可以预知的,但不一定可以避免。少数较严重的ADR较难恢复,称为药源性疾病(drug induced disease),例如庆大霉素引起神经性耳聋。根据治疗目的,用药剂量大小或不良反应严重程度,分为以下几种。

(1)副作用(side reaction):指药物在治疗剂量时,出现的与治疗目的无关的不适反应。这与药理效应选择性低有关,当某一效应用作治疗目的时,其他效应就成为副作用(通常也称副反应)。例如阿托品用于解除胃肠痉挛时,将会引起口干、心悸、便秘等副作用。副作用是在常用剂量下发生的,一般不太严重,但是难以避免。

(2)毒性反应(toxic reaction):指在剂量过大或蓄积过多时发生的危害性反应,一般比较严重,但是可以预知也是应该避免发生的ADR。企图增加剂量或延长疗程以达到治疗目的是有限度的,过量用药会增加临床治疗风险。急性毒性多损害循环、呼吸及神经系统功能,慢性毒性多损害肝、肾、骨髓、内分泌等功能。致癌(carcinogenesis)、致畸胎(teratogenesis)、致突变(mutagenesis)的"三致"反应也属于慢性毒性范畴。

(3)后遗效应(residual effect):是指停药后血药浓度已降至阈浓度以下时仍残存的药理效应。例如长期应用肾上腺皮质激素,停药后肾上腺皮质功能减退,数月内难以恢复。

(4)停药或撤药反应(withdrawal reaction):指长期服用某些药物,突然停药后原有疾病的加剧,又称反跳现象(rebound phenomenon)。例如长期服用可乐定降血压,停药次日血压将激烈回升。

(5)继发反应(secondary reaction):指由于药物的治疗作用引起的不良后果。如长期应用广谱抗菌药物导致的二重感染。

(6)变态反应(allergic reaction):指机体受药物刺激所发生的异常免疫反应,可引起机体生理功能障碍或组织损伤,也称过敏反应(hypersensitive reaction)。常见于过敏体质患者。临床表现各药不同,各人也不同。反应性质与药物原有效应无关,用药理拮抗药解救无效。反应严重度差异很大,与剂量无关,从轻微的皮疹、发热至造血系统抑制、肝肾功能损害、休克等。可能只有一种症状,也可能多种症状同时出现。停药后反应逐渐消失,再用时可能再发。致敏物质可能是药物本身,可能是其代谢物,也可能是药剂中杂质。青霉素类抗生素临床用药前常做皮肤过敏试验,但仍有少数假阳性或假阴性反应。可见这是一类非常复杂的药物反应。

(7)特异质反应(idiosyncratic reaction):指某些药物可使少数病人出现特异质的不良反应,与遗传有关,属于遗传性生化缺陷。反应性质也可能与常人不同,但与药物固有药理作用基本一致,反应严重度与剂量成比例,药理拮抗药救治可能有效。这种反应不是免疫反应,故不需预先敏化过程。现在知道这是一类药理遗传异常所致的反应,例如葡萄糖-6-磷酸脱氢酶(glucose-6-phosphate dehydrogenase,G-6-PD)缺乏的患者,服用磺胺类药物会引起溶血反应。

(8)药物耐受(drug tolerance):指机体对药物反应的一种适应性状态和结果。当反复使用某种药物时,机体对该药物的反应性减弱,效价降低;为达到与原来相等的反应性和药效,就必须逐步增加用药剂量,这种叠加和递增剂量以维持药效作用的现象,称药物耐受。对于化疗药物,则存在病原体产生耐受的问题,称为耐药性(drug resistance)或抗药性。

(9)药物依赖(drug dependence):又称药瘾(drug addiction),是指对药物强烈的渴求。病人为了谋求服药后的精神效应及避免断药而产生的痛苦,强制性地长期连续或周期性地服用。

世界卫生组织(WHO)对药物不良反应的定义是:正常剂量的药物用于预防、诊断、治疗疾病或调节生理功能时出现有害的或与用药目的无关的反应。药物不良反应按与其正常药理作用有无关联而分为A、B两类。

A型又称剂量相关的不良反应,该反应为药理作用增强所致,常和剂量有关,可以预测,发生率高而死亡率低。临床上出现药物副作用、毒性反应、过度效应、撤药反应、继发反应等皆属A型ADR。

B型又称剂量不相关的不良反应。是和药理作用无关的异常反应。一般与剂量无关,难以预测,发生率低而死亡率高,如药物变态反应和特异质反应，属B型ADR。

1998年以后，WHO又细化了药物不良反应，除A、B型外，又增加了C型（迟发不良反应）、D型（时间不良反应）、E型（停药型）、F型（治疗意外失败型）。

（三）药物的效应关系

药物的效应取决于3种关系：量效关系、构效关系和时效关系。

1. *量效关系*（dose-effect relationship） 在一定范围内，药理效应的强弱与单位时间内药物剂量大小或浓度高低呈一定的关系，即剂量-效应关系，简称量效关系。

2. *量效曲线*（dose-effect curve） 以药理效应为纵坐标，药物剂量或浓度为横坐标做图得量效曲线，如以药物的效应（E）为纵坐标，药物的剂量或浓度（C）为横坐标做图，则得到直方双曲线；如将药物浓度或剂量改用对数值（lgC）做图，则呈典型的S形曲线，如图2-2（A）。

定量阐明药物的剂量（浓度）与效应之间的关系，有助于了解药物作用的性质，为临床用药提供参考。药理效应是连续增减的量变，可用具体数量或最大反应的百分数表示的，称为量反应（quantitative response），如血压、心率、血糖浓度等，其研究对象为单一的生物单位。如果药理效应表现为反应性质的变化，而不是随着药物剂量或浓度的增减呈连续性量的变化，则称为质反应（qualitative response），其反应只能用全或无、阳性或阴性表示，如存活与死亡、惊厥与不惊厥等，其研究对象为一个群体。量效曲线以累加阳性率与剂量（或浓度）做图，也呈S形曲线，见图2-2（B）。

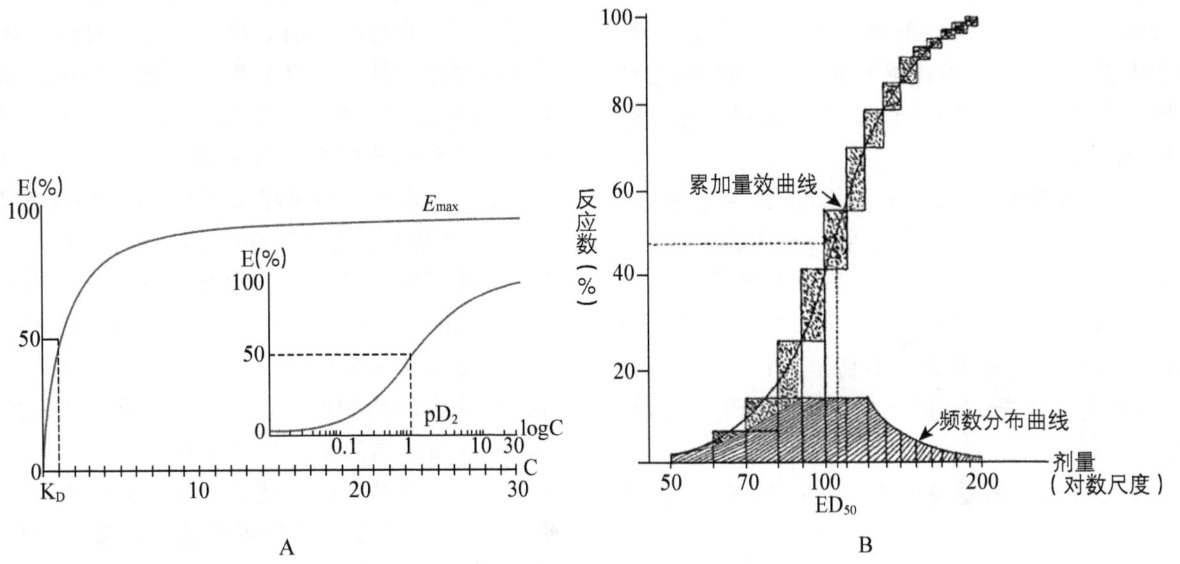

图2-2 药物作用的量效关系曲线

A. 药物作用量反应的量效关系曲线 E. 效能；C. 浓度；E_{max}. 最大效应；K_D. 药物与受体的结合能力；pD_2亲和力指数＝$-\log K_D$

B. 药物作用质反应的累加量效关系曲线 ED_{50}. 半数有效剂量

量效曲线在药理学上有重要意义，分析S形量效曲线，可解释如下概念。

（1）最小有效量（minimum effective dose）：药物产生效应的最小剂量，亦称阈剂量（threshold dose）。

（2）最小有效浓度（minimum effective concentration）：药物产生效应的最小浓度，亦称阈浓度（threshold concentration）。

（3）半数有效量（median effective dose，ED_{50}）：在量反应中是指能引起50%最大反应强度的药物剂量；在质反应中是指引起50%实验动物出现阳性反应的药物剂量。量效曲线在50%效应处的斜率最大，故常用半数有效量计算药物的效应强度。半数有效量常以效应指标命名，如果效应指标为死亡，则称为半数致死量（median lethal dose，LD_{50}）。

（4）半数有效浓度（median effective concentration，EC_{50})：在量反应中指能引起 50%最大反应强度的药物浓度，在质反应中指引起 50%实验对象出现阳性反应时的药物浓度。

(5)中毒量(toxic dose，TD)和最小中毒量(minimum toxic dose)：分别为引起中毒的剂量和引起中毒的最小剂量。

(6)极量(maximum dose)和致死量(lethal dose)：分别为最大治疗剂量和引起死亡的剂量。

(7)治疗指数(therapeutic index，TI)和安全范围(margin of safety，MOS)：表示药物安全性的 2 个指标。治疗指数一般常以药物的 LD_{50}(临床用 TD_{50})与 ED_{50} 的比值称为治疗指数用以表示药物的安全性，药物的 ED_{50} 越小，LD_{50}(或 TD_{50})越大说明药物越安全。当药物的量效曲线与其剂量毒性曲线不平行，则 TI 值不能完全反映药物的安全性，此时，需要采用安全范围来表示药物的安全性。安全范围以 LD_5(临床用 TD_5)与 ED_{95} 值或 LD_1(临床用 TD_1)与 ED_{99} 之间的距离表示药物的安全性。药物安全范围越窄，用药越不安全，有的药物安全范围为负值(ED_{95} 与 LD_5 或 TD_5 相互重叠)，说明该药极易中毒。

(8)治疗窗(therapeutic window)：一般来说，药物剂量在安全范围内不会发生严重毒性反应。近年来提出"治疗窗"的概念，指疗效最佳而毒性最小的剂量范围，比安全范围更窄。下列情况须确定治疗窗。①药理效应不易定量；②用于重症治疗，不允许无效；③安全范围小且毒性大的药物。

上述可以用剂量与药物作用(图 2-3)予以表示。

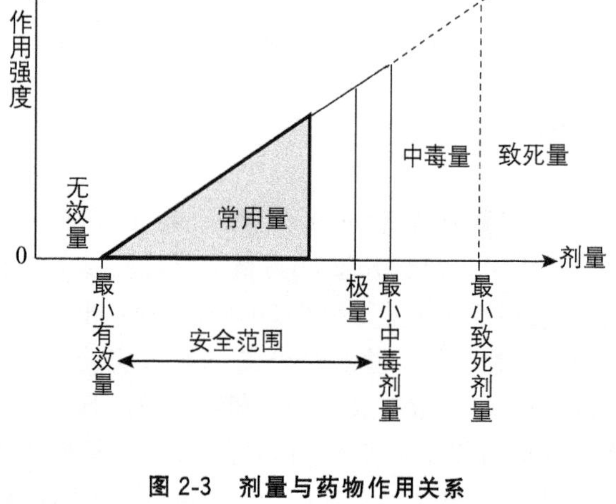

图 2-3 剂量与药物作用关系

(9)效能(efficacy)：也称最大效应(maximum effect，E_{max})，指药物随着剂量或浓度的增加，效应也相应增加，当剂量增加到一定程度时再增加剂量或浓度其效应不再继续增强时的药理效应，即药物产生最大效应的能力。具有高效能的完全激动药(full agonist)占领很少部分受体可产生很大效应；具有低效能的部分激动药(partial agonist)或拮抗药(antagonist)，即使占领极大部分受体，仅能产生较小或不产生效应。

(10)效价强度(potency)：能引起等效反应的药物相对浓度或剂量，其值越小则效价强度越大。药效性质相同的 2 个药物的效价强度进行比较称为效价比，如 10mg 吗啡的镇痛作用与 100mg 哌替啶的镇痛作用强度相当，则吗啡的效价强度为哌替啶的 10 倍。

效能与效价强度，是比较同类药物作用强弱的 2 个指标，评价一个药物需从效能与效价强度 2 个方面分析。药物的效能取决于药物本身的内在活性和药理作用特点。以利尿药呋塞米和环戊噻嗪为例，呋塞米的效能为每日能排出 250mmol/L 钠，而环戊噻嗪的效能为每日能排出 160mmol/L 钠，按效能呋塞米大于环戊噻嗪，约为环戊噻嗪的 1.5 倍；呋塞米每日排出 100mmol/L 钠时需要 35mg，而环戊噻嗪只需用 0.4mg，呋塞米和环戊噻嗪产生等效效应的剂量比为 88(35/0.4)，因此，按效价强度环戊噻嗪是呋塞米的 88 倍。临床上选用产生同种药理效应的药物时，当然希望选用高效能的药物。高效能药物产生的疗效是低效能药物无论多大剂量也不能产生的。就呋塞米和环戊噻嗪的利尿作用而言，虽然环戊噻嗪的效价强度大于呋塞米，但其利尿效能却比呋塞米弱。高效能药物与低效能药物的适用范围和适应证也不同。如环戊噻嗪用于轻度水肿，而呋塞米用于严重水肿、急性肺水肿、脑水肿和急性肾衰竭。

3. 量效关系也与下述因素相关

(1)量效关系与个体差异(individual variability)：药物效应的各种数据带有群体均值的性质，但人体对药物的反应存在着个体差异，有的差异甚至很大。例如，有的人对小剂量某种药物即产生强烈反应，称为高敏性，而有的人则需很大剂量才能产生反应，称为高耐受性，还有人对药物的反应与常人有质的不同，称为特异质。对个体差异大而且安全范围窄的药物应实行剂量(或用药方案)个体化。个体差异表现为 2 种情况：一是达到同样效应时不同患者需药剂量不同；二是用同等剂量时不同患者的效应不同。

（2）量效关系与连续用药：就同一个体而言，有些药物连续使用可产生耐受性，药量需不断加大，有的药物则形成依赖性。仅仅是心理或精神上的依赖性称习惯性；有的药物如麻醉性镇痛药、某些中枢兴奋药，能形成生理或功能上的依赖，即有成瘾性，停用则出现戒断症状。后一种情况已成为严重的社会问题，故对这些药品应严格控制，避免滥用。

（3）量效关系与药物剂型和给药途径：不同剂型可影响量效关系，这是因为个体使用不同剂型，药物实际吸收进入血液循环的药量不同，即人体对药物的生物利用度不同。同种药物的同一剂型，由于生产工艺、配方、原料质量的差别，不同厂家的产品即使所含药物的标示量相同，其效应也可能不同，称之为相对生物利用度不同，这是当前较普遍的问题，应引起注意。此外，随着药学的发展，出现了一些新的剂型，如缓释制剂和控释制剂等，影响药物的起效、达峰和维持时间，当然也影响量效关系。不同的给药途径也可影响量效关系，因为不同的给药途径，药物的生物利用度不同。

4. *构效关系*（structure activity relationship，SAR） 是指药物或其他生理活性物质的化学结构与其生理活性之间的关系，是药物化学的主要研究内容之一。最早期的构效关系研究以直观的方式定性推测生理活性物质的结构与活性的关系，进而推测靶酶活性位点的结构和设计新的活性物质结构。随着信息技术的发展，以计算机为辅助工具的定量构效关系（quantitative structure-activity relationship，QSAR）成为构效关系研究的主要方向，QSAR 也成为药物设计的重要方法之一。

（1）非特异性结构药物和特异性结构药物：根据药物的化学结构对生物活性的影响程度，宏观上将药物分为非特异性结构药物和特异性结构药物。前者的生物活性与结构的关系主要是由这些药物特定的理化性质决定的。而多数药物，其化学结构与活性相互关联，药物一般通过与机体细胞上的受体结合然后发挥药效，这类药物的化学反应性、官能团分布、分子的外形和大小及立体排列等都必须与受体相适应。即药物对受体的亲和力及其内在活性是由药物的化学结构决定的。如拟胆碱药物的化学结构与乙酰胆碱相似，都有季铵基因或叔铵基团：

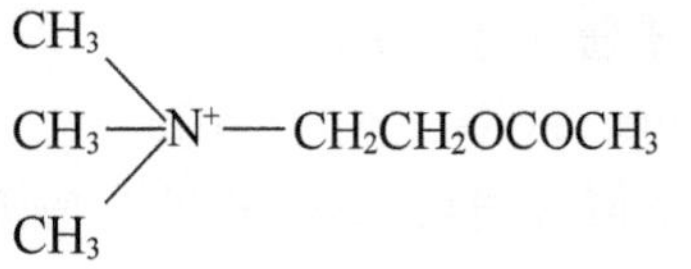
乙酰胆碱

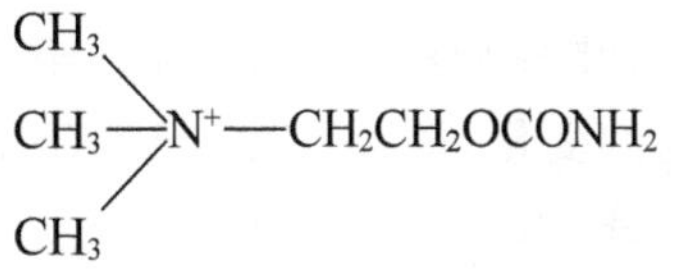
氨甲酰胆碱

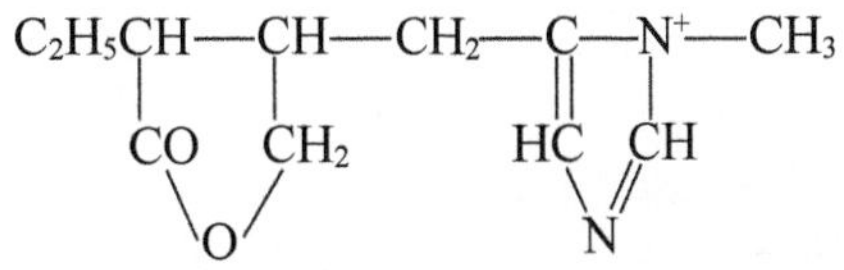
毛果芸香碱

构效关系没有普遍规律，自从 Hansch 提出用回归方程表示构效关系以来，定量构效关系的研究发展迅速，而将化合物的量子化学指数和分子连接性指数等引入 Hansch 方程中，使药物的定量构效关系研究更趋成熟。20 世纪 90 年代以后，随着计算机计算能力的提高和众多生物大分子三维结构的准确测定，基于结构的药物设计逐渐取代了定量构效关系在药物设计领域的主导地位。

在另一些情况下，相似的化合物也可具有相反或拮抗作用。这是由于这些药物虽然能与受体结合，但没有内在活性，同时还阻碍了激动药与受体的结合，因此具有对抗作用。如，在去甲肾上腺素的同系物中，如果氮原子上的取代基逐渐增大，虽然与受体仍有亲和力，但其内在活力随碳原子数目的增加而逐渐降低，其作用也就由激动变为拮抗。

（2）光学异构体（optical isomerism）：指分子结构完全相同，物理化学性质相近，但旋光性不同的物质。凡含有不对称碳原子的化合物就有光学异构体，在其 2 个对映体中，只有 1 个能与特定受体的分子相吻合。有的药物，其左旋体与右旋体的药理作用可完全不同，如奎尼丁为奎宁的右旋体，但奎尼丁为抗心律失常药而奎宁则为抗疟药。

药物的理化性质对药物的吸收与分布影响很大。药物结构中不同官能团的改变可使整个分子的理化性质、电荷密度等发生变化，进而影响或改变药物与受体的结合，影响药物在体内的吸收和转运，最终影响药物的药效，有时甚至会产生药物不良反应。因为不论是吸收还是分布，药物都必须借助主动或被动转运，越过重重生物膜的障碍。药物的油水分配系数与电离度等理化性质是决定其能否被动扩散通过生物膜的关键。离子化的物质亲水性很强，极易溶于水而难以溶于脂，因此不易透过生物膜。反之非离子化的物质亲脂性强，易溶于脂而难溶于水，易于通过生物膜。

5. 时效关系（time-effect relationship） 指药物进入人体后在不同时间内，其呈现的效应亦不同，这种时间与效应的关系称为时效关系。以横坐标为给药后时间，纵坐标为药物效应，根据给药后产生的药效随时间的变化（时效关系）绘制出的曲线，称时效曲线（time-effect curve）（图 2-4）。

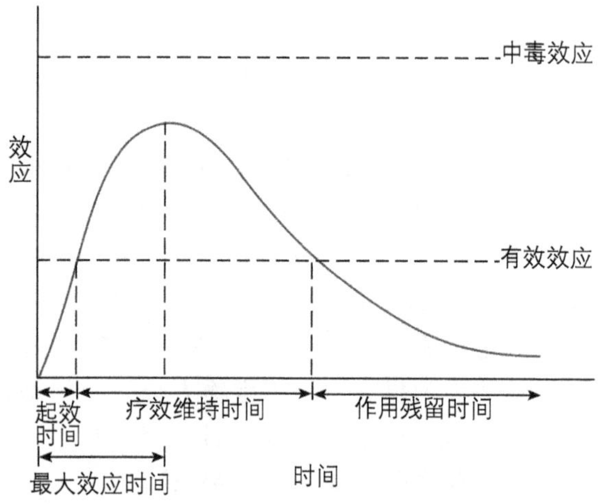

图 2-4 时效关系曲线

（四）药物作用的机制

药物效应多种多样，是不同药物分子与机体不同靶细胞间相互作用的结果。药理效应是机体细胞原有功能水平的改变，从药理学角度来说，药物作用机制要从细胞功能方面去探索。

1. 理化反应 抗酸药中和胃酸以治疗溃疡病，甘露醇在肾小管内提升渗透压而利尿等，分别是通过简单的化学反应及物理作用而产生的药理效应。

2. 参与或干扰细胞代谢 补充生命代谢物质以治疗相应缺乏症的药物很多，如铁盐补血、胰岛素治疗糖尿病等。有些药物化学结构与正常代谢物非常相似，掺入代谢过程却往往不能引起正常代谢的生理效果，实际上导致代谢抑制或阻断，称为伪品掺入也称抗代谢药。例如氟尿嘧啶结构与尿嘧啶相似，掺入肿瘤细胞 DNA 及 RNA 中可干扰蛋白合成而发挥抗肿瘤作用。

3. 影响生理物质转运 很多无机离子、代谢物、神经递质、激素在体内主动转运需要载体参与。干扰这一环节可以产生明显药理效应。例如利尿药抑制肾小管 Na^+-K^+、Na^+-H^+ 交换而发挥排钠利尿作用。

4. 对酶的影响 酶的品种很多，在体内分布极广，参与所有细胞生命活动，而且极易受各种因素的影响，是药物作用的一类主要对象。多数药物能抑制酶的活性，如新斯的明竞争性抑制胆碱酯酶，奥美拉唑不可逆性抑制胃黏膜 H^+-K^+-ATP 酶（抑制胃酸分泌）。尿激酶激活血浆纤溶酶原，苯巴比妥诱导肝微粒体酶，碘解磷定能使被有机磷酸酯抑制的胆碱酯酶复活，而有些药本身就是酶，如胃蛋白酶。

5. 作用于细胞膜的离子通道 细胞膜上无机离子通道控制 Na^+、Ca^{2+}、K^+ 等离子跨膜转运，药物可以直接对其产生作用，而影响细胞功能。

6. 影响核酸代谢 核酸（DNA 及 RNA）是控制蛋白质合成及细胞分裂的生命物质。许多抗肿瘤药是通过干扰肿瘤细胞 DNA 或 RNA 代谢过程而发挥疗效的。许多抗菌药物，如喹诺酮类也是作用于细菌核酸代谢而发挥抑菌或杀菌效应的。

7. 影响免疫机制 除免疫血清及疫苗外，免疫增强药（如左旋咪唑）及免疫抑制药（如环孢素）通过影响免疫机制发挥疗效。某些免疫成分也可直接入药。

根据药物作用的性质，可以把它们分为非特异性（nonspecific action）和特异性（specific action）两大类。

非特异性作用一般与药物的理化性质如离子化程度、溶解度、表面张力等有关，而与药物的化学结构关系不大。它们的作用可能是由于药物累积在一些对细胞功能有重要作用的部位上，导致一系列代谢过程发生紊乱，影响细胞功能。例如许多烃、烯、醇、醚等化合物由于具有较高的油水分配系数，亲脂性大，对神经细胞膜的脂相有高度的亲和力，因而可能抑制神经细胞的功能，如乙醚、氟烷具有麻醉作用，用于手术麻醉。又如消毒防腐药对蛋白质的变性作用，因此只能用于体外杀菌或防腐。还有一些药物的作用在于改变细胞膜兴奋性，但不影响其静息电位。膜稳定药可阻止动作电位的产生及传导，如局部麻醉药，某些抗心律失常药等，反之，称为膜易变药，如藜芦碱等，都是作用特异性低的药物。

特异性作用则不然，和药物的分子整体结构有密切关系，包括基本骨架、活性基团、侧链长短及立体构形等因素。凡是有相同有效基团的药物，一般都有类似的药理作用。有效基团的改变或消失，往往能使药物的作用强度或作用性质发生很大的变化。绝大多数药物的作用都属于这一类，引起的效应是药物与机体大分子组分（作用靶点）相互作用的结果。

药物作用靶点类型多样，研究表明蛋白质、核酸、酶、受体等生物大分子不仅是生命的基础物质，有些也是药物的作用靶点。现有药物中，以受体为作用靶点的药物超过50%，是最主要和最重要的作用靶点；以酶为作用靶点的药物占20%之多，特别是酶抑制药，在临床用药中具有特殊地位；以离子通道为作用靶点的药物约占6%；以核酸为作用靶点的药物仅占3%；其余近20%药物的作用靶点尚待研究中（表2-1）。

表2-1 药物作用的靶点类型

靶点类型		主要靶点及药物	作用
受体	G蛋白偶联受体	鸟苷酸结合调节蛋白的简称，大多数受体属于此种类型。神经递质和激素受体需要G蛋白介导细胞作用，例如M胆碱、肾上腺素、多巴胺、5-羟色胺、嘌呤类、阿片类、前列腺素、多肽激素受体等属于此类	分子激动药或拮抗药。激动药按其活性大小可分为完全激动药和部分激动药，例如吗啡为阿片受体 μ 完全激动药，而丁丙诺啡则为阿片受体 μ 部分激动药。拮抗药分为竞争性拮抗药和非竞争性拮抗药，竞争性拮抗药与激动药同时应用时，能与激动药竞争与受体的结合，降低激动药与受体的亲合力，但不降低内在活性；非竞争性拮抗药与激动药同时应用时，既降低激动药与受体的亲合力，又降低内在活性
	门控离子通道型受体	存在于快速反应细胞膜上，受体激动时导致离子通道开放，细胞膜去极化或超极化，引起兴奋或抑制。N胆碱、酪氨酸（γ-氨基丁酸）、门冬氨酸受体等属于此类	
	酪氨酸激酶活性受体	上皮生长因子、血小板生长因子和一些淋巴因子受体等属于此类	
	细胞内受体	甾体激素、甲状腺素受体等属于此类	
核酸	DNA	喹诺酮类抗菌药，阻断DNA的合成；抗病毒药阿昔洛韦、阿糖腺苷、齐多夫定等，干扰DNA的合成；抗肿瘤药氮芥、环磷酰胺、甲氨蝶呤、羟基脲、丝裂霉素、博来霉素、白消安、顺铂、喜树碱等，破坏DNA的结构和功能	通过干扰或阻断细菌、病毒和肿瘤细胞增殖的基础物质核酸的合成，杀灭或抑制细菌、病菌和肿瘤细胞。以核酸为作用靶点的药物主要包括一些抗生素、抗病毒药、喹诺酮类抗菌药、抗肿瘤药等
	RNA	利福霉素类抗生素，影响RNA的合成；抗肿瘤药阿糖胞苷、氟尿嘧啶、放线菌素D、柔红霉素、多柔比星、普卡霉素等，抑制RNA的合成	
离子通道	K^+通道	主要为K^+-ATP通道激活药和拮抗药。激活药亦称K^+通道开放药，如血管扩张药尼可地尔等；拮抗药亦称K^+通道阻滞药，如抗心律失常药胺碘酮、索他洛尔、N-乙酰卡尼等，磺酰脲类降糖药如甲苯磺丁脲和格列本脲等	离子通道是细胞膜上的蛋白质小孔，属于跨膜的生物大分子，具有离子泵的作用，可选择性地允许某种离子出入。离子经过通道内流或外流跨膜转运，产生和传输信息，成为生命活动的重要过程，以此调节多种生理功能
	Na^+通道	主要为Ⅰ类抗心律失常药。按阻滞Na^+通道程度的不同，Na^+通道阻滞药分为A、B、C 3个亚类。A类中度阻滞Na^+，代表药有奎尼丁、普鲁卡因胺；B类轻度阻滞Na^+，代表药有利多卡因、苯妥英钠；C类重度阻滞Na^+，对Na^+通道的活性重度抑制（50%），代表药有氟卡尼、普罗帕酮	

（续 表）

靶点类型		主要靶点及药物	作用
	Ca^{2+}通道	选择性Ca^{2+}通道阻滞药包括：Ⅰ类苯烷胺类，例如维拉帕米等；Ⅱ类二氢吡啶类，例如硝苯地平、尼莫地平、非洛地平、拉西地平、尼卡地平、尼群地平、氨氯地平等；Ⅲ类苯硫䓬类，例如地尔硫䓬等。非选择性Ca^{2+}通道阻滞药包括：Ⅳ类二苯哌嗪类，例如桂利嗪、氟桂利嗪等；Ⅴ类普尼拉明类，例如普尼拉明；Ⅵ类其他类，例如哌克昔林	Ca^{2+}通道阻滞药或钙拮抗药。根据世界卫生组织（WHO）的建议，将此药分为选择性Ca^{2+}通道阻滞药和非选择性Ca^{2+}通道阻滞药
	Cl^-通道	氨基丁酸（GABA）调控的Cl^-通道。苯二氮䓬类药物，如地西泮、硝西泮、氟西泮、氯氮䓬、奥沙西泮、三唑仑、咪达唑仑、艾司唑仑、溴替唑仑、夸西泮、度氟西泮、氟硝西泮等	当GABA受体被GABA激活时，Cl^-通道开放，Cl^-内流，细胞内Cl^-增加，产生超极化而引起抑制效应，导致镇静、催眠等药理作用
酶	酶抑制药	酶抑制药：如胃黏膜的H^+-K^+-ATP酶抑制药奥美拉唑；α糖苷酶抑制药阿卡波糖、伏格列波糖等；卡托普利抑制血管紧张素Ⅰ转换酶；解磷定使被有机磷酸酯类所抑制的胆碱酯酶复活等	药物以酶为作用靶点，对酶产生抑制、诱导、激活或复活作用。此类药物多为酶抑制药
	酶	有些药物本身就是，例如胃蛋白酶、胰蛋白酶	
	酶的底物	药物是酶的底物，需经转化后发挥作用。如左旋多巴在纹状体中被多巴脱羧酶所代谢，产生多巴胺；磺胺类药物与对氨苯甲酸竞争二氢叶酸合成酶	

药物的作用靶点不仅为揭示药物的作用机制提供了重要信息和入门途径，而且对新药的开发研制、建立筛选模型、发现先导化合物，也具有特别意义。例如，第1个上市的H_2受体拮抗药西咪替丁，在极短的时间内就成为治疗胃肠溃疡的首选药物；第1个用于临床的3-羟基-3-甲基戊二酰辅酶A（HMG-CoA）还原酶抑制药洛伐他汀，对杂合子家族性高胆固醇血症、多基因性高胆固醇血症、糖尿病或肾病综合征等各种原因引起的高胆固醇均有良好的作用，促进了此类药物的发展。上述实例表明，药物的作用靶点一旦被人们认识和掌握，就能获取新药研发的着眼点和切入点，药物的作用靶点已成为药物设计的重要依托。

（五）受体学说（receptor theory）

早在19世纪末与20世纪初，Langley曾设想在肾上腺素作用的神经肌肉之间有"接受物质"（receptive substance）存在的可能。1910年Ehrlich又用"钥与匙"的比喻首先提出"受体"（receptor）假说，以解释药物的作用。以后，随着神经递质传递研究的进展，进一步为受体下了定义，认为受体是"细胞膜上可以与药物相互作用的特殊部位"。通过药理学实验方法，采用同位素标记技术，发现并证实了多种神经递质的受体、多肽类和甾体激素类的受体。现在发展到采用分子生物学方法寻找新型受体，受体家族将被不断地鉴定和扩充。

1. 受体（receptor） 是一类介导细胞信号转导的功能蛋白质，能识别周围环境中的某些微量化学物质，首先与之结合，并通过中介的信息放大系统，如细胞内第二信使的放大、分化、整合，触发后续的药理效应或生理反应。一个真正的受体具有以下特性：①饱和性（saturability）；②特异性（specificity）；③可逆性（reversibility）；④高亲合力（high affinity）；⑤多样性（multiple-variation）；⑥灵敏性（sensitivity）。

2. 配体（ligand） 是指能与受体特异性结合的生物活性物质（如神经递质、激素、自体活性物质或药物）。

3. 受体类型和调节

（1）受体类型：根据受体蛋白结构、信息转导过程、效应性质、受体位置等特点，可分为①配体门控离子通道受体（ligand-gated ion channel receptor），这一家族是直接连接有离子通道的膜受体，存在于快反应细胞膜上，由数个亚基组成，起着快速的神经传导作用，GABA受体等属配体门控离子通道型受体；②G蛋白偶联受体（G protein coupled receptor)，这一家族是通过G蛋白连接细胞内效应系统的膜受体，α肾上腺素、β肾上腺素、多巴胺、5-HT、M胆碱、阿片、嘌呤受体等属G蛋白偶联受体，见图2-5B)；③具有酪氨酸激酶活性的受体(tyrosine kinase receptor)，这类受体可激活细胞内蛋白激酶，一般为酪氨酸激酶的膜受体，胰岛素(insulin)、表皮生长因子(epidermal growth factor，EGF)、血小板衍生的生长因子(platelet-derived growth factor，PDGF)、转化生长因子β(transforming growth factor-β，TGF-β)、胰岛素样生长因子(insulin-like growth factor)受体等属具有酪氨酸激酶活性的受体；④细胞内受体(cellular receptor)，甾体激素、维生素A、维生素D、甲状腺激素受体等属细胞内受体；⑤细胞因子受体(cytokin receptor)，白细胞介素(Interleukin)、红细胞生成素(Erythropoietin)、粒细胞巨噬细胞集落刺激因子(Granulocyte macrophage colony stimulating factor)、粒细胞集落刺激因子(Granulocyte colony stimulating factor)、催乳素(Prolactin)、淋巴因子(Lymphokine)受体等属细胞因子受体，如图2-5A)。

G蛋白偶联受体[见图2-5B]，一种与三聚体G蛋白偶联的细胞表面受体。含有7个穿膜区，是迄今发现的最大的受体超家族，其成员有1000多个。与配体结合后通过激活所偶联的G蛋白，启动不同的信号转导通路并导致各种生物效应。分α、β、γ3种亚型，其中Gα又分为Gs(兴奋性G蛋白)、Gi(抑制性G蛋白)、Gp(磷脂酶C型G蛋白)、Gt(转导素G蛋白)、Go(在脑内含量最多，参与钙、钾通道的调节)。

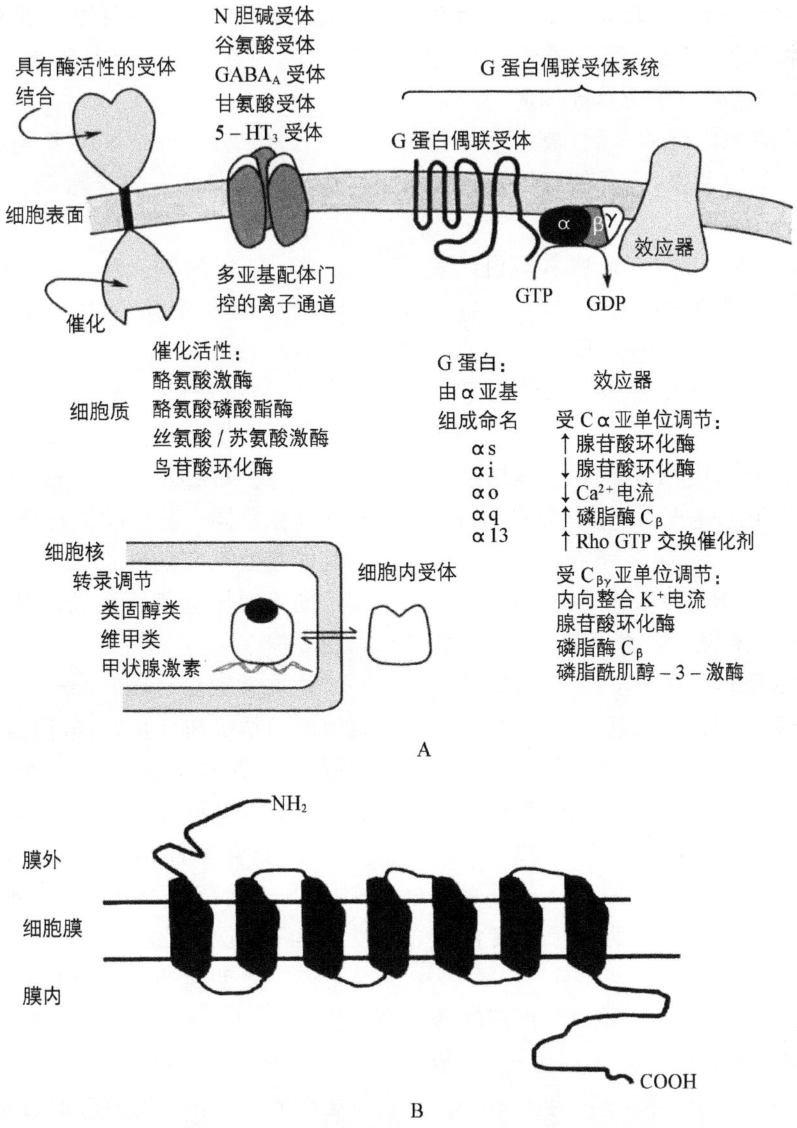

图2-5 生理性受体及其信号转导途径与G蛋白偶联受体模式

A. 生理性受体及其信号转导途径；B. G蛋白偶联受体模式

图 2-5 图解显示内源性物质通过细胞表面或细胞内受体来控制细胞功能的各种机制以及 G 蛋白偶联模式。

(2)受体的调节(regulation of receptor):①向下调节(down-regulation),受体脱敏(receptor desensitization),受体长期反复与激动药接触产生的受体数目减少或对激动药的敏感性降低。如异丙肾上腺素治疗哮喘产生的耐受性;②向上调节(up-regulation),受体增敏(receptor hypersitization),受体长期反复与拮抗药接触产生的受体数目增加或对药物的敏感性升高。如长期应用普萘洛尔突然停药的反跳现象(rebound phenomenon)。

4. **占领学说**(occupation theory)　1933 年 Clark 提出,药物对受体有亲合力。药物作用强度与药物占领受体的数量成正比,药物与受体的相互作用是可逆的;药物浓度与效应服从质量作用定律;药物占领受体的数量取决于受体周围的药物浓度、单位面积或单位容积内受体总数;被占领的受体数目增多时,药物效应增强,当全部受体被占领时,药物效应达 E_{max}。

药物 A 与受体 R 结合形成复合物 AR,由此发出的信号经细胞处理后产生效应 E。

$$[A]+[R]=[AR]\rightarrow\rightarrow E$$

$K_D=[A][R]/[AR]$;K_D(单位 mol/L):平衡解离常数

由于$[R_T]=[R]+[AR]$(R_T:代表受体总数)

$[AR]/[R_T]=[A]/K_D+[A]$;因为只有 AR 是有效的

$\therefore E/E_{max}=[AR]/[R_T]=[A]/K_D+[A]$

K_D代表药物与受体的亲合力,即药物与受体结合的能力。占领的受体[AR]与 K_D的倒数成正比,K_D越大,药物与受体的亲和力越低。

当$[A]=0$,$E=0$

当$[A]>>K_D$,$[AR]/[R_T]=100\%$,$E=E_{max}$,$[AR]_{max}=[R_T]$

当$[AR]/[R_T]=50\%$,$[A]=EC_{50}$,$K_D=[A]$

亲和力指数:$pD_2=-\log K_D$,即平衡解离常数 K_D的负对数。

5. **内在活性**(intrinsic activity,α)　指药物激动受体的能力,是同系药物的效应大小之比,一般用 0～1 表示。1954 年 Ariens 和 1956 年 Stephenson 对占领学说进行了修正,认为为了产生药理效应,药物至少具备 2 个条件,首先是与特殊受体之间必须有亲合力,才能形成药物-受体复合物;其次,这种复合物必须具有刺激组织代谢的生物化学和生物物理过程的性质,即内在活性。而且只要受体的临界部分被占领就可发生作用,这说明有空闲受体(spare receptor)或储备受体(reserve receptor)存在。根据他们的学说,内在活性低或缺乏内在活性的药物虽然也能与受体结合,但是不论剂量如何大都不能引起最大反应,或者甚至拮抗另一激动药的药理效应。

α 值在 0～1 之间,$E/E_{max}=\alpha[AR]/[R_T]$,即 α 越大,效能越大。

倘若有 2 种药物作用于同一受体部位,则所起的效应与两药的内在活性有极大的关系。若其中的 A 为很活泼的激动药,其内在活性为 α,能引起最大的效应;而另一药物 B 虽然也作用于同一受体,但其内在活性 $\beta=0$,则 B 为 A 的竞争性拮抗药。

(1)激动药(agonist):指与受体有亲合力又有内在活性的药物。完全激动药(full agonist):$\alpha=1$。

(2)部分激动药(partial agonist,mixed agonist):指与受体有亲合力,但内在活性较弱的药物($0<\alpha<1$)。

(3)拮抗药(antagonist):指与受体有亲合力,而无内在活性的药物($\alpha=0$)。

(4)竞争性拮抗药(competitive antagonist):与激动药竞争同一受体的拮抗药,呈可逆性结合。激动药的量效反应曲线可以被竞争性拮抗药平行右移。如果增加竞争性激动药浓度,仍可达到 E_{max},如图 2-6(A)

拮抗参数(antagonism parameter):指当有一定浓度的拮抗药存在时,激动药需增加 1 倍才能达到原效应,此时拮抗药浓度 A_2的负对数即拮抗参数。用 pA_2表示,$pA_2=-\log[A_2]$。

(5)非竞争性拮抗药(noncompetitive antagonist):与激动药作用于同一受体,但结合牢固,分解慢或是不可逆的,或作用于相互关联的不同受体的拮抗药。激动药的量效反应曲线不能被拮抗药平行移动,且 E_{max}降低,如图 2-6(B)。

6. **速率学说**(rate theory)　指药物分子与受体碰撞的频率。药物效应的强弱,与药物占领受体的速率成正比,与药物所占领受体的数量无关。

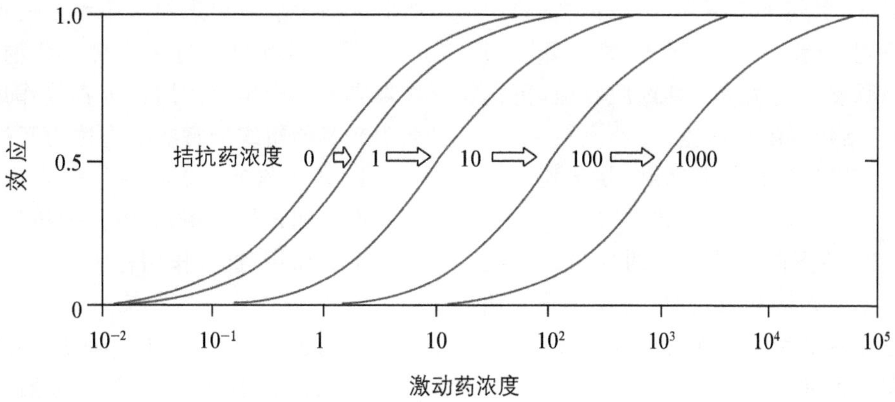

A

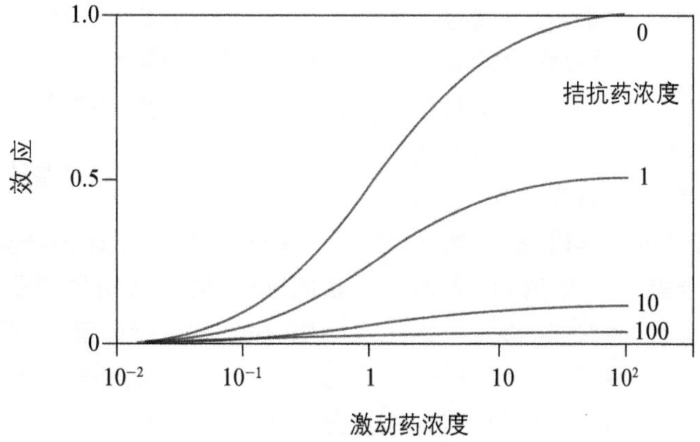

B

图 2-6　竞争性拮抗与非竞争性拮抗

A. 竞争性拮抗(激动药在拮抗药的作用下,量效曲线平行右移,但最大效应不变);

B. 非竞争性拮抗(随着拮抗药浓度增加,激动药的量效曲线不平行移动,而最大效应降低)

7. 二态学说(two-model theory)　认为受体的构象有2种状态,Ri(静息状态)和Ra(活动状态)。两者处于动态平衡,可发生转变。按此学说认为激动药为与受体Ra结合的药物;部分激动药为与受体Ra具有结合优势的药物;而拮抗药则是与Ri结合的。

(六)联合用药及药物相互作用

同时使用2种或2种以上药物时,由于一种药物在体内对另一种药物药动学或药效学的影响,从而使药效减弱,失效,增强或引起不良反应。

在药效学上,药物以直接或间接的方式改变另一药物作用称为药效学的相互作用。如中枢抑制药(镇静催眠药、镇痛药)与另一种中枢抑制药(氯丙嗪)合用,会增强上述药物的中枢抑制作用,反之中枢抑制药与中枢兴奋药(如咖啡因)合用,则出现中枢作用的相互拮抗。故药物相互作用的效果可表现为协同作用和拮抗作用。

1. 协同作用

(1)相加:合用时效应是各药分别作用的代数和,如复方磺胺甲噁唑片。

(2)增强:合用时效应大于各药分别效应的代数和,如普鲁卡因中加入微量肾上腺素,使普鲁卡因毒性下降,局部麻醉时间延长。

(3)增敏:一药可使组织或受体对另一药敏感性增加,如可卡因使去甲肾上腺素或肾上腺素作用增强。

2. 拮抗作用

(1)药理性:药物与特异性受体结合后,阻止激动药与受体结合,如普萘洛尔拮抗异丙肾上腺素的β受体激动作用。

(2)生理性:两激动药分别作用于生理作用相反的特异性受体,如组胺和肾上腺素对支气管血压的效应。组胺可作用于H_1组胺受体,引起支气管平滑肌收缩,使小动脉、小静脉和毛细血管扩张,毛细血管通透性增加，引起血压下降，甚至休克；肾上腺素作用于β肾上腺素受体，使支气管平滑肌松弛，小动脉、小静脉和毛细血管前括约肌收缩，可迅速缓解休克，用于治疗过敏性休克。

(3)生化性：苯巴比妥诱导肝药酶，使苯妥英钠的代谢加速。

(4)化学性：鱼精蛋白对抗肝素的效应。硫酸鱼精蛋白具有一个强碱性基因，能与强酸性肝素钠或肝素钙形成稳定的盐而使肝素失去抗凝血作用。

(七)药物安全性评价

药效学的研究有助于药物安全性评价。药物安全评价又称非临床药物安全性评价，是指通过实验室研究和动物体外系统研究，对治疗药物的安全性进行评估，是新药进入最终临床试验和获得最终批准前的必要程序和重要步骤。药物安全性评价是整个新药发现和开发的一部分。研究内容包括：一般急性、慢性毒性研究，病理组织学研究，生殖毒性试验，遗传毒性研究，安全药理学研究，调查研究，毒性和安全性生物标志物的研究。药物安全性研究必须先起草方案和协议，从而帮助制药科学家、毒理学家、生物化学家和分子生物学家及其他所有相关学科的科学家了解相关药品的毒性信息。

药物的安全性与药物剂量(或浓度)有关。药物安全性评价指标有

1. *治疗指数*　$TI=LD_{50}/ED_{50}$。

当药物的量效曲线与其剂量毒性曲线不平行，则TI值不能完全反映药物的安全性。此时，需要采用安全范围来表示。

2. *安全范围*　指 $ED_{95}\sim LD_{5}$ 之间的距离，其值越大越安全。

3. *安全指数*　为 LD_{5}/ED_{95} 的比值。

4. *安全界限*　$(LD_{1}\sim ED_{99})/ED_{99}$ 的比值。

(八)临床药效学

药物和机体间可产生影响。临床使用的药物对机体所产生的作用，属临床药效学范畴。研究的对象是使用药物的病人，目的是对已供临床使用的药物进行再评价，为临床筛选疗效高、毒性小的药物，避免药物不良反应，达到安全、合理用药的目的。临床药效学的研究内容。

1. *兴奋作用与抑制作用*　使机体功能增强的作用称为兴奋作用；使机体功能减弱的作用称为抑制作用。

2. *局部作用与吸收作用*　药物未吸收入血流之前在用药部位出现的作用称为局部作用；当药物吸收入血流后所出现的作用称为吸收作用。

3. *直接作用与间接作用*　药物对所接触的组织器官直接产生的作用称为直接作用；由直接作用所引起其他组织器官的效应称为间接作用。

4. *药物作用的选择性*　药物吸收后对某组织器官产生明显的作用，而对其他组织器官作用很弱或几乎无作用，这种作用称为选择性作用。

5. *防治作用与不良反应*　与防治疾病目的有关的作用称为防治作用。与防治目的无关甚至有害的作用称为不良反应，其中包括副作用、毒性反应、过敏反应、继发反应等。

6. *药物作用的机制*　改变理化环境；酶促或酶抑作用；对代谢影响；影响细胞膜的通透性；影响活性物质释放；作用于受体。

三、影响药物作用的因素

药物应用后在体内产生的作用常受到多种因素的影响，例如药物的剂量、剂型、给药途径、联合应用、病人的生理因素、病理状态等，都可影响药物的作用，不仅影响药物作用的强度，有时还可改变药物作用的性质。临床应用药物时，除应了解各种药物的作用、用途外，还有必要了解影响药物作用的一些因素，以便更好地掌握药物使用的规律，充分发挥药物的治疗作用，避免引起不良反应。

(一)药物方面的因素

1. *剂量*　药物剂量可以决定药物和机体组织相互作用的浓度，因而在一定范围内，剂量越大，药物的浓度越高，作用也越强；相反，剂量越小，作用就越小。

2. *药物剂型和制剂*　同一药物可有不同剂型适用于不同给药途径。同一药物的不同制剂和不同给药途径，对药物的吸收、分布、代谢、排泄有很大的影响，从而会引起不同的药物效应。一般地说，注射药物比口服吸收快，作用往往较为显著。在注射剂中，水溶性制剂比油溶液或混悬液吸收快；在口服制剂中，溶液剂比片剂、胶囊容易吸收。同一药物，即使剂量相等、剂型也相同，但由于各个制剂的处方或工艺不同，甚至同一药厂不同批号的产品其疗效及毒性也会有所差别。采用生物利用度(bioavailability)评价制剂之间的效价。

生物利用度是指药物被机体吸收进入体循环的相对量和速率，用F表示，$F=(D/A)\times100\%$。A为药物直接进入体循环所能达到的浓度，D为口服相同剂量药物后体循环所能达到的浓度。影响

生物利用度的因素较多，包括药物颗粒的大小、晶型、填充剂的紧密度、赋型剂及生产工艺等，生物利用度是用来评价制剂吸收程度的指标。

3. 联合用药　在临床上，将2种或2种以上药物联合使用，称为联合用药。其目的不外乎增强疗效或对抗不良反应。一般来说，联合用药的结果，表现为药理作用或毒性相加，或大于相加，统称协同作用，前者称为相加作用，后者称为增强作用。反之，作用或毒性减弱，称为拮抗作用。

4. 配伍禁忌　2种或2种以上药物配伍在一起，引起药理或物理化学上的变化，影响治疗效果甚至影响病人用药安全，这种情况称为配伍禁忌。无论药物相互作用或配伍禁忌，都会影响药物的疗效及其安全性，必须注意分析，加以妥善处理。

5. 影响药动学的相互作用　2种或2种以上药物联合使用，可能使药物的吸收、分布、代谢和排泄等体内过程发生改变，凡影响这些过程的因素，必将影响药物的作用。如消化道pH的改变影响药物吸收；促胃动力药（甲氧氯普胺、多潘立酮等）可使地高辛和维生素B_2（核黄素）加速通过十二指肠和小肠而减少吸收，而抗胆碱药则相反；金属离子药物（钙、镁、铝、铋、铁、锌等盐）可与某些药物（四环素类、青霉胺等）形成螯合物，使药物不能吸收等。又如某些药物可竞争结合血浆蛋白，从而阻碍其他药物结合或使其他药物自结合物中置换出来，致使后者的游离百分数升高而显示较强效应。再如代谢过程的药物相互作用分为酶促作用和酶抑作用，具有酶诱导作用的药物有氨鲁米特、巴比妥类、卡马西平、苯妥英、扑米酮、利福平等，以及吸烟；具有酶抑作用的药物有别嘌醇、氯霉素、西咪替丁、环丙沙星、依诺沙星、红霉素、氟康唑、氟西汀、异烟肼、酮康唑、甲硝唑、保泰松、维拉帕米、胺碘酮、氯丙嗪、地尔硫䓬、丙米嗪、美托洛尔、奋乃静、普萘洛尔、伯氨喹、奎尼丁、丙戊酸钠、甲氧苄啶，以及乙醇等。排泄过程中的药物相互作用，具有同样排泌机制的药物间可存在排泌竞争。肾血流对药物的经肾排泄有重要影响，如非甾体消炎药可通过抑制前列腺素减慢肾血流而影响一些药物经肾的排泄，使其作用加强并延长。

（二）病人的生理因素

1. 年龄　不同年龄的人在代谢和整体反应功能方面有差异，从而影响药物的效应。因为老年人的主要器官功能减退和对药物敏感性的改变，药典规定60岁以上患者用药量为成年人的3/4。儿童用药量首先考虑体重的差异，通常可按比例折算，也要注意儿童对药物的敏感性与成年人不同。婴儿，特别是早产儿、新生儿，由于肝药酶系统尚未发育完善，药物的消除及持续时间延长。

2. 性别　不同性别对药物的反应也有明显的差别。如妇女的月经、妊娠、分娩和哺乳期用药应特别注意其特殊性。

3. 营养状态和精神因素　在营养不足、体重减轻的情况下，由于血浆蛋白不足，结合药物能力较小，肝药酶活性较低，甘氨酸、半胱氨酸与药物结合能力低下，故对药物作用较为敏感。病人的精神状态与药物的治疗效果有密切关系。乐观的情绪对疾病的痊愈产生有利的影响。相反，如果病人对疾病有很重的思想包袱，悲观失望，往往就会降低治疗效果。

4. 个体差异和种族差异　不同种族的人甚至是同种族的不同个体，对某一药物所需的治疗剂量可相差很多倍，这种种属或种族间的不同称为种属或种族差异，而个体间的差异称为个体差异。有的人对小剂量某种药物即产生强烈反应，称为高敏性，而有的人则需很大剂量才能反应，称为高耐受性，还有人对药物的反应与常人有质的不同，称为特异质。对个体差异大而且安全范围窄的药物应实行剂量（或用药方案）个体化。

（三）患者的病理状态

病理状态可以影响中枢神经系统、内分泌系统，以及其他效应器官的反应性，因而能改变药物的作用。例如，正常人服用利尿药后血压下降并不明显，高血压患者的血压则明显降低；解热药只对发热患者有降温作用；甲状腺功能亢进症的患者对小剂量肾上腺素即有强烈的升压反应。肝功能不全时，将会增强经肝灭活的药物的毒性。肾功能不全时，药物在体内蓄积，以致达到中毒浓度，引起不良反应，甚至发生严重后果。在循环功能不全、休克和脱水情况下，药物的吸收、转运会发生障碍，在临床用药时应加以考虑。

（四）其他因素

1. 昼夜节律（circadian rhythm）　生物活动表现出昼夜节律，这是指某一生物指标在为时约24h的周期内的有规律波动。如体温、肾上腺皮质激素的分泌及尿钾排泄等，与外界环境的昼夜变化直接相关。药物作用也常呈现这种昼夜节律：如用皮质激素治疗时，在上午8:00～10:00时一次给予，可以最大限度地避免抑制肾上腺皮质功能。

2. 遗传因素　特异质反应，是指个体对某些药物特有的异常敏感性。该反应和遗传有关，与药理作用无关，大多是由于机体缺乏某种酶，使药物在体内代谢受阻所致。如 G-6-PD 缺乏者，服用伯氨喹、磺胺、呋喃妥因等药物时可发生正铁血红蛋白血症，引起发绀、溶血性贫血等；乙酰化酶缺乏者，服用异烟肼后易出现多发性神经炎，服用肼屈嗪后易出现全身性红斑狼疮样综合征；假胆碱酯酶缺乏者，使用氯琥珀酰胆碱后，由于延长了肌肉松弛作用常出现呼吸暂停反应。

3. 其他　在连续用药一段时间后机体对药物的反应可能发生改变，例如病原体的耐药性（抗药性）、机体的耐受性等，对药物作用有一定的影响，都应给予足够的重视。

（张抒扬　史亦丽　闫雪莲）

第二节　作用于周围神经系统的药物

一、传出神经系统药理概论

（一）概述

传出神经系统包括自主神经系统（autonomic nervous syste，ANS）和运动神经系统（somatic motor nervous system，SMNS）。自主神经系统包括交感神经系统（sympathetic nervous system，SNS）和副交感神经系统（parasympathetic nervous system，PNS）；主要支配内脏器官、心肌、平滑肌和腺体等效应器。运动神经系统主要支配骨骼肌运动，通常为随意活动，如肌肉运动和呼吸活动等。上述神经系统通过其末梢释放神经递质进入突触间隙，进行信息传递。该传递过程可发生于神经细胞之间，神经细胞与其所支配的效应器细胞之间，即通过神经递质与特异性的受体分子结合来调节突触后细胞的功能，从而完成细胞间的信息传递。药物可模拟或拮抗神经递质的作用，从而发挥拟似或拮抗传出神经系统的功能。

根据末梢释放递质的不同，可分为胆碱能神经和去甲肾上腺素能神经。胆碱能神经合成并释放乙酰胆碱，包括全部副交感神经节后纤维、全部交感神经和副交感神经节前纤维、运动神经及极少数交感神经节后纤维；去甲肾上腺素能神经合成并释放去甲肾上腺素，包括几乎全部交感神经节后纤维。

（二）传出神经系统的递质和受体

1. 传出神经系统的递质

（1）传出神经递质的生物合成和储存：①乙酰胆碱，主要在胆碱能神经末梢合成，以胆碱和乙酰辅酶 A 为原料。参与合成的酶为胆碱乙酰转移酶，又称为胆碱乙酰化酶。②去甲肾上腺素，生物合成的主要部位在神经末梢，酪氨酸羟化酶为其合成限速酶。囊泡是其储存和最后合成的场所。

（2）递质释放：主要经量子化释放和胞裂外排两种机制。

（3）递质的灭活：①乙酰胆碱，主要被乙酰胆碱酯酶水解。②去甲肾上腺素，主要依赖于神经末梢的摄取。包括摄取-1，即神经摄取，为储存型摄取；摄取-2，即非神经摄取，为代谢型摄取。

2. 传出神经系统的受体

（1）受体命名：能与乙酰胆碱结合的受体，称为乙酰胆碱受体。位于副交感神经节后纤维所支配的效应器细胞膜的胆碱受体对以毒蕈碱（muscarine）为代表的拟胆碱药较为敏感，称为毒蕈碱型胆碱受体，即 M 胆碱受体。位于神经节和神经肌肉接头的胆碱受体对烟碱（nicotine）较为敏感，称为烟碱型胆碱受体，即为 N 胆碱受体。能与去甲肾上腺素或肾上腺素结合的受体称为肾上腺素受体。肾上腺素受体又分为 α 肾上腺素受体（α 受体）和 β 肾上腺素受体（β 受体）。

（2）受体亚型：①M 胆碱受体亚型。M 根据不同组织 M 受体对配体的相对亲和力不同，将分子克隆技术发现的 5 种不同基因编码的 M 受体亚型分为 M_1、M_2、M_3、M_4、M_5 受体。②N 胆碱受体亚型。根据分布部位不同可分为骨骼肌 N 受体，即为 N_M 受体；神经节 N 受体和中枢 N 受体，即为 N_N 受体。③肾上腺素受体。α 受体亚型主要为 α_1 和 α_2 2 种亚型，每种亚型均已被克隆出 3 种亚型基因，即 α_{1A}、α_{1B}、α_{1D}、α_{2A}、α_{2B}、α_{2C}；β 受体分为 β_1、β_2、β_3 3 种亚型。

（3）受体结构：根据结构及其功能将受体分为配体门控受体和 G 蛋白偶联受体。前者包括 N 胆碱受体，其特点是本身即是受体，又是离子通道。M 胆碱受体、α 肾上腺素受体、β 肾上腺素受体属于 G 蛋白偶联受体。

（三）传出神经系统的生理功能

传出神经系统作用部位及其生理功能见表 2-2。

表 2-2 传出神经系统效应器及其生理功能

器官	效应			
	交感作用		副交感作用	
	效应[1]	受体	效应	受体
眼				
虹膜		α_1		
辐射肌	收缩			
环状肌			收缩	M_3
睫状肌	(舒张)	β	收缩	M_3
心脏				
窦房结	加速	β_1、β_2	减慢	M_2
异位起搏点	加速	β_1、β_2		
收缩	增强	β_1、β_2	减弱(心房)	M_2
血管				
皮肤、内脏血管	收缩	α		
骨骼肌血管	舒张	β_2		
	(收缩)	α		
	舒张	M[2]		
内皮			释放 EDRF	M[3]
支气管平滑肌	舒张	β_2	收缩	M_3
胃肠道平滑肌				
胃肠壁	舒张	α_2[4]、β_2	收缩	M_3
括约肌	收缩	α_1	舒张	M_3
分泌			分泌增加	M_3
肠肌丛			激活	M_1
泌尿生殖道平滑肌				
膀胱壁	舒张	β_2	收缩	M_3
括约肌	收缩	α_1	舒张	M_3
子宫(妊娠)	舒张	β_2		
	收缩	α	收缩	M_3
阴茎、精囊	射精	α	勃起	M
皮肤				
竖毛肌	收缩	α		
汗腺				
体温调节	增加	M		
大汗腺分泌(紧张)	增加	α		
代谢活动				
肝	糖异生	β_2、α_1		
	糖原分解	β_2、α_1		
脂肪细胞	脂肪分解	β_3		
	抑制脂肪分解	α_2		
肾	肾素释放	β_1		
胰腺泡	抑制分泌	α	促进分泌	M_3、M_2
胰岛(B细胞)	促进分泌	β_2		
	抑制分泌	α_2		
自主神经末梢				
交感			减少 NA 释放	M[5]
副交感	减少 Ach 释放	α		

[1]括号内为弱势反应;[2]骨骼肌的血管平滑肌上存在交感胆碱能舒张纤维;[3]大多数血管内皮分泌 EDRF(内皮源性舒张因子),在毒蕈碱作用下,能导致明显的血管舒张,然而,与分布于骨骼肌血管胆碱能交感神经纤维上受体不同,这些受体无胆碱能交感神经支配,且只受循环中毒蕈碱样物质影响;[4]可能通过副交感神经突触前抑制发挥作用;[5]可能是 M_1,而 M_2 仅在某些情况下参与

二、胆碱受体激动药和阻断药

（一）胆碱受体激动药

胆碱受体激动药是一类选择性的与胆碱受体结合，激动胆碱受体，产生与递质乙酰胆碱相似作用的药物。按其对胆碱受体亚型选择性的不同可分为M胆碱受体激动药和N胆碱受体激动药。

1. M胆碱受体激动药　M胆碱受体激动药可分为2类，即胆碱酯类和天然形成的拟胆碱生物碱。胆碱酯类包括乙酰胆碱和合成的胆碱酯类。拟胆碱生物碱主要包括3种天然生物碱，如毛果芸香碱、槟榔碱和毒蕈碱及合成同类物震颤素。

毛果芸香碱（Pilocarpine）

【药理】　激动M胆碱受体，发挥M样作用。其特点是对眼及腺体的作用最强，表现为缩瞳、降低眼压和调节痉挛。对心血管系统也有作用，但强度弱。滴眼时，易透过角膜，作用迅速，30min时达高峰，缩瞳及降低眼压作用维持4～8h，调节痉挛作用短暂，仅2h。

【临床应用】　临床上主要用于青光眼及虹膜炎的治疗。口服可用于颈部放射后的口腔干燥，还可用作抗胆碱药阿托品中毒的解救。

【不良反应】　眼部用药时，治疗初期常见不良反应有眼刺痛，烧灼感，结膜充血引起睫状体痉挛，浅表角膜炎，颞侧或眼周头痛等。罕见视网膜脱离。长期使用可出现晶状体浑浊。

【药物相互作用】　与β受体阻滞药、碳酸酐酶抑制药及α、β肾上腺素受体激动药或高渗脱水药合用时，有协同作用。与局部抗胆碱药合用，干扰其降眼压作用。

【注意事项】　滴眼时应压迫内眦，避免药液流入鼻腔后吸收。哮喘，急性角膜炎患者慎用。

醋甲胆碱（methacholine）：对M胆碱受体具有相对选择性，尤其对心血管系统作用较明显。临床上主要用于口腔黏膜干燥症。支气管哮喘、溃疡及冠状动脉缺血患者禁用。

贝胆碱（bethanechol）：不易被胆碱酯酶水解，口服和注射均有效。可兴奋胃肠道和泌尿道平滑肌，对心血管作用弱。临床可用于术后腹气胀、胃张力缺乏及胃滞留等治疗。

2. N胆碱受体激动药　N胆碱受体激动药有烟碱、洛贝林、合成化合物四甲铵和二甲基苯哌嗪等。

烟碱（Nicotine）：烟碱对N_N和N_M受体及中枢神经系统均有作用。小剂量激动神经节，大剂量阻断。烟碱能够通过血-脑屏障进入中枢，在中枢神经系统内产生激动作用。烟碱的作用广泛而复杂，仅有毒理学意义，无临床应用价值。

（二）胆碱受体阻断药

胆碱受体阻断药对胆碱受体亲和力强，能与乙酰胆碱或其拟似药竞争与受体的结合，但无内在活性，从而阻碍拟胆碱药对胆碱受体的激动，发挥抗胆碱作用。根据阻断M及N胆碱受体的选择性，可分为M胆碱受体阻断药和N胆碱受体阻断药。

1. M胆碱受体阻断药　M胆碱受体阻断药又称平滑肌解痉药，可分为M_1、M_2、M_3胆碱受体阻断药。

阿托品（Atropine）

【药理】　阿托品能够阻断乙酰胆碱或拟胆碱药与M受体结合，发挥拮抗作用，但对不同M受体亚型的选择性低。

（1）腺体：抑制腺体分泌，其中唾液腺和汗腺对阿托品最敏感，也抑制泪腺及呼吸道腺体的分泌，但对胃酸分泌的影响较小。阿托品对胰液、肠液分泌基本无作用。

（2）平滑肌：可松弛多种内脏平滑肌，尤其是当平滑肌处于过度活动或痉挛状态时，松弛作用更为明显。其可以显著抑制胃肠道平滑肌的强烈痉挛，降低蠕动的幅度和频率，迅速解除胃肠平滑肌痉挛性绞痛。对膀胱逼尿肌与痉挛的输尿管有一定松弛作用，对胆管、子宫平滑肌和支气管的影响较小。

（3）眼：阿托品对眼的作用与毛果芸香碱相反，作用时间长，主要表现为扩瞳、升高眼压和调节麻痹。

（4）心血管系统：①心脏，治疗剂量（0.4～0.6mg）阿托品可使部分患者心率轻度短暂减慢，较大剂量（1～2mg）阿托品引起心率加快，其加快心率的程度取决于迷走神经张力的高低，迷走神经张力高的青壮年心率增加作用明显。②血管与血压。治疗量阿托品对血管与血压无明显影响，大剂量阿托品可以扩张皮肤血管，表现为皮肤潮红、温热，面颈部尤为明显。

（5）中枢神经系统：可兴奋延髓和高位大脑中枢。治疗量对中枢神经系统的作用不明显，较大剂量（1～2mg）可兴奋延髓呼吸中枢；更大剂量（2～5mg）能兴奋大脑，引起烦躁不安等反应；中毒剂量（10mg以上）常产生幻觉、定向障碍、运动失调和惊厥等；严重中毒时，由兴奋转入抑制，出现昏迷、呼吸衰竭而死亡。

【临床应用】

(1)解除平滑肌痉挛:用于各种内脏绞痛,迅速缓解胃肠道绞痛,对幽门梗阻疗效差,对胆绞痛及肾绞痛常与镇痛药合用。其松弛膀胱逼尿肌作用可用于治疗遗尿症。

(2)抑制腺体分泌:用于全身麻醉前给药,防止分泌物阻塞呼吸道而引起吸入性肺炎。阿托品还可用于治疗盗汗和流涎症。

(3)眼科:在眼科可用于虹膜睫状体炎,也可用于验光和检查眼底。①虹膜睫状体炎,可用0.5%~1%阿托品溶液滴眼,松弛瞳孔括约肌和睫状肌使之充分休息,利于消炎止痛。也可与缩瞳药毛果芸香碱交替使用防止虹膜与晶状体粘连。②验光配镜,检查眼底,阿托品的调节麻痹作用使睫状肌松弛,减少神经对晶状体的影响,有利于准确测定晶状体的屈光度,可用于验光。局部滴眼后瞳孔散大,用于检查眼底。但因作用维持2~3d,视力恢复较慢,临床少用。

(4)抗心律失常:阿托品能阻断迷走神经对心脏的作用,用于治疗迷走神经兴奋过度引起的窦房传导阻滞、房室传导阻滞等缓慢型心律失常,也可用于窦房结功能低下而出现的室性异位节律。

(5)抗休克:阿托品能解除血管痉挛,改善微循环障碍,提高心脏功能,保护细胞,有利于缓解休克的病理变化。对休克早期疗效较好,对休克伴有心动过速或高热者,不宜应用。临床主要用于感染中毒性休克,可显著降低病死率,也可用于出血性休克的治疗。

(6)解救有机磷酸酯类中毒:主要用于对抗有机磷酸酯类中毒时的M样症状。

【不良反应】 本药物作用广泛,不良反应较多。常见有口干、视物模糊、心悸、皮肤干燥潮红、排尿困难、便秘等,一般在停药后消失,不需特殊处理。阿托品中毒时中枢兴奋现象严重,表现为呼吸加快加深、烦躁不安、谵妄、幻觉及惊厥等。严重中毒时可由兴奋转入抑制导致昏迷,后因呼吸衰竭而死亡。

【药物相互作用】 与尿碱化药物合用时,阿托品排泄延迟,作用时间和(或)毒性增加。与单胺氧化酶抑制药合用时,可加强抗M胆碱作用的副作用。

【注意事项】 青光眼及前列腺肥大者、高热者禁用。孕妇静脉注射阿托品可使胎儿心动过速。老年患者易发生抗M胆碱样副作用。

东莨菪碱(scopolamine)

东莨菪碱能通过血-脑屏障,小剂量镇静,大剂量催眠,剂量更大甚至引起意识消失,进入浅麻醉状态。临床主要用于麻醉前给药、晕动症、妊娠呕吐、放射病呕吐及治疗帕金森病等。常见不良反应为口干,偶见视物模糊。不良反应及禁忌证与阿托品相似。

山莨菪碱(anisodamine)

山莨菪碱的药理作用与阿托品相似,胃肠道平滑肌解痉作用的选择性相对较高,不易通过血-脑屏障,极少引起中枢兴奋。临床主要用于治疗各种感染中毒性休克,可用于治疗内脏平滑肌绞痛等。不良反应较阿托品少,禁忌证与阿托品相似。

后马托品(homatropine)

后马托品扩瞳作用与调节麻痹作用的持续时间比阿托品明显缩短,调节麻痹作用不及阿托品完全。临床用于扩瞳,也用于虹膜睫状体炎。

托吡卡胺(tropicamide)

托吡卡胺起效较快,扩瞳作用与调节麻痹作用持续时间最短。

丙胺太林(propantheline)

丙胺太林含季铵结构,极性大,口服吸收差,不易透过血-脑屏障,无中枢作用。对胃肠道平滑肌M受体选择性相对较高,故解痉作用较强,能减少胃酸分泌。临床用于胃及十二指肠溃疡、胃肠道痉挛及妊娠呕吐。不良反应有口干、视物模糊、尿潴留及便秘等阿托品样反应。中毒量可导致神经肌肉传递阻滞,引起呼吸麻痹。

哌仑西平(pirenzepine)

哌仑西平可选择性阻断胃壁细胞上的M_1受体,抑制胃酸及胃蛋白酶的分泌。临床主要用于胃、十二指肠溃疡的治疗。青光眼及前列腺肥大患者慎用,妊娠期内禁用。

2. N胆碱受体阻断药 N胆碱受体阻断药可分为N_N和N_M胆碱受体阻断药。

(1)N_N受体阻断药:N_N受体阻断药能阻断神经节的N_N受体,又称为神经节阻滞药。代表药物有六甲双胺(hexamethonium)、美卡拉明(mecamylamine)和樟磺咪芬(trimethaphan)等。因本类药物可以同时阻断交感神经节和副交感神经节,故作用广泛而复杂,不良反应多,临床几乎不再使用。

(2)N_M受体阻断药:N_M受体阻断药能阻断运动终板上的N_M受体,具有肌肉松弛作用,故又称为骨骼肌松弛药；分为除极型肌松药和非除极型肌松药。除极化型肌松药目前临床应用的除极型肌松药只有氯琥珀胆碱。

氯琥珀胆碱(suxamethonium chloride)

【药理】 氯琥珀胆碱与N_M受体结合，能持续兴奋受体，产生乙酰胆碱样作用，随后受体失去兴奋性产生肌松作用。氯琥珀胆碱起效快，维持时间短，剂量易于控制。治疗量没有神经节阻断作用，也不释放组胺，血压稳定。大剂量氯琥珀胆碱能兴奋迷走神经，引起心搏迟缓，心律失常，甚至突然停搏，血压下降等，可用阿托品对抗。给药后绝大部分氯琥珀胆碱可迅速被血浆和肝中的假性胆碱酯酶水解成琥珀酰单胆碱，后者肌松作用明显减弱，并进一步被水解成琥珀酸和胆碱，肌松作用完全消失。仅有不足2%的药物以原型从尿液中排出。新斯的明能抑制假性胆碱酯酶活性，可加强和延长氯琥珀胆碱的作用，甚至有中毒的危险，因此，氯琥珀胆碱过量中毒时，禁用新斯的明抢救。

【临床应用】 作用快而短暂，适用于气管内插管、气管镜及管道镜等短时操作。也可静脉滴注用作全身麻醉时的辅助药，减少全麻用量。

【不良反应】 过量可引起呼吸肌麻痹，遗传性胆碱酯酶活性低下者可出现严重窒息。静脉连续滴注或剂量较大时可兴奋迷走神经及副交感神经节，引起心率减慢，甚至血压下降和心脏停搏。本药持久引起骨骼肌除极，释放出大量钾离子，可引起高钾血症。本药还能引起眼压升高、恶性高热、腺体分泌增加、促进组胺释放等反应。

【药物相互作用】 在碱性溶液中可分解，不宜与硫喷妥钠混合使用。胆碱酯酶抑制药、环磷酰胺、氮芥等抗肿瘤药、普鲁卡因、可卡因等局部麻醉药，可使其作用增加。氯琥珀胆碱与氨基糖苷类抗生素合用时可增强肌松作用，易引起肌肉麻痹，应予注意。

【注意事项】 青光眼、有眼压升高倾向及血钾较高的患者禁用。

非除极型肌松药：本类药物多为天然生物碱及其类似物，化学上属于苄基异喹啉类主要有筒箭毒碱、阿曲库铵、多库氯胺和米库氯铵等；类固醇铵类主要包括泮库溴铵、哌库溴铵、罗库溴铵和维库溴铵等。

筒箭毒碱(d-tubocurarine)

【药理】 小剂量时能竞争性阻断乙酰胆碱对N_M胆碱受体的兴奋，减少离子通道开放频率。大剂量时，药物也可以进入突触前膜钠离子通道内，直接妨碍通道内离子转运，干扰神经末梢乙酰胆碱的流动性，干扰乙酰胆碱释放，有助于进一步释放神经肌肉兴奋传递。

本品对中枢神经系统几乎无影响，剂量加大对神经节有一定的阻断作用，导致血压下降和心率加快，还可以促进组胺释放，引起风疹、低血压、支气管和唾液及腺体分泌增加等。

【临床应用】 作为全身麻醉的辅助用药，适用于胸、腹部手术及气管插管等。由于药源有限和剂量不易控制，不良反应较多，已被其他不良反应较小的非除极型肌松药取代。

【不良反应】 常用于有心率加快、血压下降、支气管痉挛和唾液分泌过多，过量可致呼吸肌麻痹。

【药物相互作用】 乙醚及氟烷能增加其肌松效能，乙醚尤其明显，故与乙醚合用时，要适当减少剂量，以免引起中毒。中毒时可用新斯的明解救。

【注意事项】 重症肌无力、呼吸肌功能不良或肺部疾病患者禁用。

泮库溴铵(pancuronium bromide)

肌松作用较筒箭毒碱快而强，促组胺释放和抑制胆碱酯酶的作用甚弱，不引起血压下降和支气管收缩，哮喘患者也可使用。具有M受体阻断作用及阻滞去甲肾上腺素能神经末梢对去甲肾上腺素的再摄取，故较大剂量可引起心动过速与不同程度的血压上升，能纠正氟烷的低血压。不易透过胎盘屏障，尤适用于产科患者。不良反应较筒箭毒碱少，用药后可出现血压升高、脉率加快，高血压患者慎用，此外，还能引起唾液分泌增加。敏感患者有烧灼感。

三、抗胆碱酯酶药和胆碱酯酶复活药

抗胆碱酯酶药(anticholinesterase agents)与ACh一样也能与AChE结合，但结合较牢固，水解较慢，使AChE活性受抑制，从而导致胆碱能神经末梢释放ACh堆积，产生拟胆碱作用(M和N样作用)。抗AChE药分为易逆性抗AChE药和难逆性抗AChE药，其中难逆性抗AChE药主要为有机磷酯类，本类药物对人、畜都有毒性，临床治疗价值不大，主要为毒理学意义。

(一)易逆性抗AChE药

多数易逆性抗AChE药分子结构中含有带正电荷的季铵基团和酯结构，使乙酰胆碱酯酶的活性暂时消失。

新斯的明(neostigmine)

【药理作用】 通过抑制 AChE 活性而发挥完全拟胆碱作用,兴奋 M、N 胆碱受体。还可直接激动骨骼肌运动终板上的 N_M受体,对骨骼肌兴奋作用较强;对腺体、眼、心血管及支气管平滑肌兴奋作用较弱,可促进胃平滑肌收缩及增加胃酸分泌,拮抗阿托品所致胃张力下降及增强吗啡对胃的兴奋作用。口服后吸收少而不规则,生物利用度为1%~2%,达峰时间为 1~2h;在体内快速消除,平均半衰期约为 0.87h。

【临床应用】 治疗重症肌无力,可口服给药,也可皮下或肌内注射给药。常用于减轻由手术或其他原因引起的腹胀和尿潴留。此外,可用于阵发性室上性心动过速和对抗竞争性神经肌肉阻滞药过量时的毒性反应。

【不良反应】 不良反应主要与胆碱能神经过度兴奋有关,常见反应包括进行性流涎、恶心、呕吐、腹痛、腹泻。过量时出现胆碱能危象、表现为大量出汗、大小便失禁、瞳孔缩小、睫状肌痉挛、心动过缓和心律失常等,亦可见低血压、肌痉挛、肌无力等。大剂量时亦可见中枢症状,主要为共济失调、惊厥、昏迷等。

【药物相互作用】 不宜与除极化型肌松药合用。某些能干扰神经肌肉传递的药物能使新斯的明作用减弱,不宜合用。

【注意事项】 机械性肠或泌尿道梗阻患者禁用。过量时,可常规给予阿托品对抗。

吡斯的明(pyridostigmine)

吡斯的明作用类似于新斯的明,起效缓慢,作用时间较长。口服吸收较差,生物利用度为11.5%~18.9%。主要用于重症肌无力,用法与新斯的明类似。

安贝氯铵(ambenonium chloride)

安贝氯铵作用类似于新斯的明,但作用较持久,主要用于肠胀气及重症肌无力等,可用于对溴离子过敏、不能耐受溴新斯的明或溴吡斯的明的病人。

依酚氯铵(edrophonium chloride)

依酚氯铵对骨骼肌 N 胆碱受体有直接作用。基本作用与新斯的明相似,但作用较弱,作用快而短暂,仅维持数分钟。用于某些骨骼肌松弛药(筒箭毒碱、粉肌松、戈拉碘铵)中毒时的解救及重症肌无力的诊断、治疗室上性心律失常。不良反应与新斯的明类似。

毒扁豆碱(physostigmine)

毒扁豆碱可以抑制体内胆碱酯酶的活力,其作用与新斯的明相似,但作用较强,无直接兴奋 M、N 胆碱受体作用,是一种副交感神经兴奋药。因其选择性较差,临床上主要局部用于治疗青光眼(常用 0.5%溶液滴眼)。目前在中国还用作中药麻醉的催醒药。

其他的还有加兰他敏、二氢加兰他敏、地美溴铵、溴地斯明、依斯的明、依舍立定等。

(二)难逆性抗 AChE 药-有机磷酸酯类

难逆性抗 AChE 药可与 AChE 牢固结合,形成难以水解的磷酰化 AChE,使 AChE 丧失水解 ACh 的能力,造成体内 ACh 大量积聚而引起一系列中毒症状,主要为 M 样症状、N 样症状及中枢症状。阿托品为治疗急性有机磷酸酯类中毒的特异性、高效能解毒药物,能迅速对抗体内 ACh 的 M 样作用等。较大剂量阿托品也可引起中枢作用。由于阿托品对中枢的烟碱受体无明显作用,故对有机磷酸酯类中毒引起的中枢症状作用较差。阿托品应尽量早期给药,并根据中毒情况采用较大剂量以促进药物进入血-脑屏障。开始时可用阿托品 2~4mg 静脉注射(亦可肌内注射),如无效,可每隔 5~10min 肌内注射 2mg 本品,直至 M 胆碱受体兴奋症状消失或出现阿托品轻度中毒症状(阿托品化)。阿托品第 1 天用量常超过 200mg,即达到阿托品化,并维持 48h。对中度或重度中毒病人,必须采用阿托品与 AChE 复活药合并应用的治疗措施。

(三)AChE 复活药

AChE 复活药是一类能使被有机磷酸酯类抑制的 AChE 恢复活性的药物。这些药物都是肟类化合物,它不但能使单用阿托品所不能控制的严重中毒病例得到解救,而且也可显著缩短一般中毒的病程。常用药物有碘解磷定、氯解磷定。

碘解磷定(pralidoxime iodide)

【药理】 碘解磷定进入有机磷酸酯类中毒者体内使胆碱酯酶游离出来,恢复其水解乙酰胆碱的活性。此外,碘解磷定也能与体内游离的有机磷酸酯类直接结合,成为无毒的磷酰化碘解磷定,由尿排出,从而阻止游离的有机磷酸酯类继续抑制胆碱酯酶。本药对不同有机磷酯类中毒疗效存在差异,如对内吸磷、马拉硫磷和对硫磷中毒疗效较好,对美曲膦酯(敌百虫)、敌敌畏中毒疗效稍差,而对乐果中毒则无效。

【临床应用】 治疗有机磷毒物中毒。但单独应用疗效差，应与抗胆碱药联合应用。

【不良反应】 一般治疗量时，毒性不大，但如静脉注射过快和剂量超过2g时或静脉注射速度过快(每分钟超过500mg)时，可产生轻度乏力、视物模糊、眩晕、头痛等，有时出现恶心、呕吐和心动过速等。偶有咽痛和其他碘反应。剂量过大，碘解磷定本身也可抑制胆碱酯酶，加重有机磷酸酯类的中毒程度。

【药物相互作用】 胆碱酯酶复能剂可恢复磷酰化酶水解乙酰胆碱的能力，直接减少乙酰胆碱的积聚，且对M-受体(骨骼肌神经肌肉接头)有拮抗作用，可治疗肌颤、肌无力，而抗胆碱药(如阿托品)直接拮抗积聚的乙酰胆碱对M受体的作用。故两者联合应用有明显的协同作用，联合应用时要适当减少。

【注意事项】 轻度急性有机磷中毒可单独使用阿托品或碘解磷定。碘解磷定注射速度过快出现的某些不良反应，应特别注意与急性有机磷中毒的临床表现相鉴别。对碘过敏者禁用。本品在碱性溶液中易水解生成氰化物，禁与碱性药物配伍。由于本药不良反应较多，药理作用较弱，且只能静脉注射，目前已较少使用。

氯解磷定(pralidoxime chloride)

药理作用和用途与碘解磷定相似，但水溶性好，溶液较稳定，可肌内注射或静脉给药。副作用较碘解磷定小，偶见轻度头痛、头晕、恶心、呕吐等。由于其使用方便，故临床上较为常用。

四、肾上腺素受体激动药和阻断药

(一)肾上腺素受体激动药

肾上腺素受体激动药(adrenoceptor agonists)能与肾上腺素受体结合并激动受体，产生与肾上腺素相似的作用，又称为拟肾上腺素药。依据对肾上腺素受体亚型的选择性可分为α受体激动药，α、β受体激动药和β受体激动药。

1. α受体激动药

去甲肾上腺素(noradrenaline，NA)

【药理】 非选择性激动α受体，对心脏β_1受体作用较弱，对β_2受体几乎无作用。使血管收缩，心脏兴奋，血压升高，仅对冠状血管扩张，这是由于心肌代谢产物(如腺苷)增加所致。在整体由于血压升高反射性兴奋迷走神经使心率减慢，心脏收缩力减弱。心排血量不变或稍下降。主要在肝内代谢，一部分在各组织内依靠儿茶酚氧位甲基转移酶(atechol-o-methyltransferase，COMT)和单胺氧化酶作用，转为无活性的代谢产物。经肾排泄，极大部分为代谢产物，仅微量以原型排泄。

【临床应用】 仅用于早期神经源性休克以及嗜铬细胞瘤切除后或药物中毒引起的低血压。稀释后口服可引起食管和胃内血管收缩产生局部止血作用。

【不良反应】 静脉滴注时间过长、浓度过高或药液外漏，可引起局部缺血坏死。静脉滴注时间过长或剂量过大，可使肾血管剧烈收缩，产生少尿、无尿和肾实质损伤。

【药物相互作用】 与全身麻醉药合用增加心肌对药物的敏感性，容易发生室性心律失常，不宜同用，必须合用时需减量。与β受体阻断药合用药理作用相互减弱。与洋地黄类同用，易致心律失常，需严密注意心电监测。与碱性药物配伍禁忌。

【注意事项】 高血压、动脉硬化、器质性心脏病、无尿、少尿、严重微循环障碍的患者及孕妇禁用。

间羟胺(metaraminol)

间羟胺通过直接作用于α受体和间接促使神经末梢释放NA而发挥作用，其作用与NA相似，其特点是：①升压作用弱而持久；②对肾血管的收缩作用也弱，较少引起心悸，少尿等不良反应；③可肌内注射；④短时期内连续应用，能产生快速耐受性，使作用逐渐减弱。临床上作为NA代用品，用于各种休克早期和低血压。

去氧肾上腺素(phenylephrine)

去氧肾上腺素主要激动α_1受体，其收缩血管、升高血压作用较NA弱而持久，但减少肾血流作用比NA明显，现已少用。此外，本品尚能兴奋眼虹膜辐射肌的α受体，使瞳孔扩大，作用比阿托品弱而短暂，且不引起眼压升高和调节麻痹。为快速短效扩瞳药用于眼底检查。

甲氧明(methoxamine)

甲氧明为α_1受体激动药，作用与去氧肾上腺素相似，由于血压升高，反射性地减慢心率，并能直接抑制窦房结，延长心肌不应期，减慢房室传导。用于阵发性室上性心动过速。

美托咪啶(medetomidine)

美托咪啶为高选择性α_2受体激动药，极低浓度即产生效应，其有效成分为右旋体，术前用药可减轻拟交感胺类药引起的血流动力学紊乱。

2. α、β受体激动药

肾上腺素(adrenaline,epinephrine)

【药理】 兼有α受体和β受体激动作用。α受体激动引起皮肤、黏膜、内脏血管收缩。β受体激动引起冠状血管扩张、骨骼肌和心肌兴奋、心率增快、支气管平滑肌、胃肠道平滑肌松弛。对血压的影响与剂量有关,常用剂量使收缩压上升而舒张压不升或略降,大剂量使收缩压、舒张压均升高。肾上腺素在体内的代谢途径与异丙肾上腺素相同。口服后有明显的首过效应,在血中被肾上腺素神经末梢摄取,另一部分迅速在肠黏膜及肝中被COMT和单胺氧化酶灭活,转化为无活性代谢物。仅少量原型药物由尿排出。本药可通过胎盘,不易透过血-脑屏障。

【临床应用】 ①心搏骤停,用于溺水、麻醉和手术过程中的意外、药物中毒、传染病和心脏传导阻滞等所致的心搏骤停;②过敏性疾病,包括过敏性休克,支气管哮喘,血管神经性水肿及血清病;③与局部麻醉药配伍及局部止血;④治疗青光眼。

【不良反应】 主要不良反应为心悸、头痛、血压升高、烦躁、震颤、无力、眩晕、呕吐、四肢发凉,停药后症状消失。剂量过大或注射过快,可引起心律失常、血压骤升、搏动性头痛。

【药物相互作用】 与全身麻醉药合用,易产生严重的心律失常。三环类抗抑郁药可抑制肾上腺素的神经再摄取,作用增强。与β受体阻断药合用,可拮抗其支气管扩张作用和增强其缩血管作用。与碱性药物配伍禁忌。

【注意事项】 高血压、器质性心脏病、冠状动脉疾病、缺血性心脏病、糖尿病、甲状腺功能亢进症患者禁用,老年患者慎用。

麻黄碱(ephedrine)

麻黄碱通过直接激动α、β受体和间接促进去甲肾上腺素释放而发挥作用,其作用与肾上腺素相似,特点是:①性质稳定,口服有效;②拟肾上腺素作用弱而持久;③中枢兴奋作用较强;④易产生快速耐受性,停药后可以恢复。临床上常用于预防支气管哮喘发作和轻症治疗;各种原因引起的充血性鼻塞;防止硬膜外麻醉和腰椎麻醉引起低血压;缓解荨麻疹和血管神经性水肿的皮肤黏膜症状。主要不良反应为中枢兴奋。

美芬丁胺(mephentermine)

美芬丁胺药理作用与麻黄碱相似,其心脏兴奋作用比异丙肾上腺素弱而持久,加快心率作用不明显,较少引起心律失常,具有中枢兴奋作用。主要用于腰椎麻醉时预防血压下降,可用于心源性休克或其他低血压,失血性休克慎用。

3. β受体激动药

异丙肾上腺素(isoprenaline,ISO)

【药理】 主要激动β受体,对β_1、β_2受体选择性很低,对α受体几乎无作用。①心脏,对心脏β_1受体具有强大的激动作用,表现为正性肌力和正性频率作用,缩短收缩期和舒张期。②舒张血管,尤其使骨骼肌血管明显,使收缩压升高,而舒张压下降。③激动β_2受体,使支气管松弛,且能抑制过敏介质释放。④促进肝糖原和肌糖原分解,增加组织耗氧量。吸收后主要在肝及其他组织中被COMT所代谢,较少被MAO代谢,也较少被去甲肾上腺素能神经所摄取。

【临床应用】 ①用于控制支气管哮喘急性发作;②房室传导阻滞;③心搏骤停:用于治疗各种原因引起的心搏骤停;④休克,适用于在补足血容量的基础上,中心静脉压高、心排血量低、外周阻力高的休克。

【不良反应】 常见不良反应有心悸、头晕、皮肤潮红等,少有心绞痛、恶心、头晕、震颤、出汗等。过量可致心律失常甚至心室颤动。

【药物相互作用】 与卤代烃麻醉药合用容易引起严重心律失常,避免与肾上腺素及其他拟交感神经药物联用,因容易引起严重心律失常。

【注意事项】 长期使用可产生耐受性,停药7~10d,耐受性消失。禁用于冠心病、心肌炎、甲状腺功能亢进症患者。

多巴酚丁胺(dobutamine)

多巴酚丁胺选择性的激动β_1受体,能增加心肌收缩力和心排血量,而对心率、耗氧量影响不大,主要用于心肌梗死伴有心力衰竭的患者。心房纤颤、梗阻性肥厚型心肌病患者禁用。

(二)肾上腺素受体阻断药

可分为α受体阻断药和β受体阻断药。

1. α受体阻断药

酚妥拉明(phentolamine)

【药理】 能竞争性地阻断α受体,对α_1、α_2受体具有相似的亲合力。药理作用表现为:①血管。静脉注射能使血管舒张,血压下降,机制为对血管平滑肌α_1受体的阻断作用和直接舒张血管作用。对静脉和小静脉的作用比对小动脉强,使肺动脉压和外周血管阻力降低。②心脏。具有心脏兴奋作用,使心肌收缩力增强,心率加快,心排血量增加。兴奋心脏作用的机制部分由血管舒张、血压下降,反射性兴奋交感神经引起;部分是因为阻断神经末梢突触前膜 α_2 受体,从而促进去甲肾上腺素释放,激动心脏 β_1 受体的结果。③其他还具有拟胆碱作用,使胃肠平滑肌兴奋;有组胺样作用,使胃酸分泌增加。生物利用度低,口服后30min血药浓度达峰值,作用维持3～6h,肌内注射作用维持30～45min,大多以无活性的代谢物从尿中排泄。

【临床应用】 ①治疗外周血管痉挛性疾病,如肢端动脉痉挛性疾病等。②在静脉滴注去甲肾上腺素发生外漏时,可用酚妥拉明10mg溶于10～20ml生理盐水中,做皮下浸润注射。③肾上腺嗜铬细胞瘤的鉴别诊断和此病骤发高血压危象及手术前的准备,能使嗜铬细胞瘤所致的高血压下降。④抗休克,能使心排血量增加;使血管舒张,外周阻力降低,解除微循环障碍,并能降低肺循环阻力,防止肺水肿的发生,从而改善休克状态时的内脏血液灌注。适用于感染性、心源性和神经源性休克。尤其对休克症状改善不佳而左心室充盈压增高者疗效好。但给药前必须补足血容量。⑤治疗急性心肌梗死及顽固性充血性心力衰竭。⑥肾上腺素等拟交感胺药物过量所致的高血压。

【不良反应】 常见为低血压、恶心、呕吐、腹痛、腹泻,可诱发或加剧消化道溃疡。静脉注射过快可引起心动过速、心律失常。

【药物相互作用】 与铁剂配伍禁忌;与拟交感胺类药同用,使后者的周围血管收缩作用抵消或减弱。

【注意事项】 发生直立性低血压时,禁用肾上腺素升压(易出现升压作用的翻转),可用去甲肾上腺素。胃炎、胃十二指肠溃疡及冠心病患者慎用。

妥拉唑林(tolazoline)

妥拉唑林为短效 α 受体阻断药,作用与酚妥拉明相似,但较弱;还具有拟胆碱、促进组胺释放和5-HT受体阻断作用。降压作用不稳定。不良反应发生率较酚妥拉明高。

酚苄明(phenoxybenzamine)

酚苄明为长效非竞争性 α 受体阻断药,具有起效慢、作用强而持久。

坦洛新(tamsulosin)

坦洛新为选择性 α_1 受体阻断药,生物利用度高,主要用于高血压、顽固性心功能不全、良性前列腺肥大,改善排尿困难。临床上常用的同类药物还有哌唑嗪、特拉唑嗪及多沙唑嗪等。

2.β受体阻断药

【药理】 ①β受体阻断作用。心脏交感神经张力增高时,抑制作用明显,主要为心率减慢,心肌收缩力减弱,心排血量减少,心肌耗氧量下降,血压略降。此外还可延缓心房和房室结的传导,延长心电图的PR间期。收缩支气管平滑肌,增加呼吸道阻力。可减少交感神经兴奋引起的肾素释放。部分药物可降低眼内压。②膜稳定作用。部分药物可降低细胞膜对离子的通透性,具有局部麻醉作用。③内在拟交感活性。部分药物与β受体结合时,还可产生部分激动效应;此类药物对心脏抑制作用和对支气管平滑肌收缩作用较弱,药物剂量增加或体内儿茶酚胺水平较低时,心率加快、心排血量增加。β受体阻断药的体内过程与其脂溶性有关。脂溶性高的药物生物利用度低,水溶性高的药物生物利用度较高。一般能分布到全身各组织,高脂溶性和低血浆蛋白结合率的药物,分布容积较大。脂溶性高的药物主要在肝代谢,少量经尿排泄;脂溶性低的药物主要以原型经肾排泄。

【临床应用】 ①心律失常:对多种原因引起的室上性和室性心律失常均有效。②高血压:为治疗高血压的基础药物。③心绞痛和心肌梗死:减少心绞痛发作,改善运动耐量。早起应用可降低心肌梗死患者的复发和猝死率。④充血性心力衰竭:对扩张型心肌病的心力衰竭治疗作用明显。⑤其他:用于辅助治疗甲状腺功能亢进症及甲状腺中毒危象,对控制激动不安,心动过速和心律失常等症状有效,并能降低基础代谢率。亦适用于偏头痛、肌震颤、肝硬化的上消化道出血等。

【药物相互作用】 非选择性β受体阻滞药与口服降糖药连用,能够延长低血糖发作、抑制心动过速和战栗。与拟交感胺类和肾上腺素联用,可引起高血压。肝药酶诱导药加速其在肝的代谢。

【注意事项】 禁用于严重左心室心功能不全、窦性心动过缓、重度房室传导阻滞和支气管哮喘的患者。心肌梗死患者及肝功能不良者应慎用。

(1)非选择性β受体阻断药

普萘洛尔(propranolol)

本品无内在拟交感活性,为消旋体,仅左旋体具有阻断β受体作用。脂溶性与血浆蛋白结合率高。

纳多洛尔(nadolol)

本品无膜稳定性和内在拟交感活性,作用强度约为普萘洛尔的6倍。在体内代谢不完全,主要以原型经肾排泄,半衰期较长可每日用药1次。

噻吗洛尔(timolol)

本品为目前作用最强的β受体阻断药,无膜稳定性和内在拟交感活性,具有中等程度的首关效应,主要用于青光眼的治疗。

此类药物还有吲哚洛尔、布拉洛尔,阿普洛尔、氧烯洛尔、硝苯洛尔、托利洛尔等。

(2)选择性β受体阻断药

阿替洛尔(atenolol)

本品对β_1受体有选择性阻断作用,对β_2受体作用较弱,无内在拟交感活性。降压效果优于普萘洛尔,半衰期较长,每日用药1次。

此类药物还有美托洛尔、倍他洛尔、普拉托尔、醋丁洛尔等。

(3)α、β受体阻断药:对α、β受体的阻断作用选择性不强,但对β受体的阻断作用强于α受体。

拉贝洛尔(labetalol)

本品主要在肝代谢,仅少量以原型经肾排泄。对β受体的阻断作用强于对α受体阻断作用的5~10倍。多用于中度和重度高血压、心绞痛,静脉注射可用于高血压危象。一般不降低心排血量,可引起直立性低血压。

此类药物还有卡维地洛、阿罗洛尔及布新洛尔等。

五、局部麻醉药

局部麻醉药(local anaesthetics)是一类能在用药局部可逆性阻断神经冲动的发生与传导,在保持意识清醒的状态下使局部痛觉等感觉短暂丧失的药物,简称局麻药。常用局麻药在结构上由芳香基团、中间链和胺基团3部分构成,因此具有亲脂疏水性和亲水疏脂性的双重性。根据中间链的不同,可将局麻药分为酯类和酰胺类。普鲁卡因、丁卡因、氯普鲁卡因等是常用酯类局麻药。常用酰胺类局麻药有利多卡因、布比卡因、罗哌卡因、甲哌卡因、丙胺卡因等。

【药理】

1. *作用机制* 有关局部麻醉药作用机制的学说较多,目前公认的是Na^+通道阻断说。神经受刺激会引起膜通透性改变,导致Na^+内流和K^+外流,产生动作电位。局部麻醉药从膜内侧阻断Na^+通道,抑制Na^+内流,从而抑制动作电位的发生和传导,产生局麻作用。局部麻醉药必须做跨膜运动进入膜内侧发挥药效,目前认为局部麻醉药具有亲酯性、非解离性是进入膜的必要条件,而透入膜后则须转变为解离型带电的阳离子才能发挥作用,所以局麻作用受药物解离速率、解离常数及体液pH的影响。局部麻醉药对Na^+通道的阻滞作用具有使用依赖性,即与Na^+通道的开放程度成正比。因此,处于兴奋状态的神经较静息状态的神经对局部麻醉药敏感,因前者开放的通道更多。

2. *药效学* 局部麻醉药对几乎所有神经元都有阻断作用,它提高神经纤维兴奋阈,减慢传导速度,最终使神经细胞失去兴奋性和传导性。神经纤维对局部麻醉药的敏感性与其纤维的直径大小成反比;有髓神经比相同直径的无髓神经易被阻断。对混合神经产生作用时,依次消失的是持续性钝痛、短暂性锐痛、冷觉、温觉、触觉、压觉。神经冲动的恢复则相反。

局部麻醉药的剂量或浓度过高,或误将药物注射入血管使血药浓度达到一定程度后,即可对全身神经、肌肉等产生影响,产生毒性反应。

3. *药动学* 局部麻醉药的吸收速度与给药部位的供血成正比,加入肾上腺素等收缩血管的药可以延缓局部麻醉药的吸收,降低毒性作用。局部麻醉药的分布取决于各器官的吸收,受组织灌流、组织/血分配系数、体液pH等因素影响。局部麻醉药的消除为一级动力学过程。酯类局部麻醉药被丁酰胆碱酯酶(假性胆碱酯酶)迅速水解成对氨苯甲酸和二乙氨基乙醇,血浆$t_{1/2}$短。酰胺类局部麻醉药主要在肝细胞内质网上经过N-脱氢、脱氨等步骤代谢成2,6-二甲基苯胺,大部分经尿排出,少量进入胆汁和肝肠循环。

【临床应用】

(1)表面麻醉:将穿透力强的局部麻醉药根据需要喷或涂在黏膜表面,使黏膜下神经末梢麻醉。常用于鼻、咽、眼、口腔、食管、呼吸道与尿道手术等。

(2)浸润麻醉:将药物注射入手术视野皮下或组织,使局部神经末梢受药物浸润而麻醉。常用于浅表手术。

(3)传导麻醉(阻滞麻醉):将药物注入神经干或神经丛周围,麻醉该神经支配的区域。常用于四肢及口腔手术。

(4)蛛网膜下腔麻醉(脊髓麻醉,腰椎麻醉):将药物注入蛛网膜下腔，麻醉脊神经支配的区域。常用于下腹部及下肢手术。

(5)硬膜外麻醉：将药物注入硬膜外腔，麻醉通过椎间孔的神经根。由于硬膜外腔与颅腔不通，不易引起中枢神经的麻痹。可用于颈部到下肢的手术，特别适用于上腹部手术。

(6)区域镇痛：常与阿片类药物合用来减少阿片类药物的用量。左旋布比卡因、罗哌卡因应用较为广泛。尤其是具有感觉和运动阻滞分离特点的罗哌卡因已成为区域镇痛的首选。

【不良反应】

(1)中枢神经系统毒性：局麻药对中枢神经系统的作用是先兴奋后抑制，中毒初期表现为眩晕、多言、震颤、焦虑，甚至精神错乱和惊厥，过度兴奋后则转入昏迷、呼吸麻痹等中枢抑制状态。

(2)心血管系统毒性：局部麻醉药可降低心肌兴奋性，使心收缩性、传导性和自律性减低，不应期延长。多数局部麻醉药可使小动脉扩张，血压下降，浓度过高时甚至引发休克。

(3)过敏反应：常见于酯类局部麻醉药，表现为荨麻疹、支气管痉挛、喉头水肿、血压下降和心律失常等。局部麻醉药本身非抗原，但与血浆蛋白结合后可引起变态反应，还能直接刺激肥大细胞等引起过敏样反应。

【注意事项】

(1)普鲁卡因在血浆中被酯酶水解成对氨苯甲酸(PABA)和二乙氨基乙醇，前者能对抗磺胺类药物的抗菌作用，故应避免与磺胺类药物合用。

(2)在手指、足趾及阴茎等末梢部位用药时，禁止加入肾上腺素，以免引起局部组织坏死。

(3)罗哌卡因本身有明显的收缩血管作用，无需和肾上腺素合用来延长作用时间。

普鲁卡因(procaine)

本品属短效局部麻醉药，黏膜穿透力差，毒性小，是最早合成的局部麻醉药。主要用于腰椎麻醉及浸润、硬膜外麻醉和传导麻醉。过量可引起中枢神经及心血管反应。有时有过敏反应，即使皮试成阴性者亦屡见过敏，过敏者可改用利多卡因。

利多卡因(lidocaine)

本品比普鲁卡因起效快、穿透力强、作用持久。本品安全范围大，无扩张血管和组织刺激性，有全能局部麻醉药之称。主要用于传导和硬膜外麻醉，还用于治疗心律失常。罕见过敏反应。

布比卡因(bupivacaine)

本品为长效局部麻醉药，局部麻醉作用比利多卡因强，持续时间也更长，无快速耐受性，可用于浸润、硬膜外麻醉和传导麻醉。大剂量时严重心脏毒性发生率高，且难于治疗。

罗哌卡因(ropivacaine)

本品镇痛作用比布比卡因强且时效长，对运动神经的阻滞小、恢复快。中枢神经和心肌的毒性比布比卡因小。适用于硬膜外麻醉和浸润麻醉，常用于产科手术。

(张　玉　师少军　刘亚妮)

第三节　作用于中枢神经系统的药物

一、中枢神经系统药理学概述

中枢神经系统药物对机体的影响有 2 个方面，兴奋作用和抑制作用。兴奋时，药物使机体自弱到强表现为欣快、失眠、不安、幻觉、妄想、躁狂和惊厥等；中枢抑制则表现为镇静、催眠、抑郁、麻醉、昏迷等。药物通过递质、受体、受体后的信号转导发挥调控作用。镇静催眠药通过激活中枢神经系统(CNS)中酪氨酸(γ-氨基丁酸，GABA)能神经传递功能和突触抑制效应，促进 GABA 与 $GABA_A$受体相结合，增加氯离子(Cl^-)通道开放的频率或开放时间，促进 Cl^- 内流，引起神经元膜超极化，导致突触后抑制，使神经细胞兴奋性降低。抗精神病药通过阻断中脑-皮质系统和中脑-边缘系统 DA 受体而发挥抑制作用。阿片类镇痛药通过激动 CNS 阿片受体(opiate receptor)，激活了内源性镇痛系统。抗抑郁药则通过抑制单胺类递质[NA 和(或)5-HT、DA 等]的再摄取、增加突触间隙 NA、5-HT 递质浓度而发挥抗抑郁作用。

本章介绍的中枢神经系统药物包括镇静催眠药物，中枢兴奋药，抗癫痫药与抗惊厥药，抗帕金森病与治疗阿尔茨海默病药，抗精神失常药，镇痛药，全身麻醉药。为了学习的方便，解热镇痛消炎药并入镇痛药一节。

二、镇静催眠药

能缓和激动，消除躁动，恢复安静情绪的药物称镇静药(sedatives)，能促进和维持近似生理睡眠的药物称催眠药(hypnotics)。镇静催眠药对机体的抑制程度不同，同一药物，在较小剂量时发挥镇静作用，在较大剂量时则发挥催眠作用。镇静药和催眠药之间没有明显的量变和质变的关系，因此统称镇静催眠药。按照化学结构，本类药物分为苯二氮䓬类(benzodiazepines)，巴比妥类(barbiturates)和其他类。

(一)苯二氮䓬类

苯二氮䓬类是临床应用最多和最广的镇静催眠药物。

【药理】 本类药可增强GABA的功能，GABA受体激活导致氯通道开放，大量氯离子进入细胞内引起膜超极化，引起突触后神经元的超极化，抑制神经元的放电，从而降低神经元兴奋性。根据其作用时间长短不一(表2-3)，分为长效、中效和短效的镇静催眠药物。

【临床应用】

1. *镇静催眠作用* 药物通过激活上行性网状激活系统内的GABA受体，增强脑干网状结构受刺激后的皮质抑制和阻断边缘性觉醒反应。苯二氮䓬类缩短睡眠诱导时间，延长睡眠持续时间。药物的剂量根据病情决定，一般地西泮镇静，1次2.5～5mg，每日3次；催眠，5～10mg，睡前服；硝西泮，睡前5～10mg；咪达唑仑，睡前7.5～15mg。

2. *抗焦虑作用* 苯二氮䓬类抗焦虑作用是药物作用于边缘系统的结果，小剂量即有良好的抗焦虑作用，显著改善紧张、忧虑、激动和失眠等症状。对持续性焦虑状态则宜选用长效类药物，如地西泮，对间断性严重焦虑患者则宜选用中、短效类药物。地西泮1次2.5～10mg，每日2～4次。

表2-3 常见的苯二氮䓬类药

分类	药名	口服后达峰时间(h)	生物利用度(%)	与血浆蛋白结合率(%)	分布容积($L \cdot kg^{-1}$)	$t_{1/2}$	清除率($ml \cdot min^{-1}$)
长效	地西泮	0.5～1.5	80～100	97	1.1	25～50	26
	硝西泮	1～3	60～90	86	2.5	25～40	65
	氟硝西泮	1～2	80～90	80	5	20～30	250
	氯硝西泮	2～4	80～100	50	3.2	24～36	75
中效	劳拉西泮	1～2	80～100	94	0.9	10～16	55
短效	咪达唑仑	0.5～1	30～40	98	0.8～1.6	2～3	400

3. *抗惊厥作用* 苯二氮䓬类药物都有抗惊厥作用，其中地西泮和三唑仑的作用尤为明显，临床用于辅助治疗破伤风、子痫、小儿高热惊厥和药物中毒性惊厥。起始缓慢静脉注射地西泮10mg，以后每分钟2～5mg。

4. *中枢性肌肉松弛作用* 本类药物对去皮质强直的动物有明显肌肉松弛作用，对人类大脑损伤所致肌肉僵直也有缓解作用。

5. *癫痫的持续状态* 本类药物还可增强突触前抑制，抑制皮质-背侧丘脑和边缘系统的病灶引起放电的扩散。地西泮是目前用于癫痫持续状态的首选药，起始静脉注射10mg，每隔10～15min按需增加。

【不良反应】 连续用药可出现头晕、嗜睡、乏力等反应，长效类尤为明显，大剂量可致共济失调，过量可致呼吸抑制。同时合用其他中枢抑制药(如吗啡和乙醇等)可显著增强镇静作用。本类药物可透过胎盘屏障和随乳汁分泌，孕妇和哺乳妇女忌用。本类药物虽无明显酶诱导作用，但长期用药仍可产生一定耐受性，需增加剂量，久服可对药物依赖和成瘾，停药时出现反跳和戒断症状(失眠、焦虑、激动、震颤等)。与巴比妥类药物相比，本类药物的安全范围较大，戒断症状发生较迟、较轻，因此临床应用也最广。

【药物相互作用】 ①本类药物可增强中枢抑制药、乙醇(酒精)、全身麻醉药、可乐定、镇痛药的镇静作用；②与抗高血压药和利尿降压药合用，可增强降压作用；③本药可降低左旋多巴的疗效；④利福平会加速本类药物的消除，降低药物疗效；⑤异烟肼抑制本类药物的消除，致血药浓度增高；⑥与地高辛合用，可增加地高辛血药浓度而致中毒。

【注意事项】 ①癫痫患者突然停药可引起癫痫持续状态;②避免长期大量使用,长期使用应逐渐减量,不宜骤停;③本类药物可加重重症肌无力,急性闭角型青光眼的病情,不宜使用;④孕妇、妊娠期妇女、新生儿不推荐使用。常用药物如下。

地西泮(diazepam)

本药可口服也可静脉给药,口服用于:①抗焦虑:1 次 2.5～10mg,每日 2～4 次;②镇静:1 次 2.5～5mg,每日 3 次;③催眠:5～10mg 睡前服;静脉用于癫痫持续状态和抗惊厥及麻醉,剂量 10～30mg。孕妇、妊娠期妇女、新生儿不宜使用本药。

硝西泮(nitrazepam)

本药口服快速吸收,2h 血药浓度可达峰值,主要经肝代谢,本药可通过胎盘。主要用于治疗失眠症与抗惊厥和抗癫痫。治疗失眠:睡前 5～10mg。抗癫痫,1 次 5～10mg,每日 3 次。白细胞减少者、重症肌无力者不宜使用本药。

劳拉西泮(lorazepam)

本药吸收迅速且完全,蛋白结合率高(85%)。其代谢物从尿液中排泄。临床用于焦虑障碍的治疗,常用剂量每日 2～6mg,分次服用,急性闭角型青光眼患者禁用本药。

咪达唑仑(midazolam)

本药口服后吸收迅速而完全,首关效应明显,血浆蛋白结合率高(96%～98%)。主要在肝代谢,主要活性代谢产物经肾排出。本药半衰期短,用于各种失眠、麻醉前及 ICU 病人镇静。诱导麻醉,剂量为 0.05～0.075mg/kg,肌内注射;失眠,每晚睡前 7.5～15mg。不宜推荐给儿童。

(二)巴比妥类药物

巴比妥类(barbiturates)为巴比妥酸在 C5 位上进行取代而得到的一类中枢抑制药。巴比妥类药物进入脑组织的速度与其脂溶性有关。脂溶性高的药物,进入脑组织的速度快,但容易分布到其他组织(如脂肪组织),因而维持时间短。

【药理】 巴比妥类药物主要使神经细胞的氯离子通道开放,细胞过度除极,治疗浓度的苯巴比妥可降低谷氨酸的兴奋作用、加强 GABA 的抑制作用,抑制中枢神经系统单突触和多突触传递,抑制病灶的高频放电及其向周围扩散。按照其发挥作用的长短,可分为长效、中效类、短效类和超短效(表 2-4)。

表 2-4 常见的巴比妥类药物

分类	药物	消除方式	维持时间	显效时间	脂/水分配系数	主要用途
长效	苯巴比妥	肝、肾	6～8h	0.5～1h	3	抗惊厥、镇静催眠
中效	异戊巴比妥	肝	3～6h	15～30min	42	抗惊厥、镇静催眠
短效	司可巴比妥	肝	2～3h	10～15min	52	抗惊厥、镇静催眠
超短效	硫喷妥钠	肝	15min	静脉注射速效	580	静脉麻醉

【临床应用】 巴比妥类是使用最早的镇静催眠药物,随剂量由小到大,相继出现镇静、催眠、抗惊厥和麻醉作用。大剂量可麻痹延脑呼吸中枢,抑制呼吸导致患者死亡。因此,除苯巴比妥外,临床中已很少使用此类药物。成年人催眠,肌内注射苯巴比妥 1 次 50～100mg。治疗癫痫持续状态,静脉缓慢注射 1 次 200～300mg,必要时 6h 重复 1 次。小儿常用量:镇静或麻醉前应用,1 次按体重 2mg/kg;抗惊厥或催眠每次按体重 3～5mg/kg。

【不良反应】 巴比妥类不良反应较多,主要服药后次晨有头晕,困倦;过量可致昏迷,呼吸抑制,血压下降。

【药物相互作用】 巴比妥类药物是肝药酶诱导药,长期用药不但加速自身代谢,还可加速其他药物代谢。本药可降低抗凝血药,避孕药或雌激素,洋地黄类的疗效。与钙离子拮抗药合用,可增强其降压作用。

【注意事项】 严重肺功能不全、肝硬化、血卟啉病史、贫血、哮喘史及未控制的糖尿病不宜使用本药。药物过量可引起昏迷、呼吸抑制和严重低血压。解救措施包括维持呼吸和循环功能,口服中毒者,在 3～5h 可用高锰酸钾(1:2000)溶液洗胃,用 10～15g 硫酸钠溶液导泻(禁用硫酸镁)。也可用碳酸氢钠、乳酸钠碱化尿液加速排泄,严重者可透析。

(三)其他类

佐匹克隆,唑吡坦,扎来普隆和水合氯醛为其他类镇静催眠药物。本类药物催眠作用强而可靠,醒后无后遗效应，适用于顽固性失眠，也用于抗惊厥。常用药物如下。

唑吡坦(zolpidem)

【药理】 本药可选择性地与中枢神经系统的ω1-受体亚基的结合，发挥镇静作用，同时具有轻微的抗焦虑、肌肉松弛和抗惊厥作用。本药在肝代谢，经尿(约60%)和粪便(约40%)中排泄。

【临床应用】 本药小剂量时，能缩短入睡时间，延长睡眠时间。本药半衰期短，作用可维持6h。65岁以下患者：每日10mg。65岁以上或肝功能不全的患者：每日5mg，极少数的患者可增加至每日10mg，临睡前服药。

【不良反应】 本药的不良反应有意识模糊，精神病样反应、头晕、眩晕、共济失调、头痛、嗜睡、警觉度降低、肌力减弱、复视等。

【药物相互作用】 乙醇、阿片类药物(镇痛药、镇咳药)、H_1抗组胺药、抗焦虑药、抗精神病药、可乐定及沙利度胺可增加本药呼吸抑制的危险。与氯氟平联用增加循环衰竭的危险。

【注意事项】 本药不适用于梗阻性睡眠呼吸暂停综合征、重症肌力、严重肝功能不全、急性呼吸功能不全伴呼吸抑制和抑郁型精神病患者。

佐匹克隆(zopiclone)

本药口服吸收迅速，为速效催眠药，能延长睡眠时间，提高睡眠质量，减少夜间觉醒和早醒次数。成人临睡前口服7.5mg；老年人最初临睡时服3.75mg，必要时服7.5mg；肝功能不全者，服3.75mg为宜。本药的特点为次晨残余作用低。本药不良反应偶见嗜睡、口苦、口干、肌无力、遗忘、醉态，有些人出现异常的易恐、好斗，易受刺激或精神错乱、头痛、乏力。失代偿的呼吸功能不全患者，重症肌无力、重症睡眠呼吸暂停综合征患者不宜使用。

扎来普隆(zaleplon)

本药能缩短入睡时间，但不能增加睡眠时间和减少唤醒次数，适用于入眠困难的失眠症的短期治疗，每次睡前5～10mg。本药不良反应较轻，主要为头痛、嗜睡、眩晕、口干、出汗及厌食、腹痛、恶心、呕吐、乏力、记忆困难、多梦、情绪低落、震颤、站立不稳、复视、精神错乱。严重肝、肾功能不全者、睡眠呼吸暂停综合征患者、重症肌无力患者、严重的呼吸困难或胸部疾病者不宜使用本药。

水合氯醛(chloral hydrate)

本药口服易吸收，起效快，但对胃肠道刺激，需稀释后使用，久用可引起耐受性，成瘾性和依赖性，本药醒后无后遗效应，常用于幼儿医学检查(CT、MRI)前镇静。

三、中枢兴奋药

中枢兴奋药(central nervous system stimulants)是能提高中枢神经系统活动的药物。根据作用部位不同，分为兴奋大脑皮质的药物；主要兴奋延脑呼吸中枢的药物；主要兴奋脊髓的药物(如士的宁)。这种分类具有相对性，随着剂量增加，其作用部位也随之扩大。过量可引起中枢各部位广泛兴奋而导致惊厥。脊髓兴奋药因毒性较大，无临床应用价值。

(一)主要兴奋大脑皮质的药物

大脑皮质是人体意识活动的物质基础。兴奋大脑皮质，可使精神振奋，思维敏捷，疲劳减轻。常用药物如下。

哌甲酯(methylphenidate)

【药理】 本药治疗注意缺陷的多动障碍可能与阻断突触前神经元对去甲肾上腺素和多巴胺的再摄取，增加神经元间隙中单胺递质有关，其中枢兴奋作用较温和，能改善精神活动，解除疲劳。口服易吸收，一次给药作用可维持4h左右，在体内代谢，经肾排泄。

【临床应用】 临床用于轻度抑郁、小儿遗尿症、儿童多动症。控释片每日1次，1次18～54mg，从低剂量开始。

【不良反应】 本药在治疗量时不良反应较少，偶有失眠、心悸、焦虑、厌食、口干，大剂量可致眩晕、头痛、惊厥和癫痫。

【药物相互作用】 ①本药不应用于正在使用或在2周内使用过单胺氧化酶抑制药的患者；②本药可能抑制香豆素类抗凝血药、抗惊厥药的代谢；③哌甲酯与可乐定合用可发生严重不良事件。

【注意事项】 本药久用可产生耐受性，并可抑制儿童生长发育，因此不推荐6岁以下小孩，本药不适用于高血压患者。

咖啡因(caffeine)

本药小剂量对大脑皮质有兴奋作用，使睡意消失，疲劳减轻，精神振奋，思维敏捷。较大剂量时则要直接兴奋延脑呼吸中枢和血管运动中枢，使呼吸加深加快，血压升高；中毒剂量兴奋脊髓，发生阵挛性惊厥。临床咖啡因很少单用，与麦角胺配伍治疗偏头痛；与解热镇痛药配伍治疗一般性头痛。本药不良反应少见，较大剂量时可致激动、不安、失眠、心悸、头痛和惊厥，不推荐婴幼儿的高热。

（二）主要兴奋延脑呼吸中枢的药物

本类药物直接兴奋延脑呼吸中枢，能提高呼吸中枢对 CO_2 的敏感性，使呼吸加深加快，临床常用于各种原因所致中枢性呼吸抑制。常用药物如下。

尼可刹米（nikethamide）

【药理】 本药直接兴奋延脑呼吸中枢，也可刺激颈动脉体化学感受器而反射性兴奋呼吸中枢，能提高呼吸中枢对 CO_2 的敏感性，使呼吸加深加快。本品起效快，作用时间短暂，一次静脉注射只能维持作用 5～10min，进入体内后迅速分布至全身，体内代谢为烟酰胺，然后再被甲基化成为 N-甲基烟酰胺经尿排出。

【临床应用】 临床常用于各种原因所致中枢性呼吸抑制。本药可皮下注射、肌内注射、静脉注射，成年人常用量 1 次 0.25～0.5g，必要时 1～2h 重复用药；极量 1 次 1.25g。小儿常用量：6 个月以下 1 次 75mg；1 岁 1 次 0.125g；4－7 岁，1 次 0.175g。

【不良反应】 常见面部刺激症、烦躁不安、抽搐、恶心、呕吐等。大剂量时可出现血压升高、心悸、出汗、面部潮红、呕吐、震颤、心律失常、惊厥、甚至昏迷。

【药物相互作用】 与其他中枢兴奋药合用，有协同作用，可引起惊厥。

【注意事项】 本药作用时间短暂，应视病情间隔给药。抽搐及惊厥患者不宜使用。

二甲弗林（dimefline）

本药可直接兴奋呼吸中枢，作用强于尼可刹米，使肺通气量及动脉 PO_2 提高，PCO_2 降低，临床用于中枢性呼吸抑制，可肌内、静脉给药，每次 8～16mg。本药过量可致惊厥。

洛贝林（lobeline）

洛贝林不直接兴奋呼吸中枢，它通过刺激颈动脉体和主动脉体的化学感受器，反射性地兴奋延脑呼吸中枢。其作用短暂，安全范围大，不易致惊厥。临床常用于治疗新生儿窒息、疾病引起的呼吸衰竭及一氧化碳中毒。本药可皮下、肌内和静脉给药，成年人 1 次 3mg。极量每日 20mg。小儿 1 次 0.3～3mg，必要时每隔 30min 可重复使用；本药大剂量可兴奋迷走中枢而致心动过缓、传导阻滞，过量可兴奋交感神经节及肾上腺髓质而致心动过速。

四、抗癫痫药与抗惊厥药

（一）抗癫痫药

癫痫（epilepsy）是一类慢性、反复性、突然发作性大脑功能失调的疾病，其特征为脑神经元突发异常高频率放电并向周围扩散。异常放电神经元所在部位和扩散范围不同，表现出不同的症状，临床上将癫痫分为全身性发作和部分性发作。临床中的抗癫痫药物很多，如丙戊酸钠、卡马西平、托吡酯、拉莫三嗪、奥卡西平等。

【药理】 现有抗癫痫药物的作用机制有 2 种：①抑制病灶神经元过度放电；②作用于病灶周围神经组织，遏制异常放电的扩散。将来抗癫痫药物可能更专注于神经的保护和修复。

【临床应用】 对于新诊断的特发性全面性癫痫，丙戊酸是首选药物（同时也是失神发作和肌阵挛发作均可选用的药物）。对于全身强直-阵挛发作除丙戊酸外，还有托吡酯和拉莫三嗪。部分性发作的癫痫：初始药物首选均为卡马西平与奥卡西平。一线药物为卡马西平、奥卡西平、拉莫三嗪、托吡酯和左乙拉西坦。拉莫三嗪是卡马西平或奥卡西平治疗失败后的首选药物。对于癫痫的持续状态，地西泮为首选用药，开始静脉注射 10mg，每隔 10～15min 根据需要增加剂量。

【不良反应】 丙戊酸常见的不良反应包括恶心、上腹痛和腹泻，严重者出现肝功能损伤，有条件的医院宜进行血药浓度监测。卡马西平和拉莫三嗪易出现皮疹，严重者出现 Stevens Johnson 综合征（SJS）和中毒性表皮坏死溶解征（TEN）又称（Lyell 综合征）应予高度重视。

【药物相互作用】 本类药物可以影响很多药物的代谢，也可受其他药物影响，氨曲南、亚胺培南、美罗培南、卡马西平可降低丙戊酸血药浓度，可使卡马西平的活性代谢物的血药浓度增加，导致药物过量的反应出现。卡马西平可使丙戊酸的血药浓度降低。丙戊酸可增加苯二氮䓬类药物、巴比妥类药物和安定药和抗抑郁药的中枢抑制作用。丙戊酸增加托吡酯高氨血症或脑病的风险。卡马西平经 CYP3A4 代谢，同时对 CYP3A4 和肝其他Ⅰ相、Ⅱ相酶有强效诱导作用，因此，卡马西平潜在的药物相互作用非常广泛，药物合用时宜谨慎。

【注意事项】 癫痫的治疗个体差异较多，临床中要根据患者的病情及个体差异选择药物。单药治疗不理想者，可联合用药。丙戊酸是与其他药物联合是治疗特发性全面性癫痫最常见的组合，临床中其他常见的联合包括卡马西平（奥卡西平）＋托吡酯、卡马西平（奥卡西平）＋左乙拉西坦、卡马西平（奥卡西平）＋丙戊酸、丙戊酸＋拉莫三嗪、拉莫三嗪＋卡马西平（奥卡西平）及苯妥英＋托吡酯。常用药物如下。

丙戊酸钠（sodium valproate）

本药抗癫痫作用与抑制电压敏感性 Na^+ 通道有关，也有认为抑制 GABA 代谢酶，使脑内 GABA 积聚。临床上用于各种类型的癫痫。丙戊酸钠口服吸收完全，在体内通过葡萄糖醛酸化和β-氧化等转化后通过尿液排泄。通常起始剂量每日 10～15mg/kg，随后递增至疗效满意为止，一般剂量为每日 20～30mg/kg。儿童服用本药时，常规剂量为每日 30mg/kg，普通片需分 2～3 次服。常见的不良反应包括恶心、上腹痛和腹泻，通常为一过性，通常在继续服药数天后消失。当患者突觉无力、厌食、虚弱感和嗜睡，并出现黄疸的情况时应考虑致命的肝功能损伤。过量服药，通常出现的伴有肌张力低下的昏迷、反射低下、瞳孔缩小、呼吸功能障碍和代谢性酸中毒。急性肝炎、慢性肝炎、严重肝炎病史或家族史者、尿素循环障碍疾病的患者不宜使用本药。

托吡酯（topiramate）

本药可以阻断 Na^+ 通道，阻断神经元持续除极导致的反复电位发放，同时可以增加 GABA 激活 $GABA_A$ 受体的频率，加强氯离子内流，还可降低谷氨酸 AMPA 受体的活性。本药用于初诊为癫痫的患者或曾经合并用药现转为单药治疗的癫痫患者。本药口服吸收迅速而完全，主要经肾清除，半衰期长，蛋白结合率低，无活性代谢物。对成年人和儿童皆推荐从低剂量开始治疗，然后逐渐增加剂量，一般日剂量不大于 400mg。

拉莫三嗪（lamotrigine）

本药是一种电压门控式 Na^+ 通道的阻滞药，能抑制病理性谷氨酸的释放，从而抑制动作电位的暴发。本药可单用，也可与其他药物合用，用于部分性发作和全身强直-阵挛性发作。本药单初始剂量每日 25mg，每 1～2 周增加剂量，直至达到最佳疗效，通常最佳疗效的维持剂量为每日 100～200mg，1 次或分 2 次服用。本药常见不良反应为皮疹（高达 10%），罕见 SJS 和 Lyell 综合征。

卡马西平（carbamazepine）

本药能阻滞 Na^+ 通道，抑制癫痫灶及其周围神经元放电，对复杂部分发作有良好疗效。对癫痫并发的精神症状，以及锂盐无效的躁狂症、抑郁症也有效。临床还可用于中枢性疼痛（三叉神经痛和舌咽神经痛），其疗效优于苯妥英钠。本药体内吸收缓慢，但完全，主要在肝通过环氧化代谢。本药初始剂量 1 次 100～200mg，每日 1～2 次；逐渐增加剂量直至最佳疗效（通常为 1 次 400mg，每日 2～3 次）。本药不良反应较多，如头晕、眩晕、恶心、呕吐和共济失调等，亦可有皮疹和心血管反应，严重者可见 SJS 和 Lyell 综合征和骨髓抑制（再生障碍性贫血、粒细胞减少和血小板减少）、肝损害和心血管虚脱。卡马西平经 CYP3A4 代谢，在合用其他药物时需谨慎，避免与大环内酯类抗生素，唑类（如伊曲康唑、酮康唑、氟康唑、伏立康唑）抗真菌药物，钙拮抗药（维拉帕米）等药物合用。房室传导阻滞者、血清铁严重异常、有骨髓抑制史的患者、肝卟啉病病史的患者、严重肝功能不全等病史者不宜使用本药。

奥卡西平（oxcarbazepine）

本药吸收后在肝迅速降解为活性代谢产物，其代谢物可通过阻断电压敏感的 Na^+ 通道，从而稳定了过度兴奋的神经元细胞膜，抑制了神经元的重复放电，减少突触冲动的传播。此外，通过增加钾的传导性和调节高电压激活钙通道同样起到了抗惊厥的效果。适用于治疗原发性全面性强直-阵挛发作和部分性发作，伴有或不伴有继发性全面性发作。本药适用于 5 岁以上人群。本药起始剂量为 600mg，分 2 次给药，维持剂量范围在 600～2400mg。不良反应包括嗜睡、头痛、头晕、复视、恶心、呕吐和疲劳，多为一过性。房室传导阻滞者不宜使用本药。

左乙拉西坦（levetiracetam）

本药能抑制海马癫痫样突发放电，而对正常的神经元兴奋性无影响，可能与选择性地抑制癫痫样突发放电超同步性和癫痫发作的传播有关。本药易于溶解和具有高度渗透性，在体内呈线性代谢，个体内和个体间差异小。本药作为 4 岁以上癫痫患者部分性发作的加用治疗。本药常见的不良反应有嗜睡，乏力和头晕，常发生在治疗的开始阶段。

（二）抗惊厥药

惊厥是各种原因诱发使中枢神经兴奋过度的一种症状，表现为全身骨骼肌不自主的强烈收缩，常见于婴幼儿的高热、破伤风、癫痫大发作、子痫和中枢兴奋药过量。

常用抗惊厥药(anticonvulsants)有巴比妥类、水合氯醛和地西泮(见镇静催眠药物),本节主要介绍硫酸镁。

硫酸镁(magnesium sulfate)

【药理】 Mg^{2+} 与 Ca^{2+} 化学性质相似,可以特异地竞争 Ca^{2+} 受点,拮抗 Ca^{2+} 的作用,抑制神经化学传递和骨骼肌收缩,从而使肌肉松弛,也可作用于中枢神经系统,引起感觉和意识消失。

【临床应用】 用于各种原因所致的惊厥,尤其对子痫有良好的作用。本药口服不易吸收,仅有致泻作用及利胆作用。治疗中、重度妊娠高血压、先兆子痫和子痫首次剂量为2.5～4g,用25%葡萄糖注射液20ml稀释后,5min内缓慢静脉注射,以后每小时1～2g静脉滴注维持。24h总量为30g,早产与治疗妊娠高血压用药剂量和方法相似。

【不良反应】 过量可引起呼吸抑制、血压骤降以致死亡。

【药物相互作用】 本药不宜与硫酸多黏菌素B、链霉素、葡萄糖酸钙、多巴酚丁胺、普鲁卡因、四环素、青霉素和萘夫西林同时使用。

【注意事项】 静脉缓慢注射氯化钙,可立即消除 Mg^{2+} 的作用。

五、抗帕金森病与治疗阿尔茨海默病药

(一)抗帕金森病药

帕金森病(parkinson disease,PD)又称震颤麻痹(paralysis agitans),是一种主要表现为进行性锥体外系功能障碍的中枢神经系统退行性疾病,表现为肌肉强直(rigidity)、静止震颤(resting tremor)、运动迟缓(bradykinesia)和共济失调。病理上显示黑质部位为主的多巴胺能神经元进行性丢失及残存神经元内路易包涵体的形成。帕金森病发病机制的病因尚不完全清楚,遗传因素、环境因素、年龄老化、氧化应激等可能与之有关。

帕金森病早期采用物理治疗及功能锻炼,尽量推迟药物的使用,新的治疗手段如干细胞治疗、基因转移手段目前尚在探索中。抗帕金森病药主要包括拟多巴胺类和胆碱受体阻断药2类。复方左旋多巴仍是治疗帕金森病的金标准。在功能失代偿的初期首选非左旋多巴类药物(抗胆碱能药物,金刚烷胺,非麦角类DR受体激动药,MAO-B抑制药等),疗效不佳可加用或换用左旋多巴类药物治疗,但70岁以上患者可首选左旋多巴类药物治疗。抗帕金森病药物均以达到有效改善症状,提高生活质量为目标,坚持“以最小剂量达到满意效果”。治疗应遵循一般原则强调个体化特点,不同患者的用药选择不仅要考虑病情特点,还要考虑患者的年龄、就业状况、经济承受能力等因素。药物治疗时特别是使用左旋多巴不能突然停药,以免发生左旋多巴撤药恶性综合征。经规范化药物治疗无效或者疗效减退明显者,尤其是有运动波动或异动症的患者才考虑立体定向外科手术治疗。

1. 拟多巴胺类药 本类药物通过直接或间接增加脑内多巴胺的浓度或者激动多巴胺受体发挥抗帕金森作用。常用药物如下。

左旋多巴(levodopa,L-DOPA)

【药理】 本药为酪氨酸的羟化物,在体内是左旋酪氨酸合成儿茶酚胺的中间产物。口服在肝中大部分脱羧,转变成多巴胺,即DA的前药。多巴胺不易透过血-脑屏障(不到用量的1%),常同时服用卡比多巴(外周脱羧酶抑制药)可减少不良反应。本品口服后经小肠吸收。空腹服药后1～2h血药浓度达峰值,广泛分布于体内各组织,其 $t_{1/2}$ 为1～3h,其降解产物由肾排泄,原型药物可通过乳汁分泌。

【临床应用】 本药用于帕金森病及帕金森综合征。口服,开始1次250mg,每日2～4次,饭后服用,后逐步加量,直至最理想的疗效为止,每日最大量6g。

【不良反应】 左旋多巴的不良反应较多,外周组织大量多巴胺是造成不良反应的原因。治疗初期约80%患者出现恶心、呕吐、食欲缺乏等,30%患者出现轻度直立性低血压,头晕。同时,多巴胺对β受体有激动作用,可引起心动过速或心律失常。此外,左旋多巴可导致不自主异常运动,如张口、咬牙、伸舌、皱眉、头颈部扭动等。

【药物相互作用】 ①维生素 B_6 是多巴脱羧酶的辅基,可增加左旋多巴外周不良反应,单独使用左旋多巴时,禁止与维生素 B_6 合用;使用多巴丝肼或左旋多巴-卡比多巴时可合用维生素 B_6。②罂粟碱可降低本药的药效。③本药与抗精神病药物合用,两者互相拮抗,应避免合用。

【注意事项】 左旋多巴作用较慢,2～3周症状才能改善,1～6个月或以上才能获得最大疗效,作用持久。左旋多巴治疗初期效果明显,对轻症、年

轻患者疗效较好，而重症、年老患者疗效差；对肌肉僵直、运动困难患者疗效较好，而对肌肉震颤症状患者疗效差。严重精神疾患、严重心律失常、心力衰竭、青光眼、消化性溃疡和有惊厥史者不宜使用本药。

卡比多巴(carbidopa)

卡比多巴又称α-甲基多巴肼，本药为L-芳香氨基酸脱羧酶强效抑制药，本药不能通过血-脑屏障，与L-DOPA合用时，能减少多巴胺在外周组织的生成，同时提高脑内多巴胺的浓度，是L-DOPA的重要辅助药。卡比多巴与苄丝肼常与左旋多巴合用或制成复方制剂用于帕金森病的治疗。

金刚烷胺(amantadine)

抗病毒药金刚烷胺也有抗帕金森病的作用，其机制可能为促使纹状体中残存的完整多巴胺能神经元释放多巴胺，并能抑制多巴胺的再摄取，且有直接激动多巴胺受体的作用及较弱的抗胆碱作用。本药疗效优于胆碱受体阻断药，不及左旋多巴，见效快但持续时间短，用药数天即可获最大疗效，连用6～8周疗效逐渐减弱。本药可致失眠、精神不安及运动失调等，偶致惊厥。

溴隐亭(bromocriptine)

溴隐亭对黑质-纹状体通路的多巴胺受体有较强的激动作用，其疗效与左旋多巴相似。小剂量激动结节漏斗部的多巴胺受体，因此可减少催乳素和生长激素的释放。本药除用于帕金森病外，还可用于治疗催乳素分泌过多症和肢端肥大症等。

2. 胆碱受体阻滞药　胆碱受体阻滞药可阻断中枢胆碱受体，减弱纹状体中乙酰胆碱的作用。其疗效不如左旋多巴，在抗帕金森病的使用上已退居次要地位。适用于以下情况：①轻症患者；②不能耐受左旋多巴或禁用左旋多巴的患者；③与左旋多巴的联合治疗；④治疗药物所致帕金森综合征有效。常用药物如下。

苯海索(trihexyphenidyl)

苯海索又称安坦，其外周抗胆碱作用为阿托品的1/10～1/2，抗震颤疗效好，但改善僵直及动作迟缓较差，对某些继发性症状如(过度流涎)有改善作用。不良反应包括口干、散瞳、尿潴留、便秘等。闭角型青光眼、前列腺肥大者慎用。

(二)治疗阿尔茨海默病药

阿尔茨海默病(Alzheimer disease, AD)，又称老年性痴呆，起病隐袭，病程呈慢性进行性，是老年期痴呆最常见的一种类型。临床特征为渐进性记忆障碍、认知功能障碍、人格改变及语言障碍，以至于严重影响社交、职业与生活功能。

AD的病因及发病机制尚未阐明，可能与遗传和环境因素有关。β-淀粉样蛋白(amyloid beta protein, Aβ)的沉积是AD的共同途径。微管相关蛋白的tau蛋白异常磷酸化导致神经元纤维缠结(NFT)是AD的另一主要损伤。

阿尔茨海默病现并无特效药，临床治疗策略包括改善认知功能，防止或延缓病程发展。临床使用或有望成为治疗的药物包括抑制Aβ形成和沉积的药物，抑制tau蛋白异常磷酸化的药物，胆碱能增强药、神经保护药和脑代谢激活药。由于上述机制的很多药物尚在临床试验阶段，本节只介绍石杉碱甲和美金刚。常用药物如下。

石杉碱甲(huperzine)

【药理】　本药为胆碱酯酶抑制药，对真性AChE具有选择性抑制作用，易通过血-脑屏障。本品具有促进记忆再现和增强记忆保持的作用。本药口服吸收迅速而完全，分布亦快，主要通过尿液以原型及代谢产物形式排出体外。

【临床应用】　本药适用于良性记忆障碍，提高患者指向记忆、联想学习、图像回忆、无意义图形再认及人像回忆等能力。对痴呆患者和脑器质性病变引起的记忆障碍亦有改善作用。口服。1次100～200μg(2～4片)，每日2次，每日量最多不超过450μg。

【不良反应】　一般不明显，剂量过大时可引起头晕、恶心、胃肠道不适、乏力等反应，一般可自行消失，反应明显时减量或停药后缓解、消失。

【药物相互作用】　尚不明确。

【注意事项】　癫痫、肾功能不全、机械性肠梗阻、心绞痛等患者不宜使用。心动过缓、支气管哮喘者慎用。本药个体差异大，一般应从小剂量开始。

美金刚(memantine)

本药为NMDA受体拮抗药，可以抑制兴奋性氨基酸的神经毒性，而不干扰记忆所需的短暂的谷氨酸生理性释放。适用用于中、重度Aβ的治疗。

六、抗精神失常药

精神失常是指在各种原因造成大脑功能失调，出现感知、思维、情感、意志行为、智力的异常，其严重程度达到需要用医学方法进行干预的一类疾病。临床常见的精神失常包括精神分裂症、心境障碍、神经症、癔症及器质性精神障碍等。本节主要介绍抗精神病药、抗抑郁药物和心境稳定药。

(一)抗精神病药

抗精神病药(antipsychotic drugs)主要用于治疗精神分裂症和其他精神障碍。这类药物能有效地控制精神病患者兴奋、幻觉、妄想、敌对情绪、思维障碍和异常行为等精神症状。抗精神病药可分为典型抗精神病药和新型抗精神病药。

【药理】 典型抗精神病药物为 D_2 受体阻断药,对 α_1、α_2 肾上腺素受体、毒草碱 M 受体、组胺 H-受体等的阻断作用。新型抗精神病药其对 5-羟色胺(5-HT)受体有阻断作用,对中脑边缘系统的作用比对纹状体系统作用更具有选择性,这类药物作用谱广,引发锥体外系反应(EPS)比率较小,患者依从性好。

【临床应用】 抗精神病药物可用于精神分裂症及分裂情感性障碍的急性发作和维持治疗;伴有精神病性症状的抑郁;妄想与痴呆,临床中强调个体化原则及逐步加量原则。

【不良反应】 抗精神病药物不良反应较多,常见的有镇静作用,直立性低血压,抗胆碱作用(口干、便秘)和锥体外系反应(表 2-5)。

【药物相互作用】

1. 与乙醇(酒精)的相互作用 几乎所有抗精神病药与中枢镇静药物与乙醇合用均会使中枢抑制作用增强,导致注意力、定向力、判断力损害及可致昏昏欲睡和懒散、低血压、呼吸抑制及肝毒性。

2. 与锂盐的相互作用 抗精神病药常与锂盐合用治疗躁狂症,锂盐可显著降低氯丙嗪和氯氮平的血药浓度,并增加氯氮平发生恶性综合征的危险,与氟奋乃静,硫利达嗪等合用时可能增加锥体外系反应。

表 2-5 常见抗精神病药物不良反应

分类及药名	镇静作用	直立性低血压	抗胆碱作用	锥体外系反应
第一代抗精神病药				
吩噻嗪类				
脂肪胺类				
氯丙嗪	+++	+++	++	++
哌啶类				
硫利达嗪	+++	+++	+++	+
哌嗪类				
奋乃静	+	+	+	++
三氟拉嗪	+	+	+	+++
氟奋乃静	+	+	+	+++
氟奋乃静癸酸酯	+	+	+	+++
硫杂蒽类				
氯丙噻吨	+++	+++	++	++
氟哌噻吨	+	+	+	+++
珠氯噻醇	++	++	++	+++
丁酰苯类				
氟哌啶醇	+	+	+	+++
氟哌啶醇癸酸酯	+	+	+	+++
五氟利多	+	+	+	+++
苯甲酰胺类				
舒必利	+	+	+	++
第二代抗精神病药				
苯丙异噁唑类				
利培酮	+	++	+	++
齐拉西酮	+	+	+	+
苯二氮䓬类				
氯氮平	+++	+++	+++	+
奥氮平	++	++	++	+
喹硫平	+++	+++	++	+

3. 与卡马西平的相互作用 ①抗精神病药物可降低痉挛阈值,影响卡马西平的抗痉挛效果;②卡马西平明显降低氟哌啶醇的血浓度而使精神病症状恶化;还可降低氯氮平的血浓度,使其疗效降低。

4. 与抗抑郁药的相互作用 ①抗精神病药与MAOIs合用可增加药源性恶性综合征发生的危险,增加抗胆碱能样和锥体外系的不良反应;②抗精神病药与TCAs合用,由于这两类药物均由CYP450酶代谢,合用时由于酶的竞争性可能相互抑制也可能一种药物诱导另一种药物的代谢,其作用可能很复杂,应尽量避免合用,如有必要合用应监测血药浓度以调整剂量;③与SSRIs,与该类药物相互作用同样在于CYP450酶系,目前研究较多,应特别注意复杂的相互作用,值得注意的典型药物是氟伏沙明,对CYP450 2D6,3A4,2C9,2C19多个亚酶均有抑制作用,相互作用的可能性较大。

5. 与苯二氮䓬类的相互作用 在急性精神病患者中抗精神病药物常与该类药物联合使用,一般是安全的,但也有报道2类药物合用可加重镇静作用并损害精神运动功能。

6. 与β-受体阻断药及钙通阻滞药的相互作用 可导血压降低,有报道疏利达嗪或氯丙嗪与β-受体阻断药合用,两者的血药浓度可增加100%~300%。

7. 与抗胆碱能药物的相互作用 两者合用可降低阳性症状的改善程度,还可能增加恶性症候群的危险。

8. 其他 抗精神病药还可逆转肾上腺素的升压作用,减弱抗高血压药的降压作用,可增强利尿药的作用。此外,抗酸药可以影响抗精神病药的吸收,吸烟可以减少某些药物如氯氮平的吸收。

【注意事项】 以下情况禁用。

1. 严重心血管疾病、肝、肾疾病及严重的全身感染者。

2. 甲状腺功能减退症、肾上腺皮质功能减退症,重症肌无力和闭角型青光眼者。

3. 白细胞过低、老年人、孕妇和哺乳期妇女应慎用。常用药物如下。

氯氮平(clozapine)

本品不仅对精神病阳性症状有效,对阴性症状也有一定效果。口服吸收快而完全,有肝首关效应,经肝代谢,80%以代谢物形式出现在尿和粪中。临床应用从小剂量开始,首次剂量为1次25mg,每日2~3次,逐渐缓慢增加至常用治疗量每日200~400mg,高量可达每日600mg。维持量为每日100~200mg。粒细胞减少是其最常见的不良反应,使用过程中宜定期检查。

利培酮(Risperidone)

本药为新型抗精神病药,口服后可被完全吸收,血浆蛋白结合率为88%,其代谢产物9-羟基利培酮有活性,大部分药物经尿液排泄,少量经粪便排出,推荐起始剂量为每次0.5mg,每日2次,逐步加量,直至1次1~2mg,每日2次。

(二)抗抑郁症药

抗抑郁药(antidepressant drugs)是指治疗各种抑郁障碍和能够预防抑郁症复发的一类药物,但抗抑郁药不是中枢神经兴奋药,不会提高正常人的情绪。临床上包括三环类、选择性5-HT再摄取抑制药、NE与5-HT再摄取抑制药和其他类。

1. 三环类 三环类抗抑郁药(TCAs)为经典的抗抑郁药,其主要药理作用为抑制突触前膜神经元对NE和5-HT的再摄取,以增加2种神经递质在突触间隙中的浓度而发挥抗抑郁作用。由于本类药物不良反应较多,已很少使用

氯丙嗪(chlorpromazine)

【药理】 本药为主要与其阻断中脑-边缘系统及中脑-皮质系统的多巴胺受体(DA_2)有关。对多巴胺(DA_1)受体、5-羟色胺受体、M-型乙酰胆碱受体、α-肾上腺素受体均有阻断作用,作用广泛。此外,本药小剂量时可抑制延脑催吐化学感受区的多巴胺受体,大剂量时直接抑制呕吐中枢,产生强大的镇吐作用。本药可抑制体温调节中枢,使体温降低,体温可随外环境变化而改变,其阻断外周α-肾上腺素受体作用,使血管扩张,引起血压下降,对内分泌系统也有一定影响。本药口服吸收好,1~3h达血药浓度峰值,易透过血-脑脊液屏障,在肝代谢,主要以代谢物形式从尿和粪便中排出。

【临床应用】 ①对兴奋躁动、幻觉妄想、思维障碍及行为紊乱等阳性症状有较好的疗效。用于精神分裂症、躁狂症或其他精神病性障碍。临床使用从小剂量开始,1次25~50mg,每日2~3次,每隔2~3日缓慢逐渐递增至1次25~50mg。②止呕,各种原因所致的呕吐或顽固性呃逆。1次12.5~25mg,每日2~3次。

【不良反应】 不良反应较多:①常见口干、上腹不适、食欲缺乏、乏力及嗜睡;②可引起直立性低血压、心悸或心电图改变;③可出现锥体外系反应,

如震颤、僵直、流涎、运动迟缓、静坐不能、急性肌张力障碍；④长期大量服药可引起迟发性运动障碍；⑤可引起血浆中泌乳素浓度增加；⑥可引起中毒性肝损害或阻塞性黄疸；⑦偶见骨髓抑制、癫痫、过敏性皮疹或剥脱性皮炎及恶性综合征。

【药物相互作用】 ①本药可加强乙醇或其他中枢神经系统性抑制药的镇静作用；②本药与抗高血压药合用易致直立性低血压；③与舒托必利合用，有发生室性心律失常的危险，严重者可致尖端扭转心律失常；④本药与碳酸锂合用，可引起血锂浓度增高。

【注意事项】 基底核病变、帕金森病、帕金森综合征、骨髓抑制、青光眼、昏迷者不宜使用本药。患有心血管疾病（如心力衰竭、心肌梗死、传导异常）慎用。出现迟发性运动障碍，应停用所有的抗精神病药。

2. **选择性5-HT再摄取抑制药（SSRIs）** SSRIs是临床中广泛应用的抗抑郁药，具有疗效好，不良反应小，耐受性好，服用方便等特点。主要药理作用是选择性抑制5-HT再摄取，使突触间隙5-HT含量升高而达到治疗目的。

氟西汀（fluoxetine）

【药理】 氟西汀是一种选择性5-羟色胺再摄取抑制剂，对其他受体，如α_1、α_2、β-肾上腺素能；5-羟色胺能；多巴胺能；组胺能；毒蕈碱能；GABA受体几乎没有结合力。口服吸收良好，本药主要经肾排泄，氟西汀可分泌至母乳。

【临床应用】 抑郁症、强迫症和神经性贪食症。起始剂量为每日20mg，推荐的日剂量20～60mg。

【不良反应】 不良反应与中枢神经系统与消化道5-HT能兴奋有关，如头晕，焦虑，紧张，失眠，乏力，困倦，口干，多汗，震颤，兴奋，恶心，呕吐，食欲缺乏，腹泻，便秘，而抗胆碱能和心血管不良反应比TCAs轻。

【药物相互作用】 本药经CYP2D6代谢，因此与氟卡尼、恩卡尼、卡马西平及三环类抗抑郁药合用时，其起始剂量应降低至最低有效剂量。

【注意事项】 本药易发生自杀相关行为，敌对行为，青少年长期用药安全性资料很有限。

帕罗西汀（paroxetine）

口服后吸收完全，主要由尿液排泄，少部分由粪排泄。临床上用于治疗各种类型的抑郁症，包括伴有焦虑的抑郁症及反应性抑郁症。一般剂量为每日20mg。根据病人需要加量，最大量可达50mg。本药不能与单胺氧化酶抑制药和甲硫哒嗪合用。

3. **NA与5-HT再摄取抑制药（SNRIs）** SNRIs具有对NA与5-HT双重再摄取有较强的抑制作用，对DA再摄取有较弱抑制作用，但对3种神经递质的作用与剂量有关，低剂量时以DA为主，兼有轻度5-HT作用，中剂量以5-HT和NA作用为主，高剂量时NA作用最强。对M_1，H_1等作用轻微，相对不良反应亦较少。主要适用于重性抑郁，焦虑障碍及难治性抑郁障碍。常用药物如下。

文拉法辛（venlafaxine）

【药理】 本药及其活性代谢物是5-HT、NA再摄取的强抑制药，是多巴胺的弱抑制药。对M胆碱受体、H_1组胺受体、α-肾上腺素能受体有明显的亲和力，而对MAO无抑制活性。本药易吸收，主要在肝内代谢，蛋白结合率低，主要通过肾排泄。

【临床应用】 本药适用于各种类型抑郁症及广泛性焦虑症。推荐剂量为每日75mg，可逐步增加剂量达最佳疗效。

【不良反应】 本药的不良反应有轻躁狂、焦虑、意识模糊、感觉异常、头晕、惊厥、眩晕、震颤、出汗、口干、恶心或呕吐。

【药物相互作用】 ①与选择性5-羟色胺再摄取抑制药或与单胺氧化酶抑制药合用时，可引起高血压、僵硬、肌阵挛、不自主运动、焦虑不安、意识障碍乃至昏迷和死亡；②β受体阻滞药、三环类抗抑郁药可抑制本药的代谢。

【注意事项】 抗抑郁药物增加了儿童、青少年和青年自杀倾向，不宜推荐儿童患者。眼压增高或者急性闭角型青光眼的患者宜慎用。

4. **四环类** 四环类抗抑郁的代表药物为米氮平，为肾上腺素α_2受体和$5\text{-}HT_2$和$5\text{-}HT_3$受体阻断药，本药起效较快。

米氮平（mirtazapine）

【药理】 本药作用于中枢的突触前α_2受体拮抗药，可以增强肾上腺素能的神经传导。与中枢的5-羟色胺受体（5-HT2，5-HT3）相互作用起调节5-羟色胺的功能。本药吸收迅速，在肝代谢，代谢物与母药一样有活性。

【临床应用】 用于抑郁症发作，治疗起始剂量应为15mg，有效剂量通常为每日15～45mg。

【不良反应】 常见的不良反应包括嗜睡，镇静，口干，体重增加，食欲增加，眩晕和疲乏。

【药物相互作用】 ①本药会加重乙醇和苯二氮䓬类的镇静作用；②避免与单胺氧化酶同时使用。

【注意事项】 目前尚缺乏儿童和青少年服用此药安全性资料，不推荐儿童和18岁以下青少年患者。

5. 其他

曲唑酮(trazodone)

【药理】 本药抑制了5-羟色胺(5-HT)的再吸收，并可有微弱的阻止去甲肾上腺素重吸收的作用。本药口服吸收良好，血浆蛋白结合率为85%～95%，在肝代谢，经肾排出。

【临床应用】 主要用于治疗各种类型的抑郁症和伴有抑郁症状的焦虑症及药物依赖者戒断后的情绪障碍。初始剂量每日50～100mg，分次服用，逐步加量至理想疗效，最高剂量不超过每日400mg，分次服用。

【不良反应】 常见不良反应为嗜睡、疲乏、头晕、失眠、紧张和震颤等，以及视物模糊、口干、便秘。少见直立性低血压、心动过速、恶心、呕吐和腹部不适。

【药物相互作用】 本药可使地高辛或苯妥英的血浆浓度水平升高，会增强乙醇(酒精)、巴比妥类药和其他中枢神经抑制药的作用，还可增强降压药的效果。

【注意事项】 本药抗抑郁作用相似于三环类和单胺氧化酶抑制药(MAO1)，但对心血管系统毒性小，较适用于老年病人或伴有心血管疾病的病人。本药还具有中枢镇静作用和轻微的肌肉松弛作用，能引起血压下降，作用与剂量有关。肝功能严重受损、严重的心脏疾病或心律失常者禁用，意识障碍者不宜使用。

(三)心境稳定剂

心境稳定剂(mood stabilizers)又称情感稳定剂(mood/affective stabilizing drugs/agents)，躁狂和双相情感障碍均有治疗和预防作用。目前心境稳定剂通常分成经典的和候选的。其中经典的心境稳定剂包含2类：锂盐(碳酸锂、枸橼酸锂、醋酸锂、溴化锂)和抗痉挛药(丙戊酸钠、丙戊酸镁、卡马西平)。常用药物如下。

碳酸锂片(lithium carbonate)

【药理】 本药能抑制神经末梢Ca^{2+}依赖性的去甲肾上腺素和多巴胺释放，促进神经细胞对突触间隙中去甲肾上腺素的再摄取，增加其转化和灭活，从而使去甲肾上腺素浓度降低，还可促进5-羟色胺合成和释放，而有助于情绪稳定。口服吸收快而完全，本药大部分经肾排出。

【临床应用】 主要治疗躁狂症，对躁狂和抑郁交替发作的双相情感性精神障碍有很好的治疗和预防复发作用，对反复发作的抑郁症也有预防发作作用。也用于治疗分裂-情感性精神病。成年人用量按体重20～25mg/kg，躁狂症治疗剂量为每日600～2000mg，分2～3次饭后服用，维持剂量每日500～1000mg。

【不良反应】 常见不良反应口干、烦渴、多饮、多尿、便秘、腹泻、恶心、呕吐、上腹痛。神经系统不良反应有双手细震颤、精神萎靡、无力、嗜睡、视物模糊、腱反射亢进，本品可引起白细胞升高。

【药物相互作用】 ①本药与吡罗昔康合用，可导致血锂浓度过高而中毒；②氨茶碱、咖啡因或碳酸氢钠可增加本药的尿排出量，降低药效；③本药可使氯丙嗪的血药浓度降低；④本药与碘化物合用，可促发甲状腺功能减退。

【注意事项】 由于锂盐治疗量和中毒量较接近，应对血锂浓度进行监测，肾功能不全者、严重心脏疾病患者不宜使用。脑器质性疾病、严重躯体疾病和低钠血症患者慎用本药。服本药期间不可用低盐饮食。长期服药者应定期检查肾功能和甲状腺功能。晚期肾病患者半衰期延长，肾衰竭时需调整给药剂量。

七、镇痛药与解热镇痛消炎药

疼痛是一种令人不快的感觉和情绪上的主观感受，伴有实质或潜在的组织损伤，是继体温、脉搏、呼吸、血压之后的第5生命体征。

临床中按药理作用及作用强度将镇痛药物分为两大类：一类主要作用于中枢神经系统、多用于剧烈疼痛，为中枢镇痛药；另一类作用部位不在中枢神经系统，除了镇痛作用外，还具有解热、消炎的作用，对各种钝痛(如头痛、牙痛等)有效，临床上常用的为非甾体类消炎药(nonsteroidal antiinflammatory drugs，NSAIDS)。

(一)中枢镇痛药

中枢镇痛药(analgesics)镇痛作用强大，多用于各类剧痛，反复应用易致成瘾，又称为麻醉性镇痛药(narcotic analgesics)。典型的镇痛药为阿片生物碱类(吗啡、可待因)与人工合成品(哌替啶、芬太尼、美沙酮、二氢埃托啡等)。

1. 阿片生物碱类　常用药物如下。

吗啡(morphine)

【药理】　本药为罂粟科植物罂粟未成熟蒴果浆汁的菲类生物碱，作用于阿片受体（μ、κ、δ、σ 受体），引起膜电位超极化，从而阻断神经冲动的传递而产生镇痛效应。

【临床应用】　用于镇痛，心源性哮喘和止泻。本品为强效镇痛药，适用于其他镇痛无效的急性锐痛，如严重创伤、战伤、烧伤、晚期癌症等疼痛。心肌梗死而血压尚正常者，应用本品可使病人镇静，并减轻心脏负荷。应用于心源性哮喘可使肺水肿症状暂时有所缓解。麻醉和手术前给药可保持病人宁静进入嗜睡。因本品对平滑肌的兴奋作用较强，故不能单独用于内脏绞痛（如胆绞痛等），而应与阿托品等有效的解痉药合用。本药可口服、皮下注射和静脉注射。注射常用量：1 次 5～15mg，每日 15～40mg，极量，1 次 20mg，每日 60mg；口服，1 次 5～15mg，每日 15～60mg，极量，1 次 30mg，每日 100mg。

【不良反应】　吗啡还有明显镇静作用；并能消除由疼痛所引起的焦虑、紧张、恐惧等情绪反应。连用 3～5d 即产生耐药性，1 周以上可成瘾，需慎用。但对于晚期中、重度癌痛病人，如果治疗适当，少见依赖及成瘾现象。吗啡能抑制咳嗽中枢，有镇咳作用，治疗量吗啡即可抑制呼吸，使呼吸频率减慢、潮气量降低吗啡还可引起直立性低血压，其降压作用是由于它使中枢交感张力降低，外周小动脉扩张所致。此外，吗啡可抑制腺体分泌，可导致便秘。吗啡能提高膀胱括约肌张力，导致尿潴留。用量过大可致昏迷，瞳孔极度缩小，呼吸抑制，血压下降，尿少，体温降低，甚至死亡。

【药物相互作用】　①吩噻嗪类、镇静催眠药、单胺氧化酶抑制药、三环抗抑郁药、抗组胺等药可加剧吗啡的抑制作用；②本药可增强香豆素类药物的抗凝血作用；③与西咪替丁合用，可能引起呼吸暂停、精神错乱、肌肉抽搐等。

【注意事项】　①具有强大镇痛作用，对各种疼痛都有效，而对持续性慢性钝痛的效力大于间断性锐痛；②临床上吗啡治疗量吗啡引起胆管奥狄括约肌痉挛性收缩，使胆道排空受阻，胆囊内压力明显提高，可导致上腹不适甚至胆绞痛，因此不适合于胆绞痛患者；③吗啡过量可致急性中毒，成年人中毒量为 60mg，致死量为 250mg。对于重度癌痛病人，吗啡使用量可超过上述剂量（即不受药典中关于吗啡极量的限制）。中毒解救：可采用人工呼吸、给氧、给予升压药提高血压，β-肾上腺素受体阻滞药减慢心率、补充液体维持循环功能。静脉注射拮抗药纳洛酮 0.005～0.01mg/kg，成年人 0.4mg。亦可用烯丙吗啡作为拮抗药。

可待因(codeine)

可待因的镇痛作用仅为吗啡的 1/12。镇咳作用为其 1/4。持续时间则与吗啡相似。镇静作用不明显。欣快感及成瘾性也弱于吗啡。在镇咳剂量时，对呼吸中枢抑制轻微，又无明显便秘、尿潴留及直立性低血压的副作用。临床上，可待因用于中等程度疼痛，与解热镇痛药合用有协同作用，可待因也是典型的中枢性镇咳药。

2. 人工合成镇痛药　哌替啶、安那度、芬太尼、美沙酮、喷他佐辛、二氢埃托啡等药是人工合成的镇痛药，它们的成瘾性均较吗啡轻。

哌替啶(pethidine)

【药理】　作用于中枢神经系统的阿片受体而发挥作用，镇痛效力弱于吗啡，本药作用时间短，不引起便秘，也无止泻作用。能引起胆管括约肌痉挛，提高胆管内压力，但比吗啡弱。皮下注射或肌内注射后 10min 可产生镇静、镇痛作用，但持续时间比吗啡短，仅 2～4h。

【临床应用】　本品为强效镇痛药，适用于各种剧痛，如创伤性疼痛、手术后疼痛、麻醉前用药。对内脏绞痛应与阿托品配伍应用。用于分娩镇痛时，须监护本品对新生儿的抑制呼吸作用。麻醉前给药、人工冬眠时，常与氯丙嗪、异丙嗪组成人工冬眠合剂应用。用于心源性哮喘，有利于肺水肿的消除。慢性重度疼痛的晚期癌症病人不宜长期使用本品。①镇痛，注射，成年人 1 次 25～100mg，每日 100～400mg；极量，1 次 150mg：每日 600mg。静脉注射，成年人 1 次按体重以 0.3mg/kg 为限。②分娩镇痛，阵痛开始时肌内注射，常用量，25～50mg；每 4～6 小时按需重复；极量，1 次量以 50～100mg 为限。

【不良反应】　治疗剂量时可出现轻度的眩晕、出汗、口干、恶心、呕吐、心动过速及直立性低血压等。

【药物相互作用】　本药能促进双香豆素等抗凝药物的效果。

【注意事项】　治疗量对支气管平滑肌无影响，大剂量则引起收缩。对妊娠末期子宫，不拮抗催产素兴奋子宫的作用，不延缓产程。由于其产生毒性代谢物去甲哌替啶可在体内蓄积，因此不推荐癌性疼痛的长期治疗。同样可抑制呼吸，也能使体内CO_2蓄积，脑血管扩张，而致脑脊液压力升高。室上性心动过速、颅脑损伤、颅内占位性病变、慢性阻塞性肺疾病、支气管哮喘、严重肺功能不全等禁用。严禁与单胺氧化酶抑制药同用。

芬太尼(fentanyl)

芬太尼镇痛作用较吗啡强100倍，可用于各种剧痛。本药成瘾性小，与全身麻醉药或局部麻醉药合用，可减少麻醉药用量。不良反应有眩晕、恶心、呕吐及胆管括约肌痉挛。大剂量产生明显肌肉僵直，纳洛酮能对抗之。静脉注射过速易抑制呼吸，应加注意。禁用于支气管哮喘、颅脑肿瘤或颅脑外伤引起昏迷患者及2岁以下小儿。

二氢埃托啡(dihydroetorphine)

二氢埃托啡为吗啡受体激动药，是强效镇痛药，但时间短暂，仅2h左右。小剂量间断用药不易产生耐受性，大剂量持续用药易出现耐受性。它也可成瘾，但较吗啡轻。常用于镇痛或吗啡类毒品成瘾者的戒毒。

(二)解热镇痛消炎药

解热镇痛消炎药(antipyretic-analgesic and anti-inflammatory drugs，NSAIDs)是一类具有解热镇痛、且大多数还有消炎、抗风湿作用的药物，由于化学结构与甾体激素不同，故又称非甾体消炎药。常按化学结构可分为水杨酸类、苯胺类、吡唑酮类和有机酸类四类。根据对环加氧酶(COX)的选择性不同，分为非选择和选择性COX-2非甾体消炎药。

【药理】 解热镇痛药作用非常广泛，具有以下药理作用：①解热作用，通过抑制COX减少前列腺素(prostaglandin，PG)合成发挥解热作用；②镇痛作用，非甾体消炎药可防止炎症时PG的合成，具有中等程度的镇痛作用，对慢性钝痛特别是炎性疼痛效果较好，临床常用于头痛、牙痛、神经痛、肌肉关节痛及月经痛等，久用不易成瘾，对严重创伤性剧痛及内脏平滑肌绞痛无效；③消炎、抗风湿作用，本类药物除对乙酰氨基酚外，均能通过抑制PG合成，显著的抑制炎性渗出，减少红、肿、热、痛的的作用，临床用于风湿性关节炎及类风湿关节炎的治疗，但不能根治。

【临床应用】 用于普通感冒或流行感冒引起的发热，也用于缓解轻、中度疼痛如头痛、关节痛、偏头痛、牙痛、肌肉痛、神经痛、痛经及用于缓解骨关节炎、类风湿关节炎的症状和体征。本类药物口服吸收良好，布洛芬、对乙酰氨基酚半衰期短，宜选择缓释剂型。

【不良反应】 ①胃肠道反应。损伤胃黏膜而致药物性胃炎、胃出血及加重溃疡，服用肠溶片或饭后使用或同服抗酸药、质子泵抑制药或选择COX_2抑制药可减轻上述反应。②凝血障碍。由于本药抑制血小板聚集使出血时间延长，大剂量(5g/d)或者长期服用还可抑制凝血酶原形成，造成出血倾向。可采用维生素K预防。严重肝损害、低凝血酶原血症，维生素K缺乏患者禁用，术前1周宜停用，以防出血。③过敏反应。有些患者可发生“阿司匹林哮喘”，用肾上腺素治疗无效，少数患者可出现荨麻疹，血管神经性水肿，过敏性休克，其机制可能是PG合成受阻后，使花生四烯酸代谢的另一条途径白三烯(LTs)生成增加，LTs有较强的收缩支气管作用，因此，哮喘患者禁用。④水杨酸反应。大剂量(5g/d)时可出现头痛、眩晕、恶心、呕吐、耳鸣，甚至精神错乱等，需立即停药并静脉滴注碳酸氢钠碱化尿液，加速其排泄。

【药物相互作用】 本类药物会减弱血管紧张素转换酶(ACE)抑制药和血管紧张素Ⅱ拮抗药的抗高血压作用，增强华法林的抗凝血效果。

【注意事项】 本类药物可引起严重心血管血栓性不良事件、心肌梗死和卒中的风险增加。本类药物可导致高血压或使其加重。冠状动脉旁路移植手术、消化道溃疡或出血、重度心力衰竭患者不宜使用本类药物。常用药物如下。

布洛芬(ibuprofen)

本药口服易吸收，血浆蛋白结合率为99%，半衰期短，主要在肝内代谢，主要经肾排出，是临床中最常用的解热、镇痛和消炎药物。

乙酰氨基酚(paracetamol)

本药能抑制前列腺素的合成，具有解热、镇痛作用。成年人口服1次0.5g，若持续发热或疼痛，可间隔4～6h重复用药1次，24h内不得超过4次。

塞来昔布(celebrex)

本药为选择性COX-2抑制药，对胃肠道的刺激小，口服吸收缓慢，主要在肝通过CYP2C9代谢。本药推荐剂量为200mg，分1次或2次口服。磺胺过敏者禁用，冠状动脉旁路移植术、活动性消化道溃疡或出血、重度心力衰竭患者不宜使用。

八、全身麻醉药

全身麻醉药(general anaesthetics)是一类作用

于中枢神经系统、能可逆性引起意识、感觉(特别是痛觉)和反射消失的药物。是外科手术前麻醉最重要的药物。临床常用的全身麻醉药包括吸入性麻醉药和静脉麻醉药

(一)吸入性麻醉药

吸入性麻醉药(inhalation anaesthetics)是具有挥发性液态或气态药物,吸入性麻醉药通过肺泡经动脉入血到达脑组织,进入脑组织后,阻断突触传递功能,发挥全身麻醉作用。其具体机制尚未完全阐明,脂溶性学说认为吸入性麻醉药溶入细胞膜的脂质层,使脂质分子排列紊乱,膜蛋白质及钠、钾通道发生结构与功能上的改变,从而抑制神经细胞除极,进而抑制神经冲动的传递,导致全身麻醉。因此,吸入性麻醉药的作用与其脂溶性之间有明确的相关性,即脂溶性越高,麻醉作用越强。也有研究表明,麻醉药还可与 $GABA_A$ 受体的特殊位点结合,提高 $GABA_A$ 受体对 GABA 的敏感性,使 Cl^- 通道开放,引起神经细胞膜超极化,产生中枢抑制作用。麻醉药物的作用时间受脑-血和血-气分布系数的影响,脑-血比值大,易进入脑组织,其麻醉作用较强。呼入性麻醉药主要经肺以原型排出,肺通气量大及脑-血和血-气分布系数低的药物较易排出。常用药物如下。

七氟烷(sevoflurane)

【药理】 阻断突触传递功能,发挥全身麻醉作用,人体中只有不到5%的七氟烷吸收后会被代谢,本药血-气分配系数低,停止吸入经肺快速并广泛的清除,少量代谢产物随尿液排泄。

【临床应用】 适用于成年人和儿科患者的院内手术及门诊手术的全身麻醉的诱导和维持。诱导:以七氟烷和氧气混合诱导,浓度为 0.5%～5.0%。维持:采用最小的有效浓度维持麻醉状态,通常浓度为 4.0%以下。

【不良反应】 与所有的吸入痳醉药一样,七氟烷可导致剂量相关性心肺功能减退,不良反应大多轻度到中度,而且是暂时的,恶心和呕吐在术后最常见的。

【药物相互作用】 本药与肾上腺素制剂合用可诱发心律失常,可增强肌松药、降压药物的效果,与地尔硫䓬合用可致心动过缓,房室传导阻滞和心搏骤停。

【注意事项】 本药血-气分配系数低,对呼吸系统影响小,不刺激儿茶酚胺的释放,对心率几乎无影响,诱发心律失常的比例小。七氟烷能保持冠状动脉的功能,临床无异氟烷的“冠状动脉窃血现象”,对高龄及心肌缺血的手术患者更具安全性。本药禁用于对本药过敏和已知或怀疑有恶性高热遗传史的患者。

麻醉乙醚(anesthetic ether)

麻醉乙醚为无色澄明易挥发的液体,有特异臭味,易燃易爆,易氧化生成过氧化物及乙醛,使毒性增加。麻醉浓度的乙醚对呼吸功能和血压几无影响,对心、肝、肾的毒性也小。乙醚尚有箭毒样作用,故肌肉松弛作用较强。但此药的诱导期和苏醒期较长,易发生意外,现已少用。

氟烷(halothane)

氟烷为无色透明液体,不燃不爆,但化学性质不稳定。氟烷的最小肺泡浓度(minimal alveolar concentration,MAC)仅为 0.75%,麻醉作用强,血-气分布系数也较小,故诱导期短,苏醒快,但氟烷的肌肉松弛和镇痛作用较弱;本品使脑血管扩张,升高颅内压;本药增加心肌对儿茶酚胺的敏感性,可诱发心律失常等。反复应用可致肝炎或肝坏死,应予警惕。本药使子宫肌松弛常致产后出血,禁用于难产或剖宫产病人。

恩氟烷(enflurane)及异氟烷(isoflurane)

两者为同分异构物,和氟烷比较,MAC 稍大,麻醉诱导平稳、迅速和舒适,苏醒也快,肌肉松弛良好,不增加心肌对儿茶酚胺的敏感性。反复使用无明显副作用,偶有恶心、呕吐。是目前较为常用的吸入性麻醉药。

地氟烷(desflurane)

本药麻醉性能较弱,MAC 高达 6%,血/气分配系数低(0.45),使用地氟烷维持麻醉后,病人苏醒最快,苏醒后恶心和呕吐发生率较低,适用于短小手术和门诊手术的病人。本药不增加心肌对外源性儿茶酚胺的敏感性,对心肌收缩力无明显抑制,对心率和血压影响轻,对肝、肾无毒性作用。本药有较强的呼吸道刺激作用,不宜用于全身麻醉的诱导。

氧化亚氮(nitrous oxide)

氧化亚氮又名笑气,为无色、味甜、无刺激的液态气体,性质稳定,不燃不爆。用于麻醉时,患者感觉舒适愉快,镇痛作用强,停药后苏醒较快,对呼吸和肝、肾功能无不良影响。但对心肌略有抑制作用。氧化亚氮的 MAC 值超过 100,麻醉效能很低,需与其他麻醉药配伍方可达满意的麻醉效果;血-气分布系数低,诱导期短,主要用于诱导麻醉或与

其他全身麻醉药配伍使用

(二)静脉麻醉药

静脉麻醉药使用简便易行，麻醉速度快，药物经静脉注射后到达脑内即可产生麻醉，诱导期不明显。因麻醉较浅，主要用于诱导麻醉。若单独应用只适用于小手术及某些外科处理。

丙泊酚(propofol)

【药理】 本药是一种起效迅速的短效全身静脉麻醉药，起效时间为30～40s。作用时间短，苏醒迅速，对呼吸道无刺激，可降低脑代谢率和颅内压。

【临床应用】 用于全身麻醉诱导、维持麻醉及镇静催眠辅助用药。给药剂量和速度必须个体化，麻醉诱导，每10秒20～40mg，麻醉维持，常规剂量按体重计每小时4～12mg/kg。

【不良反应】 主要不良反应为对心血管和呼吸系统有抑制作用，注射过快可出现呼吸和(或)心搏暂停，血压下降等。

【药物相互作用】 本药与苯二氮䓬类药物、副交感神经阻滞药或吸入麻醉药合用可延长麻醉时间并降低呼吸频率。阿片类药物作为术前用药后，使用本药时可能发生呼吸暂停，与氯琥珀胆碱或新斯的明合用后，可能出现心动过缓或心搏骤停。

【注意事项】 衰弱及老年患者，心、肺、肾或肝受损患者，有低血容量或癫痫病史的患者，应减慢给药，心血管或呼吸功能不全及低血容量患者应给予纠正后再使用本药。对本药及大豆或花生过敏者慎用。

硫喷妥钠(thiopentaI sodium)

脂溶性高，麻醉作用很快，但作用维持时间短暂，加之镇痛效果差，肌肉松弛不完全，临床上主要用于诱导麻醉，基础麻醉和短时小手术的麻醉。支气管哮喘者禁用。

氯胺酮(ketamine)

氯胺酮为中枢兴奋性氨基酸递质NMDA受体的特异性阻断药，可阻断痛觉传导，同时又兴奋脑干及边缘系统。引起痛觉消失而仍有部分意识存在，称为分离麻醉，氯胺酮麻醉可致视觉异常，包括视物变形、幻视，对心血管具有明显兴奋作用。临床主要用于体表小手术。

依托咪酯(etomidate)

本品生效快，持续时间短，强度约为硫喷妥钠的12倍。对心血管影响小，可用于诱导麻醉。大剂量注射本药可有呼吸抑制。应用本药后可出现阵挛性肌收缩，恢复期出现恶心、呕吐症状。

羟丁酸钠(hydroxybutyrate)

本品对心血管影响小，适用于老年人、儿童及神经外科手术、外伤、烧伤患者的麻醉。肌肉松弛不好，常需与肌松药、地西泮合用。另外，还用于诱导麻醉。严重高血压、心脏房室传导阻滞及癫痫患者禁用。

(李焕德 刘艺平)

第四节 作用于内分泌系统的药物

一、肾上腺皮质激素类药物

(一)糖皮质激素

糖皮质激素主要由肾上腺皮质的束状带合成，作用广泛而复杂。生理剂量的糖皮质激素主要影响物质代谢，缺乏会造成代谢失调甚至死亡；药理剂量还具有消炎、免疫抑制和抗休克等多种作用，使用不当或长期大剂量使用可引起多种不良反应，甚至危及生命。根据作用持续时间可分为短效(如氢化可的松、可的松)、中效(如泼尼松、泼尼松龙、甲泼尼龙、曲安西龙)和长效(如地塞米松、倍他米松)糖皮质激素。

氢化可的松(hydrocortisone)

【药理】 氢化可的松是天然的短效糖皮质激素，通过弥散作用进入靶细胞，与其受体结合并激活类固醇-受体复合物作为基因转录的激活因子，以二聚体的形式与DNA上特异性序列结合，调控基因转录，合成相应的蛋白质以实现其生理和药理作用。生理剂量时，影响物质代谢，如增加糖原含量并升高血糖、加速蛋白质分解并增加尿中氮的排泄(大剂量时抑制蛋白质合成)、促使皮下脂肪分解并重新分布等，也具有较弱的盐皮质激素样作用；药理剂量还具有消炎、免疫抑制、抗毒素、抗休克、刺激骨髓造血功能等作用，并可减轻结缔组织病理性增生、提高中枢神经系统兴奋性和促进胃酸及胃蛋白酶分泌等。本药口服吸收迅速，服药后约1h血药浓度达峰值，90%以上与血浆蛋白结合，主要在肝代谢，大多数代谢产物与葡萄糖醛酸结合，极少量以原型经尿液排泄。

【临床应用】 用于原发性或继发性肾上腺皮质功能减退症及合成糖皮质激素所需酶系缺陷导致的各型肾上腺皮质增生症的替代治疗，也用于自身免疫性、过敏性、炎症性、器官移植后排斥反应、休克、血液系统等疾病的治疗。替代治疗时，通常每日口服20～30mg；治疗其他疾病时，通常每日口服60～120mg，维持剂量为每日20～40mg。静脉滴注每次100～200mg，特殊危重患者每日可用至1000～2000mg。

【不良反应】 替代治疗未见明显不良反应。大剂量或长期使用可引起医源性肾上腺皮质功能亢进、诱发或加重感染及消化道溃疡、高血压、动脉粥样硬化、骨质疏松、肌肉萎缩、伤口愈合迟缓、糖尿病等。少数患者可诱发胰腺炎或脂肪肝。

【药物相互作用】 与非甾体消炎药合用，增强本药的消炎作用，但可能加剧致溃疡作用；雌激素或孕激素增强其治疗作用和不良反应；与抗胆碱药物长期合用可致眼压升高；三环类抗抑郁药加重本药引起的精神症状；与单胺氧化酶抑制药合用可诱发高血压危象；与免疫抑制药合用增加感染的危险性；与两性霉素B和碳酸酐酶抑制药合用可致严重低血钾，长期与碳酸酐酶抑制药合用易致低血钙和骨质疏松；苯妥英钠和苯巴比妥加速本药的代谢；可抑制生长激素的促生长作用、降低奎宁的抗疟作用；考来烯胺和考来替泊减少本药的吸收；甲状腺激素、麻黄碱、利福平等药物增加其代谢；与拟胆碱药合用增强后者的疗效；可使氨茶碱血药浓度升高；与强心苷合用，增加洋地黄毒性和心律失常的发生；增强异丙肾上腺素的心脏毒性；降低抗凝血药、神经肌肉阻滞药的作用；促进异烟肼、美西律在体内的代谢。

【注意事项】 ①禁用于严重精神病(过去或现在)和癫痫、活动性消化溃疡、新近胃肠吻合手术、骨折、创伤修复期、角膜溃疡、肾上腺皮质功能亢进症、严重高血压及糖尿病、孕妇、感染未控制等患者。②长期服药需停药时，建议逐量递减，不可突然停药。③用药前后及用药过程中应注意监测：血糖、尿糖或糖耐量试验；小儿生长发育情况；定期检查白内障、青光眼或眼部感染的发生；血电解质和粪隐血；血压和骨密度，尤其是老年患者。

泼尼松(prednisone)

泼尼松为人工合成的中效糖皮质激素，在肝内转化为泼尼松龙才具有药理活性，其水钠潴留及排钾作用弱于可的松，消炎、抗过敏作用较强，对下丘脑-垂体-肾上腺轴抑制作用较强。

甲泼尼龙(methylprednisolone)

甲泼尼龙为人工合成的中效糖皮质激素，消炎作用强于氢化可的松，对水盐代谢影响弱于氢化可的松。本药口服、水溶性制剂静脉注射起效较快，醋酸酯作用较持久，主要在肝代谢，也可经肾等组织代谢，代谢产物随尿液排出，大剂量给药时可致心律失常。

地塞米松(dexamethasone)

地塞米松为人工合成的长效糖皮质激素，水钠潴留和促进排钾作用较弱。本药口服吸收良好，易通过胎盘屏障，对下丘脑-垂体-肾上腺轴抑制作用较强，较大剂量时易致糖尿、类库欣综合征和精神症状等。

(二)盐皮质激素

盐皮质激素主要在肾上腺皮质的球状带合成，对维持机体正常的水、电解质代谢起重要作用，包括醛固酮(aldosterone)和去氧皮质酮(desoxycorticosterone)。去氧皮质酮与肾远曲小管上皮细胞内受体结合后进入细胞核，作用于染色质DNA，生成醛固酮诱导蛋白质(aldosterone induced protein, AIP)，使上皮钠通道(epithelial sodium channel, ENaC)活性增加，表现为开放频率及数目的增加，使肾小管细胞膜对Na^+重吸收增加。去氧皮质酮在肠道内易被破坏，肌内注射吸收良好，在体内代谢为孕二醇，经尿液排出，常与氢化可的松合用作为慢性肾上腺皮质功能减退症的替代治疗药物。

二、甲状腺激素及抗甲状腺药物

(一)甲状腺激素

甲状腺激素包括四碘甲状腺原氨酸(即甲状腺素，thyroxine，T_4)和三碘甲状腺原氨酸(Triiodothyronine，T_3)。在外周组织，T_4经脱碘反应生成活性更强的T_3。甲状腺功能减退症通常使用左甲状腺素替代治疗，T_3因起效快、作用强、作用维持时间短，一般仅在黏液水肿性昏迷时使用。

左甲状腺素(levothyroxine)

【药理】 血液中T_4与血浆蛋白解离，进入细胞核内与甲状腺激素受体(thyroid hormone receptor，TR)结合，启动靶基因的转录，促进mRNA的生成，加速相关蛋白质和酶的生成而产生生理效应，还可通过“非基因作用”，影响转录后的过程、能量代谢和膜转运功能等。本药对人体正常代谢和生长发育有重要影响，特别是婴幼儿中枢神经系统发育，并可通过诱导新生蛋白质合成，调节蛋白质、糖、脂肪及水、盐和维生素的代谢。本药口服后经胃肠道吸收，约99%与血浆蛋白结合，主要在肝代谢，肾排泄，部分与葡萄糖醛酸、硫酸结合后经胆汁排泄。

【临床应用】 主要用于甲状腺功能减退症的长期替代治疗，也用于单纯性甲状腺肿、甲状腺肿切除术后预防甲状腺肿复发、慢性淋巴细胞性甲状腺炎和甲状腺癌术后抑制及替代治疗。口服给药，成年人通常起始剂量为每日25～100μg，每隔2～4周增加25～50μg，一般维持剂量为50～200μg。老年患者及伴有心、脑血管疾病患者起始剂量宜小，增加剂量宜慢。

【不良反应】 本药过量可出现心动过速、心悸、心绞痛、心律失常、头痛、震颤、坐立不安、失眠、骨骼肌痉挛、肌无力、多汗、潮红、发热、呕吐、腹泻、体质量减轻和月经紊乱等，减量或停药数日后可逐渐消失。部分超敏患者可出现过敏反应。

【药物相互作用】 抗惊厥药可加快本药代谢，本药亦可增加苯妥英钠的血药浓度；胆汁酸多价螯合剂及含多价离子的药物可减少其吸收；可增强拟交感神经、三环类抗抑郁药的作用；与氯胺酮合用可引起血压升高和心动过速；可增强抗凝血药物（如双香豆素）的抗凝作用。

【注意事项】 ①禁用于肾上腺功能不全、冠心病、心绞痛、动脉硬化和高血压等疾病的患者，或上述疾病未经治疗者。急性心肌梗死、急性心肌炎、急性全心炎、非甲状腺功能减退性心力衰竭、快速性心律失常患者禁用。②妊娠期间无须停药。高剂量使用时，乳汁中本药含量不会导致婴儿发生甲状腺功能亢进或促甲状腺激素分泌被抑制。③本药应于早餐前30min，空腹将每日剂量一次性服用。通常从小剂量开始，逐渐增加至适宜的替代剂量。④治疗期间应密切监测甲状腺功能。

（二）抗甲状腺药物

抗甲状腺药物是治疗甲状腺功能亢进症的方法之一，常用硫脲类药物，其他药物包括碘及碘化物、放射性碘和β-受体阻断药等。硫脲类药物根据化学结构分为：①硫氧嘧啶类，包括甲硫氧嘧啶（methylthiouracil，MTU）和丙硫氧嘧啶（propylthiouracil，PTU）；②咪唑类，包括甲巯咪唑（thiamazole，又称他巴唑）和卡比马唑（carbimazole，又称甲亢平），它们的作用机制基本相似。

甲巯咪唑（thiamazole）

【药理】 甲巯咪唑通过抑制甲状腺内过氧化物酶的作用，进而抑制 T_4 的合成，不能抑制或对抗已合成激素的作用，只有当体内已合成激素耗竭后，才能显示其效应。本药口服后经胃肠道迅速吸收，主要浓集于甲状腺，不与血浆蛋白结合，可通过胎盘屏障，也可经乳汁分泌，原药及其代谢产物主要经尿液排泄。

【临床应用】 主要用于甲状腺功能亢进症的治疗，成年人口服给药，通常每日15～40mg，单次或分次服用，维持剂量为每日5～10mg。

【不良反应】 常见皮疹、皮肤瘙痒和白细胞减少等，可见味觉异常、恶心、呕吐、上腹不适、关节痛、脉管炎、红斑狼疮样综合征和肝功能异常等，较少见严重的粒细胞缺乏。

【药物相互作用】 可降低抗凝血药物的疗效，合用时应密切监测；对氨水杨酸、保泰松、巴比妥类、酚妥拉明、妥拉唑林、维生素 B_{12}、磺胺及磺酰脲类药物可能抑制甲状腺功能，引起甲状腺肿大，合用时需注意。

【注意事项】 ①结节性甲状腺肿合并甲状腺功能亢进、甲状腺癌患者禁用；②孕妇用药应谨慎，必要时可使用最小有效量。可经乳汁分泌，服药时应暂停哺乳；③用药过程中如出现咽痛、发热等不适，需根据白细胞计数等指标做相应处理；④治疗过程中应定期监测血常规、肝功能和甲状腺功能等。

丙硫氧嘧啶（propylthiouracil）

丙硫氧嘧啶除抑制 T_4 在甲状腺的合成，还可抑制 T_4 在外周组织脱碘生成 T_3，可用于甲状腺危象的治疗。本药可通过胎盘屏障，但较甲巯咪唑少，主要在肝代谢后由尿液排出，也可经乳汁排出。

三、治疗糖尿病药物

（一）胰岛素

胰岛素由2条多肽链组成，A链含有21个氨基酸残基，B链含有30个氨基酸残基，通过2个二硫键以共价键相连。胰岛素是控制高血糖的重要手段，1型糖尿病患者依靠胰岛素维持生命，2型糖尿病患者在口服降糖药物失效或存在使用禁忌时，也需使用胰岛素控制血糖。

胰岛素（insulin）

【药理】 胰岛素属于多肽类激素，通过与其受体结合，引起细胞内蛋白质的连续磷酸化而产生生物学效应，促进脂肪、糖原、核酸和蛋白质的合成，促进糖原的储存和氨基酸的转运，抑制蛋白质分解，并可加快心率、增强心肌收缩力和减少肾血流量等。本药口服无效，必须注射给药，皮下注射吸收快，主要在肝、肾灭活，经谷胱甘肽转氨酶还原二硫键，再由蛋白水解酶水解成短肽或氨基酸，也可经肾胰岛素酶水解，10%以原型由尿液排出。

【临床应用】 主要用于1型糖尿病、2型糖尿病经饮食或口服降糖药未控制、2型糖尿病初始治疗需迅速控制血糖、糖尿病急性和严重并发症的患者。常用的胰岛素制剂根据作用特点，可分为超短效胰岛素类似物、短效胰岛素、中效胰岛素、长效胰岛素及类似物、预混胰岛素及类似物，详见表2-6。

临床上常用的胰岛素治疗方案有每日1～2次基础胰岛素联合口服药物、每日2～3次预混胰岛素（仅预混门冬胰岛素30注射液可每日注射3次）、基础-餐时胰岛素方案。基础胰岛素每日固定时间点注射，以提供一个维持全天的、低的胰岛素基础浓度，主要用于控制空腹血糖，包括中效胰岛素、长效胰岛素及类似物，其中精蛋白锌胰岛素因作用维持时间不稳定，临床上已不再使用；预混胰岛素通常每日早餐前、晚餐前各注射1次，以控制全天血糖水平，但是预混门冬胰岛素30注射液可每日注射3次；餐时胰岛素需在餐前特定时间内注射，因起效快、作用维持时间短，主要用于餐后血糖的控制，包括超短效胰岛素类似物和短效胰岛素。

胰岛素制剂起始剂量通常为每日0.2～0.4U/kg，根据患者血糖情况调整剂量，每日平均剂量为0.5～1.0U/kg。

表2-6 常用胰岛素制剂的作用特点

胰岛素制剂	起效时间	峰值时间	作用持续时间
超短效胰岛素类似物			
门冬胰岛素	10～15min	1～2h	4～6h
赖脯胰岛素	10～15min	1.0～1.5h	4～5h
短效胰岛素			
正规人胰岛素	15～60min	2～4h	5～8h
中效胰岛素			
低精蛋白锌胰岛素	2.5～3.0h	5～7h	13～16h
长效胰岛素			
精蛋白锌胰岛素	3～4h	8～10h	长达20h
长效胰岛素类似物			
甘精胰岛素	2～3h	无峰值	长达30h
地特胰岛素	3～4h	3～14h	长达24h
预混胰岛素			
预混人胰岛素30R	0.5h	2～12h	14～24h
预混人胰岛素50R	0.5h	2～3h	10～24h
预混胰岛素类似物			
预混门冬胰岛素30	10～20min	1～4h	14～24h
预混赖脯胰岛素25	15min	30～70min	16～24h
预混赖脯胰岛素50	15min	30～70min	16～24h

【不良反应】 低血糖是最常见的不良反应，严重者可出现昏迷、休克、脑损伤，甚至死亡。过敏反应较多见，一般反应轻微，偶可引起过敏性休克。胰岛素还可引起注射部位脂肪萎缩，女性常见。

【药物相互作用】 与口服降糖药物有协同作用；雄激素、单胺氧化酶抑制药、非甾体类消炎药可增强其降血糖作用；抗凝血药、水杨酸盐、磺胺类药物、甲氨蝶呤与胰岛素竞争性结合血浆蛋白，使游离胰岛素水平升高；氯喹、奎尼丁、奎宁可延缓胰岛素的降解，使血液中胰岛素浓度升高；奥曲肽与胰岛素初始合用时，注意减少胰岛素剂量。

【注意事项】 ①禁用于对胰岛素及制剂中任

何成分过敏者和低血糖症患者。②妊娠期妇女首选人胰岛素控制血糖，初步研究显示赖脯胰岛素、门冬胰岛素也是安全有效的。哺乳期妇女使用胰岛素对婴儿无影响，但可能需要减少胰岛素用量。③用药期间应定期监测血糖、尿糖、糖化血红蛋白、尿常规、肾功能、眼底、血压和心电图等。

（二）双胍类

临床上使用的双胍类药物仅有二甲双胍。二甲双胍降血糖的作用机制较复杂，尚未完全清楚，是2型糖尿病患者控制血糖的一线药物和联合用药中的基础药物。此外，二甲双胍还可减少肥胖型2型糖尿病患者心血管事件和死亡。

二甲双胍（metformin）

【药理】 二甲双胍降低血糖水平主要是由于减少肝葡萄糖的生成和增加肌肉、脂肪中胰岛素的作用，还可减少小肠对葡萄糖的吸收。口服后由小肠吸收，生物利用度为50%～60%，很少与血浆蛋白结合，主要以原型经尿液排泄，肾功能不全时可导致药物蓄积。

【临床应用】 用于单纯饮食治疗效果不佳的2型糖尿病患者。成年人口服给药，初始每次0.25g，每日2～3次，根据疗效逐渐增加剂量，一般每日1～1.5g，最大剂量不超过2.0g。

【不良反应】 常见食欲缺乏、恶心、腹部不适和腹泻等胃肠道反应，单用不引起低血糖，罕见乳酸性酸中毒。

【药物相互作用】 西咪替丁可增加其生物利用度，减少肾清除率；与呋塞米合用时，增加其AUC，呋塞米的峰浓度和AUC均下降，终末半衰期缩短；树脂可减少其在胃肠道吸收；经肾小管排泄的阳离子药物，如地高辛、吗啡、雷尼替丁、甲氧苄啶和万古霉素等，理论上可与本药在肾小管竞争转运，合用时建议密切监测；可增强抗凝血药（如华法林）的抗凝血作用；与磺脲类药物、胰岛素合用，有协同作用。

【注意事项】 ①禁用于肝、肾功能不全及严重感染、缺氧或接受大手术等疾病的患者。②10岁以下儿童不推荐使用；老年患者肾功能可能减退，易出现乳酸性酸中毒，用量宜酌减，65岁以上患者用药时应谨慎，80岁以上者只有在肌酐清除率正常时方可使用；妊娠和哺乳期妇女禁用。③患者需要静脉注射碘化造影剂时，应暂停使用本药。④用药期间定期监测空腹血糖、尿糖、尿酮体和肝、肾功能等。对有维生素B_{12}摄入或吸收不足倾向的患者，每年监测血常规，每2～3年监测血清维生素B_{12}水平。

（三）磺脲类药物

磺脲类药物属于促胰岛素分泌药，通过刺激胰岛B细胞分泌胰岛素，增加体内胰岛素水平而降低血糖。磺脲类药物是控制2型糖尿病患者高血糖的主要药物，常用药物有格列本脲、格列喹酮、格列齐特、格列吡嗪、格列苯脲等。

格列本脲（glibenclamide）

【药理】 本药与胰岛B细胞膜上的磺酰脲受体结合，使K^+通道关闭，引起膜电位改变，引起Ca^{2+}通道开放，细胞内Ca^{2+}浓度升高，促进胰岛素分泌，发挥降血糖作用，还具有改善外周组织对胰岛素抵抗的“胰外效应”。本药可降低大多数2型糖尿病患者的空腹血糖、餐后血糖及糖化血红蛋白。口服吸收快，血浆蛋白结合率为95%，主要在肝代谢，主要代谢产物也具有刺激胰岛素分泌的作用，以原型和代谢产物经肝、肾排泄各约50%。

【临床应用】 用于饮食控制效果不佳且胰岛功能尚存的2型糖尿病患者。成年人口服给药，初始剂量为每日1.25～5mg，根据患者血糖水平调整剂量，可每周增加2.5mg，通常每日使用5～10mg，最大用量不超过15mg。

【不良反应】 主要不良反应为低血糖和体重增加，常见皮肤过敏、胃肠道不适、嗜睡等，少见黄疸、肝功能异常、贫血、血小板减少、白细胞减少甚至粒细胞缺乏等，偶见剥脱性皮炎。

【药物相互作用】 本药血浆蛋白结合率高，与保泰松、水杨酸钠、吲哚美辛、青霉素和双香豆素等药物合用使游离药物浓度升高易致低血糖；氯丙嗪、糖皮质激素、噻嗪类利尿药、口服避孕药可降低本药的降血糖作用。

【注意事项】 ①禁用于对本药或其他磺酰脲类药物或磺胺类药物过敏、确诊的1型糖尿病及严重肝、肾疾病和伴有酮症酸中毒、昏迷、严重烧伤、感染、外伤和重大手术等应激情况的患者；②不推荐儿童和哺乳期妇女使用，孕妇禁用；③如漏服应尽快补服，若接近下次服药时间，则不需要补服或加倍服药；④本药餐前服用效果较好，但为减少胃肠道反应，也可于进餐时服用；⑤用药期间定期监测血糖、尿糖、糖化血红蛋白、血常规和肝、肾功能等，并进行眼科检查。

格列喹酮（gliquidone）

本品口服吸收快，主要经肝代谢，代谢产物几乎无降血糖活性，由胆汁分泌进入肠道，随粪便排出，仅5%经肾排泄。适用于病程短、病情较轻的2型糖尿病患者，也适用于轻、中度肾功能不全者。成年人口服给药，起始剂量为每日15～30mg，根据血糖水平逐渐加量，日最大剂量不超过180mg。哺乳期妇女禁用。

格列齐特(gliclazide)

本药降糖作用略弱于格列本脲，作用时间较短，低血糖发生率少且轻，尚可减少血小板黏附和聚集、降低血栓素水平、增加内皮细胞纤维蛋白溶解酶原活性，从而增强纤维蛋白降解能力。本药口服吸收较快，主要经过肝代谢失活，肾排泄率低于格列本脲，可用于轻、中度肾功能不全患者。成年人口服给药，起始剂量为每次80mg，每日2次；也可每次40mg，三餐前服用，每日使用不超过320mg。

格列吡嗪(glipizide)

格列吡嗪胃肠道吸收快，主要在肝代谢，代谢产物无活性，主要经尿液排泄。成年人口服初始剂量为每日5mg，日最大剂量为40mg，单次或分次服用。本药可引起泌尿道结石，特别是有形成尿酸结石倾向的患者，另外有低钠血症的报道。

格列苯脲(glimepiride)

本药除可降低血糖外，还具有改善组织对胰岛素敏感性的作用，较少引起严重的低血糖。本药口服吸收迅速而完全，进食对药物吸收影响不显著，经肝代谢，代谢产物无降血糖作用，主要经尿液和粪便以代谢产物的形式排泄。成年人口服给药，通常起始剂量为每日1～2mg，维持剂量为每日1～4mg，推荐最大维持剂量为每日6mg。

(四)格列奈类药物

格列奈类药物又称为餐时血糖调节剂，为促胰岛素分泌剂，最大特点是促进糖尿病患者胰岛素生理性分泌曲线的恢复，并具有葡萄糖敏感性，其作用机制与磺脲类药物相似，口服吸收迅速、起效快、作用维持时间短，主要降低餐后血糖水平。临床上使用的药物有瑞格列奈和那格列奈。

瑞格列奈(repaglinide)

【药理】 与胰岛B细胞膜上ATP依赖的钾离子通道的36kDa蛋白特异性结合，使钾离子通道关闭，B细胞除极，钙离子通道开放，引起钙离子内流，从而促进胰岛素分泌，降低血糖，其作用的前提是必须有葡萄糖存在，仅在进餐时刺激胰岛素分泌，改善餐后血糖水平。本药空腹或进食时服用均吸收良好，食物能延长血药浓度达峰时间和半衰期。2型糖尿病患者口服起效时间为30min，作用持续时间＜4h，经肝CYP3A4快速代谢为非活性产物，大部分经胆汁随粪便排泄，小部分随尿液排泄，肝功能损害者血药浓度升高。本药促进胰岛素分泌及降低餐后血糖作用较磺酰脲类药物快。

【临床应用】 用于2型糖尿病患者，对轻度肾功能不全患者也可谨慎使用。成年人口服给药，推荐起始剂量为每次0.5mg，三餐前服用，单次最大剂量为4mg，推荐最大日剂量为16mg。

【不良反应】 可导致低血糖，一般较轻微。偶见恶心、呕吐、腹痛、腹泻、便秘、皮肤过敏反应等，个别患者可有轻度和暂时性肝酶学指标升高，极少发生视觉异常。

【药物相互作用】 与单胺氧化酶抑制药、非选择性β-肾上腺受体阻断药、血管紧张素转换酶抑制药、非甾体消炎药、奥曲肽及促进合成代谢的激素等合用，可增强其降血糖作用；与口服避孕药、噻嗪类利尿药、达那唑、肾上腺皮质激素、甲状腺激素和拟交感神经药等合用，可减弱其降糖作用；酮康唑、伊曲康唑、氟康唑、红霉素等CYP3A4抑制药能抑制其代谢；利福平、苯妥英钠等CYP3A4诱导药能增加其代谢。

【注意事项】 ①禁用于对本药过敏、1型糖尿病、糖尿病酮症酸中毒、严重肝肾功能不全等患者，12岁以下儿童、妊娠及哺乳期妇女禁用，75岁以上患者不宜使用；②对磺脲类药物过敏者仍可使用本药；③本药用于胰岛B细胞有分泌胰岛素功能的患者，C-肽阴性者使用无效；④用药期间应密切监测患者三餐前、后的血糖水平。

那格列奈(nateglinide)

本药可产生较快而不持久的促胰岛素分泌作用，主要降低2型糖尿病患者餐后血糖水平。那格列奈主要在肝代谢，肝功能不全患者慎用，给药量的16%左右经肾以原型排出。早期研究显示，使用那格列奈治疗时，低血糖的发生率低于其他常用的促胰岛素分泌药。

(五)α-糖苷酶抑制药

α-糖苷酶抑制药通过与糖类竞争水解糖类的糖苷水解酶，延缓葡萄糖的产生和吸收，降低正常人和糖尿病患者餐后血糖，代表药物为阿卡波糖，还有伏格列波糖和米格列醇。

阿卡波糖(acarbose)

【药理】 本药在小肠上皮刷状缘与糖类竞争

水解糖类的糖苷水解酶，从而减慢糖类水解及产生葡萄糖的速度，并延缓葡萄糖的吸收，降低餐后血糖水平，长期使用还可降低空腹血糖和糖化血红蛋白。口服很少被吸收，血浆蛋白结合率低，主要在肠道降解或以原型随粪便排出，长期服用未见蓄积。严重肾功能不全患者血药浓度峰值及曲线下面积升高。尚不清楚能否经乳汁排泄。

【临床应用】 用于饮食控制和运动治疗效果不佳的2型糖尿病患者，也可用于糖耐量减低患者。成年人口服给药，推荐起始剂量为每次50mg，可逐渐增加至100mg，必要时可增至200mg，三餐时服用。

【不良反应】 常见胃肠道不良反应，如胃胀、腹胀、腹泻、胃肠痉挛性疼痛、顽固便秘、肠鸣音亢进、排气增加等，多数症状可随服药时间延长而减轻或消失。少见乏力、头痛、眩晕、低血糖、皮肤瘙痒、红斑、荨麻疹等不适。有氨基转移酶升高的报道，但停药后可恢复正常。

【药物相互作用】 抗酸药、考来烯胺、肠道吸附药和消化酶可减弱本药的降糖作用；可影响地高辛的生物利用度，合用时应调整地高辛的剂量；与其他降糖药物有协同作用。

【注意事项】 ①禁用于有明显消化和吸收障碍的慢性胃肠功能紊乱、Roemheld综合征、严重的疝、肠梗阻、肠溃疡、肌酐清除率＜25ml/min和糖尿病酮症酸中毒的患者。②缺乏18岁以下患者足够的疗效和耐受性资料，该类患者不得使用。妊娠及哺乳期妇女禁用。③如服用本药发生低血糖，应给予葡萄糖纠正，进食或服用糖水效果较差。④本药应在进餐时与第一口主食同时嚼服，服药与进餐间隔过长，效果较差或无效。⑤用药期间需密切监测肝功能，特别是初始服药的6～12个月。

伏格列波糖(voglibose)

本药是放线菌培养液中发现的氨基糖苷类似物，其特性类似于阿卡波糖，通过延缓糖类的消化和吸收，改善2型糖尿病患者餐后高血糖水平。本药导致的排气增加、腹胀等胃肠道不良反应的发生程度比阿卡波糖相应的减轻。

(六)胰岛素增敏药

噻唑烷二酮类药物具有2,4-二酮噻唑烷结构，可改善胰岛B细胞功能，显著改善胰岛素抵抗和相关代谢紊乱。环格列酮和曲格列酮因肝毒性已不再使用，现临床上在用的药物有罗格列酮和吡格列酮，其中以罗格列酮常用。

罗格列酮(rosiglitazone)

【药理】 本药可激活过氧化物酶体增殖激活受体γ(peroxisome proliferator actinated receptor, PPAR-γ)，对参与葡萄糖生成、转运和利用的胰岛素反应基因的转录进行调控，可改善血糖控制情况，同时伴有胰岛素和C肽水平的降低。口服给药后，绝对生物利用度为99%，约99.8%与血浆蛋白结合，在肝被完全代谢，主要经尿液排出。

【临床应用】 用于2型糖尿病和胰岛素抵抗的治疗，单药治疗通常起始剂量为每日4mg，效果不佳时可加量至8mg或与二甲双胍联用。

【不良反应】 主要为嗜睡、肌肉和骨骼肌痛、头痛及消化道症状等，低血糖发生率低。本药因潜在的导致心血管事件的作用，已被限制使用，罕见单用或与其他降糖药物联用出现充血性心力衰竭或肺水肿的报道。罕见皮疹、瘙痒、荨麻疹、血管神经性水肿、水肿和Stevens-Johnson综合征的报道。

【药物相互作用】 本药主要经过CYP2C8代谢，与CYP2C8抑制药(如吉非贝齐)合用可升高其血药浓度，与CYP2C8诱导药(如利福平)合用可降低其血药浓度。

【注意事项】 ①禁用于纽约心脏病学会心功能分级为Ⅲ级或Ⅳ级的心力衰竭、1型糖尿病或糖尿病酮症酸中毒、血清丙氨基转移酶高于正常上限2.5倍、骨质疏松症及发生过非外伤性骨折病史等患者。②儿童、妊娠及哺乳期妇女不宜使用本品。③使用含有本药制剂的患者，应评估心血管疾病风险，权衡利弊后方可用药。④用药前建议检查肝功能，用药后应定期监测肝功能、血糖、糖化血红蛋白等。有心力衰竭危险的患者，尤其是合用胰岛素的患者应严密监测。定期进行常规眼科检查。

吡格列酮(pioglitazone)

本药作用机制与罗格列酮相似，主要用于2型糖尿病和胰岛素抵抗的治疗。开始使用和增加剂量时，需密切监测心力衰竭的症状和体征。用药前建议检查肝功能，用药后应定期复查。本药可促使排卵，绝经前不排卵的女性使用时，应注意采取避孕措施。

(七)其他降血糖药物

随着研究的深入，某些新型降血糖药物已经上市。其一是以胰高血糖素样肽-1(glucagons like peptide-1, GLP-1)为靶点的药物，此类药物包括二肽基肽酶Ⅳ(dipeptidyl peptidase Ⅳ, DPP-Ⅳ)抑制药(如西格列汀等)和GLP-1受体激动药(如艾塞那肽等)；其二是胰淀粉样多肽类似物，如普兰林肽。新药的研发为糖尿病的药物治疗提供了更多的选择。

四、性激素类药物与避孕药物

(一)雌激素类药物

对于绝经前妇女，雌激素主要来自卵巢分泌的雌二醇；绝经后妇女，雌激素主要在脂肪组织间质中以肾上腺皮质分泌的去氧表雄酮合成的雌酮；在男性，雌激素由睾丸合成。天然雌激素活性较低，以雌二醇为母体合成的高效衍生物常用，如炔雌醇、炔雌醚和戊酸雌二醇等。

雌二醇(estradiol)

【药理】 雌二醇是天然雌激素，与其受体结合后合成相应的蛋白质，发挥其药理作用，如维持女性第二性征、增加骨骼钙盐沉积、加速骨骺闭合、预防围绝经期妇女骨质丢失、增加凝血因子活性等，较大剂量时抑制排卵和乳汁分泌。本药口服易被破坏，主要采用肌内注射或经皮给药，主要经肝代谢，皮肤给药可避免肝首关效应，代谢产物与葡萄糖醛酸或硫酸结合后经肾排泄。

【临床应用】 主要用于绝经期综合征、卵巢功能不全和闭经、功能性子宫出血、乳房胀痛和退乳、晚期乳腺癌、前列腺癌和痤疮的治疗，与孕激素合用可避孕。苯甲酸雌二醇肌内注射给药，每次1～2mg，每周2～3次。

【不良反应】 恶心、食欲缺乏、腹部绞痛或腹胀、踝部及足背部水肿、乳房胀痛或肿胀、体质量改变较常见，常在连续用药后好转，还可见注射部位红肿、疼痛。长期使用可刺激子宫内膜增生，增加子宫内膜癌发病率。不常见或罕见乳房肿块、月经紊乱、念珠菌病、困倦、抑郁、头痛等。

【药物相互作用】 可增加钙剂的吸收；大剂量增加三环类抗抑郁药的不良反应并降低疗效；肝药酶诱导药可加快其代谢；可降低抗凝血药物、降糖药物、抗高血压药物和他莫昔芬的疗效。

【注意事项】 ①禁用于除前列腺癌、绝经后乳腺癌外的其他肿瘤、原因不明的阴道出血、中度和重度子宫内膜异位症、活动性血栓性静脉炎或血栓栓塞史、严重肝肾疾病、伴有血管病变的严重糖尿病等患者。②儿童、妊娠及哺乳期妇女禁用，退乳使用时需停止哺乳。③用药前应详细询问病史，并进行内科及妇科检查，包括血压、乳腺、腹腔、盆腔及宫颈细胞学检查等。用药期间需重点监测血压、肝功能、阴道脱落细胞及宫颈细胞学检查。

炔雌醇(ethinylestradiol)

本药是口服有效的强效雌激素，小剂量可刺激促性腺激素分泌，大剂量则抑制排卵，达到抗生育作用。本药口服后经胃肠道迅速吸收，主要在肝代谢，主要代谢产物炔雌醇硫酸盐经过肠肝循环可被再吸收，乳汁中含量甚低，大部分以原型排泄。

(二)雌激素拮抗药

雌激素受体拮抗药可与天然雌激素共同竞争靶器官上受体，进而抑制或减弱雌激素的作用。常用药物包括氯米芬、他莫昔芬等。

氯米芬(clomifene)

【药理】 通过竞争性占据下丘脑雌激素受体，干扰内源性雌激素的负反馈，增加黄体生成素与卵泡刺激素的分泌，刺激卵泡生长，卵泡成熟后雌激素的释放量增加，再通过正反馈激发排卵前促性腺激素释放，使其达到峰值而引起排卵。在男性有促进精子生成的作用。本药口服后经肠道吸收，在肝内代谢后随胆汁进入肠道，部分可经肠肝循环再吸收。

【临床应用】 主要用于功能性子宫出血、功能性不孕症、月经不调、晚期乳腺癌和长期应用避孕药后闭经的治疗。成年人口服给药，用于促排卵时，每日口服50mg，连服5d。

【不良反应】 规定剂量范围内不良反应少见，长期或过量用药，不良反应常有发生，停药后逐渐消失。腹胀、胃痛、盆腔或下腹部痛较常见，潮热、乳房不适、月经量不规则、恶心、毛发脱落等反应在用药期间可能持续存在。长期或较高剂量用药时，有发生卵巢过度刺激综合征的危险。有发生乳腺癌或睾丸癌的个案报道。增加女性患子宫癌的风险。

【药物相互作用】 与戈舍瑞林合用可导致卵巢过度刺激。

【注意事项】 ①禁用于甲状腺或肾上腺功能异常、血栓性静脉炎、肝肾功能不全、原因不明的阴道出血、子宫内膜异位症、精神抑郁和妇科肿瘤等患者。②妊娠期妇女禁用，哺乳期妇女使用安全性尚不明确，应权衡利弊后用药。③治疗前需测定肝功能、估计卵巢大小，用药期间监测每天基础体温，以监测患者的排卵和受孕，可能需要监测雌激素、孕激素、甲状腺及其激素、眼底等。男性不育症患者用药前必须进行精液、内分泌和睾丸检查，用药期间定期检测精液常规、FSH和睾酮水平。

(三)孕激素类药物

天然孕激素为黄体酮，又称孕酮，主要由卵巢分泌，在月经周期的黄体期由黄体分泌，含量很低，且口服无效。临床上常用的孕激素均为人工合成或其衍生物，如甲羟孕酮(又称安宫黄体酮)、炔诺酮和炔诺孕酮等。

黄体酮(progesterone)

【药理】 黄体酮与受体结合后使其磷酸化，征集辅助激活因子，或直接与通用转录因子相互作用，引起蛋白构象发生改变而发挥作用。药理作用包括月经后半周期使子宫内膜的腺体生长，有利于受精卵着床和胚胎发育；与雌激素共同作用为泌乳做好准备；使子宫口闭合、黏液减少并变稠，使精子不易穿透等。大剂量时通过负反馈作用抑制排卵。口服或肌内注射给药均可，主要在肝代谢，代谢产物与葡萄糖醛酸结合后经尿液排出。

【临床应用】 主要用于月经失调、黄体功能不足、先兆流产、习惯性流产和经前紧张综合征的治疗，也作为宫内节育器的缓释孕激素药物。成年人口服给药，每日200～300mg，分1～2次给药，服药与进餐应间隔较长时间。肌内注射给药，用于先兆流产或习惯性流产者，每日10～20mg；用于检查闭经原因时，每日10mg，连用3～5d，停药2～3d如子宫出血，则为闭经而非妊娠。

【不良反应】 常见不良反应为子宫出血、经量改变，甚至停经，偶见恶心、呕吐、头痛、乳房胀痛和腹痛，也可见性欲改变、多毛或脱发、痤疮等。

【药物相互作用】 酮康唑可减慢其代谢，苯巴比妥可加速其代谢。

【注意事项】 ①禁用于心血管疾病、高血压、糖尿病患者；血栓性疾病和有血栓性疾病史者；严重肝、肾功能不全者；胆囊疾病患者；哮喘、癫痫和偏头痛患者；未明确诊断的阴道出血患者；已知或可疑的乳房或生殖器官恶性肿瘤患者；稽留流产者。②妊娠期妇女慎用本药，哺乳期妇女仅在必要时使用。③用药前应进行乳房、盆腔等检查，长期用药需监测肝功能和乳房检查。

甲羟孕酮(medroxyprogesterone)

本药是作用较强的孕激素，也有抗雌激素作用，但无明显雄激素效应。口服或注射均有效。可用于不能手术及复发性或转移性激素依赖性肿瘤的姑息治疗或辅助治疗等。妊娠期妇女禁用，不建议产后6周内的哺乳妇女使用。

(四)雄激素类药物

睾酮是天然雄激素，主要由睾丸间质细胞合成，卵巢和肾上腺皮质也可少量合成。临床上多用人工合成的睾酮衍生物，如甲睾酮、丙酸睾酮和苯乙酸睾酮等。

甲睾酮(methyltestosterone)

【药理】 甲睾酮可调节垂体前叶细胞LH/ICSH的产生，并通过与细胞内受体发生相互作用，对基因转录产生修饰而发挥作用。本药能促进男性性器官的发育，维持第二性征，促进蛋白质和骨质的合成，使蛋白质分解降低，促进红细胞刺激因子生成，刺激骨髓的造血功能。本药能对抗雌激素作用，抑制子宫内膜增生，抑制卵巢和垂体的功能。大剂量应用可反馈性抑制卵泡刺激素使精子合成受限。本药经胃肠道和口腔黏膜吸收，肝代谢失活，舌下含服疗效更高，在体内代谢较睾酮慢。

【临床应用】 对于男性，主要用于男性性腺功能减退症、无睾症和隐睾症。对于女性，主要用于与雌激素升高有关的疾病，如子宫肌瘤和月经过多等，亦可用于子宫内膜异位症、绝经后1～5年有骨转移的晚期乳腺癌的姑息治疗，以及绝经期前雌激素、孕激素受体阳性的乳腺癌患者，还可用于产后乳房胀痛或充血、老年性骨质疏松症和儿童再生障碍性贫血。成年人舌下或口服给药，每次5～10mg，每日1～2次。

【不良反应】 女性患者可见痤疮、多毛、声音变粗、闭经和月经紊乱等，男性患者可见睾丸萎缩、精子生成减少和精液减少等，长期大量服用易导致胆汁淤积性肝炎，出现黄疸、肝功能异常等。

【药物相互作用】 与抗凝血药物合用，使后者疗效增强；与环孢素合用，加重后者的不良反应；与肾上腺皮质激素合用，可加重水肿；与氨苄西林、卡马西平、苯巴比妥、苯妥英钠、扑米酮和利福平等合用，可降低本药的疗效。

【注意事项】 ①禁用于前列腺癌患者，肾炎、肾病综合征、肝功能损害、高血压和心力衰竭患者应慎用；②儿童长期使用可严重影响生长发育，妊娠及哺乳期妇女禁用；③用药期间应定期检测肝功能，女性患者用药期间需注意可能出现的男性化征象。

(五)同化激素类药物

雄激素有较强的同化作用，但是用于女性或非性腺功能不全的男性不良反应较多。雄性激素经过结构修饰后，可增加蛋白质合成和肌肉发育，成为同化激素类药物。常用的药物有苯丙酸诺龙、司坦唑醇和美雄酮等。

苯丙酸诺龙(nandrolone phenylpropionate)

【药理】 可促进蛋白质的合成，抑制氨基酸的分解，促进肌肉、骨骼的生长发育，还可抑制蛋白质异生等作用。本药的蛋白同化作用比甲睾酮强且持久，主要通过雄激素受体发挥作用。肌内注射后，1～2d达血药浓度峰值，药效可维持1～2周。

【临床应用】 用于伴有大量蛋白分解的慢性消耗性疾病、不易愈合的骨折、骨质疏松、早产儿和儿童发育不良等，也可用于女性晚期乳腺癌的姑息治疗、功能性子宫出血和子宫肌瘤等。成年人通常深部肌内注射给药，每次25mg，每周1～2次。

【不良反应】 可出现女性男性化、男性女性化等表现，可见水钠潴留、恶心、呕吐、消化不良、精神状态改变、排尿困难、皮疹、颜面潮红，长期大剂量使用可见血脂异常、黄疸、肝功能异常、精子及精液减少等，个别患者可出现葡萄糖耐量异常。

【药物相互作用】 与香豆素类或茚满二酮衍生物合用，可增强抗凝血作用；与肾上腺皮质激素合用，水肿和痤疮的发生率增加；与具有肝毒性的药物合用，可加重肝毒性。

【注意事项】 ①禁用于高血压、前列腺癌、男性乳腺癌患者。②儿童长期用药可严重影响生长发育，应慎用。老年人易引起水钠潴留、高钾血症，也应慎用。妊娠及哺乳期妇女禁用。③用药期间密切监测患者肝功能，如出现女性男性化、黄疸时需立即停药。

(六)避孕药

口服避孕药分为雌孕激素复合型和仅含孕激素型，大多数复合型避孕药中雌激素为炔雌醇，孕激素为炔诺酮、左炔诺酮、炔诺醇、去氧孕烯或孕二烯酮等；仅含孕激素的避孕药含有炔诺酮、左炔诺酮或炔诺醇等。此外，还有事后紧急避孕药，如左炔诺酮或与雌激素配伍，还可皮下置入含有左炔诺孕酮的非生物降解胶囊避孕，缓慢释放孕激素成分达5年。

左炔诺酮(levonorgestrel)

【药理】 通过作用于下丘脑和垂体，使月经中期卵泡刺激素和黄体生成激素显著下降或消失，进而抑制排卵。本药可使子宫内膜变薄，分泌功能减弱，阻止受精卵着床。口服后吸收迅速且完全，主要分布在肝、肾、卵巢和子宫，经肝代谢，代谢产物大多与葡萄糖醛酸和硫酸结合后经尿液和粪便排出。

【临床应用】 主要以单一成分或与雌激素合用，抑制排卵，作为避孕药使用，还可用于痛经、月经不调、功能性子宫出血和子宫内膜异位症等。成年人口服给药，紧急避孕时，在性生活后72h内服用0.75mg，间隔12h后再服用0.75mg即可。

【不良反应】 常见月经不规则、闭经、点滴出血和子宫内膜突破出血等，少见头痛、胸痛、四肢无力、麻木、精神抑郁、视力改变、溢乳等不良反应，偶见恶心、呕吐。

【药物相互作用】 维生素C可增强其避孕效果；可减少茶碱、环孢素、肾上腺皮质激素的代谢；与巴比妥类、抗惊厥药、灰黄霉素和利福平合用，可出现突破出血；氨苄西林、四环素可减弱其避孕效果；可加快对乙酰氨基酚的清除；可减弱香豆素类抗凝血药物的作用。

【注意事项】 ①禁忌证主要参见“黄体酮”的禁忌证。②可致胎儿畸形，妊娠期妇女禁用；可减少乳汁分泌并可随乳汁分泌，哺乳期妇女不宜使用。③长期用药应监测肝功能和阴道脱落细胞涂片，每6～12个月做1次全面体检，尤其是乳房和盆腔的检查。

去氧孕烯-炔雌醇(desogestrel-ethinyl estradiol)

本药为合成雌激素和孕激素组成的复方制剂，主要应于避孕，也可用于功能性子宫出血、多囊卵巢综合征的治疗。高三酰甘油症或有家族病史者，用药后胰腺炎的风险增加。用药期间应密切监测血压、近期月经次数和特征。

五、影响自体活性物质的药物

(一)膜磷脂代谢产物类药物及拮抗药

膜磷脂可衍生为两大类自体活性物质：一类是二十碳烯酸类(eicosanoids)，主要是花生四烯酸，包括前列腺素类、前列环素、血栓素A_2和白三烯类；另一类是修饰后的磷脂，主要以血小板活化因子类(platelet activating factor，PAF)为代表。它们参与炎症反应、平滑肌张力、止血、血栓形成、分娩和胃肠道分泌等生理和病理过程。临床上常用的此类药物有：前列腺素及血栓素类药物及其拮抗药(如前列地尔、米索前列醇、地诺前列酮和非甾体类消炎药物等)、白三烯及其拮抗药类药物(如孟鲁司特、齐留通等)、血小板活化因子类药物(如银杏叶内酯B等)等。

前列地尔(alprostadil)

【药理】 本药具有舒张血管、抑制血小板聚集和胃肠道分泌、刺激肠道和子宫平滑肌等作用;可通过改善红细胞变形性、抑制血小板聚集和白细胞激活、溶解血栓等,提高血液流动性,改善微循环;可抑制阴茎组织中 α_1-肾上腺素的活性,舒张海绵体平滑肌和加速阴茎动脉血流,用于治疗勃起功能障碍。本药静脉注射后 30min 起效,主要与白蛋白结合,静脉滴注后经肺循环迅速被代谢,经肾排泄。

【临床应用】 主要用于慢性动脉闭塞症、血管外科手术及体外循环时预防血栓形成、预防静脉血栓形成、局部用药治疗勃起功能障碍和先天性心脏病患者暂时性维持动脉血管开放等。成年人静脉滴注给药,通常每日 100～200μg,静脉注射时 10μg 直接静脉注射,阴茎海绵体内注射治疗勃起功能障碍时每次 10～20μg。

【不良反应】 可见面红、胸闷、心动过速、室上性期前收缩、血压下降、头痛、头晕、食欲缺乏、腹胀。少见肺水肿、心力衰竭,偶见白细胞计数减少、嗜酸粒细胞增多、肝功能异常、荨麻疹、呕吐、便秘等,注射部位偶见发红、瘙痒、硬结等。

【药物相互作用】 与磷酸二酯酶抑制药,如双嘧达莫等药物合用时,可互相增强疗效;可增强抗高血压药物、血管扩张药和抗冠心病药物的疗效;与抗凝血药物、血小板凝集抑制药等合用,可增加患者的出血倾向;非甾体消炎药物与本药药理性拮抗,不宜合用。

【注意事项】 ①禁用于妊娠或计划妊娠的妇女、严重心力衰竭患者、有静脉血栓倾向或高血液黏滞者,是否经乳汁排泄尚不明确,应慎用;②用药期间注意监测肝功能、体温和白细胞变化。

(二)5-羟色胺类药物及其拮抗药

5-羟色胺(5-HT,又称血清素)既是中枢神经系统的神经递质,也参与调节血小板、心血管平滑肌和胃肠道平滑肌的功能。5-HT 选择性激动药可用于偏头痛、焦虑症等疾病的治疗,如舒马普坦、丁螺环酮、伊沙匹隆等;5-HT 选择性受体拮抗药可用于胃肠功能紊乱的治疗,如昂丹司琼等。本类药物的介绍参见其他相关章节。

(三)组胺和抗组胺药物

组胺在体内分布广泛,具有多种生理活性,但本身无治疗用途,其阻断药广泛应用于临床。目前已经发现的组胺受体有 H_1、H_2、H_3 3 种亚型,H_1受体阻断药主要用于皮肤黏膜变态反应性疾病、晕动病等引起的呕吐的治疗,常用药物有苯海拉明、异丙嗪、氯苯那敏等第一代 H_1受体阻断药和西替利嗪、氯雷他定、咪唑斯汀等第二代 H_1受体阻断药,第二代药物与第一代药物相比,困倦、耐药、作用时间短和口、鼻、眼干等作用较轻;H_2受体阻断药主要用于消化道溃疡的治疗,常用药物有西咪替丁、雷尼替丁和法莫替丁等;H_3受体阻断药可改善大鼠学习和记忆能力,目前正在进行临床研究。本节主要介绍 H_1受体阻断药。

氯苯那敏(chlorphenamine)

【药理】 本药能阻断组胺与变态反应靶细胞上的 H_1受体结合,有较好的抗过敏作用。其中枢抑制和抗胆碱作用较轻,用药后困倦感、口干等症状较轻。口服生物利用度 25%～50%,血浆蛋白结合率为 72%,可通过胎盘屏障,也可经乳汁分泌,主要在肝代谢,中间代谢产物无活性,24h 内经尿液、粪便和汗液排泄。

【临床应用】 主要用于皮肤过敏症的治疗,也可用于药物及食物过敏的治疗。成年人口服给药,通常每次 4～8mg,每日 3 次,对于轻症或疾病症状晚间发作者,白天应减少用药,可于临睡前顿服。成年人肌内注射、静脉注射和皮下注射,每次 5～20mg,每日 1～2 次。

【不良反应】 少见胸闷、心悸、疲劳、咽喉痛、嗜睡、鼻腔黏膜干燥和药物过敏反应(如瘙痒、皮疹和胃肠道过敏等),个别患者出现失眠、烦躁等,甚至出现诱发癫痫的可能。

【药物相互作用】 同服镇静催眠药可增强其抗组胺和中枢抑制作用;与奎尼丁合用,可增强其抗胆碱作用;可增加氯喹的吸收和药效,可用于对氯喹耐药的患者;可增强金刚烷胺、氟哌啶醇、抗胆碱药、抗抑郁药、吩噻嗪类药物和拟交感神经药物的药效;可抑制肝药酶,可引起苯妥英钠蓄积中毒;与普萘洛尔合用可产生拮抗作用。

【注意事项】 ①对本药过敏者及癫痫患者禁用;②妊娠及哺乳期妇女慎用。

西替利嗪(cetirizine)

本药可特异性的阻断 H_1受体,不易通过血-脑屏障,对中枢 H_1受体亲和力低,服药后无困倦和嗜睡等不良反应。口服后药效可维持 24h 以上,大部分药物以原型经尿液、粪便、汗液和乳汁等排泄。适用于各种皮肤黏膜变态反应性疾病的治疗。

(四)多肽类

本类物质包括激肽类、内皮素、利尿钠肽、P 物质和血管紧张素等。

激肽包括缓激肽和胰激肽，均有扩张血管、收缩平滑肌和提高毛细血管通透性的作用，可促进白细胞的游走和聚集。影响激肽系统的药物主要有抑肽酶和艾替班特，前者主要用于急性胰腺炎、中毒性休克的治疗；后者主要用于治疗支气管哮喘。

内皮素是至今发现的最强的缩血管物质，在体内外均可产生强而持久的血管收缩作用，其生物学作用还包括促进平滑肌细胞分裂、收缩内脏平滑肌和正性肌力作用。目前，内皮素受体阻断药和内皮素转换酶抑制药正处在研究中。

利尿钠肽分为心房利尿钠肽、脑利尿钠肽、C型利尿钠肽，有排钠利尿、舒张血管的作用。其中心房利尿钠肽可使肾小球滤过率增加、近曲小管Na^+重吸收减少，具有降低血压、利尿排钠和舒张血管的作用。

P物质是11个氨基酸组成的多肽，具有血管舒张、兴奋内脏平滑肌、刺激唾液分泌、排钠利尿、刺激肥大细胞脱颗粒、促进巨噬细胞合成、释放溶酶及花生四烯酸代谢产物等，暂无此类药物应用于临床。

肾素-血管紧张素系统在心血管系统具有重要作用，血管紧张素转换酶抑制药和血管紧张素受体拮抗药已广泛应用于临床，此类药物参见相关章节。

(五)一氧化氮及其供体与抑制药

一氧化氮结构简单、半衰期短、化学性质活泼，是新近发现的细胞信使，其可舒张血管平滑肌、抑制血小板黏附和聚集、保护血管内皮细胞、抗氧化、降低肺动脉压、扩张支气管平滑肌等。

(六)腺苷与药理性预适应

短暂缺血后组织细胞、血管内皮细胞会释放腺苷，激动腺苷受体调节细胞代谢，对缺血后损伤产生保护。腺苷-腺苷受体被认为在缺血预适应中具有重要作用，研究也最为深入。双嘧达莫(dipyridamole)是近年发现的腺苷转运蛋白抑制药，通过抑制腺苷转运，增加心脏内源性腺苷浓度，进而缩小心肌梗死面积、维持心肌舒缩功能，发挥心脏保护作用，可预防心肌梗死。

(姜　玲　朱鹏里)

第五节　作用于循环系统的药物

一、抗高血压药

(一)概述

抗高血压药(antihypertensive agents)又称降压药，临床上主要用于治疗高血压和防止心脑血管系统并发症的发生和发展。个体化给药方案是高血压药物治疗的新进展，对于抗高血压的药物选择应该既做到以循证医学和指南为基础，同时又强调实施“量体裁衣，因人施药”的个体化治疗。流行病学调查表明，血压水平与心、脑、肾并发症发生率正相关。循证医学证实，合理应用抗高血压药，使血压持续地维持于正常血压状态，可降低脑卒中、心肌梗死、心力衰竭和肾衰竭的发生率及病死率。抗高血压药物根据其作用部位及作用机制，临床上常用药物分类如下。

1. *肾素-血管紧张素系统抑制药*

(1)血管紧张素转换酶抑制药：卡托普利、依那普利、雷米普利、培哚普利片、福辛普利、贝那普利等。

(2)血管紧张素Ⅱ受体阻断药：氯沙坦、缬沙坦、伊贝沙坦、坎地沙坦、替米沙坦等。

2. *钙通道阻滞药*　硝苯地平、氨氯地平、尼群地平、非洛地平、拉西地平等。

3. *肾上腺素受体阻断药*

(1)β受体阻断药：普萘洛尔、美托洛尔。

(2)α_1受体阻断药：哌唑嗪、特拉唑嗪、多沙唑嗪等。

(3)α受体和β受体阻断药：拉贝洛尔、卡维地洛。

4. *血管舒张药*

(1)钾通道开放药：吡那地尔、米诺地尔。

(2)直接舒张血管药：肼屈嗪、硝普钠。

5. *利尿药*　氢氯噻嗪、吲达帕胺、呋塞米、螺内酯等。

(二)常用抗高血压药

1. *血管紧张素转换酶抑制药*　血管紧张素转换酶抑制药(angiotensin converting enzyme inhibitor，ACEI)通过抑制无活性血管紧张素Ⅰ转换为有活性的血管紧张素Ⅱ，从而阻断肾素-血管紧张素系统的作用。ACEI也抑制包括缓激肽在内的血管扩张药激肽类的代谢降解，导致这些物质在组织中浓度增高而扩张血管。ACEI 降低血压而不引起心率增加，还能逆转血管和心脏的重塑，恢复其结构和功能。对糖、脂代谢无不良作用，能改善胰岛素抵抗，预防或逆转肾小球基底膜的糖化，有效延缓胰岛素依赖型糖尿病患者、特别是有蛋白尿患者的肾病进程，改善预后。

卡托普利(captopril)

【药理】 卡托普利可竞争性地抑制血管紧张素转换酶活性，使血管紧张素Ⅰ生成血管紧张素Ⅱ减少；因为 ACE 与激肽酶Ⅱ为同一酶，故它也能减少缓激肽失活；它可能使前列腺素 E 或 E2 的代谢产物 PGE-M 增加。本品通过以上机制舒张小动脉而产生降压作用。口服易吸收，空腹服用生物利用度为 70%，餐后服用其生物利用度减至 30%～40%。服用 15min 即可进入血液循环。T_{max}为 1h，血浆蛋白结合率为 30%，$t_{1/2}$约为 2h。本品部分在肝代谢，主要从尿排出，40%～50%为原型药，其余为代谢产物。肾病患者会发生药物蓄积，但能被透析，乳汁中有少量分泌，不透过血-脑屏障。

【临床应用】 除低肾素型高血压及原发性醛固酮增多症外，对其他类型或病因的高血压都有效。成年人口服，起始量 12.5～25mg，每日 2～3 次，饭前 1h 服用。如降压不理想，1～2 周后可逐渐增加至 50mg，每日 2～3 次。如不能满意地控制血压，可加服其他降压药。与其他降压药合用时应减量，一般为每次 6.25mg，每日 3 次或更少。

【不良反应】 每日总量＜37.5mg，很少发生严重不良反应。本类药最突出的不良反应是使缓激肽降解受阻而造成缓激肽含量升高并作用于呼吸道引起咳嗽。常见皮疹，呈斑丘疹样。亦见味觉异常或丧失、眩晕、头痛、血压过低和胃肠道功能紊乱，停药后即可恢复。蛋白尿及肾功能损害等较少见。偶见低血压(在治疗充血性心力衰竭时常见)、严重血管性水肿及高血钾。罕见肝损害。

【药物相互作用】 ①保钾利尿药或补钾药物与卡托普利合用可以引起高钾血症；②抗酸药可降低本药吸收，降低降压疗效；③非固醇类消炎药包括阿司匹林干扰体内前列腺素合成，合用可降低其抗高血压效应；④本药可提高血浆地高辛和锂盐的水平；⑤影响胰岛素介导的葡萄糖摄取，增强其降糖作用；⑥提高机体对别嘌醇敏感性。

【注意事项】 ①ACEI 有致畸性，因此，妊娠高血压或患有慢性高血压的孕妇禁用、哺乳期妇女慎用。②肾功能损害者血肌酐升高和少尿者发生高钾血症时，需注意调整剂量。双侧肾动脉狭窄的患者禁用。③少数高肾素型高血压者(特别是已使用利尿药者)，严格限制钠盐或行血液透析者，可能致血压骤降。④老年人对其降压作用敏感，应加强观察。

依那普利(enalapril)

本品为不含巯基的强效血管紧张素转换酶抑制药。依那普利为前药，其活性代谢产物依那普利拉(enalaprilat)发挥抑制血管紧张素转换酶作用，比卡托普利强 10 倍，且更持久。适用于各期原发性高血压、肾性高血压、肾血管性高血压、恶性高血压及充血性心力衰竭。疗效与卡托普利相似，但降压作用强而持久。因不含巯基，副作用小于卡托普利。

2. 血管紧张素Ⅱ受体阻断药 血管紧张素Ⅱ(angiotension Ⅱ，AngⅡ)受体阻断药通过干扰血管紧张素Ⅱ与其在心血管系统中受体的偶联而降低血压。AngⅡ受体有 AT_1 和 AT_2 等亚型。此类药物具有明显的肾保护效应，特别是对糖尿病性肾病的恶化有逆转作用。此外，还具有逆转左心室肥厚和血管重塑的效应，能改善心脏舒张功能，是治疗心血管疾病中一类重要的药物。

氯沙坦(losartan)

【药理】 本品为 AT_1受体拮抗药。AngⅡ与细胞膜上的 AngⅡ受体结合后，增加胞质内 Ca^{2+} 可用度，引起血管收缩。与 ACEI 相比，此类药直接作用于 AT_1受体，拮抗 AngⅡ的升压作用。AngⅡ受体阻断药可松弛血管平滑肌、扩张血管、增加肾盐和水的排泄、减少血浆容量。AngⅡ受体阻断药具备 ACEI 的阻滞 AngⅠ转换成 AngⅡ及抑制 ACE 所介导的降解缓激肽和 P 物质的作用，没有 ACEI 产生的血管神经性水肿及咳嗽等副作用。AngⅡ受体 AT_1 亚型主要位于血管和心肌组织。口服后 1h 起效，作用时程为 24h。生物利用度为 33%，食物可延迟其吸收，在肝损伤患者中生物利用度升高。T_{max}为 1h，血浆蛋白结合率为 98%，$t_{1/2}$约为 2h。本品在肝代谢，经胆汁和肾排出，约 4%为原型药。

【临床应用】 适用于 1～2 级高血压，尤对高血压合并左心室肥厚、糖尿病肾病者有益。成年人口服，起始剂量与维持剂量为 1 次 50mg，每日 1 次。治疗 3～6 周可达到最大降压效果。在部分病人中，剂量增加到每日 1 次 100mg 可产生进一步的降压作用。

【不良反应】 可产生ACEI抑制AngⅡ所致的副作用，如低血压、高血钾及单或双侧肾动脉狭窄所致的肾功能降低。但其副作用和AngⅡ作用的降低呈非相关依赖性，原因不明。妊娠期及哺乳期妇女应停用该药。与ACEI不同之处在于，本品不引起干咳，引发血管神经性水肿的发生率较低。

【药物相互作用】 ①非甾体消炎药可降低其促尿钠排泄作用，降低降压效果；②利福平对氯沙坦及其代谢产物的代谢有明显诱导作用，使其AUC、血药浓度及疗效下降。

【注意事项】 ①妊娠、高血钾者禁用。血容量减少和肝功能损害病人，应减少用量。老年人、肾衰竭或血液透析患者均应调整给药剂量。②与利尿药合用、肝功能不良的患者初始剂量为25mg/d。

替米沙坦(telmisartan)

替米沙坦属于非联苯四氮唑类，以羧酸取代了氯沙坦上四氮唑，以苯并咪唑代替咪唑，并以另外一个苯并咪唑取代了2位上的正丁基。尽管存在吸收差异，但替米沙坦吸收迅速，绝对生物利用度平均值约为50%。口服给药后0.5～1h达到峰浓度。替米沙坦呈双指数衰减的动力学，终末清除$t_{1/2}$约为24h。口服替米沙坦后几乎完全以原型药物经粪便排泄。老年人药动学与<65岁人群无差异。轻、中度肾功能不全患者无须调整剂量。轻度或中度肝功能受损患者每日剂量不超过40mg。常用初始剂量1次40mg，每日1次。在20～80mg剂量范围，降压疗效与剂量相关。与噻嗪类利尿药合用有协同降压作用。

3. 钙通道阻滞药 可选择性阻滞细胞膜上钙通道，干扰钙内流；也可作用于肌浆网上的钙通道，使钙储存减少，从而使心肌或血管平滑肌钙离子浓度降低，兴奋性减弱，导致心肌收缩力降低、血管扩张。按化学结构不同钙通道阻滞药分为二氢吡啶类和非二氢吡啶类两大类。抗高血压药常选用前者。可单药或与其他多类抗高血压药物联合使用。对于伴有心力衰竭或心动过速者慎用，注意部分病人的踝部水肿现象。

硝苯地平(nifedipine)

【药理作用】 作用于血管平滑肌细胞膜L型钙通道，使周围血管扩张、血压下降。由于周围血管扩张，可引起交感神经反射增强，使心率加快、传导加速。扩张冠状动脉，增加冠状动脉流量，并可解除冠状动脉痉挛。本品分为速释剂、缓释片、控释片，控释片口服后约6h达平台，波动小，作用可持续24h。口服和舌下含服有90%以上被吸收，生物利用度达65%以上，蛋白结合率为98%。$t_{1/2}$为4～5h。口服20min产生降压作用；而舌下给药后5～10min开始降压。口服后1～2h血药浓度达高峰，作用持续6～8h。主要经肾排泄，70%～80%从尿中排出，10%～15%由粪便排出。

【临床应用】 本品用于原发性或肾性高血压，对重症、恶性高血压或高血压脑病亦有效。尚可用于治疗冠心病，尤以冠状动脉痉挛引起的心绞痛更佳。常用于口服或舌下含服，每次10～20mg，每日3次。缓释或控释制剂，可每日1～2次，作用可持续24h。

【不良反应】 颜面潮红、心悸、口干、头痛、眩晕，也可能出现低血压、踝部水肿、水钠潴留。

【药物相互作用】 ①凡抑制肝细胞色素P450的药物，如环孢素、H_2受体拮抗药、红霉素、伊曲康唑等，均能抑制硝苯地平代谢酶CYP450，使其血药浓度升高，降压作用增强；②苯妥英钠、苯巴比妥、利福平可诱导硝苯地平代谢酶CYP3A4酶，增加其代谢及减弱疗效；③本品与β受体阻断药合用，可加强疗效，并能减轻面红、心悸、头痛等不良反应；④与利尿药合用，能加强降压作用，且能消除本品引起的踝部水肿。

【注意事项】 严重主动脉瓣狭窄、低血压、肝肾功能不全者禁用。孕妇头3个月慎用或禁用。

氨氯地平(amlodipine)

抑制钙诱导的动脉收缩作用是硝苯地平的2倍。其特点为与受体结合和解离速度较慢，因此药物作用出现迟而维持时间长。对血管平滑肌的选择性作用大于硝苯地平。轻中度高血压患者每日服药1次，可以24h降低卧位和立位血压，长期使用不引起心率或血浆儿茶酚胺显著改变。降压效果平稳。降压效果和剂量相关，降压幅度与治疗前血压相关，中度高血压者(舒张压105～114mmHg)的疗效比轻度高血压者(舒张压90～104mmHg)高，血压正常者服药后没有明显作用。

4. β受体阻断药 β受体阻断药的种类很多，降压机制、临床应用及不良反应均相似。根据受体结合特性，该类药物可分为3类。第一类受体选择性差，以普萘洛尔(propranolol)为代表。第二类具选择性β_1受体阻断作用，以阿替洛尔、美托洛尔为代表。第三类兼有α_1受体阻断、β_2受体兴奋和钙拮抗作用，如拉贝洛尔(labetalol)、地来洛尔(dileval-

ol)、塞利洛尔(celiprolol)、卡维地洛(carvedilol)。临床治疗高血压通常使用β_1受体阻断药美托洛尔、比索洛尔或兼有α-受体阻断作用的β-受体阻断药卡维地洛。这些药物降压作用起效快而强，主要用于交感神经活性增强、静息心率较快的中、青年高血压患者或合并心绞痛的患者。该药不仅降低静息血压，而且能抑制应激和运动状态下血压的急剧升高。另外，还有新药阿罗洛尔(arotinolol)，选择性更高，可阻断α受体及β受体，但阻断α受体的作用较弱，阻断α受体与β受体的比为1∶8。β受体阻断药在高血压治疗中的强适应证为高血压合并心绞痛、心肌梗死后、冠状动脉高危险患者，心力衰竭、伴有窦性心动过速或心房颤动等快速性室上性心律失常患者，也适用于交感神经兴奋性高的年轻患者。

普萘洛尔(propranolol)

【药理】 阻断突触前膜β受体：通过阻断外周去甲肾上腺素能神经末梢突触前膜β_1受体，抑制正反馈作用，使交感神经末梢释放去甲肾上腺素减少。抑制肾素释放：通过抑制肾小球入球动脉上β受体，减少肾素释放，降低肾素-血管紧张素-醛固酮系统对血压的影响，发挥降压作用。降低心排血量：通过抑制心肌收缩性，减慢心率，使心排血量减少而降低血压。口服吸收迅速而完全，但首关效应强，有40%～70%被肝破坏，故生物利用度不高。$t_{1/2}$为6h，但患者服药每日2次亦能有效地控制高血压。不同个体口服同等剂量普萘洛尔，血浆中药物浓度差异较大(50～100ng/ml)，因此须个体化用药。

【临床应用】 适用于心律失常、心绞痛、高血压。亦可用于甲状腺功能亢进症，在甲状腺功能亢进症合并快速房性心律失常的患者是首选药物。常用剂量1次5mg，每日4次。用量应根据患者心律、心率及血压变化及时调整，最大剂量可达100mg。

【不良反应】 诱发或加重充血性心力衰竭是本药最常见的不良反应，较常见轻度心动过速，少见心动过缓、高血压，可见眩晕、头晕、头痛、意识模糊，少见支气管痉挛、呼吸困难及消化道症状。

【药物相互作用】 ①普罗帕酮、环丙沙星、呋塞米等增加普萘洛尔的血药浓度，可引起低血压和心动过缓；②普萘洛尔可增加地西泮、丙米嗪的血药浓度，使后者毒性增加；③可减少华法林的清除，增加出血危险性。

【注意事项】 哮喘、过敏性鼻炎、窦性心动过缓、重度房室传导阻滞、心源性休克、低血压患者，已洋地黄化而心脏高度扩大的患者忌用。

5. α_1受体阻断药 用于抗高血压的α受体阻断剂主要为具有α_1受体阻断作用而不影响α_2受体的药物。

哌唑嗪(prazosin)

【药理】 本品选择性作用于突触后α_1受体，使容量血管和阻力血管扩张，从而降低心脏的前、后负荷，使血压下降。对心率、心排血量、肾血流量和肾小球滤过率都无明显影响。口服吸收良好，生物利用度为50%～70%，30min起效。T_{max}为1～3h。Vd为1.5L/kg，蛋白结合率为92%，主要与α-酸性糖蛋白结合，不能穿过血-脑屏障。$t_{1/2}$为3～6h，作用可持续6～10h，主要经肝代谢，约10%经尿排泄。

【临床应用】 常用于高血压伴前列腺增生、嗜铬细胞瘤引起的高血压患者，以及难治性高血压的联合用药。长期口服不损害肾血流量及肾小球滤过率，因此，在肾功能不全时亦可使用。口服，治疗开始应用剂量为每次0.5～1mg，每日2～3次(首剂为0.5mg，睡前服)，根据血压变化调整剂量。一般治疗剂量为每日2～20mg(分2～3次服用)，大多数患者超过20mg，并不相应增加疗效。对重度高血压者，该药常与利尿药、β受体阻断药合用，以增强疗效。

【不良反应】 可发生严重直立性低血压，尤其在治疗开始(首剂效应)或加大剂量时。另外单独长期服用易导致水钠潴留而降低疗效，因此在临床上较少单独使用。长期应用可产生快速耐药性，有必要增加剂量。

【药物相互作用】 非甾体消炎药可使哌唑嗪疗效减弱。与β肾上腺素受体阻滞药或利尿药合用具有协同降压作用，使降压作用增强，水钠潴留减轻。

【注意事项】 ①初始可有恶心、眩晕、头痛、嗜睡、心悸、直立性低血压(即称为首剂现象)，可于睡前服用或自小剂量(5mg)开始服用以避免之。②心绞痛患者慎用。严重心脏病、精神病患者慎用。有活动性肝疾病、过敏患者禁用。孕妇及12岁以下儿童慎用。

6. 利尿药 利尿药是治疗高血压的常用药，可单独治疗轻度高血压，也常与其他降压药合用以治疗中、重度高血压。噻嗪类作为基础降压药应用最广。所有噻嗪类利尿药的疗效及副作用相似，但药物效价及体内半衰期各不相同。利尿作用强的利尿药，并不表明其降压作用更强，如呋塞米的利尿作用强于噻嗪类，但降压作用强度并无显著增加，因其降压作用并非单纯利尿的结果。

噻嗪类(thiazides)

氢氯噻嗪(dihydrochlorothiazide)

【药理作用】 噻嗪类早期降压的作用机制是通过利尿排钠而导致血浆容量及心排血量减少。但长期服药后，因排钠降低动脉壁细胞内 Na^+ 的含量，经 Na^+-Ca^{2+} 交换，细胞内 Ca^{2+} 减少；降低血管平滑肌对收缩血管物质反应性；诱导动脉壁产生扩血管物质。口服生物利用度为 60%～90%，T_{max} 1～3h。口服 1h 产生效应。血浆蛋白结合率 99%。可透过胎盘。$t_{1/2}$ 为 13h。大多数噻嗪类作用持续时间为 12h，以原型自尿排泄。

【临床应用】 降压作用明确，小剂量氢氯噻嗪(6.25～12.5mg/d)适用于 1～2 级高血压，尤对老年高血压、心力衰竭者有益，临床上根据降压效应调整剂量，注意每天最大剂量通常不超过 100mg，以免引起严重的不良反应(＜25mg/d 时，对糖耐量与血脂代谢影响较小)。长期单独应用，应与保钾药合用。如降压不够理想，常与其他抗高血压药物联合使用。

【不良反应】 电解质紊乱，如低血氯性碱中毒、低血钾、低血镁、低血钠；潴留现象，高尿酸血症、高钙血症；代谢性变化，高血糖、高脂血症；高敏反应，皮疹、光敏性、发热等；其他，可增高血尿素氮，加重肾功能不良。偶可致弛缓性麻痹性痴呆或低血钾性肾病。

【药物相互作用】 ①与强心苷类、胺碘酮合用时可因氢氯噻嗪的低血钾效应增加前者的心脏毒性；②利尿后机体血浆容量下降，血中凝血因子水平增高，使抗凝血药效果减弱；③因其有一定升血糖作用，可降低降糖药作用。

【注意事项】 ①服用期间，应定期检查血液电解质含量，如发现紊乱的早期症状如口干、衰弱、嗜睡、肌痛、腱反射消失，应即停药或减量。②长期服用可致低钠血症、低氯血症和低钾血症性碱血症。故宜隔日服药或服药 3～4d 停药 3～4d 的间歇疗法，同时不应过分限制食盐的摄入量。多食用含钾食物或钾盐，以防血钾过低。③肝病和正在接受洋地黄治疗的患者慎用。用药期间最好补钾 40mmol/d。糖尿病、痛风、肾功能减退患者禁用。严重肾衰竭(肾小球滤过率＜30ml/min)时，噻嗪类无效。

吲达帕胺(indapamide)

吲达帕胺是一种非噻嗪类利尿药，但与噻嗪类一样具有磺酰胺基结构。其作用机制为增加尿钠排出，减少血容量和心排血量，降低血管阻力和血管反应性而降低血压，此外，尚有钙离子拮抗作用。吲达帕胺是目前应用比较广泛的降压药之一。老年人同时伴有痛风、高脂血症及糖尿病的高血压患者应在专科医师指导下使用。为减少电解质平衡失调出现的可能，宜用较小的有效剂量，并应定期监测血钾、血钠及尿酸等，注意维持水与电解质平衡，注意及时补钾。

襻利尿药：代表药是呋塞米(furosemide)。为高效利尿药，但其抗高血压作用并不比噻嗪类利尿药强，可能由于其作用时间较短，一次给药不足以使体内钠负平衡保持 24h，但即使 1 日 2 次给药，抗高血压作用仍较弱，且产生强效利尿作用而致不良反应增加。因此，襻利尿药主要用于高血压危象时，通过注射呋塞米以发挥快速降压效应；亦可用于具氮质血症的肾功能不全高血压患者。

潴钾利尿药：常用的潴钾利尿药为螺内酯(spironolactone)、氨苯蝶啶(triamterene)，其降压作用强度与噻嗪类相似。优点是降压时不引起低血钾、高血糖与高尿酸血症，亦不影响血脂水平。但有可能致高钾血症，故肾功能受损者不宜应用，常用于对抗其他利尿药的失钾作用及发挥协同利尿作用。

二、抗心肌缺血药

(一)概述

心肌缺血是指冠脉病变引起氧供需平衡失调、心脏的血液灌注减少，导致心脏的供氧减少，心肌能量代谢不正常，不能支持心脏正常工作的一种病理状态，典型症状是心绞痛。冠状动脉粥样硬化导致的冠状动脉狭窄或闭塞是引起心肌缺血最主要、最常见的病因。心肌缺血严重危害中、老年人的健康，近年来随着生活水平的提高，冠状动脉粥样硬化呈现年轻化的趋势，一些 20－30 岁的年轻人也出现心肌缺血的表现。此外冠状动脉痉挛也可引起心肌缺血。心肌缺血的治疗原则是改善冠状动脉血供、减轻心肌的耗氧。目前临床上用于治疗心肌缺血的药物主要有 3 类：硝酸酯类、β 肾上腺素受体阻断药和钙拮抗药。其中硝酸酯类及钙拮抗药还能缓解冠状动脉痉挛。

(二)常用抗心肌缺血药

1. *硝酸酯类* 临床用于心绞痛治疗的硝酸酯

类药物有硝酸甘油(nitroglycerin)、硝酸异山梨酯(isosorbide dinitrate,消心痛)、单硝酸异山梨酯(isosorbide mononitrate,异乐定)、戊四硝酯(pentaerythrityl tetranitrate,硝酸戊四醇酯)。本类药物作用相似,只是显效快慢和维持时间有所不同。

【药理作用】 硝酸酯类药物作用的分子机制涉及NO的形成和释放,硝酸酯类也被称为NO的供体。NO激活平滑肌内鸟苷酸环化酶,引起肌球蛋白轻链脱磷酸化,使鸟苷酸增多,平滑肌舒张,静脉、动脉和冠状动脉血管的平滑肌被扩张后具有不同机体效应。低浓度的硝酸甘油主要扩张容量静脉,减少静脉血回流,从而减轻心室舒张末期容量和心室壁张力,减低心脏做功前负荷。随着剂量的增加,心脏大、中传输动脉扩张。大剂量硝酸酯类还可降低外周小动脉阻力,减少心脏后负荷。在常用的临床剂量范围内,该类药物选择性舒张心外膜的大传输动脉和侧支动脉,使到达缺血区特别是严重缺血的心内膜下区的血流量增加。硝酸酯类对正常非缺血区的小血管没有扩张作用,从而保证血液能更多地分流到缺血区。对冠状动脉痉挛引起的心绞痛,硝酸酯类扩张心外膜冠状动脉,尤其是痉挛部分的冠状动脉,是解除这类心绞痛的主要机制。

硝酸酯类在体内经有机硝酸酯还原酶代谢。此代谢酶在人体肝内活性很高,因此,口服的硝酸甘油和硝酸异山梨酯的生物利用度低于10%~20%,舌下给药可避免首关效应,能较快产生有效血浆药物浓度,能在数分钟内达到有效浓度。但为了避免产生过高的血浆药物浓度,不能使用较大的剂量,因此作用时间也很短,只有15~30min。吸收后未经代谢的硝酸酯化合物半衰期仅2~8min,部分经脱硝酸的代谢产物具有较长的半衰期,可达3h。硝酸甘油舌下给药生物利用度可达80%,1~2min起效,5min达最大效果,主要经肝代谢、肾清除。硝酸异山梨酯的5′-硝酸酯代谢物单硝酸异山梨酯作为抗心绞痛药在临床使用,生物利用度达100%,1h达最大效果,主要以去硝酸代谢产物的葡萄糖醛酸结合物的形式经肾排泄。

【临床应用】 临床上,硝酸酯类主要用于缓解急性心绞痛症状(包括典型心绞痛和变异性心绞痛)和预防心绞痛发生。每2~3小时(或必要时)舌下含服硝酸甘油0.3~0.6mg或硝酸异山梨酯5~10mg可有效缓解心绞痛症状,也作为可能发生心绞痛前的预防用药。个体对硝酸酯类的敏感性变异较大。开始应用硝酸酯类的病人应在无心绞痛发作时试服1~2片,以确定对药物的敏感性和可能引起的血压降低与头痛。需要不断舌下含服硝酸酯类的病人可考虑口服制剂。硝酸异山梨酯的剂量为每日3~4次,1次5~10mg,或单硝酸异山梨酯缓释片,每日1次,1次60mg,如必需,可增加至每日2次。也可使用硝酸甘油的透皮制剂(油膏或贴膜)。静脉注射的硝酸甘油虽然作用很快,数分钟即可有效,但其血流动力学作用在停药后即中止,故静脉给药只适用于严重的、反复发生的静息性心绞痛的治疗。

【不良反应】 硝酸酯类药物治疗时的不良反应几乎都是继发于心血管系统的作用。常见头痛,并可能很严重。若继续用药数天后可能减轻,并可以通过减少剂量得以控制。偶尔可出现暂时性头晕、软弱和与直立位低血压有关的其他症状。

【药物相互作用】 ①乙醇扩张皮肤血管,减少容量血管血流,中量、过量饮用可增硝酸酯类降压效果。因硝酸酯类耐受性的产生与巯基消耗有关,而乙酰半胱氨酸为巯基供体,故可减少硝酸酯类的耐受性而提高其疗效;②乙酰胆碱、组胺、去甲肾上腺素的受体兴奋后均可使血管平滑肌收缩,拮抗硝酸酯类药物的舒张作用,使血管扩张及降压效果减弱;③硝酸酯类药物可通过NO激活鸟苷酸环化酶而具有抗血小板作用,与阿司匹林合用可抑制其血小板激活作用。

【注意事项】 ①从小剂量开始应用此类药物,以避免和减轻不良反应。硝酸酯类可引起眼内压和颅内血管扩张,导致眼内压和颅内压升高,故青光眼和颅内高压患者禁用。②长期用药突然停止可能诱发心绞痛、心肌梗死,应逐步停药。频繁重复应用或不间断使用大剂量硝酸酯则可引起耐受。③对于血容量不足或低收缩压;主动脉和左房室瓣狭窄;直立位低血压;肾功能不全;心肌梗死伴高血压、心动过速或心力衰竭;甲状腺功能亢进;胃肠高动力或吸收不良综合征患者慎用。

硝酸甘油(nitroglycerin)

本药为快速起效型有机硝酸酯类。舌下含服1~3min即可发生作用,但因其作用时间很短,不超过30min,故不能用于维持治疗。静脉注射的硝酸甘油虽然作用很快,但其血流动力学作用在停药后即停止,故静脉给药只适用于严重的、反复发生的静息性心绞痛治疗。

硝酸异山梨酯(isosorbide dinitrate)

本药为速效硝酸酯类，作用时间长于硝酸甘油，代谢成有活性的2-单硝基异山梨酯和5-单硝基异山梨酯。可用于心绞痛缓解期治疗。

2. 钙通道阻滞药　常用于心绞痛治疗的钙通道阻滞药有二氢吡啶类(硝苯地平类)，包括硝苯地平(硝苯吡啶，心痛定)、非洛地平(二氯苯吡啶)、尼卡地平(硝苯苄胺啶)、尼群地平(硝苯甲乙吡啶)和非二氢吡啶类，包括维拉帕米类，如维拉帕米(异搏定)，地尔硫䓬类如地尔硫䓬(硫氮䓬酮)，苄普地尔(双苯吡乙胺)等。

这2类钙通道阻滞药与Ca^{2+}通道的特异性受体或位点结合，阻滞Ca^{2+}的内流，减弱血管和心脏平滑肌的收缩力。

【药理】　钙通道阻滞药作用于心肌细胞，阻滞Ca^{2+}内流，使心肌收缩力减弱，自律性降低，心率减慢，从而降低心肌的耗氧量。此外，钙通道阻滞药也阻滞血管平滑肌细胞Ca^{2+}内流，使外周血管扩张，减轻心脏后负荷，从而降低心肌耗氧量。钙通道阻滞药是目前作用最强的冠状动脉扩张药，对较大的冠状血管包括输送血管和侧支循环及小阻力血管均有扩张作用，能改善缺血区血液供应。钙通道阻滞药还可通过阻滞缺血心肌细胞的Ca^{2+}内流而减轻钙超载及线粒体损伤。

钙通道阻滞药口服吸收完全，但因首关效应高，生物利用度低。除吸收缓慢和较长效的制剂氨氯地平、非洛地平外，钙通道阻滞药口服后一般30～60min即有明显效应。维拉帕米静脉注射后15min即可产生最大效应。钙通道阻滞药的血浆蛋白结合率很高，在70%～98%。消除半衰期差异很大，在1.3～64h。在多次口服给药时，半衰期可因肝代谢被饱和而延长。地尔硫䓬的主要代谢产物为去乙酰基地尔硫䓬，在扩张血管作用方面，其作用为地尔硫䓬的一半。维拉帕米的去甲基代谢产物去甲维拉帕米虽有生物学活性，但作用明显不如维拉帕米，去甲维拉帕米的半衰期约10h。二氢吡啶类钙通道阻滞药(硝苯地平、非洛地平、尼卡地平、氨氯地平、尼群地平)的代谢产物无药理活性或很低药理活性。通过肝代谢，多通过肾和胆汁清除。

【临床应用】　钙通道阻滞药对冠状动脉痉挛所致的变异性心绞痛者最为有效，也可用于稳定型心绞痛以及心肌梗死。维拉帕米，80～120mg，每日3次，缓释剂240～480mg，每日1次。硝苯地平，10～20mg，每日3次，也可舌下含服；缓释剂30～80mg，每日1次。地尔硫䓬，30～90mg，每日3次，缓释剂90～360mg，每日1次。尼卡地平，10～20mg，每日3次。尼索地平，20mg，每日2次。氨氯地平，5～10mg，每日1次。非洛地平，5～20mg，每日1次。苄普地尔，200～400mg，每日1次。尼群地平，20mg，每日1～2次。

【不良反应】　中效硝苯地平一些较轻的不良反应发生率较高(约40%)，而严重的不良反应并不常见。硝苯地平和其他二氢吡啶类药物被报道较多的不良反应包括：头痛、下肢水肿、面色潮红、感觉异常、牙龈增生、头晕。最严重的不良反应有心绞痛加重(可以有10%的患者出现)和突然的血压降低。应用长效硝苯地平，这些不良反应的发生率会降低，而一些新型的二氢吡啶类药物当与ACEI合用时，下肢水肿的发生率会降低。

地尔硫䓬和维拉帕米能够加重窦房结功能不全，影响房室传导，特别是对于存在传导系统的病变时。维拉帕米最常见的副作用是便秘。该药也可能会加重充血性心力衰竭，尤其是与β受体阻断药或丙吡胺合用时。

【药物相互作用】　①利福平会通过增强肝代谢的首关效应很大程度地降低口服维拉帕米的生物利用度；②二氢吡啶类钙拮抗药与β受体阻滞药合用可协同降压，增加负性肌力作用，可导致血压过低，加重心力衰竭和心绞痛；③与硝酸酯类药物协同扩张冠状动脉，使抗心绞痛作用增强。可抑制洋地黄类药物的清除，增加此类药物浓度；④硝苯地平和维拉帕米会增加血浆地高辛水平。维拉帕米通过减少地高辛经肾途径或非肾途径的排泄及容量分布，增加血浆地高辛水平约70%。

【注意事项】　①钙拮抗药在肝代谢，肝功能受损者应慎用。绝大多数患者服用钙拮抗药后仅有轻度低血压反应，个别患者出现严重的低血压症状。这种反应常发生在剂量调整期或加量时，特别是合用β-受体阻滞药时。在此期间需监测血压，尤其合用其他降压药时。②与阻滞药合用时，因两者对心肌收缩力和传导系统都有抑制作用，故应特别注意观察心脏反应。维拉帕米在伴有心力衰竭、窦房结功能低下、房室传导阻滞的心绞痛患者中禁用。

硝苯地平(nifedipine)

本药扩张冠脉和外周血管作用强，可解除冠脉痉挛，对变异性心绞痛的效果好，对伴有高血压的患者尤为适用；对稳定型心绞痛也有效。由于不阻断房室传导，该药能安全用于房室传导障碍的病人。但因其降压作用很强，可反射性加快心率，增加心肌耗氧量，若与β受体阻断药合用则会提高疗效，减少不良反应。

维拉帕米(verapamil)

本药扩张冠脉血管作用弱于二氢吡啶类，对变异性心绞痛多不单用本药；该药抗心律失常作用明显，因此特别适用于伴有心律失常的心绞痛患者。

地尔硫䓬(diltiazem)

地尔硫䓬其作用强度介于硝苯地平和维拉帕米之间，对变异性、稳定性和不稳定性心绞痛均可使用。本药选择性扩张冠状动脉，对外周血管扩张作用较弱，应用时较少引起低血压；具有减慢心率、抑制传导作用和非特异性抗交感作用。

3.β受体阻断药　可用于心绞痛治疗的受体阻断药有：普萘洛尔(propranolol)、氧烯洛尔(oxprenolol)、阿普洛尔(alprenolol)、吲哚洛尔(pindolol)、索他洛尔(sotalol)、美托洛尔(metoprolol)、阿替洛尔(atenolol)、醋丁洛尔(acebutolol)、纳多洛尔(nadolol)、比索洛尔(bisoprolol)。

【药理】　β受体阻断药对心绞痛的治疗作用主要是因为阻断β受体后可减慢心率、降低血压和收缩力，从而降低静息和运动时的心肌耗氧。受体阻断剂对缺血和非缺血心肌冠状动脉段的作用不同，故可使到达缺血心肌的冠状动脉流量重新分布。但是，心率减慢和血压降低所引起的心肌耗氧量减少是受体阻断药缓解心绞痛和提高运动耐受量的最重要的机制。以普萘洛尔为例，普萘洛尔因其脂溶性高而能有90%以上被吸收，吸收后在肝内的首关代谢率高，故生物利用度低于30%。普萘洛尔经肝代谢，在肝内氧化后生成活性代谢产物4-羟普萘洛尔，其半衰期较母药普萘洛尔短。普萘洛尔血浆蛋白结合率93%。$t_{1/2}$为4～6h，但因活性代谢产物的作用，普萘洛尔的作用维持时间比血浆消除半衰期长。

【临床应用】　本药可用于稳定型及不稳定型心绞痛，但不宜应用于变异型心绞痛。普萘洛尔，每次10mg，每日3～4次，逐步增加剂量，用到每日100～200mg；氧烯洛尔，每日3次，每次20～40mg；阿普洛尔，每日3次，每次25～50mg；吲哚洛尔，每日3次，每次5mg，逐步增至每日60mg；索他洛尔，每日3次，每次20mg，逐步增至240mg/d；美托洛尔，50～100mg，每日2次；阿替洛尔，25～75mg，每日2次；醋丁洛尔，每日200～400mg；纳多洛尔，40～80mg，每日1次；比索洛尔，2.5～5mg，每日1次，根据个体情况进行调整，应特别注意脉搏和治疗效果。

【注意事项】　①用量必须个体化。首次服用小剂量，逐渐增加剂量并密切观察反应以免发生意外。②注意血药浓度不能完全预示药理效应，还应根据心率及血压等临床征象指导临床用药，心动过缓时，剂量不能再增加。③使用该类药不宜骤停，应逐步递减，并尽可能限制体力活动。心绞痛患者突然撤药可引起心绞痛加重，甚至出现心肌梗死；高血压患者可引起高血压反跳。如有心绞痛发作等撤药症状，则暂时再给药，待稳定后渐停用。④用药期间应注意检查血常规、血压、心、肝、肾功能；糖尿病患者还应定期检查血糖。⑤下列情况慎用普萘洛尔、阿替洛尔：过敏史、充血性心力衰竭、糖尿病、肺气肿或非过敏性支气管哮喘、肝功能不全、甲状腺功能减退、雷诺现象或其他周围血管疾病、肾衰退等。

比索洛尔(bisoprolol)

本品是选择性β_1-肾上腺素能受体阻滞药。无内在拟交感活性和膜稳定作用，对β_1受体的选择性是同类药物阿替洛尔的4倍。本品作用时间长，连续服用控制症状好且无耐受现象，对呼吸系统副作用极小，未见对脂肪分解代谢的影响。

阿替洛尔(atenolol)

本品为选择性β_1肾上腺素受体阻滞药，不具有膜稳定作用和内源性拟交感活性。但不抑制异丙肾上腺素的支气管扩张作用。其降血压与减少心肌耗氧量的机制与普萘洛尔相同。大规模临床试验证实，阿替洛尔可减少急性心肌梗死0～7d的病死率。治疗剂量对心肌收缩力无明显抑制。

三、治疗慢性心功能不全药物

(一)概述

慢性心功能不全简称慢性心力衰竭，是由多种病因(如高血压，心肌梗死，心肌病等)的心肌损害引起的心室充盈和射血能力受损，最后导致心室泵血功能低下，主要表现为呼吸困难、疲乏和液体潴留。慢性心力衰竭是心血管疾病的严重阶段，病死率高，预后不良。临床上不同类型的心血管药物针对阻断神经内分泌过度激活、扩张血管、降低心脏负荷、消除水钠潴留、增强心肌收缩功能方面进行干预，以消除心力衰竭的临床症状和发展。现临床常用于此疾病的药物有以下几类。

1. 肾素-血管紧张素-醛固酮(RAAS)抑制药。①血管紧张素转化酶抑制药；②血管紧张素Ⅱ受体阻断药；③醛固酮受体拮抗药。

2. 利尿药。

3. β肾上腺受体阻断药。

4. 强心苷。

5. 血管扩张药。

6. 其他。

(二)临床重要抗心功能不全药物

1. 肾素-血管紧张素转化酶抑制药(angiotensin-converting enzyme inhibitors，ACEI)

【药理】 抑制血浆肾素—血管紧张素系统(RAS)，使血管紧张素Ⅱ(AngⅡ)和醛固酮的产生减少，扩张血管，外周血管阻力降低，水钠潴留减轻，增加心排血量，同时扩张冠状血管，增加缺血心肌血液灌注；抑制激肽酶Ⅱ，使缓激肽的降解作用受抑制而延长并增强了缓激肽的活性，进一步降低外周血管阻力，减轻心脏后负荷；ACEI通过抑制AngⅡ从而阻断其信号转导系统诱导的相关促心肌肥厚、重构基因的转录表达。ACEI能降低全身血管阻力、平均动脉压。许多ACEI是含酯键的前体药物，其活性是其活性代谢物的1‰～1%，但是它们的口服生物利用度比活性代谢物要高得多。除卡托普利为短效剂外，其余均为中、长效作用药。排泄途径主要经单通道排泄或经肾、肝胆双通道排泄，如贝那普利和福辛普利。经双通道排泄的药物可用于肾功能不良的老年人。部分药物的代谢产物仍有药理活性，如依那普利拉、西拉普利拉、福辛普利拉，使药效维持时间长，峰浓度较低等。

【临床应用】 ACEI用于治疗各类慢性心力衰竭，包括无症状左心室功能不全及重度慢性心力衰竭患者。ACEI可改善慢性心力衰竭患者的预后。ACEI应用的基本原则是小剂量开始，逐渐递增。如卡托普利开始口服6.25mg，每日3次，目标剂量为50mg，每日2～3次；依那普利口服初始量2.5mg，每日2次，目标剂量10～20mg，每日2次；培哚普利口服初始量2mg，每日1次，目标剂量4～8mg，每日1次。

【不良反应】 常见不良反应为低血压反应，其他常见的有咳嗽、血管神经性水肿、皮疹、消化道症状。

培哚普利(perindopril)

本品是一种强效和长效的血管紧张素转换酶抑制药，以其活性成分培哚普利拉发生作用，其他代谢产物无活性。对慢性心力衰竭的研究显示，与其他同类药物比较，培哚普利降低血压更为缓和，极少发生突然性血压下降。

2. 血管紧张素Ⅱ受体拮抗药(ATII Receptor Antagonist ARB)

【药理】 AngⅡ受体拮抗药可直接阻断AngⅡ与其受体结合，对于AngⅡ有拮抗作用，具有预防及逆转心血管重构的作用。

【临床应用】 由于本类药物不易引起咳嗽、血管神经性水肿等不良反应，对于不能耐受ACEI的患者，可替代ACEI作为慢性心力衰竭的治疗药物。从小剂量开始，逐步增至可耐受最大剂量。如氯沙坦口服起始剂量25～50mg，每日1次，目标剂量50～100mg，每日1次。

【不良反应】 与ACEI相比，干咳、血管神经性水肿发生率更低。ARB可导致症状性低血压，包括头晕等，偶见高钾血症、疲乏等。

【药物相互作用】 与保钾利尿药如螺内酯、阿米洛利或其他能增加血清钾水平的药物合用可增加钾潴留，引起高钾血症。

【注意事项】 从小剂量开始，逐渐增加剂量，直到达到可耐受最大剂量或推荐剂量。

缬沙坦(valsartan)

缬沙坦是一种口服有效的特异性的血管紧张素Ⅱ(AT_1)受体拮抗药，它选择性地作用于AT_1受体亚型。对大多数患者，口服吸收快，单剂口服2h内起效，4～6h达作用高峰，治疗效果维持至服药后24h以上。药动学不受年龄的影响。

3. 利尿药

【药理】 利尿药通过促进钠离子和水排泄，减少机体体液容量，降低心脏负荷，消除水肿。以呋塞米为例，呋塞米为高效利尿药，生物利用度50%～70%，口服1～2h达峰，静脉注射0.3～1h达峰，正常人$t_{1/2}$为0.5～1h，通过肝代谢，肾、肝清除。

【临床应用】 轻度慢性心力衰竭可用噻嗪类利尿药，中度者可口服襻利尿药。对严重心力衰竭、慢性心衰急性发作、肺水肿者，宜静脉注射呋塞米。通常从小剂量开始，如呋塞米每日20mg，氢氯噻嗪每日25mg并逐渐增加剂量值尿量增加、体重每日减轻0.5～1kg。

【不良反应】 利尿药最常见的不良反应为水、电解质紊乱(低血钾症、低血钠症、低氯血症),及血糖、血脂改变。还可引起心血管系统、消化系统、血液循环系统、中枢神经系统等不良反应。襻利尿药可产生耳毒性,噻嗪类利尿药比其他利尿药更容易引起性功能障碍。

【药物相互作用】 与乙酰唑胺、两性霉素 B、皮质激素合用可产生相加作用,增加发生低钾血症的危险。胺碘酮、强心苷可因利尿药引起的低钾血症而增加其心脏毒性作用。

【注意事项】 服用襻利尿药和噻嗪类利尿药要注意补钾。保钾利尿药可引起高钾血症,使用时应注意监测。给药应个体化,从小剂量开始服用。如每日服药 1 次,应于早晨服药,以免夜间排尿次数增多。

呋塞米(furosemide)

本品利尿作用迅速、强大,多用于其他利尿药无效的严重病例。与噻嗪类利尿药不同,呋塞米等襻利尿药存在明显的剂量一效应关系。随着剂量加大,利尿效果明显增强,且药物剂量范围较大。本类药物主要通过抑制肾小管髓襻厚壁段对 NaCl 的主动重吸收,结果管腔液 Na^+、Cl^- 浓度升高,而髓质间液 Na^+、Cl^- 浓度降低,使渗透压梯度差降低,肾小管浓缩功能下降,从而导致水、Na^+、Cl^- 排泄增多。该品是高效能利尿药,可用于其他利尿药疗效不好而急需利尿的临床情况。在成年人、儿童和婴儿均可应用。

4. β受体阻断药

【药理】 β受体阻断药通过多环节改善慢性心力衰竭的病理生理过程:①通过阻断心脏β受体,减慢心率,降低心肌氧耗,有利于改善心脏功能,防止并发室性、室上性心律失常,遏制慢性心力衰竭过程中高儿茶酚胺对β受体的持续兴奋进而抑制心肌细胞凋亡和心肌重构;②抑制 RAAS 系统的过度兴奋降低体内肾素、血管紧张素、醛固酮水平,从而降低心脏前后负荷。

【临床应用】 β受体阻滞药主要适用于伴有以下疾病的慢性心力衰竭:扩张型心肌病、冠心病心绞痛、风湿性心脏病并交感神经亢进者。治疗初期,β受体阻断药应从小剂量开始以判断患者耐受性,在此基础上逐步加量。如美托洛尔开始剂量 6.25mg/d,经 2～3d,达到每日 100mg,目标剂量为 50mg,每日 2～3 次。

【不良反应】 由β受体阻断药引起的不良反应主要有哮喘、心力衰竭、低血糖、心动过缓、传导阻滞、雷诺现象、恶心、呕吐等。

美托洛尔(metoprolol)

美托洛尔阻断β受体的作用约与普萘洛尔相等,对 $β_1$ 受体的选择性稍逊于阿替洛尔。美托洛尔对心脏的作用如减慢心率、抑制心收缩力、降低自律性和延缓房室传导时间等与普萘洛尔、阿替洛尔相似,其降低运动试验时升高的血压和心率的作用也与 PP、AT 相似。其对血管和支气管平滑肌的收缩作用较 PP 为弱,因此对呼吸道的影响也较小,但仍强于 AT。美托洛尔也能降低血浆肾素活性。

5. **强心苷** 强心苷为特异苷元和糖相结合而成的苷类药物,具有选择性加强心肌收缩性和影响心肌电生理特性的作用。长期以来,普遍认为强心苷对心衰的治疗主要基于正性肌力作用,即强心苷通过抑制衰竭心肌细胞膜 Na^+-K^+-ATP 酶,促进 Na^+-Ca^{2+} 交换,提高胞内 Ca^{2+} 水平,从而发挥正性肌力作用。我国临床常用的有地高辛(digoxin)、洋地黄毒苷(digitoxin)、去乙酰毛花苷(deslanoside)和毒毛花苷 K(strophanthin K)。

【药理】 强心苷类通过抑制心肌膜上 Na^+-K^+-ATP 酶增加细胞内 Na^+ 浓度,再经 Na^+--Ca^{2+} 交换促进 Ca^{2+} 内流,使细胞内 Ca^{2+} 浓度增加,心肌兴奋收缩偶联增强,从而表现出正性肌力效应。除此之外,强心苷类对多系统发挥重要作用,包括加速心房传导,抑制房室结传导;提高压力感受器的敏感性,抑制交感神经活性和增加副交感神经活性,降低窦房结活性,使心率减慢,控制室上性心律失常;在心力衰竭状态下降低动脉血管阻力,而在正常循环主要作用为动脉血管收缩;肾血流量增加,抑制肾素释放,抗利尿激素释放减少;抑制去甲肾上腺素释放和降低β受体的反应。不同种类的强心苷具有不同的药动学差异。去乙酰毛花苷为速效强心苷,静脉注射后 10～30min 显效,1～2h 达峰效应,蛋白结合律 25%左右,$t_{1/2}$ 为 35h,在体内转化为地高辛,最后 50%左右经肾清除。地高辛为中效强心苷,口服后 1～2h 起效,4～6h 达峰,片剂生物利用度为 70%,$t_{1/2}$ 为 32～48h,体内代谢少。洋地黄毒苷为慢性强心苷,口服后 4h 显效,6～12h 达峰效应。

【临床应用】 强心苷对不同病因所致的慢性心力衰竭效果不同。疗效较好的类型有:高血压、心脏瓣膜病、先天性心脏病等导致的心脏长期负荷过重、心肌收缩性能受损的低心排血量型。对于甲状腺功能亢进症、严重贫血所致的高心排血量型效果差。对于使左心室舒张期血液充盈度严重受损导致心力衰竭的病因，如心脏压塞、缩窄性心包炎、严重二尖瓣狭窄、肥厚型心肌病伴左心室流出道狭窄等则不宜使用强心苷。强心苷使用时应先使用足量以控制心力衰竭症状，即“洋地黄化”，继而维持量使血药浓度稳定于有效治疗浓度范围。地高辛口服制剂初始为 1.25～1.5mg 已达到洋地黄化，维持量为 0.125～0.25mg；去乙酰毛花苷注射剂和毒毛花苷 K 注射剂仅用于慢性心力衰竭病情紧急患者。去乙酰毛花苷首剂 0.4～0.8mg 或毒毛花苷 K0.125～0.25mg，以葡萄糖注射液稀释后缓慢静脉注射，经 2h 后再次静脉给药，以实现洋地黄化，可迅速消除心力衰竭的急性严重症状。

【不良反应】 强心苷类安全范围小，易发生洋地黄中毒的不良反应，其中最重要的表现为心律失常，最常见者室性期前收缩，其次是房室传导阻滞、交界性心动过速、阵发性房性心动过速伴房室传导阻滞、室性心动过速、窦性停搏等。此外还可有恶心、呕吐、食欲缺乏、头痛、眩晕、血小板减少、低钾血症。

【药物相互作用】 血清地高辛水平受许多药物影响。考来烯胺(消胆胺)、白陶土与果胶、新霉素和糠麸可减低地高辛的吸收，红霉素、奥美拉唑、四环素增加地高辛的吸收，可导致洋地黄中毒。甲状腺素可增加地高辛的分布容积，增加肾清除率。奎尼丁增加血清地高辛水平，在大多数患者应用 1～2d 可达到双倍水平，如果地高辛的吸收无降低，则可发生中毒。与维拉帕米同用一段时间后，减少肾排泄，可以提高本品的血药浓度达 50%，胺碘酮和普罗帕酮似有相似效应，如同时应用维拉帕米、胺碘酮和普罗帕酮，地高辛应减半。螺内酯可抑制醛固酮分泌，有保钾作用，但减低地高辛从肾的排泄，从而增加血清地高辛水平。噻嗪类利尿药和襻利尿药可导致血钾丢失，使心肌对洋地黄苷的敏感性增加，导致心律失常，常需口服补钾或应用非排钾利尿药如阿米洛利。毒毛花苷 K、毛花苷 C 与其他药物的相互作用同地高辛。

【注意事项】 ①排泄缓慢，易于蓄积中毒，故用药前应详细询问服药史，原则上 2 周内未用过慢效洋地黄苷者，才能按常规给予，否则应按具体情况调整用量。②强心苷治疗量和中毒量之间相差很小，每个患者对其耐受性和消除速度又有很大差异，而所列各种剂量大都是平均剂量，故需根据病情、制剂、疗效及其他因素来摸索不同患者的最佳剂量。③阵发性室性心动过速、房室传导阻滞、主动脉瘤及小儿急性风湿热所引起的心力衰竭，忌用或慎用强心苷。心肌炎及肺心病患者对强心苷敏感，应注意用量。④用药期间禁忌钙注射剂；不可与酸、碱类配伍。⑤不推荐将本药与其他药物混合在同一容器中或在同一静脉通道内同时给药。使用本药可以不稀释，也可以稀释 4～6 倍或更高。如果本药稀释使用，重要的是要稀释适度，防止沉淀析出，并且配好的溶液要立即使用。⑥本药通常口服。肠道外给药只能在紧急需要快速洋地黄化或患者不能口服时使用。国内多将其口服制剂用于病情较轻者，或由速效洋地黄制剂控制严重病情后再用本药口服维持治疗。⑦注射给药时最好选用静脉给药，因为肌内注射有明显局部反应，且作用慢、生物利用度差。肌内注射只用于口服或静脉途径不能有效使用时，且应深部肌内注射，一次注射不应超过 2ml，注射部位应充分按摩以减少局部疼痛反应。⑧心律失常者在用电复律前应暂停本药，洋地黄化患者常对电复律更为敏感，电复律开始使用时的电压宜小。⑨有严重或完全性房室传导阻滞且伴正常血钾的洋地黄化患者不应同时应用钾盐，但噻嗪类利尿药与本药同用时常需给予钾盐，以防止低钾血症。

地高辛(digoxin)

本品为异羟基洋地黄毒苷，从毛花洋地黄中提取。为中效强心苷，清除率在新生儿和儿童中升高，体内代谢少。

去乙酰毛花苷(deslanoside)

在体内转化为地高辛，体内过程与地高辛基本相同。

6. 血管扩张药

【药理】 硝酸酯类药物，如硝酸异山梨酯(Isosorbide Dinitrate)及硝酸甘油(Nitroglycerin)通过扩张容量血管降低心脏前负荷，降低外周血管阻力降低心脏后负荷，从而使心排血量增加，心脏耗氧量减少，患者耐受力提高。肼屈嗪主要扩张小动脉降低心脏后负荷，增加心排血量。

【临床应用】 硝酸酯类药物对扩张容量血管耐受性产生较慢，但长期应用可能产生耐受性，不宜单独用于慢性心力衰竭治疗。肼屈嗪主要短期用于肾功能不全或不能耐受 ACEI 的慢性心力衰竭患者。硝酸甘油注射剂静脉输入初始速度 5μg/min，在血流动力学监护下，可每 5～10 分钟提高速度5μg/min，直到症状缓解。维持速度一般为10～100μg/min。

7. 磷酸二酯酶抑制药

【药理作用】 磷酸二酯酶抑制药对心肌和平滑肌细胞内磷酸二酯酶有特异性抑制作用，从而增加细胞内cAMP浓度，进而使Ca^{2+}进入心肌细胞产生正性肌力作用。以米力农为例，其口服后0.5h起效，1～3h达峰，作用时间4～6h，生物利用度约80%，$t_{1/2}$ 2～3h，心力衰竭和肾损伤者延长，经肝代谢，肾清除。

【临床应用】 本类药物用于慢性心力衰竭治疗，仅限于严重病患的短期应用。米力农负荷剂量为50μg/kg，维持量为0.25～1μg/(kg·min)。

【不良反应】 可发生严重不良反应如低血压及晕厥，心律失常亦可发生。

【药物相互作用】 与ACEI、血管扩张药、儿茶酚胺类药物合用有协同作用，疗效增强。

【注意事项】 ①在其他药物疗效不明显时方可考虑使用本药；②口服药可引起患者病死率升高，目前已不再使用口服制剂；③本药可轻度缩短房室结的传导时间，使心房颤动、心房扑动患者的心室率增快，故心房颤动、心房扑动患者用药之前宜先用洋地黄制剂控制心室率；④若怀疑因使用强效利尿药而导致心脏充盈压显著降低，此时应在监测血压、心律和临床症状的条件下谨慎应用本药。

氨力农(amrinone)

本品属双吡啶类衍生物，口服吸收良好，作用持续30～120min，作用持续时间与所给剂量有关。无快速耐药性。大部分以原型从肾排出，小部分以N-乙酰代谢产物从肾排出。

米力农(milrinone)

为氨力农的同类药物，作用机制与氨力农相同。口服和静注均有效，兼有正性肌力作用和血管扩张作用。但其作用较氨力农强10～30倍。耐受性较好。

四、抗心律失常药

(一)Ⅰ类——钠通道阻滞药

本类药物能阻断心肌和心脏传导系统的钠通道，具有膜稳定作用，降低动作电位0相除极上升速率和幅度，减慢传导速度，延长动作电位时程(action potential duration，APD)和有效不应期(effective refractory period，ERP)。对静息膜电位无影响。根据药物对钠通道阻滞作用的不同，可分为ⅠA、ⅠB、ⅠC 3个亚类。

ⅠA类

奎尼丁(quinidine)

【药理】 主要抑制Na^+的跨膜运动，影响动作电位0相。其次抑制Ca^{2+}内流，降低心肌收缩力。通过抗胆碱能作用间接对心脏产生影响。大剂量可阻断α受体，产生扩血管作用及低血压。口服吸收快而完全，30min起效，生物利用度约44%～98%，蛋白结合率为80%～88%，组织中药物浓度较血药浓度高10～20倍，心肌中浓度尤高。$t_{1/2}$为6～8h，小儿为2.5～6.7h，肝功能不全者延长。主要经肝代谢，以原型随尿排出的量约占用量18.4%，粪便约5%，乳汁及唾液也有少量排出。有效血药浓度是3～6μg/ml，8μg/ml以上可发生严重不良反应。血液透析可清除原型药及代谢物。

【临床应用】 主要用于阵发性心动过速、心房颤动、期前收缩和心房扑动经电转复后的维持治疗。成年人应先试服0.2g，每次0.2～0.3g，每日3～4次；用于转复心房颤动或心房扑动应逐渐加量，每日总量不宜超过2.4g，恢复窦性心律后改为维持量，每次0.2～0.3g，每日3～4次。成年人极量每日3g，分次给予。

【不良反应】 本品治疗指数低，约1/3的患者发生不良反应。常见不良反应包括恶心、呕吐、痛性痉挛、腹泻、食欲缺乏、小叶性肝炎及食管等胃肠道反应；少见"金鸡纳反应"，表现为头痛、头晕、耳鸣、腹泻、恶心、视物模糊等症状；奎尼丁晕厥或猝死是偶见的严重不良反应；促心律失常是本品最严重的不良反应，产生心脏停搏及传导阻滞，较多见于原有心脏病患者，也可发生室性期前收缩、室性心动过速及心室颤动。另外，可引起低血压。

【药物相互作用】 维拉帕米、胺碘酮、异丙肾上腺素、碱化尿液的药物等可加强本品作用；可增加抗胆碱药、抗高血压药、扩血管药、β受体阻断药、双香豆素、华法林、筒箭毒碱、氯琥珀胆碱、泮库溴铵效应，减少拟胆碱药效应；苯巴比妥、苯妥英钠、利福平等可以增加其肝内代谢，而西咪替丁、钙通道阻滞药可减少其肝内代谢；可减少三环类抗抑郁药、可待因、地高辛、洋地黄毒苷的肝内代谢。

【注意事项】 ①每次服药前应检查心率、血压和心率变化，尤其是一日口服量超过1.5g或有不良反应的高危病人。②长期用药需监测肝、肾功能。③可通过胎盘屏障和进入乳汁。④转复心房扑动或心房颤动时，应先用洋地黄制剂或β受体阻断药。⑤对本品过敏及曾引起血小板减少性紫癜，没有起搏器保护的二度或三度房室传导阻滞、病态窦房结综合征，QT 间期延长，低血压和严重的肝、肾功能损害者禁用。

普鲁卡因胺(procainamide)

本品吸收较快而完全，蛋白结合率较低，$t_{1/2}$为2～3h。经肾排出。仅推荐用于危及生命的室性心律失常。成年人口服给药每次 0.25～0.5g，每 4 小时 1 次。对本品过敏者、病态窦房结综合征(除非已有起搏器)、二度或三度房室传导阻滞(除非已有起搏器)、红斑狼疮(包括有既往史者)、低钾血症、重症肌无力者、地高辛中毒者禁用。

丙吡胺(disopyramide)

丙吡胺其电生理及血流动力学类似奎尼丁，口服吸收约 90%，蛋白结合率为 35%～95%，$t_{1/2}$ 4～10h，可通过胎盘屏障和进入乳汁分泌。临床上用于其他药物无效的危及生命的室性心律失常。口服成年人首次 0.2g，以后 0.1～0.15g，每 6 小时 1 次。应根据需要及耐受程度调整用量。主要不良反应为低血压和心脏抑制。二、三度房室传导阻滞(除非已有起搏器)、病态窦房结综合征、心源性休克、青光眼、尿潴留、重症肌无力者禁用。心房颤动或心房扑动时应先使用强心苷，避免心室率增加。

ⅠB 类

利多卡因(lidocaine)

【药理作用】 抑制浦肯野纤维和心室肌细胞的 Na^+ 内流，促进 K^+ 外流；降低心肌自律性；缩短 APD，相对延长 ERP；减慢传导速度。注射后，组织分布快而广，能透过血-脑屏障和胎盘。血浆蛋白结合率约 70%，$t_{1/2}$约 2h，大部分经肝代谢，约用量的 10%以原型由肾排泄，少量出现在胆汁中。

【临床应用】 可用于急性心肌梗死后室性期前收缩和室性心动过速，亦可用于洋地黄类中毒、心脏外科手术及心导管引起的室性心律失常。对室上性心律失常通常无效。成年人静脉注射按 1～1.5mg/kg 作为首次负荷量静脉注射 2～3min，必要时每 5 分钟后重复静脉注射 1～2 次，但 1h 之内的总量不得超过 300mg；静脉滴注则一般以 5%葡萄糖注射液配成 1～4mg/ml 药液滴注或用输液泵给药。在用负荷量后可继续以每分钟 1～4mg 速度静脉滴注维持，或以每分钟 0.015～0.03mg/kg 速度静脉滴注。

【不良反应】 常见不良反应有头晕、眩晕、恶心、呕吐、倦怠、言语不清、感觉异常、肌肉震颤、惊厥、神志不清、呼吸抑制等。可引起低血压及心动过缓。

【药物相互作用】 与奎尼丁、普鲁卡因胺、普萘洛尔等其他抗心律失常药并用时，疗效及毒性均增加；苯妥英钠、苯巴比妥、异丙肾上腺素可增加本品的总清除率，而β受体阻断药、西咪替丁、去甲肾上腺素可减低本品的总清除率；与抗惊厥药合用，可产生心脏停搏；与氯琥珀胆碱合用，加强并延长肌松作用。

【注意事项】 ①用药期间应监测血压、监测心电图，并备有抢救设备；②老年人用药应根据需要及耐受程度调整剂量，大于 70 岁患者剂量应减半；③肝功能不全及肝血流降低、肾功能不全、充血性心力衰竭、严重心肌受损、低血容量、休克、孕妇慎用；④阿-斯综合征、预激综合征、严重传导阻滞者禁用。

苯妥英钠(phenytoin sodium)

本品适用于洋地黄中毒所致的室性及室上性心律失常，对其他各种原因引起的心律失常疗效较差。口服成年人每日 0.1～0.3g，单次或分 2～3 次。副作用小，常见牙龈增生、眩晕、头痛、巨幼红细胞性贫血、皮疹等。对乙内酰脲类药有过敏史或阿-斯综合征、二度至三度房室阻滞、窦房结阻滞、窦性心动过缓等心功能损害者禁用。

美西律(mexiletine)

本品对心肌的抑制作用较小。口服吸收良好，生物利用度为 80%～90%，血浆蛋白结合率为 50%～60%，$t_{1/2}$为 10～12h，中毒血药浓度与有效血药浓度相近。肝代谢灭活，约 10%经肾排出。主要用于急性室性心律失常，如持续性室性心动过速。成年人口服首次 0.2～0.3g，必要时 2h 后再服 0.1～0.2g。维持量每日 0.4～0.8g，分 2～3 次服。极量每日 1.2g，分次口服。应避免用于无症状的室性期前收缩。20%～30%患者口服发生不良反应。

ⅠC 类

普罗帕酮(propafenone)

【药理】 直接作用于细胞膜，降低心肌收缩期去极化作用，延长传导，动作电位持续时间及 ERP 也稍有延长，并可提高心肌细胞阈电位，明显减少心肌自发兴奋性，作用持久，PQ 及 QRS 波均增加，延长心房及房室结 ERP。有局部麻醉作用。口服吸收良好，生物利用度低且呈剂量依赖性，血浆蛋白结合率高，$t_{1/2}$为 3.5～4h。经肾排泄，不能经透析排出。

【临床应用】 用于阵发性室性及室上性心动过速、预激综合征伴室上性心动过速、预防心房扑动或心房颤动。也可用于各种期前收缩。成年人口服每次0.1～0.2g，每日3～4次。由于其局部麻醉作用，宜在饭后与饮料或食物同时吞服，不得嚼碎。

【不良反应】 不良反应较少，主要为口干、舌唇麻木，可能是由于其局部麻醉作用所致。此外，早期的不良反应还有头痛、头晕、闪耀，其后可出现胃肠道障碍如恶心、呕吐、便秘等。也有出现房室传导阻滞症状，QT间期延长，PR间期轻度延长，QRS波时间延长等。偶发抽搐或严重室性心律失常。

【药物相互作用】 维拉帕米、胺碘酮、奎尼丁等可能增加本品不良反应；可增加局麻药中枢神经系统副作用的发生；西咪替丁可使本品血药稳态水平提高；可增加地高辛、普萘洛尔、美托洛尔、华法林等血药浓度。

【注意事项】 ①老年人有效剂量较低，可能出现血压下降，易发生肝、肾功能损害；②静注乳酸钠、阿托品、异丙肾上腺素等可解救其引起的窦房性或房室性传导高度阻滞；③心肌严重损害、严重的心动过缓、肝肾功能不全、明显低血压患者慎用；④无起搏器保护的窦房结功能障碍、严重房室传导阻滞、双束支传导阻滞者，严重充血性心力衰竭，心源性休克，严重低血压及对本品过敏者禁用。

莫雷西嗪(moricizine)

本品口服吸收较差，蛋白结合率高，$t_{1/2}$为1.5～3.5h，抗心律失常作用与血药浓度高低和时程无关，56%从粪便排出。主要适用于室性期前收缩及室性心动过速。剂量应个体化，在应用本品前，应停用其他抗心律失常药物1～2个半衰期。成年人口服每次150～300mg，每8小时1次，极量为每日900mg。致心律失常作用的发生率约3.7%。

（二）Ⅱ类——β肾上腺素受体阻断药

此类药物具有心脏直接电生理作用，可减慢心率，抑制异位起搏点自律性，减慢传导和增加房室结不应期。还通过下调交感活性和抗心肌缺血，提高心室颤动阈值，改善压力反射，以及防止儿茶酚胺诱导的低钾血症等发挥作用。常用普萘洛尔(propranolol)、阿替洛尔(atenolol)、美托洛尔(metoprolol)等。

普萘洛尔(propranolol)

【药理】 普萘洛尔为非选择性竞争抑制β肾上腺素受体阻断药。阻断心脏上的β_1、β_2受体，拮抗交感神经兴奋和儿茶酚胺作用，降低心脏的收缩力与收缩速度，同时抑制血管平滑肌收缩，降低心肌耗氧量，使缺血心肌的氧供需关系在低水平上恢复平衡，可用于治疗心绞痛。抑制心脏起搏点电位的肾上腺素能兴奋，用于治疗心律失常。亦可通过中枢、肾上腺素能神经元阻滞，抑制肾素释放及心排血量降低等作用，用于治疗高血压。竞争性拮抗异丙肾上腺素和去甲肾上腺素的作用，阻断β_2受体，降低血浆肾素活性。可致支气管痉挛。抑制胰岛素分泌，使血糖升高。有明显的抗血小板聚集作用。有胚胎毒性。口服吸收较完全，生物利用度约30%，$t_{1/2}$为2～3h，血浆蛋白结合率高，血药浓度存在明显个体差异。肝内代谢，经肾排泄，主要为代谢产物，小部分(<1%)为母药。不能经透析排出。

【临床应用】 主要用于心肌梗死二级预防、高血压、劳力型心绞痛、室上性快速心律失常及室性心律失常、配合α受体阻滞药用于嗜铬细胞瘤病人控制心动过速、甲状腺功能亢进症致心率过快。也可用于治疗甲状腺危象。用于心律失常成年人每日10～30mg，分3～4次饭前、睡前服用。

【不良反应】 常见眩晕、神志模糊、精神抑郁、反应迟钝、头晕、心率过慢(<50/min)；偶见支气管痉挛及呼吸困难、充血性心力衰竭；罕见发热、咽痛、皮疹、出血倾向。当不良反应持续存在时，须格外警惕雷诺现象。

【药物相互作用】 可增加利血平、氟哌啶醇、单胺氧化酶抑制剂降压作用；与洋地黄、钙拮抗药合用，可发生促心律失常作用；与肾上腺素、去氧肾上腺素合用，可引起显著高血压、心率过慢，也可出现房室传导阻滞；与异丙肾上腺素或黄嘌呤合用，可使后者疗效减弱；与氯丙嗪合用可增加两者的血药浓度；氢氧化铝凝胶、乙醇(酒精)可降低本品的吸收；苯妥英钠、苯巴比妥、利福平可加速本品清除；安替比林、茶碱类、利多卡因、西咪替丁可降低本品清除率；与甲状腺素合用导致T_3浓度的降低；与降糖药同用时，需增加后者剂量。

【注意事项】 ①耐受量个体差异大，用量必须个体化。②老年患者对药物代谢与排泄能力低，应适当调整剂量。③长期应用少数病人出现心力衰竭，可用洋地黄苷类和(或)利尿药纠正，并逐渐递减剂量，最后停用。尤其冠心病、甲状腺功能亢进症患者不宜骤停。④用药期间应定期检查血常规、血压、心功能、肝肾功能等。糖尿病患者应定期检查血糖。⑤对本品过敏、充血性心力衰竭、糖尿病、肺气肿或非过敏性支气管哮喘、肝功能不全、甲状腺功能减退、雷诺现象或其他周围血管疾病、肾衰退、妊娠、哺乳期妇女等慎用。⑥支气管哮喘、心源性休克、二度或三度房室传导阻滞、重度或急性心力衰竭、窦性心动过缓者禁用。

(三)Ⅲ类——延长动作电位时程药

又称钾通道阻滞药,可减少 K^+ 外流,选择性延长 APD,对动作电位幅度和除极速率影响很小。

胺碘酮(amiodarone)

【药理】 延长各部心肌组织的 APD 及 ERP,有利于消除折返激动。同时具有轻度非竞争性的 α 及 β 肾上腺素受体阻滞和轻度Ⅰ类及Ⅳ类抗心律失常药性质。减低窦房结自律性。对静息膜电位及动作电位高度无影响。对房室旁路前向传导的抑制大于逆向。对冠状动脉及周围血管有直接扩张作用。可影响甲状腺素代谢。口服吸收迟缓且不规则,生物利用度约为 50%,血浆蛋白结合率约 62.1%,主要在肝内代谢消除,$t_{1/2}$为 22～100d。注射后,血药浓度迅速下降而发生组织渗透,原药在尿中未能测到,尿中排碘量占总含碘量的 5%,其余的碘经肝肠循环从粪便中排出。血液透析不能清除本品。

【临床应用】 口服适用于危及生命的阵发室性心动过速及心室颤动的预防,也可用于其他药物无效的阵发性室上性心动过速、阵发性心房扑动、心房颤动,包括合并预激综合征者及持续心房颤动、心房扑动电转复后的维持治疗。可用于持续心房颤动、心房扑动时室率的控制。除有明确指征外,一般不适用于治疗房性、室性期前心缩。口服治疗室上性心律失常,成年人每日 0.4g～0.6g,分 2～3次服,1～2 周后根据需要改为每日 0.2～0.4g 维持,部分病人可减至 0.2g,每周 5d 或更小剂量维持。治疗严重室性心律失常,每日 0.6～1.2g,分 3 次服,1～2 周根据需要逐渐改为每日 0.2～0.4g 维持。静脉滴注负荷量按体重 3mg/kg,然后以 1～1.5mg/min 维持,6h 后减至 0.5～1mg/min,每日总量 1.2g。以后逐渐减量,最好不超过 4d。

【不良反应】 十分常见角膜微沉淀、光敏反应、转氨酶升高、恶心、呕吐、味觉障碍等;常见色素沉着及甲状腺功能减退症或亢进症等;偶见尖端扭转型心动过速、肌病、传导紊乱(窦房传导阻滞、房室传导阻滞);非常罕见支气管痉挛、急性呼吸窘迫综合征、共济失调、颅内高压、慢性肝损害、血管炎、血小板减少。

【药物相互作用】 增加华法林、奎尼丁、普鲁卡因胺、氟卡尼、苯妥英钠、排钾利尿药、日光敏感性药物的作用;与 β 受体阻滞药或钙通道阻滞药合用可加重窦性心动过缓、窦性停搏及房室传导阻滞(如果发生则本品或前 2 类药应减量);可增加地高辛血清浓度,加强对窦房结及房室结的抑制作用;可抑制甲状腺摄取^{123}I、^{133}I 及^{99}mTc。

【注意事项】 ①对碘过敏者对本品可能过敏。②用药期间需监测血压及心电图;随访检查肝功能、甲状腺功能、肺功能和胸部 X 线片及眼科检查。③窦性心动过缓、QT 间期延长综合征、低血压、肝功能不全、肺功能不全、严重充血性心力衰竭者应慎用。

索他洛尔(sotalol)

索他洛尔口服吸收近 100%,无肝首关效应,生物利用度达 95%,$t_{1/2}$为 15～20h,肾功能受损则明显延长。主要由肾排泄。临床上主要用于转复及预防室上性心动过速、心房扑动、心房颤动、各种室性心律失常、急性心肌梗死并发严重心律失常。口服成年人每日 80～160mg,分 2 次服用,从小剂量开始,逐渐加量。室性心动过速可每日 160～480 mg。肾功能不全者应减少剂量。严重不良反应为致心律失常作用。心动过缓、病态窦房结综合征、二度至三度房室传导阻滞、室内传导阻滞、低血压、休克、QT 间期延长、未控制心力衰竭及过敏者禁用。

(四)Ⅳ类——钙通道阻滞药

本类药物主要用于抗高血压,由于能降低窦房结、房室结细胞的自律性,减慢房室传导速度,延长房室结细胞膜钙通道复活时间,延长其不应期,也常用于抗心律失常。

维拉帕米(verapamil)

【药理】 能减少钙离子内流,延长房室结的有效不应期,减慢传导,可降低慢性心房颤动和心房扑动病人的心室率;减少阵发性室上性心动过速发作的频率。降低体循环的血管阻力产生降血压作用,减轻后负荷,抑制心肌收缩,可改善左心室舒张功能。有局部麻醉作用。经肝门静脉有首关效应,生物利用度低,血浆蛋白结合率约为 90%,$t_{1/2}$为 2.8～7.4h,长期口服(间隔 6h 给药至少 10 次)、肝功能不全、老年病人则延长。大部分在肝代谢,约

70%以代谢物由尿中排泄，16%或更多由粪便清除，3%～4%以原型由尿排出。

【临床应用】 与地高辛合用控制慢性心房颤动和(或)心房扑动时的心室率；预防阵发性室上性心动过速的反复发作。慢性心房颤动服用洋地黄治疗的病人每日总量240～320mg，分3～4次口服。预防阵发性室上性心动过速(未服用洋地黄的病人)成年人每日总量240～480mg，分3～4次口服。儿童减量。

【不良反应】 常见不良反应有便秘、头痛、眩晕、乏力、心悸、恶心、皮疹、转氨酶升高等；偶见低血压、心动过速、心力衰竭、牙龈增生、耳鸣、阳萎、非梗阻性麻痹性肠梗阻等。罕见肌肉无力、肌肉关节疼痛。

【药物相互作用】 吸入性麻醉药、肌肉松弛药、葡萄柚汁能增加本品作用；可加强β受体阻滞药、血管扩张药、血管紧张素转换酶抑制药、利尿药、神经肌肉阻滞药、地高辛、胺碘酮、氟卡尼、卡马西平、环孢素、茶碱、咪达唑仑、卡马西平(酰胺咪嗪)等药物的药理作用；利福平、苯妥英钠、苯巴比妥可增加本品的清除，而环磷酰胺、长春新碱、丙卡巴肼(甲基苄肼)、泼尼松、长春碱酰胺、多柔比星(阿霉素)、顺铂等则减少本品吸收；异烟肼会降低本品生物利用度，西咪替丁则提高；能抑制乙醇的消除，增加病人对锂的敏感性(神经毒性)。

【注意事项】 ①必须剂量个体化及与食物同服。②必须使用本品的轻度心功能不全病人应使用洋地黄类或利尿药控制临床症状。③严重肝功能不全时应定期监测肝功能。④肾功能损害的病人慎用，孕妇使用应权衡利弊，服药期间应中断哺乳，老年人应用较低的起始剂量，高钙血症可能影响本品疗效，传导阻滞、神经肌肉传导减弱病人需减量。⑤心源性休克，急性心肌梗死并发心动过缓、低血压、左侧心力衰竭，严重心脏传导功能障碍，病态窦房结综合征，充血性心力衰竭，心房颤动或心房扑动与预激综合征并存者禁用。

地尔硫䓬(diltiazem)

本品口服吸收达80%，有较强首关效应，生物利用度较低，血浆蛋白结合率70%～80%，$t_{1/2}$ 3.5h，仅2%～4%原药由尿液排出。常用于治疗室上性快速心律失常。成年人口服起始剂量1次30mg，每日4次，餐前及睡前服药，每1～2天增加1次剂量，直至获得最佳疗效。平均剂量范围为每日90～360mg。对本品过敏者、未安装起搏器的病态窦房结综合征和二度或三度房室传导阻滞者、收缩压低于12kPa且心率低于50/min者、急性心肌梗死或肺充血者禁用。

(五)其他抗心律失常药

腺苷(adenosine)

【药理】 腺苷为内源性核苷酸，与特异性G蛋白结合后作用于腺苷受体，缩短心房肌的APD，使膜电位超极化；抑制窦房结传导，降低正常自律性；抑制房室传导，延长房室结不应期；扩血管作用。在体内代谢迅速，起效快，作用时间短，一般仅10～20s，$t_{1/2}$<10s。

【临床应用】 临床上主要用于治疗阵发性室上性心动过速，宽波形和窄波形室上性心动过速及冠心病的辅助诊断。配制为腺苷制剂使用。

【不良反应】 常见不良反应有短暂的心动过缓、低血压、面部潮红、头痛、出汗、心悸、胸痛、呼吸困难、恶心等。

【药物相互作用】 双嘧达莫可减少代谢，增强药效；茶碱、咖啡因等可拮抗腺苷的作用；卡马西平可加重心脏传导阻滞。

【注意事项】 ①只能静脉滴注；②高血压、低血压、心肌梗死、不稳定型心绞痛患者慎用；③未安装起搏器的二度或三度房室传导阻滞者和窦房结疾病患者、已知或估计有支气管狭窄或支气管痉挛的肺部疾病的患者、已知对腺苷有超敏反应的患者禁用。

地高辛(digoxin)

本品可用于伴有快速心室率的心房颤动、心房扑动。成年人口服每次0.125～0.5mg，每日1次，7d可达稳态血药浓度。常见促心律失常作用。

五、调血脂药与抗动脉粥样硬化药

抗动脉粥样硬化主要通过他汀类药物、贝特类药物、胆汁酸结合树脂、烟酸、胆固醇吸收抑制药和多烯脂肪酸等调血脂来达到治疗目的。

(一)羟甲基戊二酸单酰辅酶A还原酶抑制药(HMG-CoA)(他汀类)

他汀类(statins)竞争性抑制细胞内胆固醇合成早期过程中限速酶的活性，继而上调细胞表面低密度脂蛋白(LDL)受体，加速血浆LDL的分解代谢；可抑制极低密度脂蛋白(VLDL)的合成。因此，能显著降低血清总胆固醇(total cholesterol，TC)、低密度脂蛋白胆固醇(low density lipoproten-cholesterol，LDL-C）和载脂蛋白 B（Apo B），也降低三酰甘油（TG）水平和轻度升高高密度脂蛋白胆固醇（high density lipoprotein-cholesterol，HDL-C）。此外，还可能具有抗炎、保护血管内皮功能等作用，这些作用可能与冠心病事件减少有关。近 20 年来临床研究显示他汀类是当前防治高胆固醇血症和动脉粥样硬化性疾病非常重要的药物。

辛伐他汀（simvastatin）

【药理】 通过降低 VLDL-C 浓度，诱导 LDL 受体的生成而降低 LDL，从而导致 LDL-C 的产生减少和（或）分解代谢增加，能降低正常的和升高的 LDL-C 水平，且 Apo B 也明显下降。还可降低 VLDL 和 TG，并升高 HDL-C。对脂蛋白原和冠心病的其他生化指标的影响尚不明确。口服后对肝有高度的选择性，血浆蛋白结合率约 95%，在肝中的浓度明显高于其他非靶性组织，大部分经肝组织吸收，主要作用在肝发挥，随后从胆汁中排泄。

【临床应用】 临床上用于原发性高胆固醇血症、杂合子及纯合子家族性高胆固醇血症或混合性高胆固醇血症患者；也可用于冠心病。应剂量个体化给药。成年人高胆固醇血症口服初始剂量 1 次 10～20mg，心血管事件高危人群初始剂量 20～40mg，纯合子家族性高胆固醇血症 40mg，杂合子家族性高胆固醇血症的儿童（10－17 岁）初始剂量 10mg，晚间顿服。最大剂量为 40mg。

【不良反应】 常见腹痛、便秘、胃肠胀气；偶见疲乏无力、头痛；罕见恶心、呕吐、腹泻、消化不良、皮疹、瘙痒、脱发、眩晕、胰腺炎、感觉异常、周围神经病变、贫血、骨骼肌溶解、肝炎、黄疸；非常罕见肌病。

【药物相互作用】 与环孢素、米贝地尔、伊曲康唑、酮康唑、红霉素、克拉霉素、奈法唑酮、纤维酸类衍生物、胺碘酮等合用，将导致骨骼肌溶解的危险性增高；与他汀类、贝特类、烟酸合用，会增加肌病的发生率和严重程度；铝镁复方制酸剂能减少他汀类药物吸收，降低血药浓度；能中度提高香豆素类抗凝血药的抗凝血效果，升高国际标准化比率（INR）；可升高口服避孕药的血药浓度。

【注意事项】 ①应接受标准胆固醇饮食。②应慎用在大量饮酒和（或）有既往肝病史病人。有活动性肝病或无法解释的转氨酶升高者应禁用。转氨酶升高超过正常值 3 倍以上并保持持续，则应予停药。③若发现肌酸激酶（CK）显著上升或怀疑肌痛，应立即停药。④纯合子型家族性高胆固醇血症的 LDL 受体的完全缺乏患者治疗效果不大理想；不适合治疗以三酰甘油升高为主的异常情况。

洛伐他汀（lovastatin）、普伐他汀（pravastatin）、氟伐他汀（fluvastatin）、阿托伐他汀（atorvastatin）、瑞舒伐他汀（rosuvastatin）等，其药理作用、临床应用、不良反应、药物相互作用、注意事项等均类似。

（二）胆酸结合树脂

主要阻碍胆酸的肠肝循环，促进胆酸随大便排出，阻断胆汁酸中胆固醇的重吸收。通过反馈机制刺激肝细胞膜表面的 LDL 受体，加速血液中 LDL 清除，结果使血清 LDL-C 水平降低。此类药物的绝对禁忌证为异常 β 脂蛋白血症和 TG＞4.52mmol/L；相对禁忌证为 TG＞2.26mmol/L。

考来烯胺（choloestyramine）

【药理】 本品与胆汁酸在小肠中结合后导致胆汁酸在肝内合成增加，降低肝内胆固醇使肝 LDL 受体活性增加而去除血浆中 LDL。还能增加肝 VLDL 的合成而增加血浆中三酰甘油的浓度，特别是高三酰甘油血症者。可降低血清中的胆酸，缓解胆酸过多而致的瘙痒。本品不从胃肠道吸收。

【临床应用】 可用于Ⅱa 型高脂血症，高胆固醇血症。对单纯三酰甘油升高者无效。还可用于胆管不完全阻塞所致的瘙痒。成年人口服维持量，每日 2～24g，用于止痒为 16g，分 3 次于饭前服或与饮料拌匀服用。小儿剂量酌减。

【不良反应】 多发生于服用大剂量及超过 60 岁的病人。常见便秘、胃灼热感、消化不良、恶心、呕吐、胃痛；偶见胆石症、胰腺炎、胃肠出血或胃溃疡、眩晕、头痛；罕见骨质疏松。

【药物相互作用】 可延缓或降低噻嗪类利尿药、普萘洛尔、地高辛、洛哌丁胺、保泰松、巴比妥酸盐、雄激素、孕激素、甲状腺激素、华法林及某些抗生素药物的吸收，特别是酸性药物，减少肝肠循环。可在本品服用前 1h 或服用后 4～6h 再服用其他药物。

【注意事项】 ①便秘患者慎用；②合并甲状腺功能减退症、糖尿病、肾病、血蛋白异常或阻塞性肝病者应同步治疗；③长期使用应肠道外补充脂溶性维生素，并注意出血倾向。

（三）胆固醇吸收抑制药

代表药物为依折麦布。

依折麦布（ezetimibe） 本品可选择性抑制小肠黏膜刷状缘特殊转运蛋白 NPC1L1 的活性，有效减少肠道内胆固醇的吸收，降低血浆胆固醇水平以及肝胆固醇储量，进一步增加血液中胆固醇的清除。对内源性胆固醇无抑制作用，可与他汀类药物联用。口服吸收迅速，血浆蛋白结合率高，$t_{1/2}$约为22h，经肠肝循环。主要经肝代谢，随胆汁和尿液排出。常单独用于原发性高胆固醇血症、纯合子家族性胆固醇血症，或与他汀类合用治疗原发性高胆固醇血症和纯合子家族性高胆固醇血症。不良反应较少，常见头痛、腹痛、腹泻、乏力等；非常罕见肌病、骨骼肌溶解。怀孕或哺乳期妇女、中度至重度肝功能损伤患者以及10岁以下儿童禁用。

（四）贝特类

此类药物主要降低血浆TG和提高HDL-C水平，促进胆固醇的逆向转运，并使LDL亚型由小而密颗粒向大而疏松颗粒转变。常用药物包括氯贝丁酯（clofibrate）、苯扎贝特（bezafibrate）、非诺贝特（fenofibrate）、环丙贝特（ciprofibrate）、吉非罗齐（gemfibrozil）等。为非一线治疗药物。

非诺贝特（Fenofibrate）

【药理】 抑制VLDL和三酰甘油的生成并同时使其分解代谢增多，降低LDL、胆固醇和三酰甘油；还使载脂蛋白A1和A11生成增加，从而增高HDL。本品尚有降低正常人及高尿酸血症患者的血尿酸作用。动物实验表明非诺贝特有致畸性和致癌性。口服吸收良好，食物可增加吸收，血浆蛋白结合率约为99%，$t_{1/2}$约20h，肝、肾代谢，约60%的代谢产物经肾排泄，25%的代谢产物经粪便排出。严重肾功能不全者长期用药易蓄积。

【临床应用】 用于成年人饮食控制疗法效果不理想的高脂血症的辅助治疗。成年人口服每次0.1g，每日3次，维持量每次0.1g，每日1～2次。为减少胃部不适，可与饮食同服。

【不良反应】 发生率为2%～15%。常见不良反应为胃肠道不适、嗳气、一过性转氨酶及血尿素氮升高；偶见口干、食欲缺乏、大便次数增加、皮疹、头痛、眩晕、疲乏；罕见肌炎、肌痛、骨骼肌溶解综合征。

【药物相互作用】 与他汀类合用，可引起肌病，严重时应停药；与环孢素等肾毒性的药物合用时，应减量或停药；可增强磺脲类降糖药、苯妥英钠、呋塞米、香豆素等高蛋白结合率药物作用；考来烯胺影响本品的吸收。

【注意事项】 ①应定期检查全血象及血小板计数、肝功能、血胆固醇、三酰甘油或LDL、血肌酸磷酸激酶，并关注和治疗可引起高血脂的各种原发病；②老年人肾功能不良时，须适当减少本品用药剂量；③药物过量时，应采取系统性支持疗法，不宜血液透析；④对本品过敏、有胆囊疾病史、胆石病、严重肾功能不全、肝功能不全、原发性胆汁性肝硬化或不明原因的肝功能持续异常、儿童、孕妇、哺乳期妇女禁用。

吉非罗齐（gemfibrozil）

本品口服吸收完全，$t_{1/2}$为1.5h，血浆蛋白结合率约为98%，肝内代谢，约70%的药物经肾排泄，以原型为主，6%由粪便排出。适用于Ⅱb型、严重Ⅳ型或Ⅴ型高脂蛋白血症及冠心病危险性大而饮食控制、减轻体重等治疗无效者。成年人口服每次0.3～0.6g，每日2次，早餐及晚餐前30min服用。动物实验证实有潜在致癌性。胆囊疾病、胆石病、肝功能不全或原发性胆汁性肝硬化、严重肾功能不全者禁用。用药期间应定期检查血象、肝功等。

（五）烟酸类

包括烟酸、阿昔莫司等。

烟酸（nicotinic acid）

【药理】 烟酸为水溶性维生素，在体内转化为烟酰胺，可减低辅酶A的利用；抑制VLDL合成而影响血中胆固醇的运载，大剂量可降低血清胆固醇及三酰甘油浓度。有周围血管扩张作用。胃肠道吸收，$t_{1/2}$约45min，肝内代谢，仅小量以原型及代谢物由尿排出。

【临床应用】 用于高脂血症的辅助治疗（除Ⅰ型外），烟酸缺乏病（糙皮病等）及扩张小血管（注射剂）。高脂血症成年人口服普通片初始剂量为1次0.1g，每日3次，4～7d后可增至1次1～2g，每日3次。需根据疗效和耐受性调整维持剂量。

【不良反应】 常见潮红，腹痛，腹泻，恶心，呕吐，瘙痒，皮疹；偶见眩晕，头痛，心跳加速，心悸，呼吸急促等；罕见葡萄糖耐量下降，失眠，精神紧张，晕厥，感觉异常，低血压，鼻炎，肌肉异常，胸痛等；非常罕见痛风，偏头痛，心房纤颤，虚脱，胃溃疡，黄疸，黑棘皮病。

【药物相互作用】 异烟肼可阻止烟酸与辅酶Ⅰ结合，而致烟酸缺少；与胍乙啶等合用，有协同作用，可产生直立性低血压。

【注意事项】 ①原发高胆固醇血症（Ⅰ或Ⅱ型）孕妇、乳母应停药或暂停哺乳；②应定期监测肝功能和肌酸激酶，尤其是黄疸性肝炎、肝胆疾病、糖尿病或消化道溃疡者；③肝病史、不稳定型心绞痛、心肌梗死急性期、痛风或有痛风倾向者慎用，避免与他汀类联用。

阿昔莫司(acipimox)

阿昔莫司为烟酸异构体，口服吸收快而完全，$t_{1/2}$约2h。不与血浆蛋白结合，不被代谢，从尿中排出。用于按照Fredrickson分类法诊断的原发性和继发性高脂血症；高胆固醇血症；高三酰甘油和高胆固醇血症。成年人口服每次0.25g，每日2～3次，进餐时服或餐后服用。较低剂量用于Ⅳ型高三酰甘油血症，较高剂量用于Ⅱa及Ⅱb型高胆固醇血症。通常在服药治疗1个月内，血脂状况即有改善。国外文献报道，长期服用的每日安全剂量可达1.2g。消化道溃疡患者禁用。长期使用者，应定期检查脂质、脂蛋白、肝功能及肾功能。

(六)抗氧化药

普罗布考(probucol)

【药理】 本品为血脂调节药并具有抗动脉粥样硬化作用。其降脂作用是通过降低胆固醇合成、促进胆固醇分解使胆固醇和LDL降低，还改变HDL亚型的性质和功能，使HDL-C减低。其降HDL-C的临床意义未明。本品对三酰甘油的影响小。有显著的抗氧化作用，能抑制泡沫细胞的形成，延缓动脉粥样硬化斑块的形成，消退已形成的动脉粥样硬化斑块。未发现致癌、致突变作用。经胃肠道吸收有限且不规则，食物可增加吸收，$t_{1/2}$为52～60h，约84%以原型从粪便排出，1%～2%以代谢产物从尿中排出。

【临床应用】 用于治疗高胆固醇血症。成年人口服每次0.5g，每日2次，早、晚餐时服用。

【不良反应】 十分常见腹泻；常见胀气，腹痛，恶心，呕吐；偶见头痛，头晕，感觉异常，失眠，耳鸣，皮疹，皮肤瘙痒等；罕见心电图QT间期延长，室性心动过速，血小板减少；有发生血管神经性水肿的报道。

【药物相互作用】 与三环类抗抑郁药、Ⅰ类及Ⅲ类抗心律失常药、吩噻嗪类药合用可导致心律失常危险性增加；能增加香豆素类、降糖药的作用；可明显降低环孢素的血药浓度。

【注意事项】 ①肾功能不全时需减量，儿童不宜服用，孕妇哺乳期妇女慎用；②可使转氨酶，胆红素，肌酸磷酸激酶，尿酸，尿素氮短暂升高，干扰诊断；③应定期检查心电图QT间期；④对本品过敏、近期心肌损害(如心肌梗死)、严重室性心律失常、心源性晕厥或不明原因晕厥、QT间期延长或正在使用延长QT间期的药物、血钾或血镁过低者禁用。

(七)多烯脂肪酸类

多烯脂肪酸类(poyenoic fatty acids)亦称为多不饱和脂肪酸(polyunsaturated fatty acids，PUFAs)，可分为n-3(ω-3)型和n-6(ω-6)型。n-3型多烯脂肪酸包括α-阿麻油酸(α-linolenic acid，α-LNA)、二十碳五烯酸(eicosapentaenoic acid，EPA)以及二十二碳六烯酸(docosahexaenoic acid，DHA)等长链PUFAs，主要来源于海洋生物油脂。EPA和DHA是目前最受关注的n-3型PUFAs。用于防治高TG型高脂血症。对心肌梗死患者的预后有明显改善作用。也适用于糖尿病并发高脂血症等。n-3型PUFAs是人体所必需的脂肪酸，通常无不良反应。但长期或大量使用，可见出血时间延长、免疫力下降的反应。

n-6型多烯脂肪酸主要来源于植物油，如亚麻油(Linoleic acid，LA)、γ-亚麻酸(γ-linolenic，γ-LNA)等。n-6型多烯脂肪酸能适度降低TG、LDL以及升高HDL。多与其他调血脂药配成复方制剂。

六、利尿药与脱水药

(一)高效能利尿药

主要作用于肾髓襻升支粗段，干扰Na^+-Cl^-同向转运系统，利尿作用强大，也称髓襻利尿药。常用药物按利尿强度排序主要有布美他尼、托拉塞米、呋塞米等。临床上常用呋塞米和布美他尼。

呋塞米(furosemide)

【药理】 ①对水和电解质排泄的作用。能增加水、钠、氯、钾、钙、镁、磷等的排泄。有明显的量效关系。主要抑制肾小管髓襻厚壁段基底膜外侧存在与Na^+-K^+ ATP酶有关的Na^+-Cl^-配对转运系统，减少Na^+-Cl^-的重吸收；可能尚能抑制近端小管和远端小管对Na^+、Cl^-的重吸收，促进远端小管分泌K^+；抑制亨氏襻对Ca^{2+}、Mg^{2+}的重吸收而增加Ca^{2+}、Mg^{2+}排泄。短期用药能增加尿酸排泄，而长期用药则可引起高尿酸血症。②对血流动力学的影响。能抑制前列腺素分解酶的活性，使前列腺素E_2含量升高，从而具有扩张血管作用，用于预防急性肾衰竭。在肾小管液流量增加的同时肾小球滤过率不下降。还能扩张肺部容量静脉，降低肺毛细血管通透性，加上其利尿作用，使回心血量减少，左心室舒张末期压力降低，有助于急性左侧心力衰竭和成年人呼吸窘迫综合征的治疗。口服吸收率为60%～70%，进食能减慢吸收，但不影响吸收率及其疗效。主要分布于细胞外液，血浆蛋白结合率为91%～97%，能通过胎盘屏障，并可泌入乳汁中。口服30～60min，静脉用药5min起效，$t_{1/2}$存在较大的个体差异。88%以原形经肾排泄，12%经肝代谢由胆汁排泄。肾功能受损者经肝代谢增多。本品不被透析清除。

【临床应用】 主要用于水肿性疾病、高血压、预防急性肾衰竭、高钾血症、高钙血症、稀释性低钠血症（尤其是当血钠浓度低于120mmol/L时）、抗利尿激素分泌过多症（SIADH）、急性药物毒物中毒等。通常静脉注射或静脉滴注，每日总剂量不超过1g。

【不良反应】 常见水、电解质紊乱尤其是大剂量或长期应用时；偶见过敏反应、视物模糊、黄视症、光敏感、头晕、头痛、食欲缺乏、恶心、呕吐、腹痛、腹泻、胰腺炎、肌肉强直、骨髓抑制、肝功能损害、指（趾）感觉异常、高糖血症、高尿酸血症。耳鸣、听力障碍多见于大剂量静脉快速注射时（每分钟剂量＞4～15mg），多为暂时性，少数为不可逆性，尤其当与其他有耳毒性的药物同时应用时。在高钙血症时，可引起肾结石。尚有报道本品可加重特发性水肿。

【药物相互作用】 乙醇（酒精）、多巴胺、抗高血压药、巴比妥类、麻醉药能增强本品作用；肾上腺糖、盐皮质激素、促肾上腺皮质激素、雌激素、非甾体类消炎镇痛药、拟交感神经药物、抗惊厥药物能降低本品的利尿作用；可加强非除极化肌松药、氯贝丁酯、两性霉素B、头孢霉素、氨基糖苷类、抗组胺药、锂制剂、碳酸氢钠药理作用；可降低降血糖药、抗凝血药物、抗纤溶药物、抗痛风药药理作用。

【注意事项】 ①应监测血电解质、血压、肝肾功能、血糖、血尿酸、酸碱平衡、听力；②应从最小有效剂量开始，然后根据利尿反应调整剂量；③少尿或无尿患者应用最大剂量后24h仍无效时应停药；④本品可通过胎盘屏障，孕妇尤其是妊娠前3个月应尽量避免应用。对妊娠高血压综合征无预防作用；⑤本品可经乳汁分泌，哺乳期妇女应慎用，新生儿用药间隔应延长；⑥无尿或严重肾功能损害者、糖尿病、高尿酸血症或有痛风病史者、严重肝功能损害者、急性心肌梗死、胰腺炎、有低钾血症倾向者（尤其是应用洋地黄类药物或有室性心律失常者）、红斑狼疮、前列腺肥大者慎用。

布美他尼（bumetanide）

本品口服吸收较呋塞米完全，血浆蛋白结合率为94%～96%，$t_{1/2}$为60～90min，肝肾功能受损时延长。77%～85%经尿排泄。本品不被透析清除。临床应用与呋塞米相同，且对某些呋塞米无效的病例仍可能有效。治疗水肿性疾病或高血压成年人口服起始每日0.5～2mg，必要时每隔4～5h重复，最大剂量每日可达10～20mg。也可间隔用药，即隔1～2d用药1d。无尿或严重肾功能损害者、糖尿病、高尿酸血症或有痛风病史者、严重肝功能损害者、胰腺炎、有低钾血症倾向者、前列腺肥大者慎用。

托拉塞米（torasemide）

本品药理作用同呋塞米。生物利用度约为80%，血浆蛋白结合率大于99%，$t_{1/2}$约为3.5h。主要用于充血性心衰引起的水肿和原发性高血压。前者成年人口服起始剂量为每次10mg，每日1次，根据病情需要可增至20mg。后者起始剂量每次5mg，每日1次，增至10mg/d仍未取得足够的降压作用，可考虑合用其他降压药。已知对本品或磺酰脲类药物过敏、肾功能衰竭无尿、肝昏迷、低血压、低血容量、低钾或低钠血症、前列腺肥大者禁用。

依他尼酸（etacrynic acid）

本品药理作用同呋塞米。不良反应亦类似，但有较强的耳毒性，目前临床上较少用。

（二）中效能利尿药

主要作用于远曲小管近端，影响Na^+-Cl^-同向转运系统，产生中等强度的利尿作用，主要有噻嗪类、吲达帕胺。

氢氯噻嗪（hydrochlorothiazide）

【药理】 主要抑制远端小管前段和近端小管（作用较轻）对NaCl的重吸收，从而增加远端小管和集合管的Na^+-K^+交换，K^+分泌增多；还不同程度地抑制碳酸酐酶和磷酸二酯酶活性，从而影响水、电解质排泄产生利尿排钠作用。可能增加胃肠道对Na^+的排泄参与降压。还可使肾内肾素、血管紧张素分泌增加，引起肾血管收缩，肾血流量下降，肾小球入球和出球小动脉收缩，肾小球滤过率下降。口服吸收迅速但不完全，进食能增加吸收量，部分与血浆蛋白结合，部分进入红细胞内，2h起效，达峰时间为4h，$t_{1/2}$为15h，肾功能受损者延长。主要以原型由尿排泄。

【临床应用】 临床上主要用于水肿性疾病、高血压(可单独或与其他降压药联合应用治疗原发性高血压)、中枢性或肾性尿崩症、肾石病。成年人口服 25～100mg,分 1～2 次服用,并按效果调整剂量。

【不良反应】 常见水、电解质紊乱;偶见过敏反应(皮疹、荨麻疹)、白细胞减少或缺乏症、血小板减少性紫癜;罕见胆囊炎、胰腺炎、性功能减退、光敏感、色觉障碍。

【药物相互作用】 多巴胺、抗高血压药可使本品利尿作用加强;肾上腺皮质激素、促肾上腺皮质激素、雌激素、两性霉素 B(静脉用药)、非甾体类消炎镇痛药尤其是吲哚美辛、拟交感胺类药物、考来烯胺等能降低本品的利尿作用;可增强非除极化肌松药、洋地黄类药物、胺碘酮、锂制剂、碳酸氢钠的作用;可降低乌洛托品、抗凝血药作用。

【注意事项】 ①应定期检查血电解质、血糖、血尿酸、血肌酶、尿素氮和血压;②应从最小有效剂量开始用药,以减少不良反应的发生;③无尿或严重肾功能减退者大剂量可致药物蓄积;④严重肝功能损害者,水、电解质紊乱可诱发肝昏迷;⑤老年人易发生低血压、电解质紊乱和肾功能损害;⑥糖尿病、高尿酸血症或痛风、高钙血症、低钠血症、红斑狼疮、胰腺炎、交感神经切除者、婴儿黄疸、哺乳期和妊娠期妇女慎用。

吲达帕胺(indapamide)

本品是一种磺胺类利尿剂,口服吸收快而完全,$t_{1/2}$为 14～24h,肝内代谢,60%～80%经肾排泄,约 23%经胃肠道排出。肾衰竭者的药动学参数没有改变。用于治疗轻中度原发性高血压。成年人口服每次 2.5mg,每日 1 次。不良反应比较轻而短暂,呈剂量相关。对磺胺过敏者,严重肾功能不全,肝性脑病或严重肝功能不全,低钾血症者禁用。

(三)低效能利尿药

主要作用于远曲小管远端和集合管,利尿作用较弱。包括保钾利尿药氨苯蝶啶、阿米洛利等;醛固酮受体拮抗药螺内酯;碳酸酐酶抑制药乙酰唑胺等。

螺内酯(spironolactone)

【药理】 本品是醛固酮的竞争拮抗药,仅作用于远曲小管和集合管,阻断 Na^+-K^+ 和 Na^+-H^+ 交换,结果 Na^+、Cl^- 和水排泄增多,K^+、Mg^{2+} 和 H^+ 排泄减少,对 Ca^{2+} 和 PO_4^{3-} 的作用不定,对肾小管其他各段无作用,故利尿作用较弱。对肾小管以外的醛固酮靶器官也有作用。口服吸收较好,生物利用度>90%,血浆蛋白结合率在 90%以上,80%由肝迅速代谢为有活性的坎利酮(Canrenone),服药方式不同 $t_{1/2}$不同,每日 1～2 次时约为 19h,每日 4 次时缩短为 12.5h。约有 10%以原型从肾排泄。

【临床应用】 主要用于水肿性疾病、高血压(辅助药物)、原发性醛固酮增多症的诊断和治疗、低钾血症的预防(与噻嗪类利尿药合用,增强利尿效应和预防低钾血症)。成年人口服每日 40～120mg,分 2～4 次服用,应根据病情酌情调整剂量。

【不良反应】 十分常见高钾血症;常见胃肠道反应(恶心、呕吐、胃痉挛和腹泻);偶见低钠血症、抗雄激素样作用、中枢神经系统症状等;罕见皮疹、呼吸困难、暂时性血浆肌酐及尿素氮升高、轻度高氯性酸中毒、肿瘤。

【药物相互作用】 多巴胺、抗高血压药可加强本品作用;雌激素、甘珀酸钠、甘草类制剂、吲哚美辛、拟交感神经药物、肾上腺皮质激素等可降低本品作用;与含钾药物、库存血、血管紧张素转换酶抑制药、血管紧张素Ⅱ受体拮抗药和环孢素等合用时,发生高钾血症的机会增加;与葡萄糖胰岛素液、碱剂、钠型降钾交换树脂合用,发生高钾血症的机会则减少;与肾毒性药物合用,肾毒性增加;可使地高辛半衰期延长;与氯化铵合用易发生代谢性酸中毒。

【注意事项】 ①无尿、肾功能不全、肝功能不全、低钠血症、酸中毒、乳房增大或月经失调者慎用;②给药应个体化,从最小有效剂量开始使用;③应于进食时或餐后服药,减少胃肠道反应,提高生物利用度;④本品可通过胎盘,孕妇应在医师或药师指导下用药,且用药时间应尽量短;⑤老年人用药较易发生高钾血症和利尿过度。

氨苯蝶啶(triamterene)

本品有保钾利尿作用。主要治疗水肿性疾病(充血性心力衰竭、肝硬化腹水、肾病综合征等)、肾上腺糖皮质激素治疗过程中发生的水钠潴留、特发性水肿。不良反应常见主要是高钾血症。无尿、肾功能不全、肝功能不全、糖尿病、低钠血症、酸中毒、高尿酸血症或有痛风病史者、肾结石或有此病史者慎用。高钾血症禁用。

乙酰唑胺(acetazolamide)

本品为碳酸酐酶抑制药,能抑制房水生成,降低眼压。适用于治疗各种类型的青光眼、急性高山病、碱化尿液、纠正代谢性碱中毒、癫痫辅助用药、伴有低血钾症的周期性麻痹、严重高磷酸盐血症等。成年人口服每次0.25g，每日1～3次，维持量应根据病人对药物的反应决定。肝、肾功能不全致低钠血症、低钾血症、高氯性酸中毒者，肾上腺衰竭及肾上腺皮质功能减退者，肝昏迷者禁用。

(四)脱水药

脱水药是指在体内不被代谢或代谢较慢，静脉给药后能迅速升高血浆渗透压，引起组织脱水的药物，又称渗透性利尿药。这些药物在相同浓度时，分子量愈小，所产生的渗透压愈高，脱水能力也愈强。常用药物有甘露醇、山梨醇、高渗葡萄糖、甘油果糖等。

甘露醇(mannitol)

【药理】 甘露醇为单糖，在体内不被代谢，经肾小球滤过后在肾小管内甚少被重吸收，起到渗透利尿作用。甘露醇口服吸收很少。静脉注射后迅速进入细胞外液，经肝代谢的量很少。肾功能正常时，3h内80%经肾排出。

【临床应用】 用于各种原因引起的脑水肿，降低颅内压，防止脑疝，预防各种原因引起的急性肾衰竭，某些药物或毒物中毒，术前肠道准备等。用量根据病情确定。

【不良反应】 常见水和电解质紊乱；常见寒战、发热、排尿困难、血尿、血栓性静脉炎、皮疹、荨麻疹、呼吸困难、过敏性休克、头晕、视物模糊、口渴、渗透性肾病。

【药物相互作用】 可增加洋地黄毒性作用，与低钾血症有关；增加利尿药及碳酸酐酶抑制药的利尿和降眼内压作用，合用时应调整剂量；与卡那霉素合用，可增加对第Ⅷ对脑神经的损伤而引起耳聋。

【注意事项】 ①根据病情选择合适的浓度，避免不必要地使用高浓度和大剂量；②用于治疗水杨酸盐或巴比妥类药物中毒时，应合用碳酸氢钠以碱化尿液；③随访检查血压、肾功能、血电解质浓度(尤其是Na^+和K^+)、尿量；④明显心肺功能损害者、高钾血症或低钠血症、低血容量、严重肾衰竭、对甘露醇不能耐受者慎用。

甘油果糖(glycerol and fructose)

本品为高渗制剂，能使脑水分含量减少，降低颅内压，起效较缓，持续时间较长。大部分代谢为CO_2及水排出。主要用于脑血管病、脑外伤、脑肿瘤、颅内炎症及其他原因引起的急慢性颅内压增高，脑水肿等。本品一般无不良反应，偶见瘙痒、皮疹、头痛、恶心、口渴、溶血。严重循环系统功能障碍、尿崩症、糖尿病、溶血性贫血者慎用。对本品过敏、遗传性果糖不耐症、高钠血症、严重脱水者禁用。

山梨醇(sorbitol)

本品为甘露醇的异构体，作用与甘露醇相似但较弱，有组织脱水作用和渗透利尿作用。静脉注射后迅速进入细胞外液，$t_{1/2}$为100min，当存在急性肾衰竭时可延长至6h，迅速经肾排泄，少量由肝生成糖原，3h内80%经肾排出。主要用于治疗脑水肿、青光眼和心、肾功能正常的水肿少尿。

(袁 洪 周 斌 缪汝佳)

第六节 作用于血液系统的药物

一、抗贫血药和造血细胞生长因子

(一)抗贫血药

铁制剂(iron preparation) 铁缺乏是人类营养性贫血最常见的原因。引起铁缺乏的因素有铁摄入不足、吸收不良、失血或铁需要量增加(如怀孕)等。对缺铁患者积极补充铁剂，除血红蛋白合成加速外，与组织缺铁、含铁酶活性降低有关的症状也能得以纠正。常用的铁制剂包括硫酸亚铁、富马酸亚铁和枸橼酸铁铵等。

硫酸亚铁(ferrous sulfate)

【药理】 铁盐以Fe^{2+}形式在十二指肠和空肠上段吸收，进入血液循环后，Fe^{2+}被氧化为Fe^{3+}，再与转铁蛋白结合成血浆铁，转运到肝、脾、骨髓等储铁组织，与这些组织中的去铁蛋白结合成铁蛋白而储存。缺铁性贫血时，铁的吸收和转运降低。铁的排泄是以肠道、皮肤等含铁细胞的脱落为主要途径，少量经尿、胆汁、汗、乳汁排泄。

【临床应用】 治疗缺铁性贫血，如慢性失血性贫血(月经过多、痔出血、钩虫病失血等)、营养不良、妊娠、儿童生长发育期引起的缺铁性贫血，疗效甚佳。含铁元素20%。口服铁剂1周，血液中网织红细胞即可上升，7～14d达高峰，但达正常值常需1～3个月。为使体内铁储存恢复正常，待血红蛋白含量恢复正常后尚需减半量继续服药2～3个月。

【不良反应】 口服铁剂对胃肠有刺激性，可引起恶心、腹痛、腹泻，饭后服用或小剂量开始递增可以减轻反应。也可引起便秘、黑粪，前者系因铁与肠腔中硫化氢结合，减少了硫化氢对肠壁的刺激作用所致，后者则与铁剂自身颜色有关，但要注意与上消化道出血鉴别。长期大剂量服用可致慢性铁中毒(血色病)。小儿误服1g以上可引起急性中毒，表现为坏死性胃肠炎症状，可有呕吐、腹痛、血性腹泻，甚至休克、呼吸困难、死亡。急救措施以磷酸盐或碳酸盐溶液洗胃，并特殊解毒药去铁胺(deferoxamine)灌胃，以结合残存的铁。

【药物相互作用】 与维生素C、稀盐酸合用，可促进本药的吸收；与西咪替丁、去铁胺、二巯丙醇、胰酶、胰脂酶、制酸药(如碳酸氢钠)、磷酸盐类及含鞣酸等合用，影响铁的吸收；与多巴类，如左旋多巴、卡比多巴、甲基多巴等，氟喹诺酮类、四环素类药及青霉胺、锌铁剂合用，可使这些药物的吸收减少。

【注意事项】 ①禁用于对铁剂过敏者，以及以下疾病患者：非缺铁性贫血(如珠蛋白生成障碍性贫血)、肝肾功能严重损害、胃或十二指肠溃疡、溃疡性结肠炎、含铁血黄素沉着症、血友病；②以下疾病慎用，如酒精中毒、肝炎、急性感染、肠道炎症(如肠炎、结肠炎、憩室炎等)、胰腺炎；③宜在饭后服用，以减轻胃部刺激；不应与浓茶同服；④用药期间应监测血红蛋白、网织红细胞计数、血清铁蛋白及血清铁。

葡萄糖酸亚铁(ferrous gluconate)

本品口服后经十二指肠吸收，对胃肠道刺激性小，作用温和，含铁率为11.8%～12.5%。用于各种原因引起的缺铁性贫血，如营养不良、慢性失血、月经过多、妊娠、儿童生长期等所致的缺铁性贫血。

富马酸亚铁(ferrous fumarate)

本品含铁量较高，达33%，奏效快，恶心、呕吐、便秘等不良反应较少。

琥珀酸亚铁(ferrous succinate)

本品含铁量高达35%。口服给药吸收迅速，生物利用度高。对胃肠道黏膜刺激明显轻于硫酸亚铁。

多糖铁复合物(iron polysaccharide complex)

本品含铁量高达46%。为铁和多糖形成的复合物，以完整的分子形式存在，在消化道以分子形式被吸收。吸收率高于硫酸亚铁，且不受胃酸减少、食物成分影响。

右旋糖酐铁(iron dextran)

本品为可溶性铁，能供注射，适用于不能耐受口服铁剂的缺铁性贫血患者或需要迅速纠正缺铁者。

蔗糖铁(iron sucrose)

本品多核氢氧化铁(Ⅲ)核心表面被大量非共价结合的蔗糖分子所包围，从而形成一个平均分子量为43kDa的复合物。这种大分子结构可以避免被肾消除。多核心的铁被环绕的结构与生理状态下的铁蛋白结构相似。适用于口服铁剂效果不好而需要静脉铁剂治疗的病人。

叶酸(folic acid)

【药理】 由蝶啶核、对氨基苯甲酸及谷氨酸残基组成的水溶性B族维生素。经肠道吸收后，由肝门静脉进入肝，在肝内二氢叶酸还原酶的作用下，转变为具有活性的四氢叶酸。四氢叶酸是体内转移“一碳基团”的载体。“一碳基团”可以连接在四氢叶酸5位或10位碳原子上，主要参与嘌呤核苷酸和嘧啶核苷酸的合成与转化。尿嘧啶脱氧核苷酸转化为胸腺嘧啶脱氧核苷酸所需的甲基是来自携有“一碳基团”的四氢叶酸所提供的甲稀基。因此，叶酸缺乏可致“一碳基团”转移障碍，胸腺嘧啶脱氧核苷酸合成困难，DNA合成受到影响，从而使细胞分裂速度减慢，仅停留在G1期，而S期及G2期相对延长。上述改变不仅会影响造血细胞(引起巨幼细胞性贫血)，也会累及其他细胞(尤其是消化道黏膜细胞)。正常红细胞中叶酸盐浓度为0.175～0.316μg/ml。

口服后主要以还原型在空肠近端被吸收，5～20min即可出现于血中，1h后达血药浓度峰值。分布半衰期为0.7h。贫血患者吸收速度较正常人快。叶酸由肝门静脉进入肝，以N5-甲基四氢叶酸的形式储存于肝，或分布于其他组织器官，肝储存量占全身总量的1/2～1/3。约90%治疗量的叶酸随尿液排泄，少量经胆汁、乳汁排泄。大剂量注射后2h，给药量的20%～30%可从尿液测到。

【临床应用】 用于各种巨幼红细胞性贫血，与维生素B_{12}合用效果更好。特别是妊娠期、婴儿期营养性巨幼红细胞性贫血，用叶酸治疗效果良好。

对维生素 B_{12} 缺乏所致恶性贫血，大剂量叶酸治疗可纠正血象，但不能改善神经症状。由于叶酸治疗会增加维生素 B_{12} 的需要量，加剧维生素 B_{12} 缺乏，所以治疗恶性贫血不能单用叶酸。

【不良反应】 偶有过敏反应。长期服药可出现胃肠道反应，如食欲缺乏、恶心、腹胀等。大量服用叶酸时，可使尿呈黄色。

【药物相互作用】 大剂量叶酸能拮抗苯巴比妥、苯妥英钠和扑米酮的抗癫痫作用，可使癫痫发作的临界值明显降低，并使敏感患者的发作次数增多；口服大剂量叶酸，可以影响微量元素锌的吸收。

【注意事项】 禁用于对叶酸及其代谢产物过敏者；疑有叶酸盐依赖性肿瘤的育龄妇女慎用。

维生素 B_{12}（vitamin B_{12}，钴胺素）

维生素 B_{12} 为细胞分裂和维持神经组织髓鞘完整性所必须。维生素 B_{12} 必须与胃壁细胞分泌的糖蛋白即内因子结合才能免受胃液消化而进入空肠吸收。主要用于恶性贫血及巨幼红细胞性贫血。临床也作为神经系统疾病、肝病等辅助治疗。偶见过敏反应，严重患者可致过敏性休克，故不可滥用。片剂：口服，每日 25～100μg 或隔日 50～200μg，分次服用。注射剂：肌内注射，每日 25～100μg，或隔日 50～200μg。

(二)造血细胞生长因子

红细胞生成素(erythropoietin，EPO)

红细胞生成素(EPO)是由肾皮质近曲小管管周细胞分泌的由 166 个氨基酸组成的糖蛋白，分子量为 34kDa，现用 DNA 重组技术合成。EPO 能与红系干细胞表面的受体结合，导致细胞内磷酸化及钙离子浓度增加，刺激红系干细胞，促使红系干细胞增殖、分化和成熟，并促使网织红细胞释放入血，进而转化为成熟红细胞。贫血、缺氧时肾合成和分泌 EPO 迅速增加达百倍以上，以促使红细胞生成。但肾疾病、骨髓损伤、铁供应不足等均可干扰这一反馈机制。

EPO 主要用于慢性肾衰竭性贫血，也用于多发性骨髓瘤相关的贫血和骨髓增生异常及骨癌引起的贫血，对结缔组织病(类风湿关节炎和红斑狼疮)所致的贫血也有效，对出血性贫血、红细胞减少症及铅中毒贫血无效。EPO 不良反应少，其主要不良反应为与红细胞快速增加，血黏滞度增高有关的高血压、血凝增强等。使用时应经常进行血细胞比容测定。用于临床的制剂有注射用重组人红细胞生成素，静脉注射或皮下注射，每周分 2～3 次给药，给药剂量需依据病人贫血程度、年龄及其他相关因素调整。

粒细胞集落刺激因子(granulocyte colony stimulating factor，G-CSF)

G-CSF 是血管内皮细胞、单核细胞和成纤维细胞合成的糖蛋白。重组人 G-CSF 是由 175 个氨基酸组成的糖蛋白，能刺激粒细胞集落形成单位，促进中性粒细胞成熟，刺激成熟的粒细胞从骨髓释出，增强中性粒细胞趋化和吞噬功能。对巨噬细胞和巨核细胞影响很小。临床用于防治骨髓抑制引起的中性粒细胞减少症及骨髓衰竭病人的中性粒细胞缺乏。用于临床的制剂有重组人粒细胞集落刺激因子注射液，皮下给药或静脉给药。

粒细胞-巨噬细胞集落刺激因子(granulocyte macrophage colony stimulating factor，GM-CSF)

GM-CSF 在 T 淋巴细胞、单核细胞、成纤维细胞、血管内皮细胞均有合成。可刺激粒细胞、单核细胞、巨噬细胞和巨核细胞等多种细胞的集落形成和增生，对红细胞增生也有间接影响，可增加成熟中性粒细胞的吞噬功能和细胞毒性作用。用于临床的制剂有注射用重组人粒细胞-巨噬细胞集落刺激因子，皮下给药或静脉给药。

血小板生成素(thrombopoietin，TPO)

TPO 是刺激巨核细胞生长及分化的内源性细胞因子，对巨核细胞生成的各阶段均有刺激作用，包括前体细胞的增殖和多倍体巨核细胞的发育及成熟，从而升高血小板数目。用于临床的制剂有重组人血小板生成素注射液，皮下给药。

二、作用于凝血系统药

(一)抗凝血药

在生理情况下，机体内血液凝固、抗凝血物质作用和纤维蛋白溶解过程常保持动态平衡状态，从而保证循环中血液不断流动，实现血液的各项功能。一旦这种平衡遭破坏就会发生血栓性或出血性疾病。

血浆和组织中很多凝血因子直接参与血液凝固过程。凝血因子在血浆中以非活性的前体形式存在，启动后经瀑布式激活过程最后形成纤维蛋白凝块。血液通过 2 条通路发生凝固：①内源性激活通路，是指完全靠血浆内的凝血因子逐步使因子Ⅹ激活，从而发生凝血的通路，称为内源性激活通路；②外源性激活通路，即被损伤的血管外组织释放因子Ⅲ所启动的凝血通路，称为外源性激活通路。从受内源性或外源性通路激活的因子Ⅹ开始到纤维蛋白多聚体形成，称为共同通路。

抗凝血药可通过影响凝血过程的不同环节阻止血液凝固，临床主要用于防治静脉血栓形成和肺栓塞。现常用的抗凝血药主要包括阻止纤维蛋白形成的药物（如肝素、香豆素类）和促进纤维蛋白溶解而溶血栓的药物（如链激酶、尿激酶等）。抗凝血药如使用不当可能引起严重出血反应。

华法林（warfarin）

【药理】 属双香豆素类药物，体外无抗凝血作用，体内抗凝血作用缓慢而持久。其抗凝血作用机制主要是竞争性抑制维生素K环氧化还原酶，阻断维生素K的环氧化型向氢醌型转变，从而阻断维生素K的再循环利用，抑制维生素K依赖的凝血因子Ⅱ、Ⅶ、Ⅸ、Ⅹ的活性。华法林可显著延长凝血酶原时间，对静脉血栓形成有明显抑制作用。华法林口服吸收迅速而完全，生物利用度达100%，蓄积于肝。血浆浓度约于90min达峰值。97%与血浆蛋白结合，能透过胎盘屏障。

【临床应用】 华法林常规应用于心房颤动和心脏瓣膜病所致血栓栓塞、心脏瓣膜修复术、髋关节手术患者，可降低静脉血栓形成的发生率。预防复发性血栓栓塞性疾病，肝素或溶栓药后常规华法林维持3～6个月。一般用法为口服给药，避免冲击治疗。第1～3日，每日3～4mg（年老体弱及糖尿病患者半量即可），3d后可给维持量每日2.5～5mg。因华法林起效缓慢，治疗初3d内，由于血浆抗凝血蛋白细胞被抑制可以存在短暂高凝血状态，如需立即产生抗凝血作用，可在开始华法林治疗同时应用肝素，待法华林充分发挥抗凝血作用后再停用肝素。

【不良反应】 主要是出血。皮肤坏死是一种罕见的不良反应，常于抗凝血治疗后3～8d发生。也可引起胆汁淤滞性肝损伤，停药后可消失。可致畸胎，孕妇禁用。

【药物相互作用】 食物中维生素K缺乏，或应用广谱抗菌药抑制肠道细菌，致使体内维生素K含量降低，华法林抗凝血作用增强；阿司匹林等血小板抑制药，水合氯醛、羟基保泰松、甲苯磺丁脲、水杨酸盐、丙米嗪、甲硝唑、西咪替丁使本药作用增强。利福平、苯妥英、螺内酯（安体舒通）等诱导肝药酶，减弱本药作用。

【注意事项】 ①禁用于近期手术及手术后3d内的脑、脊髓及眼科手术者；凝血障碍疾病（如血友病、血小板减少及血小板功能病等）；严重肝、肾疾病，肝或泌尿生殖系统出血；活动性消化溃疡、脑血管出血及动脉瘤；开放性损伤；心包炎、心包积液、亚急性细菌性心内膜炎、血管炎、多发性关节炎；内脏肉瘤、出血性肉芽肿；严重过敏；维生素C或维生素K缺乏；先兆流产、孕妇。②以下患者慎用：恶病质、衰弱或发热；慢性酒精性中毒（如嗜酒）；活动性肺结核；充血性心力衰竭；未控制的恶性高血压；月经过多；精神病。③用药监测：用药期间应定期测定国际标准化比值（INR）、凝血酶原时间（prothrombin time，PT）应保持25～30s，凝血酶原活性至少应为正常值的25%～40%（不能用凝血时间或出血时间代替上述2项指标），并严密观察是否有口腔黏膜、鼻腔黏膜或皮下出血。治疗中应定期检查血常规及肝、肾功能，应随访检查粪隐血及尿隐血等。

肝素（heparin）

【药理】 肝素在体内和体外均有强大的抗凝血作用。静脉滴注，可迅速灭活多种凝血因子，使血液的活化部分凝血活酶时间（activated partial thromboplastin time，APTT）轻度延长，对PT影响较弱，对抗因子Ⅹa的活性较强。目前认为APTT与出血倾向有关，抗因子Ⅹa活性则反映药物的抗血栓能力。高浓度肝素与肝素辅助因子Ⅱ（HCⅡ）结合，可明显增加HCⅡ的抗凝血作用。

肝素口服不被吸收，肌内注射因吸收速率不易预测，易引起局部出血和刺激症状，不宜采用。常静脉注射给药。静脉注射后大部分与血浆蛋白结合（80%），不能透过胸膜、腹膜和胎盘，不进入乳汁，主要于肝经肝药酶分解代谢。低剂量肝素受单核-吞噬细胞系统清除和降解，降解产物或原型（高剂量时）经肾排泄。$t_{1/2}$因剂量而异，个体差异较大。肺气肿、肺栓塞患者$t_{1/2}$缩短，肝、肾功能严重不全患者则$t_{1/2}$明显延长，对肝素敏感性提高。

【临床应用】 主要用于血栓栓塞性疾病，如深静脉血栓、肺栓塞和周围动脉血栓栓塞等，可防止血栓形成和栓塞；弥散性血管内凝血（DIC），早期应用可防止纤维蛋白原及其他凝血因子耗竭而发生继发性出血；心血管手术、心导管检查、血液透析及体外循环等抗凝血。

静脉注射：每次5000～10 000U，每4～6h 1次，或每4小时给药100U/kg，用氯化钠注射液稀释。

静脉滴注：每日2万～4万U，加入1000ml氯化钠注射液中维持滴注，但滴注前应先静脉注射5000U作为首次剂量。

【不良反应】 出血是肝素的主要不良反应，表现为各种黏膜出血、关节腔积血和伤口出血等；血小板减少症发生率高达5%～6%；其他如妊娠妇女长期用肝素可引起骨质疏松，自发性骨折。

【药物相互作用】 肝素与口服抗凝血药或抗血小板药阿司匹林和双嘧达莫合用应谨慎。与NSAIDs、促肾上腺皮质激素合用，可增加出血危险。其他影响凝血过程的药物，如右旋糖酐-70(右旋糖酐)、阿替普酶、尿激酶、链激酶等，也会增加出血的危险性。肝素可通过影响凝血因子抑制口服抗凝血药物的作用。

【注意事项】 ①禁用于下列患者：对本药过敏；有自发出血倾向，或不能控制的活性出血；有出血性疾病及凝血机制障碍，包括血友病、血小板减少性或血管性紫癜；外伤或术后渗血、先兆流产或产后出血；胃、十二指肠溃疡，溃疡性结肠炎；严重肝、肾功能不全；胆囊疾病或黄疸；恶性高血压；活动性结核；内脏肿瘤；脑内出血或有脑内出血史；胃肠持续导管引流者；腰椎留置导管。②以下患者慎用：有过敏性疾病及哮喘病史者；要进行易致出血的操作，如口腔手术等患者；已口服足量的抗凝血药物，或月经量过多者。③用药监测：治疗前宜测定凝血时间(试管法)，凝血酶原时间；治疗期间应测定凝血时间(试管法)、血细胞比容、粪隐血试验、尿隐血试验及血小板计数等。

低分子量肝素(low molecular weight heparin，LMWH)

本品从普通肝素分离或由普通肝素降解后再分离而得到的相对分子质量<7kDa的肝素。与普通肝素相比，LMWH具有以下特点：①抗凝血活性较弱，但抗血栓作用增强；②作用时间长，生物利用度高，$t_{1/2}$较长，体内不易被清除；③不易引起血小板减少。LMWH将逐渐取代普通肝素用于临床。常用制剂有低分子肝素钠、低分子肝素钙、依诺肝素钠(enoxaparin sodium)和磺达肝癸钠(fondaparinux sodium)，各制剂选用时应注意出血风险。

基因重组水蛭素(rDNA-hirudin，lepirudin)

基因重组水蛭素是由水蛭的有效成分水蛭素，经基因重组技术制成的抗凝血药物。水蛭素对凝血酶具有高度亲和力，是目前最强的直接特异性凝血酶抑制药。

与肝素比较，水蛭素具有以下优点：①抗凝血作用不需要抗凝血酶Ⅲ(ATⅢ)存在，远比肝素弱，故较少引起出血；②仅抑制凝血酶介导的血小板聚集，不影响血小板的数量和功能；③对与纤维蛋白结合的凝血酶也有抑制作用，故抗血栓作用强而持久，对溶栓治疗后血管再栓塞有良好的预防作用。

(二)抗血小板药

抗血小板药又称血小板抑制药，即抑制血小板黏附、聚集及释放等功能的药物。根据作用机制可分为：①抑制血小板代谢酶的药物，如环氧酶抑制药阿司匹林、TXA2合成酶抑制药和TXA2受体阻断药利多格雷、磷酸二酯酶抑制药双嘧达莫等；②阻碍二磷酸腺苷(adenosine diphosphate，ADP)介导的血小板活化的药物，如氯吡格雷、噻氯匹定；③凝血酶抑制药，如阿加曲班和水蛭素；④血小板膜糖蛋白GPⅡb/Ⅲa受体阻断药，如阿昔单抗、替罗非班。

阿司匹林(aspirin)

【药理】 阿司匹林是花生四烯酸代谢中环氧化酶抑制药，可使血小板中环氧化酶活性部位丝氨酸残基乙酰化而灭活，从而抑制TXA2的生成。服药1次，对血小板中环氧化酶活性抑制达90%，且呈不可逆性。由于血小板为无核细胞，不能再生成环氧化酶，需待7d后新生的血小板进入外周血液，方能恢复环氧化酶活性。

【临床应用】 阿司匹林常用于心肌梗死、脑梗死、深静脉血栓形成和肺梗死。为溶栓治疗中必不可少的辅助治疗药物。口服，100～300mg/d。

【注意事项】 消化道溃疡，特别是合并活动性出血者禁用；血小板减少、血小板功能障碍、有出血倾向者禁用；用药期间应定期检测血小板计数和功能。

利多格雷(ridogrel)

利多格雷抑制TXA2合成酶，减少TXA2生成并阻断TXA2受体。对降低急性心肌梗死再栓塞、反复心绞痛及缺血性卒中的发生率作用较强，但对急性心肌梗死的血管梗死率、复灌率及增强链激酶的纤溶作用等与阿司匹林相当。

双嘧达莫(dipyridamole)

本品抑制血小板聚集，高浓度(50μg/ml)可抑制胶原、肾上腺素和凝血酶所致的血小板释放。主要用于抗血小板聚集和预防血栓形成。口服，1次25～50mg，每日3次，饭前服。

氯吡格雷(clopidogrel)

本品为血小板聚集抑制药,可选择性抑制ADP与受体结合以及ADP介导的糖蛋白GPⅡb/Ⅲa复合物活化;不可逆地阻断其他激动药释放ADP引起的血小板聚集。因此可抑制血小板聚集。用于预防动脉粥样硬化血栓形成事件。推荐剂量为每日75mg。

噻氯匹定(ticlopidine)

本品对ADP诱导的血小板聚集(包括Ⅰ期及Ⅱ期聚集)有强抑制作用,且作用持久。此外,可降低纤维蛋白原浓度与血液黏滞性,并提高全血及红细胞滤过率。口服,1次0.25g,每日1次,就餐时服用可以提高生物利用度,并减少轻微的胃肠道反应。

阿加曲班(argatroban)

本品为精氨酸衍生物,与凝血酶催化部位结合,抑制凝血酶的蛋白水解作用,阻碍纤维蛋白原裂解和纤维蛋白凝块形成,使某些凝血因子不活化,抑制凝血酶诱导的血小板聚集及分泌作用,最终抑制纤维蛋白的交联,并促使纤维蛋白溶解。适用于改善慢性动脉闭塞症(血栓闭塞性脉管炎、闭塞性动脉硬化症)患者的四肢溃疡、静息痛及冷感等症状。1次10mg,每日2次,疗程在4周以内。

西洛他唑(cilostazol)

本品具抗血小板、抗血栓和血管扩张作用,用于改善由于慢性动脉闭塞症引起的慢性溃疡、疼痛、发冷及间歇性跛行等缺血性症状。预防脑梗死复发(心源性脑梗死除外)。口服,1次0.1g,每日2次。

阿昔单抗(abciximab)

本品可选择性阻断血小板GPⅡb/Ⅲa受体,从而防止纤维蛋白原、血小板凝集因子、玻璃体结合蛋白及纤维蛋白结合素与激活的血小板结合,具有抗血小板聚集作用。适用于经皮穿刺冠状血管成形术或动脉粥样硬化切除术,为防止突发性冠状血管堵塞引起的心肌急性缺血的辅助治疗。于血管成形术前10～60min静脉弹丸式注射250μg/kg,继以0.125μg/(kg·min)持续静脉滴注,最大可至10μg/min,维持12h。

替罗非班(tirofiban)

本品是一种非肽类血小板GPⅡb/Ⅲa受体拮抗药,可阻止纤维蛋白原与糖蛋白Ⅱb/Ⅲa结合,因而阻断血小板交联及聚集。适用于预防不稳定型心绞痛或非Q波心肌梗死病人心脏缺血事件,也适用于预防冠状动脉缺血综合征病人进行冠状动脉血管成形术或冠状动脉内斑块切除术、与经治冠状动脉突然闭塞有关的心脏缺血并发症。

(三)纤维蛋白溶解药

纤维蛋白溶解药是内源性或外源性纤溶酶原激活物。体内纤溶系统的作用是防止过度纤维蛋白形成。纤溶系统最基本和核心成分包括纤维蛋白溶解酶原、纤维蛋白溶解酶及纤溶酶原激活物(t-PA)和抑制物(PAI)。通常在循环中PAI-1过量存在,能灭活过多t-PA,不使之外溢于全身循环。激活的纤溶酶除参与纤维蛋白降解外,有少量可脱离纤维蛋白进入血流,并很快被血浆中α_2抗纤溶酶(α_2-AP)灭活。

链激酶(streptokinase,SK)

【药理】 链激酶为外源性纤溶酶原激活药。但对纤溶酶原无直接激活作用,需经过以下步骤而发挥纤溶酶原激活作用。

(1)链激酶首先与纤溶酶原以1∶1形成SK-纤溶酶原复合物,引起构象变化,暴露出酶的活性位点。

(2)所暴露的活性部位自身催化,使SK-纤溶酶原复合物激活为SK-纤溶酶复合物。

(3)SK-纤溶酶复合物激活纤维蛋白表面的纤溶酶原,使纤维蛋白降解为纤维蛋白降解产物,发挥溶栓作用。链激酶可影响循环中纤维蛋白原和其他凝血因子,介导低纤维蛋白原血症和加重出血倾向。应避免与抗凝血药和抗血小板药合用。

【临床应用】 主要用于血栓栓塞性疾病,如急性心肌梗死、静脉血栓形成、肺栓塞、动脉血栓栓塞、透析通道栓塞、人工瓣膜栓塞等。在血栓形成不超过6h用药疗效最佳。

【不良反应】 出血是常见的不良反应,严重者应立即停药。大出血时可给予氨基己酸,输新鲜血浆或全血。链激酶具有抗原性,可引起过敏反应,轻度过敏反应不必中断治疗,重度过敏反应需立即停止静脉滴注。

尿激酶(urokinase)

本品由人尿或肾细胞组织培养液提取的天然溶栓药,可直接作用于内源性纤维蛋白溶解系统,能催化裂解纤溶酶原转化为纤溶酶。纤溶酶不仅能降解纤维蛋白凝块,亦能降解血循环中的纤维蛋白原、凝血因子Ⅴ和凝血因子Ⅷ等,从而发挥溶栓作用。尿激酶无抗原性,不易发生过敏反应。最常见的不良反应是出血倾向。

阿替普酶(alteplase)

阿替普酶是一种糖蛋白,可直接激活纤溶酶原转化为纤溶酶,导致纤维蛋白和血块溶解。不造成过敏反应。最常见的不良反应是出血倾向。

降纤酶(defibrase)

降纤酶又名去纤酶,自东北的白眉蝮蛇或尖吻蝮蛇蛇毒中提取的蛋白水解酶。能溶解血栓,抑制血栓形成,改善微循环。此外,还能降低血液黏度,延长凝血酶原时间和凝血时间,但不影响其他凝血因子及血小板数量。

东菱精纯抗栓酶(defibrin)

东菱精纯抗栓酶由巴西矛头蛇亚种的蛇毒中分离、精制的一种巴曲酶,主要为丝氨酸蛋白酶。可分解纤维蛋白原,抑制血栓形成;降低组织型纤维蛋白溶解酶原激活剂抑制因子的活性,促进纤维蛋白溶酶原转变成纤维蛋白溶解酶,促使纤维蛋白溶解。用于急性缺血性脑血管疾病、突发性耳聋、慢性动脉闭塞症。

(四)促凝血药

促凝血药是指能加速血液凝固或降低毛细血管通透性,促使出血停止的药物。血液系统中存在着凝血和抗凝血2种对立统一的机制,从而保证了血液的正常流动。促凝血药可影响某些凝血因子,促进或恢复凝血过程而止血,也可通过抑制纤维蛋白溶解系统而止血。后者亦称抗纤溶药。

维生素K(vitamine K)

【药理】 维生素K是肝合成凝血因子Ⅱ、Ⅶ、Ⅸ、Ⅹ所必需的物质,维生素K缺乏可引起这些凝血因子合成障碍或异常,临床可见出血倾向和凝血酶原时间(PT)延长,通常称这些因子为维生素K依赖性凝血因子。一旦维生素K缺乏,即可引起维生素K依赖性凝血因子异常。

【临床应用】 用于维生素K缺乏引起的出血:①继发于吸收或利用障碍所致的低凝血酶原血症;②长期服用广谱抗生素、新生儿出血;③口服过量华法林等香豆素类抗凝血药、水杨酸类等所致出血。

【不良反应】 维生素K_1静脉注射过快可出现局部潮红、出汗、呼吸困难、胸闷、支气管痉挛、血压剧降。一般以肌内注射为宜,或严格控制静脉注射速度。新生儿、早产儿或葡萄糖-6-磷酸脱氢酶缺乏患者,注射较大剂量维生素K,可发生溶血和高铁血红蛋白血症。

氨甲环酸(tranexamic acid)

氨甲环酸为抗纤维蛋白溶解药,可抑制纤维蛋白凝块分解。临床用于治疗及预防纤维蛋白溶解过度引起的出血,或用于预防遗传性血管水肿,但不可用于弥散性血管内凝血患者,因为具有形成血栓的风险。接受抗纤维蛋白溶解治疗的血栓易感患者也具有风险。因此,对于由弥散性血管内凝血引起的出血,不可应用具有抗纤维蛋白溶解作用的药物治疗,除非症状主要由溶解纤维蛋白机制发生紊乱引起。但应用时需要密切监护,并酌情给予抗凝血药。

氨甲苯酸(aminomethylbenzoic acid)

氨甲苯酸具有抗纤维蛋白溶解作用,其作用机制与氨基己酸相同,但较之强4～5倍。口服易吸收,毒性较低,不易生成血栓。适用于纤维蛋白溶解过程亢进所致的出血,如肺、肝、胰、前列腺、甲状腺、肾上腺等手术时的异常出血,妇产科和产后出血及肺结核咯血或痰中带血、血尿、前列腺肥大出血、上消化道出血等。对一般慢性渗血效果较显著,但对癌症出血及创伤出血无止血作用。此外,尚可用于链激酶或尿激酶过量引起的出血。

氨基己酸(aminocaproic acid)

氨基己酸为抗纤维蛋白溶解药。化学结构与赖氨酸相似,能阻抑纤溶酶原与纤维蛋白结合,防止其激活,从而抑制纤维蛋白溶解,高浓度(100mg/L)则直接抑制纤溶酶活力,达到止血效果。适用于预防及治疗血纤维蛋白溶解亢进引起的各种出血。

凝血酶(thrombin)

凝血酶能促使纤维蛋白原转化为纤维蛋白,可直接用于创口,使血液凝固而止血,也可用于手术中不易结扎的小血管止血、消化道出血及外伤出血等。偶可致过敏反应,应及时停药。局部止血或口服,禁止血管内注射。

凝血酶原复合物(prothrombin complex)

凝血酶原复合物为来自健康人新鲜血浆、含有凝血因子Ⅱ、Ⅶ、Ⅸ、Ⅹ及少量其他血浆蛋白的混合制剂。上述凝血因子均依赖维生素K而激活,产生凝血作用。主要用于乙型血友病、肝疾病、香豆素类抗凝血药过量及维生素K依赖凝血因子Ⅱ、Ⅶ、Ⅸ、Ⅹ缺乏所致的出血。不良反应有发热、畏寒等过敏反应,有传播乙型肝炎及其他血源性疾病的可能。可产生血栓,肝病患者易引起DIC,应慎用。

蛇毒血凝酶(hemocoagulase)

蛇毒血凝酶是从巴西矛头蛇的毒液中分离、精制所得的一种含巴曲酶的制剂。仅具有止血功能,并不影响血液的凝血酶原数目。可用于需减少流血或止血的各种医疗状况。

鱼精蛋白(protamine)

鱼精蛋白为碱性蛋白,可与肝素结合形成稳定的无活性复合物。可用于中和肝素的抗凝血作用,治疗由大分子肝素或低分子量肝素引起的出血。

人凝血因子Ⅷ(human coagulation factor Ⅷ)

本品对缺乏人凝血因子Ⅷ所致的凝血功能障碍具有纠正作用,主要用于防治甲型血友病和获得性凝血因子Ⅷ缺乏而致的出血症状及这类病人的手术出血治疗。

酚磺乙胺(etamsylate)

本品能使血管收缩,降低毛细血管通透性,也能增强血小板聚集性和黏附性,促进血小板释放凝血活性物质,缩短凝血时间,达到止血效果。用于防治各种手术前后的出血,也可用于血小板功能不良、血管脆性增加而引起的出血。

卡巴克络(carbazochrome)

卡巴克络能增强毛细血管对损伤的抵抗力,降低毛细血管的通透性,促进受损毛细血管端回缩而止血。主要用于毛细血管通透性增强所致的出血。对大量出血和动脉出血疗效差。

(五)促血小板增生药

重组人白细胞介素11(recombinant human interleukin-11)

本品是应用基因重组技术生产的一种促血小板生长因子,可直接刺激骨髓造血干细胞和巨核细胞增殖,诱导巨核细胞成熟分化,增加体内血小板的生成,从而提高血液血小板计数,而血小板功能无明显改变。适用于实体瘤和白血病放、化疗后血小板减少症的预防和治疗及其他原因引起的血小板减少症。

三、血容量扩张药

血容量扩张药包括血浆及血浆代用品,主要用于大量失血、失血浆及大面积烧伤等所致的血容量降低、休克等应急情况,以扩充血容量,改善微循环。

羟乙基淀粉(hydroxyethyl starch)

【药理】 羟乙基淀粉的容量扩充效应及血液稀释效果取决于其分子量大小、取代度、取代方式和药物浓度,以及给药剂量和输注速度。中分子羟乙基淀粉有较强的容量扩充效应和较长的维持时间,至少在3～4h,血容量、血流动力学及组织氧供将得到改善。同时,由于血液稀释,红细胞聚集减少,血细胞比容和血液黏度下降,血液流变学指标得到改善。

本药被血清淀粉酶持续降解,随后通过肾排泄。给药24h后,尿中的排泄量为给药量的54%,血清中药量为给药量的10%。其余残存在组织中被组织葡萄糖苷酶代谢,再经肾、胆汁、粪便排泄。$t_{1/2\alpha}$为3.35h,$t_{1/2\beta}$>12h。

【临床应用】 治疗和预防循环血容量不足或休克;用于治疗性血液稀释;用于减少手术中对供血的需要,如急性等容血液稀释。

【注意事项】 ①严重凝血功能异常、充血性心力衰竭、脑出血、肾衰竭合并无尿或少尿,对羟乙基淀粉过敏者、明显高血容量者禁用。②大剂量输注后能够抑制凝血因子,特别是Ⅷ因子的活性,可出现一过性凝血时间延长。③对肝、肾功能异常者应监测肝功能和血清肌酸酐水平,大剂量使用时,应监测血细胞比容和血浆蛋白浓度。必须避免由于静脉滴注过快和用量过大导致的循环超负荷。④少数患者可出现过敏反应,表现为眼睑水肿、荨麻疹及哮喘等。

人血白蛋白(human albumin)

本品在补充血容量的同时可补充蛋白质,用于失血性休克、脑水肿、流产等引起的白蛋白缺乏、肾病等。

右旋糖酐-70(dextran-70)

右旋糖酐-70(右旋糖酐)静脉注射能提高血浆胶体渗透压,吸收血管外水分而增加血容量,升高和维持血压;可使已经聚集的红细胞和血小板解聚,降低血液黏滞性,改善微循环,防止血栓形成;还具有渗透性利尿作用。

琥珀酰明胶(succinylated gelatin)

本品静脉输入能增加血浆容量,使静脉回流量、心排血量、动脉血压和外周灌注增加,所产生的渗透性利尿作用有助于维持休克病人的肾功能;还可改善组织的氧供。

聚明胶肽(polygeline)

本品为明胶多肽溶液,平均分子量应为27 500～39 500,其渗透压与血浆相等,具有维持血容量和提升血压作用;同时可降低血液黏度,改善微循环。对高钙血症、正在使用洋地黄治疗的患者禁用。

(张志仁　左笑丛)

第七节 作用于内脏系统的药物

一、镇咳、祛痰及平喘药

(一)镇咳药

咳嗽是一种保护性反射,能促进呼吸道痰液、异物排出。因此,呼吸道细菌感染不应抑制咳嗽,而应首先给予抗菌药物控制感染,并寻找引起咳嗽的原因,针对病因治疗。对剧烈无痰的咳嗽,为使病人更好的休息,防止原发疾病的发展,或避免剧烈咳嗽引起的并发症如气胸、腹直肌撕裂、尿失禁等,都应采用镇咳药物治疗。对咳嗽伴有咳痰困难者应使用祛痰药,以避免痰液淤积、阻塞呼吸道引起窒息。临床常用的镇咳药有可待因、右美沙芬、福尔可定、喷托维林等。

可待因(codeine)

【药理】 对延髓呼吸中枢有选择性抑制作用,镇咳作用为吗啡的1/4,镇痛作用为吗啡的1/7～1/10。镇咳剂量不抑制呼吸,成瘾性弱于吗啡。口服或注射均可吸收,口服后30～45min起效,约1h血药浓度达峰值,生物利用度为40%～70%,血浆蛋白结合率为25%左右,$t_{1/2}$为3～4h。在肝代谢,主要经尿排泄。

【临床应用】 用于各种原因引起的剧烈干咳,也可用于中等强度的疼痛。成年人口服每次15～30mg,每日2～3次,儿童口服0.2～0.5mg/kg,每日2～3次。

【不良反应】 偶见恶心、呕吐、便秘及眩晕等。大剂量可致烦躁等中枢兴奋症状。长期应用可引起耐受性及依赖性。

【药物相互作用】 与抗胆碱药合用,可加重便秘或尿潴留的不良反应;与美沙酮或其他吗啡类中枢抑制药合用,可加重中枢性抑制作用;与肌松药合用时,呼吸抑制更为显著;可增强解热镇痛药的镇痛作用;与巴比妥类药物合用可加重中枢抑制作用;与西咪替丁合用可诱发精神错乱、定向力障碍及呼吸急促。

【注意事项】 黏痰量多的患者不宜使用。可透过胎盘屏障,妊娠期应用使胎儿成瘾,引起新生儿戒断症状,如腹泻、呕吐、打哈欠、过度啼哭等;分娩期应用可致新生儿呼吸抑制。缓释片必须整片吞服,不可嚼碎或掰开。

右美沙芬(dextromethorphan)

【药理】 通过抑制延髓呼吸中枢而发挥中枢性镇咳作用。其镇咳强度与可待因相等或略强,无镇痛作用,长期应用未见耐受性和成瘾性,治疗剂量不抑制呼吸。口服吸收好,15～30min起效,作用可维持3～6h。血浆原型浓度很低,其主要活性代谢产物3-甲基吗啡烷血浆浓度高,$t_{1/2}$为5h。

【临床应用】 用于干咳,适用于感冒、急性或慢性支气管炎、支气管哮喘、咽喉炎、肺结核及其他上呼吸道感染时的咳嗽。口服,成年人每次10～30mg,每日3～4次。每日最大剂量120mg。

【不良反应】 偶有头晕、轻度嗜睡、口干、便秘等不良反应。

【药物相互作用】 与奎尼丁、胺碘酮合用,可增高本品的血浓度,出现中毒反应;与氟西汀、帕罗西汀合用,可加重本品的不良反应;与单胺氧化酶抑制药并用,可致高热、昏迷等症状;与其他中枢抑制药合用可增强本品的中枢抑制作用;乙醇可增强本品的中枢抑制作用。

【注意事项】 妊娠期妇女及痰多患者慎用。

福尔可定(pholcodine)

本品具有中枢性镇咳作用及镇静和镇痛作用,但成瘾性较可待因弱。用于剧烈干咳和中等程度疼痛。新生儿和儿童耐受性好,不易引起便秘和消化紊乱。

喷托维林(pentoxyverine)

本品适用于上呼吸道炎症引起的无痰干咳。青光眼、心力衰竭、孕妇及哺乳期妇女、驾车及操作机器者不宜使用。

(二)祛痰药

祛痰药是一类能使痰液变稀、黏滞度降低,或能加速呼吸道黏膜纤毛运动,使痰液易于咳出的药物。祛痰药可促进呼吸道内积痰排出,减少痰液对呼吸道黏膜的刺激,间接起到镇咳和平喘的作用。常用的有氯化铵、溴己新、氨溴索、复方甘草片、乙酰半胱胺酸等。

氯化铵(ammonium chloride)

【药理】 口服后刺激胃黏膜的迷走神经末梢,引起轻度的恶心,反射性地引起气管、支气管腺体分泌增加。部分氯化铵吸收入血后经呼吸道排出,由于盐类的渗透压作用而带出水分，使痰液稀释，易于咳出。

【临床应用】 用于急性呼吸道炎症时痰黏稠不易咳出患者，常与其他镇咳祛痰药配成复方制剂应用。也可增强汞剂的利尿作用及四环素和青霉素的抗菌作用，可促进碱性药物如哌替啶、苯丙胺、普鲁卡因排泄。祛痰：口服，成年人每次 0.3～0.6g，每日 3 次。

【不良反应】 片剂吞服或剂量过大可引起恶心、呕吐、胃痛等胃刺激症状，宜溶于水中或餐后服用。可增加血氨浓度，肝功能不全患者服用可能诱发肝昏迷。

【药物相互作用】 可减慢阿司匹林排泄，增强其疗效；可增强磺丙脲的降血糖作用；可促进美沙酮的体内清除，降低其疗效；增加氟卡尼（哌氟酰胺）排泄，降低其疗效。

【注意事项】 静脉滴注速度过快，可致惊厥或呼吸抑制。溃疡病患者慎用。不宜与排钾利尿药、磺胺嘧啶、呋喃妥因等合用。

氨溴索（ambroxol）

本药为溴已新体内活性代谢产物。能促进肺表面活性物质的分泌及气道液体分泌，使痰中黏多糖蛋白纤维断裂，促进黏痰溶解，显著降低痰黏度，增强支气管黏膜纤毛运动，促进痰液排出。用于急、慢性支气管炎及支气管哮喘、支气管扩张、肺气肿、肺结核、肺尘埃沉着病、手术后的咳痰困难等。注射给药可用于术后肺部并发症的预防及早产儿、新生儿呼吸窘迫综合征的治疗。口服：成年人及 12 岁以上儿童每次 30mg，每日 3 次。长期使用（14d 后）剂量可减半。注射：成年人每次 15mg，每日 2 次。

溴已新（bromhexine）

本药具有较强的黏痰溶解作用。抑制痰液中酸性黏多糖蛋白的合成，并可使痰中黏蛋白纤维断裂，而使黏痰减少、痰液稀释而易于咳出。口服后约 1h 起效，4～5h 作用达高峰，疗效维持 6～8h。能增加阿莫西林、四环素类抗菌药物在肺内或支气管的分布浓度，合用能增强抗菌疗效。

乙酰半胱胺酸（acetylcysteine）

本药具有较强的黏痰溶解作用。用于手术后、急性和慢性支气管炎、支气管扩张、肺结核、肺炎、肺气肿等引起的黏稠分泌物过多所致的咳痰困难。可口服、喷雾吸入、气管滴入及直接气管腔内注入。直接滴入呼吸道可产生大量痰液，需用吸痰器吸引排痰。

（三）平喘药

哮喘是一种以呼吸道炎症和呼吸道高反应性为特征的疾病，表现为炎症细胞浸润、黏膜下组织水肿、血管通透性增加、平滑肌增生、上皮脱落、气道反应性亢进等。控制气道炎症和炎症介质是治疗哮喘的根本。平喘药主要用于支气管哮喘或喘息性支气管炎。

1. *肾上腺素受体激动药* 呼吸道以 β_2 肾上腺素受体分布为主。β_2 受体激动时，呼吸道平滑肌松弛，抑制肥大细胞和中性粒细胞释放炎症介质和过敏介质，增强呼吸道纤毛运动，促进呼吸道腺体分泌，降低血管通透性，减轻呼吸道黏膜下水肿，缓解或消除喘息。临床常用的有沙丁胺醇、特布他林、沙美特罗、班布特罗等。

沙丁胺醇（salbutamol）

【药理】 选择性激动支气管平滑肌的 β_2 受体，有较强支气管扩张作用。用于哮喘患者，其支气管扩张作用与异丙肾上腺素相等。抑制肥大细胞等致敏细胞释放过敏介质与其支气管平滑肌解痉作用有关。对心脏 β_1 受体激动作用较弱。因不易被消化道硫酸酯酶和组织中儿茶酚氧位甲基转移酶破坏，而口服有效，作用持续时间较长。口服生物利用度为 30%，服后 15～30min 生效，2～4h 作用达高峰，持续 6h 以上。气雾吸入的生物利用度为 10%，吸入后 1～5min 生效，1h 作用达高峰，可持续 4～6h，维持时间为同等剂量异丙肾上腺素的 3 倍。大部分在肠壁和肝代谢，进入循环的原型药物少于 20%。主要经肾排泄。

【临床应用】 用于防治支气管哮喘、哮喘型支气管炎和肺气肿患者的支气管痉挛。制止发作多用气雾吸入，预防发作则可口服。口服：成年人每次 2～4mg，每日 3 次。气雾吸入：每次 0.1～0.2mg（即喷吸 1～2 次），必要时每 4 小时重复 1 次，但 24h 内不宜超过 8 次；粉雾吸入，成年人每次吸入 0.4mg，每日 3～4 次。静脉注射：每日 0.4mg，用 5%葡萄糖注射液 20ml 或氯化钠注射液 20ml 稀释后缓慢注射。静脉滴注：1 次 0.4mg，用 5%葡萄糖注射液 100ml 稀释后滴注。肌内注射：1 次 0.4mg，必要时 4h 可重复注射。

【不良反应】 偶见恶心、头痛、头晕、心悸、手指震颤等不良反应。剂量过大时，可见心动过速和血压波动。一般减量即恢复，严重时应停药。罕见肌肉痉挛和过敏反应。

【药物相互作用】 ①与其他肾上腺素受体激动药或茶碱类药物合用，支气管扩张作用增强，但不良反应也可能加重；②β受体拮抗药能拮抗本品的支气管扩张作用；③单胺氧化酶抑制剂、三环抗抑郁药、抗组胺药、左甲状腺素等可增加本品的不良反应；④与甲基多巴合用时可致严重急性低血压反应；⑤与洋地黄类药物合用，可增加洋地黄诱发心动过速的危险性；⑥在产科手术中与氟烷合用，可加重宫缩无力，引起大出血。

【注意事项】 ①心血管功能不全、高血压、糖尿病、甲状腺功能亢进症患者及妊娠期妇女慎用；②对氟利昂过敏者禁用本品气雾剂；③长期应用亦可形成耐受性，不仅疗效降低，且可能使哮喘加重；④缓释片不能咀嚼，应整片吞服。

特布他林(terbutaline)

为选择性β_2受体激动药，气管扩张作用与沙丁胺醇相近。对心脏β_1受体的作用极小，对心脏的兴奋作用比沙丁胺醇小7～10倍，仅为异丙肾上腺素的1/100。口服约30min出现平喘作用，2～4h作用达高峰，可持续4～7h。皮下注射后5～15min生效，0.5～1h作用达高峰。

沙美特罗(salmeterol)

为选择性长效β_2受体激动药，有较强的抑制肺肥大细胞释放组胺、白三烯、前列腺素等过敏反应介质作用。用药后10～20min出现支气管扩张作用，可持续12h。不适用于急性哮喘发作患者，如果使用，应先给予短效β_2受体激动药。临床上常与氟替卡松制成复方粉剂使用。

班布特罗(bambuterol)

为长效口服制剂，一般每日口服1次即可。

2. 黄嘌呤药物 也称茶碱类支气管扩张药。临床常用的有氨茶碱、多索茶碱等。

茶碱(theophylline)

【药理】 有直接松弛支气管平滑肌作用，对痉挛的呼吸道平滑肌作用更为显著。可抑制白介素-5(IL-5)释放，减少嗜酸粒细胞聚集，降低抗原和丝裂原刺激的T细胞增殖，减少炎性细胞浸润，具有免疫调节与抗炎作用。此外，茶碱还能增加膈肌收缩力，减轻膈肌疲劳。

【临床应用】 用于急、慢性哮喘、喘息性支气管炎。常用茶碱与不同盐或碱基形成的复盐或衍生物，如氨茶碱、多索茶碱等。

【不良反应】 茶碱的安全范围较小。可出现胃肠道反应、心血管系统症状、神经系统症状。大剂量静脉滴注不良反应多且严重，甚至可致死亡。

【药物相互作用】 与沙丁胺醇合用有协同作用，不良反应亦相应增加；与大环内酯类抗生素、环丙沙星、雷尼替丁等合用可减少茶碱代谢，导致血药浓度升高，增加疗效和毒性；与地尔硫䓬、咖啡因、氟康唑等合用可增加本药作用和毒性。

【注意事项】 癫痫患者、活动性消化性溃疡患者、急性心肌梗死伴血压下降者、茶碱及衍生物过敏者禁用。

多索茶碱(doxofylline)

本品口服吸收迅速，可口服和注射给药，用于支气管哮喘、喘息性慢性支气管炎及其他支气管痉挛引起的呼吸困难。较氨茶碱不良反应少，相对安全。

3. M胆碱受体阻断药 各种刺激引起内源性乙酰胆碱释放可诱发哮喘发作，M胆碱受体阻断药可阻断乙酰胆碱作用，缓解哮喘发作。常用的有异丙托溴铵、噻托溴铵。

异丙托溴铵(ipratropium bromide)

【药理】 对支气管平滑肌M受体有较高选择性的强效抗胆碱药，松弛支气管平滑肌作用较强，对呼吸道腺体和心血管系统作用较弱。此外，可促进支气管黏膜的纤毛运动，利于痰液排出。本品为季铵盐，口服不易吸收。气雾吸入后5min左右起效，30～60min作用达峰值，维持4～6h。

【临床作用】 ①用于缓解慢性阻塞性肺病(COPD)引起的支气管痉挛和喘息症状。②防止哮喘，尤适用于因β受体激动药产生肌肉震颤、心动过速而不能耐受的患者。气雾吸入：成年人1次100～500μg(14岁以下儿童50～250μg)，用生理盐水稀释至3～4ml，置雾化器中吸入。

【不良反应】 常见于口干、头痛、鼻黏膜干燥、咳嗽、震颤。偶见心悸、支气管痉挛、眼干、眼调节障碍、尿潴留。极少见过敏反应。

【药物相互作用】 ①与β受体激动药(沙丁胺醇、非诺特罗)、茶碱、色甘酸钠合用可相互增强疗效。②金刚烷胺、吩噻嗪类抗精神病药、三环类抗抑郁药、单胺氧化酶抑制药及抗组胺药可增强本品的作用。

【注意事项】 ①青光眼、前列腺增生患者慎用；②雾化吸入应避免误入眼内；③窄角青光眼患者，合用本药与β受体激动药可增加青光眼急性发作的危险性；④与β-受体激动药组成的复方制剂，须注意两者的禁忌证。

噻托溴铵(tiotropium bromide)

本品适用于慢性阻塞性肺病(COPD)的维持治疗,包括慢性支气管炎和肺气肿、伴随性呼吸困难的维持治疗及急性发作的预防。吸入剂一般每日只需给药1次。

4. 肾上腺皮质激素

布地奈德(budesonide)

【药理】 为局部应用、不含卤素的肾上腺糖皮质激素类药物。与糖皮质激素受体亲和力较强,故局部消炎作用强,约为丙酸倍氯米松的2倍;氢化可的松的600倍。其肝代谢清除率亦高,成年人消除 $t_{1/2}$ 约为2h,儿童约为1.5h,因而几无全身肾上腺皮质激素作用。

【临床作用】 ①用于肾上腺皮质激素依赖性或非依赖性支气管哮喘及喘息性支气管炎患者,可有效减少口服肾上腺素皮质激素的用量,减轻肾上腺皮质激素的不良反应。②用于慢性阻塞性肺病。气雾吸入,成年人,开始剂量每次200～800μg,每日2次,维持量因人而异,通常为每次200～400μg,每日2次;儿童,开始剂量每次100～200μg,每日2次,维持量亦应个体化,以减至最低剂量又能控制症状为准。

【不良反应】 ①吸入后偶见咳嗽、声音嘶哑和口腔咽喉部念珠菌感染。每次用药后必须漱口。②偶有皮疹、荨麻疹、血管神经性水肿等过敏反应。③极少数患者喷鼻后,有鼻黏膜溃疡和鼻中隔穿孔表现。

【药物相互作用】 酮康唑可使本药血药浓度升高。

【注意事项】 活动性肺结核及呼吸道真菌、病毒感染者慎用。

5. 过敏介质阻释药

色甘酸钠(sodium cromoglicate)

【药理】 预防速发型和迟发型过敏性哮喘,亦可预防运动和其他刺激诱发的哮喘。其平喘作用机制可能为:①稳定肥大细胞膜,阻止肥大细胞释放过敏介质:可抑制肺组织肥大细胞中磷酸二酯酶活性,使肥大细胞中cAMP水平增高,Ca^{2+} 向细胞内转运减少,从而稳定肥大细胞膜,抑制肥大细胞裂解、脱颗粒,阻止组胺、白三烯、5-羟色胺、缓激肽和慢反应物质等过敏介质释放,从而预防过敏反应的发生;②直接抑制由于兴奋刺激感受器而引起的神经反射,抑制反射性支气管痉挛;③抑制非特异性支气管高反应性(BHR);④抑制血小板活化因子(PAF)引起的支气管哮喘。

口服极少吸收。干粉喷雾吸入生物利用度约10%。吸入剂量的80%以上沉着于口腔和咽部,仅约8%经肺及胃肠道进入血液。吸入后10～20min即达峰血浆浓度(正常人为14～91ng/ml,哮喘患者为1～36ng/ml)。血浆蛋白结合律为60%～75%。迅速分布到组织中,特别是肝和肾。血浆 $t_{1/2}$ 为1～1.5h。经胆汁和尿排泄。

【临床作用】 ①支气管哮喘。可用于预防各型哮喘发作。对外源性哮喘疗效显著,特别是对已知抗原的年轻患者疗效更佳。对内源性哮喘和慢性哮喘亦有一定疗效,约50%患者的症状改善或完全控制。与β肾上腺素受体激动药合用可提高疗效。②过敏性鼻炎、季节性花粉症、春季角膜、结膜炎、过敏性湿疹及某些皮肤瘙痒症。用法:①支气管哮喘:粉雾吸入,每次20mg,每日4次;症状减轻后,每日40～60mg;维持量,每日20mg。气雾吸入,每次3.5～7mg,每日3～4次,每日最大剂量32mg。②季节性花粉症和春季角膜、结膜炎,2%溶液滴眼,每侧1次2滴,每日4次。

【不良反应】 少数患者因吸入干粉刺激,出现口干、咽喉干痒、呛咳、胸部紧迫感,甚至诱发哮喘,预先吸入β肾上腺素受体激动药可避免其发生。

【药物相互作用】 与异丙肾上腺素合用可增加疗效。

【注意事项】 ①肾上腺素皮质激素或其他平喘药治疗者,如使用本品,应继续用原药至少1周或者症状明显改善后,才能逐渐减量或停用。②获明显疗效后,可减少给药次数。如需停药,亦应逐步减量再停药,以防哮喘复发。③用药过程中如遇哮喘急性发作,应立即改用其他常规治疗如吸入β肾上腺素受体激动药等,并停用本品。④肝、肾功能不全者和妊娠期妇女慎用。

6. 抗白三烯类药物

孟鲁司特钠(montelukast sodium)

【药理学】 高选择性半胱氨酰白三烯(Cys-LTs)受体拮抗药,通过抑制 LTC_4、LTE_4 与Cys-LTs受体的结合,缓解白三烯介导的支气管炎症和痉挛状态,减轻白三烯所致的激惹症状,改善肺功能。口服吸收迅速而完全。成年人空腹服用10mg薄膜包衣片后,于3h达到峰浓度。平均口服生物利用度为64%,血浆蛋白结合率99%,$t_{1/2}$ 为2.7～5.5h,主要由胆汁排泄。

【临床应用】 用于预防支气管哮喘和支气管

哮喘的长期治疗，也用于治疗阿司匹林敏感的哮喘，预防运动性哮喘。对激素耐药患者亦有效。口服：成年人10mg，每日1次，每晚睡前服。6～14岁儿童5mg，每日1次。2～6岁儿童4mg，每日1次。

【不良反应】 轻度头痛、头晕、嗜睡、兴奋，激惹、烦躁不安、失眠、感觉异常/触觉障碍及较罕见的癫痫发作、恶心、呕吐、腹痛、转氨酶升高等。

【药物相互作用】 ①孟鲁司特钠主要经肝CYP3A代谢，可使特非那定、阿司咪唑、西沙必利、咪达唑仑或三唑仑血浓度升高，毒性增加；②克拉霉素、红霉素、酮康唑、齐多夫定、沙奎那韦可抑制CYP3A活性，合用时可升高本品血浓度和毒性。

【注意事项】 ①对哮喘急性发作无效，故不可骤然以本品取代吸入型或口服糖皮质激素；②支气管扩张药及肾上腺皮质激素与本品合用应减少剂量；③妊娠、哺乳期妇女及幼儿慎用。

二、抗消化性溃疡药及消化功能调节药

（一）抗消化性溃疡药

消化性溃疡属消化系统的常见病，发病率约10%，是由于“攻击因子”（如胃酸、幽门螺杆菌感染等）作用过强，而“防御因子”（如胃黏液、HCO_3^-的分泌和胃黏膜等）受损引起。药物治疗主要是减少胃酸、幽门螺杆菌感染等“攻击因子”的作用，或增强胃黏膜的保护功能，修复胃黏膜或增强胃“防御因子”作用以达到止痛、促进溃疡愈合、防止复发及并发症发生的目的。

1. *中和胃酸及抑制胃酸分泌的药物*

(1)抗酸药：一般为弱碱性物质，口服可中和或吸附胃酸，减少胃酸对胃及十二指肠黏膜的刺激，减轻疼痛，有利于溃疡面的愈合。临床常用氢氧化铝、铝碳酸镁等。

氢氧化铝(aluminum hydroxide)

【药理】 有抗酸、吸附、局部止血、保护溃疡面等作用，效力缓慢而持久。可中和或缓冲胃酸，使胃内pH升高，从而缓解胃酸过多引起的消化溃疡症状，但对胃酸分泌无直接影响。氢氧化铝与胃酸混合生成凝胶，覆盖在溃疡表面，形成一层保护膜，产生机械性保护作用，有利于溃疡的愈合。起效缓慢，胃内作用时间的长短与胃排空的快慢有关。空腹服药作用时间可维持20～30min，餐后1～2h服药疗效可延长至3h。大部分以磷酸铝、碳酸铝及脂肪酸盐类的形式自粪便排出。

【临床应用】 主要用于胃酸过多、胃及十二指肠溃疡、反流性食管炎及上消化道出血等。口服，1次0.6～0.9g，每日1.8～2.7g。现多用氢氧化铝凝胶，每次4～8ml，每日12～24ml，饭前1h和睡前服。病情严重时剂量可加倍服用。

【不良反应】 长期应用可引起便秘。

【药物相互作用】 ①服药1～2h内应避免摄入其他药物，因可能与氢氧化铝结合而降低吸收率，影响疗效；②与西咪替丁、雷尼替丁同用，可使后者吸收减少，一般不主张两药在1h内同用；③本品含多价铝离子，可与四环素类形成络合物而影响其吸收，故不宜合用；④可通过多种机制干扰地高辛、华法林、双香豆素、奎宁、奎尼丁、氯丙嗪、普萘洛尔、吲哚美辛、异烟肼、维生素及巴比妥类药物的吸收或消除，应尽量避免同时使用；⑤与肠溶片同用，可使肠溶衣加快溶解，故不宜合用。

【注意事项】 ①氢氧化铝妨碍磷的吸收，导致低磷血症及骨质疏松和骨软化症，故不宜长期大剂量使用；②长期便秘者慎用；③治疗胃出血时宜用凝胶剂；④有极少量可在胃内转变为可溶性氯化铝被吸收，并从尿中排泄，肾功能不全者可能导致血中铝离子浓度升高，引起痴呆等中枢神经系统病变，故肾功能不全者慎用。

铝碳酸镁(hydrotalcite)

本品适用于急慢性胃炎、胃及十二指肠溃疡，一般用片剂，在两餐间或睡前嚼服。高镁血症、高钙血症者慎用；低磷血症、不明原因胃肠出血、阑尾炎、溃疡性结肠炎、慢性腹泻、肠梗阻者禁用。

(2)抑制胃酸分泌的药物：胃壁细胞H_2受体、胃泌素受体和M_1受体激动，产生一系列的生化过程，最终激活H^+-K^+-ATP酶，使胃壁细胞分泌H^+，再由质子泵泵入胃腔内形成胃酸。抑制胃酸分泌的药物包括H_2受体、胃泌素受体和M_1受体拮抗药及质子泵抑制药。

法莫替丁(famotidine)

【药理学】 H_2受体拮抗药。健康人及消化性溃疡患者口服20mg可抑制基础分泌及各种刺激而引起的过量胃酸及胃蛋白酶分泌。静脉注射20mg能抑制基础分泌和因五肽胃泌素等刺激引起的分泌。体内分布广泛，消化道、肾、肝、颌下腺及胰腺有高浓度分布。主要自肾排泄，胆汁排泄量少，也可自乳汁中排出。口服生物利用度约为50%，t_{max}为2～3h，$t_{1/2}$约为3h。

【临床应用】 口服用于胃及十二指肠溃疡、吻

合口溃疡、反流性食管炎；口服或静脉注射用于消化性溃疡、急性应激性溃疡，出血性胃炎所致的上消化道出血、卓-艾综合征。口服，每次 20mg，每日 2 次（早餐后、晚餐后或临睡前），4～6 周为 1 个疗程。溃疡愈合后维持量减半，睡前服用。

【不良反应】 皮疹、荨麻疹；头痛、头晕、乏力、幻觉；口干、恶心、呕吐、便秘。

【药物相互作用】 ①丙磺舒可降低法莫替丁清除，导致其血药浓度升高；②可降低茶碱的代谢和清除，增加茶碱毒性；③与抗酸药合用可减少法莫替丁吸收。

【注意事项】 肾功能不全者应调整剂量。严重肾功能不全、妊娠及哺乳期妇女禁用。

奥美拉唑（omeprazole）

【药理学】 为质子泵抑制药，呈脂溶性弱碱性，易浓集于酸性环境，特异性地作用于胃壁细胞质子泵 H^+，K^+-ATP 酶，与质子泵巯基发生不可逆性的结合，从而抑制 H^+-K^+-ATP 酶的活性，使胃壁细胞内 H^+ 不能转运到胃腔中，从而降低胃液中的酸含量。对基础胃酸和刺激引起的胃酸分泌都有很强的抑制作用。口服后，2h 内排泄约 42%，96h 从尿中排出总量的 83%，尿中无原型。餐后给药吸收延迟，但不影响吸收总量。健康人口服 10mg，平均 T_{max} 为 0.21h，$t_{1/2}$ 为 0.4h，相对生物利用度约为 60%；血浆蛋白结合率为 95%。

【临床应用】 主要用于十二指肠溃疡和卓-艾综合征，也可用于胃溃疡和反流性食管炎；静脉注射可用于消化性溃疡急性出血的治疗。与阿莫西林＋克拉霉素或与甲硝唑＋克拉霉素合用，可杀灭幽门螺杆菌。口服用于十二指肠溃疡，每日 1 次，每次 20mg，疗程 2～4 周；卓-艾综合征初始剂量为每日 1 次，每次 60mg。如剂量大于每日 80mg，则应分 2 次给药；反流性食管炎剂量为每日 20～60mg；消化性溃疡出血，静脉注射，1 次 40mg，每 12 小时 1 次，连用 3d。

【不良反应】 不良反应较少。主要有恶心、胀气、腹泻、便秘、上腹痛等。神经系统可有感觉异常、头晕、头痛、嗜睡、失眠及周围神经炎等。

【药物相互作用】 可延缓其他经肝代谢药物，如地西泮、苯妥英钠、华法林、硝苯地平等的体内消除，如合用，应减少后者用量。

【注意事项】 长期使用可引起胃泌素血症、维生素 B_{12} 缺乏，或发生胃部类癌。严重肝功能不全者慎用，必要时剂量减半。

2. 胃黏膜保护药 包括传统的硫糖铝、铋剂以及前列腺素类似物。

硫糖铝（sucralfate）

【药理学】 酸性条件下可解离为带负电荷的八硫酸蔗搪，并聚合成不溶性胶体，保护胃黏膜。与胃蛋白酶络合，抑制其分解蛋白质；可与溃疡或炎症部位带正电荷的渗出蛋白质（主要为白蛋白及纤维蛋白）络合，形成保护膜，覆盖溃疡面，阻止胃酸、胃蛋白酶和胆汁酸渗透、侵蚀，从而利于黏膜再生和溃疡愈合。治疗剂量，胃蛋白酶活性下降约 30%。于溃疡区沉积能诱导表皮生长因子积聚，促进溃疡愈合。还能刺激胃黏膜合成前列腺素，改善黏液质量，加速组织修复。口服仅 2%～5%的硫酸二糖被吸收，并由尿排出。作用持续时间约 5h，慢性肾功能不全患者血清铝和尿铝浓度明显高于肾功能正常者。

【临床应用】 用于胃及十二指肠溃疡，也用于胃炎。口服，每次 1g，每日 3～4 次，餐前 1h 及睡前服用。

【不良反应】 便秘，少见口干、恶心、胃痛等，可与抗胆碱能药合用缓解不良反应。

【药物相互作用】 ①可减少西咪替丁吸收；②干扰脂溶性维生素 A、维生素 D、维生素 E、维生素 K 的吸收；③可与多酶片中胃蛋白酶络合，降低多酶片疗效，两药不宜合用。

【注意事项】 ①不宜与 H_2 受体拮抗药合用。连续服用不宜超过 8 周；②肝、肾功能不全者慎用；③甲状腺功能亢进症、营养不良性佝偻病、磷酸盐过少患者不宜长期服用。

胶体果胶铋（colloidal bismuth pectin）

胶体果胶铋于三餐前 1h 和睡前各服 1 次，可用于胃、十二指肠溃疡及 Hp 感染的根除治疗。严重肾功能不全患者、妊娠期妇女禁用。

米索前列醇（misoprostol）

米索前列醇除抑制胃酸分泌外，尚具有较强的细胞保护作用。口服吸收良好。服用本品 1 周内，避免服用阿司匹林和其他非甾体类消炎药。女性患者使用可能出现月经过多和阴道出血。

3. 抗幽门螺杆菌药 幽门螺杆菌系革兰阴性厌氧菌，是引起慢性胃窦炎的主要原因。能产生有害物质，分解黏液，引起组织炎症。消除幽门螺杆菌可明显降低十二指肠溃疡的复发率。幽门螺杆菌体外对多种抗菌药敏感，临床上尤以甲硝唑、四环素、氨苄西林、阿莫西林及罗红霉素最为常用，但体内单用一种可引起耐药性，临床上常以2～3种药物联合应用，如阿莫西林加甲硝唑和质子泵抑制药奥美拉唑为经典三联用药。

（二）消化功能调节药

1. *助消化药* 助消化药多为消化液中成分，或促进消化液分泌的药物，能促进食物消化，用于消化道分泌功能减弱和消化不良。常用的有胃蛋白酶、干酵母、乳酶生及活菌制剂。

2. *止吐药* 恶性肿瘤化疗、胃肠疾病、内耳眩晕症、晕动病及外科手术等可引起恶心、呕吐。呕吐是一种复杂的反射性活动，皮质、小脑、催吐化学感受区（CTZ）、孤束核均有传入纤维与呕吐中枢相连。有多种药物具有止吐作用。

昂丹司琼（ondansetron）

【药理】 为5-HT_3受体拮抗药，能抑制由化疗和放疗引起的恶心、呕吐，具有高度选择性，对5-HT_3受体的作用强度是其他受体的1000倍，体外对抗5-HT_3作用是甲氧氯普胺的70倍，但无明显的抗多巴胺作用，故不引起锥体外系反应，也无镇静作用。口服吸收迅速，单剂量8mg，T_{max}为1.5h，$t_{1/2}$约3h，血浆蛋白结合率为70%～76%。

【临床应用】 用于治疗由化疗和放疗引起的恶心、呕吐，也可用于预防和治疗手术后引起的恶心、呕吐。

化疗和放疗引起的恶心、呕吐：成年人，化疗前静脉注射8～32mg，化疗后12h开始口服，每次8mg，每日2次，连服5d；儿童，化疗前按体表面积计算，5mg/m^2静脉注射，12h后再口服4mg，化疗后应持续口服4mg，每日2次，连服5d。

预防或治疗手术后呕吐：成年人一般可于麻醉诱导同时静脉滴注4mg，或于麻醉前1h口服8mg，之后每隔8h口服8mg，共2次。已出现术后恶心呕吐时，可缓慢静脉滴注4mg。

【不良反应】 常见不良反应有头痛、头部和上腹部热感、静坐不能、腹泻、皮疹、急性张力障碍性反应、便秘等；部分患者可有短暂性转氨酶升高。罕见不良反应有支气管痉挛、心动过速、胸痛、低钾血症、心电图改变和癫痫大发作。

【药物相互作用】 与地塞米松合用可加强止吐效果。

【注意事项】 哺乳期妇女服用时应停止哺乳。中度或严重肝衰竭患者每日剂量不应超过8mg。

3. *胃肠动力药* 指能恢复胃肠道动力、提高食管下括约肌张力、改善胃排空及加强肠蠕动的药物。有甲氧氯普胺、多潘立酮及伊托必利等。

多潘立酮（domperidone）

【药理学】 为作用较强的多巴胺受体拮抗药，可直接拮抗胃肠道的多巴胺D_2受体而起到促胃肠运动的作用。口服或直肠给药吸收迅速，T_{max}分别为15～30min和1h，口服生物利用度较低；直肠给药生物利用度与等剂量口服给药相当。除中枢神经系统外，在体内分布广泛，以胃肠局部浓度最高，蛋白结合率为92%～93%，$t_{1/2}$为7～8h，多次服药无累积。

【临床应用】 ①由胃排空延缓、反流性胃炎、慢性胃炎、反流性食管炎引起的消化不良；其他消化系统疾病，如胃炎、肝炎、胰腺炎等引起的呕吐。②胃轻瘫，尤其是糖尿病性胃轻瘫。③各种原因引起的恶心、呕吐。④可作为消化性溃疡（主要是胃溃疡）的辅助治疗药物，用于消除胃窦部潴留。肌内注射，每次10mg，必要时可重复给药；口服，每次10～20mg，每日3次，餐前服；直肠给药，每次60mg，每日2～3次。

【不良反应】 ①偶见头痛、头晕、嗜睡、倦怠、神经过敏等；②较大剂量可引起非哺乳期泌乳，或引起更年期后妇女及男性患者乳房胀痛。

【药物相互作用】 ①不宜与酮康唑、伊曲康唑，红霉素等合用；②与对乙酰氨基酚、氨苄西林、左旋多巴、四环素等合用，可增加合用药物的吸收速度；③抗胆碱能药如溴丙胺太林、山莨菪碱、颠茄片等可减弱多潘立酮作用；④与抑制胃酸分泌的药物和抗酸药合用，因胃内pH发生改变，可减少多潘立酮的吸收；⑤可促进主要于胃吸收药物的胃排空而降低疗效；⑥与锂剂和地西泮类药合用，可引起锥体外系症状。

【注意事项】 ①1岁以下婴幼儿由于其代谢和血-脑屏障功能发育尚不完全，有发生中枢神经系统不良反应的可能；②哺乳期妇女应慎用；③用药期间，血清催乳素水平升高，但停药后可恢复正常。

伊托必利（itopride）

伊托必利具有多巴胺D2受体阻滞和乙酰胆碱酯酶抑制的双重作用，口服吸收迅速，半衰期约为6h，体内无蓄积。与抗胆碱药，具有肌肉松弛作用的药物联合应用，可相互抵消作用。可增强乙酰胆碱作用，尤其老年患者易出现不良反应。

4. *泻药* 是能增加肠内容积、促进蠕动、软化粪便或润滑肠道、促进排便的药物。分为容积性、接触性和润滑性泻药。主要用于功能性便秘。临床常用硫酸镁、乳果糖、多库酯钠及中成药番泻叶片、麻仁胶囊等。

硫酸镁(magnesium sulfate)

【药理学】 硫酸镁不同制剂、不同给药途径表现不同的药理作用。①导泻作用:内服不被吸收,于肠内形成一定的渗透压,使肠内保有大量水分,刺激肠道蠕动而排便,产生导泻作用。②利胆作用:高浓度(33%)硫酸镁溶液口服,或导管直接灌入十二指肠,可刺激十二指肠,反射性地引起胆总管括约肌松弛、胆囊收缩,促进胆囊排空,产生利胆作用。③中枢神经系统的作用:注射用药可提高细胞外液中镁离子浓度,抑制中枢神经系统,也可减少运动神经末梢乙酰胆碱的释放量,阻断周围神经肌肉接头,产生镇静、解痉、松弛骨骼肌及降低颅内压作用。④心血管系统的作用:注射给药,过量镁离子可直接舒张周围血管平滑肌,引起交感神经节冲动传递障碍,从而使血管扩张,血压下降。⑤消炎去肿作用:50%水溶液外用热敷患处,有消炎去肿作用。

口服约20%被吸收,并随尿液排出,约1h发挥作用,疗效维持1～4h。

【临床应用】 ①导泻,肠内异常发酵,亦可与驱虫剂并用;与药用炭合用,可治疗食物或药物中毒。②阻塞性黄疸及慢性胆囊炎。③惊厥、子痫、尿毒症、破伤风、高血压脑病及急性肾性高血压危象等。④发作频繁而其他治疗效果不佳的心绞痛,对伴有高血压的心绞痛效果较好。⑤外用热敷消炎去肿。导泻,每次口服5～20g,清晨空腹服用,同时饮水100～400ml,也可用水溶解后服用;利胆,每次2～5g,每日3次,餐前或两餐间服用,或服用33%溶液,每次10ml;抗惊厥、降血压等,肌内注射,1次1g,10%溶液每次10ml,静脉滴注,1次1～2.5g,将25%溶液10ml用5%葡萄糖注射液稀释成1%浓度缓慢静脉滴注。

【不良反应】 由于泻下剧烈,可引起反射性盆腔充血和失水。

【药物相互作用】 不宜与硫酸多黏菌素B、硫酸链霉素、葡萄糖酸钙、盐酸多巴酚丁胺、盐酸普鲁卡因、四环素、青霉素和萘夫西林同时服用。

【注意事项】 ①导泻时如服用大量浓度过高的溶液,可能自组织中吸取大量水分而导致脱水。②静脉注射较危险,应由有经验医师掌握使用,注射须缓慢,并注意患者的呼吸与血压。如有中毒现象,如呼吸肌麻痹等,可用10%葡萄搪酸钙注射液10ml静脉注射,以行解救。静脉滴注过快可引起血压降低及呼吸暂停。③中枢抑制药,如苯巴比妥,中毒患者不宜使用本品导泻排出毒物,以防加重中枢抑制。

乳果糖(lactulose)

乳果糖用于慢性或习惯性便秘,并预防和治疗各种肝病引起的高血氮症及肝性脑病。对乳糖或半乳糖不耐受者、乳酸血症、胃肠道梗阻、尿毒血症和糖尿病酸中毒者禁用。

多库酯钠(docusate sodium)

多库酯钠为表面活性剂,口服后在肠道内促使水和脂肪类物质浸入粪便,从而发挥软化粪便的作用。用于慢性便秘。多库酯钠可能增强其他药物的肝毒性,不宜与其他具有肝毒性的药物同时使用。

5. 止泻药 急性腹泻分对症治疗和病因治疗。单纯胃肠炎致急性腹泻首先是纠正水和电解质平衡。用于腹泻的药物有吸附和收敛剂如蒙脱石、药用炭(活性炭),抗动力药如洛哌丁胺,抗分泌药如消旋卡多曲等。

洛哌丁胺(loperamide)

【药理】 对肠道平滑肌的作用与阿片类相似。可抑制肠道平滑肌的收缩,减少肠蠕动。还可减少肠壁神经末梢释放乙酰胆碱,通过胆碱能和非胆碱能神经元局部的相互作用直接抑制蠕动反射。与肠壁的高亲和力和明显的首关代谢,使洛哌丁胺几乎不进入全身血液循环。

【临床应用】 用于急性腹泻以及各种病因引起的慢性腹泻,对胃、肠部分切除术后和甲状腺功能亢进症引起的腹泻也有效,尤其适用于其他止泻药效果不显著的慢性功能性腹泻。成年人首次口服4mg,以后每腹泻1次再服2mg,直至腹泻停止或用量达每日16～20mg,连续5d,若无效则停服。儿童首次服2mg,以后每腹泻1次服2mg,至腹泻停止,最大用量为每日8～12mg。空腹或餐前30min服药可提高疗效。慢性腹泻待显效后每日给予4～8mg,长期维持。

【不良反应】 不良反应轻微,主要有皮疹、瘙痒、口干及腹胀、恶心、食欲缺乏,偶见呕吐,也可有头晕、头痛、乏力。

【注意事项】 ①发生胃肠胀气或严重脱水的小儿或因使用抗菌药物而导致假膜性大肠炎患者不宜使用;②妊娠期妇女和哺乳期妇女慎用;③不能单独用于伴有发热和便血的细菌性痢疾患者。

蒙脱石(smectite)

蒙脱石对消化道内的病毒、病菌及其产生的毒素有固定、抑制作用;对消化道黏膜有覆盖能力,并通过与黏液糖蛋白相互结合而修复、提高黏膜屏障对攻击因子的防御功能。蒙脱石不吸收入血,会连同所固定的攻击因子随消化道自身蠕动排出体外。

三、作用于子宫平滑肌的药物

(一)子宫平滑肌兴奋药

子宫平滑肌兴奋药是一类能选择性直接兴奋子宫平滑肌的药物。其作用可因子宫生理状态及药物剂量不同产生子宫节律性收缩或强直性收缩。子宫平滑肌兴奋药引起的子宫节律性收缩可用于催产和引产;引起的强直性收缩可用于产后止血或产后子宫复原,禁用于催产和引产。

缩宫素(oxytocin)

【药理】 缩宫素与子宫平滑肌的相应受体结合,引起妊娠子宫节律性收缩,并使频率和强度增加,对非妊娠子宫则无作用;可刺激兴奋乳腺平滑肌,促使乳汁排出,但不增加乳汁分泌量。

缩宫素为多肽类激素,口服易被胰蛋白酶破坏而失效。肌内注射吸收良好,3～5min 起效,可维持 20～30min。静脉注射起效快,但维持时间短,必要时可采用静脉滴注给药。吸收后主要经肝、肾代谢,经肾排泄,$t_{1/2}$为 3～10min。

【临床应用】 用于引产、催产、产后出血和子宫复原不全;滴鼻用于促排乳。①引产或催产:静脉滴注,1 次 2.5～5U,滴速通常为每分钟 0.002～0.005U。如静脉滴注太快,可使子宫收缩强直,而致胎死宫内、胎盘早期剥离或子宫破裂。②防治产后出血或促进子宫复原:静脉滴注,1 次 5～10U,每分钟滴注 0.02～0.04U,胎盘排出后可肌内注射 5～10U。③子宫出血:肌内注射,1 次 5～10U。肌内注射极量为 1 次 20U。④催乳:在哺乳前 2～3min,用滴鼻液,每次 3 滴或少量喷于一侧或两侧鼻孔内。

【药物相互作用】 ①与麦角新碱合用时,有增加子宫收缩作用。②环丙烷等吸入全身麻醉时,使用缩宫素可导致产妇出现低血压、窦性心动过缓或(和)房室节律失常。恩氟烷浓度>1.5%、氟烷浓度>1%吸入全身麻醉时,缩宫素对子宫的效应减弱。恩氟烷浓度>3%,可使其效应消失,并可致子宫出血。③其他缩宫药与缩宫素同时使用,可增强子宫张力,产生子宫破裂或(和)宫颈撕裂。

【不良反应】 偶见恶心、呕吐、血压下降等。

【注意事项】 大剂量时,可导致子宫强直性收缩,压迫子宫肌层血管,阻断胎盘的血流量,使胎儿窒息而死或子宫破裂,应严格掌握用量和静脉滴注速度。

(二)子宫平滑肌抑制药

子宫平滑肌抑制药用于治疗痛经和防治早产。主要有 β_2 肾上腺素受体激动药、硫酸镁、钙通道阻滞药、前列腺素合成酶抑制药、催产素拮抗药。

利托君(ritodrine)

【药理】 本品为 β_2 肾上腺素受体激动药,可激动子宫平滑肌中的 β_2 受体,抑制子宫平滑肌的收缩频率和强度,减少子宫的活动而延长妊娠期。同时由于本品可使腺苷酸环化酶的活性增强(cAMP 增多)而产生保胎作用。临床用于延长孕期,防止早产。单次口服本品 10mg,T_{max} 为 30～60min,C_{max} 为 5～15ng/ml,生物利用度约为 30%。静脉滴注盐酸利托君 0.15mg/min,T_{max} 为 1h。无论何种途径给药,90%的利托君在 24h 内由尿液排出,能透过胎盘到达胎儿血液循环。

【临床应用】 预防妊娠 20 周以后的早产。诊断为早产并适用本品者,最初用静脉滴注,随后口服维持治疗,密切监测子宫收缩和不良反应,以确定最佳剂量。静脉滴注:开始时应控制滴速 0.05mg/min(5 滴/min,20 滴/ml),每 10 分钟增加 0.05mg/min,直至达到预期效果,通常保持在 0.15～0.35mg/min(15～35 滴/min),待宫缩停止后持续输注 12～18h。静脉滴注结束前 30min,可以开始口服维持剂量 10mg。最初 24h 内为每 2 小时 10mg,此后每 4～6 小时 10～20mg,每日总剂量不超过 120mg。

【不良反应】 ①心悸、心动过速、胸闷、胸痛、面红、发汗及心律失常等反应,严重者应中断治疗;②震颤、恶心、呕吐、头痛、神经过敏、心烦意乱、焦虑不适及红斑、皮疹等;③有升高血糖和降低血钾的作用;④罕见的严重不良反应包括肺水肿、肺水肿合并心功能不全、白细胞减少、粒细胞缺乏、骨骼肌溶解症、过敏性休克、呼吸困难、溶血性黄疸、肝功能损害等。

【药物相互作用】 ①与糖皮质激素合用可引起肺水肿;②不宜与排钾利尿药合用,以防血钾降低过多;③与硫酸镁、哌替啶、强效麻醉药等药物同时使用可加重对心血管的影响,特别是心律失常或低血压。

【注意事项】 ①糖尿病患者和使用排钾利尿药患者慎用。②静脉滴注时，应密切监测母体及胎儿心率、血压等，以便及时调整剂量或停用。如母亲心率持久超过 140/min，为肺水肿先兆，应停止用药。一旦发生肺水肿，应积极常规处理。③如胎膜已破，在推迟分娩和可能发生绒毛膜羊膜炎之间，要权衡利弊后再用药。④避免与β受体激动药或拮抗药同时使用。

（袁　洪　张毕奎）

第八节　抗病原微生物与抗寄生虫药物

一、抗微生物药物概论

抗微生物药是指对所有病原微生物，包括微生物、寄生虫等所致感染性疾病有治疗作用的药物，可选择性的抑制或杀灭病原体，主要包括抗菌药物、抗真菌药、抗病毒药、抗结核药、抗麻风病药和抗寄生虫药。抗菌药物所指范围较大，凡对细菌和其他微生物具有抑制或杀灭作用的物质统称为抗菌药物，主要包括各种抗生素及喹诺酮类、磺胺类、硝基咪唑类、硝基呋喃类等化学合成药物。通常不包括抗寄生虫药物、抗病毒药物、抗结核药物和局部使用抗菌药物等。抗菌药物主要通过特异性干扰细菌的生化代谢过程，改变其结构和功能，使其不能正常生长繁殖而被抑制或杀灭。

二、β-内酰胺类抗菌药

β-内酰胺类抗菌药是指化学结构中含有β-内酰胺环的一类抗菌药，包括青霉素类、头孢菌素类和非典型β-内酰胺类等。β-内酰胺类药物通过抑制细菌细胞壁黏肽合成酶阻止细胞壁黏肽的合成，使细菌细胞壁缺损，菌体膨胀裂解。哺乳动物无细胞壁，而对机体毒性较小。β-内酰胺类药物品种多，抗菌谱宽，抗菌活性强，适应证广，毒性相对低，因此在临床应用非常广泛。

（一）β-内酰胺类抗菌药分类

1. 青霉素类

（1）天然青霉素：以注射用青霉素和口服用青霉素V为代表。

（2）耐酶青霉素：以注射用甲氧西林和口服、注射用氯唑西林、氟氯西林为代表。

（3）广谱青霉素：以注射、口服用氨苄西林和口服用阿莫西林为代表。

（4）抗铜绿假单胞菌广谱青霉素：以注射用羧苄西林、替卡西林、哌拉西林为代表。

2. 头孢菌素类

（1）第一代头孢菌素：以注射用头孢噻吩、头孢唑林和口服用头孢氨苄为代表。

（2）第二代头孢菌素：以口服、注射用头孢呋辛和口服用头孢克洛为代表。

（3）第三代头孢菌素：以注射用头孢哌酮、头孢噻肟、头孢曲松、头孢他啶为代表。

（4）第四代头孢菌素：以注射用头孢吡肟和头孢匹罗为代表。

（5）抗耐甲氧西林的金黄色葡萄球菌的头孢菌素：以注射用头孢洛林酯为代表。

3. 其他β-内酰胺类

（1）单环β-内酰胺类：以注射用氨曲南为代表。

（2）碳青霉烯类：以注射用美罗培南、亚胺培南、比阿培南、厄他培南、多利培南为代表。

（3）β-内酰胺类/β-内酰酶抑制药复方制剂：酶抑制药舒巴坦、他唑巴坦、克拉维酸分别与某些β-内酰胺类组成复方制剂。目前国际认可的复方制剂主流产品有5种，即氨苄西林/舒巴坦钠、头孢哌酮/舒巴坦钠、哌拉西林/他唑巴坦钠、阿莫西林/克拉维酸钾和替卡西林/克拉维酸钾。

（4）头霉素类：以注射用头孢西丁为代表。

（5）氧头孢烯类：以注射用拉氧头孢为代表。

（二）青霉素类

青霉素类除青霉素为天然青霉素外，其余均为半合成青霉素。本类基本结构均含有母核6-氨基青霉烷酸和侧链。母核由噻唑环和β-内酰胺环骈合而成，为抗菌活性重要部分，β-内酰胺环破坏后抗菌活性即消失。侧链则主要与抗菌谱、耐酸、耐酶等药理特性有关。

1. 天然青霉素

青霉素（benzylpenicillin）

【药理】 青霉素（青霉素G）对革兰阳性球菌和杆菌、革兰阴性球菌及螺旋体有很强的抗菌作用，但对革兰阴性杆菌作用较弱。在细菌繁殖期低浓度抑菌，较高浓度杀菌。目前对金黄色葡萄球菌耐药率日趋上升，对化脓性链球菌等链球菌等敏感性仍较高，仍然是化脓性链球菌所致感染的首选药。青霉素口服易被胃酸及消化酶破坏，吸收少且不规则，故不宜口服。通常作肌内注射，吸收迅速且完全。注射后 T_{max} 为 1.5～2h。该药因脂溶性低而难以进入细胞内，主要分布于细胞外液。能广泛分布于全身各部位，房水和脑脊液中含量较低，但炎症时较易进入，可达有效浓度。几乎全部以原型迅速经尿排泄，$t_{1/2}$ 0.5～1h。

【临床应用】 临床主要用于溶血性链球菌引起的蜂窝织炎、丹毒、猩红热、咽炎、扁桃体炎、心内膜炎等；肺炎球菌引起的大叶性肺炎、脓胸、支气管肺炎等；草绿色链球菌引起的心内膜炎；淋病奈瑟菌所致的生殖道淋病；敏感的金黄色葡萄球菌引起的疖、痈、败血症等；脑膜炎奈瑟菌引起的流行性脑脊髓膜炎。也可用于放线杆菌病、钩端螺旋体病、梅毒、回归热的治疗。还可用于白喉、破伤风、气性坏疽和流产后产气荚膜梭菌所致的败血症的治疗。

【不良反应】 青霉素毒性低，化疗指数大，但过敏反应发生率高，达10%。以皮肤过敏和血清病样反应为多见，最严重的是过敏性休克。

【药物相互作用】 不可与同类抗菌药物及抑菌药磺胺类和四环素类联用；不可与氨基糖苷类及维生素C、去甲肾上腺素、间羟胺、苯妥英钠等同瓶静脉滴注。丙磺舒、阿司匹林、吲哚美辛、保泰松、磺胺类可减少青霉素在肾小管的排泄，使青霉素血药浓度增高且持续较久，半衰期延长。青霉素可增强华法林的作用。

【注意事项】 青霉素引起的过敏性休克严重且可致命，应引起注意，而表现为脑病及周围神经损害的神经毒性易被忽略，因此不能大剂量滥用，尤其肾功能不全患者、老年人和儿童应每日剂量分多次给药。

2. 耐酶青霉素类 抗菌谱同青霉素，但抗菌活性较低，不及青霉素。

甲氧西林（methicillin）是第一个耐酶青霉素，但不耐酸，只能肌内注射或静脉注射给药，临床主要用于耐药菌株感染的治疗。

供注射和口服的苯唑西林（oxacillin）、双氯西林（dicloxacillin）、氯唑西林（cloxacillin）和氟氯西林（flucloxacillin）等，共同点是耐酸、耐酶，抗菌作用稍逊于青霉素，主要用于耐青霉素的金黄色葡萄球菌感染，其中以双氯西林和氟氯西林作用较强。主要以原型从肾排泄，排泄速度较青霉素慢，有效血药浓度维持时间较长。不良反应较少，除与青霉素有交叉过敏反应外，还可引起嗳气、恶心、腹胀等胃肠道反应。

3. 广谱青霉素 化学结构特点为青霉素酰胺基的苄基上的一个氢被极性大的亲水基团如氨基所取代，增大了对革兰阴性杆菌细胞壁外脂多糖的穿透力，影响革兰阴性菌细胞肽聚糖合成，作用比青霉素强，除对革兰阳性菌有杀灭作用外，对革兰阴性菌如流感杆菌、沙门菌、志贺菌属、大肠埃希菌以及其他肠杆菌科细菌也有杀灭作用，扩大了青霉素的抗菌谱和临床应用，但对β-内酰胺酶不稳定和对耐药金黄色葡萄球菌无效。耐酸、可口服，对革兰阳性菌、革兰阴性菌都有杀菌作用，疗效与青霉素相当，但因不耐酶而对耐药金黄色葡萄球菌感染无效。与青霉素有交叉过敏反应。

氨苄西林（ampicillin）

氨苄西林对青霉素敏感的金黄色葡萄球菌等的效力不及青霉素，但对肠球菌作用优于青霉素。对革兰阴性菌作用较强，与氯霉素、四环素等相似或略强，但不如庆大霉素与多黏菌素，对铜绿假单胞菌无效。口服吸收不完全，T_{max} 约 2h，经肾排泄，丙磺舒可延缓其排泄。体液中可达有效抗菌浓度，脑膜炎时脑脊液浓度较高。临床用于治疗敏感菌所致的呼吸道感染、伤寒、副伤寒、尿路感染、胃肠道感染、软组织感染、脑膜炎、败血症、心内膜炎等，严重病例应与氨基糖苷类合用。

阿莫西林（amoxicillin）

若广谱青霉素苄基上的氨基被羧基、脲基（酰脲基）所取代，则增强了抗铜绿假单胞菌活性，对包括铜绿假单胞菌及不动杆菌等院内感染常见菌株在内的革兰阴性菌有强大的抗菌作用，但对革兰阳性菌作用不及青霉素、氨苄西林和阿莫西林等。

羧苄西林（carbenicillin）

羧苄西林抗菌谱与氨苄西林相似，特点是对 G 革兰阴性菌作用强，尤其是对铜绿假单胞菌有特效，且不受病灶脓液的影响，对耐氨苄西林的大肠埃希菌仍有效。对革兰阳性菌作用与氨苄西林相似，但抗菌活性稍弱。不耐酶，对产酶金黄色葡萄球菌无效。口服吸收差，需注射给药，肾功能损害时作用延长。主要用于铜绿假单胞菌、大肠埃希菌和变形杆菌所引起的各种感染。单用时易产生耐药性，常与庆大霉素合用，但不能混合静脉注射。毒性低，偶也引起粒细胞缺乏及出血。

替卡西林(ticarcillin)

抗菌谱与羧苄西林相似,抗铜绿假单胞菌活性较其强2～4倍。对革兰阳性球菌活性不及青霉素,口服不吸收,肌内注射T_{max}为0.5～1.0h。分布广泛,胆汁中浓度高,大部分经肾排泄。主要用于铜绿假单胞菌所致各种感染。

哌拉西林(piperacillin)

哌拉西林抗菌谱广,与羧苄西林相似,抗菌作用较强,对各种厌氧菌均有作用。对革兰阳性菌作用与氨苄西林相似,不耐酶,对产青霉素酶的金黄色葡萄球菌不敏感。可供肌内注射和静脉注射给药,血浆蛋白结合率低(17%～22%),脑中浓度高,大部分经肾排泄,$t_{1/2}$为1h。主要用于治疗铜绿假单胞菌、大肠埃希菌、变形杆菌、流感杆菌等所致的呼吸道、泌尿道、胆道感染和败血症,与氨基糖苷类合用对铜绿假单胞菌和肠杆菌科细菌及某些脆弱拟杆菌有协同作用。可出现皮疹、皮肤瘙痒等反应,约3%的病人可发生以腹泻为主的胃肠道反应。

(三)头孢菌素类

头孢菌素类是从头孢菌素的母核7-氨基头孢烷酸(7-ACA)连接不同侧链而制成的半合成抗菌药。本类抗菌药抗菌谱广,杀菌力强,对胃酸及对β-内酰胺酶稳定,过敏反应少(与青霉素仅有部分交叉过敏现象)。根据抗菌谱、抗菌活性、对β内酰胺酶的稳定性以及肾毒性的不同,头孢菌素类可分为五代。

1. *第一代头孢菌素*　第一代头孢菌素对革兰阳性菌(包括对青霉素敏感或耐药的金黄色葡萄球菌)的抗菌作用较二、三代强,仅对极少数革兰阴性菌有较弱的抗菌活性;对青霉素酶稳定,但仍可被革兰阴性菌的β-内酰胺酶所破坏;有一定肾毒性。主要用于敏感菌所致呼吸道和尿路感染、皮肤及软组织感染。

头孢噻吩(cephalothin)

【药理】　头孢噻吩对肺炎链球菌、溶血性链球菌、产或不产青霉素酶金黄色葡萄球菌及奈瑟菌属有较好抗菌作用,对部分大肠埃希菌、奇异变形杆菌等有一定抗菌作用,但对流感嗜血杆菌敏感性较差。肌内注射或静脉给药,$t_{1/2}$为0.5～0.8h。20%～30%在肝内代谢,给药量的60%～70%于6h内随尿液排泄。分布广泛,除肾中浓度接近血药浓度外,其余组织中浓度仅为血药浓度的1/3左右,脑膜炎患者脑脊液中浓度为血药浓度的1%～10%。可透过胎盘屏障,蛋白结合率为50%～65%。

【临床应用】　主要用于耐青霉素的金黄色葡萄球菌、链球菌和敏感革兰阴性菌所致的呼吸道、软组织、尿路感染和败血症等。

【不良反应】　较常见的不良反应为注射部位局部疼痛、硬结及过敏反应;偶可发生粒细胞减少和溶血性贫血;高剂量时可发生惊厥和其他中枢神经系统症状,肾功能减退者尤易发生;胃肠道反应少见;可发生由艰难梭菌所致的腹泻和假膜性肠炎;大剂量应用可发生脑病。

【药物相互作用】　与氨基糖苷类、四环素类、抗组胺药、红霉素、林可霉素、巴比妥类、葡萄糖酸钙、利多卡因、去甲肾上腺素、间羟胺等有配伍禁忌;与呋塞米、依他尼酸等强利尿药和氮芥等抗肿瘤药合用增加肾毒性。

【注意事项】　与青霉素类和其他头孢菌素类有交叉过敏;不可与氨基糖苷类同瓶滴注;与强利尿药、氨基糖苷类和其他具有肾毒性药物联合应用可增加肾毒性;肝、肾功能减退者应慎用。

头孢唑林(cephazolin)

头孢唑林对大肠埃希菌和肺炎克雷伯杆菌的抗菌活性高于头孢噻吩,但对产青霉素酶的金黄色葡萄球菌的作用弱于头孢噻吩。对革兰阴性菌的作用在第一代头孢菌素中居首位,但不及第二代头孢菌素,对革兰阴性菌产生的β-内酰胺酶不稳定,故已有不少革兰阴性菌对其耐药。肌内注射或静脉注射给药,血药峰浓度高,$t_{1/2}$为1.4～1.8h,较其他第一代头孢菌素长。体内不代谢,以原型自尿中排出。组织与体液内通透性好,体内分布广泛,能较好的通透至胸、腹膜腔与滑膜腔内及各种组织包括炎症肌肉与骨组织内,胆汁与尿中浓度较高,能透过胎盘,但难透过血-脑脊液屏障,蛋白结合率高达80%。主要用于治疗敏感细菌所致的呼吸道、泌尿生殖道、胆道、皮肤软组织等感染及外科术后感染、创伤感染、眼耳鼻喉科感染和外科围术期预防用药。

头孢硫脒(cefathiamidine)对肠球菌(如粪肠球菌、屎肠球菌等)有良好活性,这是一个例外。头孢氨苄(cephalexin)和头孢拉定(cefradine)耐酸,可口服,主要用于轻、中度呼吸道和尿路感染。

2. *第二代头孢菌素*

对革兰阳性菌作用与第一代头孢菌素相仿或略差,对多数革兰阴性菌作用明显增强,部分对厌氧菌有效,但对铜绿假单胞菌无效;对多种β-内酰胺酶比较稳定;肾毒性较第一代有所降低。可用于敏感菌所致呼吸道、胆道、尿路感染和其他组织器官感染及菌血症等。与其他二代头孢菌素不同的是,头孢呋辛(cefuroxime)可以通过血-脑屏障。头孢克洛(cefaclor)为口服二代头孢,可用于敏感菌感染的序贯治疗。

3. *第三代头孢菌素* 对革兰阳性菌作用较第一、二代弱,对革兰阴性菌包括肠杆菌属和铜绿假单胞菌作用较强,对厌氧菌有一定作用。治疗腹腔、盆腔感染需与抗厌氧菌药如甲硝唑合用;对β-内酰胺酶稳定性强。血浆 $t_{1/2}$ 较长,体内分布广,组织穿透力强,有一定量渗入脑脊液;肾毒性较小。适用于危及生命的败血症、脑膜炎、骨髓炎及尿路严重感染的治疗,能有效控制严重的铜绿假单胞菌感染。

头孢噻肟(cefotaxime)

本药对大肠埃希菌、克雷伯菌属等肠杆菌科细菌等革兰阴性菌有强大活性,但对铜绿假单胞菌和产碱杆菌无抗菌活性;对流感杆菌、淋病奈瑟菌、脑膜炎奈瑟菌和卡他莫拉菌均有强大作用;对金黄色葡萄球菌抗菌活性较差,对溶血性链球菌、肺炎链球菌活性较强;肠球菌属对其耐药。注射给药后 $t_{1/2}$ 约 1.5h,80%经肾排泄,其中 50%~60%为原型,其余少量经胆汁排泄。适用于敏感菌所致的呼吸道、腹腔、泌尿生殖系统感染、脑膜炎、败血症等。

头孢哌酮(cefoperazone)

抗菌作用与头孢噻肟相似,对革兰阳性菌作用较弱,仅溶血性链球菌和肺炎链球菌较为敏感;对多数革兰阴性菌作用不及头孢噻肟,但对铜绿假单胞菌作用较强。对β-内酰胺酶稳定性较其他第三代头孢菌素差。属双通道排泄,给药后25%经肾脏排泄,余下大部分由胆汁排泄,$t_{1/2}$ 约 1.7h,在胆汁中有良好分布。适用于敏感菌所致的呼吸道、泌尿道感染、腹膜炎,尤其胆囊炎、胆管炎等其他腹腔内感染等。

头孢曲松(ceftriaxone)

本药安全性和有效性上与头孢噻肟相同,对肠杆菌科细菌与头孢曲松和头孢噻肟相同;但对不动杆菌属和铜绿假单胞菌敏感性较差;对流感嗜血杆菌、淋病奈瑟菌和脑膜炎奈瑟菌及链球菌有较强抗菌作用。$t_{1/2}$ 为 5.8~8.7h,是所有头孢菌素中最长的,可每日 1 次给药。双通道排泄,35%~45%经胆道排泄,其余经肾排泄,胆汁亦有良好分布。临床主要用于敏感菌所致的脑膜炎、肺炎、腹膜炎、泌尿系统感染、淋病、胆道感染等。

头孢他啶(ceftazidime)

对革兰阴性菌分泌的β-内酰胺酶有特别的稳定性,因而抗革兰阴性菌活性增强,尤其对铜绿假单胞菌活性是头孢菌素类中最强者,超过其他β-内酰胺类和氨基糖苷类,但其对革兰阳性菌作用较其他三代头孢弱。口服不吸收,注射给药后广泛分布于体内组织和体液中,可透过受损脑膜进入脑脊液。$t_{1/2}$ 约为 1.6~2h。主要以呈高度活性的原形经肾排泄。适用于敏感革兰阴性菌所致的败血症、下呼吸道感染、腹腔胆系感染、复杂性尿路感染等。

4. *第四代头孢菌素* 与第三代头孢菌素相比,抗革兰阳性菌、革兰阴性菌作用均增强,对肠杆菌属等革兰阴性菌产生的 C 类头孢菌素酶(AmpC)酶稳定,对铜绿假单胞菌有良好活性,对肺炎球菌、化脓性链球菌、金黄色葡萄球菌等作用明显强于第三代头孢菌素,与第二代头孢菌素类似。对细胞膜的通透性增强,几乎全部经肾排泄,但肾毒性极低。常用于对第三代头孢菌素耐药的敏感细菌所致感染。

头孢吡肟(cefepime)

本药对葡萄球菌属和肠杆菌属(尤其阴沟肠杆菌和产气肠杆菌)作用比第三代头孢菌素作用更强,对铜绿假单胞菌的作用比头孢他啶略差。肌内注射给药后 T_{max} 约 1.5h,$t_{1/2}$ 为 2~3h,广泛分布于各组织和体液中,并可通过炎性血-脑屏障。主要经肾分泌排泄。适用于敏感菌所致的中、重度感染。

本类另有代表品种头孢匹罗(cefpirome)、头孢噻利(cefoselis)等。

5. *抗耐甲氧西林的金黄色葡萄球菌的头孢菌素* 属于最新一代对甲氧西林耐药葡萄球菌有活性的头孢菌素类药物,抗菌谱比其他头孢菌素类更广泛,尤其对甲氧西林耐药金黄色葡萄球菌(MRSA)、万古霉素耐药肠球菌(VRE)具有良好杀菌作用,对革兰阴性菌和厌氧菌的抗菌谱与其他广谱头孢菌素类药物相似。对酶稳定性良好,不易耐药。对 MRSA,头孢洛林酯(ceftaroline fosamil)与万古霉素和氨曲南合用效果没有显著的差异。对社区获得性肺炎,头孢洛林酯与头孢曲松疗效相当,也没有显示更多的副作用。已于2010 年被美国 FDA 批准用于治疗成年人社区获得性细菌性肺炎(CABP)和急性细菌性皮肤和软组织感染(ABSSSI),包括 MRSA 所致感染。

（四）其他β-内酰胺类

1．单环β-内酰胺类　氨曲南（aztreonam）是第一个成功用于临床的单环β-内酰胺类，对需氧革兰阴性菌具有强大杀菌作用，对革兰阳性菌无活性，并具有耐酶、低毒、对青霉素等无交叉过敏等优点，可用于青霉素过敏患者，并常作为氨基糖苷类的替代品使用。

2．（碳）青霉烯类　抗菌谱广，抗菌活性强，已经成为治疗严重细菌感染最主要的抗菌药物之一。对各种需氧革兰阳性菌（链球菌属、MSSA等）、肠杆菌科细菌、除嗜麦芽窄食单胞菌之外的非发酵菌及厌氧菌等均有强大抗菌活性，对绝大多数β-内酰胺酶高度稳定，对超广谱β-内酰胺酶（ESBLs）和AmpC稳定。临床上主要用于重症感染、多重耐药菌感染及第三、四代头孢菌素及复合制剂疗效不理想的细菌性感染等。

亚胺培南（imipenem）

【药理】　亚胺培南是第一个获准用于临床的碳青霉烯类，抗革兰阳性菌（特别是金黄色葡萄球菌和肠球菌）效力比美罗培南强2～4倍，对肠杆菌科细菌活性不及美罗培南，对非发酵菌鲍曼不动杆菌及厌氧菌的活性与美罗培南相当或略强。不经外排泵机制外排，故不易耐药，而美罗培南易被泵出细胞外。

【临床应用】　亚胺培南易被人肾上皮细胞的脱氢肽酶Ⅰ（DHP-Ⅰ）水解失活，中枢神经系统及肾毒性大，故须与DHP-Ⅰ抑制药西司他丁联用，不适用于中枢神经系统（CNS）感染。亚胺培南的清除率低于美罗培南，因此给药3h后体内存留更多，用药时间较美罗培南短，显效时间明显快于美罗培南。临床推荐剂量为每次0.5～1.0g，每6～8小时给药1次。主要用于包括非发酵菌在内的医院获得性感染的治疗。

【不良反应】　不良反应少见，但可出现恶心、呕吐、假膜性肠炎等胃肠道反应及皮肤过敏反应，可出现嗜酸粒细胞升高。偶见白细胞减少、血小板减少或增多、血红蛋白下降及Coomb′s试验阳性。也可致肝、肾功能损害。

【药物相互作用】　与更昔洛韦联用有引起癫痫发作的报道，除非其益处大于危险，否则不应联合应用。

【注意事项】　与其他β-内酰胺类抗菌药物有部分交叉过敏反应，因此，使用前应仔细询问过敏史。中枢神经系统疾病患者（如脑损害或有癫痫病史）和（或）肾功能损害者更容易产生中枢神经系统毒性。

美罗培南（meropenem）

【药理】　美罗培南对β-内酰胺酶更稳定，对肠杆菌科细菌和铜绿假单胞菌等革兰阴性菌作用是亚胺培南的2～16倍，但对革兰阳性菌、鲍曼不动杆菌及部分厌氧菌的抗菌活性不及亚胺培南。

【临床应用】　美罗培南在C-1位有一甲基，对DHP-Ⅰ高度稳定，肾毒性低；在C-2位有吡咯烷基团取代，既增强了对革兰阴性杆菌抗菌活性，又降低了其对肾及中枢的毒性。易于透过血-脑脊液屏障，且对氨酪酸（γ-氨基丁酸，GABA）受体没有亲和性，中枢神经系统安全性优于亚胺培南，更适用于老年人、儿童和中枢神经系统感染或重症感染伴有中枢神经精神症状患者及其他医院获得性感染患者。临床推荐剂量为每次1.0～2.0g，每8小时给药1次。

【不良反应】　严重不良反应少见。临床可见皮疹、药物热等过敏反应；腹泻、恶心、呕吐等胃肠道症状；肝、肾功能异常。偶见中枢神经系统症状及胃肠道出血、鼻出血和腹膜腔出血等。

【药物相互作用】　与丙磺舒合用可竞争性激活肾小管分泌，抑制肾排泄，导致美罗培南清除半衰期延长，血药浓度增加，因此不推荐美罗培南与丙磺舒联用。与伤寒活疫苗同用，可能会干扰伤寒活疫苗的免疫反应。与抗癫痫药合用可使抗癫痫药的血浆浓度降低。禁与齐多夫定、昂丹司琼、多种维生素、多西环素、地西泮、葡萄糖酸钙和阿昔洛韦等配伍应用。

【注意事项】　对其他β-内酰胺类抗菌药物过敏者慎用。与其他广谱抗菌药物一样，可引起假膜性肠炎。可引起进食不良或非经口营养及全身状况不良患者维生素K缺乏症状。有癫痫史或中枢神经系统功能障碍患者，发生痉挛、意识障碍等中枢神经系统症状的可能性增加。

比阿培南（biapenem）

本药与亚胺培南相比，比阿培南无特殊临床和药理学特点，对MRSA、屎肠球菌及嗜麦芽窄食单胞菌无效，抗革兰阴性菌活性比亚胺培南强，抗鲍曼不动杆菌活性是亚胺培南的2倍，抗铜绿假单胞菌活性比美罗培南强；对需氧革兰阳性菌的抗菌活性稍低于亚胺培南；抗厌氧菌的活性与亚胺培南相同。对DHP-Ⅰ比美罗培南更稳定，不需合用酶抑制药。在炎性脑脊液能达到治疗浓度，可用于CNS

感染。临床多用于下呼吸道感染、复杂泌尿系统感染和重症复杂腹腔感染。

厄他培南(ertapenem)

厄他培南对非发酵菌(假单胞菌属和不动杆菌属)几乎无抗菌活性,对肠球菌、尤其葡萄球菌等革兰阳性菌活性强于亚胺培南和美罗培南,对产ESBLs的革兰阴性菌有效,对肠杆菌科细菌及厌氧菌活性与亚胺培南相当。不增加细菌对碳青霉烯类的耐药性,对正常菌群几乎无影响。对DHP-I稳定,不需合用酶抑制药。蛋白结合率高,1g给药峰浓度达192mg/L。$t_{1/2}$ 4.3～4.6h,可每日1次给药。临床适用于复杂性或产ESBLs的革兰阴性菌所致的社区获得性感染及轻、中度腹腔、盆腔及泌尿系统感染等。

多利培南(doripenem)

多利培南属于新型碳青霉烯类,对革兰阳性菌、革兰阴性菌和厌氧菌都有较强抗菌活性,对美罗培南耐药的铜绿假单胞菌亦有活性。总体抗菌活性与亚胺培南、美罗培南相当,但对革兰阳性菌如金黄色葡萄球菌、耐青霉素的肺炎链球菌的抗菌活性明显强于美罗培南而与亚胺培南相当,对多种革兰阴性菌如大肠埃希菌、肺炎克雷伯菌等的抗菌活性是亚胺培南的2～8倍,略逊于美罗培南;对铜绿假单胞菌的抗菌活性是亚胺培南的4倍,为美罗培南的2倍。对DHP-I稳定,不需合用酶抑制药。主要用于院内获得性肺炎和严重腹腔内感染等。其对GABA受体亲和性低,较少引起惊厥,可用于CNS感染的治疗。

3. *β-内酰胺类/β-内酰酶抑药剂复方制剂*　常见β-内酰酶抑制药克拉维酸(Clavulanic Acid)、舒巴坦(Sulbactam)和他唑巴坦(Tazobactam)等,通常仅具微弱的抗菌作用,但舒巴坦对不动杆菌属具良好抗菌活性。他唑巴坦的抑酶谱较广,抑酶强度及对酶的稳定性最强,不诱导产酶,为最优秀的β-内酰胺酶抑制药。目前国内已上市多个含他唑巴坦的复方制剂品种,但国际公认的主流产品仅有5种。复方制剂旨在实现抗菌药物耐药性减低、药动学特性优化、抗菌活性增强,但抗菌作用主要取决于β-内酰胺类药物本身的抗菌谱及抗菌活性,不增强对β-内酰胺类药物敏感的细菌的抗菌活性。

4. *头霉素类*　化学结构与头孢菌素相似,对β-内酰胺酶稳定性较头孢菌素强,对厌氧菌更敏感。代表药物头孢西丁(cefoxitin),抗菌作用相当于第二代头孢菌素,但对厌氧菌活性更强。由于对β-内酰胺酶高度稳定,故对耐青霉素的金黄色葡萄球菌及对头孢菌素耐药菌亦有较强活性。组织分布广泛,脑脊液浓度高,以原形自肾排泄,$t_{1/2}$约0.7h。主要用于由需氧和厌氧菌引起的腹腔、盆腔和妇科的混合感染。不良反应以皮疹多见。

5. *氧头孢烯类*　代表药物拉氧头孢(latamoxef),抗菌作用类似于第三代头孢,对β-内酰胺酶更稳定。脑脊液和痰液中浓度高,血药浓度维持较久,$t_{1/2}$为2.3～2.9h。临床主要用于尿路、呼吸道、胆道感染及脑膜炎等。不良反应常见皮疹,偶见凝血功能异常。

三、氨基糖苷类抗菌药

氨基糖苷类药物是由氨基糖分子和非糖部分的苷元结合而成,包括天然来源的链霉素、庆大霉素、妥布霉素、大观霉素等以及人工半合成的阿米卡星、奈替米星、依替米星等。氨基糖苷类抗菌药的化学结构基本相似,因此具有共同特点,抗菌谱、抗菌机制、血清蛋白结合率、胃肠吸收、经肾排泄及不良反应等相似。

【药理】　氨基糖苷类对各种需氧革兰阴性杆菌均有一定抗菌作用,对淋球菌、脑膜炎球菌等革兰阴性球菌作用较差,对金黄色葡萄球菌包括耐青霉素菌株也有较好抗菌活性,对各型链球菌作用微弱,对肠球菌和厌氧菌不敏感。氨基糖苷类药物的抗菌谱基本相同,铜绿假单胞菌只对庆大霉素、阿米卡星、妥布霉素敏感,其中以妥布霉素为最强;链霉素、卡那霉素对结核分枝杆菌有效。脂溶性小,口服不易吸收,多采用肌内注射,吸收迅速而完全,T_{max}为0.5～2h。为避免血药浓度过高导致不良反应,通常不静脉注射给药。主要分布于细胞外液,肾皮质内浓度为血药浓度的10～50倍,耳外淋巴液浓度下降很慢。可通过胎盘屏障,但不能渗入机体细胞内,也不能透过血-脑脊液屏障,甚至脑膜炎时也难在脑脊液达到有效浓度。体内不代谢,主要以原型经肾小球滤过排泄,$t_{1/2}$为2～3h。

【临床应用】　氨基糖苷类主要用于敏感需氧革兰阴性杆菌所致的全身感染,如呼吸道、泌尿道、胃肠道感染,也可用于金黄色葡萄球菌所致的皮肤软组织和骨关节感染等。重症感染时需联合其他药物,如广谱半合成青霉素类、头孢菌素类等。利用其口服不吸收的特点,可以治疗消化道感染、肠道术前准备、肝性脑病等。此外,链霉素和卡那霉素可作为抗结核药物。氨基糖苷类药物属静止期杀菌剂，具有明显的抗菌药物后效应，因此其有效抗菌时程达 24h，每日给药 1 次即可。

【不良反应】 氨基糖苷类药物的主要不良反应是耳毒性和肾毒性，尤其在儿童和老年人中更易引起。毒性产生与剂量和疗程有关，也与药物本身有关(新霉素的耳毒性和肾毒性最大)，甚至在停药以后，也可出现不可逆的毒性反应。①耳毒性：可引起前庭功能与耳蜗神经的损害，前者表现为眩晕、恶心、呕吐、眼球震颤和平衡障碍，后者表现为听力减退或耳聋，与内耳淋巴液浓度较高有关，药物蓄积可损害内耳柯蒂器毛细胞功能。为防止和减少耳毒性的发生，应避免与增加其耳毒性的药物合用，如万古霉素、镇吐药、呋塞米、依他尼酸及甘露醇等，也应避免与能掩盖其耳毒性的镇静催眠药合用。②肾毒性：表现为尿浓缩困难、蛋白尿、管型尿、氮质血症及无尿等。高龄、剂量过高及合用两性霉素 B、头孢噻吩、多黏菌素 B、万古霉素等可增加肾毒性的发生，可根据患者具体情况调整用药剂量。③神经肌肉麻痹：与给药剂量和给药途径有关，最常见于大剂量腹膜内或胸膜内给药或静脉滴注速度过快，也偶见于肌内注射。可引起心肌抑制、血压下降、肢体瘫痪和呼吸衰竭。这是由于药物与突触前膜钙结合部位结合、阻止钙离子参与乙酰胆碱的释放所致，可用新斯的明治疗。应避免与肌肉松弛药、全麻药等合用。血钙过低、重症肌无力患者禁用。④过敏反应：皮疹、发热、血管神经性水肿、口周发麻等常见。链霉素引起过敏性休克的发生率仅次于青霉素。

【药物相互作用】 与 β-内酰胺类联合具有协同抗菌作用，但存在配伍禁忌，不可同瓶滴注；与两性霉素 B、杆菌肽、头孢噻吩、多黏菌素或万古霉素合用能增加肾毒性；呋塞米、依他尼酸(利尿酸)及甘露醇等能增加耳毒性；苯海拉明等抗组胺药可掩盖其耳毒性；能增强骨骼肌松弛药及全身麻醉药引起的肌肉松弛作用，可导致呼吸抑制。

【注意事项】 对氨基糖苷类过敏者禁用。用药期间应监测肾功能和听力及前庭功能，注意观察神经肌肉阻滞症状。一旦出现上述不良反应先兆时，须及时停药。局部用药亦有可能发生上述不良反应。肾功能减退者应根据其肾功能减退程度减量给药，并进行血药浓度监测。新生儿、婴幼儿、老年患者、妊娠期和哺乳期患者应尽量避免使用。避免与其他肾毒性药物、耳毒性药物、神经肌肉阻滞药或强利尿药同用。与第一代头孢菌素联用可能增加肾毒性。不可眼内或结膜下给药，因为可能引起黄斑坏死。不可与大剂量肌肉松弛药和全身麻醉药合用。避免与酸性药物配伍。

链霉素(streptomycin)

链霉素对铜绿假单胞菌和其他革兰阴性杆菌的抗菌活性最低，对土拉菌病和鼠疫有特效，常为首选。口服吸收少，肌内注射吸收快，容易渗入胸腔、腹腔、结合性脓腔和干酪化脓腔，并达有效浓度。临床多用于治疗多重耐药的结核病；与青霉素合用治疗溶血性链球菌、草绿色链球菌等引起的心内膜炎。最严重的不良反应是耳毒性，甚至可致永久性耳聋。其肾毒性较其他氨基糖苷类少见且轻。

庆大霉素(gentamycin)

庆大霉素是治疗各种革兰阴性杆菌感染的主要抗菌药，尤其对沙雷菌属作用更强，为氨基糖苷类中的首选药；对许多革兰阳性菌如金黄色葡萄球菌也很敏感。可与青霉素或其他抗菌药合用，协同治疗严重的肺炎球菌、铜绿假单胞菌、葡萄球菌或草绿色链球菌感染。亦可口服作肠道术前准备或治疗肠道感染。不良反应主要有耳毒性、肾毒性和神经肌肉阻滞，偶可发生过敏反应。

妥布霉素(tobramycin)

妥布霉素抗菌作用与庆大霉素相似，对铜绿假单胞菌的作用比庆大霉素强 2～5 倍，对耐庆大霉素菌株仍有效；对肺炎克雷伯菌、肠杆菌属、变形杆菌的抑菌或杀菌作用分别比庆大霉素强 2～4 倍，对其他革兰阴性杆菌的抗菌活性不如庆大霉素。在革兰阳性菌中仅对葡萄球菌有效。适用于治疗铜绿假单胞菌所致的各种感染，通常与抗铜绿假单胞菌青霉素类或头孢菌素类合用。不良反应比庆大霉素轻。

大观霉素(spectinomycin)

大观霉素对淋球菌有高度抗菌活性，临床唯一适应证是无并发症的淋病，但限用于青霉素、四环素等的耐药菌株引起的淋病或青霉素过敏的淋病患者。不良反应极少。

阿米卡星(amikacin)

阿米卡星是抗菌谱最广的氨基糖苷类，对革兰阴性杆菌和金黄色葡萄球菌有较强的抗菌活性，但作用较庆大霉素弱。其突出优点是对肠道革兰阴性杆菌和铜绿假单胞菌所产生的钝化酶稳定，故对一些氨基糖苷类耐药菌株感染仍有效，常作为首选。与 β-内酰胺类联合应用可获协同作用。不良反应中耳毒性强于庆大霉素，肾毒性低于庆大霉素。

奈替米星(netilmicin)

奈替米星具有广谱抗菌作用，对沙雷菌属的作用不如庆大霉素，对铜绿假单胞菌的作用不如妥布霉素，但对葡萄球菌属和其他革兰阳性菌的作用则优于其他氨基糖苷类，对部分甲氧西林耐药菌有抗菌作用，对脑膜炎球菌及流感杆菌敏感，对某些氨基糖苷类钝化酶稳定，因此对部分庆大霉素耐药菌仍有效。临床适用于敏感菌所致的呼吸道、消化道、泌尿生殖系统、皮肤软组织、骨和关节及创伤感染。其耳毒性、肾毒性是氨基糖苷类中最低的。

依替米星(etimicin)

依替米星为新一代半合成水溶性抗菌药，抗菌作用与奈替米星相当，对各种需氧革兰阳性菌、革兰阴性杆菌均有高度抗菌活性，对革兰阴性球菌作用较差。对氨基糖苷类钝化酶高度稳定，不易产生耐药，对某些庆大霉素耐药菌也有效。常用于敏感菌所致的下呼吸道感染和泌尿道感染。其耳毒性、肾毒性与奈替米星相似。

四、大环内酯类、林可霉素类及多肽类抗菌药

(一)大环内酯类

大环内酯类是一类含有 14、15、16 元大环内酯环的抗菌药。20 世纪 50 年代发现以红霉素为代表的第一代大环内酯类药物，70 年代起陆续发现以阿奇霉素、罗红霉素和克拉霉素为代表的第二代半合成大环内酯类。由于具有良好的抗菌药后效应及免疫调节作用，被广泛用于呼吸系统疾病。现已开发第三代大环内酯类。

大环内酯类药物共同特点为：①抗菌谱较窄，比青霉素略广，常用做需氧革兰阳性菌、革兰阴性球菌和厌氧菌及军团菌、衣原体和支原体等不典型致病菌等感染的治疗，以及对 β-内酰胺类过敏患者的替代品；②各药间有不完全交叉耐药性；③碱性环境中抗菌活性较强，治疗尿路感染时常需碱化尿液；④口服不耐酸，酯化衍生物可增加口服吸收；⑤血中浓度低，组织浓度相对较高，痰、皮下组织及胆汁中明显超过血中浓度；⑥不易透过血-脑屏障；⑦主要经胆汁排泄，存在肝肠循环；⑧毒性低。口服主要副作用为胃肠道反应，静脉注射易引起血栓性静脉炎。

红霉素(erythromycin)

【药理】 红霉素对革兰阳性菌的金黄色葡萄球菌(包括耐药菌)、表皮葡萄球菌和链球菌等抗菌作用强，对部分革兰阴性菌如脑膜炎奈瑟菌、淋病奈瑟菌、流感嗜血杆菌、军团菌等高度敏感；对某些螺旋体、肺炎支原体、立克次体和螺杆菌也有抗菌作用。红霉素的抗菌效力不及青霉素。红霉素口服不耐酸，体内分布广泛，可透过胎盘，但难进入脑脊液；主要在肝代谢，胆汁排泄。

【临床应用】 常用于耐青霉素的金黄色葡萄球菌感染和青霉素过敏者，还用于肺炎支原体、肺炎衣原体、军团菌等非典型病原体所致的呼吸系统、泌尿生殖系统感染。

【不良反应】 不良反应主要为胃肠道反应，少数病人可发生肝损害，一般停药后自愈。静脉注射偶可发生血栓性静脉炎。

【药物相互作用】 红霉素可阻挠性激素类药物的肠肝循环，与口服避孕药合用可使之降效，与氯霉素和林可霉素类存在相互拮抗作用，不宜同时应用。红霉素为肝药酶抑制药，可降低茶碱清除率，升高其血药浓度。红霉素在酸性输液中易被破坏降效，一般不与低 pH 的葡萄糖输液配伍。在含维生素 C 注射液(抗坏血酸 1g)的 5%～10%葡萄糖注射液 500ml 中加入 5%碳酸氢钠注射液 0.5ml 使 pH 升到 6 左右，再加入红霉素乳糖盐，则有助其稳定。

【注意事项】 红霉素为抑菌药，给药应按一定时间间隔进行，以保持体内浓度，利于作用发挥。与 β-内酰胺类药物联用时，宜先用杀菌药后用抑菌药，并间隔 30min 时以上。红霉素片应整片吞服，否则易受胃酸破坏而发生降效。幼儿可服用对酸稳定的酯化红霉素。金黄色葡萄球菌对红霉素易耐药。

克拉霉素(clarithromycin)

克拉霉素为半合成的 14 元大环内酯类。主要特点是抗菌活性强于红霉素，对酸稳定，口服吸收迅速完全，且不受进食影响，分布广泛且组织中的浓度明显高于血中浓度。不良反应发生率和对细胞色素 P450 影响均较红霉素低。但此药首关消除明显，生物利用度仅有 55%。

阿奇霉素(azithromycin)

阿奇霉素是唯一半合成的 15 元大环内酯类。主要特点是抗菌谱较红霉素广，对革兰阴性菌亦有抗菌作用，对红霉素敏感菌有相同抗菌活性，而对革兰阴性菌明显强于红霉素。对某些细菌表现为快速杀菌作用，而其他大环内酯类为抑菌药。口服

吸收快，组织分布广，血浆蛋白结合率低，细胞内游离浓度较同期血浓度高10～100倍，$t_{1/2}$长达35～48h，为大环内酯类中最长者，每日仅需给药1次。大部分以原型由粪便排出体外，少部分经尿排泄。不良反应轻，绝大多数患者能耐受，轻、中度肝、肾功能不良者的药动学特征无明显改变，可以应用。

（二）酮内酯类

酮内酯类是将第3个碳原子上的糖替换为羰基得到的一类新的抗菌药物，被称为酮内酯类，代表药有泰利霉素和喹红霉素。

泰利霉素（telithromycin）

泰利霉素对肺炎球菌、流感、黏膜炎莫拉菌等有较强力活性。对副流感、酿脓链球菌、衣原体、支原体、军团菌等也具有较高的活性。口服T_{max}约1h，进食不影响吸收。泰利霉素有较好的组织渗透性，特别是在白细胞、呼吸道组织及上皮细胞中有较高的浓度。口服剂量的70%在肝内被CYP3A4代谢，代谢产物有37%从肝排泄，13%以原型从尿中排泄，3%以原型从粪便排泄。$t_{1/2}$为7.2～10.6h。主要用于治疗呼吸道感染。不良反应较少且多为轻、中度，最常见的是腹泻、恶心、头晕和呕吐。

喹红霉素（cethromycin）

喹红霉素抗菌谱同泰利霉素，但抗菌活性更强。口服后生物利用度不受进食影响，血药浓度随剂量成比例增减。体内分布广泛，在肺中浓度最高，在大多数组织（除大脑外）中的浓度高于血药浓度，主要在肝、肺代谢。$t_{1/2}$为3.6～6.7h。

（三）林可霉素类

克林霉素（clindamycin）

【药理】 克林霉素对金黄色葡萄球菌（包括耐青霉素者）、溶血性链球菌、草绿色链球菌、肺炎球菌及大多数厌氧菌都有良好抗菌作用。对革兰阴性菌大都无效。对部分需氧革兰阴性球菌、人型支原体和沙眼衣原体也有抑制作用，但肠球菌、革兰阴性杆菌、MRSA、肺炎支原体对其不敏感。口服生物利用度为87%，受食物影响小。T_{max}为1h，$t_{1/2}$约2.5h，血浆蛋白结合率高达90%以上。能广泛分布到全身组织和体液并达到有效治疗水平，骨组织可达到更高浓度，能透过胎盘屏障，乳汁中的浓度约与血中浓度相当。不能透过正常血-脑屏障，但炎症时脑组织可达有效治疗浓度。在肝经氧化代谢成无活性的产物或经胆汁排入肠道或经肾小球滤过。仅有10%原型排入尿中，难达有效治疗浓度。停药后，克林霉素肠道中抑菌作用一般可持续5d，对敏感菌可持续2周。

【临床应用】 主要用于厌氧菌，包括脆弱类杆菌、产气荚膜梭菌、放线杆菌等引起的口腔、腹腔和妇科感染。治疗需氧革兰阳性球菌引起的呼吸道、骨及软组织、胆道感染及败血症、心内膜炎等。对金黄色葡萄糖球菌引起的骨髓炎为首选药。

【不良反应】 以胃肠道反应为主，偶见轻微过敏反应。主要表现为恶心、呕吐、腹泻，口服给药比注射给药多见。腹泻发生率为4%。长期用药也可引起二重感染、假膜性肠炎。

【药物相互作用】 与红霉素、氯霉素之间有拮抗作用；与氨苄西林、苯妥英钠、巴比妥盐酸盐、氨茶碱、葡萄糖酸钙及硫酸镁可产生配伍禁忌；与阿片类镇痛药合用可能使呼吸中枢抑制现象加重。应用神经肌肉阻滞药的患者应慎用克林霉素。

【注意事项】 与青霉素、头孢菌素类药物无交叉过敏反应，可用于对青霉素过敏者。肝、肾功能损害者、胃肠疾病如溃疡性结肠炎、局限性肠炎、抗生素相关肠炎的患者慎用。用药期间应注意可能发生伪膜性肠炎，如出现，先进行补充水、电解质、蛋白质，然后甲硝唑口服0.25～0.5g，每日3次，无效时再选用万古霉素口服0.125～0.5g，每日4次。

林可霉素（lincomycin）与克林霉素抗菌谱相似，但克林霉素的抗菌活性比林可霉素强4～8倍。林可霉素口服吸收差，生物利用度为20%～35%，且易受食物影响。T_{max}为2～4h，$t_{1/2}$为4～4.5h。腹泻发生率高于克林霉素，为10%～15%。

（四）多肽类

1. 糖肽类 万古霉素（vancomycin）是从链霉菌培养液中分离获得，化学性质稳定，对MRSA和耐甲氧西林表皮葡萄糖球菌（MRSE）有强杀菌作用。去甲万古霉素（norvancomycin）是我国从诺卡菌属培养液中分离获得，化学性质及抗菌活性同万古霉素。替考拉宁（teicoplanin）是从辐动菌属培养液中分离获得，脂溶性较万古霉素高50～100倍。

糖肽类药物对革兰阳性菌尤其是MRSA和MRSE有强杀菌作用。口服难吸收，绝大部分经粪便排泄，肌内注射可致剧痛和组织坏死，只能静脉给药。可分布到各组织和体液，可透过胎盘，但难透过血-脑屏障和血眼屏障。炎症时透入增多，可达有效水平。90%以上由肾排泄。万古霉素和去甲万古霉素的$t_{1/2}$为6h，替考拉宁长达47h。仅用于严重革兰阳性菌感染，特别是MRSA、MRSE和肠球菌属所致感染。可用于对β-内酰胺类过敏的患者。口服给药用于治疗伪膜性结肠炎和消化道感染。万古霉素和去甲万古霉素毒性较大，以耳毒性、肾毒性和过敏反应最常见；替考拉宁毒性较小。

2. *多黏菌素类* 代表药物为多黏菌素B及多黏菌素E。

【药理】 多黏菌素系窄谱慢效杀菌药，对多种革兰阴性杆菌尤其是铜绿假单胞菌有强抗菌作用，对繁殖期和静止期细菌均有杀菌作用。多黏菌素B的抗菌活性稍高于多黏菌素E，不易耐药，一旦出现则有交叉耐药。口服不吸收，肌内注射后 T_{max} 约2h。穿透力差，在脑脊液、胸腔、关节腔和感染灶内浓度低。多黏菌素E在肺、肾、肝及脑组织中的浓度比多黏菌素B高。体内代谢较慢，主要经肾排泄，给药后12h内仅有0.1%经尿排出，随后才逐渐增加，故连续给药会导致在体内蓄积。$t_{1/2}$ 约为6h，儿童较短，为1.6～2.7h。

【临床应用】 主要用于治疗铜绿假单胞菌引起的败血症、泌尿道和烧伤创面感染。还可用于大肠埃希菌、肺炎杆菌等革兰阴性杆菌引起的全身感染，如脑膜炎、败血症。口服用于肠道术前准备和消化道感染。

【不良反应】 常用剂量即可出现明显不良反应，常见肾毒性、神经毒性、过敏反应和局部刺激症状等，总发生率可高达25%，多黏菌素B较多黏菌素E更明显。

【注意事项】 肾损害较多见，肾功能不全者应减量。不应与其他有肾毒性或神经肌肉阻滞作用的药物合用，以免发生意外。

【药物相互作用】 磺胺药、利福平和半合成青霉素会增强多黏菌素对大肠埃希菌、肠杆菌属、肺炎杆菌、铜绿假单胞菌等的抗菌作用。

3. *环脂肽类* 环脂肽类是一类结构新颖的环状肽类化合物，具有抗菌、抗肿瘤、消炎等广泛的生物活性。其代表药物达托霉素(daptomycin)于2003年9月获FDA批准在美国上市。作用机制与其他抗菌药不同，通过扰乱细胞膜对氨基酸的转运，从而阻碍细菌细胞壁肽聚糖的生物合成，改变细胞质膜的性质。另外，还能通过破坏细菌的细胞膜，使其内容物外泄而达到杀菌目的，因此，细菌对达托霉素产生耐药性可能会比较困难。

达托霉素是获准上市的首个环脂肽类抗菌药，除作用于大多数临床相关革兰阳性菌外，体外对已呈甲氧西林、万古霉素和利奈唑胺等耐药的分离菌株仍具较强活性。静脉滴注给药，$t_{1/2}$ 为7.7～8.1h，可每日给药1次。达托霉素与血清蛋白结合率达92%，主要分布于血浆。肺表面活性物质可使达托霉素失活，导致其治疗肺炎时疗效不佳。2010年美国FDA发布信息指出达托霉素可能引起嗜酸细胞性肺炎。因此，达托霉素不宜用于肺炎的治疗。临床主要用于治疗革兰阳性菌敏感菌株引起的并发性皮肤和皮肤结构感染及由金黄色葡萄球菌引起的右侧感染性心膜炎、菌血症等。不良反应包括便秘、注射局部反应及胃肠道的反应，中止用药后自行消失或部分逆转。与糖肽类不同的是，在任何剂量下，达托霉素均与神经毒性无关。

五、四环素类及氯霉素抗菌药

(一)四环素类

四环素类的基本结构为氢化并四苯，因5、6、7位取代基不同生成不同的药物。为两性化合物，酸性水溶液中较稳定。抗菌谱广，属于快速抑菌药，对革兰阳性菌的活性优于革兰阴性菌。临床可用于肺炎链球菌或流感嗜血杆菌引起的呼吸系统感染、敏感的肠杆菌科细菌引起的消化系统、泌尿生殖系统感染；对支原体、衣原体、溶脲脲原体、立克次体等非典型病原体具良好活性，常被首选治疗上述非典型病原体感染。

四环素(tetracycline)

四环素口服吸收不完全，易受食物和含多价阳离子的药物影响，分布广泛，易沉淀于骨和牙组织，影响骨骼和牙生长，长期应用或大剂量可致肝毒性甚至死亡。新一代品种如米诺环素、多西环素等口服生物利用度明显提高，吸收不受食物影响；肝、肾毒性也较天然品种有明显下降；半衰期延长，每日2次用药即可；抗菌效力明显增强，尤其是对革兰阳性菌(如金黄色葡萄球菌、肺炎球菌、肺炎链球菌、淋球菌及流感杆菌等)的活性增强，且对耐青霉素、耐四环素菌株亦有一定疗效。

多西环素(doxycycline)

多西环素属长效半合成四环素类，抗菌活性比四环素强2～10倍，具有强效、速效、长效的特点，是四环素类药物的首选药。$t_{1/2}$ 长达12～22h，每日用药1次。口服吸收迅速且完全，不受食物影响。少量经肾排泄，肾功能减退时粪便中排泄增多，故肾衰竭时也可使用。临床适应证同传统四环素，此外适用于肾外感染伴肾衰竭者及胆道、呼吸道感染等。可引起胃肠道反应，应饭后以大量水送服并保持直立体位 30min 以上，以避免引起食管炎。其他不良反应少于四环素。

米诺环素(minocycline)

米诺环素口服吸收率接近 100%，脂溶性高于多西环素，组织穿透力强，分布广泛，脑脊液浓度高于其他四环素类。临床主要用于治疗酒糟鼻、痤疮和沙眼衣原体所致的性传播疾病，以及对四环素或青霉素耐药的链球菌和葡萄球菌引起的感染。用于痤疮治疗的机制是不仅有效抑制痤疮致病菌的生长，还抑制细菌内脂肪酶的合成及其活性、防止三酰甘油水解成游离脂肪酸，从而抑制痤疮生成。

替加环素(tigecycline)

替加环素属于甘氨酰四环素类，广谱高效，对需氧革兰阳性菌、革兰阴性菌和厌氧菌均较敏感，特别是对耐药致病菌(如耐甲氧西林金黄色葡萄球菌、耐青霉素肺炎链球菌、耐万古霉素肠球菌和对糖肽类敏感性降低的葡萄球菌)均具有非常高的活性。对铜绿假单胞菌、洋葱伯克霍尔德菌等效果差。能有效克服引起细菌对四环素耐药的核糖体保护及外排泵作用，对四环素无交叉耐药性。$t_{1/2}$ 长达 20 余小时。静脉滴注给药，首剂加倍，以后每次 50mg，每 12 小时 1 次。替加环素被批准用于 18 岁及 18 岁以上复杂皮肤和皮肤结构感染或者复杂腹腔内感染患者的治疗，包括复杂阑尾炎、烧伤感染、腹腔内脓肿、深部软组织感染及溃疡感染。最常见不良反应为恶心和呕吐，还有一定的光毒性。

(二)氯霉素类

氯霉素(chloramphenicol)抗菌谱广，属抑菌药，对革兰阴性菌作用强于革兰阳性菌，对革兰阳性菌作用不及青霉素类和四环素类。因其抑制骨髓造血功能而使临床应用受到极大限制。

六、人工合成抗菌药

(一)喹诺酮类

喹诺酮类是人工合成的含 4-喹诺酮基本结构、对细菌 DNA 螺旋酶具有选择性抑制作用的抗菌药物。发展迅速，临床广为使用。萘啶酸是用于临床的第一个喹诺酮类药，抗菌谱窄，口服吸收差，副作用多。吡哌酸抗菌活性强于萘啶酸，口服少量吸收，不良反应较萘啶酸少，可用于敏感菌的尿路感染与肠道感染。1979 年合成诺氟沙星，随之又合成一系列含氟的新喹诺酮类药，统称为氟喹诺酮类。临床常用诺氟沙星、环丙沙星、左氧氟沙星、莫西沙星和吉米沙星等，主要用于呼吸道和泌尿系统感染，后 3 种在呼吸系统各组织的浓度高于血药浓度而被称为“呼吸喹诺酮类”。

【药理】 抗菌谱广，尤其对革兰阴性菌包括铜绿假单胞菌在内有强杀菌作用，对于铜绿假单胞菌以环丙沙星的杀灭作用最强；对金黄色葡萄球菌、肺炎链球菌及其产酶菌等革兰阳性菌也有良好抗菌作用，以口服吉米沙星活性最强；某些品种对结核分枝杆菌、支原体、衣原体、军团菌及厌氧菌也有作用。与其他抗菌药间无交叉耐药。口服吸收良好，一般不受食物影响，但富含 Fe^{2+}、Ca^{2+}、Mg^{2+} 的食物可降低其生物利用度。部分品种可静脉给药；体内分布广，组织体液浓度高；血浆 $t_{1/2}$ 相对较长，大多为 3～7h 或以上。血浆蛋白结合率低很少超过 40%。部分以原型经尿排泄，尿中浓度高；大多数有肝、肾 2 种消除方式。

【临床应用】 常用于敏感病原菌所致的呼吸系统感染、泌尿生殖系感染、肠道感染与伤寒。氟喹诺酮类对脑膜炎奈瑟菌具有强大杀菌作用。

【不良反应】 常见胃肠道反应，偶见中枢神经系统毒性、光毒性，罕见心脏毒性，也可使人体骨骺线提前骨化，阻止儿童骨骼增长，亦可与金属离子形成络合物导致钙质流失。

【药物相互作用】 避免与抗酸药、含金属离子的药物同服；慎与茶碱类、非甾体消炎药合用。不宜与Ⅰa 类及Ⅲ类抗心律失常药和延长心脏 QT 间期的药物如西沙必利、红霉素、三环类抗抑郁药合用。

【注意事项】 不宜用于青春期前儿童及有精神病或癫痫病史者。禁用于喹诺酮过敏者、孕妇和哺乳妇女。糖尿病患者慎用。

诺氟沙星(norfloxacin)

诺氟沙星是第一个用于临床的氟喹诺酮类药物，口服生物利用度偏低，消除 $t_{1/2}$ 为 3.5～5h，约 30%以原型经肾排泄。主要用于革兰阴性菌如大肠埃希菌、肠杆菌科细菌、志贺菌和奈瑟菌所致的胃肠道、泌尿道感染。但应注意，目前国内尿路感染的主要病原菌大肠埃希菌中，耐药株已达 50%以上。对厌氧菌和非典型致病菌不敏感。

环丙沙星(ciprofloxacin)

环丙沙星对铜绿假单胞菌、流感嗜血杆菌、大肠埃希菌等革兰阴性菌的抗菌活性高于多数氟喹诺酮类药物，多数厌氧菌对其不敏感。口服生物利用度约为70%，消除$t_{1/2}$为3～5h，30%～60%以原型经尿中排泄。主要适用于革兰阴性菌所致的泌尿生殖系、呼吸道和消化道感染。

左氧氟沙星(levofloxacin)

左氧氟沙星是消旋氧氟沙星的左旋体，抗菌活性是氧氟沙星的2倍。对表皮葡萄球菌、链球菌、肠球菌、厌氧菌、支原体、衣原体的体外抗菌活性明显强于环丙沙星。对铜绿假单胞菌的抗菌活性低于环丙沙星。口服生物利用度接近100%，消除$t_{1/2}$为5～7h，85%以原型经尿液排泄。主要用于敏感菌所致的各种急、慢性感染及难治性感染。不良反应发生率相对较少且轻微。

莫西沙星(moxifloxacin)

莫西沙星对大多数革兰阳性菌、厌氧菌、结核分枝杆菌、支原体、衣原体具有很强的抗菌活性，强于环丙沙星、左氧氟沙星。对大多数革兰阴性菌的作用与诺氟沙星相近。口服生物利用度约90%，粪便和尿液中原型的排泄量分别为25%和20%，消除$t_{1/2}$为12～15h。临床可用于敏感菌所致的呼吸系统、泌尿生殖系统和皮肤软组织感染。不良反应发生率低，常见一过性呕吐和腹泻，光毒性和心脏毒性罕见。

吉米沙星(gemifioxacin)

吉米沙星是新一代广谱氟喹诺酮类药物，对包括耐药性肺炎链球菌在内的革兰阳性菌活性增强；对流感嗜血杆菌、黏膜炎莫拉菌及环丙沙星敏感肠杆菌科细菌活性优于环丙沙星和左氧氟沙星，对铜绿假单胞菌活性略逊于环丙沙星，对嗜麦芽窄食单胞菌作用优于环丙沙星，对不动杆菌属抗菌作用差；对非典型致病菌的活性与莫西沙星相仿；对产气荚膜杆菌、消化链球菌属、梭杆菌属作用强于左氧氟沙星。目前仅有口服品种。另外，吉米沙星组织渗透性极强，呼吸系统组织浓度明显高于血药浓度，也高于左氧氟沙星和莫西沙星。不良反应较少。

(二)磺胺类

磺胺药有外用、肠道用和全身用3类。

【药理】 磺胺类药物属广谱抑菌药，对革兰阳性菌、革兰阴性菌都有良好的抗菌作用，其中最敏感的是A群链球菌、肺炎链球菌、脑膜炎奈瑟菌、淋病奈瑟菌、鼠疫耶氏菌和诺卡菌属。对衣原体、疟原虫、卡氏肺孢子虫和弓形虫滋养体也有效，但对支原体、立克次体和螺旋体无效。磺胺米隆和磺胺嘧啶银对铜绿假单胞菌有效。肠道吸收类药物口服吸收完全，血浓度高，体内分布广泛(磺胺嘧啶可进入脑脊液)，主要在肝内乙酰化灭活。主要以原型经肾排泄。

【临床应用】 磺胺类药物因其不良反应问题突出，临床应用受限，但是，全身应用磺胺类如磺胺嘧啶和磺胺甲噁唑对流行性脑脊髓膜炎及诺卡菌引起的肺部感染、脑膜炎等感染性疾病疗效显著。用于肠道的磺胺药不易吸收，在肠道对位氨基游离发挥作用，如柳氮磺吡啶有消炎、抗菌作用，适于治疗溃疡性结肠炎。外用磺胺类有磺胺米隆、磺胺嘧啶银、磺胺醋酰钠，分别用于皮肤黏膜铜绿假单胞菌、大肠埃希菌感染，烧伤创面感染和眼科感染性疾病。

【不良反应】 乙酰化产物在碱性尿液溶解度高，而在酸性尿液中溶解度低，更易析出结晶导致泌尿系统损伤，加服碳酸氢钠可预防结晶尿。长期应用可能抑制骨髓造血功能。其他不良反应有恶心、呕吐、皮疹、药物热、粒细胞减少及肝损害等。

【药物相互作用】 与磺酰脲类降糖药、香豆素类抗凝血药或抗肿瘤药甲氨蝶呤合用，易发生血浆蛋白竞争作用，使游离血药浓度升高，严重者出现低血糖、出血倾向或甲氨蝶呤中毒。

【注意事项】 过敏反应多见，表现为严重的渗出性多形红斑、中毒性表皮坏死松懈型药疹，因此禁用于对任何一种磺胺类药物过敏及对呋塞米、砜类、噻嗪类利尿药、磺脲类、碳酸酐酶抑制药过敏者。本类药物有肝毒性、肾毒性，用药期间需定期测定肝、肾功能，肝、肾功能减退者、失水、休克及老年患者应避免使用。禁用于2个月以下婴儿，因为可能引起脑性核黄疸。妊娠期、哺乳期患者也应避免应用。用药期间应多饮水，保持充分尿量，以防结晶尿的发生，必要时可碱化尿液。

(三)其他化学合成抗菌药

1. 甲氧苄啶(trimethoprim，TMP) 甲氧苄啶抑制二氢叶酸还原酶，使四氢叶酸不能生成而阻止核酸合成。TMP本身有很强的抗菌作用，抗菌谱与磺胺药相似，但单用细菌易耐药，与磺胺药合用双重阻断叶酸代谢，抗菌作用增强数倍至数十倍，甚至可杀菌并减少耐药菌株的发生。也可和其他抗菌药合用。TMP毒性低，但长期用可致四氢叶酸缺乏，需注意补充四氢叶酸。

2. 呋喃妥因与呋喃唑酮 属硝基呋喃类，抗菌谱广，抗菌作用强，与其他类别抗菌药之间无交叉耐药。毒性大，可致周围神经炎。呋喃妥因(nitrofurantoin)口服吸收快而完全，在血液中被快速破坏，不能用于全身性感染。半数由肾排泄，主要用于大肠埃希菌、肠球菌和葡萄球菌引起的泌尿系统感染。呋喃唑酮(furazolidone)口服不易吸收，主要在肠道发挥作用。抗菌谱同呋喃妥因，主要用于治疗肠炎、痢疾、霍乱等肠道感染性疾病。

3. *硝基咪唑类* 对体内外革兰阳性、革兰阴性厌氧菌，肠内外阿米巴、阴道滴虫都有效。代表药物有甲硝唑、替硝唑、奥硝唑等。

4. *噁唑烷酮类* 20 世纪 80 年代逐步发展起来的一类新型抗菌药，代表药物有利奈唑胺、艾培唑烷、利奈唑酮等。该类药物在化学结构上均有一噁唑烷二酮母核，具有全新的抗菌机制，对革兰阳性球菌，特别是多重耐药的革兰阳性球菌有较强的抗菌活性，与其他药物不存在交叉耐药现象。

利奈唑胺(linezolid)

【药理】 利奈唑胺是第一个应用于临床的噁唑烷酮类化学合成抗菌药。可作用于核糖体 50S 亚基，抑制蛋白质合成，为葡萄球菌和肠球菌的抑菌药，链球菌的杀菌药。体外实验显示，可抑制粪肠球菌、屎肠球菌、MRSA 和表皮葡萄球菌；对耐青霉素的肺炎球菌和金黄色葡萄球菌有效。临床较少出现耐药性。利奈唑胺有强体液和组织穿透性，从而足量到达感染部位，可有效治疗肺炎、皮肤和皮肤软组织感染、耐万古霉素屎肠球菌感染。

【临床应用】 用于治疗革兰阳性球菌引起的感染，包括 MRSA 引起的院内获得性肺炎(HAP)、社区获得性肺炎(CAP)、复杂性皮肤或皮肤软组织感染(SSTI)及耐万古霉素肠球菌感染(VRE)。

【不良反应】 常见不良反应为腹泻、头痛、恶心。其他不良反应有呕吐、失眠、便秘、皮疹、头晕、发热、念珠菌等真菌感染、味觉改变、舌变色、瘙痒等。可发生骨髓抑制、周围神经病和视神经病、乳酸性酸中毒，主要发生于用药时间超过 28d 的患者。

【药物相互作用】 利奈唑胺为可逆、非选择性单胺氧化酶抑制药，与肾上腺素能(拟交感神经)或 5-羟色胺类制剂有潜在的相互作用。接受利奈唑胺治疗患者应避免食用酪胺含量高的食物和饮料。利奈唑胺能可逆性增加伪麻黄碱、盐酸苯丙醇胺的加压作用。合用 5-羟色胺类药物(包括抗抑郁药物如选择性 5-羟色胺再摄取抑制药)的患者，有发生 5-羟色胺综合征的报道。

【注意事项】 利奈唑胺仅用于确诊或高度怀疑敏感菌所致感染的治疗或预防，不包括对革兰阴性菌的治疗。用药期间应每周进行全血细胞计数检查，尤其用药超过 2 周者，或曾有骨髓抑制病史，或合用能诱导骨髓抑制的其他药物患者；发生骨髓抑制或骨髓抑制恶化的患者应停用利奈唑胺，一般停用后血象指标可恢复至治疗前水平。如患者出现视觉异常，应及时进行眼科检查；对于长期服用利奈唑胺患者及有新视觉症状患者，应进行视觉功能监测。利奈唑胺过敏者、严重肝、肾功能不全者、孕妇及哺乳期妇女禁用。与其他抗菌药物一样，利奈唑胺也可导致假膜性肠炎。

七、抗真菌药

抗真菌药分为抗浅表真菌药、抗深部真菌药和广谱抗真菌药。

(一)多烯类

常见制霉菌素、两性霉素 B 及两性霉素 B 含脂复合制剂。属深部抗真菌药，抗真菌谱广，疗效确切。能选择性地与真菌细胞膜上的固醇部分结合，在细胞膜上形成孔膜且增加细胞膜的通透性，导致细胞内小分子物质外漏，引起细胞死亡而发挥抗真菌作用。对细胞膜不含固醇的细菌则无效，对浅表真菌无效。多烯类是治疗全身性深部真菌感染的首选药。主要用于各种真菌性肺炎、心内膜炎、脑膜炎、尿路感染及败血症等。

两性霉素 B(amphotericin B)

两性霉素 B 口服、肌内注射难吸收，需静脉滴注，真菌性脑膜炎需鞘内注射。两性霉素 B 排泄慢，不良反应多，滴注时可致寒战、高热、恶心、呕吐，有明显心、肝、肾毒性，但又是某些致命性全身真菌感染的有效治疗药物，因此必须充分权衡其利弊。制霉菌素(nystatin)毒性更大，口服可用于治疗消化道真菌感染，局部用于口腔、皮肤、阴道念珠菌感染。

(二)咪唑类

选择性抑制真菌细胞色素 P450 依赖性的 14-α 脱甲基酶，使 14-α 甲基固醇蓄积，细胞麦角固醇不能合成，细胞膜通透性改变，引起细胞内重要物质丢失，导致真菌死亡。本类药均可作为治疗浅表部真菌感染的首选药，除酮康唑外，其他品种口服均难以吸收。较强的肝毒性限制了其临床应用，故多为外用药。本类药物主要有酮康唑、克霉唑、益康唑、咪康唑等。

(三)三唑类

在咪唑环引入一个氮原子，即为三唑类，其抗真菌作用机制与咪唑类类似，但肝毒性明显低于咪唑类，口服多易吸收，可作为治疗黏膜及侵袭性念珠菌深部真菌感染的首选药。本类药物主要有氟康唑、伊曲康唑、伏立康唑、泊沙康唑等。

氟康唑（fluconazole）口服生物利用度为90%～99%，具有口服吸收好、抗真菌谱广、不良反应低等特点，临床上最为常用。

普通伊曲康唑（itraconazole）口服制剂吸收差，血药浓度不稳定，容易在感染局部蓄积，可用于治疗无需持续高血浓度的浅表真菌感染，但却限制了其在需要持续高血浓度的、较严重系统性真菌感染中的应用。伊曲康唑口服液和静脉注射液是亲脂性羟丙基-β-环糊精化合物，生物利用度和血浓度明显提高，从而使之适用人群范围扩大，可用于高危患者系统性真菌感染的治疗，如口咽部及食管念珠菌病、粒细胞减少发热患者的经验治疗，但因环糊精主要经肾排泄，故当肌酐清除率低于20ml/min时应慎用。

伏立康唑（voriconazole）和泊沙康唑（posaconazole）主要抑制真菌甾醇合成。抗真菌谱更广，对念珠菌（包括氟康唑和伊曲康唑耐药株）、新型隐球菌、毛孢子菌、曲霉菌属、皮炎芽生菌、镰刀菌属等均有良好活性，对某些真菌还有杀菌作用。其抗真菌作用优于氟康唑和伊曲康唑，但较多烯类抗真菌药起效缓慢、杀菌力稍弱。

(四)棘白菌素类

本类药为葡聚糖（为一种真菌细胞壁多糖，哺乳动物细胞无细胞壁）合成酶抑制药，与其他类抗真菌药无交叉耐药性。适用于治疗念珠菌食管炎或口咽炎，以及对其他抗真菌药治疗无效或耐药的侵袭性曲霉菌感染。本类品种主要有卡泊芬净（caspofungin）、米卡芬净（micafungin）及安多芬净（anidulafungi）等。

(五)烯丙胺类

通过抑制角鲨烯环化酶，造成麦角固醇的缺乏和角鲨烯的蓄积，从而起到杀菌作用。本品在毛囊、毛发、皮肤和甲板等处可长时间维持较高浓度，临床上主要是外用或口服治疗甲癣和其他一些浅部真菌感染。代表药物有特比萘芬（terbinafine）等。

(六)其他抗真菌药

氟胞嘧啶（flucytosine）主要影响真菌核酸合成，为抗深部真菌药。临床用于白色念珠菌（如念珠菌心内膜炎或脑膜炎）及新生隐球菌等的感染，单用效果差，与两性霉素合用，有协同作用，可增加疗效。

灰黄霉素（griseofulvin）能抑制真菌有丝分裂，使有丝分裂的纺锤结构断裂，终止中期细胞分裂。其结构似鸟嘌呤，能竞争性抑制鸟嘌呤进入DNA发挥抗真菌作用。适用于由表皮癣菌属、小孢子菌属和毛癣菌属引起的皮肤真菌感染。口服治疗头癣、体癣、股癣、手足癣、甲癣等浅表真菌病，油脂食物和超微粒制剂增加其吸收，局部用药无效。

八、抗病毒药

病毒包括DNA和RNA病毒，根据抗病毒药物的主要用途不同可分为治疗艾滋病（AIDS）的抗HIV药和治疗疱疹病毒、流感病毒和肝炎病毒的药物。

(一)抗HIV药物

齐多夫定（zidovudine）

齐多夫定为脱氧胸苷衍生物。是第一个上市的抗HIV药，也是治疗艾滋病（AIDS）的首选药。抑制HIV逆转录过程阻止其复制，减轻艾滋病症状，降低HIV感染患者的发病率并延长其存活期。常与拉米夫定或去羟肌苷合用，但不能与司坦夫定合用，因为两者互相拮抗。治疗无效者可改用去羟肌苷。吸收迅速，生物利用度为52%～75%，血浆蛋白结合率为35%，可分布到大多数组织和体液，在脑脊液可达血清浓度的60%～65%。主要经肾排泄。$t_{1/2}$为1h。最常见的不良反应及骨髓抑制、贫血或中性粒细胞减少症；也可引起胃肠道不适、头痛等；剂量过大可出现焦、精神错乱和震颤。肝功能不全患者服用后更易发生毒性反应。拉米夫定（lamivudine）为胞嘧啶衍生物，抗病毒作用特点与齐多夫定相同。

扎西他滨（zalcitabine）

扎西他滨为脱氧胞苷衍生物，与多种其他抗HIV感染药物有协同作用，单用时疗效不如齐多夫定，更低于与其他药物联合使用，常被推荐与齐多夫定和一种蛋白酶抑制药三药合用。生物利用度>80%，与食物或抗酸药同服可降低至50%以下，血浆蛋白结合率低于4%，脑脊液浓度约为血清浓度的20%。主要经肾排泄。血浆$t_{1/2}$约2h，但细胞内$t_{1/2}$可长达10h。主要不良反应是剂量依赖性周围神经炎，停药后能逐渐恢复。应避免与其他引起神经炎的药物同时服用，如司坦夫定、去羟肌苷等。

司坦夫定（stavudine）

司坦夫定为脱氧胸苷衍生物，常用于不能耐受齐多夫定或齐多夫定治疗无效的患者。但不能与齐多夫定合用，因为齐多夫定能减少司坦夫定的磷酸化。与去羟肌苷或拉米夫定合用可产生协同效应。口服生物利用度为80%，且不受食物影响。血浆蛋白结合率低，脑脊液浓度约为血清浓度的55%。主要经肾消除，$t_{1/2}$约1.2h。主要不良反应为周围神经炎。

去羟肌苷（didanosine）

去羟肌苷为脱氧腺苷衍生物，可作为严重HIV感染的首选药，特别适合于不能耐受齐多夫定或齐多夫定治疗无效者。

非核苷反转录酶抑制药，包括地拉韦定（delavirdine）、奈韦拉平（nevirapine）和依法韦伦（efavirenz），因易产生耐药而不单独用于抗HIV感染，一般与蛋白酶抑制药合用。蛋白酶抑制药包括利托那韦（ritonavir）、奈非那韦（nelfinavir）、沙奎那韦（saquinavir）、英地那韦（indinavir）和安普那韦（amprenavir）。

（二）抗疱疹病毒药物

阿昔洛韦（aciclovir）

阿昔洛韦为人工合成的嘌呤核苷类衍生物，为广谱高效抗病毒药。是目前最有效的抗单纯疱疹病毒（HSV）药物之一，对水痘、带状疱疹病毒（VZV）和EB病毒等疱疹病毒有效。口服生物利用度仅15%～20%，可分布到全身各组织。血浆蛋白结合率低，主要经肾排泄，$t_{1/2}$为2～4h。临床作为抗HSV感染的首选药。常见不良反应为胃肠道功能紊乱、头痛和斑疹。静脉输注可引起静脉炎、可逆性肾功能紊乱和神经毒性等。

伐昔洛韦（valaciclovir）

伐昔洛韦抗病毒作用特点同阿昔洛韦，血药浓度可达口服阿昔洛韦后的5倍，因此与阿昔洛韦相比，可减少服药次数。

更昔洛韦（ganciclovir）

更昔洛韦对HSV和VZV的抑制作用与阿昔洛韦相似，但对巨细胞病毒（CMV）抑制作用约为阿昔洛韦的100倍。骨髓抑制等不良反应发生率较高，只用于艾滋病、器官移植、恶性肿瘤时严重CMV感染性肺炎、肠炎及视网膜炎等。

膦甲酸（foscarnet）

焦磷酸衍生物膦甲酸，可有效对抗CMV、VZV和HSV，也可与更昔洛韦合用治疗对两者单用耐药的患者，或与齐多夫定联合抑制HIV复制，治疗其合并病毒感染。口服吸收差，必须静脉给药。不良反应常见肾损伤和心脏毒性。

曲氟尿苷（trifluridine）和碘苷（idoxuridine），仅局部用于单纯疱疹病毒、牛痘病毒感染。

（三）抗流感病毒药物

金刚乙胺（rimantadine）和金刚烷胺（amantadine）

金刚乙胺是金刚烷胺的α-甲基衍生物，均可特异性抑制A型流感病毒，大剂量也可抑制B型流感病毒、风疹和其他病毒。金刚乙胺抗A型流感病毒作用优于金刚烷胺，抗病毒谱也较广，主要用于预防A型流感病毒的感染。金刚烷胺尚具有抗震颤麻痹作用。两者口服生物利用度较高。90%以原型经肾排泄。金刚烷胺在肾功能正常者$t_{1/2}$为11～15h，肾功能衰竭者为24h。金刚乙胺$t_{1/2}$为（25.4±6.3）h。中枢神经系统不良反应常见，但金刚乙胺脂溶性较低，不能透过血-脑脊液屏障，CNS副作用较少。

利巴韦林（ribavirin）

利巴韦林是人工合成的鸟苷类衍生物，为广谱抗病毒药，对多种RNA和DNA病毒有效，包括甲型肝炎病毒和丙型肝炎病毒，也有抗腺病毒、疱疹病毒和呼吸道合胞病毒的作用。

奥塞米韦（oseltamivir）和扎那米韦（zanamivir）

奥塞米韦和扎那米韦为神经氨酸酶抑制药，具有较强的流感病毒神经氨酸酶抑制作用，从而改变病毒在感染细胞内的聚集和释放。常用于流感病毒所致的流行性感冒。奥塞米韦常见不良反应是一过性恶心和呕吐；而扎那米韦对哮喘和慢性阻塞性肺疾病患者治疗无效，可能引起危险。

（四）抗肝炎病毒药物

目前无特效药针对肝炎病毒，只能达到抑制病毒的目的，绝大多数无根治作用。临床多以干扰素和利巴韦林联合治疗急、慢性病毒性感染。

干扰素（interferon）

干扰素是机体细胞在病毒感染或受其他刺激后，体内产生的一类抗病毒的糖蛋白物质。目前，已通过基因工程制得干扰素作为治疗药物。干扰素具有广谱抗病毒活性，除用于病毒性肝炎外，还用于其他急性病毒感染性疾病如乙型脑炎、流行性腮腺炎等。全身用药可出现一过性发热、恶心、呕吐、肢端麻木感等。

拉米夫定除用于 HIV 治疗外，也是目前治疗乙型肝炎病毒感染最有效的药物之一。

九、抗结核病药及抗麻风病药

(一)抗结核病药

异烟肼(isonicotinic acid hydrazide)

异烟肼可抑制结核杆菌特有的分枝菌酸的合成，从而抑制或杀灭该菌，口服吸收快而完全，分布广，穿透力强，可进入脑脊液和细胞内。在肝内乙酰化有快、慢两种代谢类型代谢，代谢物和少量原型药由肾排泄。适用于各型结核病。不良反应发生率与剂量有关，可发生周围神经炎和中枢神经中毒症状、肝毒性、胃肠症状和过敏反应。维生素 B_6 可防治神经毒性，用药期间要定期检查肝功能。

利福平(rifampicin)

利福平抑制细菌依赖 DNA 的 RNA 多聚酶，阻碍 mRNA 合成，抗多种病原体。口服吸收快而完全，但受食物影响，个体差异大；穿透力强，可进入细胞、结核空洞、痰液及胎儿内，脑膜炎时脑脊液浓度达血浓度的 20%。在肝内脱乙酰基后仍有活性，由胆汁排泄，存在肝肠循环。抗结核作用强，但单用易耐药，故需与他药联合应用，也用于其他细菌引起的感染。可有胃肠道症状、过敏反应和肝损害。本品系肝药酶诱导药，对动物有致畸作用。利福平的衍生物利福喷汀、利福定抗菌谱同利福平，抗菌活性更强。

乙胺丁醇(ethambutol)

乙胺丁醇对结核杆菌有较强的抑制作用，对耐链霉素、异烟肼的结核菌也有效，单用易耐药但较慢，与其他抗结核药无交叉耐药性。口服吸收好，不受食物影响分布广泛，不良反应少，但大剂量可致视神经炎。

吡嗪酰胺(pyrazinamide)

吡嗪酰胺吸收快，分布广，抑制或杀灭结核菌，酸性环境下抗菌作用强。与异烟肼、利福平有协同作用，单用易耐药，与他药无交叉耐药。有肝毒性、抑制尿酸排泄。

链霉素(streptomycin)

链霉素可抑制结核菌，穿透能力弱，易耐药，有耳毒性，与其他药合用于重症结核。应用渐少。

对氨水杨酸(aminosalicylit acid)

对氨水杨酸(对氨基水杨酸)为二线抗结核药，抗菌作用弱，但细菌不易耐药，常见胃肠反应、过敏反应。

氨硫脲(thioacetazone)

氨硫脲为二线抗结核药，抗菌作用弱，不良反应有皮疹、肝肾损害、白细胞减少等。抗结核药应早期联合用药，规律用药，剂量适宜。

(二)抗麻风病药

氨苯砜(dapsone)

氨苯砜口服吸收慢，分布于全身，病变部位浓度高，抑制麻风杆菌作用强，机制同磺胺类药物。易耐药，故需联合用药。常见溶血，大剂量可致肝损害，早期或增量过快可发生“砜综合征”。

氯法齐明(clofazimine)

氯法齐明抑制麻风杆菌作用慢，组织浓度高，排泄慢，可与氨苯砜、利福平合用。可使皮肤、角膜、分泌物染棕红色。

十、抗寄生虫药

凡能驱除或杀灭畜禽体内、外寄生虫的药物称为抗寄生虫药。

(一)抗疟药

氯喹(chloroquine)

氯喹：①对各种疟原虫的红细胞内期裂殖体有杀灭作用，可迅速控制症状。也可用于症状抑制性预防。其特点是疗效高，起效快。对红细胞外期无效。因其影响 DNA 复制和 RNA 转录并致氨基酸缺乏而抑制疟原虫的分裂繁殖。②抗肠道外阿米巴病。③抑制免疫反应，用于类风湿关节炎，蝶形红斑狼疮等。常规剂量不良反应少且轻微，大剂量可引起视力障碍及肝、肾损害。

奎宁(quinine)

奎宁对各种疟原虫的红细胞内期滋养体有杀灭作用，能控制临床症状。不良反应有金鸡纳反应，心肌抑制作用，特异质反应，子宫兴奋作用和中枢抑制作用。主要用于耐氯喹或多药耐药的恶性疟，尤其是脑型疟疾的救治。

青蒿素(arteannuin)和蒿甲醚(artemether)

青蒿素的过氧基团可产生自由基，对红细胞内期滋养体有杀灭作用，用于治疗间日疟、恶性疟，对脑型疟和耐氯喹虫株感染仍有良好疗效。但最大缺点是复发率高。不良反应少见。但大剂量对动物胚胎有毒性作用,孕妇禁用。蒿甲醚抗疟活性比青蒿素强,近期复发率较低,不良反应较轻。

木芴醇

木芴醇系甲氟喹类,对间日疟、恶性疟有效,杀虫彻底、作用持久,但控制症状慢,常与蒿甲醚配伍。

伯氨喹(primaquine)

伯氨喹主要对间日疟继发性红细胞外期和各种疟原虫的配子体有较强的杀灭作用,是根治间日疟和控制疟疾传播的最有效的药物。此药毒性大,葡萄糖6-磷酸脱氢酶缺乏症的患者易发生急性溶血性贫血和高铁血红蛋白血症。

乙胺嘧啶(pyrimethamine)

乙胺嘧啶对恶性疟和间日疟的原发性红细胞外期有抑制作用,是病因性预防的首选药;又能阻止疟原虫在蚊体内的孢子增殖,起控制传播的作用;还抑制对红细胞内期的未成熟裂殖体,用于控制耐氯喹的恶性疟症状发作,但生效较慢。抑制疟原虫的二氢叶酸还原酶,阻碍核酸的合成。常与二氢叶酸合成酶抑制药磺胺类或砜类合用以增强疗效,用于耐氯喹的恶性疟。不良反应少,大剂量可引起巨幼红细胞性贫血。儿童误服可引起惊厥、死亡。

(二)抗阿米巴病药与抗滴虫病药

1. *抗阿米巴病药*　选用主要根据感染部位和类型。急性阿米巴痢疾和肠外阿米巴病首选甲硝唑;而依米丁和氯喹只在甲硝唑无效或禁忌时偶可使用。对于排包囊者肠腔内的小滋养体和阿米巴痢疾急性症状控制后肠腔内残存的小滋养体,则宜选用主要分布于肠腔内的二氯尼特,偶可考虑应用卤化喹啉类、巴龙霉素和四环素等。

2. *抗滴虫病药*　滴虫病主要指阴道滴虫病,但阴道毛滴虫也可寄生于男性尿道内。甲硝唑是治疗滴虫病最有效的药物。偶遇抗甲硝唑株滴虫感染时,可考虑改用乙酰胂胺局部给药。

(三)抗血吸虫病药和抗丝虫病药

1. *抗血吸虫病药*　酒石酸锑钾(antimony potassium tartrate)是主要的特效药。但毒性大、疗程长、必须静脉注射。20世纪70年代发现高效、低毒、疗程短、口服有效的吡喹酮(praziquantel),是血吸虫病防治史上的一个突破,现已完全取代酒石酸锑钾。

2. *抗丝虫病药*　服用乙胺嗪(diethylcarbamazine)后,班氏丝虫和马来丝虫的微丝蚴迅速从患者血液中减少或消失。对淋巴系统中的成虫也有毒杀作用,但需较大剂量或较长疗程。

(四)抗肠蠕虫病药

肠道蠕虫包括绦虫、钩虫、蛔虫、蛲虫、鞭虫和姜片虫等。不同蠕虫对不同药物的敏感性不同,因此,必须针对不同的蠕虫感染正确选药。近年来不断有广谱、高效的驱肠蠕虫药问世,使选药更为方便易行,而且有些药物对由肠蠕虫病引起的组织型感染也有效。甲苯达唑(mebendazole)为一高效、广谱驱肠蠕虫药。阿苯达唑(albendazole)是继甲苯达唑之后研制成功的又一同类药,具有广谱、高效、低毒的特点。吡喹酮为广谱抗蠕虫药,有抗血吸虫作用和抗肠蠕虫作用,对线虫和原虫感染无效。

(刘玉梅　凡炼炼)

第九节　抗恶性肿瘤药和影响免疫功能药

一、抗恶性肿瘤药

(一)烷化药

本类药物作用机制相似。化学活性高,可产生带正电的碳离子中间体,迅速与细胞中许多亲合物质,特别是DNA鸟嘌呤残基中第7位氮共价结合,使细胞中核酸、蛋白质、酶上的氨基、羟基、巯基以及嘌呤基等烷基化,产生DNA双链内或同链不同碱基的交叉联结,阻止DNA复制。同时能使核苷酸发生配对错误,AT取代GC。烷化作用发生于S期,使细胞周期停止在G_2期,进而发生细胞凋亡。总体表现为对细胞周期各个阶段均有作用,因此,增殖快的肿瘤细胞首先受到抑制,骨髓细胞和肠道上皮细胞增殖快,受影响也较大。

氮芥(chlormethine)

【药理】　本药可与鸟嘌呤第7位氮共价结合,产生DNA双链内或同链不同碱基的交叉联结,或产生DNA和蛋白质之间的交叉联结,阻止DNA复制,同时对RNA和蛋白质合成也有抑制作用。G_1期和M期细胞对本药的细胞毒作用最敏感。大剂量时对增殖细胞各期和暂时静止的 G_0 期均有杀伤作用。

静脉注射后，90%于1min内由血中消失，迅速分布于肺、小肠、脾、肾和肌肉组织，脑组织中含量最少。主要在体液和组织中代谢，24h内50%以多种代谢产物形式经尿排出。20%以二氧化碳形式经呼吸道排出，原型药经尿排出量低于0.01%。

【临床应用】 主要用于治疗恶性淋巴瘤，尤其是霍奇金淋巴瘤，也可腔内用药控制癌性胸腔积液、心包腔积液及腹水。

成年人静脉注射，1次5～10mg（6mg/m²），由近针端输液皮管中冲入，1周1次，连用2次，休息1～2周重复给药。体腔内注射，1次5～10mg，用生理盐水20～40ml稀释，抽液后立即注入，1周1次，必要时可重复。

【不良反应】 最常见的不良反应为骨髓抑制。可显著降低白细胞及血小板计数，严重者可出现全血细胞减少。消化道反应可见食欲缺乏、恶心、呕吐或腹泻。其他可见脱发、头晕、乏力。药液外漏可致局部肿胀、疼痛，甚至组织坏死、溃疡。

【药物相互作用】 与氯霉素、磺胺类药物、保泰松等可能影响造血功能的药物联用，可加重骨髓抑制。

【注意事项】 用药前后给予止吐药、镇静药可减轻胃肠道反应。注射时若药液外漏，应立即用硫代硫酸钠注射液或1%普鲁卡因注射液做局部注射，并冷敷6～12h。用药期间须每周检查血常规及血小板计数1～2次，应定期检查肝、肾功能及血尿酸。有严重呕吐者应测定血电解质。不适合化疗者、对本品过敏者禁用；孕期及哺乳期妇女禁用。

环磷酰胺（cyclophosphamide）

【药理】 本药具有细胞周期非特异性，在体外无抗肿瘤活性，进入体内后经肝细胞微粒体混合功能氧化酶细胞色素P450酶活化后方具有烷化活力。首先氧化生成4-羟基环磷酰胺，继而开环生成醛磷酰胺，醛磷酰胺在肿瘤细胞内分解成磷酰胺氮芥及丙烯醛。磷酰胺氮芥对肿瘤细胞有细胞毒作用，可干扰DNA及RNA功能，尤其对DNA的影响更大，可与DNA发生交叉联结，抑制DNA合成，对S期细胞作用最明显。口服易吸收，约1h后达血药峰浓度，生物利用度为74%～97%。吸收后迅速分布到全身，肿瘤组织浓度较正常组织高。不易通过血-脑屏障，脑脊液浓度为血浆的20%。静脉注射后血浆半衰期为4～6.5h，50%～70%在48h内通过肾消除。

【临床应用】 为目前广泛应用的烷化药，用于恶性淋巴瘤、急性或慢性淋巴细胞白血病、多发性骨髓瘤。对乳腺癌、睾丸肿瘤、卵巢癌、肺癌、头颈部鳞状细胞癌、鼻咽癌、神经母细胞瘤、骨骼肌肉瘤及骨肉瘤也有一定的疗效。静脉注射，联合用药每次500mg/m²，每周1次，3～4周为1个疗程。口服每次50～100mg，每日2～3次，1个疗程总量10～15g。

【不良反应】 对骨髓抑制的严重程度与剂量相关。白细胞于给药后10～14d达最低值，多在停药后21d左右恢复正常，血小板减少比其他烷化药少见。可有皮肤及指甲色素沉着、黏膜溃疡、荨麻疹、脱发、药物性皮炎。可见口腔炎、食欲缺乏、恶心、呕吐。可见膀胱炎、肾盂积水等。大剂量（120～240mg/kg）可能引起出血性心肌坏死（包括病灶部位出血、冠状动脉血管炎等），甚至在停药后2周仍可见心力衰竭。

【药物相互作用】 与抗痛风药（如别嘌醇、秋水仙碱、丙磺舒）合用可增加血清尿酸水平。别嘌醇可增加本药的骨髓毒性。与大剂量巴比妥类、皮质激素类药物合用可增强氯本药的急性毒性反应。合用多柔比星可增加心脏毒性。合用可卡因可延长可卡因的作用并增加毒性。可增强氯琥珀胆碱的神经肌肉阻滞作用，使呼吸暂停延长。

【注意事项】 为预防肾毒性，用药时需大量饮水，必要时静脉补液，以保证足够的液体输入量和尿量，也可给予尿路保护药（如美司钠）。为预防白血病及淋巴瘤患者出现尿酸性肾病，可大量补液、碱化尿液和（或）给予别嘌醇。为预防水中毒，可同时给予呋塞米。抗痛风药（如别嘌醇、秋水仙碱、丙磺舒等）与本药同用，应调整抗痛风药剂量，使高尿酸血症与痛风得到控制。用药期间须定期检查血象、尿常规、肝肾功能。感染、肝肾功能损害者禁用或慎用。对本品过敏者、孕妇和哺乳期妇女禁用。

异环磷酰胺（ifosfamide）

异环磷酰胺为环磷酰胺的同分异构体，也需要进入人体内经肝活化后才有作用。主要应用于骨及软组织肉瘤、非小细胞肺癌、乳腺癌、头颈部癌、子宫颈癌、食管癌。本药与环磷酰胺有部分交叉耐药性。不良反应主要是尿路毒性，骨髓抑制为剂量限制性毒性。

卡莫司汀（carmustine）

卡莫司汀为亚硝脲类烷化药，属细胞周期非特异性抗癌药，特点是抗瘤谱较广、显效快、脂溶性高，与其他烷化药之间有不完全的交叉耐药性。较易透过血-脑脊液屏障，脑脊液浓度为血浆浓度的50%～70%，适用于脑瘤、脑转移瘤、恶性淋巴瘤及非小细胞肺癌，对多发性骨髓瘤、恶性黑色素瘤、头颈部癌和睾丸肿瘤亦有一定疗效。最常见不良反应为迟发性骨髓抑制，对消化道和肝、肾功能也有影响。

洛莫司汀(lomustine)

洛莫司汀作用与卡莫司汀相似，适用于脑瘤、恶性淋巴瘤、肺癌及恶性黑色素瘤。不良反应主要为迟发性骨髓抑制。与卡莫司汀有交叉耐药性。

司莫司汀(semustine)

司莫司汀为洛莫司汀的甲基衍生物，作用与洛莫司汀相似，但动物实验显示疗效更优。适用于脑瘤、恶性淋巴瘤、肺癌及恶性黑色素瘤等，与氟尿嘧啶联用，对直肠癌、胃癌和肝癌均有效。

塞替派(thiotepa)

塞替派为乙烯亚胺类烷化药，作用机制类似于氮芥，主要治疗卵巢癌、乳腺癌、膀胱癌和消化道癌。不良反应主要为骨髓抑制和消化道反应。

白消安(busulfan)

白消安的细胞毒作用表现为对造血功能的抑制，主要抑制粒细胞的生成，其次抑制血小板和红细胞。临床治疗慢性粒细胞白血病。不良反应常见骨髓抑制。

(二)抗代谢药

抗代谢药的化学结构与细胞繁殖所必需的代谢物质如叶酸、嘌呤碱、嘧啶碱等相似，能竞争与酶的结合，从而以伪代谢物的形式干扰核酸中嘌呤、嘧啶及其前体物的代谢。亦可与核酸结合，取代相应的正常核苷酸，干扰DNA的生物合成，阻止肿瘤细胞的繁殖。因此称为抗代谢药。此类药物具有周期特异性，一般主要作用于细胞周期的S期。

甲氨蝶呤(methotrexate)

【药理】 四氢叶酸是在体内合成嘌呤核苷酸、嘧啶脱氧核苷酸及某些氨基酸的重要辅酶，甲氨蝶呤作为叶酸还原酶抑制药，主要抑制二氢叶酸还原酶而使二氢叶酸不能还原成具有生理活性的四氢叶酸，从而使嘌呤核苷酸和嘧啶核苷酸的生物合成过程中一碳基团的转移作用受阻，导致DNA的生物合成明显受抑制。本药也有对胸腺核苷酸合成酶的抑制作用，但抑制RNA与蛋白质合成的作用较弱，主要作用于细胞周期的S期，属细胞周期特异性药物。肿瘤细胞的耐药性表现为降低细胞膜对药物的转运和酶对药物的亲和力等。为克服耐药性，可选择大剂量甲氨蝶呤-亚叶酸钙解救疗法，使其可进入转运缺陷的细胞。

可口服、肌内注射、动脉静脉注射和鞘内注射。一般剂量，口服吸收良好，1～5h血浓度达最高峰；肌内注射后达峰时间为0.5～1h。血浆蛋白结合率约为50%。透过血-脑脊液屏障的量甚微，但鞘内注射有相当量可达全身循环。在24h内由尿中以原型排出50%～90%，少量原型及代谢产物以结合形式储存于肾和肝等组织可长达数月。有胸腔积液或腹水时清除速度明显延迟。

【临床应用】 用于治疗急性白血病、绒毛膜癌、各种软组织肉瘤、乳腺癌、卵巢癌、子宫颈癌、睾丸癌。大剂量给药时可用于骨肉瘤。

(1)急性白血病，口服给药，1次0.1mg/kg，每日1次，每周1～2次，1个疗程安全剂量为50～150mg。用于急性淋巴细胞白血病维持治疗时，可鞘内注射，1次10～15mg，每5～14日1次，共5～6次。

(2)绒毛膜癌，剂量应加大。肌内注射或口服，1次10～30mg，每日1次，连续5d。

(3)实体瘤，静脉注射，1次10～20mg，每周2次，连续6周为1个疗程。

(4)骨肉瘤等，静脉滴注，采用大剂量疗法，即1次3～15g/m^2，滴注4～6h。从用药前1d开始至用药后1～2d，应每日补液3000ml，并用碳酸氢钠碱化尿液，每日尿量不少于2000ml。静脉滴注完成2～6h后，每6小时肌内注射或口服亚叶酸钙6～12mg，连续3d。

【不良反应】 常见白细胞和血小板减少。长期口服小剂量后易引起明显骨髓抑制，贫血和血小板减少而伴皮肤或内脏出血。也可引起口腔炎、口腔溃疡、咽喉炎、恶心、呕吐、腹痛、腹泻、消化道出血、皮疹、脱发、肝肾功能损伤、肺炎、肺纤维化。鞘内注射可能出现眩晕、头痛、意识障碍、嗜睡、抽搐、惊厥。

【药物相互作用】 高剂量与质子泵抑制药合用，或与水杨酸类、保泰松、磺胺类、苯妥英、四环素、氯霉素、氨苯甲酸合用，血药浓度升高，导致其潜在的严重毒性。青霉素或磺胺类药物可能降低本药的肾清除率，丙磺舒可延长本药血浆半衰期，减少肾小管的转运功能。

【注意事项】 大剂量疗法，用药前应准备好解救药亚叶酸盐，并充分补充液体和碱化尿液。患者须住院治疗，在血药浓度监测下谨慎使用，每次滴注时间不宜超过6h，滴注时间过长可增加肾毒性。有肾病史或发现肾功能异常者，禁用大剂量疗法。用药期间及用药后至少8周内应采取适当的避孕措施。若白细胞计数低于 3.5×10^9/L(3500/mm^3)或血小板计数低于 50×10^9/L(50 000/mm^3)时不宜用本药。治疗前、治疗期间及治疗后，均应监测肝肾功能及血常规。严密监测血细胞比容、尿常规，必要时进行胸部X线检查、肝活检、骨髓穿刺、肺功能试验。

血液病患者、营养不良或肝肾功能不全者禁用；妊娠期妇女禁用。

氟尿嘧啶(fluorouracil)

【药理】 为细胞周期特异性抗肿瘤药，主要作用于S期细胞。在体内经酶转变为5-氟-2-脱氧尿嘧啶核苷酸，后者抑制胸腺嘧啶核苷酸合成酶，阻断脱氧尿嘧啶核苷酸转变为脱氧胸腺嘧啶核苷酸，从而抑制DNA的生物合成。还可以三磷酸氟尿嘧啶核苷(伪代谢物)的形式渗入RNA中，通过阻止尿嘧啶和乳清酸掺入RNA而抑制RNA合成。可静脉及腔内注射，口服吸收不完全。可透过血-脑脊液屏障，静脉注射后约30min到达脑脊液，峰值出现于90min，8h可维持相当水平。血浆半衰期为10～20min。主要经肝分解代谢，大部分分解为二氧化碳经呼吸道排出体外。约15%在给药1h内以原型随尿排出体外。

【临床应用】 用于治疗消化道肿瘤、绒毛膜癌、乳腺癌、卵巢癌、肝癌、宫颈癌、膀胱癌及皮肤癌(局部用药)等。口服给药，每日150～300mg，分3～4次服用。1个疗程总量为10～15g。静脉注射，1次0.25～0.5g，每日或隔日1次，1个疗程总量为5～10g。静脉滴注，1次0.25～0.75g，每日或隔日1次，1个疗程总量为8～10g。治疗绒毛膜癌时剂量为每日25～30mg/kg，连用10d为1个疗程。

【不良反应】 常见骨髓抑制、消化道反应。严重者有腹泻，局部注射部位静脉炎，少数可有神经系统反应，亦有人出现皮疹、色素沉着等。

【药物相互作用】 与甲硝唑合用可导致严重不良反应，且不能提高疗效。合用甲氨蝶呤可减弱本药疗效。氢氯噻嗪可增强本药的骨髓抑制作用。别嘌醇可减轻本药的骨髓抑制作用。先给予四氢叶酸，再用本药可增加疗效。

【注意事项】 除有意识地给予较小剂量本药作为放射增敏剂外，一般不宜与放疗同用。本药凝制胶剂不可用于黏膜，面部损害涂药时应注意色素沉着(必要时应告诉患者)，用于角化明显的疾病时，可提高给药浓度。若突然出现腹泻、溃疡或出血，应立即停药，直至症状完全消失。出现心血管不良反应(心律失常、心绞痛、ST段改变)则停用。治疗前及治疗过程中应定期检查血常规。对有心脏病、酒精中毒及有吸烟史的患者，在静脉给药的最初3个疗程内，要加强心脏监测。伴发水痘或带状疱疹时禁用。过敏者禁用；妊娠期和哺乳期妇女禁用。

替加氟(tegafur)

替加氟为氟尿嘧啶的四氢呋喃衍生物，在体内逐渐转变成氟尿嘧啶而发挥作用。主要用于治疗消化系统癌、乳腺癌和肝癌。本药毒性为氟尿嘧啶的1/4～1/7，治疗指数为氟尿嘧啶的2倍。

巯嘌呤(mercaptopurine)

巯嘌呤为嘌呤类拮抗药，在体内被酶转化成6-巯基嘌呤核糖核苷酸，竞争性抑制肌苷酸转变为腺苷酸和鸟苷酸，干扰嘌呤代谢，阻碍DNA的合成，具有明显的S期细胞周期特异性。主要用于治疗绒毛膜上皮癌、恶性葡萄胎、急性淋巴细胞白血病、急性非淋巴细胞白血病和慢性粒细胞白血病的急变期。常见骨髓抑制、肝损害、消化道反应等。

阿糖胞苷(cytarabine)

阿糖胞苷为嘧啶类抗代谢性抗肿瘤药，具有细胞周期特异性，对S期细胞最为敏感，通过抑制细胞DNA的合成而干扰细胞的增殖。进入人体后经激酶磷酸化转变为阿糖胞苷三磷酸及阿糖胞苷二磷酸，前者能强有力地抑制DNA聚合酶合成，后者能抑制二磷酸胞苷转变为二磷酸脱氧胞苷，从而抑制细胞DNA的合成及聚合。主要用于治疗急性白血病和消化道癌。骨髓抑制、消化道反应常见，少数患者可有肝功能异常、发热、皮疹。

吉西他滨(gemcitabine)

吉西他滨为嘧啶类抗代谢性抗肿瘤药，作用机制与阿糖胞苷相同，主要代谢物在细胞内掺入DNA，主要作用于 G_1 期和S期。抗瘤谱比阿糖胞苷广，主要用于治疗局部晚期或已转移的非小细胞肺癌、胰腺癌。与紫杉醇联合用于治疗经辅助化疗后复发、不能切除的、局部复发或转移性乳腺癌。剂量限制性毒性为骨髓抑制，还可引起轻中度的消化道反应及发热、皮疹等。

（三）抗肿瘤抗生素

本类药物主要通过抑制 DNA 和（或）RNA 的合成，阻止肿瘤细胞繁殖。已经报道有抗肿瘤活性的抗肿瘤抗生素有 1500 种以上，用于临床的仅有 10 多种。

放线菌素 D(dactinomycin)

【药理】 具有细胞周期非特异性，能选择性地与 DNA 中的鸟嘌呤结合，插入 DNA 分子的鸟嘌呤和胞嘧啶碱基结构中，抑制以 DNA 为模板的 RNA 多聚酶，从而抑制 RNA 的合成，使蛋白质合成受阻。

口服吸收差。静脉注射后迅速分布至各组织，广泛地与组织结合，以肝、肾分布浓度较高，不易透过血-脑脊液屏障，体内代谢量极少。24h 内原型药的 12%～25%随尿液、50%～90%由胆汁排出。

【临床应用】 用于霍奇金淋巴瘤、神经母细胞瘤、绒毛膜癌、肾母细胞瘤（Wilms 瘤）、骨骼肌肉瘤的治疗，对睾丸癌也有一定疗效。

1 次 0.2～0.4mg，溶于 5%葡萄糖注射液 500ml 中静脉滴注；或溶于生理盐水 20～40ml 中静脉注射。每日 1 次或隔日 1 次，1 个疗程总量为 4～6mg，间隔 2 周重复。

【不良反应】 常见消化道反应和骨髓抑制，少数患者可见皮疹、脱发、肝功能损伤。

【药物相互作用】 可增加放射敏感性，用药同时接受放疗可加重放疗所致的降低白细胞及局部组织损害反应；合用维生素 K 可降低本药疗效；与氯霉素、磺胺药、氨基比林合用将加重患者的骨髓抑制。

【注意事项】 注射时如漏出血管外，应立即停止注射，以生理盐水冲洗，或以 1%普鲁卡因注射液局部封闭治疗，同时给予湿热敷或冷敷。若发生皮肤破溃，按治疗溃疡常规方法处理。用药期间应定期检查血常规及肝、肾功能。

对本药过敏者、严重骨髓抑制或严重肝、肾功能不全者禁用；妊娠及哺乳期妇女禁用。

博来霉素(bleomycin)

【药理】 本药具有细胞周期非特异性，与铁的复合物嵌入 DNA，引起 DNA 链断裂而破坏癌细胞，但不引起 RNA 链断裂。口服无效。注射给药后，广泛分布到肝、脾、肾、肺、皮肤、腹膜及淋巴等组织中，以皮肤和肺浓度较高（这两处细胞中酰胺酶活性低，药物水解失活少），可透过血-脑脊液屏障。肌内注射或静脉注射 15mg，血峰浓度分别为 1μg/ml 及 3μg/ml；连续静脉滴注 4～5d，每日 30mg，24h 内血药浓度稳定在 146ng/ml。血浆蛋白结合率仅为 1%。于组织细胞内由酰胺酶水解而失活，主要经肾排泄，24h 内排出 50%～80%。不能通过透析清除。

【临床应用】 用于皮肤恶性肿瘤、头颈部肿瘤（颌癌、舌癌、唇癌、咽部癌、口腔癌等）、肺癌（尤其是原发和转移性鳞状上皮癌）、食管癌、恶性淋巴瘤（网状细胞肉瘤、淋巴肉瘤、霍奇金淋巴瘤）、宫颈癌、睾丸癌以及阴道、外阴、阴茎的鳞状上皮癌等。肌内注射、静脉注射或动脉注射。成年人 1 次 15～30mg，1 周 2 次，根据病情可增加为每日 1 次或减少为 1 周 1 次，总量不超过 400mg。小儿应按体表面积 10mg/m^2 计算剂量。

【不良反应】 常见食欲缺乏、恶心，呕吐、口腔炎，手指、足趾、关节处皮肤肥厚及色素沉着，引起指甲变色脱落。肺毒性，表现为呼吸困难、咳嗽、胸痛、肺部啰音等，导致非特异性肺炎和肺纤维化，甚至快速死于肺纤维化。

【药物相互作用】 吸氧患者使用本药可增加肺毒性风险。与其他抗肿瘤药合用有诱发间质性肺炎、肺纤维化可能。合用顺铂可降低本药清除率。

【注意事项】 发现肺部异常时，应立即停用，并对症治疗。老年患者和心肺功能不良患者，应减少用药剂量或延长用药间隔时间。若出现休克症状，应立即停药并对症处理。因休克多出现在恶性淋巴瘤初次用药时，故前 2 次给药应从 5mg 或更少剂量开始，确认无急性反应后，再逐渐增加至常规剂量。用药前后及用药时应进行胸部 X 线、肺功能、血常规及血小板计数、动脉血气分析、血尿素氮、血尿酸及肌酐清除率等检查。对本药及其同类药物（培洛霉素等）过敏者、严重肺部疾患、严重弥漫性肺纤维化患者、严重肾功能不全患者、严重心脏疾病患者和胸部及周边接受放疗者禁用。

多柔比星(doxorubicin)

【药理】 细胞周期非特异性抗肿瘤药，对各期细胞均有作用。作为蒽环类化合物，可嵌入 DNA 的碱基对之间，使 DNA 链裂解，阻碍 DNA 及 RNA 的合成。此外，本药在酶的作用下还原为半醌自由基，与氧反应可导致氧自由基的形成，并有破坏细胞膜结构及功能的特殊作用。静脉注射迅速分布于心、肾、肝、脾、肺组织，不透过血-脑脊液屏障。血浆蛋白结合率极低，主要于肝代谢，代谢产物主要为阿霉素醇。主要经胆汁排泄，48h 内10%随尿液排出，三相半衰期分别为 8～25min、1.5～10h 和 24～48h。

【临床应用】 为广谱抗肿瘤抗生素，对急性白血病（淋巴细胞性和髓细胞性）、恶性淋巴瘤、乳腺癌、肺癌（小细胞和非小细胞肺癌）及其他多种实体肿瘤均有效。静脉注射，1 次 40～50mg/m²，每 3 周 1 次。总量不超过 450mg/m²，以避免心脏毒性。

【不良反应】 常见骨髓抑制、消化道反应、脱发；心脏毒性可出现一过性心电图改变，表现为室上性心动过速、室性期前收缩及 ST-T 改变，一般不影响治疗。少数患者可出现延迟性进行性心肌病变，表现为急性充血性心力衰竭，与累积剂量密切相关，大多出现在总量＞400mg/m² 的患者。本药引起的心脏病变多出现在停药后 1～6 个月，心脏毒性可因联合应用其他药物加重。

【药物相互作用】 与链佐星合用可使本药半衰期延长；与可能导致肝功能损害的药物合用可增加本药的肝毒性；与环磷酰胺、氟尿嘧啶、甲氨蝶呤、顺铂、亚硝脲类药物合用有不同程度的协同作用，总剂量应酌减；与阿糖胞苷合用可导致坏死性结肠炎；与柔红霉素有交叉耐药性。

【注意事项】 痛风患者用药，应增加别嘌醇用量。曾接受足量多柔比星、柔红霉素或表柔比星治疗者禁用。既往接受纵隔放疗者，单剂量和总累积量均应酌减。若皮肤或眼不慎接触本药，应立即用大量清水、肥皂水或碳酸氢钠溶液冲洗。注射时如药液漏出血管外，应尽量抽出局部渗药、局部立即注射 50～100mg 氢化可的松。治疗期间应嘱患者多饮水，以减少高尿酸血症的可能。用药期间慎用活病毒疫苗接种。用药前后及用药时要测定心脏功能、监测心电图、超声心动图、血清酶学和其他心肌功能试验。

对本药及其他蒽环类抗生素过敏者、心、肺功能失代偿者、明显感染或发热者、恶病质者、胃肠道梗阻者、明显黄疸或明显肝功能损害者、水痘或带状疱疹患者、既往放疗或化疗后造成严重骨髓抑制者、失水、电解质或酸碱平衡失调者、白细胞计数低于 3.5×10^9/L 或血小板计数低于 50×10^9/L 者、妊娠期和哺乳期妇女禁用。既往有心脏病史者，2 岁以下儿童和老年患者慎用。

丝裂霉素（mitomycin）

丝裂霉素为从放线菌的培养液中分离的抗肿瘤药物，具有细胞周期非特异性，在细胞内通过还原酶活化后发挥作用，可使 DNA 解聚，同时拮抗 DNA 复制。高浓度对 RNA 和蛋白质的合成亦有抑制作用。主要用于治疗各种实体肿瘤，特别是消化道癌。不良反应常见骨髓抑制和消化道反应。水痘或带状疱疹患者、妊娠期和哺乳期妇女禁用。用药期间禁用活病毒疫苗接种。

柔红霉素（daunorubicin）

柔红霉素为从放线菌产生的蒽环类抗肿瘤药物，嵌入 DNA，可抑制 DNA 和 RNA 合成，对 RNA 抑制作用尤为明显。主要用于治疗急性粒细胞白血病和急性淋巴细胞白血病。不良反应常见骨髓抑制、消化道反应和心脏毒性。对本品过敏者、严重骨髓抑制者、严重肝肾功能损害者、妊娠期和哺乳期妇女禁用。有心脏病患者忌用。

表柔比星（epirubicin）

表柔比星为多柔比星的同分异构体。作用机制与多柔比星相似，疗效和不良反应与多柔比星大体相同，而毒性尤其是心脏毒性低于多柔比星。主要用于治疗急性白血病（淋巴细胞性和髓细胞性）、恶性淋巴瘤、乳腺癌、肺癌（小细胞和非小细胞肺癌）及其他多种实体肿瘤。禁用于因放、化疗而造成明显骨髓抑制的患者、用过大剂量蒽环类药物的患者和有心脏受损病史的患者。

（四）天然产物及其衍生物

从天然产物中寻找抗肿瘤药物，已成为国内外抗癌药物研究的重要途径。以植物和微生物为主要来源的提取物，或经结构改造后的衍生物，作用机制各异，临床效果也较好，具有广阔的应用前景。

长春碱（vinblastine）

【药理】 是从夹竹桃科植物长春花中提取的一种生物碱，为细胞周期特异性抗肿瘤药，作用于 M 期细胞。主要通过抑制微管蛋白聚合，妨碍纺锤体微管形成，从而使肿瘤细胞停止于有丝分裂中期（M 期）；也可通过干扰细胞膜对氨基酸的转运，抑制蛋白质合成；还可通过抑制 RNA 聚合酶而阻碍 RNA 的合成，将细胞杀灭于 G_1 期。口服吸收差，需静脉注射给药。静脉注射后迅速分布至体内各组织，但较少透过血-脑脊液屏障。在血中与血浆、血小板、红细胞和白细胞结合。血浆药物清除呈双相型，半衰期分别为 4.5min 和 190min。主要于肝代谢为脱乙酰长春碱，33%经胆汁排泄，21%以原型随尿液排出。

【临床应用】 用于恶性淋巴瘤、绒毛膜癌和睾丸癌的治疗，对肺癌、乳腺癌、卵巢癌和单核细胞白血病也有一定疗效。静脉注射，成年人1次10mg（或6mg/m²），用生理盐水或5%葡萄糖注射液20～30ml稀释后静脉注射或输液时冲入，1周1次，1个疗程总量60～80mg。儿童剂量为10mg/m²。

【不良反应】 骨髓抑制作用较常见，还伴有消化道反应；可出现周围神经炎，如指（趾）尖麻木、四肢疼痛、肌肉震颤、反射消失、头痛；少数患者可有直立性低血压、失眠、脱发等。

【药物相互作用】 与别嘌醇、秋水仙碱、丙磺舒合用时，本药可升高血尿酸浓度。联合化疗时若有其他降低白细胞药物同时应用应当减量。

【注意事项】 接受过放射治疗或抗癌药物治疗患者慎用。静脉注射时如药液漏出血管外，应立即停止注射，以氯化钠注射液稀释局部，或以1%普鲁卡因注射液局部封闭，或局部注射透明质酸酶，温湿敷或冷敷。如果皮肤破溃则按溃疡常规方法处理。用药期间，如出现白细胞过低或肝功能损害，应停药或减量，并采取相应治疗措施。用药前后及用药期间应定期检查血常规、血胆红素、丙氨酸氨基转移酶、乳酸脱氢酶、血尿素氮、血尿酸、肌酐清除率。对本药过敏者、骨髓抑制者禁用；恶病质、贫血患者、妊娠及哺乳期妇女禁用。

依托泊苷（etoposide）

【药理】 本药为鬼臼脂的半合成衍生物，为细胞周期特异性抗肿瘤药。可作用于DNA拓扑异构酶Ⅱ（topoⅡ），形成“药物-酶-DNA”复合物，阻碍topoⅡ对DNA的修复，导致DNA复制受阻，从而抑制肿瘤细胞的增殖。主要作用于S期、G_2期细胞，使细胞阻滞于G_2期。静脉注射，消除半衰期为（5.7±1.8）h，74%～90%与血浆白蛋白结合，主要由尿排出，72h排出45%，由胆道随粪便排泄仅占16%。口服生物利用度平均为50%，0.5～4h血浓度可达高峰，半衰期为（4.9±0.4）h。

【临床应用】 用于治疗小细胞肺癌、恶性淋巴瘤、睾丸肿瘤、急性粒细胞白血病。对神经母细胞瘤、乳腺癌、卵巢癌等有一定疗效。口服给药，每日60～100mg/m²，连用10d，每3～4周为1个疗程。静脉滴注，每日60～100mg/m²，连用5d，每3～4周重复1次。

【不良反应】 骨髓抑制较常见，还伴有消化道反应，直立性低血压等。注射于血管外可引起局部刺激。

【药物相互作用】 血浆蛋白结合率高，与血浆蛋白结合的药物可影响依托泊苷的排泄。与阿糖胞苷、环磷酰胺、卡莫司汀合用有协同作用。

【注意事项】 在拿取及制备本药溶液时，须谨慎，操作时要戴手套。如果皮肤或黏膜接触本药，应立即用肥皂彻底刷洗皮肤，用水彻底冲洗黏膜。当血小板计数低于50×10⁹/L，或中性粒细胞绝对计数低于0.5×10⁹/L时，必须停用本药。对过敏反应主要采取对症治疗：立即停止输注，必要时给予升压药、糖皮质激素、抗组胺药或血容量扩充剂。用药期间应定期检查血常规及肝、肾功能。

骨髓抑制者、白细胞和血小板严重低下者禁用；心、肝、肾功能有严重障碍者禁用。

紫杉醇（paclitaxel）

【药理】 本药是从短叶紫杉树皮中提取的具有抗癌活性物质，为一种新型的抗微管药物。可促进微管双聚体装配成微管，并通过干扰去多聚化过程而使微管稳定，从而抑制微管网正常动力学重组，导致细胞分裂受阻。此外，本药还具有放射增敏效应，可促进离子照射所致细胞损害，使细胞中止于对放疗敏感的G_2和M期。静脉滴注给药，血浆蛋白结合率为89%～98%。在血浆内呈双相清除，消除半衰期为5.3～17.4h。主要于肝代谢，经胆汁随粪便排泄，仅少量以原型从尿中排出。

【临床应用】 主要用于治疗卵巢癌、乳腺癌和非小细胞肺癌。对头颈癌、食管癌、胃癌、膀胱癌、恶性淋巴瘤、恶性黑色素瘤有一定疗效。单药治疗，1次135～200mg/m²，静脉滴注3h，3～4周重复1次。也可采用每周方案，即1次50～80mg/m²，1周1次，连用2～3周，每3～4周重复1个疗程。联合用药，1次135～175mg/m²，3～4周重复1次。为预防过敏，给药前12h和6h分别口服地塞米松10mg，静脉滴注前30min口服或肌内注射苯海拉明50mg及静脉注射西咪替丁300mg或雷尼替丁50mg。

【不良反应】 骨髓抑制是本药主要的剂量限制性毒性，较常见贫血，少见血小板减少，也可见严重中性粒细胞减少、严重血小板减少、脱发。过敏反应多发生于用药后最初的10min内，表现为支气管痉挛性呼吸困难、低血压、胸痛、血管神经性水肿、全身荨麻疹等。胃肠道反应可见恶心、呕吐、腹泻、黏膜炎；神经系统可见周围神经病变，最常见的表现为轻度麻木和感觉异常；肌肉骨骼系统可见四肢关节疼痛，发生率和严重程度呈剂量依赖性；心血管毒性可有低血压和无症状的短时间心动过缓。

【药物相互作用】 顺铂可使本药的清除率降低约1/3，若先给顺铂再给予本药，可产生更为严重的骨髓抑制反应。酮康唑可影响本药的代谢。与其他细胞毒药物合用时应酌情减量。

【注意事项】 药溶液拿取及配制须谨慎，操作时要戴手套。一旦与皮肤或黏膜接触，应立即用肥皂彻底刷洗皮肤，用水彻底冲洗黏膜。血小板计数低于 50×10^9/L，或中性粒细胞绝对计数低于 0.5×10^9/L时，必须停药。过敏反应主要采取对症治疗：立即停止输注，必要时给予升压药、糖皮质激素、抗组胺药或血容量扩充药。用药期间应定期检查血常规及肝、肾功能。严重骨髓抑制、感染及曾对聚氧乙基代蓖麻油配制的药物有过敏反应者忌用。

长春新碱(vincristine)

长春新碱是从夹竹桃科植物长春花中提取的一种生物碱，除作用于微管蛋白外，还可干扰蛋白质代谢，抑制RNA聚合酶活力，抑制细胞膜类脂质合成和氨基酸在细胞膜的转运。主要用于急性和慢性白血病、恶性淋巴瘤、小细胞肺癌和乳腺癌的治疗，对睾丸癌、卵巢癌、消化道癌和恶性黑色素瘤也有一定疗效。不良反应与长春碱相似，骨髓抑制、消化道反应较轻而周围神经毒性较大。对本药过敏者、严重骨髓抑制者、严重肝肾功能不全者、妊娠及哺乳期妇女禁用。

长春地辛(vindesine)

长春地辛是半合成长春碱衍生物。主要用于肺癌、恶性淋巴瘤、食管癌、恶性黑色素瘤和乳腺癌的治疗，对生殖细胞瘤、白血病、头颈部癌和软组织肉瘤也有一定疗效。毒性介于长春新碱与长春碱之间，常引起白细胞的减少、神经毒性、便秘、脱发等。骨髓抑制者和严重感染者、妊娠及哺乳期妇女禁用。

长春瑞滨(vinorelbine)

长春瑞滨为半合成的长春花生物碱，属细胞周期特异性抗癌药，作用与长春新碱相似，主要通过与微管蛋白结合，使细胞在有丝分裂过程中出现微管形成障碍。除作用于有丝分裂的微管外，也作用于神经轴突微管，可引起神经毒性。主要用于非小细胞肺癌、卵巢癌、淋巴瘤和乳腺癌的治疗。不良反应常见骨髓抑制和神经毒性，还有恶心、呕吐、脱发等。对本品过敏者、严重骨髓抑制者、严重肝肾功能损害者、妊娠及哺乳期妇女禁用。

替尼泊苷(teniposide)

替尼泊苷为表鬼臼毒的半合成衍生物，作用机制与依托泊苷相同，作用于topoⅡ，导致DNA复制受阻，使细胞阻滞于G_2期。作用为依托泊苷的5～10倍。主要用于治疗小细胞肺癌、恶性淋巴瘤、急性淋巴细胞白血病、神经母细胞瘤。不良反应常见骨髓抑制、消化道反应、脱发等，输注过快可引起过敏。对聚氧乙基代蓖麻油过敏者禁用；严重白细胞和血小板减少患者禁用。

高三尖杉酯碱(homoharringtonine)

高三尖杉酯碱为从三尖杉科植物三尖杉或其同属植物中得到的生物碱，为周期非特异性药物，主要抑制真核细胞蛋白质合成的开始阶段，使多聚核糖体分解，释放出新生肽链，抑制有丝分裂。主要用于治疗急性粒细胞白血病，对急性单核细胞白血病、恶性淋巴瘤、真性红细胞增多症、慢性粒细胞性白血病、早幼粒细胞性白血病有一定疗效。不良反应常见骨髓抑制、消化道反应、脱发等，有一定心脏毒性。对本品过敏者、严重骨髓抑制者、严重肝肾功能损害者、妊娠及哺乳期妇女禁用；严重或频发心律失常及器质性心血管疾病患者禁用。

羟喜树碱(hydroxycamptothecine)

羟喜树碱从珙桐科植物喜树的种子或根皮中得到的生物碱，为DNA合成抑制药，作用于S期。主要用于治疗肝癌、大肠癌、肺癌和白血病。不良反应常见消化道反应、骨髓抑制。少数患者有脱发、心电图改变和泌尿道刺激等症状。妊娠期妇女、肾功能不佳者忌用。

拓扑替康(topotecan)

拓扑替康是半合成喜树碱衍生物，为一种细胞周期特异性抗肿瘤药，主要作用于S期细胞。拓扑异构酶Ⅰ通过诱导DNA单链可逆性断裂，使DNA螺旋松解，拓扑替康与拓扑异构酶Ⅰ-DNA复合物结合，阻碍断裂DNA单链的重新连接，从而产生抗肿瘤作用。主要用于治疗小细胞肺癌和晚期卵巢癌。不良反应常见血液毒性，可见白细胞减少、血小板减少、贫血、骨髓抑制、中性粒细胞减少、伴有中性粒细胞减少的败血症、严重出血；其他毒性有恶心、呕吐、腹泻、脱发、皮疹、一过性氨基转移酶升高等。对本药或处方中任一成分过敏者禁用；严重骨髓抑制者、妊娠及哺乳期妇女禁用。

伊立替康(irinotecan)

伊立替康是半合成喜树碱衍生物，是DNA拓扑异构酶Ⅰ抑制药，通过诱导DNA单链可逆性断裂，使肿瘤细胞死亡。主要用于晚期大肠癌，对肺癌、乳腺癌和胰腺癌有一定疗效。不良反应主要是延迟性腹泻和中性粒细胞减少，为剂量限制性毒性。慢性肠炎或肠梗阻患者、对盐酸伊立替康对或处方中任一成分过敏者、妊娠及哺乳期妇女、胆红素超过正常值上限3倍、严重骨髓功能衰竭者禁用。

多西他赛(docetaxel)

多西他赛是紫杉醇的衍生物，可促进微管双聚体装配成微管，并通过干扰去多聚化过程而使微管稳定化，从而抑制微管网正常动力学重组，导致细胞分裂受阻，为M期周期特异性药物。主要用于治疗卵巢癌、晚期乳腺癌和非小细胞肺癌。对头颈癌、胰腺癌、小细胞肺癌、胃癌、软组织肉瘤、恶性黑色素瘤有一定疗效。骨髓抑制是本药主要的剂量限制性毒性；过敏反应较紫杉醇轻；胃肠道反应可见恶心、呕吐、腹泻；其他毒性可见脱发、神经毒性、心血管毒性和水肿等。严重骨髓抑制者、对本药过敏者、妊娠及哺乳期妇女和严重肝、肾功能损害者禁用。

(五)激素类抗肿瘤药

某些肿瘤具有激素依赖性，其形成或发展能被具有相反作用的激素、激素拮抗药或抑制合成激素的药物所抑制。乳腺癌、前列腺癌、宫颈癌、卵巢癌及甲状腺癌等与相应的激素失调有关，利用激素或激素拮抗药调节体内激素平衡，可抑制肿瘤的生长，而无骨髓抑制等血液系统不良反应。但激素作用广泛，其他不良反应较多，应用时需特别注意。

他莫昔芬(tamoxifen)

【药理】 为雌激素的部分激动药，具有雌激素样作用，与雌二醇竞争雌激素受体形成药物受体复合物，转位进入细胞核内，阻止染色体基因活化，从而抑制肿瘤细胞生长。口服吸收迅速，4～7h血浓度达峰值。消除半衰期为7d。主要以代谢物的形式由粪便排出，少量随尿液排出。

【临床应用】 用于晚期乳腺癌和卵巢癌的治疗。口服，1次10mg，每日2次，可连续使用。

【不良反应】 主要为消化道反应，食欲缺乏、恶心、腹泻等；继发性抗激素作用，面部潮红、月经失调等；头痛、眩晕等神经精神症状；还有视力障碍、骨髓抑制、皮疹等。

【药物相互作用】 与华法林等香豆素类抗凝血药合用时，可显著增强抗凝血作用。与细胞毒药物联用时，血栓风险增加。

【注意事项】 接受本药治疗患者应评估任何血栓栓塞增加的风险。视力障碍及肝、肾功能不全者慎用，妊娠期妇女禁用。

氨鲁米特(aminoglutethimide)

【药理】 原为抗惊厥药物，后来发现具有抑制肾上腺皮质激素合成的作用，可特异性抑制芳香化酶，阻止雄激素转为雌激素，抑制雌激素的产生。本药还能促进雌激素的体内代谢，加速血中清除。口服吸收迅速，0.3～2h血浓度达峰值，生物利用度为75%左右，21.7%～25%与血浆蛋白结合，消除半衰期为12.5h。主要由尿以原型排出(54%)，25%以代谢物的形式排出，少量随胆汁排出。

【临床应用】 用于绝经后晚期乳腺癌治疗。口服，1次250mg，每日2次，2周后改为每日3～4次，每日剂量不超过1g，可与氢化可的松同时服用。

【不良反应】 主要为嗜睡、困倦、头晕、皮疹、运动功能失调等。

【药物相互作用】 华法林等香豆素类抗凝血药、口服降糖药、地塞米松等可促进本药代谢。

【注意事项】 不宜与他莫昔芬合用。用药期间检查血象和血浆电解质。儿童，妊娠、哺乳期妇女禁用。

依西美坦(exemestane)

本药可抑制芳香化酶，阻止雄激素转为雌激素，减少雌激素的产生，从而抑制乳腺癌细胞生长。主要用于他莫昔芬治疗后病情进展的绝经后晚期乳腺癌。不良反应主要为恶心、面部潮红、雄激素样症状、水肿等。对本药及本药赋形剂过敏者、妊娠、哺乳期妇女禁用。

戈舍瑞林(goserelin)

戈舍瑞林为促黄体生成素释放激素的激素类似物，长期使用可抑制垂体促黄体生成素合成，从而引起男性血清睾酮和女性血清雌二醇的下降。主要治疗可用激素治疗的前列腺癌和绝经前期及绝经期内分泌敏感的乳腺癌。不良反应主要为皮疹、发热、肌痛、面部潮红等。对促黄体生成素释放激素过敏者、妊娠期妇女禁用。

氟他胺(flutamide)

氟他胺为非甾体类雄性激素拮抗剂，与雄性激素竞争雄激素受体形成雄激素受体结合复合物转位入细胞核内，与核蛋白结合，抑制雄激素依赖性前列腺癌细胞生长。主要用于前列腺癌。不良反应主要为男性乳房女性化、发热、面部潮红、消化道反应等。对本药过敏者禁用。

（六）其他抗肿瘤药

其他抗肿瘤药物主要包括铂类药物、靶向药物和放化疗辅助药物。

顺铂（cisplatin）

【药理】 为目前常用的金属铂类络合物，属细胞周期非特异性抗肿瘤药，具有抗瘤谱广、对厌氧细胞有效的特点。分子中的中心铂原子对其抗肿瘤作用具有重要意义，只有顺式有效，反式无效。作用与双功能烷化药相似，与DNA交叉联结而干扰其复制，高浓度可抑制RNA和蛋白质合成。由于瘤细胞增殖较快，其细胞毒作用较正常细胞更为敏感，从而有较强抗肿瘤作用。静脉给药后迅速吸收，分布于全身各组织，其中肾、肝、卵巢、子宫、皮肤、骨等含量较多，而脾、胰、肠、心、肌肉、脑中较少。大部分和血浆蛋白结合，呈双相性代谢，α相半衰期为41～49min，β相半衰期为57～73h。清除缓慢，1d内尿排泄量为给药量的19%～34%，4d内经尿仅排出给药量的25%～44%。

【临床应用】 为治疗多种实体瘤的一线用药，如头颈部癌、睾丸癌、骨肉瘤、肺癌、乳腺癌、卵巢癌和黑色素瘤等，为当前联合化疗中最常用的药物之一。静脉滴注，1次20mg，溶于0.9%氯化钠注射液200ml滴注，并适当水化利尿，连用5d；或每次30mg/m^2，每日1次，连用3d。可间隔3～4周重复给药。或以高剂量80～120mg/m^{2}静脉滴注，每3～4周可重复1次，水化利尿应使每日尿量保持在2000～3000ml。亦可动脉注射或胸、腹腔内注射。

【不良反应】 主要为骨髓抑制、消化道反应、肾毒性及听神经毒性，与剂量有关。少数患者有胰腺毒性，可诱发糖尿。

【药物相互作用】 与抗组胺药、酚噻嗪类或噻吨类药物合用可掩盖本药的耳毒性症状，如耳鸣、眩晕等。与免疫抑制药合用可加重免疫抑制药的肾毒性。与氨基糖苷类抗生素合用可发生致命性肾衰竭，并可能加重耳毒性。与呋塞米或依他尼酸合用可增加对耳的损害。

【注意事项】 为预防肾毒性，需充分水化。可影响注意力，驾驶和机械操作机器时应谨慎。化疗期间与化疗后，男女患者均需严格避孕。出现下列任何表现者应停药：①周围白细胞计数低于3.5×10^9/L或血小板计数低于80×10^9/L；②持续性严重呕吐；③有早期肾毒性表现，如血清肌酸酐高于176μmol/L(2mg/dl)、尿素氮高于7.1μmol/L(20mg/dl)，或高倍显微镜检有异常；④听力测试分析证明听力不在正常范围内。本药可能使血尿酸水平升高，必要时应调整秋水仙碱、丙磺舒或磺吡酮等药物剂量，以控制高尿酸血症及痛风。治疗前后、治疗期间和每1个疗程之前，应进行肝功能、肾功能及尿酸、血钙、血细胞比容、全血细胞计数、听神经功能、神经系统功能等检查。对本药或其他含铂类药物过敏者及肝、肾功能不全者禁用；妊娠及哺乳期妇女禁用。

卡铂（carboplatin）

卡铂为第二代铂类抗肿瘤药，作用机制与顺铂相似，肾毒性、消化道毒性和耳毒性均较低。为广谱抗肿瘤药，主要用于治疗小细胞肺癌、卵巢癌、睾丸癌、头颈部鳞状细胞癌等，也可用于治疗非小细胞肺癌、膀胱癌、子宫内膜癌和黑色素瘤等。不良反应主要为骨髓抑制。对本药或其他含铂类药物过敏者、严重肝肾功能不全者、严重骨髓抑制者、出血性肿瘤患者禁用；妊娠及哺乳期妇女禁用。

奥沙利铂（oxaliplatin）

奥沙利铂为铂络合物类抗癌药，是第三代铂类衍生物，通过产生烷化络合物作用于DNA，形成链内和链间交联，从而抑制DNA的合成及复制。本药无顺铂的肾毒性，也无卡铂的骨髓毒性。对大肠癌、卵巢癌有较好疗效，对胃癌、非霍奇金淋巴瘤、非小细胞肺癌、头颈部癌等有一定疗效。不良反应主要为神经毒性及轻、中度胃肠道反应等。对本药或其他含铂类药物过敏者禁用。

丙卡巴肼（procarbazine）

丙卡巴肼为肼的衍生物，属于细胞周期非特异性药物，在体内经红细胞及肝微粒体酶作用，氧化生成偶氮甲基苄肼，后者通过其N-甲基末端的转甲基作用，将甲基移转到鸟嘌呤的7位、腺嘌呤的1位或tRNA的某些碱基上，烷化特定碱基，从而抑制DNA、RNA及蛋白质的合成，干扰肿瘤细胞的增殖。主要用于治疗霍奇金病，对恶性淋巴瘤、肺癌和多发性骨髓瘤也有一定疗效。不良反应主要为骨髓抑制、消化道反应和中枢神经系统毒性。严重肝、肾功能不全者及妊娠期妇女禁用。

伊马替尼（imatinib）

【药理】 为苯氨嘧啶的衍生物，属新型酪氨酸激酶抑制药。约95%的慢性粒细胞白血病患者均有Ph1染色体阳性，即9号染色体的原癌基因abl异位到22号染色体的一段称为断裂点成簇区(bcr)的癌基因上。两种基因重组在一起，产生融合蛋白p-210，与正常的C-abl蛋白p-150相比，p-

210具有较高的酪氨酸激酶活性，可刺激白细胞增殖，导致白血病。本药体内外均可强烈抑制abl酪氨酸激酶的活性，特异性地抑制v-abl的表达和bcr-abl细胞的增殖。此外，本药尚可抑制血小板衍化生长因子(PDGF)和干细胞因子(SCF)受体的酪氨酸激酶活性，并可抑制PDGF和SCF介导的生化反应，但不影响其他刺激因子如表皮生长因子等的信号传导。口服易于吸收，2～4h后达血药峰浓度，生物利用度为98%，蛋白结合率为95%。主要在肝被代谢为具有药理活性的代谢物。7d内约81%排出体外。原型药和代谢物的半衰期分别为18h和40h。

【临床应用】 治疗慢性粒细胞白血病。口服给药，每日1次，起始剂量为每日400mg，加速期和急变期的慢性粒细胞白血病剂量为每日600mg。

【不良反应】 主要为骨髓抑制、消化道反应、肾毒性及听神经毒性，与剂量有关。少数患者有胰腺毒性，可诱发糖尿。

【药物相互作用】 与细胞色素P450抑制药如吡咯类抗真菌药物和大环内酯类抗菌药物等合用可增加本药血浓度。与同工酶诱导药如地塞米松、苯巴比妥、利福平等合用可降低本药的血浓度。

【注意事项】 用药期间，如体重快速增加，应做详细检查，必要时采取适当对症治疗措施。用药后，如出现严重非血液学毒性(如严重水潴留)，应停止治疗，直到不良反应消失，随后再根据该不良反应的严重程度调整药物剂量。治疗前应检查肝功能，以后每月复查1次。治疗的第1个月宜每周检查血常规，第2个月每2周检查1次，以后视需要而定。准备妊娠、妊娠及哺乳期妇女禁用。

吉非替尼(gefitinib)

吉非替尼为苯胺喹唑啉衍生物，是一种选择性的表皮生长因子受体(EGFR)-酪氨酸激酶抑制药，可能通过促凋亡、抗血管生成、抗分化增殖和抗细胞迁移等实现抗癌作用。用于晚期或转移性非小细胞肺癌铂类药品失败后的二、三线治疗。不良反应主要为皮疹和腹泻，少数患者可发生急性间质性肺病。对本药严重过敏者禁用。

利妥昔单抗(rituximab)

利妥昔单抗一种抗CD20的人/鼠嵌合单克隆抗体。95%以上B淋巴细胞非霍奇金淋巴瘤有CD20抗原表达，本药与跨膜的CD20抗原特异性结合，可介导淋巴瘤细胞中的B淋巴细胞发生裂解，使之迅速被清除，从而使肿瘤消失或体积缩小。主要适用于中、低度恶性非霍奇金淋巴瘤的治疗。不良反应主要为不同程度的过敏反应，无明显的造血系统和肝、肾毒性。对本药或任何鼠蛋白过敏者禁用。

门冬酰胺酶(asparaginase)

肿瘤细胞不能自身合成生长必需的氨基酸门冬酰胺，而依赖宿主供给，门冬酰胺酶能使门冬酰胺水解，从而抑制肿瘤生长。主要适用于急性淋巴细胞白血病的治疗，对急性粒细胞白血病、急性单核细胞白血病和恶性淋巴瘤也有一定疗效。不良反应主要为骨髓抑制、发热、食欲缺乏、腹泻、头痛、嗜睡等。对本药过敏者、胰腺炎或患过胰腺炎者、妊娠早期妇女禁用，肝、肾、造血、神经功能严重损害者禁用。

亚叶酸钙(calcium folinate)

亚叶酸钙为四氢叶酸的甲酰衍生物，自身无抗肿瘤作用，主要用于高剂量甲氨蝶呤滴注中毒时的解救，与氟尿嘧啶同用可增强后者疗效。不良反应很少见，偶见皮疹等过敏反应。

香菇多糖(lentinan)

香菇多糖为从香菇子实体中提取的多糖，主要作为放化疗辅助药物，有助于肿瘤缩小，可延长患者生存时间。适用于胃癌、肺癌和乳腺癌的治疗。不良反应很少见，偶见一过性皮疹、恶心、头晕、多汗等。儿童、妊娠和育龄期妇女慎用。

二、影响免疫功能药

(一)免疫抑制药

免疫系统是体内能识别、排出异己物质的特殊系统，通过天然和适应性受体介导的感受和效应机制发生反应。免疫抑制药临床上主要用于抑制各种对机体不利的免疫反应，如器官移植排异反应和自身免疫疾病。前者抑制受者免疫系统对外来组织产生的正常的免疫反应，即排异反应；后者抑制机体对自身组织的异常的免疫反应。

环孢素(cyclosporine)

【药理】 为一种强效免疫抑制药，可特异性地抑制辅助性T淋巴细胞活性，但不抑制抑制性T淋巴细胞的活性，反而促进其增殖。亦可抑制B淋巴细胞的活性，选择性抑制T淋巴细胞所分泌的白细胞介素-2、干扰素-γ，抑制单核巨噬细胞所分泌的白细胞介素-1。明显抑制宿主细胞免疫的同时，对体液免疫亦有抑制作用。还可抑制体内抗移植物抗体的产生，因而具有抗排异反应作用。不影响吞噬细胞的功能，不产生明显的骨髓抑制作用。口服吸收慢且不完全，口服后达峰时间约为3.5h，生物利用度20%～50%，与血浆蛋白结合率约为90%。主要经胆汁随粪便排泄，有明显肝肠循环，经尿排出仅10%，消除半衰期为6～30h。

【临床应用】 主要用于预防同种异体肾、肝、心、肺、胰、心肺联合、角膜等组织或器官移植及骨髓移植排斥反应。也用于治疗类风湿关节炎、系统性红斑狼疮、肾病型慢性肾炎、自身免疫性溶血性贫血、葡萄膜炎、银屑病等。

器官移植：口服，于移植手术前12h开始给药，起始剂量每日8～10mg/kg，服用1～2周后，根据血药浓度逐渐减量至每日2～6mg/kg。与其他免疫抑制药合用，起始剂量为每日3～6mg/kg，分2次口服。静脉滴注，移植手术前4～12h，每日3～5mg/kg。

自身免疫性疾病：口服给药，起始剂量每日2.5～5mg/kg，症状缓解后改为最小有效剂量维持，成年人每日不超过5mg/kg，儿童不超过6mg/kg。

【不良反应】 常见震颤、食欲缺乏、恶心、呕吐、高血压及肝、肾功能损害等不良反应。肝肾功能损害呈剂量依赖性，剂量过大时可见血清胆红素、尿酸、肌酐增高。

【药物相互作用】 与免疫抑制药(如肾上腺皮质激素、硫唑嘌呤、苯丁酸氮芥、环磷酰胺等)合用可能增加感染和淋巴增生性疾病的风险。雌激素、雄激素、大环内酯类抗生素、酮康唑、氟康唑、伊曲康唑、地尔硫䓬、尼卡地平、维拉帕米、甲氧氯普胺、口服避孕药、甲泼尼龙、达那唑、别嘌醇、胺碘酮、胆酸和其衍生物、蛋白酶抑制药、伊马替尼、秋水仙碱、多西环素、氯喹、普罗帕酮、伏立康唑可增加环孢素的血药浓度，增加肝、肾毒性。

【注意事项】 治疗前应检查肾功能。用药期间应监测血药浓度，定期检测血压和肝功能。长期用药患者，应密切监测淋巴细胞增生性疾病和恶性肿瘤。可能引起或加重高钾血症，或造成低镁血症，故严重肾功能不全患者应进行血清钾和镁监测。治疗前1个月和用药后1个月应监测血脂，如血脂升高应限制脂肪摄入，并考虑适当减少剂量。1岁以下婴儿、对本品过敏者禁用；孕期及哺乳期妇女慎用。

他克莫司(tacrolimus)

他克莫司是大环内酯类抗生素，作用机制与环孢素相似，体内和体外抑制淋巴细胞活性的能力比环孢素强10～100倍。主要用于器官移植时所发生的排斥反应，尤其适于肝移植，还可用于肾、心、肺、胰、骨髓移植和角膜移植。不良反应主要为肾毒性，也可见头痛、失眠、乏力、视觉或听觉异常等神经毒性及消化道反应和血液系统毒性。孕期及哺乳期妇女禁用。

硫唑嘌呤(azathioprine)

【药理】 为巯嘌呤的衍生物，于体内转变为6-巯基嘌呤产生嘌呤代谢拮抗作用，通过多种途径抑制核酸的生物合成，阻止参与免疫识别和免疫放大的细胞的增生，并且向DNA链内掺入硫代嘌呤类似物，而导致DNA破坏。对T淋巴细胞的抑制作用比B淋巴细胞强，较小剂量即可抑制细胞免疫。口服易吸收，1h达血峰浓度，生物利用度为47.4%，总蛋白结合率为30%。于红细胞和肝内通过氧化作用和甲基化作用降解，少量原型及代谢物可分泌至乳汁，24h 50%～60%随尿液排泄，48h内12%随粪便排泄，半衰期约为3h。可被血液透析清除。

【临床应用】 主要用于预防器官移植和骨髓移植排异反应。也用于治疗类风湿关节炎、系统性红斑狼疮、特发性血小板减少性紫癜、自身免疫性溶血性贫血、活动性慢性肝炎、溃疡性结肠炎、硬皮病等。口服给药，每日1～3mg/kg，一般每日100mg，1次服用，可连服数月。用于器官移植时，每日2～5mg/kg，维持量每日0.5～3mg/kg。

【不良反应】 常见白细胞减少，可见骨髓抑制，偶见贫血和血小板减少，罕见粒细胞缺乏、各类血细胞减少、再生障碍性贫血。易增加细菌、病毒和真菌感染风险，可能导致畸胎。

【药物相互作用】 别嘌醇可增加本药的毒性。本药可增强去极化药物(如氯琥珀胆碱)的神经肌肉阻滞作用，减弱非除极药物(如筒箭毒碱)的神经肌肉阻滞作用。

【注意事项】 不良反应较多且严重，故不作自身免疫性疾病的首选药物，通常是在单用皮质激素而疾病不能控制时才使用。器官移植患者应长期维持治疗，否则将会出现预期的排斥反应。治疗前8周内，应至少每周进行1次包括血小板在内的全血细胞计数检查。大剂量给药、肝和肾功能不全患者，应增加全血细胞计数检查的频率。肝功能损害者禁用；孕期妇女慎用。

抗人T细胞免疫球蛋白(anti-human T-lymphocyte globulin)

【药理】 为T淋巴细胞选择性免疫抑制药。其主要作用机制为使淋巴细胞衰竭。器官移植排斥反应时，大多数T细胞表面的活性物质可被识别。T细胞被补体依赖性细胞溶解，或由单核-吞噬细胞作用形成的Fc-依赖性调理素机制从循环中清除。对B细胞无作用，无骨髓毒性作用。初次使用1.25mg/kg，血清IgG水平可降至10～40μg/ml，直至再次滴注为止。治疗11d，IgG逐渐增高至20～170μg/ml，停药后逐渐降低，但80%的患者在2个月内仍可测出IgG。约40%的患者对IgG有显著免疫，大多数患者在最初治疗的15d内可出现免疫反应，具有免疫力的患者IgG水平迅速降低。消除半衰期为2～3d。

【临床应用】 主要用于预防器官移植和骨髓移植排异反应。也用于治疗类风湿关节炎、系统性红斑狼疮、重症肌无力、肾小球肾炎等自身免疫性疾病。治疗移植排斥反应，每日3～5mg/kg，至临床症状和生物学指标改善；预防移植排异反应，手术当日起每日2～5mg/kg，静脉滴注，共10～14d。

【不良反应】 寒战、发热、输液部位局部疼痛、末梢血栓性静脉炎、过敏反应等。注意防止免疫功能降低导致癌症的发生。

【药物相互作用】 与减毒活疫苗合用可导致全身感染而致死，尤其是再生障碍性贫血患者。

【注意事项】 治疗结束后，应连续2周监测血细胞计数。对原血小板计数低下者(血小板计数<150×10^9/L)，尤其是心脏移植者，应监测血小板计数。急性感染者慎用，对本品过敏者禁用。

达利珠单抗(daclizumab)

达利珠单抗为重组人源化的鼠单克隆抗体，可特异性作用于T细胞上的白细胞介素-2受体的α-亚单位或TAC亚单位，并与之结合，抑制白细胞介素-2的活性，拮抗白细胞介素-2与受体结合介导的T淋巴细胞激活与增殖，从而使抑制排斥反应的细胞免疫被抑制。主要用于预防肾移植术后的急性器官排斥反应。最常见的不良反应为恶心、便秘等。

(二)免疫增强药

免疫增强药是一类具有促进机体免疫功能的药物，临床上主要用其免疫增强作用，治疗免疫缺陷疾病、慢性感染和肿瘤等。免疫增强药与传统药物的量效关系不完全相同，有特殊性，具有双向调节的特点。给药方案与其免疫药效学密切相关，对其合理使用非常重要。

卡介苗(bacillus calmette-guerin vaccine)

【药理】 卡介苗是用无毒结核活菌人工接种进行初次感染，经过巨噬细胞加工处理，将其抗原信息传递给免疫活性细胞，使T细胞分化增殖，形成致敏淋巴细胞。当机体再遇到结核菌感染时，巨噬细胞和致敏淋巴细胞迅速被激活，执行免疫功能，引起特异性免疫反应与此同时卡介苗进入机体后还产生了比较广泛的非特异性免疫作用。这与T细胞产生的淋巴因子、T细胞本身的直接杀伤作用及体液免疫因素相互作用有关。接种后4～8周方产生免疫力，可维持3～4年。

【临床应用】 主要用于肿瘤的辅助治疗、预防结核病、小儿哮喘性支气管炎的治疗等。预防结核病：皮内注射，1月龄及以上幼儿1次0.2～0.3ml，不足1月龄的幼儿1次0.1～0.15ml，成年人1次0.2～0.3ml。肿瘤的辅助治疗：可采用皮肤划痕、皮内针刺、口服、瘤内注射等给药方法。

【不良反应】 主要为全身性反应，常见发热。

【药物相互作用】 与硫唑嘌呤、化疗药物等降低机体免疫力药物合用易引发活疫苗感染。

【注意事项】 用药前进行结核菌素试验(PPD)。接种后应进行不低于15min的晕厥观察，进行不低于72h的流感样症状观察，进行2～3d以上的急性局部反应监测。有活动性结核患者禁用。

胸腺素(thymosin)

【药理】 动物胸腺中有多种多肽类激素，总称为胸腺激素，人类从15岁以后胸腺即开始萎缩，60岁时血中胸腺激素已难以检出。胸腺肽为胸腺激素的一种，为细胞免疫调节药。胸腺肽可使骨髓产生的干细胞转变成T细胞，并可连续诱导T细胞分化发育的各个阶段，还能增强成熟T细胞对抗原或其他刺激的反应，因而可增强细胞免疫功能，调节机体免疫平衡，但对体液免疫的影响甚微。

【临床应用】 用于治疗各种原发性或继发性T细胞缺陷病、胸腺发育不全综合征、运动失调性毛细血管扩张症、慢性皮肤黏膜真菌病等自身免疫性疾病、各种细胞免疫功能低下的疾病，也可用于肿瘤的辅助治疗。肌内注射，1次2～10mg，每日或隔日1次。用于胸腺发育不全综合征的幼儿，每日1mg/kg，症状改善后改维持量每周1mg/kg。

【不良反应】 常见的不良反应为发热。其他可见头晕、荨麻疹、皮疹。

【药物相互作用】 与抗生素合用可增强抗菌作用。配合化疗药使用可减少化疗药的不良反应。

【注意事项】 使用前须做皮试,皮试阳性者不能使用。皮试阴性者应注意监测。出现皮疹等症状时应停药。

重组人白介素-2(recombinant human interleukin-2)

【药理】 与内源性物质白细胞介素-2生物作用相同,是一种淋巴因子,免疫增强药,通过作用于白细胞介素-2受体而发挥作用。可促进和维持T淋巴细胞的增殖与分化,诱导及增强天然杀伤细胞的活力,诱导及增强依赖白细胞介素-2而获得对自身肿瘤具有细胞毒样活力的LAK细胞、杀伤性T细胞、单核细胞、巨噬细胞的活力;增强B淋巴细胞的增殖及抗体分泌,诱导干扰素生成和γ-干扰素等多种细胞因子的分泌,促进成纤维细胞、内皮细胞的生长、胶原蛋白的合成及结缔组织的形成。

主要分布于肺、肝、肾、脾,其分布半衰期为13min。主要被肾组织中组织蛋白酶D分解代谢,在血中快速消除,消除半衰期为85min。

【临床应用】 主要用于治疗肾细胞癌、黑色素瘤,也可控制癌性胸腔积液及腹水,或用于先天或后天免疫缺陷症,细菌、真菌和病毒感染等。静脉滴注:1次20万~40万U/m^2,用500ml生理盐水稀释,每日1次,4~6周为1个疗程。皮下注射:1次20万~40万U/m^2,2ml无菌注射用水溶解,每日1次,1周4次,4周为1个疗程。肿瘤局部给药:根据瘤体大小决定用药剂量,一般为1次20万U/m^2,1周2次,2周为1个疗程。

【不良反应】 最常见的不良反应为寒战、发热、食欲缺乏、恶心、呕吐或皮疹。大剂量有低血压、肺水肿和肾损伤、骨髓抑制等。

【药物相互作用】 抑制肝微粒体细胞色素P450酶,可影响合用药物的代谢消除。

【注意事项】 配制完后应1次使用完毕,不得多次使用。孕期及哺乳期妇女、小儿、有严重心、脑、肾并发症的老年人慎用,高热、严重心肾功能不全者、进行过器官移植、对本品过敏者禁用。

重组人干扰素(recombinant human interferon)

重组人干扰素为小分子糖蛋白,可与特异性细胞表面受体结合,启动一系列细胞内过程,诱导某些酶活性,抑制细胞增殖,增强免疫活性,包括提高巨噬细胞吞噬活性和T细胞特异性细胞毒性。主要用于肿瘤、病毒感染和慢性活动性乙型肝炎的治疗。不良反应常见发热、食欲缺乏、恶心、呕吐、疲乏、头晕或流感样症状。偶有嗜睡、精神错乱、呼吸困难等。严重心、肝、肾功能不全者和骨髓抑制禁用,孕期及哺乳期妇女慎用。

左旋咪唑(levamisole)

左旋咪唑为四咪唑的左旋体,可使免疫缺陷或免疫抑制的宿主恢复免疫功能,而不影响正常机体免疫功能。体外可增加巨噬细胞数量,增强巨噬细胞吞噬活性;无抗微生物作用,但可提高宿主对细菌及病毒感染的抵抗力。主要用于肺癌、乳腺癌术后或急性白血病、恶性淋巴瘤化疗后的辅助治疗。也用于治疗类风湿关节炎、系统性红斑狼疮、肝炎、上呼吸道感染、肾小球肾炎等。不良反应偶见食欲缺乏、恶心、呕吐、腹泻、头晕、乏力等。

(刘皈阳)

■参考文献

[1] 蒋志文.药理学(英文版).北京:人民军医出版社,2006.

[2] 陈智勇,刘波,邓杰.剂量效应曲线的累积正态分布拟合.华西药学杂志,2007(01):67-69.

[3] 金有豫主译.古德曼,吉尔曼主编.治疗学的药理学基础.10版.北京:人民卫生出版社,2004.

[4] 范玉明,李毅民等译.谢恩C.加德编.药物安全性评价.北京:化工出版社,2006.

[5] 杨世杰.药理学[M].2版.北京:人民卫生出版社,2012.

[6] 杨宝峰.药理学[M].7版.北京:人民卫生出版社,2012.

[7] 李家泰.临床药理学[M].3版.北京:人民卫生出版社,2010.

[8] 张玉.临床药物手册[M].2版.北京:人民卫生出版社,2012.

[9] 李端.药理学.6版.北京:人民卫生出版社,2008.

[10] Sorensen AT, Kokaia M. Novel approaches to epilepsy treatment. Epilepsia, 2013,54(1): 1-10.

[11] Worth PF. How to treat Parkinson's disease in 2013. Clin Med., 2013, 13(1): 93-96.

[12] 北京协和医院.帕金森病诊疗指南.中国临床医生,2010,38(2):77-79.

[13] Jucker M, Walker LC. Pathogenic protein seeding in Alzheimer disease and other neurodegenerative disorders. Ann Neurol, 2011, 70(4): 532-540.

[14] 中华医学会.精神分裂症防治指南,2006.

[15] 杨宝峰.药理学.8版.北京:人民卫生出版社,2013.

[16] 卫生部合理用药专家委员会组织编写.中国医师/药师临床用药指南.重庆:重庆出版社,2009:634-635,874-876,906-907,914-921,927-928,932-933,950-951,1054,1056-1957,1071-

1073,1083-1089,1095-1096.

[17] Laurence L. Brunton. The Pharmacologic Basis of Therapeutic. the eleventh edition. the United States of America: McGRAW-HILL Company, 2006: 629-649, 1511-1540, 1587-1612,1613-1644.

[18] 林志彬主译. 朗-戴尔药理学. 第6版. 北京:北京大学医学出版社, 2010:422-425,468-471,475-485.

[19] 中华医学会糖尿病学分会. 中国2型糖尿病防治指南,2010:63.

[20] 李俊. 临床药理学[M]. 5版. 北京:人民卫生出版社,2013.

[21] 袁洪. 心血管疾病治疗药物学[M]长沙:. 湖南科学技术出版社,2009.

[22] 中国高血压防治指南修订委员会. 中国高血压防治指南. 3版. 北京:人民卫生出版社,2010.

[23] 中华医学会心血管病学分会,中国生物医学工程学会心律分会,中国医师协会询证医学专业委员会,等. 心律失常紧急处理专家共识. 中华心血管病杂志,2013,41(5):363-376.

[24] 中华医学会心血管病学分会,中华心血管病杂志编辑委员会. 肾上腺素能受体阻滞剂在心血管疾病应用专家共识. 中华心血管病杂志,2009,37(3):195.

[25] 中国生物医学工程学会心律分会,中华医学会心血管病学分会,胺碘酮抗心律失常治疗应用指南工作组. 胺碘酮抗心律失常治疗应用指南(2008). 中国心脏起搏与心电生理杂志, 2008,22(5):377.

[26] 中国成人血脂异常防治指南制订联合委员会. 中国成人血脂异常防治指南. 中华心血管病杂志,2007,35(5):405.

[27] 沈东超,吴硕琳,吴佳,等. 美国临床内分泌协会. 血脂异常管理和动脉粥样硬化预防指南. 中国卒中杂志, 2012,7(9):733.

[28] 沈东超,吴硕琳,吴佳,等. 美国临床内分泌协会. 血脂异常管理和动脉粥样硬化预防指南. 中国卒中杂志, 2012,7(10):807.

[29] 胡大一,郭艺芳. 选择性胆固醇吸收抑制剂临床应用中国专家共识。中国处方药,2012,10(1):53.

[30] 刘梅林,胡大一. 血脂异常老年人使用他汀类药物中国专家共识组. 血脂异常老年人使用他汀类药物中国专家共识. 中华内科杂志,2010,49(6):535.

[31] 刘力生. 中国高血压防治指南修订委员会. 中国高血压防治指南2010. 中华高血压杂志,2011,19(8):701.

[32] 中华医学会心血管病学分会,中华心血管病杂志编辑委员会. 急性心力衰竭诊断和治疗指南. 中华心血管病杂志,2010,38(3):195.

[33] 周宏灏. 药理学. 2版. 北京:科学出版社,2007.

[34] 卫生部合理用药专家委员会. 中国医师药师临床用药指南. 重庆:重庆出版社,2009.

[35] 刘惠,金满文主译. Goodman & Gilman 药理学和治疗学手册. 北京:科学出版社,2009.

[36] 希恩. C. 斯威曼(Sean C Sweetman)主编,李大魁、金有豫、汤光译. 马丁代尔药物大典. 35版. 北京:化学工业出版社,2008.

[37] 陈新谦,金有豫,汤光. 新编药物学. 16版. 北京:人民卫生出版社,2007.

[38] 周宏灏. 药理学[M]. 2版. 北京:科学出版社,2008:215-220.

[39] 陈新谦. 新编药物学[M]. 17版. 北京:人民卫生出版社,2011.

[40] 金有豫,高润霖. 中国国家处方集,化学药品与生物制品卷[M]. 北京:人民军医出版社,2010.

[41] 卫生部合理用药专家委员会组织编写. 中国医师药师临床用药指南[M]. 重庆:重庆出版社,2009. 4:761-762, 1105-1106.

[42] 杨宝峰. 药理学. 7版. 北京:人民卫生出版社,2007.

[43] Kanafani ZA,Corey GR. Ceftaroline: a cephalosporin with expanded Gram-positive activity. Future Microbiology, 2009. February,4: 25-33.

[44] P, Eckberg, Friedland HD, et al. FOCUS 1 and 2: Randomized, Double-blinded, Multicenter Phase 3 Trials of the Efficacy and Safety of Ceftaroline (CPT) vs. Ceftriaxone (CRO) in Community-acquired pneumonia (CAP), Interscience Conference on Antimicrobial Agents and Chemotherapy / Infectious Disease Society of America Conference,2009.

[45] R,Corey, Wilcox M, Talbot GH, et al. CANVAS-1: Randomized, Double-blinded, Phase 3 Study (P903-06) of the Efficacy and Safety of Ceftaroline vs. Vancomycin plus Aztreonam in Complicated Skin and Skin Structure Infections (cSSSI). Interscience Conference on Antimicrobial Agents and Chemotherapy /Infectious Disease Society of America Conference,2008.

[46] 杜贯涛,刘广军. 多尼培南的药理作用与临床应用[J]. 医药导报,2009, 28(10):1324-1326.

[47] 李端. 药理学. 6版. 北京:人民卫生出版社,2008.

[48] 陈新谦,金有豫,汤光. 新编药物学. 17版. 北京:人民卫生出版社,2011.

[49] 卫生部合理用药专家委员会主编. 中国医师药师临床用药指南. 重庆:重庆出版社,2009:328-454,950-1022.

[50] 潘宏铭,徐农. 肿瘤内科疾病临床治疗与合理用药. 北京:科学技术文献出版社,2007.

第3章

药事管理与法规

第一节　概　述

一、药事管理概论

1. *药事管理*　药事管理是指为了保证公民安全、有效、合理、经济、及时的用药，国家相关部门制定相关法律、法规、规章制度，药事组织依法通过实施相关的管理措施，对药事活动进行必要的管理。药事管理内容主要包括2个方面，即宏观药事管理和微观药事管理。前者涉及药品监督、基本药物、药品储备、药品价格、医疗保险用药与定点药店的管理；后者涉及药品研究与开发质量、药品生产质量、经品经营质量、药学服务质量、医疗保险用药销售的管理等诸多方面。

2. *医院药事管理*　药事管理范畴中重要的一个环节就是医院药事管理。医院药事管理是指对医院中一切与药品、药品使用和药学服务相关事务的管理。其核心是确保药品质量、临床药物治疗质量和临床药学服务技术质量，以保障患者用药安全、有效和经济。

医院药事管理学是药学学科和社会学科相互交叉渗透而形成的一门综合性应用学科，既是医院管理学的重要组成部分，又是药事管理学科的一个重要分支学科。医院药事管理学是以现代医院药学学科和药学实践为基础，以管理学的理论和方法为指导，综合运用管理学、经济学、法学、社会学和伦理学相关知识对医疗机构药学相关事务进行有机管理。

我国医院药事管理的研究源于20世纪30年代初期部分高等院校开设的“药物管理法及药学伦理”“药房管理”课程，新中国成立后于1954年编写了《药事组织学》教材，80年代开始，北京医科大学、华西医科大学、浙江医科大学、第二军医大学等相继开设了“药事管理学”课程，招收本科生、硕士研究生和博士研究生。1993年，张钧教授主编出版了《医院药事管理学》一书，为医院药事管理的规范化教学起到了积极的推动作用。1995年3月国家卫生部医院管理研究所成立了药事管理研究部，专门从事医院药事管理和政策法规研究。

医院药事管理是一个完整的系统，涵盖了对医院药学部门结构、人员的组织管理；对药品调剂、制剂、药库、药品质控、临床药学、临床用药、药学信息等的业务管理；对药品质量的控制、处方集、基本药物目录制定与遴选、临床应用路径、药学科研、药学技术人员培训与考核等的技术管理；对药品、相关医用材料、设备等的物资设备管理；对医院内制剂生产、药品储存、流通、使用等各环节的质量管理；对药品临床使用的经济和信息管理等诸多方面。

医院药事管理是医院管理的主要组成部分，是医院监督有关要是法规的重要保障，是落实医疗质量的重要保证，医院药学部门是医院的重要服务窗口。

二、药事管理有关的重要政策与法规

药事管理具有明显的专业化、法律化和规范化的特点。医院药事管理活动必须认真遵循与执行国家政府、卫生行政部门制定的各项药事法规和条例，依法管药，保证药品质量，保障用药安全，维护人们身体健康和用药的合法权益。规范药学服务是药事管理的重要内容。美国医院药师协会制定发布了40多个医院药学服务管理规范，对医院药

学发展起了很大的促进作用。

我国为保障药品生产、经营及使用的规范性和安全性，针对生产企业、流通企业和各级医疗机构发布了药品管理的相关法律、法规和条例，这些法律、法规和条例的制定与落实，对于我国药品的生产与使用的规范性与安全性起到了积极的推动作用。

1.《中华人民共和国药品管理法》 1984 年 9 月颁布实施并于 2001 年 2 月重新修订通过后，于 2001 年 12 月 1 日起颁布施行，具体内容见本章第五节。

2.《中华人民共和国药典》 简称《中国药典》，是国家监督管理药品质量的法定技术标准，目前已经出版了 1985 年版、1990 年版、1995 年版、2000 年版、2005 年版和 2010 年版本；《中国药典》(2010 年版)分为一部、二部和三部，收载品种总计 4567 种，其中新增 1386 种。其中一部收载药材和饮片、植物油脂和提取物、成方制剂和单味制剂等，品种共计 2165 种，其中新增 1019 种(包括 439 个饮片标准)、修订 634 种；二部收载化学药品、抗生素、生化药品、放射性药品以及药用辅料等，品种共计 2271 种，其中新增 330 种、修订 1500 种；三部收载生物制品，品种共计 131 种，其中新增 37 种、修订94 种。

3.《医疗机构药事管理暂行规定》及《医疗机构药事管理规定》 2002 年 1 月，国家卫生部、国家中医药管理局颁布了《医疗机构药事管理暂行规定》，2011 年 1 月国家卫生部、国家中医药管理局和总后卫生部联合修订颁布了《医疗机构药事管理规定》，对医疗机构药事管理的有关内容作出明确规定，具体内容详见本章第五节。

4.《国家基本药物目录》 国家基本药物目录是根据我国基本医疗卫生需求和基本医疗保障水平变化、我国疾病谱的变化、药品不良反应监测评价、国家基本药物应用情况监测和评估、已上市药品循证医学、药物经济学评价、国家基本药物工作委员会规定的其他情况，每 3 年更新 1 次。新版目录将于 2013 年 5 月 1 日起实施(2009 年 8 月 18 日发布的中华人民共和国卫生部令第 69 号同时废止)新目录分为化学药品和生物制品、中成药、中药饮片 3 个部分，其中，化学药品和生物制品 317 种，中成药 203 种，共计 520 种，比 2009 年版目录的 307 个品种增加了 213 种，目录中化学药品和生物制品数量与世界卫生组织现行推荐的基本药物数量相近，并坚持中、西药并重。

5.《中国国家处方集》(化学药品与生物制品卷) 是我国第一部统一的国家级权威性的处方集，它既是合理用药的指导性文件，也是实施国家药物政策的重要文件。《处方集》所遴选的药品品种涵盖了国家基本药物目录、国家医保药品目录中的全部药物和其他一些常用药物，基本满足了临床常见病、多发病及重大、疑难、复杂疾病抢救、治疗的需要。它借鉴了英国等西方发达国家以及世界卫生组织编写处方集的经验，同时也结合了我国地域分布、疾病谱、临床治疗习惯等因素，由国内百余名著名医药学专家历时 2 年编写而成，已于 2010 年出版发行。另外，《处方集》(儿童版)也已于 2013 年 1 月出版，对保障儿童用药安全、有效、经济，最大可能地维护儿童健康权益将起到积极的推动作用。

6.《抗菌药物临床应用管理办法》 国家卫生部制定并颁布了《抗菌药物临床应用管理办法》(卫生部令第 84 号)，自 2012 年 8 月 1 日起施行。《办法》是对我国 10 余年来抗菌药物临床应用管理实践经验的提炼和固化，其发布标志着我国抗菌药物临床应用管理迈入法制化和制度化轨道，为逐步建立抗菌药物临床应用管理长效机制奠定了基础。该《办法》重点规定了 4 个方面的内容：建立抗菌药物临床应用分级管理制度；明确医疗机构抗菌药物遴选、采购、临床使用、监测和预警、干预与退出全流程工作机制；加大对不合理用药现象的干预力度，建立细菌耐药预警机制。

7.《药品不良反应报告和监测管理办法》 于 2011 年 5 月国家卫生部 81 号令颁布施行。对于药品生产企业和医疗机构在生产和使用药品过程中发生的药品不良反应报告职责、报告与处置、药品重点监测、评价与控制、信息管理和承担的法律责任进行了明确的规定。

8.《处方管理办法》 为规范处方管理，提高处方质量，促进合理用药，保障医疗安全，根据《执业医师法》《药品管理法》《医疗机构管理条例》《麻醉药品和精神药品管理条例》等有关法律、法规，国家卫生部制定了《处方管理办法》，并于 2006 年 11 月卫生部第 53 号令颁布，与 2007 年 5 月 1 日起施行，《办法》中对处方管理的一般规定、处方权的获得、处方的开具、处方的调剂、监督管理、法律责任等做了明确的规定。

9. 其他法规条例 《麻醉药品和精神药品管理条例》(国务院令[2005]第 442 号《易制毒化学药品

管理条例》(国务院[2005]第445号令)。《麻醉药品临床应用指导原则》(2007年颁布)、《精神药品临床应用指导原则》(2007年颁布)、《中成药临床应用指导原则》(2010年颁布)、《糖皮质激素药物临床应用指导原则》(2011年颁布)、《药品类易制毒化学品管理办法》(卫生部令[2010]第72号)。对易制毒化学药品在生产、经营、购买等环节有针对性地提出监管措施,并进一步要求加强药品监管、公安等部门的配合。

三、药事管理与药物治疗学委员会

为了协调、指导医院合理用药和科学管理药品,对医院药事各项重要事务做出专门决定,并使药品在使用环节上最大限度发挥效益,我国有关药事法规规定,医院应成立相应的药事管理组织。1981年国家卫生部修订公布的《医院药剂工作条例》、1989年国家卫生部颁布的《医院药剂管理办法》中都规定县级以上医疗机构应当建立“药事管理委员会”。2002年1月国家卫生部、国家中医药管理局颁布的《医疗机构药事管理暂行规定》、2011年1月国家卫生部、国家中医药管理局和总后勤部卫生部联合修订的《医疗机构药事管理规定》要求二级以上医院应当设立“药事管理与药物治疗学委员会(Pharmaceutical Administration and Therapeutic Committee PATC),其他医疗机构应当成立药事管理与药物治疗学组”。药事管理与药物治疗学委员会(组)是监督、指导本医疗机构科学管理药品和合理使用药品的咨询、参谋机构,属于学术组织性质。

世界卫生组织(WHO)于2003年组织了WHO基本药物与医药政策部(Kathleen Holloway, Edelisa Carandang, Hans Hogerzeil)、美国健康管理学协会(Terry Green, David Lee)和美国波士顿大学国际卫生学系Richard Laing教授编写了《DRUG AND THERAPEUTICS COMMITTEES, DTC,药物和治疗学委员会》一书,是世界各国医疗机构中药事管理工作的“实践指南”,其所称的“药物和治疗学委员会”在我国称为“药事管理与药物治疗学委员会”。不恰当的用药可浪费资源,并大大降低对患者的医护质量。DTC可以从以下几个方面明显促进药物使用及降低医疗机构成本:为药品管理提供全面建议;制定药物政策;评估处方集目录及遴选药品;制定(或修改)及实施标准治疗指南(standard therapeutic guidance, STG);进行药物使用情况评估以便发现问题;引入干预改善药物使用;对确定的问题进行药物使用情况评估;处理药品不良反应和用药错误;向所有医务人员发布有关药物使用问题、相关政策及决定的信息等。

1. 我国医院药事管理与药物治疗学委员会(PATC)组成 二级以上医院药事管理与药物治疗学委员会委员由具有高级技术职务任职资格的药学、临床医学、护理和医院感染管理、医疗行政管理等人员组成。医疗机构药事管理与药物治疗学组的成员由药学、医务、护理、医院感染、临床科室等部门负责人和具有药师、医师以上专业技术职务任职资格人员组成。医疗机构负责人任药事管理与药物治疗学委员会(组)主任委员,药学和医务部门负责人任药事管理与药物治疗学委员会(组)副主任委员。

药事管理与药物治疗学委员会应制定工作制度,定期召开委员会会议,其日常工作由药学部门负责。

2. 我国医院药事管理与药物治疗学委员会(PATC)的职责

(1)贯彻执行医疗卫生及药事管理等有关法律、法规、规章。审核制定本机构药事管理和药学工作规章制度,并监督实施。

(2)制定本机构药品处方集和基本用药供应目录。

(3)推动药物治疗相关临床诊疗指南和药物临床应用指导原则的制定与实施,监测、评估本机构药物使用情况,提出干预和改进措施,指导临床合理用药。

(4)分析、评估用药风险和药品不良反应、药品损害事件,并提供咨询与指导。

(5)建立药品遴选制度,审核本机构临床科室申请的新购入药品、调整药品品种或者供应企业和申报医院制剂等事宜。

(6)监督、指导麻醉药品、精神药品、医疗用毒性药品及放射性药品的临床使用与规范化管理。

(7)对医务人员进行有关药事管理法律法规、规章制度和合理用药知识教育培训;向公众宣传安全用药知识。

3. 我国医院药事管理与药物治疗学委员会(PATC)的作用 我国医院药事管理与药物治疗学委员会的主要作用是督导国家药物政策的落实与执行。

国家药物政策是国家卫生政策的重要组成部分，是重大的民生问题，它涉及基本人权概念，是政府为药品领域包括研发、生产、流通、应用、价格、支付及监管等部门制定的共同目标，协调涉及药品各领域的统一行动。

医院药事管理与药物治疗学委员会应根据国家基本药物目录、国家药品处方集和国家标准治疗指南等政策法规与技术规范建立或制订自己本医疗机构的基本用药（供应）目录、药品处方集和标准治疗指南，并由院长签署公布，医院负责实施落实。主要执行单位是各临床科室医生及药学部门的药师。药品临床应用与可及性保障体系相互间的关系见图 3-1。

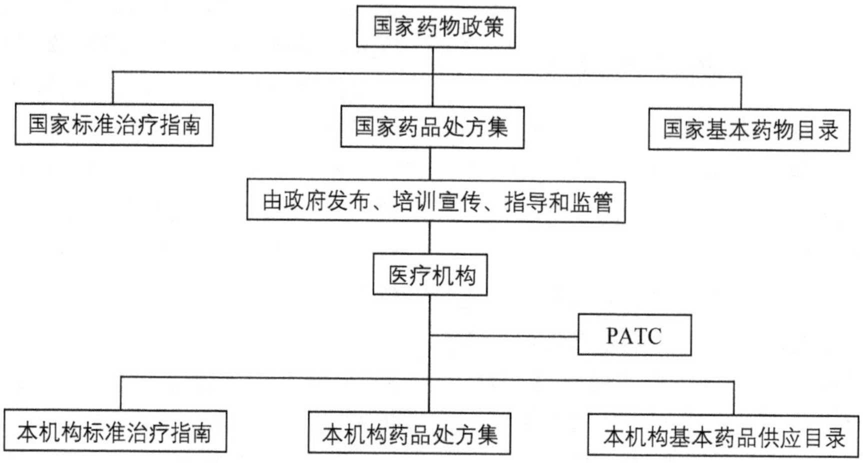

图 3-1　药品临床应用与可及性保障体系相互间的关系

4. 医院药事管理与药物治疗学委员会(PATC)需要遵循的基本原则　医院药事管理与治疗学委员会为履行其职责，发挥其作用，必须坚持以下原则：委员会工作应持续关注药物的临床合理应用；委员会组成应由多学科、权威专业人员参加；委员会的运作应透明、公开、公正；委员会必须遵循国家卫生行政部门颁布的相关法律、法规和条例，开展相关工作；建立必要与可行的工作制度。

（阚全程　刘皋林　李晓宇）

第二节　抗菌药物的临床应用与管理

根据《抗菌药物临床应用管理办法》第二条规定，本节所称抗菌药物是指治疗细菌、支原体、衣原体、立克次体、螺旋体、真菌等所致感染性疾病的药物，不包括治疗结核病、寄生虫病和各种病毒所致感染性疾病的药物以及具有抗菌作用的中药制剂。

一、抗菌药物临床应用的基本原则

《抗菌药物临床应用指导原则》中对抗菌药物治疗性应用、预防性应用和在特殊病理、生理状况患者中应用 3 个方面进行了相应规定。

（一）抗菌药物治疗性应用的基本原则

1. 诊断为细菌感染者，方有指征应用抗菌药物　根据患者症状、体征及血、尿常规等实验室检查结果，初步诊断为细菌性感染者及经病原检查确诊为细菌性感染者方有指征应用抗菌药物；由真菌、支原体、衣原体、螺旋体、立克次体等病原微生物所致的感染亦有指征应用抗菌药物。缺乏细菌及上述病原微生物感染的证据，诊断不能成立者，以及病毒性感染者，均无指征应用抗菌药物。

2. 尽早查明感染病原，根据病原种类及细菌药物敏感试验结果选用抗菌药物　抗菌药物品种的选用原则上应根据病原菌种类及病原菌对抗菌药物敏感或耐药，即细菌药物敏感试验（以下简称药敏）的结果而定。住院病人必须在开始抗菌治疗前，先留取相应标本，立即送细菌培养，以尽早明确病原菌和药敏结果；门诊病人可以根据病情需要开展药敏工作。

危重患者在未获知病原菌及药敏结果前，可根据患者的发病情况、发病场所、原发病灶、基础疾病等推断最可能的病原菌，并结合当地细菌耐药状况先给予抗菌药物经验治疗，获知细菌培养及药敏结果后，对疗效不佳的患者调整给药方案。如对入住ICU的社区获得性肺炎患者，如有结构性肺疾病（如支气管扩张、肺囊肿、弥漫性泛细支气管炎等）、应用糖皮质激素（泼尼松＞10mg/d）、过去1个月中广谱抗生素应用＞7d、营养不良、外周血中性粒细胞计数＜1×10^9/L等情况时，应考虑有铜绿假单胞菌感染危险因素，可选用具有抗铜绿假单胞菌活性的抗菌药。

3. 按照药物的抗菌作用特点及其体内过程特点选择用药　各种抗菌药物的药效学（抗菌谱和抗菌活性）和人体药动学（吸收、分布、代谢和排出过程）特点不同，因此各有不同的临床适应证。临床医师应根据各种抗菌药物的上述特点，按临床适应证正确选用抗菌药物。如第一代头孢菌素对革兰阳性菌具有良好的抗菌活性，适用于治疗革兰阳性菌感染及预防手术切口感染，第三代头孢菌素对革兰阴性菌具有良好的抗菌活性，适用于治疗革兰阴性菌感染及预防阑尾手术、结肠直肠手术、肝胆系统手术、胸外科手术（食管、肺）等清洁-污染或污染手术后手术部位感染。

4. 抗菌药物治疗方案应综合患者病情、病原菌种类及抗菌药物特点制订　根据病原菌、感染部位、感染严重程度和患者的生理、病理情况制订抗菌药物治疗方案，包括抗菌药物的选用品种、剂量、给药次数、给药途径、疗程及联合用药等。在制订治疗方案时应遵循下列原则。

（1）品种选择：根据病原菌种类及药敏结果选用抗菌药物。如对甲氧西林耐药的金黄色葡萄球菌感染，应首先选用糖肽类抗生素。

（2）给药剂量：按各种抗菌药物的治疗剂量范围给药。治疗重症感染（如败血症、感染性心内膜炎等）和抗菌药物不易达到的部位的感染（如中枢神经系统感染等），抗菌药物剂量宜较大（治疗剂量范围高限）；而治疗单纯性下尿路感染时，由于多数药物尿药浓度远高于血药浓度，则可应用较小剂量（治疗剂量范围低限）。

（3）给药途径：①轻症感染可接受口服给药者，应选用口服吸收完全的抗菌药物，不必采用静脉或肌内注射给药。重症感染、全身性感染患者初始治疗应予静脉给药，以确保药效；病情好转能口服时应及早转为口服给药。②抗菌药物的局部应用宜尽量避免，皮肤黏膜局部应用抗菌药物后，很少被吸收，在感染部位不能达到有效浓度，反易引起过敏反应或导致耐药菌产生，因此，治疗全身性感染或脏器感染时应避免局部应用抗菌药物。抗菌药物的局部应用只限于少数情况，例如全身给药后在感染部位难以达到治疗浓度时可加用局部给药作为辅助治疗。此情况见于治疗中枢神经系统感染时某些药物可同时鞘内给药；包裹性厚壁脓肿脓腔内注入抗菌药物及眼科感染的局部用药等。某些皮肤表层及口腔、阴道等黏膜表面的感染可采用抗菌药物局部应用或外用，但应避免将主要供全身应用的品种作局部用药。局部用药宜采用刺激性小、不易吸收、不易导致耐药性和不易致过敏反应的杀菌剂，青霉素类、头孢菌素类等易产生过敏反应的药物不可局部应用。氨基糖苷类等耳毒性药不可局部滴耳。

（4）给药次数：为保证药物在体内能最大地发挥药效，杀灭感染灶病原菌，应根据药动学和药效学相结合的原则给药。青霉素类、头孢菌素类和其他β-内酰胺类、红霉素、克林霉素等消除半衰期短者，应每日多次给药。氟喹诺酮类、氨基糖苷类等可每日给药1次（重症感染者例外）。

（5）疗程：抗菌药物疗程因感染不同而异，一般宜用至体温正常、症状消退后72～96h，特殊情况，妥善处理。但是，败血症、感染性心内膜炎、化脓性脑膜炎、伤寒、布氏菌病、骨髓炎、溶血性链球菌咽炎和扁桃体炎、深部真菌病、结核病等需较长的疗程方能彻底治愈，并防止复发。

（6）抗菌药物的联合应用要有明确指征：单一药物可有效治疗的感染，不需联合用药，仅在下列情况时有指征联合用药。①原菌尚未查明的严重感染，包括免疫缺陷者的严重感染。②单一抗菌药物不能控制的需氧菌及厌氧菌混合感染，2种或2种以上病原菌感染。③单一抗菌药物不能有效控制的感染性心内膜炎或败血症等重症感染。④需长程治疗，但病原菌易对某些抗菌药物产生耐药性的感染，如结核病、深部真菌病。⑤由于药物协同抗菌作用，联合用药时应将毒性大的抗菌药物剂量减少，如两性霉素B与氟胞嘧啶联合治疗隐球菌脑膜炎时，前者的剂量可适当减少，从而减少其毒性反应。联合用药时宜选用具有协同或相加抗菌作用的药物联合，如青霉素类、头孢菌素类等其他β-内酰胺类与氨基糖苷类联合，两性霉素B与氟胞嘧啶联合。联合用药通常采用2种药物联合，3种及3种以上药物联合仅适用于个别情况。此外，必须注意联合用药后药物不良反应将增多。

（二）抗菌药物预防性应用的基本原则

1. 内科及儿科预防用药

（1）用于预防1种或2种特定病原菌入侵体内引起的感染，可能有效；如目的在于防止任何细菌入侵，则往往无效。

（2）预防在一段时间内发生的感染可能有效；长期预防用药，常不能达到目的。

（3）患者原发疾病可以治愈或缓解者，预防用药可能有效。原发疾病不能治愈或缓解者（如免疫缺陷者），预防用药应尽量不用或少用。对免疫缺陷患者，宜严密观察其病情，一旦出现感染征兆时，在送检有关标本作培养同时，首先给予经验治疗。

（4）以下情况通常不宜常规预防性应用抗菌药物，如普通感冒、麻疹、水痘等病毒性疾病，昏迷、休克、中毒、心力衰竭、肿瘤、应用肾上腺皮质激素等患者。

2. 外科手术预防用药

（1）外科手术预防用药目的：预防手术后切口感染，以及清洁-污染或污染手术后手术部位感染及术后可能发生的全身性感染。

《外科手术部位感染预防与控制技术指南（试行）》根据外科手术切口微生物污染情况，外科手术切口分为清洁切口、清洁-污染切口、污染切口、感染切口。①清洁切口，手术未进入感染炎症区，未进入呼吸道、消化道、泌尿生殖道及口咽部位。②清洁-污染切口。手术进入呼吸道、消化道、泌尿生殖道及口咽部位，但不伴有明显污染。③污染切口。手术进入急性炎症但未化脓区域；开放性创伤手术；胃肠道、尿路、胆道内容物及体液有大量溢出污染；术中有明显污染（如开胸心脏按压）。④感染切口。有失活组织的陈旧创伤手术；已有临床感染或脏器穿孔的手术。

（2）外科手术预防用药基本原则：根据手术野有否污染或污染可能，决定是否预防用抗菌药物。①清洁手术：手术野为人体无菌部位，局部无炎症、无损伤，也不涉及呼吸道、消化道、泌尿生殖道等人体与外界相通的器官。手术野无污染，通常不需预防用抗菌药物，仅在下列情况时可考虑预防用药，如手术范围大、时间长、污染机会增加；手术涉及重要脏器，一旦发生感染将造成严重后果者，如头颅手术、心脏手术、眼内手术等；异物置入手术，如人工心瓣膜置入、永久性心脏起搏器放置、人工关节置换等；高龄或免疫缺陷者等高危人群。②清洁-污染手术，上、下呼吸道和上、下消化道及泌尿生殖道手术，或经以上器官的手术，如经口咽部大手术、经阴道子宫切除术、经直肠前列腺手术，以及开放性骨折或创伤手术。由于手术部位存在大量人体寄殖菌群，手术时可能污染手术野引致感染，故此类手术需预防用抗菌药物。③污染手术。由于胃肠道、尿路、胆道体液大量溢出或开放性创伤未经扩创等已造成手术野严重污染的手术。此类手术需预防用抗菌药物。④术前已存在细菌性感染的手术，如腹腔脏器穿孔腹膜炎、脓肿切除术、气性坏疽截肢术等，属抗菌药物治疗性应用，不属预防应用范畴。

（3）外科预防用抗菌药物的选择：抗菌药物的选择视预防目的而定。为预防术后切口感染，应针对金黄色葡萄球菌选用药物。预防手术部位感染或全身性感染，则需依据手术野污染或可能的污染菌种类选用，如结肠或直肠手术前应选用对大肠埃希菌和脆弱拟杆菌有效的抗菌药物。选用的抗菌药物必须是疗效肯定、安全、使用方便及价格相对较低的品种。

《卫生部办公厅关于抗菌药物临床应用管理有关问题的通知（卫办医政发〔2009〕38号）》中规定了常见手术预防用抗菌药物（表3-1）。

（4）外科预防用抗菌药物的给药方法：接受清洁手术者，在术前0.5～2h给药，或麻醉开始时给药，使手术切口暴露时局部组织中已达到足以杀灭手术过程中入侵切口细菌的药物浓度。如果手术时间超过3h，或失血量＞1500ml，手术中可给予第2剂。抗菌药物的有效覆盖时间应包括整个手术过程和手术结束后4h，总的预防用药时间不超过24h，个别情况可延长至48h。手术时间较短（＜2h）的清洁手术，术前用药1次即可。清洁-污染手术预防用药时间亦为24h，必要时延长至48h。污染手术可依据患者情况适当延长。对手术前已形成感染者，抗菌药物使用时间应按治疗性应用而定。

表 3-1　常见手术预防用抗菌药物

手术名称	抗菌药物选择
颅脑手术	第一、二代头孢菌素；头孢曲松
颈部外科（含甲状腺）手术	第一代头孢菌素
经口咽部黏膜切口的大手术	第一代头孢菌素，可加用甲硝唑
乳腺手术	第一代头孢菌素
周围血管外科手术	第一、二代头孢菌素
腹外疝手术	第一代头孢菌素
胃十二指肠手术	第一、二代头孢菌素
阑尾手术	第二代头孢菌素或头孢噻肟；可加用甲硝唑
结、直肠手术	第二代头孢菌素或头孢曲松或头孢噻肟；可加用甲硝唑
肝胆系统手术	第二代头孢菌素，有反复感染史者可选头孢曲松或头孢哌酮或头孢哌酮/舒巴坦
胸外科手术（食管、肺）	第一、二代头孢菌素，头孢曲松
心脏大血管手术	第一、二代头孢菌素
泌尿外科手术	第一、二代头孢菌素，环丙沙星
一般骨科手术	第一代头孢菌素
应用人工置入物的骨科手术（骨折内固定术、脊柱融合术、关节置换术）	第一、二代头孢菌素，头孢曲松
妇科手术	第一、二代头孢菌素或头孢曲松或头孢噻肟；涉及阴道时可加用甲硝唑
剖宫产	第一代头孢菌素（结扎脐带后给药）

①Ⅰ类切口手术常用预防抗菌药物为头孢唑啉或头孢拉定。②Ⅰ类切口手术常用预防抗菌药物单次使用剂量，头孢唑啉 1～2g；头孢拉定 1～2g；头孢呋辛 1.5g；头孢曲松 1～2g；甲硝唑 0.5g。③对 β-内酰胺类抗菌药物过敏者，可选用克林霉素预防葡萄球菌、链球菌感染，可选用氨曲南预防革兰阴性杆菌感染。必要时可联合使用。④耐甲氧西林葡萄球菌检出率高的医疗机构，如进行人工材料置入手术（如人工心脏瓣膜置换、永久性心脏起搏器置入、人工关节置换等），也可选用万古霉素或去甲万古霉素预防感染

（三）抗菌药物在特殊病理、生理状况患者中应用的基本原则

1. 肾功能减退患者抗菌药物的应用

（1）基本原则：许多抗菌药物在人体内主要经肾排出，而某些抗菌药物具有肾毒性，肾功能减退的感染患者应用抗菌药物的原则如下。①尽量避免使用肾毒性抗菌药物，确有应用指征时，必须调整给药方案；②根据感染的严重程度、病原菌种类及药敏试验结果等选用无肾毒性或肾毒性低的抗菌药物；③根据患者肾功能减退程度以及抗菌药物在人体内排出途径调整给药剂量及方法。

（2）抗菌药物的选用及给药方案调整：根据抗菌药物体内过程特点及其肾毒性，肾功能减退时抗菌药物的选用有以下几种情况（表 3-2）。①主要由肝胆系统排泄或由肝代谢，或经肾和肝胆系统同时排出的抗菌药物用于肾功能减退者，维持原治疗量或剂量略减。②主要经肾排泄，药物本身并无肾毒性，或仅有轻度肾毒性的抗菌药物，肾功能减退者可应用，但剂量需适当调整。③肾毒性抗菌药物避免用于肾功能减退者，如确有指征使用该类药物时，需进行血药浓度监测，据以调整给药方案，达到个体化给药；也可按照肾功能减退程度（以内生肌酐清除率为准）减量给药，疗程中需严密监测患者肾功能。

如肾功能不全患者使用左氧氟沙星时，其剂量调整方法见表 3-3。

2. 肝功能减退患者抗菌药物的应用　肝功能减退时抗菌药物的选用及剂量调整需要考虑肝功能减退对该类药物体内过程的影响程度以及肝功能减退时该类药物及其代谢物发生毒性反应的可能性。由于药物在肝代谢过程复杂，不少药物的体内代谢过程尚未完全阐明，根据现有资料，肝功能减退时抗菌药物的应用有以下几种情况（表 3-4）。

（1）主要由肝清除的药物：肝功能减退时清除明显减少，但并无明显毒性反应发生，肝病时仍可正常应用，但需谨慎，必要时减量给药，治疗过程中需严密监测肝功能。红霉素等大环内酯类（不包括酯化物）、林可霉素、克林霉素属此类。

表 3-2　肾功能减退感染患者抗菌药物的应用

抗菌药物					肾功能减退时的应用
红霉素、阿奇霉素等大环内酯类 利福平 克林霉素 多西环素	氨苄西林 阿莫西林 哌拉西林 美洛西林 苯唑西林	头孢哌酮 头孢曲松 头孢噻肟 头孢哌酮/舒巴坦	氨苄西林/舒巴坦 阿莫西林/克拉维酸 替卡西林/克拉维酸 哌拉西林/三唑巴坦	氯霉素 两性霉素 B 异烟肼 甲硝唑 伊曲康唑口服液	可应用，按原治疗量或略减量
青霉素 羧苄西林 阿洛西林 头孢唑啉 头孢噻吩	头孢氨苄 头孢拉定 头孢呋辛 头孢西丁 头孢他啶	头孢唑肟 头孢吡肟 氨曲南 亚胺培南/西司他丁 美罗培南	氧氟沙星 左氧氟沙星 加替沙星 环丙沙星	磺胺甲噁唑 甲氧苄啶 氟康唑 吡嗪酰胺	可应用，治疗量需减少
庆大霉素 妥布霉素 奈替米星 阿米卡星 卡那霉素 链霉素	万古霉素 去甲万古霉素 替考拉宁 氟胞嘧啶 伊曲康唑静脉注射剂			避免使用，确有指征应用者调整给药方案*	
四环素 土霉素	呋喃妥英 萘啶酸	特比萘芬			不宜选用

* 需进行血药浓度监测，或按内生肌酐清除率（也可自血肌酐值计算获得）调整给药剂量或给药间期

表 3-3　左氧氟沙星在肾功能不全患者中的剂量调整

肾功能正常患者中每 24 小时的剂量	肌酐清除率 20～49ml/min	肌酐清除率 10～19ml/min	血液透析或持续性非卧床腹膜透析（CAPD）
750mg	每 48 小时 750mg	第1 次给药 750mg，此后每 48 小时 500mg	第1 次给药 750mg，此后每 48 小时 500mg
500mg	首剂 500mg，此后每 24 小时 250mg	第1 次给药 500mg，此后每 48 小时 250mg	第1 次给药 500mg，此后每 48 小时 250mg
250mg	无须剂量调整	每48 小时 250mg。对于单纯性 UTI 治疗，无须剂量调整	无剂量调整信息

（2）药物主要经肝或有相当量经肝清除或代谢：肝功能减退时清除减少，并可导致毒性反应的发生，肝功能减退患者应避免使用此类药物，氯霉素、利福平、红霉素酯化物等属此类。

（3）药物经肝、肾两途径清除：肝功能减退者药物清除减少，血药浓度升高，同时有肾功能减退的患者血药浓度升高尤为明显，但药物本身的毒性不大。严重肝病患者，尤其肝、肾功能同时减退的患者在使用此类药物时需减量应用。经肾、肝两途径排出的青霉素类、头孢菌素类均属此种情况。

（4）药物主要由肾排泄：肝功能减退者不需调整剂量。氨基糖苷类抗生素属此类。

3. 老年患者抗菌药物的应用　由于老年人组织器官呈生理性退行性变，免疫功能也见减退，一旦罹患感染，在应用抗菌药物时需注意以下事项。

（1）老年人肾功能呈生理性减退，按一般常用量接受主要经肾排出的抗菌药物时，由于药物自肾排出减少，导致在体内积蓄，血药浓度增高，容易有药物不良反应的发生。因此，老年患者尤其是高龄患者接受主要自肾排出的抗菌药物时，应按轻度肾功能减退情况减量给药，可用正常治疗量的 1/2～2/3。青霉素类、头孢菌素类和其他β-内酰胺类的

表 3-4　肝功能减退感染患者抗菌药物的应用

抗菌药物				肝功能减退时的应用
青霉素 头孢唑啉 头孢他啶	庆大霉素 妥布霉素 阿米卡星等氨基糖苷类	万古霉素 去甲万古霉素 多黏菌素	氧氟沙星 左氧氟沙星 环丙沙星 诺氟沙星	按原治疗量应用
哌拉西林 阿洛西林 美洛西林 羧苄西林	头孢噻吩 头孢噻肟 头孢曲松 头孢哌酮	红霉素 克林霉素	甲硝唑 氟罗沙星 氟胞嘧啶 伊曲康唑	严重肝病时减量慎用
林可霉素	培氟沙星	异烟肼*		肝病时减量慎用
红霉素酯化物 四环素类 氯霉素 利福平	两性霉素 B 酮康唑 咪康唑 特比萘芬	磺胺药		肝病时避免应用

* 活动性肝病时避免应用

大多数品种即属此类情况。

(2)老年患者宜选用毒性低并具杀菌作用的抗菌药物，青霉素类、头孢菌素类等 β-内酰胺类为常用药物，毒性大的氨基糖苷类、万古霉素、去甲万古霉素等药物应尽可能避免应用，有明确应用指征时在严密观察下慎用，同时应进行血药浓度监测，据此调整剂量，使给药方案个体化，以达到用药安全、有效的目的。

4. *新生儿患者抗菌药物的应用*　新生儿期一些重要器官尚未完全发育成熟，在此期间其生长发育随日龄增加而迅速变化，因此新生儿感染使用抗菌药物时需注意以下事项。

(1)新生儿期肝、肾均未发育成熟，肝酶的分泌不足或缺乏，肾清除功能较差，因此，新生儿感染时应避免应用毒性大的抗菌药物，包括主要经肾排泄的氨基糖苷类、万古霉素、去甲万古霉素等，以及主要经肝代谢的氯霉素。确有应用指征时，必须进行血药浓度监测，据此调整给药方案，个体化给药，以确保治疗安全有效。不能进行血药浓度监测者，不可选用上述药物。

(2)新生儿期避免应用或禁用可能发生严重不良反应的抗菌药物(表 3-5)。可影响新生儿生长发育的四环素类、喹诺酮类禁用，可导致脑性核黄疸及溶血性贫血的磺胺类药和呋喃类药避免应用。

(3)新生儿期由于肾功能尚不完善，主要经肾排出的青霉素类、头孢菌素类等 β-内酰胺类药物需减量应用，以防止药物在体内蓄积导致严重中枢神经系统毒性反应的发生。

(4)新生儿的体重和组织器官日益成熟，抗菌药物在新生儿的药动学亦随日龄增长而变化，因此，使用抗菌药物时应按日龄调整给药方案。

表 3-5　新生儿应用抗菌药物后可能发生的不良反应

抗菌药物	不良反应	发生机制
氯霉素	灰婴综合征	肝酶不足，氯霉素与其结合减少，肾排泄功能差，使血游离氯霉素浓度升高
磺胺药	脑性核黄疸	磺胺药替代胆红素与蛋白的结合位置
喹诺酮类	软骨损害(动物)	不明
四环素类	牙及骨骼发育不良，牙黄染	药物与钙络合沉积在牙和骨骼中
氨基糖苷类	肾、耳毒性	肾清除能力差，药物浓度个体差异大，致血药浓度升高
万古霉素	肾、耳毒性	同氨基糖苷类
磺胺药及呋喃类	溶血性贫血	新生儿红细胞中缺乏葡萄糖-6-磷酸脱氢酶

5. 小儿患者抗菌药物的应用　小儿患者在应用抗菌药物时应注意以下几点。

(1)氨基糖苷类抗生素:该类药物有明显耳、肾毒性,小儿患者应尽量避免应用。临床有明确应用指征且又无其他毒性低的抗菌药物可供选用时,方可选用该类药物,并在治疗过程中严密观察不良反应。有条件者应进行血药浓度监测,根据其结果个体化给药。

(2)万古霉素和去甲万古霉素:该类药也有一定肾、耳毒性,小儿患者仅在有明确指征时方可选用。在治疗过程中应严密观察不良反应,并应进行血药浓度监测,个体化给药。

(3)四环素类抗生素:可导致牙黄染及牙釉质发育不良。不可用于8岁以下小儿。

(4)喹诺酮类抗菌药:由于对骨骼发育可能产生的不良影响,该类药物避免用于18岁以下未成年人。

6. 妊娠期和哺乳期患者抗菌药物的应用

(1)妊娠期患者抗菌药物的应用:妊娠期抗菌药物的应用需考虑药物对母体和胎儿2方面的影响。①对胎儿有致畸或明显毒性作用者,如四环素类、喹诺酮类等,妊娠期避免应用。②对母体和胎儿均有毒性作用者,如氨基糖苷类、万古霉素、去甲万古霉素等,妊娠期避免应用;确有应用指征时,须在血药浓度监测下使用,以保证用药安全有效。③药毒性低,对胎儿及母体均无明显影响,也无致畸作用者,妊娠期感染时可选用。青霉素类、头孢菌素类等β-内酰胺类和磷霉素等均属此种情况。

美国食品药品管理局(FDA)按照药物在妊娠期应用时的危险性分为A、B、C、D类及X类,可供药物选用时参考(表3-6)。

表3-6　抗微生物药在妊娠期应用时的危险性分类

FDA分类	抗微生物药			
A. 在孕妇中研究证实无危险性				
B. 动物中研究无危险性,但人类研究资料不充分,或对动物有毒性,但人类研究无危险性	青霉素类 头孢菌素类 青霉素类+β-内酰胺酶抑制剂 氨曲南 美罗培南 厄他培南	红霉素 阿奇霉素 克林霉素 磷霉素	两性霉素B 特比萘芬 利福布汀 乙胺丁醇	甲硝唑 呋喃妥因
C. 动物研究显示毒性,人体研究资料不充分,但用药时可能患者的受益大于危险性	亚胺培南/西司他丁 氯霉素 克拉霉素 万古霉素	氟康唑 伊曲康唑 酮康唑 氟胞嘧啶	磺胺药/甲氧苄啶 氟喹诺酮类 利奈唑胺	乙胺嘧啶 利福平 异烟肼 吡嗪酰胺
D. 已证实对人类有危险性,但仍可能受益多	氨基糖苷类	四环素类		
X. 对人类致畸,危险性大于受益	奎宁	乙硫异烟胺	利巴韦林	

①妊娠期感染时用药可参考表中分类,以及用药后患者的受益程度及可能的风险,充分权衡后决定。A类,妊娠期患者可安全使用;B类,有明确指征时慎用;C类,在确有应用指征时,充分权衡利弊决定是否选用;D类,避免应用,但在确有应用指征、且患者受益大于可能的风险时严密观察下慎用;X类,禁用。②妊娠期患者接受氨基糖苷类、万古霉素、去甲万古霉素、氯霉素、磺胺药、氟胞嘧啶时必须进行血药浓度监测,据以调整给药方案

(2)哺乳期患者抗菌药物的应用:哺乳期患者接受抗菌药物后,药物可自乳汁分泌,通常母乳中药物含量不高,不超过哺乳期患者每日用药量的1%;少数药物乳汁中分泌量较高,如氟喹诺酮类、四环素类、大环内酯类、氯霉素、磺胺甲噁唑、甲氧苄啶、甲硝唑等。青霉素类、头孢菌素类等β-内酰胺类和氨基糖苷类等在乳汁中含量低。然而无论乳汁中药物浓度如何,均存在对乳儿潜在的影响,并可能出现不良反应,如氨基糖苷类抗生素可导致乳儿听力减退,氯霉素可致乳儿骨髓抑制,磺胺甲噁唑等可致核黄疸、溶血性贫血,四环素类可致乳齿黄染,青霉素类可致过敏反应等。因此,治疗哺

乳期患者时应避免选用氨基糖苷类、喹诺酮类、四环素类、氯霉素、磺胺药等。哺乳期患者应用任何抗菌药物时，均宜暂停哺乳。

二、抗菌药物调剂管理

《抗菌药物临床应用管理办法》中对抗菌药物的调剂管理有相应规定。

（一）药师抗菌药物调剂资格的取得

药师经培训并考核合格后，方可获得抗菌药物调剂资格。二级以上医院应当定期对药师进行抗菌药物临床应用知识和规范化管理的培训；其他医疗机构从事处方调剂工作的药师，由县级以上地方卫生行政部门组织相关培训、考核。经考核合格的，授予相应的抗菌药物调剂资格。

抗菌药物临床应用知识和规范化管理培训和考核内容应当包括以下内容：①《药品管理法》《执业医师法》《抗菌药物临床应用管理办法》《处方管理办法》《医疗机构药事管理规定》《抗菌药物临床应用指导原则》《国家基本药物处方集》《国家处方集》和《医院处方点评管理规范（试行）》等相关法律、法规、规章和规范性文件；②抗菌药物临床应用及管理制度；③常用抗菌药物的药理学特点与注意事项；④常见细菌的耐药趋势与控制方法；⑤抗菌药物不良反应的防治。

（二）药师抗菌药物调剂资格的取消与恢复

药师未按照规定审核抗菌药物处方与用药医嘱，造成严重后果的，或者发现处方不适宜、超常处方等情况未进行干预且无正当理由的，医疗机构应当取消其药物调剂资格。

药师药物调剂资格取消后，在6个月内不得恢复其药物调剂资格。

三、抗菌药物临床应用管理

《抗菌药物临床应用管理办法》中对抗菌药物的临床应用管理有相应规定。

（一）明确责任人，设立管理机构并明确职责，充分发挥感染性疾病专业医师、临床药师和临床微生物室的作用

1. 医疗机构主要负责人是本机构抗菌药物临床应用管理的第一责任人。

2. 二级以上的医院、妇幼保健院及专科疾病防治机构应当在药事管理与药物治疗学委员会下设立抗菌药物管理工作组。抗菌药物管理工作组由医务、药学、感染性疾病、临床微生物、护理、医院感染管理等部门负责人和具有相关专业高级技术职务任职资格的人员组成，医务、药学等部门共同负责日常管理工作。其他医疗机构设立抗菌药物管理工作小组或者指定专（兼）职人员，负责具体管理工作。

医疗机构抗菌药物管理工作机构或者专（兼）职人员的主要职责是：①贯彻执行抗菌药物管理相关的法律、法规、规章，制定本机构抗菌药物管理制度并组织实施；②审议本机构抗菌药物供应目录，制定抗菌药物临床应用相关技术性文件，并组织实施；③对本机构抗菌药物临床应用与细菌耐药情况进行监测，定期分析、评估、上报监测数据并发布相关信息，提出干预和改进措施；④对医务人员进行抗菌药物管理相关法律、法规、规章制度和技术规范培训，组织对患者合理使用抗菌药物的宣传教育。

3. 二级以上医院应当设置感染性疾病科，配备感染性疾病专业医师。感染性疾病科和感染性疾病专业医师负责对本机构各临床科室抗菌药物临床应用进行技术指导，参与抗菌药物临床应用管理工作。

二级以上医院应当配备抗菌药物等相关专业的临床药师。临床药师负责对本机构抗菌药物临床应用提供技术支持，指导患者合理使用抗菌药物，参与抗菌药物临床应用管理工作。

二级以上医院应当根据实际需要，建立符合实验室生物安全要求的临床微生物室。临床微生物室开展微生物培养、分离、鉴定和药物敏感试验等工作，提供病原学诊断和细菌耐药技术支持，参与抗菌药物临床应用管理工作。

（二）严格控制抗菌药物供应目录的品种数量，建立抗菌药物遴选和定期评估制度

1. 关于菌药物供应目录的品种数量　《关于进一步开展全国抗菌药物临床应用专项整治活动的通知》（卫办医政发〔2013〕37号）中的《2013年抗菌药物临床应用专项整治活动方案》（以下简称“《2013年抗菌药物临床应用专项整治活动方案》”）中规定：三级综合医院抗菌药物品种原则上不超过50种，二级综合医院抗菌药物品种原则上不超过35种；口腔医院抗菌药物品种原则上不超过35种，肿瘤医院抗菌药物品种原则上不超过35种，儿童医院抗菌药物品种原则上不超过50种，精神病医院抗菌药物品种原则上不超过10种，妇产医院（含妇幼保健院）抗菌药物品种原则上不超过40种。

同一通用名称注射剂型和口服剂型各不超过2种，具有相似或者相同药理学特征的抗菌药物不得重复采购。头霉素类抗菌药物不超过2个品规；第三代及第四代头孢菌素（含复方制剂）类抗菌药物口服剂型不超过5个品规，注射剂型不超过8个品规；碳青霉烯类抗菌药物注射剂型不超过3个品规；氟喹诺酮类抗菌药物口服剂型和注射剂型各不超过4个品规；深部抗真菌类抗菌药物不超过5个品种。

《抗菌药物临床应用管理办法》规定：因特殊治疗需要，医疗机构需使用本机构抗菌药物供应目录以外抗菌药物的，可以启动临时采购程序。临时采购应当由临床科室提出申请，说明申请购入抗菌药物名称、剂型、规格、数量、使用对象和使用理由，经本机构抗菌药物管理工作组审核同意后，由药学部门临时一次性购入使用。严格控制临时采购抗菌药物品种和数量，同一通用名抗菌药物品种启动临时采购程序原则上每年不得超过5例次。如果超过5例次，应当讨论是否列入本机构抗菌药物供应目录。调整后的抗菌药物供应目录总品种数不得增加。

2. 关于建立抗菌药物遴选和定期评估制度

医疗机构遴选和新引进抗菌药物品种，应当由临床科室提交申请报告，经药学部门提出意见后，由抗菌药物管理工作组审议。

抗菌药物管理工作组2/3以上成员审议同意，并经药事管理与药物治疗学委员会2/3以上委员审核同意后方可列入采购供应目录。

抗菌药物品种或者品规存在安全隐患、疗效不确定、耐药率高、性价比差或者违规使用等情况的，临床科室、药学部门、抗菌药物管理工作组可以提出清退或者更换意见。清退意见经抗菌药物管理工作组1/2以上成员同意后执行，并报药事管理与药物治疗学委员会备案；更换意见经药事管理与药物治疗学委员会讨论通过后执行。

清退或者更换的抗菌药物品种或者品规原则上12个月内不得重新进入本机构抗菌药物供应目录。

（三）抗菌药物临床应用实行分级管理

根据抗菌药物的安全性、疗效、细菌耐药性、价格等因素，将抗菌药物分为三级：非限制使用级、限制使用级与特殊使用级。具体划分标准如下。

1. 非限制使用级抗菌药物是指经长期临床应用证明安全、有效，对细菌耐药性影响较小，价格相对较低的抗菌药物。

2. 限制使用级抗菌药物是指经长期临床应用证明安全、有效，对细菌耐药性影响较大，或者价格相对较高的抗菌药物。

3. 特殊使用级抗菌药物是指具有以下情形之一的抗菌药物：①具有明显或者严重不良反应，不宜随意使用的抗菌药物；②需要严格控制使用，避免细菌过快产生耐药的抗菌药物；③疗效、安全性方面的临床资料较少的抗菌药物；④价格昂贵的抗菌药物。

抗菌药物分级管理目录由各省级卫生行政部门制定，报国家卫生和计划生育委员会（原国家卫生部）备案。

《卫生部办公厅关于抗菌药物临床应用管理有关问题的通知》（卫办医政发〔2009〕38号）中要求，以下药物作为“特殊使用”类别管理：①第四代头孢菌素，头孢吡肟、头孢匹罗、头孢噻利等；②碳青霉烯类抗菌药物，亚胺培南/西司他丁、美罗培南、帕尼培南/倍他米隆、比阿培南等；③多肽类与其他抗菌药物，万古霉素、去甲万古霉素、替考拉宁、利奈唑胺等；④抗真菌药物，卡泊芬净，米卡芬净，伊曲康唑（口服液、注射剂），伏立康唑（口服剂、注射剂），两性霉素B含脂制剂等。

（四）严格管理医师抗菌药物处方权与特殊使用级抗菌药物使用

二级以上医院应当定期对医师进行抗菌药物临床应用知识和规范化管理的培训。医师经本机构培训并考核合格后，方可获得相应的处方权。其他医疗机构依法享有处方权的医师、乡村医师，由县级以上地方卫生行政部门组织相关培训、考核。经考核合格的，授予相应的抗菌药物处方权。抗菌药物临床应用知识和规范化管理培训和考核内容见本节“二、抗菌药物调剂管理”中“药师抗菌药物调剂资格的取得”。

具有高级专业技术职务任职资格的医师，可授予特殊使用级抗菌药物处方权；具有中级以上专业技术职务任职资格的医师，可授予限制使用级抗菌药物处方权；具有初级专业技术职务任职资格的医师，在乡、民族乡、镇、村的医疗机构独立从事一般执业活动的执业助理医师及乡村医师，可授予非限制使用级抗菌药物处方权。

医疗机构应当对出现抗菌药物超常处方3次以上且无正当理由的医师提出警告，限制其特殊使用级和限制使用级抗菌药物处方权。医师出现下列情形之一的，医疗机构应当取消其处方权：①抗菌药物考核不合格的;②限制处方权后,仍出现超常处方且无正当理由的;③未按照规定开具抗菌药物处方,造成严重后果的;④未按照规定使用抗菌药物,造成严重后果的;⑤开具抗菌药物处方牟取不正当利益的。医师处方权取消后,在6个月内不得恢复。

严格控制特殊使用级抗菌药物使用。特殊使用级抗菌药物不得在门诊使用。临床应用特殊使用级抗菌药物应当严格掌握用药指征,经抗菌药物管理工作组指定的专业技术人员会诊同意后,由具有相应处方权医师开具处方。特殊使用级抗菌药物会诊人员由具有抗菌药物临床应用经验的感染性疾病科、呼吸科、重症医学科、微生物检验科、药学部门等具有高级专业技术职务任职资格的医师、药师或具有高级专业技术职务任职资格的抗菌药物专业临床药师担任。因抢救生命垂危的患者等紧急情况,医师可以越级使用抗菌药物。越级使用抗菌药物应当详细记录用药指征,并应当于24h内补办越级使用抗菌药物的必要手续。

(五)加大抗菌药物临床应用相关指标控制力度

《2013年抗菌药物临床应用专项整治活动方案》中,对各类医院住院患者抗菌药物使用率、门诊和急诊患者抗菌药物处方比例、抗菌药物使用强度控制指标有相应规定,具体见表3-7。

表3-7 各类医院住院患者抗菌药物使用率、门诊和急诊患者抗菌药物处方比例、抗菌药物使用强度控制指标

医院类别	住院患者抗菌药物使用率	门诊患者抗菌药物处方比例	急诊患者抗菌药物处方比例不超过	抗菌药物使用强度
综合医院	不超过60%	不超过20%	不超过40%	力争控制在每百人天40DDDs以下
口腔医院	不超过70%	不超过20%	不超过40%	力争控制在每百人天40DDDs以下
肿瘤医院	不超过40%	不超过10%	不超过10%	力争控制在每百人天30DDDs以下
儿童医院	不超过60%	不超过25%	不超过50%	力争控制在每百人天20DDDs以下
精神病医院	不超过5%	不超过5%	不超过10%	力争控制在每百人天5DDDs以下
妇产医院(含妇幼保健院)	不超过60%	不超过20%	不超过20%	力争控制在每百人天30DDDs以下

(六)严格控制Ⅰ类切口手术预防用药

《2013年抗菌药物临床应用专项整治活动方案》中规定,Ⅰ类切口手术患者预防使用抗菌药物比例不超过30%,原则上不联合预防使用抗菌药物。其中,腹股沟疝修补术(包括补片修补术)、甲状腺疾病手术、乳腺疾病手术、关节镜检查手术、颈动脉内膜剥脱手术、颅骨肿物切除手术和经血管途径介入诊断手术患者原则上不预防使用抗菌药物;Ⅰ类切口手术患者预防使用抗菌药物时间原则上不超过24h。

(七)加强临床微生物标本检测并建立细菌耐药预警机制

临床微生物标本检测结果未出具前,可以根据当地和本机构细菌耐药监测情况经验选用抗菌药物,临床微生物标本检测结果出具后根据检测结果进行相应调整。

《2013年抗菌药物临床应用专项整治活动方案》中规定,接受抗菌药物治疗的住院患者抗菌药物使用前微生物检验样本送检率不低于30%;接受限制使用级抗菌药物治疗的住院患者抗菌药物使用前微生物检验样本送检率不低于50%;接受特殊使用级抗菌药物治疗的住院患者抗菌药物使用前微生物送检率不低于80%。

根据细菌耐药监测工作,建立细菌耐药预警机制,并采取下列相应措施:①主要目标细菌耐药率超过30%的抗菌药物,应当及时将预警信息通报本机构医务人员;②主要目标细菌耐药率超过40%的抗菌药物,应当慎重经验用药;③主要目标细菌耐药率超过50%的抗菌药物,应当参照药敏试验结果选用;④主要目标细菌耐药率超过75%的抗菌药物,应当暂停针对此目标细菌的临床应用,根据追踪细菌耐药监测结果,再决定是否恢复临床应用。

(八)建立本机构抗菌药物临床应用情况排名、内部公示和报告制度

对临床科室和医务人员抗菌药物使用量、使用率和使用强度等情况进行排名并予以内部公示;对排名后位或者发现严重问题的医师进行批评教育,情况严重的予以通报。按照要求对临床科室和医务人员抗菌药物临床应用情况进行汇总,并向核发其《医疗机构执业许可证》的卫生行政部门报告。非限制使用级抗菌药物临床应用情况,每年报告1次;限制使用级和特殊使用级抗菌药物临床应用情况,每6个月报告1次。

(九)充分利用信息化手段促进抗菌药物合理应用

如利用电子处方(医嘱)系统实现医师抗菌药物处方权限和药师抗菌药物处方调剂资格管理、控制抗菌药物使用的品种、时机和疗程等，实现抗菌药物临床应用全过程控制；开发利用电子处方点评系统加大抗菌药物处方点评工作力度，扩大处方点评范围和点评数量；开发相应统计功能软件实现抗菌药物临床应用动态监测、评估和预警。

(十)对以下抗菌药物临床应用异常情况开展调查，并根据不同情况作出处理

1. 使用量异常增长的抗菌药物。

2. 半年内使用量始终居于前列的抗菌药物。

3. 经常超适应证、超剂量使用的抗菌药物。

4. 企业违规销售的抗菌药物。

5. 频繁发生严重不良事件的抗菌药物。应当加强对抗菌药物生产、经营企业在本机构销售行为的管理，对存在不正当销售行为的企业，应当及时采取暂停进药、清退等措施。

四、抗菌药物的相关管理办法

抗菌药物的相关管理办法主要有以下几个。

1. 国家卫生和计划生育委员会(原国家卫生部)、国家中医药管理局和总后勤部卫生部于2004年8月19日联合发布的《关于施行<抗菌药物临床应用指导原则>的通知》(卫医发〔2004〕285号)。《抗菌药物临床应用指导原则》共分4部分，一是“抗菌药物临床应用的基本原则”；二是“抗菌药物临床应用的管理”；三是“各类抗菌药物的适应证和注意事项”；四是“各类细菌性感染的治疗原则及病原治疗”。其中抗菌药物临床应用的基本原则在临床治疗中必须遵循，其他3个部分供临床医师参考。

2. 国家卫生和计划生育委员会(原国家卫生部)办公厅于2009年3月23日下发的《关于抗菌药物临床应用管理有关问题的通知》(卫办医政发〔2009〕38号)。主要有4项内容：①以严格控制Ⅰ类切口手术预防用药为重点，进一步加强围术期抗菌药物预防性应用的管理，改变过度依赖抗菌药物预防手术感染的状况，附《常见手术预防用抗菌药物表》。②严格控制氟喹诺酮类药物临床应用，规定氟喹诺酮类药物的经验性治疗用于肠道感染、社区获得性呼吸道感染和社区获得性泌尿系统感染，其他感染性疾病治疗要在病情和条件许可的情况下，逐步实现参照致病菌药敏试验结果或本地区细菌耐药监测结果选用该类药物，并严格控制氟喹诺酮类药物作为外科围手术期预防用药。对已有严重不良反应报告的氟喹诺酮类药物要慎重遴选，使用中密切关注安全性问题。③严格执行抗菌药物分级管理制度，规定第四代头孢菌素、碳青霉烯类抗菌药物、多肽类与利奈唑胺、抗真菌药物(卡泊芬净、米卡芬净、伊曲康唑、伏立康唑、两性霉素B含脂制剂等)作为特殊使用级抗菌药。④加强临床微生物检测与细菌耐药监测工作，建立抗菌药物临床应用预警机制。

3. 国家卫生和计划生育委员会(原国家卫生部)于2012年4月24日发布的《抗菌药物临床应用管理办法》，分总则、组织机构和职责、抗菌药物临床应用管理、监督管理、法律责任、附则共6章59条，自2012年8月1日起施行。

4. 国家卫生和计划生育委员会(原国家卫生部)于2013年5月6日发布的《关于进一步开展全国抗菌药物临床应用专项整治活动的通知》(卫办医政发[2013]37号)。重点内容共15项：明确抗菌药物临床应用管理责任制；开展抗菌药物临床应用基本情况调查；建立完善抗菌药物临床应用技术支撑体系；严格落实抗菌药物分级管理制度；建立抗菌药物遴选和定期评估制度，加强抗菌药物购用管理；加大抗菌药物临床应用相关指标控制力度；定期开展抗菌药物临床应用监测与评估；加强临床微生物标本检测和细菌耐药监测；严格医师抗菌药物处方权限和药师抗菌药物调剂资格管理；落实抗菌药物处方点评制度；建立完善省级抗菌药物临床应用和细菌耐药监测网；充分利用信息化手段加强抗菌药物临床应用管理；建立抗菌药物临床应用情况通报和诫勉谈话制度；完善抗菌药物管理奖惩制度，严肃查处抗菌药物不合理使用情况；加大总结宣传力度，营造抗菌药物合理使用氛围。

(卢海儒)

第三节　特殊药品的管理

一、国际管制药品

受国际管制的物质，包括麻醉药品、精神药物和经常用于非法制造麻醉药品和精神药物的物质。

(一)国际毒品管制公约

《1961年麻醉品单一公约》的主要目的是在联

合国的框架内，重组国际毒品管制制度，并扩大现行管制范围，使其包括用于麻醉药品的植物材料。修正《1961 年麻醉品单一公约》的《1972 年议定书》进一步加强对非法生产、使用和经销麻醉品的管制。经《1972 年议定书》修正的《1961 年麻醉品单一公约》有别于之前公约之处在于它包含国际社会就吸毒治疗和康复作出的国际承诺。

《1971 年精神药物公约》扩大了国际毒品管制范围，使其包括一些易被滥用的合成精神药物，即兴奋剂、抑制剂和致幻剂。经《1972 年议定书》修正的《1961 年公约》和《1971 年公约》均呼吁采取协调统一行动，实施行之有效的措施来防止转移和滥用麻醉药品和精神药物。

1988 年《联合国禁止非法贩运麻醉药品和精神药物公约》是对其他两项公约的补充，它探讨了非法贩运受国际管制的药物问题。其主要目标是改进国际执法合作，以及协调和加强国内刑事立法。《1988 年公约》包含关于洗钱、冻结金融和商业记录、引渡贩毒分子、移交刑事诉讼、司法协助和监测经常用于非法制造毒品的化学品的规定。

(二)国际毒品管制的分担责任

为解决全球毒品问题开展国际合作的基础是分担责任原则，相互承诺实现共同目标以及承诺采取互补性政策和联合行动。绝大多数国家已制定并加入了 3 项国际毒品管制公约，这些公约构成国际毒品管制制度，而该制度是建立在分担责任原则基础上的。这些公约是现有的最佳工具，可用于解决全球毒品问题并保护人类免遭吸毒之害以及毒品贩运和非法种植与生产的影响。这些公约基于以下事实，即毒品可能跨国境和在各洲之间流动，从生产者流向贩运者，从一个社会流向另一个社会，以及从贩运流向滥用。各国政府在签署这些公约时一致认为需要对这一全球性问题采取全球性解决办法，并承诺履行各自根据这些公约负有的义务。

在分担责任原则背景下，所有各级政府、民间组织、地方社区和私营部门必须共同努力确保公民的健康和福祉不会遭受吸毒之害以及毒品贩运或非法种植和生产的影响，如毒品相关犯罪和暴力之害。麻醉药品管理局在这方面的建议包括：需要在减少供应和减少需求的努力之时保持微妙的平衡；有必要制定关于预防和治疗吸毒及重返社会的全面方案；必须在负责健康、教育、司法、经济发展和执法的各主管机关之间以及同民间组织和私营部门一道开展协调。

(三)国际毒品管制制度的运作

推动国际毒品管制条约的一致适用。麻醉药品管理局定期审查各国的毒品管制情况以及各国政府遵行国际毒品管制条约各项规定的总体情况。麻醉药品管理局的审查涉及毒品管制的各个方面，其中包括：国家毒品管制机构的运作情况，国家毒品管制立法和政策是否恰当，各国政府为打击贩毒和吸毒而采取的措施，以及各国政府履行条约规定的报告义务的情况。麻醉药品管理局受命每年发表 2 份报告(年度报告和麻醉药品管理局关于《1988 年公约》第 12 条执行情况的报告)，此外还根据各项国际毒品管制条约缔约方按义务提交的信息发表技术报告。这些出版物向各政府提供关于国际管制药物的需求、制造、贸易、消费、使用和储存的估计数和评估数的详细分析。各政府有义务每年及时向麻醉药品管理局提交统计报告，提供各项国际毒品管制公约要求提供的信息。麻醉药品管理局借助各政府提供的统计数据，得以总体了解毒品管制系统的运作情况。这反过来也有助于满足人们对可能发生转移和非法使用相关物质的关切。

二、麻醉药品和精神药品的管理

(一)麻醉药品和精神药品的定义

1. 麻醉药品的定义　麻醉药品(narcotic drugs)一般是指具有依赖性潜力的药品。连续使用、滥用或不合理使用易产生身体依赖性和精神依赖性，能成瘾癖的药物。麻醉药品包括：阿片类、可卡因类、大麻类、合成麻醉药类及国家卫生部指定的其他易成瘾癖的药品、药用原植物及其制剂。麻醉药品与医疗上用于全身或局部麻醉的麻醉药(如乙醚、氯仿或普鲁卡因、利多卡因等)不同，这些药品在药理上虽具有麻醉作用，但不具有依赖性潜力。

麻醉药品品种目录，见附 1。

2. 精神药品的定义　精神药品(psychotropic substances)一般是指直接作用于中枢神经系统，使之兴奋或抑制，连续使用能产生依赖性的药品。依据精神药品依赖性潜力和危害人体健康的程度，分为第一类和第二类。

麻醉药品品种目录，见附 2。

(二)麻醉药品和精神药品的管理

1. 麻醉药品和精神药品的种植、实验研究和生

产管理

（1）麻醉药品和精神药品药用原植物的种植管理

①种植管理：国家根据麻醉药品和精神药品的医疗、国家储备和企业生产所需原料的需要确定需求总量，对麻醉药品药用原植物的种植、麻醉药品和精神药品的生产实行总量控制。国务院药品监督管理部门根据麻醉药品和精神药品的需求总量制定年度生产计划。国务院药品监督管理部门和国务院农业主管部门根据麻醉药品年度生产计划，制定麻醉药品药用原植物年度种植计划。麻醉药品药用原植物种植企业应当根据年度种植计划，种植麻醉药品药用原植物。麻醉药品药用原植物种植企业应当向国务院药品监督管理部门和国务院农业主管部门定期报告种植情况。麻醉药品药用原植物种植企业由国务院药品监督管理部门和国务院农业主管部门共同确定，其他单位和个人不得种植麻醉药品药用原植物。

②法律责任：麻醉药品药用原植物种植企业违反本条例的规定，有下列情形之一的，由药品监督管理部门责令限期改正，给予警告；逾期不改正的，处 5 万元以上 10 万元以下的罚款；情节严重的，取消其种植资格。a. 未依照麻醉药品药用原植物年度种植计划进行种植的；b. 未依照规定报告种植情况的；c. 未依照规定储存麻醉药品的。

（2）麻醉药品和精神药品的实验研究管理：开展麻醉药品和精神药品实验研究活动应当具备下列条件，并经国务院药品监督管理部门批准。①以医疗、科学研究或者教学为目的；②有保证实验所需麻醉药品和精神药品安全的措施和管理制度；③单位及其工作人员 2 年内没有违反有关禁毒的法律、行政法规规定的行为。

麻醉药品和精神药品的实验研究单位申请相关药品批准证明文件，应当依照药品管理法的规定办理；需要转让研究成果的，应当经国务院药品监督管理部门批准。药品研究单位在普通药品的实验研究过程中，产生本条例规定的管制品种的，应当立即停止实验研究活动，并向国务院药品监督管理部门报告。国务院药品监督管理部门应当根据情况，及时作出是否同意其继续实验研究的决定。麻醉药品和第一类精神药品的临床试验，不得以健康人为受试对象。

药品研究单位在普通药品的实验研究和研制过程中，产生本条例规定管制的麻醉药品和精神药品，未依照本条例的规定报告的，由药品监督管理部门责令改正，给予警告，没收违法药品；拒不改正的，责令停止实验研究和研制活动。药物临床试验机构以健康人为麻醉药品和第一类精神药品临床试验的受试对象的，由药品监督管理部门责令停止违法行为，给予警告；情节严重的，取消其药物临床试验机构的资格；构成犯罪的，依法追究刑事责任。对受试对象造成损害的，药物临床试验机构依法承担治疗和赔偿责任。

（3）麻醉药品和精神药品的生产管理

①定点生产制度：国家对麻醉药品和精神药品实行定点生产制度。国务院药品监督管理部门应当根据麻醉药品和精神药品的需求总量，确定麻醉药品和精神药品定点生产企业的数量和布局，并根据年度需求总量对数量和布局进行调整、公布。

②定点企业的审批：麻醉药品和精神药品的定点生产企业应当具备下列条件。a. 有药品生产许可证；b. 有麻醉药品和精神药品实验研究批准文件；c. 有符合规定的麻醉药品和精神药品生产设施、储存条件和相应的安全管理设施；d. 有通过网络实施企业安全生产管理和向药品监督管理部门报告生产信息的能力；e. 有保证麻醉药品和精神药品安全生产的管理制度；f. 有与麻醉药品和精神药品安全生产要求相适应的管理水平和经营规模；g. 麻醉药品和精神药品生产管理、质量管理部门的人员应当熟悉麻醉药品和精神药品管理以及有关禁毒的法律、行政法规；h. 没有生产、销售假药、劣药或者违反有关禁毒的法律、行政法规规定的行为；i. 符合国务院药品监督管理部门公布的麻醉药品和精神药品定点生产企业数量和布局的要求。

③生产管理：从事麻醉药品、第一类精神药品生产以及第二类精神药品原料药生产的企业，应当经所在地省、自治区、直辖市人民政府药品监督管理部门初步审查，由国务院药品监督管理部门批准；从事第二类精神药品制剂生产的企业，应当经所在地省、自治区、直辖市人民政府药品监督管理部门批准。定点生产企业生产麻醉药品和精神药品，应当依照药品管理法的规定取得药品批准文号。国务院药品监督管理部门应当组织医学、药学、社会学、伦理学和禁毒等方面的专家成立专家组，由专家组对申请首次上市的麻醉药品和精神药品的社会危害性和被滥用的可能性进行评价，并提出是否批准的建议。未取得药品批准文号的，不得生产麻醉药品和精神药品。发生重大突发事件，定点生产企业无法正常生产或者不能保证供应麻醉

药品和精神药品时，国务院药品监督管理部门可以决定其他药品生产企业生产麻醉药品和精神药品。重大突发事件结束后，国务院药品监督管理部门应当及时决定前款规定的企业停止麻醉药品和精神药品的生产。定点生产企业应当严格按照麻醉药品和精神药品年度生产计划安排生产，并依照规定向所在地省、自治区、直辖市人民政府药品监督管理部门报告生产情况。定点生产企业应当依照本条例的规定，将麻醉药品和精神药品销售给具有麻醉药品和精神药品经营资格的企业或者依照本条例规定批准的其他单位。麻醉药品和精神药品的标签应当印有国务院药品监督管理部门规定的标志。

④法律责任：定点生产企业违反本条例的规定，有下列情形之一的，由药品监督管理部门责令限期改正，给予警告，并没收违法所得和违法销售的药品；逾期不改正的，责令停产，并处 5 万元以上 10 万元以下的罚款；情节严重的，取消其定点生产资格。a. 未按照麻醉药品和精神药品年度生产计划安排生产的；b. 未依照规定向药品监督管理部门报告生产情况的；c. 未依照规定储存麻醉药品和精神药品，或者未依照规定建立、保存专用账册的；d. 未依照规定销售麻醉药品和精神药品的；e. 未依照规定销毁麻醉药品和精神药品的。

2. 麻醉药品和精神药品的经营管理

(1)定点经营制度：国家对麻醉药品和精神药品实行定点经营制度。国务院药品监督管理部门应当根据麻醉药品和第一类精神药品的需求总量，确定麻醉药品和第一类精神药品的定点批发企业布局，并应当根据年度需求总量对布局进行调整、公布。药品经营企业不得经营麻醉药品原料药和第一类精神药品原料药。但是，供医疗、科学研究、教学使用的小包装的上述药品可以由国务院药品监督管理部门规定的药品批发企业经营。

(2)定点企业的审批：麻醉药品和精神药品定点批发企业除应当具备药品管理法第十五条规定的药品经营企业的开办条件外，还应当具备下列条件。①有符合本条例规定的麻醉药品和精神药品储存条件；②有通过网络实施企业安全管理和向药品监督管理部门报告经营信息的能力；③单位及其工作人员 2 年内没有违反有关禁毒的法律、行政法规规定的行为；④符合国务院药品监督管理部门公布的定点批发企业布局。

麻醉药品和第一类精神药品的定点批发企业，还应当具有保证供应责任区域内医疗机构所需麻醉药品和第一类精神药品的能力，并具有保证麻醉药品和第一类精神药品安全经营的管理制度。跨省、自治区、直辖市从事麻醉药品和第一类精神药品批发业务的企业(以下称全国性批发企业)，应当经国务院药品监督管理部门批准；国务院药品监督管理部门在批准全国性批发企业时，应当明确其所承担供药责任的区域。在本省、自治区、直辖市行政区域内从事麻醉药品和第一类精神药品批发业务的企业(以下称区域性批发企业)，应当经所在地省、自治区、直辖市人民政府药品监督管理部门批准。省、自治区、直辖市人民政府药品监督管理部门在批准区域性批发企业时，应当明确其所承担供药责任的区域。专门从事第二类精神药品批发业务的企业，应当经所在地省、自治区、直辖市人民政府药品监督管理部门批准。全国性批发企业和区域性批发企业可以从事第二类精神药品批发业务。

(3)经营管理

①经营范围

全国性批发企业：应当从定点生产企业购进麻醉药品和第一类精神药品。可以向区域性批发企业，或者经批准可以向取得麻醉药品和第一类精神药品使用资格的医疗机构以及依照本条例规定批准的其他单位销售麻醉药品和第一类精神药品。全国性批发企业向取得麻醉药品和第一类精神药品使用资格的医疗机构销售麻醉药品和第一类精神药品，应当经医疗机构所在地省、自治区、直辖市人民政府药品监督管理部门批准。

区域性批发企业：可以从全国性批发企业购进麻醉药品和第一类精神药品；经所在地省、自治区、直辖市人民政府药品监督管理部门批准，也可以从定点生产企业购进麻醉药品和第一类精神药品。可以向本省、自治区、直辖市行政区域内取得麻醉药品和第一类精神药品使用资格的医疗机构销售麻醉药品和第一类精神药品；由于特殊地理位置的原因，需要就近向其他省、自治区、直辖市行政区域内取得麻醉药品和第一类精神药品使用资格的医疗机构销售的，应当经国务院药品监督管理部门批准。区域性批发企业之间因医疗急需、运输困难等特殊情况需要调剂麻醉药品和第一类精神药品的，应当在调剂后 2d 内将调剂情况分别报所在地省、自治区、直辖市人民政府药品监督管理部门备案。

全国性批发企业和区域性批发企业向医疗机构销售麻醉药品和第一类精神药品，应当将药品送至医疗机构。医疗机构不得自行提货。第二类精神药品定点批发企业可以向医疗机构、定点批发企业和药品零售企业以及依照规定批准的其他单位销售第二类精神药品。

②经营规定：a. 麻醉药品和第一类精神药品不得零售。禁止使用现金进行麻醉药品和精神药品交易，但是个人合法购买麻醉药品和精神药品的除外。b. 经所在地设区的市级药品监督管理部门批准，实行统一进货、统一配送、统一管理的药品零售连锁企业可以从事第二类精神药品零售业务。c. 第二类精神药品零售企业应当凭执业医师出具的处方，按规定剂量销售第二类精神药品，并将处方保存2年备查；禁止超剂量或者无处方销售第二类精神药品；不得向未成年人销售第二类精神药品。d. 麻醉药品和精神药品实行政府定价，在制定出厂和批发价格的基础上，逐步实行全国统一零售价格。具体办法由国务院价格主管部门制定。

(4)法律责任：定点批发企业违反本条例的规定销售麻醉药品和精神药品，或者违反本条例的规定经营麻醉药品原料药和第一类精神药品原料药的，由药品监督管理部门责令限期改正，给予警告，并没收违法所得和违法销售的药品；逾期不改正的，责令停业，并处违法销售药品货值金额2倍以上5倍以下的罚款；情节严重的，取消其定点批发资格。

定点批发企业违反本条例的规定，有下列情形之一的，由药品监督管理部门责令限期改正，给予警告；逾期不改正的，责令停业，并处2万元以上5万元以下的罚款；情节严重的，取消其定点批发资格。①未依照规定购进麻醉药品和第一类精神药品的；②未保证供药责任区域内的麻醉药品和第一类精神药品的供应的；③未对医疗机构履行送货义务的；④未依照规定报告麻醉药品和精神药品的进货、销售、库存数量以及流向的；⑤未依照规定储存麻醉药品和精神药品，或者未依照规定建立、保存专用账册的；⑥未依照规定销毁麻醉药品和精神药品的；⑦区域性批发企业之间违反本条例的规定调剂麻醉药品和第一类精神药品，或者因特殊情况调剂麻醉药品和第一类精神药品后未依照规定备案的。

第二类精神药品零售企业违反本条例的规定储存、销售或者销毁第二类精神药品的，由药品监督管理部门责令限期改正，给予警告，并没收违法所得和违法销售的药品；逾期不改正的，责令停业，并处5000元以上2万元以下的罚款；情节严重的，取消其第二类精神药品零售资格。

3. 麻醉药品和精神药品的使用管理

(1)购进管理：①药品生产企业需要以麻醉药品和第一类精神药品为原料生产普通药品的，应当向所在地省、自治区、直辖市人民政府药品监督管理部门报送年度需求计划，由省、自治区、直辖市人民政府药品监督管理部门汇总报国务院药品监督管理部门批准后，向定点生产企业购买。药品生产企业需要以第二类精神药品为原料生产普通药品的，应当将年度需求计划报所在地省、自治区、直辖市人民政府药品监督管理部门，并向定点批发企业或者定点生产企业购买。②食品、食品添加剂、化妆品、油漆等非药品生产企业需要使用咖啡因作为原料的，应当经所在地省、自治区、直辖市人民政府药品监督管理部门批准，向定点批发企业或者定点生产企业购买。③研究、教学单位需要使用麻醉药品和精神药品开展实验、教学活动的，应当经所在地省、自治区、直辖市人民政府药品监督管理部门批准，向定点批发企业或者定点生产企业购买。④需要使用麻醉药品和精神药品的标准品、对照品的，应当经所在地省、自治区、直辖市人民政府药品监督管理部门批准，向国务院药品监督管理部门批准的单位购买。

(2)印鉴卡管理：医疗机构需要使用麻醉药品和第一类精神药品的，应当经所在地设区的市级人民政府卫生主管部门批准，取得麻醉药品、第一类精神药品购用印鉴卡(以下称印鉴卡)。医疗机构应当凭印鉴卡向本省、自治区、直辖市行政区域内的定点批发企业购买麻醉药品和第一类精神药品。设区的市级人民政府卫生主管部门发给医疗机构印鉴卡时，应当将取得印鉴卡的医疗机构情况抄送所在地设区的市级药品监督管理部门，并报省、自治区、直辖市人民政府卫生主管部门备案。省、自治区、直辖市人民政府卫生主管部门应当将取得印鉴卡的医疗机构名单向本行政区域内的定点批发企业通报。

医疗机构取得印鉴卡应当具备下列条件：①有专职的麻醉药品和第一类精神药品管理人员；②有获得麻醉药品和第一类精神药品处方资格的执业医师；③有保证麻醉药品和第一类精神药品安全储存的设施和管理制度。

取得印鉴卡的医疗机构违反本条例的规定，有下列情形之一的，由设区的市级人民政府卫生主管部门责令限期改正，给予警告；逾期不改正的，处 5000 元以上 1 万元以下的罚款；情节严重的，吊销其印鉴卡；对直接负责的主管人员和其他直接责任人员，依法给予降级、撤职、开除的处分：①未依照规定购买、储存麻醉药品和第一类精神药品的；②未依照规定保存麻醉药品和精神药品专用处方，或者未依照规定进行处方专册登记的；③未依照规定报告麻醉药品和精神药品的进货、库存、使用数量的；④紧急借用麻醉药品和第一类精神药品后未备案的；⑤未依照规定销毁麻醉药品和精神药品的。

(3)处方管理

①处方资格：医疗机构应当按照国务院卫生主管部门的规定，对本单位执业医师进行有关麻醉药品和精神药品使用知识的培训、考核，经考核合格的，授予麻醉药品和第一类精神药品处方资格。执业医师取得麻醉药品和第一类精神药品的处方资格后，方可在本医疗机构开具麻醉药品和第一类精神药品处方，但不得为自己开具该种处方。医疗机构应当将具有麻醉药品和第一类精神药品处方资格的执业医师名单及其变更情况，定期报送所在地设区的市级人民政府卫生主管部门，并抄送同级药品监督管理部门。医务人员应当根据国务院卫生主管部门制定的临床应用指导原则，使用麻醉药品和精神药品。

具有麻醉药品和第一类精神药品处方资格的执业医师，根据临床应用指导原则，对确需使用麻醉药品或者第一类精神药品的患者，应当满足其合理用药需求。在医疗机构就诊的癌症疼痛患者和其他危重患者得不到麻醉药品或者第一类精神药品时，患者或者其亲属可以向执业医师提出申请。具有麻醉药品和第一类精神药品处方资格的执业医师认为要求合理的，应当及时为患者提供所需麻醉药品或者第一类精神药品。

②处方管理：麻醉药品和精神药品专用处方的格式由国务院卫生主管部门规定。执业医师应当使用专用处方开具麻醉药品和精神药品，单张处方的最大用量应当符合国务院卫生主管部门的规定。对麻醉药品和第一类精神药品处方，处方的调配人、核对人应当仔细核对，签署姓名，并予以登记；对不符合本条例规定的，处方的调配人、核对人应当拒绝发药。

医疗机构应当对麻醉药品和精神药品处方进行专册登记，加强管理。麻醉药品和第一类精神药品处方至少保存 3 年，第二类精神药品处方至少保存 2 年。

③法律责任：具有麻醉药品和第一类精神药品处方资格的执业医师，违反本条例的规定开具麻醉药品和第一类精神药品处方，或者未按照临床应用指导原则的要求使用麻醉药品和第一类精神药品的，由其所在医疗机构取消其麻醉药品和第一类精神药品处方资格；造成严重后果的，由原发证部门吊销其执业证书。执业医师未按照临床应用指导原则的要求使用第二类精神药品或者未使用专用处方开具第二类精神药品，造成严重后果的，由原发证部门吊销其执业证书。

未取得麻醉药品和第一类精神药品处方资格的执业医师擅自开具麻醉药品和第一类精神药品处方，由县级以上人民政府卫生主管部门给予警告，暂停其执业活动；造成严重后果的，吊销其执业证书；构成犯罪的，依法追究刑事责任。

处方的调配人、核对人违反本条例的规定未对麻醉药品和第一类精神药品处方进行核对，造成严重后果的，由原发证部门吊销其执业证书。

(4)特殊使用管理：①医疗机构抢救病人急需麻醉药品和第一类精神药品而本医疗机构无法提供时，可以从其他医疗机构或者定点批发企业紧急借用；抢救工作结束后，应当及时将借用情况报所在地设区的市级药品监督管理部门和卫生主管部门备案。②对临床需要而市场无供应的麻醉药品和精神药品，持有医疗机构制剂许可证和印鉴卡的医疗机构需要配制制剂的，应当经所在地省、自治区、直辖市人民政府药品监督管理部门批准。医疗机构配制的麻醉药品和精神药品制剂只能在本医疗机构使用，不得对外销售。③因治疗疾病需要，个人凭医疗机构出具的医疗诊断书、本人身份证明，可以携带单张处方最大用量以内的麻醉药品和第一类精神药品；携带麻醉药品和第一类精神药品出入境的，由海关根据自用、合理的原则放行。医务人员为了医疗需要携带少量麻醉药品和精神药品出入境的，应当持有省级以上人民政府药品监督管理部门发放的携带麻醉药品和精神药品证明。海关凭携带麻醉药品和精神药品证明放行。④医疗机构、戒毒机构以开展戒毒治疗为目的，可以使用美沙酮或者国家确定的其他用于戒毒治疗的麻醉药品和精神药品。具体管理办法由国务院药品监督管理部门、国务院公安部门和国务院卫生主管部门制定。

4. *麻醉药品和精神药品的储存管理*　麻醉药

品药用原植物种植企业、定点生产企业、全国性批发企业和区域性批发企业以及国家设立的麻醉药品储存单位，应当设置储存麻醉药品和第一类精神药品的专库。该专库应当符合下列要求。

(1)安装专用防盗门，实行双人双锁管理。

(2)具有相应的防火设施。

(3)具有监控设施和报警装置，报警装置应当与公安机关报警系统联网。

全国性批发企业经国务院药品监督管理部门批准设立的药品储存点应当符合前款的规定。麻醉药品定点生产企业应当将麻醉药品原料药和制剂分别存放。麻醉药品和第一类精神药品的使用单位应当设立专库或者专柜储存麻醉药品和第一类精神药品。专库应当设有防盗设施并安装报警装置；专柜应当使用保险柜。专库和专柜应当实行双人双锁管理。麻醉药品药用原植物种植企业、定点生产企业、全国性批发企业和区域性批发企业、国家设立的麻醉药品储存单位以及麻醉药品和第一类精神药品的使用单位，应当配备专人负责管理工作，并建立储存麻醉药品和第一类精神药品的专用账册。药品入库双人验收，出库双人复核，做到账物相符。专用账册的保存期限应当自药品有效期期满之日起不少于5年。第二类精神药品经营企业应当在药品库房中设立独立的专库或者专柜储存第二类精神药品，并建立专用账册，实行专人管理。专用账册的保存期限应当自药品有效期期满之日起不少于5年。

5. 麻醉药品和精神药品的运输管理

(1)运输管理：托运、承运和自行运输麻醉药品和精神药品的，应当采取安全保障措施，防止麻醉药品和精神药品在运输过程中被盗、被抢、丢失。通过铁路运输麻醉药品和第一类精神药品的，应当使用集装箱或者铁路行李车运输，具体办法由国务院药品监督管理部门会同国务院铁路主管部门制定。没有铁路需要通过公路或者水路运输麻醉药品和第一类精神药品的，应当由专人负责押运。托运或者自行运输麻醉药品和第一类精神药品的单位，应当向所在地省、自治区、直辖市人民政府药品监督管理部门申请领取运输证明。运输证明有效期为1年。运输证明应当由专人保管，不得涂改、转让、转借。托运人办理麻醉药品和第一类精神药品运输手续，应当将运输证明副本交付承运人。承运人应当查验、收存运输证明副本，并检查货物包装。没有运输证明或者货物包装不符合规定的，承运人不得承运。承运人在运输过程中应当携带运输证明副本，以备查验。

邮寄麻醉药品和精神药品，寄件人应当提交所在地省、自治区、直辖市人民政府药品监督管理部门出具的准予邮寄证明。邮政营业机构应当查验、收存准予邮寄证明；没有准予邮寄证明的，邮政营业机构不得收寄。省、自治区、直辖市邮政主管部门指定符合安全保障条件的邮政营业机构负责收寄麻醉药品和精神药品。邮政营业机构收寄麻醉药品和精神药品，应当依法对收寄的麻醉药品和精神药品予以查验。邮寄麻醉药品和精神药品的具体管理办法，由国务院药品监督管理部门会同国务院邮政主管部门制定。

定点生产企业、全国性批发企业和区域性批发企业之间运输麻醉药品、第一类精神药品，发货人在发货前应当向所在地省、自治区、直辖市人民政府药品监督管理部门报送本次运输的相关信息。属于跨省、自治区、直辖市运输的，收到信息的药品监督管理部门应当向收货人所在地的同级药品监督管理部门通报；属于在本省、自治区、直辖市行政区域内运输的，收到信息的药品监督管理部门应当向收货人所在地设区的市级药品监督管理部门通报。

(2)法律责任：违反本条例的规定运输麻醉药品和精神药品的，由药品监督管理部门和运输管理部门依照各自职责，责令改正，给予警告，处2万元以上5万元以下的罚款。

收寄麻醉药品、精神药品的邮政营业机构未依照本条例的规定办理邮寄手续的，由邮政主管部门责令改正，给予警告；造成麻醉药品、精神药品邮件丢失的，依照邮政法律、行政法规的规定处理。

6. 麻醉药品和精神药品的监督管理 药品监督管理部门应当根据规定的职责权限，对麻醉药品药用原植物的种植及麻醉药品和精神药品的实验研究、生产、经营、使用、储存、运输活动进行监督检查。

省级以上人民政府药品监督管理部门根据实际情况建立监控信息网络，对定点生产企业、定点批发企业和使用单位的麻醉药品和精神药品生产、进货、销售、库存、使用的数量及流向实行实时监控，并与同级公安机关做到信息共享。尚未连接监控信息网络的麻醉药品和精神药品定点生产企业、定点批发企业和使用单位，应当每月通过电子信息、传真、书面等方式，将本单位麻醉药品和精神药品生产、进货、销售、库存、使用的数量以及流向，报所在地设区的市级药品监督管理部门和公安机关；医疗机构还应当报所在地设区的市级人民政府卫生主管部门。设区的市级药品监督管理部门应当每3个月向上一级药品监督管理部门报告本地区麻醉药品和精神药品的相关情况。县级以上人民政府卫生主管部门应当对执业医师开具麻醉药品和精神药品处方的情况进行监督检查。

对已经发生滥用，造成严重社会危害的麻醉药品和精神药品品种，国务院药品监督管理部门应当采取在一定期限内中止生产、经营、使用或者限定其使用范围和用途等措施。对不再作为药品使用的麻醉药品和精神药品，国务院药品监督管理部门应当撤销其药品批准文号和药品标准，并予以公布。药品监督管理部门、卫生主管部门发现生产、经营企业和使用单位的麻醉药品和精神药品管理存在安全隐患时，应当责令其立即排除或者限期排除；对有证据证明可能流入非法渠道的，应当及时采取查封、扣押的行政强制措施，在7日内作出行政处理决定，并通报同级公安机关。药品监督管理部门发现取得印鉴卡的医疗机构未依照规定购买麻醉药品和第一类精神药品时，应当及时通报同级卫生主管部门。接到通报的卫生主管部门应当立即调查处理。必要时，药品监督管理部门可以责令定点批发企业中止向该医疗机构销售麻醉药品和第一类精神药品。

麻醉药品和精神药品的生产、经营企业和使用单位对过期、损坏的麻醉药品和精神药品应当登记造册，并向所在地县级药品监督管理部门申请销毁。药品监督管理部门应当自接到申请之日起5日内到场监督销毁。医疗机构对存放在本单位的过期、损坏麻醉药品和精神药品，应当按照本条规定的程序向卫生主管部门提出申请，由卫生主管部门负责监督销毁。对依法收缴的麻醉药品和精神药品，除经国务院药品监督管理部门或者国务院公安部门批准用于科学研究外，应当依照国家有关规定予以销毁。

药品监督管理部门、卫生主管部门和公安机关应当互相通报麻醉药品和精神药品生产、经营企业和使用单位的名单及其他管理信息。各级药品监督管理部门应当将在麻醉药品药用原植物的种植及麻醉药品和精神药品的实验研究、生产、经营、使用、储存、运输等各环节的管理中的审批、撤销等事项通报同级公安机关。麻醉药品和精神药品的经营企业、使用单位报送各级药品监督管理部门的备案事项，应当同时报送同级公安机关。

发生麻醉药品和精神药品被盗、被抢、丢失或者其他流入非法渠道的情形的，案发单位应当立即采取必要的控制措施，同时报告所在地县级公安机关和药品监督管理部门。医疗机构发生上述情形的，还应当报告其主管部门。公安机关接到报告、举报，或者有证据证明麻醉药品和精神药品可能流入非法渠道时，应当及时开展调查，并可以对相关单位采取必要的控制措施。药品监督管理部门、卫生主管部门及其他有关部门应当配合公安机关开展工作。

附1 麻醉药品品种目录

（2007年版）

1. 醋托啡	Acetorphine
2. 乙酰阿法甲基芬太尼	Acetylalphamethylfentanyl
3. 醋美沙朵	Acetylmethadol
4. 阿芬太尼	Alfentanil
5. 烯丙罗定	Allylprodine
6. 阿醋美沙朵	Alphacetylmethadol
7. 阿法美罗定	Alphameprodine
8. 阿法美沙朵	Alphamethadol
9. 阿法甲基芬太尼	Alphamethylfentanyl
10. 阿法甲基硫代芬太尼	Alphamethylthiofentanyl
11. 阿法罗定*	Alphaprodine
12. 阿尼利定	Anileridine

（续　表）

13. 苄替啶	Benzethidine
14. 苄吗啡	Benzylmorphine
15. 倍醋美沙朵	Betacetylmethadol
16. 倍他羟基芬太尼	Betahydroxyfentanyl
17. 倍他羟基-3-甲基芬太尼	Betahydroxy-3-methylfentanyl
18. 倍他美罗定	Betameprodine
19. 倍他美沙朵	Betamethadol
20. 倍他罗定	Betaprodine
21. 贝齐米特	Bezitramide
22. 大麻与大麻树脂	Cannabis and Cannabis resin
23. 氯尼他秦	Clonitazene
24. 古柯叶	Coca Leaf
25. 可卡因*	Cocaine
26. 可多克辛	Codoxime
27. 罂粟秆浓缩物*	Concentrate of poppy straw
28. 地索吗啡	Desomorphine
29. 右吗拉胺	Dextromoramide
30. 地恩丙胺	Diampromide
31. 二乙噻丁	Diethylthiambutene
32. 地芬诺辛	Difenoxin
33. 二氢埃托啡*	Dihydroetorphine
34. 双氢吗啡	Dihydromorphine
35. 地美沙朵	Dimenoxadol
36. 地美庚醇	Dimepheptanol
37. 二甲噻丁	Dimethylthiambutene
38. 吗苯丁酯	Dioxaphetyl butyrate
39. 地芬诺酯*	Diphenoxylate
40. 地匹哌酮	Dipipanone
41. 羟蒂巴酚	Drotebanol
42. 芽子碱	Ecgonine
43. 乙甲噻丁	Ethylmethylthiambutene
44. 依托尼秦	Etonitazene
45. 埃托啡	Etorphine
46. 依托利定	Etoxeridine
47. 芬太尼*	Fentanyl
48. 呋替啶	Furethidine
49. 海洛因	Heroin
50. 氢可酮*	Hydrocodone
51. 氢吗啡醇	Hydromorphinol
52. 氢吗啡酮	Hydromorphone
53. 羟哌替啶	Hydroxypethidine
54. 异美沙酮	Isomethadone
55. 凯托米酮	Ketobemidone
56. 左美沙芬	Levomethorphan
57. 左吗拉胺	Levomoramide
58. 左芬啡烷	Levophenacylmorphan
59. 左啡诺	Levorphanol
60. 美他佐辛	Metazocine
61. 美沙酮*	Methadone

（续　表）

62. 美沙酮中间体	Methadone intermediate
63. 甲地索啡	Methyldesorphine
64. 甲二氢吗啡	Methyldihydromorphine
65. 3-甲基芬太尼	3-methylfentanyl
66. 3-甲基硫代芬太尼	3-methylthiofentanyl
67. 美托酮	Metopon
68. 吗拉胺中间体	Moramide intermediate
69. 吗哌利定	Morpheridine
70. 吗啡*	Morphine
71. 吗啡甲溴化物及其他五价氮吗啡衍生物	Morphine Methobromide and other pentavalent nitrogen morphine derivatives
72. 吗啡-N-氧化物	Morphine-N-oxide
73. 1-甲基-4-苯基-4-哌啶丙酸酯	MPPP
74. 麦罗啡	Myrophine
75. 尼可吗啡	Nicomorphine
76. 诺美沙朵	Noracymethadol
77. 去甲左啡诺	Norlevorphanol
78. 去甲美沙酮	Normethadone
79. 去甲吗啡	Normorphine
80. 诺匹哌酮	Norpipanone
81. 阿片*	Opium
82. 羟考酮*	Oxycodone
83. 羟吗啡酮	Oxymorphone
84. 对氟芬太尼	Parafluorofentanyl
85. 1-苯乙基-4-苯基-4-哌啶乙酸酯	PEPAP
86. 哌替啶*	Pethidine
87. 哌替啶中间体 A	Pethidine intermediate A
88. 哌替啶中间体 B	Pethidine intermediate B
89. 哌替啶中间体 C	Pethidine intermediate C
90. 苯吗庚酮	Phenadoxone
91. 非那丙胺	Phenampromide
92. 非那佐辛	Phenazocine
93. 非诺啡烷	Phenomorphan
94. 苯哌利定	Phenoperidine
95. 匹米诺定	Piminodine
96. 哌腈米特	Piritramide
97. 罂粟壳*	Poppy Shell
98. 普罗庚嗪	Proheptazine
99. 丙哌利定	Properidine
100. 消旋甲啡烷	Racemethorphan
101. 消旋吗拉胺	Racemoramide
102. 消旋啡烷	Racemorphan
103. 瑞芬太尼*	Remifentanil
104. 舒芬太尼*	Sufentanil
105. 醋氢可酮	Thebacon
106. 蒂巴因*	Thebaine
107. 硫代芬太尼	Thiofentanyl
108. 替利定	Tilidine
109. 三甲利定	Trimeperidine
110. 醋氢可待因	Acetyldihydrocodeine

（续　表）

111. 布桂嗪*	Bucinnazine
112. 可待因*	Codeine
113. 复方樟脑酊*	Compound Camphor Tincture
114. 右丙氧芬*	Dextropropoxyphene
115. 双氢可待因*	Dihydrocodeine
116. 乙基吗啡*	Ethylmorphine
117. 尼可待因	Nicocodine
118. 尼二氢可待因	Nicodicodine
119. 去甲可待因	Norcodeine
120. 福尔可定*	Pholcodine
121. 丙吡兰	Propiram
122. 阿桔片*	Compound Platycodon Tablets
123. 吗啡阿托品注射液*	Morphine and Atropine Sulfate Injection

注：①上述品种包括其可能存在的盐和单方制剂；②上述品种包括其可能存在的化学异构体及酯、醚；③品种目录有“*”的麻醉药品为我国生产及使用的品种

附 2　精神药品品种目录

（2007 年版）

第一类	
1. 布苯丙胺	Brolamfetamine(DOB)
2. 卡西酮	Cathinone
3. 二乙基色胺	DET
4. 二甲氧基安非他明	2,5-dimethoxyamfetamine(DMA)
5.(1,2-二甲基庚基)羟基四氢甲基二苯吡喃	DMHP
6. 二甲基色胺	DMT
7. 二甲氧基乙基安非他明	DOET
8. 乙环利定	Eticyclidine
9. 乙色胺	Etryptamine
10. 麦角二乙胺	(+)-Lysergide
11. 二亚甲基双氧安非他明	MDMA
12. 麦司卡林	Mescaline
13. 甲卡西酮	Methcathinone
14. 甲米雷司	4-methylaminorex
15. 甲羟芬胺	MMDA
16. 乙芬胺	N-ethyl,MDA
17. 羟芬胺	N-hydroxy,MDA
18. 六氢大麻酚	Parahexyl
19. 副甲氧基安非他明	Paramethoxyamfetamine(PMA)
20. 赛洛新	Psilocine
21. 赛洛西宾	Psilocybine
22. 咯环利定	Rolicyclidine
23. 二甲氧基甲苯异丙胺	STP,DOM
24. 替苯丙胺	Tenamfetamine(MDA)
25. 替诺环定	Tenocyclidine
26. 四氢大麻酚(包括其同分异构物及其立体化学变体)	Tetrahydrocannabinol
27. 三甲氧基安非他明	TMA

（续　表）

第一类	
28. 4-甲基硫基安非他明	4-methylthioamfetamine
29. 苯丙胺	Amfetamine
30. 安非拉酮	Amfepramone
31. 安咪奈丁	Amineptine
32. 2,5-二甲氧基-4-溴苯乙胺	4bromo-2,5-dimethoxyphenethylamine(2-CB)
33. 丁丙诺啡*	Buprenorphine
34. 右苯丙胺	Dexamfetamine
35. 二甲基安非他明	Dimethylamfetamine
36. 芬乙茶碱	Fenetylline
37. γ-羟丁酸*	γ-hydroxybutyrate(GHB)
38. 氯胺酮*	Ketamine
39. 左苯丙胺	Levamfetamine
40. 左甲苯丙胺	Levomethamfetamine
41. 马吲哚*	Mazindol
42. 甲氯喹酮	Mecloqualone
43. 去氧麻黄碱	Metamfetamine
44. 去氧麻黄碱外消旋体	Metamfetamine Racemate
45. 甲喹酮	Methaqualone
46. 哌甲酯*	Methylphenidate
47. 莫达非尼	Modafinil
48. 苯环利定	Phencyclidine
49. 芬美曲秦	Phenmetrazine
50. 司可巴比妥*	Secobarbital
51. δ-9-四氢大麻酚及其立体化学变体	Delta-9-tetrahydrocannabinol and its stereochemical variants
52. 三唑仑*	Triazolam
53. 齐培丙醇	Zipeprol
第二类	
54. 异戊巴比妥*	Amobarbital
55. 布他比妥	Butalbital
56. 布托啡诺及其注射剂*	Butorphanol and its injection
57. 咖啡因*	Caffeine
58. 安钠咖*	Caffeine Sodium Benzoate(CNB)
59. 去甲伪麻黄碱*	Cathine
60. 环已巴比妥	Cyclobarbital
61. 地佐辛及其注射剂*	Dezocine and its injection
62. 右旋芬氟拉明	Dexfenfluramine
63. 芬氟拉明*	Fenfluramine
64. 氟硝西泮	Flunitrazepam
65. 格鲁米特*	Glutethimide
66. 呋芬雷司	Furfennorex
67. 喷他佐辛*	Pentazocine
68. 戊巴比妥*	Pentobarbital
69. 丙已君	Propylhexedrine
70. 阿洛巴比妥	Allobarbital
71. 阿普唑仑*	Alprazolam
72. 阿米雷司	Aminorex
73. 巴比妥*	Barbital
74. 苄非他明	Benzfetamine

（续　表）

第二类	
75. 溴西泮*	Bromazepam
76. 溴替唑仑	Brotizolam
77. 丁巴比妥	Butobarbital
78. 卡马西泮	Camazepam
79. 氯氮䓬(艹+草)*	Chlordiazepoxide
80. 氯巴占	Clobazam
81. 氯硝西泮*	Clonazepam
82. 氯拉䓬(艹+草)酸	Clorazepate
83. 氯噻西泮	Clotiazepam
84. 氯噁唑仑	Cloxazolam
85. 地洛西泮	Delorazepam
86. 地西泮*	Diazepam
87. 艾司唑仑*	Estazolam
88. 乙氯维诺	Ethchlorvynol
89. 炔已蚁胺	Ethinamate
90. 氯氟卓乙酯*	Ethyl Loflazepate
91. 乙非他明	Etilamfetamine
92. 芬坎法明	Fencamfamin
93. 芬普雷司	Fenproporex
94. 氟地西泮	Fludiazepam
95. 氟西泮*	Flurazepam
96. 哈拉西泮	Halazepam
97. 卤沙唑仑	Haloxazolam
98. 凯他唑仑	Ketazolam
99. 利非他明	Lefetamine
100. 氯普唑仑	Loprazolam
101. 劳拉西泮*	Lorazepam
102. 氯甲西泮	Lormetazepam
103. 美达西泮	Medazepam
104. 美芬雷司	Mefenorex
105. 甲丙氨酯*	Meprobamate
106. 美索卡	Mesocarb
107. 甲苯巴比妥	Methylphenobarbital
108. 甲乙哌酮	Methyprylon
109. 咪达唑仑*	Midazolam
110. 纳布啡及其注射剂*	Nalbuphine and its injection
111. 尼美西泮	Nimetazepam
112. 硝西泮*	Nitrazepam
113. 去甲西泮	Nordazepam
114. 奥沙西泮*	Oxazepam
115. 奥沙唑仑	Oxazolam
116. 氨酚氢可酮片*	Paracetamol and Hydrocodone Bitartrate Tablets
117. 匹莫林*	Pemoline
118. 苯甲曲秦	Phendimetrazine
119. 苯巴比妥*	Phenobarbital
120. 芬特明	Phentermine
121. 匹那西泮	Pinazepam
122. 哌苯甲醇	Pipradrol

（续　表）

第二类	
123. 普拉西泮	Prazepam
124. 吡咯戊酮	Pyrovalerone
125. 仲丁比妥	Secbutabarbital
126. 替马西泮*	Temazepam
127. 四氢西泮	Tetrazepam
128. 曲马朵*	Tramadol
129. 乙烯比妥	Vinylbital
130. 唑吡坦*	Zolpiden
131. 扎来普隆*	Zaleplone
132. 麦角胺咖啡因片*	Ergotamine and Caffeine Tablets

注：①上述品种包括其可能存在的盐和单方制剂（除非另有规定）；②上述品种包括其可能存在的化学异构体及酯、醚（除非另有规定）；③品种目录有“*”的精神药品为我国生产及使用的品种

三、医疗用毒性药品的管理

（一）医疗用毒性药品的定义和品种范围

1. *医疗用毒性药品的定义*　医疗用毒性药品(medicinal toxic drug)(以下简称毒性药品)，系指毒性强烈、治疗剂量与中毒剂量相近，使用不当会致人中毒或死亡的药品。

2. *医疗用毒性药品的品种范围*　毒性药品的管理品种，由国家卫生部会同国家医药管理局、国家中医药管理局规定。根据《医疗用毒性药品管理办法》规定，医疗用毒性药品分为中药和西药 2 类。

(1)毒性中药品种：砒石(红砒、白砒)，砒霜，水银，生马前子，生川乌，生草乌，生白附子，生附子，生半夏，生南星，生巴豆，斑蝥，芫青(青娘虫)，红娘子，生甘遂，生狼毒，生藤黄，生千金子，生天仙子，闹阳花，雪上一枝蒿，红升丹，白降丹，蟾酥，洋金花，红粉，轻粉，雄黄。

(2)西药毒药品种：去乙酰毛花苷 C，阿托品，洋地黄毒苷，氢溴酸后马托品，三氧化二砷，毛果芸香碱，氯化汞(升汞)，水杨酸毒扁豆碱，亚砷酸钾，氢溴酸东莨菪碱，士的宁。

（二）毒性药品的生产管理

毒性药品年度生产、收购、供应和配制计划，由省、自治区、直辖市医药管理部门根据医疗需要制定，经省、自治区、直辖市卫生行政部门审核后，由医药管理部门下达给指定的毒性药品生产、收购、供应单位，并抄报卫生部、国家医药管理局和国家中医药管理局。生产单位不得擅自改变生产计划，自行销售。

药厂必须由医药专业人员负责生产、配制和质量检验，并建立严格的管理制度，严防与其他药品混杂。每次配料，必须经 2 人以上复核无误，并详细记录每次生产所用原料和成品数，经手人要签字备查。所有工具、容器要处理干净，以防污染其他药品。标示量要准确无误，包装容器要有毒药标志。

凡加工炮制毒性中药，必须按照《中华人民共和国药典》或者省、自治区、直辖市卫生行政部门制定的《炮制规范》的规定进行。药材符合药用要求的，方可供应、配方和用于中成药生产。

生产毒性药品及其制剂，必须严格执行生产工艺操作规程，在本单位药品检验人员的监督下准确投料，并建立完整的生产记录，保存 5 年备查。

在生产毒性药品过程中产生的废弃物，必须妥善处理，不得污染环境。

（三）毒性药品的供应管理

毒性药品的收购、经营，由各级医药管理部门指定的药品经营单位负责；配方用药由国营药店、医疗单位负责。其他任何单位或者个人均不得从事毒性药品的收购、经营和配方业务。

收购、经营、加工、使用毒性药品的单位必须建立健全保管、验收、领发、核对等制度；严防收假、发错，严禁与其他药品混杂，做到划定仓间或仓位，专柜加锁并由专人保管。

毒性药品的包装容器上必须印有毒药标志，在运输毒性药品的过程中，应当采取有效措施，防止发生事故。

（四）毒性药品的使用

医疗单位供应和调配毒性药品，凭医师签名的正式处方。国营药店供应和调配毒性药品，凭盖有

医生所在的医疗单位公章的正式处方。每次处方剂量不得超过 2d 极量。

调配处方时，必须认真负责，计量准确，按医嘱注明要求，并由配方人员及具有药师以上技术职称的复核人员签名盖章后方可发出。对处方未注明“生用”的毒性中药，应当付炮制品。如发现处方有疑问时，须经原处方医生重新审定后再行调配。处方一次有效，取药后处方保存 2 年备查。

科研和教学单位所需的毒性药品，必须持本单位的证明信，经单位所在地县以上卫生行政部门批准后，供应部门方能发售。

群众自配民间单、秘、验方需用毒性中药，购买时要持有本单位或者城市街道办事处、乡(镇)人民政府的证明信，供应部门方可发售。每次购用量不得超过 2d 极量。

(五)罚则

对违反本办法的规定，擅自生产、收购、经营毒性药品的单位或者个人，由县以上卫生行政部门没收其全部毒性药品，并处以警告或按非法所得的5～10倍罚款。情节严重、致人伤残或死亡，构成犯罪的，由司法机关依法追究其刑事责任。

四、放射性药品的管理

(一)放射性药品的定义

放射性药品是指用于临床诊断或者治疗的放射性核素制剂或者其标记药物。

(二)放射性新药的研制、临床研究和审批

放射性新药是指我国首次生产的放射性药品。药品研制单位的放射性新药年度研制计划，应当报送能源部备案，并报所在地的省、自治区、直辖市卫生行政部门，经卫生行政部门汇总后，报国家卫生部备案。

1. *放射性新药的研制* 放射性新药的研制内容，包括工艺路线、质量标准、临床前药理及临床研究。研制单位在制订新药工艺路线的同时，必须研究该药的理化性能、纯度(包括核素纯度)及检验方法、药理、毒理、动物药动学、放射性比活度、剂量、剂型、稳定性等。

研制单位对放射免疫分析药盒必须进行可测限度、范围、特异性、准确度、精密度、稳定性等方法学的研究。

2. *放射性新药的临床研究* 研制单位研制的放射性新药，在进行临床试验或者验证前，应当向卫生部门提出申请，按新药审批办法的规定报送资料及样品，经国家卫生部审批同意后，在国家卫生部指定的医院进行临床研究。研制单位在放射性新药临床研究结束后，向国家卫生部提出申请，经卫生部审核批准，发给新药证书。国家卫生部在审核批准时，应当征求能源部的意见。

3. *放射性药品的审批* 放射性新药投入生产，需由生产单位或者取得放射性药品生产许可证的研制单位，凭新药证书(副本)向国家卫生部提出生产该药的申请，并提供样品，由国家卫生部审核发给批准文号。

(三)放射性药品的生产、经营和进出口

1. *放射性药品生产、经营* 放射性药品生产、经营企业，必须向能源部报送年度生产、经营计划，并抄报国家卫生部。国家根据需要，对放射性药品实行合理布局，定点生产。申请开办放射性药品生产、经营的企业，应征得能源部的同意后，方可按有关规定办理筹建手续。

开办放射性药品生产、经营企业必须具备《药品管理法》第五条规定的条件，符合国家的放射卫生防护基本标准，并履行环境影响报告的审批手续，经能源部审查同意，国家卫生部审核批准后，由所在省，自治区、直辖市卫生行政部门发给《放射性药品生产企业许可证》、《放射性药品经营企业许可证》。无许可证的生产、经营企业，一律不准生产、销售放射性药品。

《放射性药品生产企业许可证》《放射性药品经营企业许可证》的有效期为 5 年，期满前 6 个月，放射性药品生产、经营企业应当分别向原发证的卫生行政部门重新提出申请，按《药品管理法》第十二条审批程序批准后，换发新证。

放射性药品生产企业生产已有国家标准的放射性药品，必须经国家卫生部征求能源部意见后审核批准，并发给批准文号。凡是改变国家卫生部已批准的生产工艺路线和药品标准的，生产单位必须按原报批程序经国家卫生部批准后方能生产。

放射性药品生产、经营企业，必须配备与生产、经营放射性药品相适应的专业技术人员，具有安全、防护和废气、废物、废水处理等设施，并建立严格的质量管理制度。

放射性药品生产、经营企业，必须建立质量检验机构，严格实行生产全过程的质量控制和检验。产品出厂前，须经质量检验。符合国家药品标准的产品方可出厂，不符合标准的产品一律不准出厂。

经国家卫生部审核批准的含有短半衰期放射

性核素的药品，可以边检验边出厂，但发现质量不符合国家药品标准时，该药品的生产企业应当立即停止生产、销售，并立即通知使用单位停止使用，同时报告国家卫生部和能源部。

放射性药品的生产、供销业务由能源部统一管理。放射性药品的生产、经营单位和医疗单位凭省、自治区、直辖市卫生行政部门发给的《放射性药品生产企业许可证》《放射性药品经营企业许可证》，医疗单位凭省、自治区、直辖市公安、环保和卫生行政部门联合发给的《放射性药品使用许可证》，申请办理订货。

2. *放射性药品的进出口*　放射性药品的进口业务，由国家对外经济贸易部指定的单位，按照国家有关对外贸易的规定办理。进出口放射性药品，应当报国家卫生部审批同意后，方得办理进出口手续。进口的放射性药品品种，必须符合我国的药品标准或者其他药用要求。进口放射性药品，必须经中国药品生物制品检定所或者国家卫生部授权的药品检验所抽样检验；检验合格的，方准进口。对于经国家卫生部审核批准的短半衰期放射性核素的药品，在保证安全使用的情况下，可以采取边进口检验，边投入使用的办法。进口检验单位发现药品质量不符合要求时，应当立即通知使用单位停止使用，并报告国家卫生部和能源部。

(四)放射性药品的包装和运输

1. *放射性药品的包装*　放射性药品的包装必须安全实用，符合放射性药品质量要求，具有与放射性剂量相适应的防护装置，包装必须分内包装和外包装两部分，外包装必须贴有商标、标签、说明书和放射性药品标志，内包装必须贴有标签。标签必须注明药品品名、放射性比活度、装量。说明书除注明前款内容外，还须注明生产单位、批准文号、批号、主要成分、出厂日期、放射性核素半衰期、适应证、用法、用量、禁忌证、有效期和注意事项等。

2. *放射性药品的运输*　放射性药品的运输，按国家运输、邮政等部门制定的有关规定执行。严禁任何单位和个人随身携带放射性药品乘坐公共交通运输工具。

(五)放射性药品的使用

医疗单位设置核医学科、室(内位素室)，必须配备与其医疗任务相适应的并经核医学技术培训的技术人员。非核医学专业技术人员未经培训，不得从事放射性药品使用工作。

医疗单位使用放射性药品，必须符合国家放射性同位素卫生防护管理的有关规定。所在地的省、自治区、直辖市的公安、环保和卫生行政部门，应当根据医疗单位核医疗技术人员的水平、设备条件，核发相应等级的《放射性药品使用许可证》，无许可证的医疗单位不得临床使用放射性药品。

《放射性药品使用许可证》有效期为5年，期满前6个月，医疗单位应当向原发证的行政部门重新提出申请，经审核批准后，换发新证。持有《放射性药品使用许可证》的医疗单位，在研究配制放射性制剂并进行临床验证前，应当根据放射性药品的特点，提出该制剂的药理、毒性等资料，由省、自治区、直辖市卫生行政部门批准，并报国家卫生部备案。该制剂只限本单位内使用。持有《放射性药品使用许可证》的医疗单位，必须负责对使用的放射性药品进行临床质量检验，收集药品不良反应等项工作，并定期向所在地卫生行政部门报告。由省、自治区、直辖市卫生行政部门汇总后报国家卫生部。

放射性药品使用后的废物(包括患者排出物)，必须按国家有关规定妥善处置。

五、易制毒化学药品的管理

(一)易制毒化学药品的分类

第一类是可以用于制毒的主要原料，第二类、第三类是可以用于制毒的化学配剂。易制毒化学品的具体分类和品种，见附：“易制毒化学品的分类和品种目录”。

(二)易制毒化学药品的生产、经营管理

1. *生产管理*　生产第一类易制毒化学品，应当具备下列条件，并经规定的行政主管部门审批，取得生产许可证后，方可进行生产。

(1)属依法登记的化工产品生产企业或者药品生产企业。

(2)有符合国家标准的生产设备、仓储设施和污染物处理设施。

(3)有严格的安全生产管理制度和环境突发事件应急预案。

(4)企业法定代表人和技术、管理人员具有安全生产和易制毒化学品的有关知识，无毒品犯罪记录。

(5)法律、法规、规章规定的其他条件。

申请生产第一类中的药品类易制毒化学品，还应当在仓储场所等重点区域设置电视监控设施及与公安机关联网的报警装置。

申请生产第一类中的药品类易制毒化学品的，

由国务院食品药品监督管理部门审批;申请生产第一类中的非药品类易制毒化学品的,由省、自治区、直辖市人民政府安全生产监督管理部门审批。

2. 经营管理　申请经营第一类易制毒化学品,应当具备下列条件,并经规定的行政主管部门审批,取得经营许可证后,方可进行经营。

(1)属依法登记的化工产品经营企业或者药品经营企业。

(2)有符合国家规定的经营场所,需要储存、保管易制毒化学品的,还应当有符合国家技术标准的仓储设施。

(3)有易制毒化学品的经营管理制度和健全的销售网络。

(4)企业法定代表人和销售、管理人员具有易制毒化学品的有关知识,无毒品犯罪记录。

(5)法律、法规、规章规定的其他条件。

申请经营第一类中的药品类易制毒化学品的,由国务院食品药品监督管理部门审批;申请经营第一类中的非药品类易制毒化学品的,由省、自治区、直辖市人民政府安全生产监督管理部门审批。

取得第一类易制毒化学品生产许可或者依照《易制毒化学品管理条例》第十三条第一款规定已经履行第二类、第三类易制毒化学品备案手续的生产企业,可以经销自产的易制毒化学品。但是,在厂外设立销售网点经销第一类易制毒化学品的,应当依照本条例的规定取得经营许可。

第一类中的药品类易制毒化学品药品单方制剂,由麻醉药品定点经营企业经销,且不得零售。

取得第一类易制毒化学品生产、经营许可的企业,应当凭生产、经营许可证到工商行政管理部门办理经营范围变更登记。未经变更登记,不得进行第一类易制毒化学品的生产、经营。

(三)购买管理

申请购买第一类易制毒化学品,应当提交下列证件,经规定的行政主管部门审批,取得购买许可证:①经营企业提交企业营业执照和合法使用需要证明;②其他组织提交登记证书(成立批准文件)和合法使用需要证明。

申请购买第一类中的药品类易制毒化学品的,由所在地的省、自治区、直辖市人民政府食品药品监督管理部门审批;申请购买第一类中的非药品类易制毒化学品的,由所在地的省、自治区、直辖市人民政府公安机关审批。

持有麻醉药品、第一类精神药品购买印鉴卡的医疗机构购买第一类中的药品类易制毒化学品的,无须申请第一类易制毒化学品购买许可证。个人不得购买第一类、第二类易制毒化学品。购买第二类、第三类易制毒化学品的,应当在购买前将所需购买的品种、数量,向所在地的县级人民政府公安机关备案。个人自用购买少量高锰酸钾的,无须备案。

经营单位销售第一类易制毒化学品时,应当查验购买许可证和经办人的身份证明。对委托代购的,还应当查验购买人持有的委托文书。经营单位在查验无误、留存上述证明材料的复印件后,方可出售第一类易制毒化学品;发现可疑情况的,应当立即向当地公安机关报告。经营单位应当建立易制毒化学品销售台账,如实记录销售的品种、数量、日期、购买方等情况。销售台账和证明材料复印件应当保存 2 年备查。

第一类易制毒化学品的销售情况,应当自销售之日起 5d 内报当地公安机关备案;第一类易制毒化学品的使用单位,应当建立使用台账,并保存 2 年备查。第二类、第三类易制毒化学品的销售情况,应当自销售之日起 30d 内报当地公安机关备案。

(四)运输管理

跨设区的市级行政区域(直辖市为跨市界)或者在国务院公安部门确定的禁毒形势严峻的重点地区跨县级行政区域运输第一类易制毒化学品的,由运出地的设区的市级人民政府公安机关审批;运输第二类易制毒化学品的,由运出地的县级人民政府公安机关审批。经审批取得易制毒化学品运输许可证后,方可运输。

运输第三类易制毒化学品的,应当在运输前向运出地的县级人民政府公安机关备案。公安机关应当于收到备案材料的当日发给备案证明。

申请易制毒化学品运输许可,应当提交易制毒化学品的购销合同,货主是企业的,应当提交营业执照;货主是其他组织的,应当提交登记证书(成立批准文件);货主是个人的,应当提交其个人身份证明。经办人还应当提交本人的身份证明。

公安机关应当自收到第一类易制毒化学品运输许可申请之日起 10d 内,收到第二类易制毒化学品运输许可申请之日起 3d 内,对申请人提交的申请材料进行审查。对符合规定的,发给运输许可证;不予许可的,应当书面说明理由。易制毒化学品运输许可证应当载明拟运输的易制毒化学品的品种、数量、运入地、货主及收货人、承运人情况及运输许可证种类。

对许可运输第一类易制毒化学品的，发给一次有效的运输许可证。对许可运输第二类易制毒化学品的，发给3个月有效的运输许可证；6个月内运输安全状况良好的，发给12个月有效的运输许可证。

运输供教学、科研使用的100g以下的麻黄素样品和供医疗机构制剂配方使用的小包装麻黄碱及医疗机构或者麻醉药品经营企业购买麻黄碱片剂6万片以下、注射剂1.5万支以下，货主或者承运人持有依法取得的购买许可证明或者麻醉药品调拨单的，无须申请易制毒化学品运输许可。

接受货主委托运输的，承运人应当查验货主提供的运输许可证或者备案证明，并查验所运货物与运输许可证或者备案证明载明的易制毒化学品品种等情况是否相符；不相符的，不得承运。运输易制毒化学品，运输人员应当自启运起全程携带运输许可证或者备案证明。公安机关应当在易制毒化学品的运输过程中进行检查。运输易制毒化学品，应当遵守国家有关货物运输的规定。

因治疗疾病需要，患者、患者近亲属或者患者委托的人凭医疗机构出具的医疗诊断书和本人的身份证明，可以随身携带第一类中的药品类易制毒化学品药品制剂，但是不得超过医用单张处方的最大剂量。医用单张处方最大剂量，由国务院卫生主管部门规定、公布。

(五)进口、出口管理

申请进口或者出口易制毒化学品，应当提交下列材料，经国务院商务主管部门或者其委托的省、自治区、直辖市人民政府商务主管部门审批，取得进口或者出口许可证后，方可从事进口、出口活动：①对外贸易经营者备案登记证明(外商投资企业联合年检合格证书)复印件；②营业执照副本；③易制毒化学品生产、经营、购买许可证或者备案证明；④进口或者出口合同(协议)副本；⑤经办人的身份证明。

申请易制毒化学品出口许可的，还应当提交进口方政府主管部门出具的合法使用易制毒化学品的证明或者进口方合法使用的保证文件。

受理易制毒化学品进口、出口申请的商务主管部门应当自收到申请材料之日起20d内，对申请材料进行审查，必要时可以进行实地核查。对符合规定的，发给进口或者出口许可证；不予许可的，应当书面说明理由。

对进口第一类中的药品类易制毒化学品的，有关的商务主管部门在作出许可决定前，应当征得国务院食品药品监督管理部门的同意。

麻黄碱等属于重点监控物品范围的易制毒化学品，由国务院商务主管部门会同国务院有关部门核定的企业进口、出口。

国家对易制毒化学品的进口、出口实行国际核查制度。易制毒化学品国际核查目录及核查的具体办法，由国务院商务主管部门会同国务院公安部门规定、公布。

国际核查所用时间不计算在许可期限之内。

对向毒品制造、贩运情形严重的国家或者地区出口易制毒化学品以及本条例规定品种以外的化学品的，可以在国际核查措施以外实施其他管制措施，具体办法由国务院商务主管部门会同国务院公安部门、海关总署等有关部门规定、公布。

进口、出口或者过境、转运、通运易制毒化学品的，应当如实向海关申报，并提交进口或者出口许可证。海关凭许可证办理通关手续。

易制毒化学品在境外与保税区、出口加工区等海关特殊监管区域、保税场所之间进出的，适用前款规定。

易制毒化学品在境内与保税区、出口加工区等海关特殊监管区域、保税场所之间进出的，或者在上述海关特殊监管区域、保税场所之间进出的，无须申请易制毒化学品进口或者出口许可证。

进口第一类中的药品类易制毒化学品，还应当提交食品药品监督管理部门出具的进口药品通关单。

进出境人员随身携带第一类中的药品类易制毒化学品药品制剂和高锰酸钾，应当以自用且数量合理为限，并接受海关监管。

进出境人员不得随身携带前款规定以外的易制毒化学品。

(六)监督检查

县级以上人民政府公安机关、食品药品监督管理部门、安全生产监督管理部门、商务主管部门、卫生主管部门、价格主管部门、铁路主管部门、交通主管部门、工商行政管理部门、环境保护主管部门和海关，应当依照本条例和有关法律、行政法规的规定，在各自的职责范围内，加强对易制毒化学品生产、经营、购买、运输、价格以及进口、出口的监督检查；对非法生产、经营、购买、运输易制毒化学品，或者走私易制毒化学品的行为，依法予以查处。

对依法收缴、查获的易制毒化学品，应当在省、自治区、直辖市或者设区的市级人民政府公安机关、海关或者环境保护主管部门的监督下，区别易制毒化学品的不同情况进行保管、回收，或者依照环境保护法律、行政法规的有关规定，由有资质的单位在环境保护主管部门的监督下销毁。其中，对收缴、查获的第一类中的药品类易制毒化学品，一律销毁。

易制毒化学品违法单位或者个人无力提供保管、回收或者销毁费用的，保管、回收或者销毁的费用在回收所得中开支，或者在有关行政主管部门的禁毒经费中列支。

易制毒化学品丢失、被盗、被抢的，发案单位应当立即向当地公安机关报告，并同时报告当地的县级人民政府食品药品监督管理部门、安全生产监督管理部门、商务主管部门或者卫生主管部门。接到报案的公安机关应当及时立案查处，并向上级公安机关报告；有关行政主管部门应当逐级上报并配合公安机关的查处。

生产、经营、购买、运输或者进口、出口易制毒化学品的单位，应当于每年 3 月 31 日前向许可或者备案的行政主管部门和公安机关报告本单位上年度易制毒化学品的生产、经营、购买、运输或者进口、出口情况；有条件的生产、经营、购买、运输或者进口、出口单位，可以与有关行政主管部门建立计算机联网，及时通报有关经营情况。

（七）法律责任

未经许可或者备案擅自生产、经营、购买、运输易制毒化学品，伪造申请材料骗取易制毒化学品生产、经营、购买或者运输许可证，使用他人的或者伪造、变造、失效的许可证生产、经营、购买、运输易制毒化学品的，由公安机关没收非法生产、经营、购买或者运输的易制毒化学品、用于非法生产易制毒化学品的原料以及非法生产、经营、购买或者运输易制毒化学品的设备、工具，处非法生产、经营、购买或者运输的易制毒化学品货值 10 倍以上 20 倍以下的罚款，货值的 20 倍不足 1 万元的，按 1 万元罚款；有违法所得的，没收违法所得；有营业执照的，由工商行政管理部门吊销营业执照；构成犯罪的，依法追究刑事责任。

对有前款规定违法行为的单位或者个人，有关行政主管部门可以自作出行政处罚决定之日起 3 年内，停止受理其易制毒化学品生产、经营、购买、运输或者进口、出口许可申请。

走私易制毒化学品的，由海关没收走私的易制毒化学品；有违法所得的，没收违法所得，并依照海关法律、行政法规给予行政处罚；构成犯罪的，依法追究刑事责任。

有下列行为之一的，由负有监督管理职责的行政主管部门给予警告，责令限期改正，处 1 万元以上 5 万元以下的罚款；对违反规定生产、经营、购买的易制毒化学品可以予以没收；逾期不改正的，责令限期停产停业整顿；逾期整顿不合格的，吊销相应的许可证。①易制毒化学品生产、经营、购买、运输或者进口、出口单位未按规定建立安全管理制度的；②将许可证或者备案证明转借他人使用的；③超出许可的品种、数量生产、经营、购买易制毒化学品的；④生产、经营、购买单位不记录或者不如实记录交易情况、不按规定保存交易记录或者不如实、不及时向公安机关和有关行政主管部门备案销售情况的；⑤易制毒化学品丢失、被盗、被抢后未及时报告，造成严重后果的；⑥除个人合法购买第一类中的药品类易制毒化学品药品制剂及第三类易制毒化学品外，使用现金或者实物进行易制毒化学品交易的；⑦易制毒化学品的产品包装和使用说明书不符合本条例规定要求的；⑧生产、经营易制毒化学品的单位不如实或者不按时向有关行政主管部门和公安机关报告年度生产、经销和库存等情况的。

企业的易制毒化学品生产经营许可被依法吊销后，未及时到工商行政管理部门办理经营范围变更或者企业注销登记的，依照前款规定，对易制毒化学品予以没收，并处罚款。

运输的易制毒化学品与易制毒化学品运输许可证或者备案证明载明的品种、数量、运入地、货主及收货人、承运人等情况不符，运输许可证种类不当，或者运输人员未全程携带运输许可证或者备案证明的，由公安机关责令停运整改，处 5000 元以上 5 万元以下的罚款；有危险物品运输资质的，运输主管部门可以依法吊销其运输资质。

个人携带易制毒化学品不符合品种、数量规定的，没收易制毒化学品，处 1000 元以上 5000 元以下的罚款。

生产、经营、购买、运输或者进口、出口易制毒化学品的单位或者个人拒不接受有关行政主管部门监督检查的，由负有监督管理职责的行政主管部门责令改正，对直接负责的主管人员及其他直接责任人员给予警告；情节严重的，对单位处1万元以上5万元以下的罚款，对直接负责的主管人员以及其他直接责任人员处1000元以上5000元以下的罚款；有违反治安管理行为的，依法给予治安管理处罚；构成犯罪的，依法追究刑事责任。

易制毒化学品行政主管部门工作人员在管理工作中有应当许可而不许可、不应当许可而滥许可，不依法受理备案，以及其他滥用职权、玩忽职守、徇私舞弊行为的，依法给予行政处分；构成犯罪的，依法追究刑事责任。

附：易制毒化学品的分类和品种目录

第一类
1. 1-苯基-2-丙酮
2. 3,4-亚甲基二氧苯基-2-丙酮
3. 胡椒醛
4. 黄樟素
5. 黄樟油
6. 异黄樟素
7. N-乙酰邻氨基苯酸
8. 邻氨基苯甲酸
9. 麦角酸*
10. 麦角胺*
11. 麦角新碱*
12. 麻黄碱、伪麻黄碱、消旋麻黄碱、苯丙醇胺(去甲麻黄碱)、甲基麻黄碱、麻黄浸膏、麻黄浸膏粉等麻黄碱类物质*
第二类
1. 苯乙酸
2. 醋酸酐
3. 三氯甲烷
4. 乙醚
5. 哌啶
第三类
1. 甲苯
2. 丙酮
3. 甲基乙基酮
4. 高锰酸钾
5. 硫酸
6. 盐酸

说明：①第一类、第二类所列物质可能存在的盐类，也纳入管制；②带有“*”标记的品种为第一类中的药品类易制毒化学品，第一类中的药品类易制毒化学品包括原料药及其单方制剂

六、高危药品的管理

美国药品安全使用协会(ISMP)对高危药品定义为：由于使用错误而可能对病人造成严重伤害的药品。临床上一般指药理作用显著且迅速、易危害人体的药品，包括高浓度电解质、肌松药及细胞毒药品等(附：高危药品目录)。

(一)高危药品的储存与保管

1. 各调剂部门需设置专门药架存放高危药品，不得与其他药品混合存放。护理单元需设高危药品专柜放置。高危险药品存放药架(药柜)应标识醒目，设置黑色警示牌提醒药学及护理人员注意。

2. 高危药品实行专人管理。调剂室负责人指定药师以上技术职称专业技术人员负责高危药品的养护、清点等工作，严格按照药品说明书进行储存、保养。护理单元护士长指定专人负责本单元高危药品的管理，保证高危药品质量安全。

3. 加强高危险药品的效期管理，做到“先进先出”“近效期先用”，确保药品质量。

(二)高危药品的调剂与使用

1. 高危险药品使用前要进行充分安全性论证，有确切适应证时才能使用。

2. 高危药品的调剂实行双人复核制度，并做到“四查十对”，确保调剂准确无误。

3. 护理单元需严格限定使用人员资格，不具备独立值班能力的护士不得独立进行该类药品的配制与使用。护理人员进行该类药品的配制与使用时，须严格执行查对制度，并且行双人复核，确保配制与使用准确无误。

(三)高危药品的监管

1. 护理单元原则上不常备高危药品(抢救药除外)，如确有需要，可少量存放，严格管理。

2. 加强高危药品的不良反应监测。

3. 药剂科定期对高危药品目录进行更新，并将新引进高危药品信息及时告知相关科室和护理单元。

4. 定期对高危药品管理及使用情况进行督导检查，对检查中发现的问题及时分析、反馈、整改。

(四)高危药品分级管理策略

1. 高危药品的管理可以采用“金字塔式”的分级管理模式　见图3-2。

2. 高危药品分级管理中各级别的特点

(1)A级高危药品

①A级高危药品是高危药品管理的最高级别，

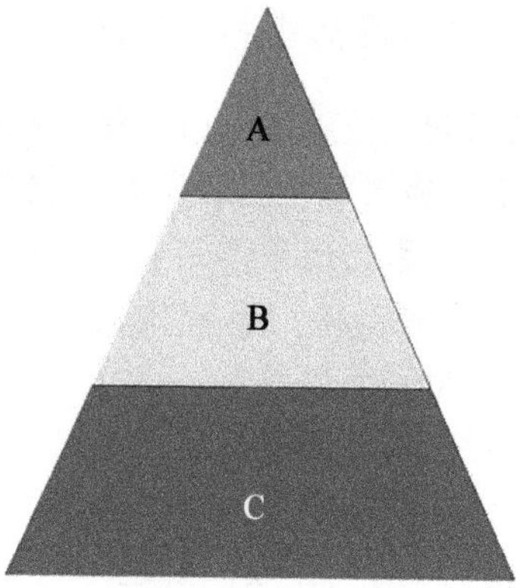

图 3-2 高危药品"金字塔式"的分级管理模式

是使用频率高的药物，一旦用药错误，患者死亡风险最高的高危药品，医疗单位必须重点管理和监护，具体包含如下几类（表 3-8）。

②A 级高危药品管理措施：a. 应有专用药柜或专区储存，药品储存处有明显专用标识；b. 病区药房发放 A 级高危药品须使用高危药品专用袋，药品核发人、领用人须在专用领单上签字；c. 护理人员执行 A 级高危药品医嘱时应注明高危，双人核对后给药；d. A 级高危药品应严格按照法定给药途径和标准给药浓度给药。超出标准给药浓度的医嘱医生须加签字；e. 医师、护士和药师工作站在处置 A 级高危药品时应有明显的警示信息。

(2)B 级高危药品

①B 级高危药品是高危药品管理的第 2 层，包含的高危药品使用频率较高，一旦用药错误，会给患者造成严重伤害，但给患者造成伤害的风险等级较 A 级低，具体有如下几类（表 3-9）。

表 3-8 A 级高危药品

编号	药品种类	编号	药品种类
1	静脉用肾上腺素能受体激动药（如肾上腺素）	8	硝普钠注射液
2	静脉用肾上腺素能受体拮抗药（如普萘洛尔）	9	磷酸钾注射液
3	高渗葡萄糖注射液（20%或以上）	10	吸入麻醉或静脉麻醉药（丙泊酚等）
4	胰岛素，皮下或静脉用	11	静脉用强心药（如地高辛、米力农）
5	硫酸镁注射液	12	静脉用抗心律失常药（如胺碘酮）
6	浓氯化钾注射液	13	浓氯化钠注射液
7	100ml 以上的灭菌注射用水	14	阿片酊

表 3-9 B 级高危药品

编号	药品种类	编号	药品种类
1	抗血栓药（抗凝血药，如华法林）	8	心脏停搏液
2	硬膜外或鞘内注射药	9	注射用化疗药
3	放射性静脉造影剂	10	静脉用催产素
4	全胃肠外营养液（TPN）	11	静脉用中度镇静药（如咪达唑仑）
5	静脉用异丙嗪	12	小儿口服用中度镇静药（如水合氯醛）
6	依前列醇注射液	13	阿片类镇痛药，注射给药
7	秋水仙碱注射液	14	凝血酶冻干粉

②B 级高危药品管理措施：a. 药库、药房和病区小药柜等药品储存处有明显专用标识；b. 护理人员执行 B 级高危药品医嘱时应注明高危，双人核对后给药；c. B 级高危药品应严格按照法定给药途径和标准给药浓度给药，超出标准给药浓度的医嘱医师须加签字 d. 医师、护士和药师工作站在处置 B 级高危药品时应有明显的警示信息。

(3)C 级高危药品

①C 级高危药品是高危药品管理的第三层，包含的高危药品使用频率较高，一旦用药错误，会给患者造成伤害，但给患者造成伤害的风险等级较 B 级低，具体有如下几类（表 3-10）。

②C 级高危药品管理措施：a. 医师、护士和药师工作站在处置 C 级高危药品时应有明显的警示信息；b. 门诊药房药师和治疗班护士核发 C 级高危药品应进行专门的用药交代。

表3-10　C级高危药品

编号	药品种类	编号	药品种类
1	口服降糖药	5	肌松药(如维库溴铵)
2	甲氨蝶呤(口服,非肿瘤用途)	6	口服化疗药
3	阿片类镇痛药(口服)	7	腹膜和血液透析液
4	脂质类药物	8	中药注射剂

附:高危药品目录

序号	药品类别	药品名称
1	高浓度电解质	10%氯化钾注射液、10%氯化钠注射液、25%硫酸镁注射液、氯化钙注射液
2	胰岛素制剂	各类胰岛素制剂
3	肌松药	维库溴铵、氯琥珀胆碱、罗库溴铵
4	细胞毒性药物	羟基脲片、他莫昔芬、来曲唑、甲羟孕酮、奥沙利铂、亚砷酸、亚叶酸钙、纤溶酶、米托蒽醌、门冬酰胺酶、顺铂、卡铂、环磷酰胺、甲氨蝶呤、氟尿嘧啶、替加氟、阿糖胞苷、吉西他滨、卡培他滨、丝裂霉素、柔红霉素、博来霉素、多柔比星、表柔比星、羟喜树碱、长春新碱、长春地辛、长春瑞宾、依托泊苷、紫杉醇、多西他赛
5	静脉用肾上腺素受体激动药	肾上腺素、去氧肾上腺素、去甲肾上腺素、异丙肾上腺素、间羟胺、多巴胺、多巴酚丁胺
6	静脉用肾上腺素受体拮抗药	美托洛尔、拉贝洛尔、艾司洛尔、乌拉地尔
7	吸入或静脉全身麻醉药	丙泊酚、氯胺酮
8	静脉抗心律失常药	利多卡因、胺碘酮
9	抗血栓药物(抗凝血药)	华法林、低分子肝素、注射用普通肝素、阿特普酶、替罗非班
10	腹膜透析液和血液透析液	
11	高渗糖(20%或以上)	右旋糖酐-40、20%葡萄糖注射液、50%葡萄糖注射液
12	口服降糖药	格列吡嗪、格列齐特、格列苯脲、瑞格列奈、二甲双胍、阿卡波糖、伏格列波糖、
13	静脉用改变心肌力药	米力农、毛花苷C
14	静脉用中度镇静药	咪达唑仑
15	镇痛药	吗啡、可待因、芬太尼、哌替啶等麻醉药品、曲马朵
16	静脉用造影剂	钆喷酸葡胺、泛影葡胺、碘普罗胺、碘克沙醇
17	全肠外营养	卡文、脂肪乳注射液
18	其他	缩宫素注射液、硝普钠注射剂、磷酸钾注射液、异丙嗪注射液

(武新安　王燕萍)

第四节　仓储管理与医院制剂管理

一、仓储管理

药品作为一种特殊的商品,它的质量优劣直接关系到人民群众的身体健康。医院药品供应是药品流通环节的终端,是用到患者身上的最后一个环节,医院药品供应的好坏直接影响人民群众用药的安全有效,因此,保证医院药品的质量尤为重要,而规范医院药品的仓储管理是保证药品质量的重要一环。

(一)药库的分类

《药品经营质量管理规范》和《药品经营质量管理规范实施细则》中对储存库房的设施、设备与温度有较为具体的要求。库房的相对湿度应保持在35%～75%。药库按库内温度分为常温库、阴凉库和冷库。常温库的库内温度应保持在0～30℃,用于一般化学性质较稳定的药品的存放与保管。阴凉库的库内温度应不高于20℃,用于存放药品质量易受高温影响的药品及中药材。冷库的库内温度应保持在2～10℃，用于一般化学性质不稳定的药品，以及生物制品、血液制品、基因药物等受热易变质的药品的存放与保管。另外，医院应设专用药品库，包括麻醉药品、第一类精神药品库、存放医疗用毒性药品的毒品库；存放易燃、易爆药品的危险品库；存放放射性药品的库房。放射性药品的库房应设在核医学科，由核医学科负责管理。

（二）药库环境的要求

药库周围环境整洁，地面干燥，无粉尘和有害气体及污水等严重污染源。库区内不得种植易长虫的花草、树木，地面应平坦整洁，无积水和垃圾，沟道畅通。库房内墙壁和顶棚表面光洁，地面平整、无缝隙、门窗结构严密，具有防盗设施。库房有可靠的安全防护措施，能够对无关人员进入实行可控管理，防止药品被盗、替换或者混入假药。库房有防止室外装卸、搬运、接收、发运等作业受异常天气影响的措施。

（三）药库的管理（药品的养护）

药库应分为药品储存作业区，辅助作业区、办公区和生活区，各区应分开一定距离或者有隔离措施。药品储存应实行色标管理。其统一标准是：待验药品库（区）、退货药品库（区）为黄色；合格药品库（区）、零货称取库（区）、待发药品库（区）为绿色；不合格药品库（区）为红色。

药品应按质量性能要求分类储存，分别存放于普通库、阴凉库、冷库、麻醉药品和第一类精神药品库、医疗用毒性药品库和危险品库。广泛采用"分区分类，货位编号"的管理方法，即药品常按剂型分成注射剂、片剂、胶囊剂、糖浆剂、软膏剂和栓剂等类别，采取同类药品集中存放的办法保管，做到内服药与外用药分开、注射剂与口服药分开、品名易混淆的分开、性能易相互影响或易串味的分开；选择每一类药品最适宜存放的地点，把存放地点划分为若干个货区，每个货区又划分为若干货位，并按顺序编号。

使用药品码垛时，应注意垛间距不小于5cm，与库房内墙、顶、温度调控设备及管道等设施间距不小于30 cm，与地面间距不小于10 cm。库房内通道宽度不小于200cm，照明灯具垂直下方不堆放药品，垂直下方与货垛的水平距离不小于50cm。药箱码放须平稳、整齐，不得倒置。对一些包装不坚固或过重药品，不宜码放过高，以防下层受压变形。长期存放药品应定期翻码整垛。

（四）药库的设备和设施

药品储存库内应有温、湿度测定仪；冷库和阴凉库应有温、湿度调控设备；适当材料做成的垫底；避光设施；防虫、防鼠设施；通风排水设施；搬运设施。药库应配置消防设施及符合安全要求的照明设施。

（五）药品采购的管理

制订适宜的药品采购计划是做好药品供应工作的关键。药品采购计划的制订首先应保证临床用药，做到基本药物优先保证，贵重药物、新药限量采购；其次要合理分配资金，尽量减少库存，防止药品积压，加速周转。《三级综合医院评审标准实施细则》要求85%以上药品库存周转率少于10～15d。

（六）药品验收入库

由于药品种类品种繁多、规格不一、性质复杂，有些经过长途运输，易受外界因素影响，因此加强药品的入库验收工作，是保证药品质量的一个重要环节。药品验收的内容包括数量、包装及质量3个方面。

1. 数量验收，包括检查来货与入库通知单上所列的供应单位、药品名称、规格、生产厂家及数量是否相符，若有不符或破损应做好原始记录，及时查明原因，按规定进行处理。

2. 包装验收，包括药品外包装和药品内包装。药品的外包装包括木箱、纸箱、木桶、纸桶、金属盛器及包装衬垫物等。外包装应检查包装是否坚固耐压、防潮、防震；包装用衬垫物是否塞紧，瓶与瓶之间有无空隙；纸箱应封实，捆扎应牢固；木箱应钉牢，封签封条不得严重破损。药品内包装主要指直接接触药品的包装，包括玻璃瓶、塑料瓶、泡罩包装、纸袋、塑料袋、瓶盖、瓶塞、瓶内填充物等。内包装应清洁、无毒、干燥；封口应严密，无渗漏、无破损。药品内包装上应有药品标签，应检查药品标签是否破损，有无错贴、错装现象，是否与实物一致。

3. 质量验收，包括观察药品外观有无变形、开裂、熔（溶）化、变色、结块、沉淀、浑浊、霉变、污染、挥发等异状；药品有无异常味道。要全面确定药品质量情况，还必须进行实验室检查，一般应与供药商联系、请其送药品检定所检查。对验收合格的药品应及时入账。

验收药品时应注意的事项：在我国生产并销售的药品，其包装、标签及说明书必须使用简体中文；在我国市场销售的进口药品，外包装必须有中文名称，并附有中文说明书。进口药品要验收口岸药品检验所的药品检验报告单复印件，并应盖有销售单位的红色印章，保留复印件备查。验收人员必须对入库通知单所列的项目逐一核对，包括品名、规格、数量、注册商标、批准文号、生产批号、有效期、药品合格证等，并做好记录，记录保存5年。

(七)药品出库管理

药品出库是药库向各调剂部门发出药品的过程，应遵守："先进先出、易变先出、近期先出"的原则，确保库存药品始终保持在远效期的状态。发出的药品有效期在6个月以上。药品发出后及时销账。

(八)药库的信息化管理

随着科学技术的发展，计算机及其网络已被应用于各个领域，计算机网络管理系统也被用于医院药品库房管理中，使得医院药库的信息化管理成为现实，具有"金额管理、数量统计、实耗实销"的药品管理功能。药库引入信息化管理手段后，药品库房工作人员摆脱了繁重的手工工作，提高了工作效率和工作质量。

二、医院制剂法规简介

新中国成立初期，人民群众健康亟待改善，用药需求不断增长，而我国的制药工业十分落后，药品生产远远满足不了用药需求，国外引进的药品数量又非常有限。为缓解供需矛盾，国家鼓励和发展医院制剂，满足临床医疗的用药需求。20世纪80年代，我国第一部《药品管理法》颁布，医院制剂从此拥有了合法成分。1981年4月颁布《医院药剂工作条例》对医院制剂的生产、检验和调配等方面做了初步的规定。2001年3月颁布的《医疗机构制剂配制质量管理规范》(试行)对医院制剂的质量管理提出了严格要求。2001年国家重新修订了《中华人民共和国药品管理法》，明确规定医疗机构配制的制剂，应当是本单位临床需要而市场上没有供应的品种，并须经所在地省级以上药品监督管理部门批准后方可配制；配制的制剂必须按规定进行质量检验合格后，凭医师处方在本医疗机构使用，不得在市场销售。紧接着当时的国家卫生部和药品监督管理部门又下达了一系列对医院制剂管理的相关文件，包括《医疗机构制剂配制监督管理办法》(试行)、《医疗机构制剂注册管理办法》(试行)等，对医院制剂提出了更高的硬件、软件标准和要求。下面分别对《中华人民共和国药品管理法》《中华人民共和国药品管理法实施条例》《医疗机构制剂配制质量管理规范》(试行)、《医疗机构制剂配制监督管理办法》(试行)及《医疗机构制剂注册管理办法》(试行)进行简单介绍。

(一)《中华人民共和国药品管理法》和《中华人民共和国药品管理法实施条例》

2001年2月28日国家颁布的《中华人民共和国药品管理法》及之后实施的《中华人民共和国药品管理法实施条例》对医疗机构制剂配制、调剂使用、质量检验等进行了规定。第一次明确规定医疗机构制剂须经所在地省、自治区、直辖市人民政府卫生行政部门审核同意，由省、自治区、直辖市人民政府药品监督管理部门批准，发给《医疗机构制剂许可证》。无《医疗机构制剂许可证》的，不得配制制剂。《医疗机构制剂许可证》有效期为5年，到期应重新审查发证。医疗机构新增配制剂型或者改变配制场所的，应当经验收合格后，按规定办理《医疗机构制剂许可证》变更登记。医疗机构配制制剂，必须按照国务院药品监督管理部门的规定报送有关资料和样品，经所在地省、自治区、直辖市人民政府药品监督管理部门批准，并发给制剂批准文号后，方可配制。医疗机构配制的制剂，应当是本单位临床需要而市场上没有供应的品种，不得在市场上销售或者变相销售，不得发布医疗机构制剂广告。发生灾情、疫情、突发事件或者临床急需而市场没有供应时，经国务院或者省、自治区、直辖市人民政府的药品监督管理部门批准，在规定期限内，医疗机构配制的制剂可以在指定的医疗机构之间调剂使用。医疗机构审核和调配处方的药剂人员必须是依法经资格认定的药学技术人员。医疗机构配制制剂，必须具有能够保证制剂质量的设施、管理制度、检验仪器和卫生条件。配制的制剂必须按照规定进行质量检验；合格的，凭医师处方在本医疗机构使用。

(二)《医疗机构制剂配制质量管理规范》(试行)

2001年3月13日开始施行《医疗机构制剂配制质量管理规范》(试行)，这是新中国成立以来，国家第一次针对医院制剂生产全过程的质量控制制定的管理标准。该《规范》从机构与人员、房屋与设施、设备、物料、卫生等方面对医疗机构制剂的配制做了详细的规定，如规定医疗机构制剂配制应设制剂室、药检室和质量管理组织。制剂室和药检室的负责人应具有大专以上药学或相关专业学历。从事制剂配制操作及药检人员，应经专业技术培训，具有基础理论知识和实际操作技能。凡有特殊要求的制剂配制操作和药检人员还应经相应的专业技术培训。对房屋与设施的要求包括制剂室要远离各种污染源，有防止污染、昆虫和其他动物进入的有效设施，制剂室的房屋和面积必须与所配制的制剂剂型和规模相适应，应设工作人员更衣室，各工作间应按制剂工序和空气洁净度级别要求合理布局等。制剂配制和检验应有与所配制制剂品种相适应的设备、设施与仪器。用于制剂配制和检验的仪器、仪表、量具、衡器等，其适用范围和精密度应符合制剂配制和检验的要求，应定期校验，并有合格标志。设备应由专人管理，定期维修、保养，并做好记录。制剂配制所用的物料应符合药用要求，不得对制剂质量产生不良影响。制剂的标签、使用说明书必须与药品监督管理部门批准的内容、式样、文字相一致，不得随意更改；应专柜存放，专人保管，不得流失。洁净室工作服的质地应光滑、不产生静电、不脱落纤维和颗粒性物质。无菌工作服必须包盖全部头发、胡须及足部，能阻留人体脱落物并不得混穿。不同洁净度级别房间使用的工作服应分别定期清洗、整理，必要时应消毒或灭菌。洁净室(区)仅限于在该室的配制人员和经批准的人员进入。进入洁净室(区)的人员不得化妆和佩戴饰物，不得裸手直接接触药品。配制人员应有健康档案，并每年至少体检1次。传染病、皮肤病患者和体表有伤口者不得从事制剂配制工作。配制规程和标准操作规程不得任意修改。如需修改时必须按制定时的程序办理修订、审批手续。

(三)《医疗机构制剂配制监督管理规范》(试行)

2005年6月1日实施的《医疗机构制剂配制监督管理规范》(试行)对(食品)药品监督管理部门依法对医疗机构制剂配制条件和配制过程等进行审查、许可、检查的监督管理活动做出了详细的规定。规定了国家食品药品监督管理总局负责全国医疗机构制剂配制的监督管理工作，省、自治区、直辖市(食品)药品监督管理部门负责本辖区医疗机构制剂配制的监督管理工作。规定了医疗机构设立制剂室，应当向所在地省、自治区、直辖市(食品)药品监督管理部门提交的材料，以及省、自治区、直辖市(食品)药品监督管理部门收到申请后，应当做出的处理。规定了《医疗机构制剂许可证》的法律效力和有效期，《医疗机构制剂许可证》应载明的内容，以及《许可证》变更、撤销等的具体操作事项。还特别对“医院”类别医疗机构中药制剂委托配制的管理进行了规定，包括规定只有经省、自治区、直辖市(食品)药品监督管理部门批准，具有《医疗机构制剂许可证》且取得制剂批准文号，并属于“医院”类别的医疗机构的中药制剂，可以委托本省、自治区、直辖市内取得《医疗机构制剂许可证》的医疗机构或者取得《药品生产质量管理规范》认证证书的药品生产企业配制制剂。委托配制的制剂剂型应当与受托方持有的《医疗机构制剂许可证》或者《药品生产质量管理规范》认证证书所载明的范围一致。规定了委托方应提交的中药制剂委托配制申请材料，以及省、自治区、直辖市(食品)药品监督管理部门收到申请后，应当做出的处理。

(四)《医疗机构制剂注册管理办法》(试行)

2005年8月1日实施的《医疗机构制剂注册管理办法》(试行)是新中国成立以来第一个针对医疗机构制剂注册管理的文件，与国家药品注册管理办法的规定相一致，使医疗机构制剂生产品种由原来的备案制变为审批制。该《管理办法》明确规定了医疗机构制剂是指医疗机构根据本单位临床需要经批准而配制、自用的固定处方制剂。该《管理办法》还规定了除市场上已有供应的品种不得作为医疗机构制剂申报外，对于含有未经国家食品药品监督管理总局批准的活性成分的品种；除变态反应原外的生物制品；中药注射剂；中药、化学药组成的复方制剂；麻醉药品、精神药品、医疗用毒性药品、放射性药品等也不得作为医院制剂申报。医疗机构制剂的申请人，应当是持有《医疗机构执业许可证》并取得《医疗机构制剂许可证》的医疗机构。未取得《医疗机构制剂许可证》或者《医疗机构制剂许可证》无相应制剂剂型的“医院”类别的医疗机构可以申请医疗机构中药制剂，但是必须同时提出委托配制制剂的申请。接受委托配制的单位应当是取得《医疗机构制剂许可证》的医疗机构或者取得《药品生产质量管理规范》认证证书的药品生产企业。委托配制的制剂剂型应当与受托方持有的《医疗机构制剂许可证》或者《药品生产质量管理规范》认证证书所载明的范围一致。《管理办法》还对医疗机构制剂的申请做了详细的规定，如医疗制剂申报前应当进行相应的临床前研究，申请医疗机构制剂注册所报送的资料应当真实、完整、规范。申请制剂所用的化学原料药及实施批准文号管理的中药材、中药饮片必须具有药品批准文号，并符合法定的药品标准等。对于医疗机构制剂的临床研究也做了相应的规定，如医疗机构制剂的临床研究，应当在获得《医疗机构制剂临床研究批件》后，取得受试者知情同意书以及伦理委员会的同意，按照《药物临床试验质量管理规范》的要求实施。临床研究用的制剂，应当按照《医疗机构制剂配制质量管理规范》或者《药品生产质量管理规范》的要求配制，配制的制剂应当符合经省、自治区、直辖市（食品）药品监督管理部门审定的质量标准。医疗机构制剂的临床研究，应当在本医疗机构按照临床研究方案进行，受试例数不得少于60例等。

三、医院制剂的生产管理

优良的医院制剂质量，不是依靠后期药检室检验出来的，而是通过制剂室精心设计和生产出来的。医院制剂的生产必须严格遵循《药品管理法》《医疗机构制剂配制质量管理规范》和《医疗机构药事管理暂行办法》的规定，确实加强医院制剂室的生产管理，从而确保制剂质量符合要求。

医院制剂室配制制剂应当具备两大类条件。第一类是“硬件”条件，指厂房、设施、设备等。第二类是“软件”条件，主要是指应当建立健全有关保证制剂质量的管理制度，如制剂原辅料的管理制度、制剂的生产工艺规程、制剂的质量检验制度、卫生制度、保管制度等。

（一）医院制剂室的硬件设置

医院制剂室的硬件设置必须与所配制制剂的品种要求和规模相适应，按照制剂工序和空气洁净度级别要求合理布局，人流物流分开，一般区和洁净区分开，内服制剂与外用制剂分开，无菌制剂与其他制剂分开，配制、分装与贴签、外包装分开，办公室、休息室、药检室与配制室分开，并应有与所配制制剂品种相适应的仪器设备。根据制剂的配制工艺设置合理的操作间，人流、物流走向应合理，有防止交叉污染的措施。

1. *总体要求*　制剂室周围环境必须保证制剂质量的要求。距离制剂室30m以内不得有公厕、锅炉房、太平间、传染病房、动物房、垃圾堆以及其他污染源，10m以内不得有露土地面。必要时，应当采取有效防护措施，如应具有“五防”（防尘、防污染、防昆虫、防鼠、防异物）设施。应当具有与所配制剂相适应的原辅料、包装材料、成品等库房，通风、防潮设施良好。各种制剂应根据剂型需要设置操作间，每个剂型按工序划分操作岗位，进入洁净区应设有一次更衣、二次更衣和洗手、消毒等设施。易燃、易爆、有毒、有害物质的配制、储存和消防设施应符合国家有关规定。

洁净室内人员和物料的出入门必须分别设置，物料传递路线尽量要短。原料和成品的出口宜分开。生产区域布局要顺应工艺流程，减少生产流程的迂回、往返。操作区内只允许放置与操作有关的物料和设备。不同洁净度区域，应按级别高低，由里向外布局。

人员和物料进入洁净室要经过净化，有净化室。洁净室（区）的窗户、技术夹层及进入室内的管道、风口、灯具与墙壁或天棚的连接部位均应密封。洁净室内各种管道、灯具、风口及其他公用设施，在设计和安装时应避免出现不易清洁的部位。洁净室（区）的内表面应平整光滑、无裂缝、接口严密，无颗粒物脱落，并能耐受清洗和消毒，墙壁与顶棚、地面等交界处宜成弧形或采取其他措施。洁净室（区）的温度和相对湿度应与制剂配制工艺要求相适应，一般温度应控制在18～26℃，相对湿度应控制在45%～65%。洁净室（区）应有足够照明，主要工作间的照度应当达到300勒克斯（lx）。空气洁净度等级不同的相邻房间的静压差应＞5帕（Pa），洁净室（区）相对于非洁净区为正压，压差应＞10帕（Pa），并有指示压差的装置与记录。

洁净室的气流组织有非层流方式或层流方式2种。用高度净化的空气把车间内产生的粉尘稀释，叫做非层流方式。用高度净化的气流作为载体，把粉尘排出，叫做层流方式。层流方式有垂直层流和水平层流方式。从房顶方向吹入清洁空气通过地平面排出叫垂直层流式，从侧壁方向刮入清洁空气，从对面侧壁排出叫水平层流式。层流洁净技术具有以下优点：①粒子流的连续稳定运动形式，粒子不易凝结且能提高空气流速，使粒子能在空气中浮动不沉降蓄积；②室内空气持续运动不停滞；③在外界空气经过净化后进入室内，使其达到无菌状态；④气流能快速带走洁净室内的污染物；⑤避免不同的粉末交叉污染，保证质量。

根据制剂工艺要求，洁净室内应划分空气洁净度等级（表3-11和表3-12），其尘埃粒子数、浮游菌数或沉降菌数应符合规定，每年应至少全项检测一次并记录。

表 3-11　制剂配制环境空气洁净度要求表

剂型品种或制剂工艺段	要求洁净级别
最终灭菌的≥50 ml 注射剂：	
称量、配液、过滤	10 000 级
灌封	100 级
最终灭菌的＜50ml 注射剂：	
称量、配液	10 000 级
过滤、灌封	10 000 级
非最终灭菌制剂：	
灌封、灌装前不需除菌过滤的制剂的配制	100 级
灌装前需除菌过滤的制剂的配液环境	10 000 级
灌装环境	100 级
眼用制剂、深部组织创伤外用制剂：	
称量、配液、过滤	10 000 级
灌封	100 级
全肠外营养（TPN）的配制	100 级
非无菌制剂：	
非最终灭菌口服液体制剂、除直肠用药外的腔道制剂的配制、分装	100 000 级
非无菌制剂：	
最终灭菌口服液体制剂、口服固体制剂、表皮外用制剂、直肠用药制剂的配制、分装	300 000 级

表 3-12　洁净区空气洁净度等级表

洁净级别	尘粒最大允许数/m^3		微生物最大允许个数		换气次数
	≥0.5μm	≥5μm	浮游菌/m^3	沉降菌/皿	
100	3500	0	5	1	
10 000	350 000	2000	100	3	＜20 次/h
100 000	3 500 000	20 000	500	10	＜15 次/h
300 000	10 500 000	60 000	1000	15	＜2 次/h

①表中数值为平均值；②沉降菌用 ф90mm 培养皿取样，暴露时间不低于是 30min；③100 级洁净室（区）的垂直层流 0.3m/s，水平层流 0.4m/s

配制青霉素类等高致敏性药品应使用独立的厂房与设施、独立的空气净化系统，分装室应保持相对负压。排至室外的废气应经净化处理并符合要求，排风口应远离其他空气净化系统的进风口。配制其他β-内酰胺结构类制剂应使用专用设备和独立的空气净化系统，并与其他制剂配制区域严格分开。配制口服或注射的激素类、抗肿瘤类化学药品等高风险制剂品种应避免与其他制剂使用同一设备和空气净化系统；不能避免与其他制剂交替使用同一设备和空气净化系统时，应采取有效的防护、清洁措施并进行必要的验证。

制剂室应具有与所配制制剂剂型和品种相适应的设备、衡器、量具等，设备的选型、安装应符合制剂配制质量要求，应当易于清洗、消毒或灭菌，便于操作和维修、保养。设备的使用、维护、保养和检修应按规定进行并有记录。

2. 普通制剂室特殊要求　普通制剂室的功能主要是配制内服溶液、外用溶液、乳膏剂、栓剂、膜剂及片剂、胶囊剂、颗粒剂等，应按生产任务配备相应的工作用房和仪器设备。内服制剂与外用制剂应分室配制、分室包装、分室保管，所用器具应当分开，毒性药材的处理应当使用专用设备和容器。

3. 中药制剂室特殊要求　中药制剂室的功能主要是配制中药制剂。中药材的前处理、提取、浓缩等必须与其后续工序严格分开，并应有有效的除尘、排风、防止污染及交叉污染等设施。需灭菌和无菌操作的中药制剂（如注射液、口服液、滴眼液等），其后续生产工序应按照灭菌制剂室的要求；其他中药制剂(如丸剂、片剂、胶囊剂、冲剂、糖浆剂、外用溶液剂、乳膏剂等),其后续生产工序应按照普通制剂室的要求。中药配制的非洁净厂房地面、墙壁、天棚等内表面应平整,易于清洁,不易脱落,无霉迹。

4. 灭菌制剂室特殊要求　灭菌制剂室的功能主要是配制大输液、小针剂、口服液、滴眼液等,必须具备与制剂品种相适应的洗涤、制水、更衣、缓冲、配液、灌装、消毒、灯检、中转仓库及其他必要的工作室。

配制大容量注射剂的关键岗位应符合洁净级别要求,灌封岗位的洁净级别应为100级,稀配、滤过和直接接触药品的包装材料的最终处理岗位为10 000级,浓配、称量、配料等岗位应为100 000级。大容量注射剂的灭菌器应当采用双扉灭菌柜。配制无菌制剂应当符合洁净级别要求,灌装前需除菌过滤的制剂配液环境应当为10 000级,灌封环境应当为100级;灌封、灌装前不需除菌过滤的制剂应当在100级净化条件下配制。

纯化水、注射用水的制备、储存和分配应能防止微生物的滋生和污染。储罐和输送管道所用材料应无毒、耐腐蚀,管道的设计和安装应避免死角、盲管,应规定储罐和管道清洗、灭菌周期。注射用水必须为纯化水经多效蒸馏制备。注射用水储存时,储罐的通气孔应当安装不脱落纤维的疏水性除菌器,并采用80℃以上保温、65℃以上保温循环或4℃以下存放。

(二)医院制剂生产的软件管理

医院制剂生产不仅应具备与所配制制剂相适应的硬件设置,还必须具有完善的软件管理系统,这一点对于医院制剂质量的保证影响很大。

1. 物料管理　配制制剂所用物料的购入、储存、发放与使用等应当有相应的管理制度。配制制剂的原料应当符合法定药品标准,辅料及直接接触药品的包装材料应符合法定标准,内服制剂的辅料应符合药用或食用标准。原辅料和包装材料应从合法生产单位、合法渠道购入,并妥善保存有关记录和凭证。部分原、辅料无药品批准文号或标准,则按注册或再注册时,医疗机构制剂室申请提供的原辅料生产厂家和标准执行。有药典标准按标准进行检验,无药典标准,按企业注册标准制定内控标准。配制外用溶液剂的原料药(如硫代硫酸钠、醋酸),若市场没有具有药品批准文号的原料药供应,原料药应按药典标准检验合格后方可投料。

采购的物料应按规定进行验收、检验:①原料、辅料必须批批全检;②可以委托药品检验机构或其他有资质的单位检验;医疗机构间签订统一采购协议的,可以共同委托药品检验机构或其他有资质的单位检验;③包材可以根据需要,制定部分检验指标,但必须有厂商的检验报告;④制剂配制用中药材、中药饮片应按质量标准购入,产地应保持相对稳定;⑤购入的中药材、中药饮片应有详细验收记录,包括品名、规格、数量、产地、采收(加工)日期、供货单位等;⑥直接入药的药材粉末,配料前应做微生物限度检查。

应有能准确反映物料数量变化及去向的相关记录。物料应按品种、规格、批号分别存放。合格物料、待验物料及不合格物料应分区存放,且有易于识别的明显标识,不合格物料应按照有关规定及时处理并有记录。

制剂标签、说明书应按照品种、规格专柜存放、专人保管,按实际需要量领用;标签、说明书入库、领用、销毁应有记录,不得流失。制剂标签、说明书必须印制清楚,与审批部门批准的内容、式样、文字相一致,不得随意更改。不同给药途径制剂应当有明显标志,标签容纳不下的应附说明书。

2. 卫生管理　制剂室应制定卫生清洁制度与清洁规程。包括房屋、设备、清洁工具、工作服与人员的清洁,并由专人负责。配制间和制剂设备应按配制和空气洁净度等级的要求制定厂房、设备、容器清洁规程,内容包括:清洁方法、程序、间隔时间、使用的清洁剂或消毒剂、清洁工具的清洁方法和存放地点等。洁净室(区)内应使用无脱落物、易清洗、易消毒的卫生工具,并存放于对产品不造成污染的指定地点,限定使用区域。需要配制消毒剂的应制定消毒剂的配制规程,并有配制记录。配制人员不得化妆和佩戴饰物,不得裸手直接接触药品;100级洁净室(区)内操作人员不得裸手操作,当不可避免时手部位应及时消毒。

工作服的选材、式样及穿戴方式应与配制操作和洁净度等级要求相适应,不得混穿。洁净室工作服的质地应当光滑、不产生静电、不脱落纤维和颗粒性物质。无菌工作服必须包盖全部头发、胡须及足,并能阻留人体脱落物。不同洁净级别房间使用的工作服(鞋、帽、口罩)应分别定期清洗、整理,必要时应当消毒或灭菌。洗涤时不应当带入附加的颗粒物质。

3. 验证和自检管理　制剂配制的关键工艺、主要设备等影响制剂质量的主要因素应当进行验证。配制一定周期后，应再次进行验证。验证文件包括验证方案、验证记录、验证报告、评价和意见、批准人等，口服抗微生物制剂验证内容应包括清洁验证，配制口服或注射的激素类、抗肿瘤类化学药品的验证内容应包括设备和空气净化系统验证，验证文件应归档保存。

质量管理组织应定期按照预定的程序组织自检，每年至少1次，对人员、设施、设备、物料、卫生、文件、配制、质量控制、使用管理情况等项目进行检查。自检应当有记录并写出自检报告，不符合项应有改进措施和再检查报告。

4. 配制管理　配制制剂必须按审批部门批准的处方工艺和相应的配制规程进行，不得随意改变。如需修改，必须按照规定的程序办理修订、审批手续。每批制剂均应当按照投入和产出的物料平衡进行检查，如有显著差异，必须查明原因，在得出合理解释、确认无潜在质量事故后，方可按照正常程序处理。

根据制剂配制规程选用制剂用水，制剂用水必须符合现行版药典标准并定期检验，每次检验应有详细记录。每次配制后应当清场，并填写清场记录。每次配制前应当确认无上次配制的遗留物。不同制剂(包括同一制剂的不同规格)的配制操作不得同时在同一操作间内进行，如确实无法避免，必须在不同的操作台配制，并应采取有效措施防止污染和混淆。配制过程中使用的关键容器或大容量容器必须有醒目的状态标识，标明物料名称、批号、状态及数量等。液体制剂配制、过滤、灌封、灭菌等过程应在规定时间内完成。配制中的中间产品或半成品应规定储存期和储存条件。配制含麻醉药品、精神药品和医疗用毒性药品制剂应严格执行有关规定。

每批制剂都应有一套能反映配制各个环节可追溯的详细记录，且应归档并至少保存5年。操作人员应及时填写记录，应当字迹清楚、内容真实、数据完整，并由操作人、复核人及清场人签字。记录应保持整洁，不得撕毁和任意涂改，需要更改时，更改人应在更改处签字，并使被更改部分可以辨认。

5. 生产档案管理　制剂室应当建立并存有下列制度、规程和记录：①各类人员岗位职责，验证及自检制度，配制制剂所用物料的购入、储存、发放与使用等管理制度，物料领发、消耗和投料、配制、分装、清场、核对制度，制剂室操作间、仪器设备的使用、保养、维修和检定等制度，制剂抽样、留样制度，洁净室的使用和监测制度，人员培训、考核制度，配制返工、物料退库、报损、特殊情况处理等制度，消毒防染制度，安全管理制度；②配制规程，包括制剂名称、剂型、处方、配制工艺的操作要求，原料、中间产品、成品的质量标准和技术参数及储存注意事项，成品容器、包装材料的要求等；③标准操作规程，包括配制过程中涉及的单元操作如加热、搅拌、振摇、混合等具体规定和应达到的要求，以及仪器设备的标准操作规程；④配制记录，包括编号、名称、配制日期、批号、各工序的操作者、复核者、清场者的签名，有关设备与操作记录、原辅料名称、用量、半成品和成品数量、配制过程的控制记录与特殊情况处理记录等。

6. 普通制剂室特殊要求　各种物料应当按照其性能与用途合理存放，固体原料和液体原料、内服和外用原料应分开储存。对温度、湿度、光线有特殊要求的物料，应按照规定条件储存。挥发性物料或易燃物料应存放在安全处，避免污染其他物料。麻醉药品、精神药品、医疗用毒性药品及易燃、易爆和其他危险品的储存、保管、使用，应当严格执行国家的有关规定。外用制剂与内服制剂标签间应有明显区别，通常外用制剂标签上有红色“外”字。

7. 中药制剂室特殊要求　制剂所有的中药材或中药饮片应符合国家或地方标准，包装上应有明显标签，注明品名、规格、数量、产地、生产企业、来源等。毒性药材等有特殊要求的，外包装上应当有明显的规定标志，并合理储存和保管。

8. 灭菌制剂室特殊要求　灭菌制剂室应当至少配备2名以上专业技术人员，从事灯检的工作人员，校正视力应在5.0以上，无色盲、色弱。

配制大容量注射剂用的输液瓶(袋)和胶塞必须符合国家有关规定，且不得重复使用。灭菌制剂的验证内容包括灭菌工艺、药液滤过、灌封(分装)工艺及净化环境等。灭菌制剂的药液从配制到灭菌的时间间隔应有规定。在配制输液的洁净区内使用的工作服(鞋、帽、口罩)应当在制剂室内设专用洗衣设备进行清洗、整理、消毒或灭菌。

(三)医院制剂的生产管理

1. 生产计划管理　按照医院制剂的临床使用情况及稳定性制订生产计划，对于用量大、稳定性好的品种可以按月制订生产计划，对于用量一般、稳定性一般的品种可以按周制订生产计划，对于用量小、稳定性差的品种可以作为临时计划安排生产。为了保证制剂生产工作的有序，通常将上述3种方法结合起来考虑，制订1周生产计划，于每周五将下一周的生产计划排出作为生产指令，配制人员按照生产指令准备。

2. 生产记录管理　配制人员根据生产指令组织每批制剂的生产，每批制剂都应有一套能反映生产各个环节可追溯的详细记录。批生产记录应体现制剂生产的所有细节，涉及原辅料及包装材料的领用、制剂配制、分装、包装、检验、入库到发放使用等所有环节。操作人员应及时填写记录，要求字迹清楚、内容真实、数据完整，并由操作人、复核人及清场人签字，实现“写好要做的，做好所写的，记下所做的”管理要求。

附：胶囊剂批生产记录目录：①胶囊批生产指令；②胶囊物料收发记录；③胶囊原辅料预处理记录；④胶囊制粒记录；⑤胶囊整粒、总混记录；⑥胶囊充填记录；⑦中间品请验单；⑧中间品检验报告单；⑨胶囊充填记录；⑩胶囊铝塑包装记录；⑪胶囊批包装指令；⑫胶囊外包装记录；⑬胶囊外包材发放记录；⑭打印有批号、生产日期、有效期的小盒；⑮产品使用说明书；⑯装箱单；⑰外包装工序清场记录；⑱中间品库流通记录；⑲成品请验单；⑳成品检验报告单；㉑成品放行审核单；㉒产品合格证；㉓入库单。

3. 生产成本管理　与药厂规模化生产相比，医院制剂具有生产批量小、生产批次多、生产成本高、利润空间少等特点，因此，必须加大医院制剂的成本管理力度，精打细算，严格执行医院制剂价格核算办法，确保医院制剂的微薄利润。具体可以采取以下做法。

(1)实行物料集中采购与管理：医院制剂室通常被分成普通制剂室、中药制剂室、灭菌制剂室，物料采购与保管通常也被分开，容易造成物料的重复采购和积压，而且价格也难以下降，因此，很有必要将物料的分散管理模式进行集中，归并同种物料，实行集中采购，从而提高物料利用率和减少采购成本。

(2)实行全员管理模式：制剂室人员通常被分散在普通制剂室、中药制剂室、灭菌制剂室，相互之间协调不够，容易造成人力浪费，因此，很有必要将人员的分散管理模式进行改革，采用全员管理模式，将整个制剂室的各类人员按能力不同重新安排，实行绩效考核，充分发挥各类人员的工作积极性，提高工作效率，从而减少人力成本。

四、医院制剂的质量管理

医院制剂是医疗机构根据本单位临床需要而常规配制、自用的固定处方制剂，其作为市售药品的补充，具有适用性强、供应及时方便、价格较低廉等特点，是对现代制药工业制剂不足的有效补充，是医院临床用药的组成部分，尤其是一些传统的中药古方、秘方、验方，更是民族的瑰宝。

同样是药品生产，与药品生产企业相比，医院制剂室的软硬件条件还有相当的差距，而且医院制剂又具有品种多、规格多、剂型多、批量小、批次多的特点，因此，为保证医院制剂的质量，保证人民群众用药安全、有效，加强医院制剂的质量管理显得尤为重要。

医院制剂的质量管理包括质量保证(QA)和质量控制(QC)，涉及取样、质量标准、检验、物料或产品批准放行，包括与产品质量有关的所有问题。质量保证是个广义的概念，包括影响产品质量的所有个别或综合因素，是为确保产品符合预定质量要求而采取的所有计划与活动的总和。而质量控制包括取样、质量标准、检验及组织机构、文件系统和产品的发放程序等，旨在确保所有物料和产品只有经过其质量符合要求后方可发放使用或发放上市。

目前，医院制剂的质量管理存在四大问题。第一，很多医院制剂质量标准低、不规范，检验项目少，检验方法几乎没有修订与改进，制剂的稳定性研究较少，药理与毒理研究更少，制剂的安全性评价工作不够深入；第二，很多医院制剂室厂房布局不够合理，仪器设施维护和检修不力，生产和检验设备老化，制剂生产相对落后，生产效率低下，对制剂质量造成很大影响；第三，医院制剂生产使用的原料品种多、数量少，生产需要的原料药缺乏适用的小包装规格，加之难以买到药用标准的辅料，制约了医疗机构制剂的生产质量；第四，医院制剂存在制剂品种的配制工艺与批准的工艺不一致的情况，加上医院的制剂配制人员对于工艺的确定性和规范性认识不够，随意调整反应条件，制剂的稳定和均一难以控制。

《药品管理法》《医疗机构制剂配制质量管理规范》(GPP)和《医疗机构制剂许可证验收标准》等一系列法律法规的颁布，将医院制剂的质量管理纳入了法制轨道，对其提出了更高的要求。验收标准的出台，进一步明确了国家以GMP标准来规划和管理医院制剂的具体要求。法律法规的实施和开展，医院卫生事业的发展和临床用药的需要，对医院制剂的质量要求越来越高。因此，进一步规范医院制剂的管理，提高制剂配制水平，以适应发展的需要，是医院制剂质量管理面临的重要课题。

(一)改进硬件技术，改善医院制剂生产和管理条件

硬件是制剂生产和质量管理的基本条件和保证，也是提高医院制剂质量的先决条件，硬件不足对制剂质量的影响是无法靠软件来弥补的，只有切实改善制剂硬件条件，才能从根本上保证生产出高质量的制剂。

厂房、设施与设备对药品生产及质量起着至关重要的决定作用。因此，应加大检验设施的投入力度，配备必需的仪器设备，彻底改变仪器缺乏设备老化等落后现象，从而有效防止由于硬件因素影响质量标准的技术含量。对临床疗效好、市场没有供应而又需要高新检测技术或大型精密仪器进行质量控制的特殊品种，可以委托有条件的药检所进行质量检验，以减少不必要的资源浪费。对于原辅料的质量控制，制剂部门也应配备相应人员和仪器，并加强有关的培训。

此外，制剂室工艺布局应合理，要做到人流、物流分开，并应根据不同类型制剂配制设置不同的操作间；制剂室要按照生产工艺所需的洁净度要求，安装相应级别的空调净化设备和与之相配套的室内压力、温度和湿度监控装置；纯化水系统应能提供生产所需的符合规定质量的纯化水。

(二)加强软件建设，规范医院制剂质量管理

要提高制剂质量，除硬件是基础外，软件也是必不可少的保证，这就需要整理和制订出一套完整的、切实可行的规章制度、规程、标准等管理文件，来监控制剂室的每一个环节，实施规范化的科学管理。切实按制度管理、按规程操作、按标准执行、按方案实施、按职责履行，实行岗位责任制，把各项制度、规程、标准、方案、职责落实到实处。

软件建设的目标，就是要有效地发挥指导、规范管理的作用，消除人的懈怠，有力防止因各种意外而引起的质量问题，把人为错误降至最低。按目的可把软件大致分为指导软件、规范行为软件、记录软件和其他软件。指导性软件主要是用于指导制剂生产过程中各环节的标准操作，如配制规程、标准操作规程、清场规程、检验规程、岗位操作法等。制定这类软件总的宗旨就是制定出标准规程的具体操作方法细则，解决好怎样标准规范操作。规范行为软件主要指的是一些规章制度，它是适用于一定范围的具体的硬性规定，必须遵守，是强制性执行文件，如各室的工作制度。这类文件应围绕 GPP 的要求、工作目的、管理规范而制定出管理细则。通俗地讲是从“战略”高度加以约束的软件。一般涉及范围较广，如各工作室制度的制定可按 GPP 的要求从该室的设备管理、人员职责、物料管理、清洁卫生要求及实施办法、消毒处理条款、工作质量考核、人员行为准则等方式加以约定成文。记录软件是记录配制人员所做的各项工作，如配制记录，成品、半成品检验记录，仪器设备操作记录，生产前、后清场记录，成品出入库记录等，清楚地记录制剂每一环节、每一步骤的行为，反映出制剂的整个过程，一旦出现质量问题，便可及时追踪。总之，软件的建设可确保制剂各环节管理，做到一切行为有标准，一切操作有记录，一切过程可监控，一切差错可追溯。

具体措施为：①责任要明确，把每一项管理制度落实到具体的人负责执行，让生产中的每一个工作环节或岗位都有人负责，每一个地点或区域都有责任人；②制度要严明，定期检查各项管理制度执行的情况；③奖惩要分明。真正做到事事有人做，人人有事做，处处有人负责，层层有人把关，建立制剂生产全过程的质量管理体系，确保制剂质量。

(三)完善生产过程，确保医院制剂质量

1. *物料管理*　物料是指制剂生产中的原料、辅料及包装材料。制剂配制所用物料的购入、验收、储存应制订严格的管理制度。要生产出合格的产品，首先要把好物料的质量关。对物料的购入应索取有关资料，建立供货单位档案和产品档案。供货单位档案包括供货单位加盖原印章的《药品经营许可证》和营业执照的复印件，企业法人授权书，销售人员身份证复印件及供货单位的合法票据。产品档案包括加盖供货单位原印章的销售制剂原辅料的《药品生产许可证》或批准证明文件、药品《生产质量管理规范》(GMP)证书、检验报告复印件。物料验收时，应对制剂物料的包装、标签、说明书和质量状况进行逐批检查。制剂原辅料、包装的标签和所附说明书上应有生产企业的名称、地址，药品名称、规格、批准文号，产品批号、生产日期、有效期等。如一次收货的物料是由数个批次构成，应按批取样、检验，验收制剂原辅料应建立真实完整的购进验收记录，验收人员应签名并连同供货单位或药品检验报告单一起交质管部门抽样检验，经检验合格方能投入生产，不符合要求的原辅料应作退库处理并建立不合格台账。原辅料应按照药品属性分类存放，药品级制剂原辅料与非药品级分开存放，内服制剂原辅料与外用制剂原辅料应分类存放，中药（饮片）分库存放，易串味制剂原辅料单独存放，易燃、易爆、强腐蚀性等危险性制剂原辅料必须设立危险品仓库专库存放。购进验收记录保存至使用该批制剂原辅料生产的药品有效期后1年，且不少于3年。

2. *制剂生产*　制剂生产的整个生产过程都必须按照GPP的要求来实施。按照生产指令做好生产前环境的清场、清洁、消毒等工作，配制前首先要核对原料药名称、投料量等内容，配制要严格按照制剂注册工艺的具体要求进行，对关键工序要重点监控，并做好配制记录、分装记录、质量检验记录、设备使用记录，将原料生产厂家及原料批号等写入批生产记录中；对原辅料、包装材料、制药用水、半成品、成品的检验批批留样，做好留样观察的各种记录，为质量分析及提高制剂稳定性提供资料。

3. *成品检验*　制剂室应提升药品检验水平，改善药品检验基础设施设备，利用科学技术水平，严把检验关。要安排作风严谨、经验丰富并具有相当专业水平的人员担任检验工作。要严格按照规定进行药品检验，只有检验合格的制剂才能放行。对于有质量问题的药品予以销毁，以确保进入临床的药品都是合格品。

4. *监督检查*　要定期或不定期对制剂室各部门进行管理文件实施情况的检查，发现问题及时纠正。批生产记录应做到指令与记录的合一，应能反映制剂配制全过程，要求能从中看出配制是否按工艺规程进行，各工艺参数是否在要求的范围内。配制规程和标准操作规程不得任意修改，如需修改必须按制定时的程序办理修订、审批手续。每批制剂均应检查投入和产出的物料平衡，如有显著差异，必须查明原因，在确认没有潜在的质量事故后，方可按正常程序处理。应设立不合格制剂的质量跟踪制度，连续跟踪抽样，查明原因，切实保证制剂质量。

5. *验证工作*　验证是证明任何程序、生产过程、设备、物料、活动或系统确实能达到预期结果的有文件证明的一系列活动。要对制剂室设施及设备、制剂处方、工艺、质控方法的有效性进行验证，通过验证证明药品生产中的任何程序、生产过程、设备、物料、活动或系统确实能达到预期结果。当影响制剂质量的主要因素，如配制工艺或质量控制方法、主要原辅料、配制设备等发生改变（如设备维修后），以及配制一定周期后，应进行再验证。应定期监测洁净室的尘粒数和微生物限度。

（四）深化药物研究，完善医院制剂质量标准

医疗机构应科学严谨修订和起草医院制剂的质量标准，应坚持质量第一，充分体现“安全有效，技术先进，经济合理”的原则，并尽可能采用国内外药典的标准；从生产、储藏、使用各环节了解影响制剂质量的因素，有针对性地规定检查项目，切实加强对制剂内在质量控制；根据“准确、灵敏、简捷、快速”的原则选择检验方法，既要考虑实际条件，又要反映新技术的应用和发展；质量标准中各种限度的规定密切结合实际，要能保证制剂生产、储存、使用过程中的质量；检验内容应尽可能反映制剂的质量水平，结合制剂的具体特点，制定能反映现代生产和分析检验先进水平的制剂质量标准。

（五）加强人员培训，提高人员素质

人是质量管理的主题，人员素质对质量体系的运行有极为深刻的影响，再好的设备和SOP规程，都离不开高素质的人去操作。培训是提高人员素质的重要途径，要达到这一目的，必须使培训工作做到有计划、有教材、有考核、有记录档案，如定期组织制剂人员及管理人员系统学习GMP、GPP规范，有计划、有组织进行岗前培训，岗位培训，定期考核。增强制剂人员参与管理和接受管理的意识，不断提高管理人员和操作人员的业务技术技能，增强质量意识，牢记“规范是保证，质量是根本”这一制剂准则，养成良好的工作责任心和执行制度的自觉性。同时要重视制剂人员的在职教育和培养，营造一种良好的学习气氛，采取各种形式，如通过自我学习、外出参观、脱产进修、轮训培养、有针对性的单项技术培养等，着重提高各岗位人员在本岗位工作中解决实际问题的能力。

综上所述，医院制剂要顺应形势发展的需要，就必须严格按照GMP、GPP等法规政策的具体要求去做，全面实施规范化管理，提高制剂质量，同时尽可能地掌握和应用新的技术和科学，逐步实现由单纯供应向供应、技术服务及技术开发型转变，科教兴药，运用掌握的专业技术知识和现代生产手段，为临床的预防、治疗、教学和科研服务，向患者提供高质量、高疗效、高效益的制剂，为人民防治疾病。

（阚全程　刘皋林　席宇飞　丁雪鹰　顾圣莹）

第五节　药事管理相关法律、法规、规章

一、概　述

（一）药品管理立法与药事管理法

1. *药品管理立法的概念*　药品管理立法（legislation of drug administration）是指由特定的国家机关，依据法定的权限和程序，制定、认可、修订、补充和废除药品管理法律规范的活动。

药品管理立法是一种活动，不仅指立法的法定程序，也意味着药品管理立法是动态的，有其历史发展过程。药品管理立法的直接目的是产生和变动这种特定的社会规范，故药品管理立法也可指药品法律法规的总和。

2. *药品管理立法遵循的原则*　实事求是，从实际出发；规律性与意志性相结合；原则性与灵活性相结合；统一性与协调性相结合；现实性与前瞻性相结合；保持法的稳定性、连续性与适时立、改、废相结合；总结本国经验与借鉴外国立法相结合。

3. *药事管理法*　药事管理法是指由国家制定或认可，并由国家强制保证实施，具有普遍效力和严格程序的行为规范体系，是调整与药事活动相关的行为和社会关系的法律规范的综合。药事管理法具有规范性、国家意志性、国家强制性、普遍性、程序性。

药事管理法是广义的概念，是指药事管理法律体系（the legal system of pharmacy administration），包括药事管理的法律、行政法规、规章、规范性文件等。

4. *药事管理法的法律关系*　药事管理法律关系是指国家机关、企事业单位、社会团体、公民个人在药事活动、药学服务和药品监督管理过程中，依据药事管理法律规范所形成的权利与义务关系。

药事管理法律关系主体包括国家机关、机构组织、公民个人。药事管理关系客体包括药品、人身、精神产品、行为结果。

药事管理法律关系的内容，指主体之间的法律权利和义务，是法律规范的行为模式在实际的社会生活中的具体落实，是法律规范在社会关系中实现的一种状态。

（二）药品管理立法的基本特征

药品管理立法具有的特征包括立法目的是维护人们健康；以药品质量标准为核心的行为规范；药品管理立法具有系统性；药品管理法内容国际化。

（三）我国的药品管理立法

我国现代药品管理立法，始于1911年辛亥革命后。1984年制定颁布了我国第一部药品管理法律。现行药品管理法是2001年2月28日修订颁布的。我国药品管理立法大体经历了4个阶段：1911－1948年开始制定药政法规；1949－1983年新中国大力加强药政法规建设；1984－2000年国家制定颁布实施《中华人民共和国药品管理法》；修订颁布《药品管理法》，公布《实施条例》。

二、我国药事管理的法律体系

（一）宪法

宪法规定了国家的根本制度和根本任务，是国家的根本法。宪法是药事管理立法的依据。

（二）法律

1. *药事管理的基本法*　《中华人民共和国药品管理法》1984年9月20日由第六届全国人民代表大会常务委员会第七次会议通过，自1985年7月1日起实施。2001年2月28日，经第九届全国人大常委会第二十次会议审议通过修订，自2001年12月1日起实施。药品管理法依据宪法，总结历史上药事管理的经验，借鉴发达国家的药事管理办法，立足于我国的实际情况，在广泛征求各方面意见的基础上加以修订，是制定药事管理法规和行政规章的基本法，为建立和完善我国药事管理法律体系提供了法律依据。

2. *涉及药事管理的法律*　包括《中华人民共和国刑法》《中华人民共和国行政处罚法》《中华人民共和国行政复议法》《中华人民共和国产品质量法》《中华人民共和国广告法》《中华人民共和国价格法》《中华人民共和国专利法》《中华人民共和国商标法》《中华人民共和国计量法》《中华人民共和国野生动物保护法》《中华人民共和国标准化法》《中华人民共和国反不正当竞争法》等。

（三）国务院制定、公布施行的药事行政法规

《药品管理法》实施后，国务院相继出台了一系列管理药品的行政法规，逐步建立了社会主义市场经济体制要求的药品监督管理法规体系。

药事行政法规包括《中华人民共和国药品管理

法实施条例》《麻醉药品管理办法》《精神药品管理办法》《医疗用毒性药品管理办法》《放射性药品管理办法》《中药品种保护条例》《药品行政保护条例》《野生药材资源保护条例》《血液制品管理条例》《医疗器械监督管理条例》《互联网信息服务管理办法》《中华人民共和国中医药条例》等。

(四)我国药事管理的行政规章

国务院有关部委、局相继制定和公布了药品监督和药品研制、生产、经营、使用、广告各环节各方面配套的药事管理行政规章。行政规章的内容涉及药品审批、药品生产、经营、医疗机构制剂、药品进出口、药品包装、标签、说明书管理、中药材生产质量管理等方面。

1. *行政监督管理*　包括《药品监督行政处罚程序规定》《国家药品监督管理局行政复议暂行办法》《国家药品监督管理局行政立法程序规定》《药品生产监督管理办法》《药品流通监督管理办法》《药品质量监督抽验管理规定》等。

2. *药品管理*　包括《药品注册管理办法》《处方药与非处方药分类管理办法》《药品包装、标签和说明书管理规定》《生物制品批签发管理办法》《药品不良反应监测管理办法》《戒毒药品管理办法》《麻黄素管理办法》等。

3. *药物研究*　包括《药物非临床研究质量管理规范》(GLP)、《药物临床研究质量管理规范》(GCP)等。

4. *药品生产管理*　有《药品生产质量管理规范》《药品生产质量管理规范认证管理办法》《直接接触药品的包装材料和容器管理办法》《药品包装、标签和说明书管理规定》《药品包装标签规范细则》《中药材生产质量管理规范》等。

5. *药品经营管理*　包括《药品经营质量管理规范》(GSP)、《药品经营质量管理规范实施细则》《药品经营质量管理规范认证管理办法》《麻醉药品经营管理办法》《国家医药管理局、卫生部关于麻醉药品、一类精神药品经营管理的若干补充规定》《医药商品质量管理规范》《医药行业质量管理若干规定》《零售药店设置暂行规定》等。

6. *医疗机构管理*　包括《医疗机构制剂配制管理规范》《医疗机构制剂审批管理办法》《医疗机构药事管理规定》等。

7. *医疗器械管理*　包括《医疗器械分类规则》《医疗器械注册管理办法》《医疗器械说明书管理规定》等。

8. *中药管理*　《中药材生产质量管理规范》等。

9. *广告和价格管理*　《药品广告审查办法》《药品广告审查标准》《药品价格管理暂行办法》等。

另外，还有地方性法规。我国参加或承认的涉及药品管理方面内容的国家间的条约或协定，也是我国药品管理法的渊源。如《联合国禁止非法贩运麻醉药品和精神药品公约》《1961 年麻醉品单一公约》《1971 年精神药物公约》等。

三、我国药品管理法及实施条例

《中华人民共和国药品管理法》是我国法律体系中的重要组成部分，是所有药事部门进行药品监督管理的法律依据。《中华人民共和国药品管理法实施条例》简称《实施条例》，是《药品管理法》的配套实施的行政法规，按照《药品管理法》体例，并与其章节相对应，均为 10 章。包括：总则；药品生产企业管理；药品经营企业管理；医疗机构的药剂管理；药品管理；药品包装的管理；药品价格和广告的管理；药品监督；法律责任；附则。《药品管理法》共 106 条，《实施条例》共 86 条。《药品管理法》及《实施条例》为药品监督管理部门依法行政提供了法律依据，为人民群众维护自己的合法权益提供了有力武器，为医药事业的健康发展提供了可靠的保证。

(一)颁布《药品管理法》及《实施条例》的目的和意义

制定药品管理法律的目的是加强药品管理，保证药品质量，保障人体用药安全，维护人民身体健康和用药的合法权益。颁布和制定《药品管理法》《实施条例》具有划时代的意义，它标志着我国药品监督管理工作进入法制化的新阶段，促使药品监督管理工作有法可依，依法办事。它的颁布实施有利于发挥人民群众对药品质量的监督作用；有利于和国际药品管理工作接轨；使药品经济活动在法律的保护和制约下健康高速的发展。

(二)《药品管理法》的主要内容

1. *总则*　第一章“总则”共 6 条。主要包括药品管理法立法的宗旨；适用范围；国家发展药品的方针政策；药品监督管理体制；药品检验机构设置。

(1)立法宗旨：加强药品监督管理，保证药品质量，保障人体用药安全，维护人民身体健康和用药的合法权益。

(2)适用范围：在中华人民共和国内从事药品研制、生产、经营、使用和监督管理的单位或者个人。

(3)国家发展药品的方针政策:国家发展现代药和传统药,充分发挥其在预防、医疗和保健中的作用。国家保护野生药材资源,鼓励培育中药材。国家鼓励研究和创制新药,保护公民、法人和其他组织研究、开发新药的合法权益。

(4)药品监督管理体制:国务院药品监督管理部门主管全国药品监督管理工作,省、自治区、直辖市人民政府药品监督管理部门负责本行政区域内的药品监督管理工作。国务院有关部门和地方各级人民政府有关部门在各自职责范围内负责与药品有关的监督管理工作。

(5)药品检验机构设置:药品监督管理部门设置或者确定的药品检验机构,承担依法实施药品审批和药品质量监督检查所需的药品检验工作。

2. *药品生产企业管理和药品经营企业管理* 第二章"药品生产企业管理"共 7 条,第三章"药品经营企业管理"共 8 条,主要包括开办药品生产、经营企业的审批规定和程序;开办药品生产、经营企业必须具备的条件;《药品生产质量管理规范》(GMP)、《药品经营质量管理规范》(GSP)制度;药品生产、经营必须遵守的规定,城乡集贸市场可以出售中药材的规定。

规定了开办药品生产、经营企业的法定程序和必须具备的条件。实施《药品生产质量管理规范》《药品经营质量管理规范》,企业按照《药品生产质量管理规范》《药品经营质量管理规范》组织生产经营,药品监督管理部门按照规定对药品生产、经营企业是否符合《药品生产质量管理规范》《药品经营质量管理规范》要求进行认证,对认证合格的,发给认证证书。

药品必须按照国家药品标准和管理部门批准的生产工艺进行生产,生产记录必须完整准确,中药饮片必须按照国家药品标准生产炮制;国家药品标准没有规定的,按照省级药品监督管理部门制定的炮制规范炮制。生产药品所需的原料、辅料,必须符合药用要求。药品生产企业必须对其生产的药品进行质量检验,不符合规定要求的不得出厂。

药品经营企业购进药品,必须建立并执行进货检查验收制度,验明药品合格证明和其他标识。药品经营企业购销药品,必须有真实完整的购销记录。销售药品必须准确无误,并正确说明用法、用量和注意事项。

药品经营企业销售中药材,必须标明产地。药品经营企业必须制定和执行药品保管制度,采取必要的措施,保证药品质量。城乡集市贸易市场可出售中药材,持有药品经营许可证的药品零售企业在规定的范围内可以在城乡集贸市场设点出售中药材以外的药品。

3. *医疗机构的药剂管理* 第四章"医疗机构的药剂管理"共 7 条,主要包括:对医疗机构药剂技术工作人员的规定;医疗机构配制制剂的规定;对医疗机构购进药品、调配处方和药品保管的规定。

医疗机构的药剂人员调配处方,必须经过核对,对处方所列药品不得擅自更改或者代用。对有配伍禁忌或超剂量的处方,应当拒绝调配;必要时,经处方医师更正或者重新签字,方可调配。

医疗机构配制制剂,应当是单位临床需要而市场上没有供应的品种,须经所在地省级卫生行政部门审核同意,由省级药品监督管理部门批准,并发给《医疗机构制剂许可证》方可配制。

特殊情况下,经省级以上药品监督管理部门批准,医疗机构配制的制剂可以在指定的医疗机构之间调剂使用。

4. *药品管理* 《药品管理法》第五章"药品管理"共 23 条,对药品管理提出了具体的、基本的要求。主要包括:药品注册管理(含新药审批、已有国家标准药品的审批、进口药品审批、药品的批准文号等);国家药品标准;药品审评和再评价;药品采购;特殊管理的药品;中药材管理;假药、劣药定义。本章各条都具有配套的行政法规和规章。

(1)新药研制、临床试验和审批:研制新药必须经国务院药品监督管理批准后,方可进行临床试验;药物临床试验机构资格的认定办法,由国务院药品监督管理部门、国务院卫生行政部门共同制定。完成临床试验并通过审批的新药,由国务院药品监督管理部门批准,发给新药证书后,才能依法转让新药技术,生产上市。药品进口须经国务院药品监督管理部门审查批准,并发给进口药品注册证书。

(2)药品批准文号:生产新药或者已有国家标准的药品须经国务院药品监督管理部门批准,并取得药品批准文号。

(3)国家药品标准:药品必须符合国家药品标准,包括《中华人民共和国药典》和国务院药品监督管理部门颁布的药品标准。

(4)禁止生产、销售假劣药:有下列情形之一的为假药。①药品所含成分与国家药品标准规定的成分不符的;②以非药品冒充药品或者以他种药品冒充此种药品的。按假药论处的6种情形。a. 国务院药品监督管理部门规定禁止使用的；b. 依照本法必须批准而未经批准生产、进口，或者依照本法必须检验而未经检验即销售的；c. 变质的；d. 被污染的；e. 使用依照本法必须取得批准文号而未取得批准文号的原料药生产的；f. 所标明的适应证或者功能主治超出规定范围的。

药品成分的含量不符合国家药品标准的，为劣药。按劣药论处的6种情形：①未标明有效期或者更改有效期的；②不注明或者更改生产批号的；③超过有效期的；④直接接触药品的包装材料和容器未经批准的；⑤擅自添加着色剂、防腐剂、香料、矫味剂及辅料的；⑥其他不符合药品标准规定的。

(5)药品管理制度及有关规定：对麻醉药品、精神药品、医疗用毒性药品、放射性药品，实行特殊管理。对药品实行处方药与非处方药分类管理制度。实行中药品种保护制度。实行药品储备制度。

列入国家药品标准的药品名称为药品的通用名称，不得作为药品商标使用。

直接接触药品的工作人员进行健康检查的规定药品生产企业、药品经营企业和医疗机构直接接触药品的工作人员，必须每年进行健康检查。患有传染病或者其他可能污染药品的疾病的，不得从事直接接触药品的工作。

5. *药品包装管理*　第六章“药品包装的管理”共3条。主要包括：药品的包装材料和容器的管理；药品标签和说明书的管理。

直接接触药品的包装材料和容器，必须符合药用要求，符合保障人体健康、安全的标准，并由药品监督管理部门在审批药品时一并审批。

药品包装必须适合药品质量的要求，方便储存、运输和医疗使用。药品包装必须按照规定印有或者贴有标签并附有说明书。

6. *药品价格和广告的管理*　第七章“药品价格和广告的管理”共9条。主要包括：药品定价原则规定、沟通和公开药品价格信息、禁止在药品购销中行贿受贿；药品广告审批管理、药品广告内容管理。

国家对药品价格实行政府定价、政府指导价或者市场调节价。药品的生产企业、经营企业和医疗机构必须执行政府定价、政府指导价，不得以任何形式擅自提高价格。药品生产企业应当依法向政府主管部门如实提供药品的生产经营成本。依法实行市场调节价的药品，按照公平、合理和诚实信用、质价相符的原则制定价格，为用药者提供价格合理的药品。实施药价监测；保护用药者权利并受其监督；禁止非法的行销手段。

发布药品广告须取得药品广告批准文号；对处方药的广告予以限制；药品广告必须真实、合法，不得含有虚假内容；非药品广告不得涉及药品的宣传；加强对药品广告的监督检查。

7. *药品监督和法律责任*　第八章“药品监督”共9条，主要包括药品监督管理部门监督检查的范围及其义务；药品质量的抽查检验，GMP和GSP认证后的跟踪检查，有关行政强制措施及行政处理；药品不良反应报告制度；药品质量抽查检验结果公告制度；药品检验结果异议复验制度等规定。明确了药品监督行政主体和行政相对方的权利、义务及禁止，并规定了药品监督收费原则。

第九章“法律责任”共29条，主要是对药品研究、生产、销售、进口、使用、价格、广告、药品采购、保管、收受回扣等违法行为的处罚以及对药品监督管理机构和工作人员违法的处罚。包括违反《许可证》及药品批准证明文件管理应当承担的法律责任；生产、销售假、劣药及为假、劣药提供运输、保管、仓储等便利条件应当承担的法律责任；违反药品管理法其他有关规定应当承担的法律责任；药品监督管理部门及设置、确定的药品检验所违法药品管理法规定应当承担的法律责任。

8. *附则*　第十章“附则”共5条。主要包括用语定义；有关管理办法的制定；施行时间规定。

药品，是指用于预防、治疗、诊断人的疾病，有目的地调节人的生理功能并规定有适应证或功能主治、用法和用量的物质，包括中药材、中药饮片、中成药、化学原料药及制剂、抗生素、生化药品、放射性药品、血清、疫苗和诊断药品等。

辅料，是指生产药品或调配处方时所用的赋形剂和附加剂。

国家对预防性生物制品的流通施行特殊管理。

四、常用行政法规规章的内容要点概述

(一)《医疗机构药事管理规定》

本规定分7个章节，分别为总则；组织机构；药物临床应用管理；药剂管理；药学专业技术人员配置与管理；监督管理；附则，共46条。

本规定所称医疗机构药事管理，是指医疗机构以病人为中心，以临床药学为基础，对临床用药全过程进行有效的组织实施与管理，促进临床科学、

合理用药的药学技术服务和相关的药品管理工作。

本规定明确、具体地规定了药物临床应用管理内容。包括临床药学专业技术人员应参与临床药物治疗方案设计，逐步建立临床药师制。医务人员如发现可能与用药有关的严重不良反应，在做好观察与记录的同时，应报告本机构药学部门和医疗管理部门，并按规定上报药品监督管理部门和卫生行政部门。药学专业技术人员发现处方或医嘱所列药品违反治疗原则，应拒绝调配；发现滥用药物或药物滥用者应及时报告本机构药学部门和医疗管理部门，并按规定上报药品监督管理部门和卫生行政部门。医疗机构开展新药临床研究必须严格执行国家卫生行政部门和国家药品监督管理部门的有关规定。

（二）麻醉药品和精神药品管理条例

本条例分 9 个章节，分别为总则；种植、实验研究和生产；经营；使用；储存；运输；审批程序和监督管理；法律责任；附则，共 89 条。

（三）医疗机构麻醉药品、第一类精神药品管理规定

本规定分 5 个章节，包括总则；麻醉药品、第一类精神药品的管理机构和人员；麻醉药品、第一类精神药品的采购、储存；麻醉药品、第一类精神药品的调配和使用；麻醉药品、第一类精神药品的安全管理；共 33 条。

（四）处方药与非处方药分类管理办法

该办法中规定，根据药品品种、规格、适应证、剂量及给药途径不同，对药品分别按处方药与非处方药进行管理。

（五）药品说明书和标签管理规定

药品说明书应当包含药品安全性、有效性的重要科学数据、结论和信息，用于指导安全、合理使用药品。麻醉药品、精神药品、医疗用毒性药品、放射性药品、外用药品和非处方药药品等国家规定有专用标识的，其说明书和标签必须印有规定的标识。

（六）处方管理办法

处方是指由注册的执业医师和执业助理医师在诊疗活动中为患者开具的，由取得药学专业技术职务任职资格的药学专业技术人员审核、调配、核对，作为患者用药凭证的医疗文书。

药师调剂处方时必须做到“四查十对”：查处方，对科别、姓名、年龄；查药品，对药品、剂型、规格、数量；查配伍禁忌，对药品性状、用法用量；查用药合理性，对临床诊断。

五、特殊药品的管理

（一）麻醉药品管理

麻醉药品只限于医疗、教学和科研使用；具备相应条件并申请后经过批准的医疗机构才能使用麻醉药品；使用麻醉药品的医务人员必须具有医师以上职称并经考核能够正确使用麻醉药品取得麻醉药处方权；麻醉药品的处方有限量；经诊断确需使用麻醉药品止痛的危重患者；对麻醉药品要有专人负责、专柜加锁、专用账册、专用处方、专册登记，处方保存 3 年备查。

（二）精神药品管理

第一类精神药品只限指定的医疗机构中使用，第二类精神药品可供各医疗机构使用；除特殊需要外，第一类精神药品的处方每次不超过 3d 常用量，处方保存 3 年备查；第二类精神药品的处方每次不超过 7d 常用量，处方应保存 2 年备查；医疗机构应建立精神药品收支账目，定期盘点，做到账物相符，发现问题及时报告有关部门。

（三）医疗用毒性药品管理

我国有关部门规定毒性药品的管理品种中，毒性中药 28 种；西药毒药品种 11 种。毒性药品生产记录保存 5 年备查。每次处方剂量不得超过 2d 剂量。处方一次有效，取方后处方保存 2 年备查。

六、抗菌药物临床应用管理

国家卫生部门相继出台了一系列相关措施并逐渐加大对抗菌药物临床合理用药的整治力度。2004 年公布的《抗菌药物临床应用指导原则》是我国针对抗菌药物临床应用的第一部指导性意见，对于提高临床医师合理使用抗菌药物水平、规范医疗机构抗菌药物用药行为、改善抗菌药物的治疗效果、减少细菌耐药和保证医疗质量和医疗安全起到了重要的作用。卫生部发布的《关于进一步加强抗菌药物临床应用管理的通知》（卫办医政发[2008]48 号）、《关于抗菌药物临床应用管理有关问题的通知》（卫办医政发[2009]38 号），就严格控制 Ⅰ 类切口手术预防用药、严格控制氟喹诺酮类药物临床应用、严格执行抗菌药物分级管理制度、加强临床微生物检测和细菌耐药性检测工作做了详细的规定，对于我国医疗机构规范合理使用抗菌药物起到了积极的推动作用。

为进一步加强医疗机构抗菌药物临床应用管理，规范抗菌药物临床应用行为，提高抗菌药物临床应用水平，促进临床合理应用抗菌药物，控制细菌耐药，保障医疗质量安全，根据相关法律法规，国家卫生部制定了并颁布了《抗菌药物临床应用管理办法》(卫生部令第 84 号)，自 2012 年 8 月 1 日起施行。《抗菌药物临床应用管理办法》是对我国 10 余年来抗菌药物临床应用管理实践经验的提炼和固化，其发布标志着我国抗菌药物临床应用管理迈入法制化和制度化轨道，为逐步建立抗菌药物临床应用管理长效机制奠定了基础。《抗菌药物临床应用管理办法》中重点规定了 4 个方面的内容：建立抗菌药物临床应用分级管理制度；明确医疗机构抗菌药物遴选、采购、临床使用、监测和预警、干预与退出全流程工作机制；加大对不合理用药现象的干预力度，建立细菌耐药预警机制；明确监督管理和法律责任。

（阚全程　刘皋林　孙　搏）

参考文献

[1] 吴永佩，张钧. 医院管理学——药事管理分册. 人民卫生出版社，2011 年 7 月，2 版，1-15.

[2] 张静华，医院药学，北京：中国医药科技出版社，2001.

[3] 抗菌药物临床应用管理办法. 中华人民共和国卫生部令. 第 84 号.

[4] 中华人民共和国卫生部，国家中医药管理局，总后卫生部. 关于施行《抗菌药物临床应用指导原则》的通知. 卫医发[2004]285 号.

[5] 中华医学会呼吸病学分会. 社区获得性肺炎诊断和治疗指南[J]. 中华结核和呼吸杂志，2006，29(10)：651-655.

[6] 卫生部办公厅. 关于印发《外科手术部位感染预防与控制技术指南(试行)》等三个技术文件的通知. 卫办医政发〔2010〕187 号.

[7] 卫生部办公厅. 关于抗菌药物临床应用管理有关问题的通知. 卫办医政发〔2009〕38 号.

[8] 国家卫生和计划生育委员会办公厅. 关于进一步开展全国抗菌药物临床应用专项整治活动的通知. 卫办医政发〔2013〕37 号.

[9] 黄庶亮. 中国药事法规[M]. 2 版. 北京：中国医药科技出版社，2010.

[10] 田侃. 中国药事法[M]. 南京：东南大学出版社，2004.

[11] 国家食品药品监督管理局. 医疗机构制剂配制质量管理规范(试行). (2001-3-13). http://www.sda.gov.cn/WS01/CL0053/24467.html.

[12] 国家食品药品监督管理局. 医疗机构制剂配制监督管理办法(试行). (2005-4-14). http://www.sda.gov.cn/WS01/CL0053/24515.html.

[13] 王志超. 医院制剂生产质量管理存在的问题及建议. 中国药事，2003，17(8)：469-471.

[14] 黄福裕，曹洪江，黄昱. 论医院制剂的生产质量管理. 中国中医药杂志，2006，4(2)：56-56.

[15] 王剑虹. 医院制剂室制剂生产记录软件的程序设计和应用. 中国药房，2004，15(8)：473-474.

[16] 吕华，吴涓，张文英，等. 医院普通制剂批生产记录单的设计. 同济大学学报(医学版)，2006，27(9)：95-95，97.

[17] 上海市食品药品监督管理局药品注册处. 医疗机构制剂质量管理现状与对策研究. 上海食品药品监管情报研究. 2009，100：13-17.

[18] 凌俐，王东. 医疗机构加强制剂管理预防风险的思考. 齐鲁药事. 2012，31(1)：29-30.

[19] 杨茂春. 建立现代医院制剂质量保证系统的探讨. 中国药事. 2003，17(3)：139-141.

[20] 黄丽萍，李艳民. 医院制剂室建设与管理之我见. 海峡药学. 2010，22(1)：186-187.

[21] 安呈华. 基层医院制剂质量控制与追踪. 中国药房. 2010，21(12) 1144-1145.

[22] 李连新，吴小琼. 加强医院制剂质量管理的体会. 中国药业. 2012，21(4)：9-10.

[23] 石嫱. 论医院制剂的风险成因和风险管理措施. 中国药师. 2009，12(11)：1653-1655.

[24] 庄华玲，朱才谆. 浅谈医院制剂室持续性实施 GPP 的方法. 中国药房. 2008，19(4)：272-273.

[25] 刘梅，邢丽. 规范实施医院制剂质量管理系统的探讨. 天津药学. 2003，15(2)：78-89.

[26] 余惠珍，璟琍，姜胜琴. 谈如何加强医院制剂质量管理工作. 时珍国医国药. 2006，17(7)：1352.

第4章

药动学与生物利用度研究

第一节　药物体内过程及其影响因素

药物体内过程指机体对药物的处置，包括吸收(absorption)、分布(distribution)、代谢(metabolism)和排泄(excretion)，简称ADME过程。

这些过程涉及细胞膜、细胞内细胞器膜等生物膜对药物的转运。生物膜由镶嵌有蛋白质的双层流动态类脂质分子构成，其间有直径约0.6nm的小孔。根据生物膜对药物的转运方式是否耗能分为主动转运和被动转运2类。

1. *主动转运*　生物膜可通过其间镶嵌的某些特异性载体蛋白消耗能量转运某些药物。主动转运的最大特点是可逆浓度差进行，经同一载体转运的药物间可存在竞争性抑制。主动转运仅限于极少数本身即为内源性活性物质，或与内源性物质有极相近结构的药物。

2. *被动转运*　包括所有不消耗能量、能顺浓度差进行的跨膜转运。被动转运包括扩散、滤过和易化扩散。由于不消耗能量，被动转运不能逆浓度差进行。

(1)扩散：指穿过生物膜类脂质双分子层的药物跨膜被动转运过程。影响药物扩散速度的因素除膜两侧的浓度差外，主要为药物脂溶性。虽然药物本身的化学结构决定其脂溶性，但由于多数药物均为弱酸或弱碱性物质，在不同pH溶液发生不同程度的解离，均会影响药物的脂溶性。

同一物质其解离态的脂溶性低于分子态。因此，生理状态下膜两侧存在pH差时(如细胞内、外液间)，必然在膜两侧产生以10的指数次方变化的解离度差。理论上讲，只有分子态脂溶性高的药物，才能以扩散方式被动扩散，因此，膜两侧有无浓度差仅对分子态药物而言。当膜两侧存在pH差时，尽管分子态被动扩散达到平衡，膜两侧总药物浓度(包括解离态)可存在较大不同。

(2)滤过：指通过小孔进行的被动转运。由于生物膜上的小孔直径过小，只有少数分子量＜100的药物如尿素、乙醇等，可以通过滤过方式被动转运。但毛细血管内皮细胞间呈疏松连结，存在8nm左右的间隙，除少数大分子蛋白药物外，允许绝大多数药物自由通过。因此，药物通过毛细血管进行吸收、分布，或通过肾小球进行排泄时，滤过为主要转运方式。

(3)易化扩散：借助膜上特异载体但不耗能的被动转运方式，此种方式在药物转运中极少见。

一、药物吸收及影响因素

药物由给药部位进入血液循环的过程称为吸收。药物可经多种给药途径进入机体，但大致可分为2类，即血管外给药和血管内给药。给药途径不同，药物吸收的速度和程度也不同。血管外给药，药物吸收的快慢依次为吸入＞舌下＞直肠＞肌内注射＞皮下注射＞口服＞皮肤。血管外给药，药物必须经过吸收才能进入血液循环，然后随血液转运至其他靶器官或靶组织。而静脉给药，药物直接进入体循环，不存在吸收过程。

除了给药途径之外，药物的理化性质、剂型、机体的生理病理状态也影响药物的吸收。以下将按照不同的给药途径详细阐述药物吸收及影响吸收的因素。

(一)口服给药

口服是最常用的给药方式，吸收部位主要为小肠，吸收方式主要为被动转运。吸收速率受药物本身的理化性质和胃肠道的生理病理状态影响，药物相互作用等因素也影响药物的吸收。

1. 影响药物胃肠道吸收的药物因素

（1）解离度与脂溶性：药物多为有机弱酸或有机弱碱，在不同的 pH 环境中解离型和未解离型的比例不同。未解离型的有机弱酸或有机弱碱呈分子状态，脂溶性较大，较易通过消化道上皮细胞的脂质膜。而解离型的有机弱酸或有机弱碱呈离子状态，水溶性较大，相对未解离型的分子较难吸收。同时，药物的吸收速率又与油/水分配系数有关，这种关系称为 pH-分配学说。

弱酸性药物在胃中主要以未解离型形式存在，吸收较好；而弱碱型药物在 pH 较高的小肠中更有利于吸收。两性药物则在等电点 pH 时吸收最好。

（2）溶出速度：固体剂型如片剂、丸剂、胶囊剂等口服给药，必须先经历崩解、释放、溶解后，才可能被上皮细胞膜吸收。对难溶性药物或溶出速度很慢的药物及其制剂，药物从固体制剂中的释放溶出过程往往成为吸收过程的限速阶段。药物的溶出速度与其表面积、溶解度和溶出速率常数呈正比。①粒子大小。药物粒子越小，与体液的接触面积越大，其溶出速度就会越快。为增加某些难溶性药物的溶出和吸收速度，可采用药物微粉化技术、固体分散技术，或控制结晶方法制备微晶。但对于在胃液中不稳定的药物如青霉素、红霉素等，对胃肠刺激性强的药物如呋喃嘧啶等，则不宜采用微粉化技术制备制剂。②多晶型。化学结构相同的药物，可因结晶条件不同而得到不同的晶型这种现象称为多晶型。有机化合物的多晶型现象极为普遍。晶型不同，其物理性质如密度、熔点、溶解度和溶出速度也不同。一定温度和压力条件下，多种晶型中只有一种是稳定型，其熵值最小，熔点最高，溶解度最小，化学稳定性最佳。其他晶型为亚稳定型，可最终转化为稳定型。亚稳定型熵值高，熔点低、溶解度大，故溶出速度也较快。因此，同一种药物可因晶型不同而具有不同的生物利用度，与亚稳定晶型相比，稳定晶型药物往往低效甚至无效。③溶剂化物。一般溶出速率大小依次为有机溶剂化物＞无水物＞水合物。④成盐。难溶性的弱酸制成钾盐或钠盐，难溶性弱碱制成盐酸盐或其他强酸盐后，由于溶解度增加，能够在胃肠液中迅速溶解，可使制剂的溶出速度增加，生物利用度提高。

（3）药物在胃肠道中的稳定性：有些药物在胃肠道中很不稳定，易被胃液或肠液 pH、消化道中细菌及消化道内皮细胞产生的酶破坏，使药物降解或失活，故不能口服给药，只能采用注射或其他途径给药。

（4）药物剂型与给药途径：剂型是药物应用的必要形式，药物必须通过剂型才能发挥作用。同一药物不同剂型可呈现不同的效应，如药物的起效时间、作用强度、作用部位及持续时间、毒性反应等。剂型、用药部位及给药途径不同，可影响药物在体内的吸收、分布、代谢及排泄，从而影响药理效应。

口服制剂吸收后被肝摄取，其中部分经肝中的药物代谢酶代谢后再进入体循环，使吸收总量低于静脉注射给药。一般认为，口服剂型药物的吸收顺序大致为水溶液＞混悬液＞散剂＞胶囊剂＞片剂＞包衣片剂。

药物剂型、制剂工艺和给药途径影响药物的吸收速度和程度。如控释制剂可控制药物以零级动力学方式恒速或近恒速释放，从而保持药物平稳吸收，避免血浓度峰谷现象，即减少服药次数，又产生稳定治疗效应。胰岛素因制剂工艺不同有速效、中效、长效之分，与鱼精蛋白含量有关。鱼精蛋白带有大量正电荷，其碱性 pH 可使胰岛素维持离子化状态，从而延缓其吸收。每单位胰岛素加入不同量的鱼精蛋白，制成速效、中效（3～6μg 鱼精蛋白/单位胰岛素）、长效（10～15μg 鱼精蛋白/单位胰岛素）胰岛素，从而满足不同糖尿病患者需要。普通胰岛素皮下注射 20～30min 起效，作用持续 6～8h；中效胰岛素，皮下注射 3h 起效，作用持续 14～16h；长效胰岛素，皮下注射后 4h 起效，作用可持续 24h。抗心绞痛药物硝酸甘油片，舌下含服给药吸收速度远大于吞服给药，从而更快产生效应。

（5）首关效应（first-pass effect）：指经口服给药的部分药物于胃肠道内或经肠壁进入肝发生氧化或还原反应、被酸或酶水解，生成新的代谢产物、复合物或结合物等，使原型药物进入体循环的量减少、药理活性减弱。肠道外给药，可减少或避免首关效应，如静脉注射直接入血，肌内注射及皮下注射吸收入血，栓剂直肠给药、舌下含服或鼻腔、口腔气雾剂喷雾给药经黏膜吸收或经肺部吸收，药物不经肝直接进入体循环。但首关效应具有饱和性，若给药剂量过大，虽有首关效应存在，仍可使血中药物浓度明显升高，药物毒性和不良反应也相应增加。

（6）药物-药物之间、药物-食物间的相互作用：由于某些患者可能同时患有多种疾病，同时接受多种药物治疗，不可避免地存在联合用药的情况。因此，极易发生胃肠道内药物-药物或药物-食物相互作用，导致药物吸收速度和程度发生改变。四环素与金属 Fe^{2+}、Ca^{2+} 等因络合形成不溶性复合物，互相影响吸收。某些药物空腹服用吸收迅速完全，而有些药物受食物影响延缓吸收，如食物可延缓利福平、异烟肼、左旋多巴等药物的吸收。促进胃排空的药物，如甲氧氯普胺，加速药物的吸收；抑制胃排空的药物，如抗 M 胆碱能药物，延缓药物吸收。加快胃排空能减少吸收缓慢的灰黄霉素的吸收，而减慢胃排空使胃中易被破坏的左旋多巴吸收减少。

2. *影响药物在胃肠道吸收的生理因素*

(1)胃肠液成分和性质：胃液 pH 变化，可使弱酸性药物在胃中吸收发生变化。药物吸收部位的 pH 影响很多药物，特别是有机弱酸或弱碱类药物的吸收。大多数有机药物均呈弱酸性或弱碱性，消化道中不同部位 pH 或因其他药物或食物的作用发生变化时，进一步影响药物的解离状态，从而影响其吸收和生物利用度。如弱酸性药物，在 pH=1 时比 pH=8 时吸收更迅速，而弱碱性药物则相反。主动转运吸收的药物在特定部位由载体或酶促系统参与进行，一般不受消化道 pH 变化的影响。

胆汁中胆酸盐对难溶性药物有增溶作用，可促进其吸收，能与新霉素和卡那霉素等生成不溶性物质而影响吸收。

(2)胃排空对吸收的影响：胃排空速率影响药物在消化道中的吸收。由于大多数药物于小肠吸收，胃排空加快，药物到达小肠部位时间缩短，有利于吸收，生物利用度提高，出现效应时间也快。少数主动吸收的药物如维生素 B_2(核黄素)等在十二指肠由载体转运吸收，胃排空速率快，较多维生素 B_2 同时到达吸收部位，吸收达到饱和，因而只有一小部分药物被吸收；若饭后服用，胃排空速率小，可使吸收量增加。某些抗胆碱能药、抗组胺药、麻醉药可使胃排空速率下降。

(3)胃肠道蠕动对吸收的影响：胃蠕动可使食物与药物充分混合，有利于胃中药物的吸收。小肠的固有运动能促进固体制剂的进一步崩解和溶解，使之与肠液充分混合溶解，增加药物与吸收黏膜表面的接触，尤其是微绒毛蠕动使肠腔内不流动水层的厚度减少，有利于药物的吸收。但是肠蠕动加快又使另一些溶解度小的药物如季铵类化合物等，或经主动转运的药物，在肠内存留时间缩短，导致吸收不完全。

(4)循环系统对吸收的影响：循环系统的循环途径和流量大小影响药物吸收。在胃、小肠和大肠吸收的药物经肝门静脉进入肝。肝中丰富的酶系统对经过的药物具有强代谢作用，药物的首关作用越大，药物被代谢得越多，其有效血浓度也越低。休克病人微循环出现障碍，药物吸收速度则减慢或停滞。

药物可经消化道向淋巴系统转运。经淋巴系统吸收的药物不受肝首过效应的影响，因而肝首关效应强的药物，如某些抗癌药，淋巴系统的定向吸收和转运有更重要的临床意义。

(5)食物对吸收的影响：食物通常能减慢药物的胃排空速率，故主要在小肠吸收的药物大多会推迟吸收。含有高脂肪的食物，由于能促进胆汁分泌，增加血液循环，特别是增加淋巴液的流速，能增加溶解度特别小的药物如灰黄霉素的吸收量。另一方面由于油和脂肪类食物可促进脂溶性药物的吸收，所以服用驱虫药时，应尽可能少进食油性或高脂肪食物，这样既有利于提高药物在肠道的驱虫疗效，又能降低药物吸收后产生的毒性。食物对不同药物在胃肠道的吸收影响不一。食物可延缓利福平、异烟肼等药物的吸收，食物纤维与地高辛等药物形成复合物使吸收减慢；但另一方面，食物却促进硝基呋喃妥因的吸收。

(6)疾病对药物吸收的影响：胃肠道疾病影响药物吸收，但与病变部位及严重程度无直接关系，故难以预测。腹腔患病可增加胃排空速率，升高腔内 pH，降低某些药物如普萘洛尔的溶解度；可增加肠黏膜的通透性，改变肠道中某些药物的水解和代谢过程。脂肪泻(steatorrhea)时，脂溶性药物吸收不良，胆酸的肝肠循环减少。

(二)直肠给药

药物在直肠吸收主要有 3 条途径：第 1 条途径是通过直肠上静脉，经肝门静脉进入肝，代谢后再由肝进入体循环；第 2 条途径是通过直肠下静脉和肛门静脉，经髂内静脉绕过肝进入下腔大静脉，而进入体循环；第 3 条途径是通过直肠淋巴系统吸收，淋巴系统对直肠给药药物的吸收几乎与血液处于相同的地位。直肠给药大部分药物仍可经直肠上静脉通路进入肝门静脉到达肝。因此，经直肠给药仍难以避免首关效应。由于直肠吸收表面积小($0.02m^2$)，肠腔内液体量少，故许多药物直肠给药的吸收速度反而不如口服给药。因此，直肠给药的优点仅在于可避免药物对上消化道的刺激性。

1. 影响栓剂直肠吸收的药物因素

(1)药物的理化性质:①解离度。直肠黏膜pH对药物的吸收速度起重要作用,4.3<pKa<8.5的药物主要以分子状态存在,易吸收。②粒度。药物在基质中以混悬分散状态存在时的粒度大小影响药物的释放、溶解及吸收。混悬型栓剂药物粒径愈小愈易溶解,吸收亦愈快。③溶解度。为吸收的限速过程。药物溶解度小,直肠中溶解的少,吸收也少。

(2)栓剂基质:直肠给药后药物先从栓剂扩散面的基质中释放出来,分散或溶解到周围的水性体液中,而后被黏膜吸收产生疗效。用作全身治疗的栓剂,要求药物从基质中迅速释放,而基质对药物释放有一定影响。药物从基质中释放迅速,可产生较快而强烈的作用,反之则作用缓慢而持久。由于基质种类和性质不同,释放药物的速度和对药物影响的机制亦不同。基质的溶解性与药物相反时,利于药物的释放与吸收。

(3)吸收促进剂及表面活性剂:栓剂基质中加入适宜的表面活性制剂可促进药物的释放与吸收。表面活性剂能增加药物的亲水性,促进药物向分泌液转移,因而有助于药物的释放。但表面活性剂浓度不宜过高,否则能在分泌液中形成胶团而使其吸收率下降,得到相反的效果。吸收促进剂可直接与肠黏膜起作用,改变膜通透性,加快药物的转运。

(4)栓剂中药物含量:栓剂中药物的量影响栓剂的吸收速度与程度。一般情况下,栓剂中药物的量至少相当于口服剂量,或为口服剂量的1.5～2倍,但毒性药物则不应超过口服剂量。适宜的直肠给药量及栓剂的大小、形状、基质种类,应根据药物的理化性质(如物理状态、溶解性、分配系数等)及基质性质(如熔点、溶解性及表面活性)等而定。

2. 影响栓剂直肠吸收的生理因素

(1)纳入肛门深度:愈靠近直肠下部,栓剂所含药物在吸收时不经肝摄取的量愈多。因此,栓剂用药部位应在距肛门2cm为宜。

(2)保留时间:栓剂于直肠内保留时间愈长,吸收愈完全。

(3)结肠内容物:粪便充满直肠时栓剂药物吸收量比无粪便时少。无粪便存在时,药物有更大机会接触直肠和结肠吸收表面,所以,在应用栓剂前灌肠排便有利于栓剂吸收。其他情况如腹泻、结肠梗死及组织脱水等均影响药物经直肠吸收的速率和程度,无粪便存在有利于药物的扩散及与肠黏膜的接触。

(4)pH及直肠液缓冲能力:直肠液pH为7.4,由于直肠液基本呈中性而无缓冲能力,给药方式,无论是保留灌肠、直肠点滴,还是栓剂塞入给药,一般不受直肠环境影响,而溶解的药物决定直肠的pH。弱酸、弱碱比强酸、强碱、强电离药物更易吸收,分子型药物易透过肠黏膜,而离子型药物则不易透过。

(三)口腔黏膜给药

口腔黏膜给药是指在口腔内使用,经口腔黏膜吸收而发挥局部或全身治疗作用的给药途径。口腔黏膜给药可避开肝的首关效应,起效迅速,与鼻黏膜给药相比黏膜损害更小。

1. 影响口腔黏膜吸收的药物因素　药物在口腔黏膜的吸收一般为被动扩散,并遵循pH分配假说,即脂溶性药物及在口腔pH条件下不解离的药物易于吸收。另外,制剂中加入吸收促进剂也可促进生物大分子的吸收。

2. 影响口腔黏膜吸收的生理因素　口腔内不同部位黏膜结构、厚度、血液供应不同,黏膜渗透性强弱顺序为舌下黏膜>颊黏膜>硬腭黏膜。舌下黏膜上皮层相对较薄,药物吸收迅速,给药方便,但舌下给药的主要缺点是易受唾液冲洗作用影响、保留时间短。因此,舌下黏膜适于速释给药。颊黏膜面积大,受唾液影响小,药物能在黏膜保持较长时间,适于缓控释给药。颊黏膜与舌下黏膜解剖与生理特性比较见表4-1。

表4-1　颊黏膜与舌下黏膜解剖与生理特性比较

项目	颊黏膜	舌下黏膜
吸收面积(cm^2)	50.2	26.5
上皮细胞层厚度(μm)	500～600	100～200
上皮细胞层数	40～50	<40
角化层	无	无
渗透性	一般	强
吸收速度	慢	极快
生物利用度	低	高
受口腔运动的影响	小	大

(四)皮肤给药

经皮吸收是指药物从特殊设计的装置中释放,通过完整的皮肤吸收、进入全身血液系统的一种给药途径,通常制成经皮给药系统(transdermal drug delivery systems,TDDS)。TDDS可避免药物在胃肠道的灭活及肝首过效应，血浓度平稳并能较长时间保持在有效浓度范围内，可减少药物对胃肠道的刺激性，提高安全性。影响皮肤吸收的因素如下。

1. 药物性质　脂溶性和未解离分子型药物更易透过表皮细胞膜，但组织液是极性的，故同时具有脂溶性和水溶性的药物皮肤穿透性更佳。另外，药物分子大小与吸收量成反比。

2. 基质性质　一般药物乳剂基质释放最快，水溶性基质次之，油脂性基质特别是烃类基质最慢。基质还可影响皮肤的水合作用，油脂性基质有较好促进水合作用，可增加药物的透过性，W/O 乳剂型基质次之，O/W 型再次之，水溶性基质则几乎无促水合作用。

3. 透皮吸收促进剂　适宜的透皮吸收促进剂，如氮酮(Azone)、二甲基亚砜、月桂酸等，可增加药物的透皮吸收。

4. 皮肤状况　受损或患病皮肤通透性比正常的完整皮肤高。皮肤含水量对皮肤渗透性也有影响。皮肤部位、表皮层厚薄、毛孔粗细或多少等与药物渗透有关。一般角质层厚的部位药物不易透入，儿童皮肤较成年人易透过，黏膜吸收比皮肤更快。不同部位皮肤吸收不同，透过速度依下列次序增加，即足底＜前下臂＜足背、颅顶盖＜股(大腿)上部及耳郭后部，毛囊较大或较多部位吸收较多，而角质层较厚部位吸收较小。

(五)鼻黏膜给药

鼻黏膜极薄，黏膜内毛细血管丰富，药物吸收后可直接进入体循环，从而避免肝的首关作用及药物在胃肠道中的降解。鼻黏膜为类脂质，脂溶性药物易于吸收。分子量越大吸收越差，分子量＞1000 吸收较少。鼻黏膜带负电，故带正电荷的药物易于吸收。

(六)肺部给药

肺部给药是指一些气体及挥发性药物(如吸入麻醉药、亚硝酸异戊酯等)经呼吸道直接进入肺泡、由肺泡表面吸收产生局部或全身作用的给药方式。由于肺泡表面积大(约 $200m^2$)，与血液只隔肺泡上皮及毛细血管内皮，且毛细血管内血流量大，故药物只要能到达肺泡，则吸收极其迅速。药物脂溶性、油水分配系数和分子量大小影响肺部给药药物的吸收。

(七)注射给药

注射给药包括静脉注射、动脉注射、皮下注射、肌内注射、关节腔注射和脊髓腔注射。除了血管内给药没有吸收过程，其他途径如皮下注射、肌内注射都有吸收过程。

1. 静脉注射　静脉注射是将药物直接注入静脉血管进入血液循环，不存在吸收过程，注射结束时血药浓度最高，作用迅速。

2. 肌内注射　肌内注射药物先经结缔组织扩散，再经毛细血管及淋巴管内皮细胞间隙迅速通过膜孔转运吸收进入体循环。一般肌内注射的吸收程度与静注相当，但少数药物肌内注射吸收不比口服更好。

3. 皮下注射与皮内注射　由于皮下组织血管少，血液流动速度较其他组织低，药物吸收较肌内注射慢，但需延长药物作用时间时可采用皮下注射。皮内注射吸收差，只用于诊断和过敏试验。

影响注射给药药物吸收的因素包括生理因素，如注射部位血流状态影响药物的吸收速度，局部热敷可促进吸收；剂型因素，不同注射剂中药物的释放速率为水溶液＞水混悬液＞O/W 乳剂＞W/O 乳剂＞油混悬剂。

二、药物分布及影响因素

(一)药物分布

药物分布是指药物从给药部位吸收进入血液后，由循环系统运送至体内各组织器官的过程。

药物吸收后，以分子或微粒子形式分散在体液中，并随体液的流动，特别是血液循环，而分布到各组织器官。由于不同器官血液灌注存在差异，药物与组织结合力不同，各部位 pH 和细胞膜通透性不同，药物分布各有不同。有的分布比较均匀，如磺胺类药物；有的则不均匀，如碘化物在甲状腺组织分布量特别高。药物吸收进入体循环后，即可迅速分布于全身。但药物从血液转移到机体组织的过程较慢。药物渗入不同组织的速度取决于其穿透细胞膜的能力。一般而言，脂溶性药物比水溶性药物更易透过细胞膜，分布速度亦更快。硫喷妥钠对脂肪组织亲合力较大，易于透过血-脑脊液屏障，故作用迅速。

药物于组织或器官分布量与疗效有关。有的药物易在含血液和肌肉较多的含水组织聚集，而另一些则易在甲状腺、肝和肾聚集，如氯喹在肝内分布较多，有利于阿米巴肝脓肿的治疗；有的药物可通过胎盘从母体进入胎儿体内，影响胎儿健康。

(二)影响药物分布的因素

影响药物分布的因素很多，有药物本身因素，也有机体因素。

1. *药物的理化性质*　大多数药物以简单扩散方式透过细胞膜。这种被动转运方式与药物的理化性质密切相关。除了药物的脂溶性、分子量、解离度、异构体理化性质外，采用现代制剂技术制备的络合物、乳剂、脂质体、微球、纳米粒等也影响药物的分布。

2. *药物的血浆蛋白结合率*　药物在血液中转运时，部分以游离形式存在，部分则与血浆蛋白相结合(结合型)。酸性药物多与血清蛋白结合，碱性药物多与 α_1 酸性糖蛋白和脂蛋白结合，还有少数药物与球蛋白结合。药物与血浆蛋白结合的程度，即血液中与蛋白结合的药物与总药量的比值称为血浆蛋白结合率。

药物与血浆蛋白的结合是可逆的，结合型药物分子量增大，不能跨膜转运、代谢和排泄，并暂时失去药理活性。只有游离型的药物才能发挥药理作用。药物与蛋白结合除了受药物的理化性质、给药剂量、药物与蛋白的亲和力及药物相互作用等因素影响外，还与性别、生理和病理状态有关。药物与血浆蛋白的结合具有饱和性和竞争性，如保泰松、小檗碱、硫喷妥钠可与双香豆素竞争血浆蛋白，使游离双香豆素浓度升高，增加出血风险。

3. *血管通透性*　除了中枢神经系统外，药物穿过毛细血管壁速度的快慢主要取决于血液循环的速度，其次为毛细血管的通透性。如肝中的肝窦分布着不连续性的毛细血管，壁上有很多缺口，即使分子量较大的药物也比较容易通过。而脑和脊髓的毛细血管内壁致密，细胞间隙极少，水溶性药物及极性药物很难透入脑和脊髓。

4. *药物与组织亲和力*　药物于体内的选择性分布，除取决于生物膜的转运特性外，也取决于不同组织对药物亲和力的不同。除血浆蛋白外，其他组织细胞内存在的蛋白、脂肪、DNA、酶以及黏多糖等高分子物质，亦能与药物发生特异性和非特异性结合。

药物的结合多在水相环境中进行，也发生于脂肪组织中进行。药物与血浆蛋白的结合及药物与组织蛋白的结合存在一定的比例关系，与所结合的血浆和组织的成分有关。如果与组织蛋白有较大亲合力，则主要分布于组织。药物与血浆和组织蛋白的结合存在动态平衡。

5. *血-脑屏障*(blood-brain barrier)　血-脑屏障由介于血循环与脑实质间的软脑膜、脉络丛的脑毛细血管壁和包于壁外的胶质膜组成，能阻挡病原生物和大分子物质由血循环进入脑组织和脑室，是血-脑、血-脑脊液和脑脊液-脑 3 种屏障的总称。药物进入中枢神经系统必须经过血-脑屏障。决定药物通过血-脑屏障的因素包括药物与蛋白的结合能力、解离度、油水分配系数。脂溶性越高的药物通过屏障进入脑组织的速度越快。未与血浆蛋白结合的游离药物更易于进入脑组织。

6. *胎盘屏障*(placenta barrier)　胎盘屏障位于母体循环系统与胎儿循环系统之间，是胎盘绒毛与子宫血窦间的屏障。由于母亲与胎儿间交换营养成分与代谢废物的需要，胎盘屏障通透性与一般毛细血管无明显差别，只是由于到达胎盘的母体血量少，药物进入胎儿循环速度更慢，数量也因药物性质而异。非离子型、脂溶性高的药物易于通过，而脂溶性低、易解离的药物则较难通过。与血浆蛋白结合的药物也易于通过胎盘屏障进入胎儿。几乎所有药物都能穿透胎盘屏障进入胚胎循环，因此妊娠期间应禁用对胎儿发育有影响的药物。

机体的屏障系统很多，除血-脑屏障和胎盘屏障外，还有其他屏障，如血眼屏障。所有屏障都是机体器官对外源性物质的防御机构，具有重要的生理功能。

(三)药物再分布

吸收的药物通过体循环迅速向全身组织输送，首先分布于血流丰富的器官，如心、脑、肾等，然后转移向血流量小的组织，如脂肪、肌肉组织，这种现象称为再分布(redistribution)。药物一经进入血液，则分布与再分布不断进行，直到从体内完全清除为止。如硫喷妥钠先在血流量大的脑中发挥麻醉效应，然后向脂肪等组织转移，效应很快消失。经过一段时间后血药浓度趋向“稳定”，分布达到“平衡”，但各组织并不均等，血浆浓度与组织浓度也不相等。这是由于药物与组织蛋白亲和力不同所致。因此，这种“平衡”称为假平衡(pseudoequilibrium)，假平衡时血浆药物浓度高低可反映靶器官药物结合量的多少。药物靶器官浓度决定药物效应强弱，故测定血浆药物浓度可以估算药物效应强度。某些药物可分布至脂肪、骨质等无生理活性组织形成药物储库，或结合于毛发指(趾)甲组织。药物 pKa 及体液 pH 是决定药物分布的另一因素，细胞内液 pH(约为 7.0)略低于细胞外液(约 7.4)，弱碱性药物细胞内液浓度略高，弱酸性药物细胞外液浓度略高。根据这一原理，弱酸性药物苯巴比妥中毒，给予碳酸氢钠碱化血液及尿液可促进脑细胞中苯巴比妥向血浆转移并加速自尿中的排泄，是重要救治措施之一。如药物被组织高度摄取，则血浆药物浓度必然很快下降，使表观分布容积变大。

三、药物代谢及影响因素

药物进入机体后一方面影响机体一种或多种生理生化功能而发挥药理效用，同时机体也作用于药物使之代谢、转化、失活。药物在体内各种酶、肠道菌群及体液环境作用下，发生一系列化学反应，导致化学结构的改变，这就是药物代谢过程，又称为生物转化。

大多数药物为脂溶性的弱电解质化合物，进入体内后经生物转化，生成极性较大的化合物而易于从肾和胆汁排泄。生物转化一般为灭活反应，使药物的作用和毒性减弱或消失；但也有些药物的代谢物仍有活性或活性更强；还有些药物本身并无活性，经过体内代谢后生成活性代谢物发挥作用。

（一）药物代谢部位和药物代谢酶

1. *药物代谢部位* 药物代谢反应的主要部位是肝，最重要的代谢反应、氧化还原反应几乎全部在肝内进行。但水解及葡萄糖醛酸、硫酸、甘氨酸等的结合反应也可在肝以外的部位进行。肝以外的药物代谢部位主要是消化道和肠黏膜；一些水解反应可在血浆和其他体液进行；有些内源性化合物是在其作用部位被代谢，如去甲肾上腺素在神经末梢代谢。

2. *药物代谢酶* 参与药物体内代谢的酶统称为药物代谢酶。体内药物代谢酶主要有微粒体药物代谢酶系与非微粒体药物代谢酶系。

(1)微粒体药物代谢酶系：微粒体是指肝组织匀浆、离心后除去细胞核和线粒体，沉淀下来的内质网囊泡碎片。微粒体主要为膜囊泡碎片和夹杂少量游离核糖体、线粒体及高尔基体的膜碎片。微粒体包括滑面和粗面内质网 2 部分。粗面内质网外层表面黏附大量核糖体，滑面内质网无核糖体黏附。药物代谢酶在 2 种内质网均存在，但滑面内质网肝药酶含量、特异性及其氧化活性通常高于粗面内质网。

细胞色素 P450 酶(cytochrome，P450，CYP)，又称混合功能氧化酶(mixed function oxidase)和单加氧酶(monooxygenase)，主要存在于肝微粒体，在药物的生物转化中起着十分重要的作用，其活性决定药物的代谢速率，与药物的清除率有直接关系。

P450 酶的分布广泛，在人体内除肝含有丰富的 P450 酶外，肾、脑、肺、皮肤、肾上腺、胃肠等器官和组织均有 P450 酶系存在，不仅内质网，线粒体或核膜内均有 P450 酶系的存在。因此由 P450 酶催化的还原反应可发生在机体不同的部位。但人体内 P450 酶主要存在于肝，肝 P450 酶系由 3 部分组成，即血红素蛋白(P450)、黄素蛋白(NADPH-细胞色素 C 还原酶)和磷脂(磷脂酰胆碱)。

由 P450 酶催化的 I 相反应是药物体内代谢的关键一步，是药物从体内消除的限速步骤，可影响药物的生物利用度，而药物在体内药动学的个体差异是由于参与代谢的肝 P450 酶活性的个体差异所致。肝 P450 酶的活性决定药物的代谢速率，与药物的清除率有直接关系，如果代谢某种药物的酶缺乏或受抑制时，可表现为该药物的血药浓度升高，半衰期延长，进而导致毒性反应。两药被同一酶代谢或其中之一为另一药酶的抑制药抑制或诱导药诱导时，均可导致药理效应的改变。药物的生物转化一般为灭活反应，即促进底物羟化、脱烃基等，分子内形成极性基团。第二步，即结合反应，药物从胆汁或尿中排出体外，使药物的作用减弱或消失。但也有些药物的代谢物仍有活性或活性更强；还有些药物本身并无活性，只有经过体内代谢后生成活性代谢物才起作用。另外，生物转化可能带来不利的一面，P450 酶参与许多前致癌物和前毒物的代谢活化，生成亲电性很强的中间产物或终产物，与细胞内大分子物质如 DNA、RNA、蛋白质的亲核基团等相互作用，破坏细胞结构，使酶失活或发生异常，诱发基团突变或抑制一些基因的表达，造成细胞损害，诱导程序性死亡，甚至引发肿瘤。如特非那丁与酮康唑合用时，由于酮康唑是 CYP3A 的强效抑制药，而特非那丁在体内主要由 CYP3A 代谢，因此酮康唑可显著抑制特非那丁的代谢，造成特非那丁血浓度明显升高，从而导致致命性室性心律失常。

(2)非微粒体酶系：非微粒体酶系又称Ⅱ型酶，主要催化葡萄糖醛酸化、硫酸化和乙酰化反应。非微粒体酶在肝、血浆、胎盘、肾、肠黏膜及其他组织中均有存在。一般说来，凡属结构类似于机体内源性物质、脂溶性小、水溶性较大的药物，均由非微粒体酶系代谢。

细胞质中酶系包括醇脱氢酶、醛氧化酶、黄嘌呤氧化酶等。药物经微粒体酶系氧化生成醇或醛后，再由这组酶继续代谢。

线粒体中酶系包括胺氧化酶、脂环族芳香化酶等。其中胺氧化酶与药物关系较密切，能使各种内源性胺类和外源性胺类物质氧化脱氨生成醛，再进一步氧化灭活。

血浆中酶系包括胺氧化酶、酰胺酶和胆碱酯酶等。

（二）药物代谢反应的类型

1. 氧化反应　氧化反应由肝微粒体酶系催化，包括脂肪族化合物的羟基化，芳香族化合物的羟基化、环氧化，叔胺类化合物的N-氧化、S-氧化及脱S作用、O-、S-、N-脱烃、脱氨作用、N-羟基化等。氧化反应是药物的重要代谢途径。

2. 还原反应　还原反应也由肝微粒体酶系催化。带有羰基、硝基、重氮等功能基团的药物，经过还原反应形成新的极性基团，如羟基、氨基等，这些基团可较容易地进行结合反应，或进一步代谢转化，使其易于排出体外。还原反应主要依赖烟酰胺腺嘌呤二核苷酸（NADPH）-细胞色素P450还原酶及还原型黄素腺嘌呤二核苷酸（FADH）酶系催化。

还原反应包括偶氮还原（如偶氮化合物受偶氮还原酶的作用生成相应的伯胺）、硝基还原、羰基还原和还原脱卤素。

3. 水解反应　酯、酰胺、肼等化合物发生水解生成极性更强的羧酸、醇及胺，使易于进一步发生结合反应而排出体外。这种水解酶普遍存在于体内，如肝、肾、血浆、小肠等，催化酯及酰胺的水解反应。

羧酸酯酶存在于各种组织内，有不同的底物及抑制药。水解脂肪酯、芳香酯的酶以及血浆假性胆碱酯酶特异性很低，能水解脂肪族酯及芳香族酯等酯键。乙酰胆碱酯酶属于高度特异性酶，特异地分布在释放乙酰胆碱的神经突触和神经末梢。虽然血浆中不含乙酰胆碱酯酶，但在红细胞中该酶含量丰富，能特异性地水解乙酰胆碱。芳香酸的腈通常环羟化而被代谢，是一个氧化过程，但也可水解成一定量的酸。而脂肪族腈，如乙腈，代谢过程释出氰离子（CN）。氰化物有剧毒，与硫代硫酸盐反应转化成硫氰酸盐而解毒。酰胺和酰肼的水解一般比酯类水解慢，受蛋白水解酶催化，如普鲁卡因胺比普鲁卡因更稳定。

4. 结合反应　结合反应属于药物转化的第Ⅱ相反应。药物经第Ⅰ相转化，生成带有羟基、氨基、羧基等功能团的代谢产物，但不一定能起到失活或亲水性增加的作用。体内第Ⅱ相酶或结合酶可给第Ⅰ相转化产物或药物本身分子中导入内源性小分子，如葡萄糖醛酸、硫酸、甘氨酸等，形成水溶性大、极性强、无药理活性的结合物，迅速自尿或胆汁排出体外。药物的活性代谢物发生第Ⅱ相结合反应，如与葡萄糖醛酸相结合，可避免对生物大分子（如RNA、DNA、蛋白）的损伤，为机体解毒过程。但也有一些属于第Ⅱ相反应如甲基化、乙酰化的结合产物，并不能导致极性、水溶性增加或活性降低。

结合反应包括葡萄糖醛酸结合、硫酸结合、氨基酸结合、谷胱甘肽或巯基尿酸结合、乙酰化、甲基化、脂肪酸结合反应和缩合反应。

（三）影响药物代谢的因素

影响药物代谢的因素主要有疾病、遗传所致的代谢酶异常、生理状态以及药物相互作用、给药途径、给药剂量等。

1. 肝疾病　肝是药物体内代谢的主要器官，肝功能障碍，可影响机体的药物代谢。一般来说，药物代谢受影响的程度与肝疾病的严重程度成正比。影响药物肝代谢因素包括肝药酶活性、肝血流量、有效肝细胞数、肝门静脉血液分流等，其中以肝药酶活性和肝血流量的影响较为明显。慢性肝炎和肝硬化患者，肝内微粒体酶合成减少，细胞色素P450含量降低，可减慢多种药物的代谢，使药物清除半衰期延长。

2. 遗传多态性　细胞色素P450酶遗传多态性也称基因多态性（genetic polymorphism），是指由1个或多个等位基因发生突变而产生的遗传变异，在人群中呈不连续多峰曲线分布，是药物代谢种族及个体差异的一个重要来源。P450酶存在着种属、年龄及性别的差异，其中种属差异最为明显，不同种属的P450同工酶其组成不同；在P450的基因表达调节上，不同种属的P450的表达有质和量的差异，且不同地区，不同种族、民族之间P450酶的遗传多态性也有很大的差异。基因突变的多样性决定了其表型的多样性。等位基因的突变使酶活性降低，对药物代谢的能力随着等位基因的不同组合而呈现一定的规律性，表现出正常基因纯合子＞正常基因与突变基因杂合子＞突变基因纯合子或杂合子的变化趋势。

细胞色素P450酶遗传多态性可导致同一种属不同个体间某一P450酶的量存在较大差异，通过检测个体的药物代谢能力可间接判断其代谢酶表型，选择某些药物代谢酶的特定底物作为探针药物，根据受试者对某些药物在体内代谢的快慢，大致分为 4 类：慢代谢型(poor metabolism，PM)，中间代谢型(intermediated metabolism，IM)，快代谢型(extensive metabolism，EM)，超快代谢型(ultra metabolism，UM)。人体内许多 P450 酶表现出多态性，其中以 CYP2D6 和 CYP2C19 的多态性最为典型。

3. 药物相互作用　影响药物代谢的相互作用具有重要的临床意义。药物可通过 2 种作用形式干扰肝药酶，继而影响另一药物的代谢。表 4-2 为最常见的各种细胞色素 P450 酶的底物、抑制药和诱导药。

表 4-2　主要细胞色素 P450 酶常见底物、抑制药和诱导药

CYP 酶	底物	诱导药	抑制药
1A2	咖啡因、茶碱、丙米嗪、美西律、非那西丁	奥美拉唑、兰索拉唑、利福平、苯巴比妥	喹诺酮类、环苯贝特、氟伏沙明
2A6	香豆素	地塞米松	香豆素
2B6	环磷酰胺	苯巴比妥	
2C8	紫杉醇	利福平	磺胺苯吡唑
2C9	甲苯磺丁脲、苯妥英	利福平、巴比妥类	磺胺苯吡唑、氟康唑、苯妥英、华法林
2C19	S-美芬妥英、奥美拉唑	利福平、巴比妥类	氟伏沙明、甲苯磺丁脲
2D6	氟西汀、普罗帕酮、美托洛尔、普萘洛尔、丙米嗪		氟西汀、帕罗西汀、去甲替林、奎尼丁
2E1	氯唑沙宗、乙醇、对乙酰氨基酚、氟烷	异烟肼、乙醇	红霉素、环孢素、双硫仑
3A4	环孢素、特非那定、硝苯地平、胺碘酮	糖皮质激素类、卡马西平、利福平、苯妥英	酮康唑、红霉素、西咪替丁、西柚汁

(1)酶诱导作用：一些药物能增加肝药酶的合成或提高肝药酶的活性，称为酶诱导作用。产生酶诱导作用的药物称为诱导药。酶诱导作用可使其他药物代谢加速，导致其血浆浓度及药理作用降低。但对于前体药物，则可使其加速或更多转化为活性物而增强作用。具有酶诱导作用的药物不仅促进其他药物的代谢，也可促进自身的代谢。

(2)酶抑制作用：与上述酶诱导作用相反，某些药物能抑制肝药酶的合成或者降低肝药酶的活性，称为酶抑制作用。产生酶抑制作用的药物称为抑制药。酶抑制作用的结果是延长受影响药物的半衰期，并增加药效作用，增加毒性反应的发生率。

酶抑制能否引起有临床意义的药物相互作用取决于以下几种因素：①药物毒性及治疗窗的大小，如酮康唑等 CYP3A4 抑制药可使特非那定血浓度显著上升，导致 QT 间期延长和扭转性室性心动过速，威胁生命；②药物是否存在其他代谢途径，如唑吡坦可分别由 CYP3A4(61%)、CYP2C9(22%)、CYP1A2(14%)、CYP2D6(＜3%)、CYP2C19(＜3%)代谢，而三唑仑几乎完全经 CYP3A4 代谢，当合用 CYP3A4 抑制药时，唑吡坦 AUC 增加 67%，而三唑仑 AUC 增加 12 倍之多；③细胞色素 P450 酶的遗传多态性，人群中某些细胞色素 P450 酶存在明显遗传多态性，分为快代谢型和慢代谢型。CYP2D6 慢代谢型患者服用抗抑郁药地昔帕明(CYP2D6 底物)时，合用 CYP2D6 抑制药并不出现预期的地昔帕明血浓度升高。

4. 饮食　食物可改变人体内各种 P450 异构酶的含量、活性和组成。有些食物是某些 P450 异构酶的诱导药，而有些则是抑制药。食物中各种营养素，如蛋白质、脂肪、糖类、维生素、微量元素等都对各种 P450 异构酶的量或活性有调节作用，从而影响相关药物的代谢和多种外源性化学物质的毒性及致癌力。如蛋白质缺乏通常会减少 P450 异构酶的含量，从而减慢代谢；而维生素 B_1 缺乏则增加肝微粒体中细胞色素 P450 2E1 含量，加快氨基比林、对乙酰氨基酚、乙基吗啡、苯胺及苯巴比妥类等药物的代谢。

5. 给药途径和剂量　给药途径所产生的代谢差异主要与药物代谢酶的体内分布器官和组织血流量有关。由于肝和胃肠道存在众多药物代谢酶，口服药物的“首关效应”明显，因此，“首关效应”是导致药物体内代谢差异的主要原因。

通常药物代谢速度和体内药量成正比，药物代谢随着给药剂量的增加而加快。当体内药物量增加到一定程度，达到药物代谢酶的最大代谢能力时，代谢反应则出现饱和现象，不再随剂量增加而增加。此时可导致体内血药浓度异常升高，引起中毒反应。

四、药物排泄及影响因素

体内药物以原型或代谢物的形式通过排泄器官排出体外的过程，称为药物排泄。药物的排泄与药物效应、效应维持时间及毒副作用等密切相关。药物排泄速度增加，血中药物量减少，效应降低。由于药物相互作用或受疾病等因素影响，药物排泄速度降低，血中药物量增大，如不调整剂量，往往会产生副作用，甚至中毒。

药物主要通过肾、胆汁及肠道排出。挥发性药物可从呼吸道排出，其他如汗腺、唾液、乳汁等也可排出少量药物。

(一)肾排泄及其影响因素

肾是药物排泄的主要器官，药物及代谢产物主要经肾以下列 3 种方式。

1. *肾小球滤过*　肾小球毛细血管的基底膜通透性较强，除了血细胞、大分子物质及与血浆蛋白结合的药物外，绝大多数非结合型药物及代谢产物均可经肾小球滤过，进入肾小管管腔排出体外。

肾小球滤过速度受肾小球滤过率及血浆蛋白结合程度的影响。肾小球滤过率降低或血浆蛋白结合率增加，可使滤过的药量减少。

(1)年龄：老年人由于肾血流量减少，肾小球滤过率降低，肾小管的主动分泌功能降低，药物排泄能力下降。新生儿、儿童的肾正处在发育阶段，肾小球滤过率低，肾小管的主动分泌功能发育不全，药物排泄的能力也较弱。

(2)疾病：急性肾小球肾炎及严重肾缺血时，肾小球滤过率明显降低，使主要经肾小球滤过的药物血浓度增加；低蛋白血症时，药物的血浆蛋白结合率降低，游离型药物浓度增高，药物经肾小球滤过排泄增多；肾病综合征患者肾小球滤过膜的完整性被破坏，结合型和游离型药物均可滤出。

2. *肾小管重吸收*　肾小管重吸收是指被肾小球滤过的药物在通过肾小管时重新转运至血液的过程。重吸收是生物体的一种必要生理功能，水、钠、氯、钾等机体必需物质可被重吸收，而代谢产生的废物、尿素和尿酸等则几乎不被重吸收，肌酐则完全不被重吸收。肾小管重吸收存在主动重吸收和被动重吸收 2 种形式。

重吸收的程度与药物脂溶性、尿 pH 和尿量有关。

(1)脂溶性：脂溶性高、非解离型药物及代谢产物几乎全部重吸收，很少从尿中排泄。而水溶性药物重吸收少，易从尿中排出。

(2)尿 pH：改变尿液 pH 可影响药物的解离度，从而改变药物的重吸收程度。碱化尿液可促进弱酸性药物苯巴比妥和阿司匹林的排泄，而酸化尿液则可加速某些碱性药物如甲基苯丙胺、哌替啶、氨茶碱、阿托品等的排泄。影响程度取决于尿排泄在总消除中所占的比例、非解离型极性药物和分子型药物的解离程度。

(3)尿量：由于肾小管重吸收以被动转运为主，重吸收速率依赖于肾小管内液的药物浓度。因此，增加尿量可使药物浓度下降，减少药物的重吸收。

3. *肾小管主动分泌*　肾小管分泌是指药物由血管侧通过上皮细胞侧底膜摄入细胞，再从细胞内通过刷状缘膜向管腔侧流出的过程。该过程是主动转运的过程，需要载体介入并消耗能量。肾小管上皮细胞内有两类主动分泌的转运系统，即有机酸转运系统和有机碱转运系统，分别转运弱酸性药物和弱碱性药物。分泌机制相同的两类药物经同一载体转运，还可发生竞争性抑制，如丙磺舒可抑制青霉素的主动分泌，依他尼酸可抑制尿酸的主动分泌等。

(二)胆汁排泄及其影响因素

除肾排泄外，胆汁排泄也是药物排泄的重要途径。药物在肝内代谢生成极性大、水溶性高的代谢物(如与葡萄糖醛酸结合)，从胆道随胆汁排至十二指肠，然后随粪便排出体外。如红霉素、利福平等可大量从胆道排泌，并在胆汁中浓缩，在胆道内形成较高浓度，从而有利于肝胆系统感染的治疗。

肝肠循环(hepato-enteral circulation)是指药物或代谢物随胆汁进入肠道，并由肠道吸收，经肝门静脉返回肝，重新进入全身循环的过程。有肝肠循环的药物在体内停留时间较长，如己烯雌酚、洋地黄毒苷、卡马西平、氨苄西林、吲哚美辛、螺内酯等。

药物及其代谢产物需要经过主动分泌过程才可逆浓度梯度跨胆道上皮转运进入胆汁。这种转运机制可因血浆药物浓度过高而达到饱和，具有相似性质的物质可通过相同机制而发生竞争排泄。分子量＞300g/mol 的药物以及同时存在极性基团和亲脂性基团的物质易经胆汁排泄。某些结合物，特别是葡萄糖醛酸相结合物也易经胆汁排泄。

(三)其他排泄及其影响因素

药物的其他排泄途径还包括乳汁、肺、汗液及唾液排泄。

1. *乳汁排泄* 大多数药物可通过乳汁排泄。一般药物乳汁浓度较低，乳汁排泄量不足以引起婴儿的治疗效应。但有些药物乳汁排出较多，如红霉素、卡马西平、地西泮和巴比妥酸盐等。

影响乳汁排泄的因素包括：①药物浓度梯度，乳汁药物浓度与血药物浓度有关，游离药物浓度越高，药物从血浆向乳汁转运得越快；②药物的脂溶性，乳汁脂肪含量比血浆高，脂溶性大的药物易透过生物膜进入乳汁；③血浆与乳汁 pH，乳汁正常 pH 为 6.4～7.6，比血浆略低，通常弱酸性药物乳汁浓度低于其血浆浓度；④药物分子大小，药物分子越小，越容易转运。

2. *肺排泄* 一些分子量较小、沸点较低的物质如吸入麻醉药、二甲亚砜及某些代谢废气可随肺呼气排出。

3. *汗液排泄* 药物从汗腺排泄的机制主要是分子型的被动扩散，可经汗腺排泄的药物或代谢产物包括磺胺类、盐类、苯甲酸等。

4. *唾液排泄* 药物唾液浓度几乎等同于血浆游离药物浓度。唾液排泄对药物的消除没有临床意义。但由于唾液药物浓度与血浆药物浓度比值相对恒定，可以用唾液浓度代替血浓度，进行药动学研究和治疗药物监测。

（阚全程）

第二节 药动学

药动学（药物代谢动力学，pharmacokinetics）是近 30 年迅速发展起来的一门新学科。“药物代谢动力学”中“代谢”二字是广义的，包括药物在体内的吸收、分布、代谢（生物转化）与排泄，而非狭义地指药物在体内生物转化的动力学。药动学对于药理学、临床药学、药效学、药物设计及生物药剂学等研究都具有重要指导意义，如可根据药物的药动学特征，设计新药、改进药物剂型以提高其吸收或延长其作用持续时间，优选给药方案以发挥其最大疗效或减少其毒性反应等。

一、药动学基本概念

药动学应用动力学原理与数学模型，定量地描述药物在生物体内吸收、分布、代谢和排泄过程随时间变化的动态规律，研究体内药物的存在位置、数量与时间之间的关系。药动学从速度论的观点出发，研究体内药量的变化规律，通过数学公式表示药物在体内的位置（隔室）、数量（或浓度）与时间的关系。体内药动学研究，根据药物的移行（转运）速度与药物的量（或浓度）之间的关系，将转运速度分为零级速率（或零级动力学、非线性动力学）、一级速率（或一级动力学、线性动力学）等。

(一)线性与非线性动力学过程

药物在机体内的生物转化、肾小管分泌以及胆汁排泄通常需要酶或载体系统参与，这些系统具有较高的专属性，且有一定的能力限度，即饱和。该饱和过程的动力学可用米氏动力学（Michaelis-Menten kinetics）方程表示：

$$-\frac{dC}{dt}=\frac{V_mC}{k_m+C} \tag{4-1}$$

式中，$-dC/dt$ 为药物在 t 时间浓度下降的速率；V_m 为该过程的理论最大速率；k_m 为 Michaelis 常数；C 表示时间 t 时的药物浓度。

若令 $-dC/dt=V_m/2$，求 C，则知当该过程中的速率等于理论上最大速率的一半时，k_m 等于该时间的药物浓度 C。

米氏动力学方程式在表征离体、在体及体内某些速率过程方面有重要价值。由于体内系统常数 V_m 和 k_m 受药物分布及其他因素影响，所以，应将其看作有函数性质、与模型有关的常数。

米氏动力学过程存在以下 2 种特殊情况。

1. 当 $k_m \geqslant C$ 时，米氏动力学方程可简化为：

$$-\frac{dC}{dt}=\frac{V_m}{k_m}C \tag{4-2}$$

令 $k_e=V_m/k_m$，则：

$$-\frac{dC}{dt}=k_eC \tag{4-3}$$

药物在某部位的转运速率与该部位的药量或浓度的一次方成正比，即单位时间内转运恒定比例的药量，为一级消除动力学过程。常规治疗剂量范围内，多数药物的体内转运为简单扩散，属于一级速率过程，即线性动力学过程，其特点是药物体内动力学过程可用线性微分方程描述。线性动力学分析基于以下3点假设。

(1)相对消除而言,药物分布过程迅速完成。

(2)药物消除(包括生物转化和排泄)可作为一级速率过程处理。

(3)药物吸收或可做一级速率过程处理,或因迅速完成而忽略不计。

若采用酶诱导剂使酶量增加(V_m增加),那么,此消除过程的一级速度常数亦相应增加。事实上,通常所观察到的药物一级消除速度过程,是表观一级动力学,因为对大多数药物,通常治疗方案和剂量所产生的血浓度比k_m小得多。

2. 当$k_m \leqslant C$时,米氏动力学方程可简化为:

$$-\frac{dC}{dt}=V_m \tag{4-4}$$

此时,药物的消除速度与浓度无关,该过程以恒定的速度V_m进行,相当于零级动力学过程。如果一种药物的动力学过程不完全符合线性动力学假设,就会偏离线性,而具有某些非线性动力学的特点。因此,大剂量给药时,血浓度较高($k_m \leqslant C$),米氏动力学可用零级(非线性)动力学近似地描述。

零级(非线性)动力学药物转运速度以恒定数量转运,即在一定时间内转运一定数量的药物,药物消除半衰期随剂量的增加而延长。例如,水杨酸钠静脉注射剂量为0.25g时,$t_{1/2}$为2.4h,剂量增至10～20g时,$t_{1/2}$增至19h。

具有非线性药物动力学特性的药物,若以消除速率($-dC/dt$)对血浓度C作图,可发现开始血药浓度很低时,消除速率随浓度呈线性上升,表现为一级动力学特点。血浓度C进一步增加,则消除速率以低于与浓度成比例的速度上升。最后,消除速率逐渐接近于V_m,此时,消除速率不再增大,与浓度无关,即为零级动力学过程。

线性动力学与非线性动力学存在着原则的区别,但实际上两者又不易区分。非线性药物动力学过程只能用非线性微分方程描述;血浓度及AUC与给药剂量不成正比关系。一个非线性动力学的药物,可因试验设计不周,或受检验水平限制,而未能发现其非线性特征。实际工作中,识别非线性药物动力学的方法可归纳为以下3种。

(1)以若干不同剂量静脉注射某一药物,分别在不同时间测定血清或血浆药物浓度,然后各个浓度数据分别除以相应剂量,并对时间t作图。若所得曲线明显不重叠,则可以预测该药物存在非线性过程;或对各个浓度-时间曲线下面积分别除以相应剂量,若所得各个比值明显不同,则可认为该药物存在非线性过程。

(2)将每个浓度-时间数据按线性模型处理,计算各动力学参数,若某些或所有的药动学参数明显随剂量不同而改变,则可认为存在非线性过程。

(3)动物静脉单次给药,测定不同时间、不同剂量的组织和血浓度,如果是线性动力学过程,则以组织浓度对相应的游离药物浓度作图,数据应呈直线分布,而且要通过零点。如果不呈直线分布,则存在非线性过程。

(二)房室模型

为了分析药物在体内运动(转运和转化)的动态规律,并以数学方程式加以表示,就需要建立一个模型模拟机体(动力学模型),故将机体视为一个系统,并将该系统内部按动力学特点分为若干房室(隔室,compartment),也就是说,机体模型由若干房室组成,房室是模型的组成单位,是从动力学上彼此可以区分的药物"储存处"。

1937年,Teorell首次应用多室模型模拟体内药物分布的动态过程。模型中的2个房室由代表血管内腔的中央室及代表非代谢组织的外周室组成。房室的划分主要根据药物在体内转运速率不同而概括为不同的房室,解剖学上机体并不存在这种房室。身体中解剖位置上不同的各组织器官,只要药物在其间的转运速率相同,则被归纳成为一个房室。然而,房室概念又与体内各组织器官的解剖生理学特性(如血流量、膜通透性等)有一定联系。

通常根据药动学特性,将房室数目分作一室(单室)、二室乃至多室模型。一室模型指给药后药物一经进入血液循环,即均匀分布至全身,因而把整个机体视为一个房室。二室模型将机体分为二个房室,即中央室与周边(外周)室。中央室是药物首先进入的区域,除血浆外通常还有细胞外液及心、肝、肾、脑等血管丰富、血流畅通的组织。药物可在数分钟内分布到整个中央室,血浆浓度和这些组织浓度可迅速达到平衡,并维持平衡状态。周边室一般是血管稀少、血流缓慢的组织,如脂肪组织、静止状态的肌肉等,药物进入这些组织缓慢。一室和二室模型的血药浓度一时间曲线,如图4-1。

对于一个具体药物来说,判断属于哪种房室模型,需根据试验结果所绘制的血药浓度-时间曲线具体分析,常用的有以下几种方法。

1. 根据图形判断　以$\lg C$对t作图,直线者为

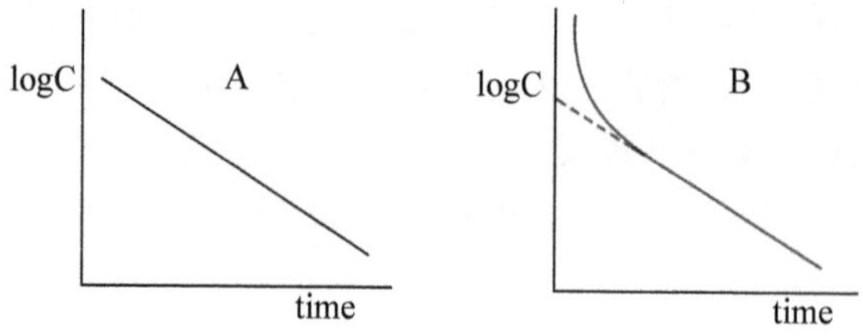

图 4-1 血药浓度-时间曲线

A. 一室模型;B. 二室模型

单室模型。若不是直线,则可能是多室模型。

2. *残差平方和判断法* 按假定的模型计算血药浓度拟合值,拟合值与实测值之差的平方和小的,为合理的房室模型。

3. *拟合度判别法* 根据假定的模型计算血药浓度拟合值,进一步计算拟合度,拟合度 r^2 越大选择的房室模型越合理。

4. AIC *判别法* 采用残差平方和及拟合度法仍然不能进行很好的判断时,可采用 AIC 法。采用最小二乘法计算血药浓度估计值,进一步计算 AIC 值。权重系数相同时,AIC 值越小,说明拟合越好。

5. *F 检验法* 计算各种权重下不同房室模型的 F 值,并与 F 值表中自由度为(df_1-df_2)及 df_2 的 F 界值比较判定。

如药物体内符合线性动力学模型,则每一个体可分别计算出一、二、三房室各用 1、1/C、1/C/C 三种权重的结果。如符合非线性动力学模型,则仅计算出一房室 3 种权重的结果。

(三)统计矩模型

经典的药动学研究是以房室模型理论为基础的分析方法,计算药动学参数过程较为复杂,且模型的确定受试验设计和药物浓度测定方法的影响。有时一种药物以不同途径给药,或药物浓度测定方法不同,可以有不同的房室模型。

以统计矩理论为基础的非房室模型分析方法是在药物浓度-时间曲线下面积的基础上估算药动学参数,不需要预先设定药物或其代谢产物属于何种房室模型。如果药物体内过程符合线性药动学特性,该方法适用于任何房室模型。非房室模型分析方法可用于估算药物制剂的生物利用度、体内总清除率、生物半衰期、表观分布容积、平均稳态血浓度、消除速率常数和吸收速率常数等药动学参数。

概率统计采用矩表示随机变量的某种分布特征。在药动学研究过程中,以一定剂量给药,不论是在给药部位或在整个机体内,药物滞留时间的长短均属随机变量。药物的吸收、分布及消除可视为这种随机变量相应的总体效应。因此,药物浓度-时间曲线可看作是药物在体内滞留时间的概率分布曲线。设给药后的时间为 t,血药浓度为 C,则药物浓度-时间曲线下的总面积为 $AUC_{0-\infty}$。

$$AUC_{0-\infty} = \int_0^{\infty} Cdt \tag{4-5}$$

设随机变量 x 的概率密度函数 f(x)($-\infty<$ x$<+\infty$),则 x 的 k 阶原点矩 μ_k 为:

$$\mu K = \int_{-\infty}^{+\infty} x^k \cdot f(x)dx \tag{4-6}$$

因此,药物浓度-时间曲线下面积 AUC 实际上是上式 $k=0$ 时的值,称为零阶距。随机变量药物体内滞留时间概率密度函数为:

$$f(t) = \frac{C}{AUC}(0 \leqslant x \leqslant +\infty) \tag{4-7}$$

f(t)的一阶矩为药物体内平均滞留时间(mean residence time,MRT),表示完整药物分子通过机体(包括机体内药物释放、吸收、分布和消除过程)所需要的平均时间。

$$MRT = \int_0^{\infty} t \cdot f(t)dt = \int_0^{\infty} \frac{t \cdot C}{AUC}dt = \frac{1}{AUC}\int_0^{\infty} t \cdot Cdt = \frac{AUMC}{AUC} \tag{4-8}$$

理论上,正态分布的累积曲线“平均”发生在样本总体水平的 50%处,对数正态分布的累积曲线“平均”则发生在样本总体水平的 63.2%处。MRT 即表示从给药后到药物消除 63.2%所需要的时间。

由于在实际工作中,不可能测到给药后所有时间的血浓度,只能测到某一时间点 t_n时的血药浓度 C_n,从零到 t_n 时的药物浓度-时间曲线下面积 $AUC_{0\text{-}t}$可用梯形法计算,从 t_n到无限大时的药物浓度-时间曲线下面积可用外延公式求得。

$$AUC = \sum_{i=0}^{n-1} \frac{t_{i+1} - t_i}{2}(C_{i+1} + C_i) + \frac{C_n}{\lambda} \tag{4-9}$$

$$AUMC = \sum_{i=0}^{n-1} \frac{t_{i+1} - t_i}{2}(t_{i+1} \cdot C_{i+1} + t_i \cdot C_i) + \frac{C_n}{\lambda}(t_n + \frac{1}{\lambda}) \tag{4-10}$$

式中,λ 为 lg$C$→t 作图得末端指数项的斜率与 2.303 的乘积。为确保 MRT 计算的准确性,必须准确求算 AUC 和 $AUMC$。在计算 AUC 和 $AUMC$ 时,一般要求由 3 对以上处在消除相的 C→t 数据,用最小二乘法拟合单指数函数,求得 λ 值。若 λ 的估算值误差较大,则 1/λ 的误差通常会更大。因此,控制 λ 的误差至关重要。另一方面,所建立的分析方法所能测得的 C_n 最小值对计算结果的准确性影响也很大。一般当能够测到峰浓度的 5%时，*AUC* 和 MRT 的实际误差将分别<5%和 10%；当测量到峰浓度的 1%时，则 *AUC* 和 MRT 实际误差将分别<1%和 2%。

(四)主要药动学参数

临床用药设计方案的基本要求是使血浓度保持在有效的治疗范围之内，有效且不引起毒性反应。药物的体内过程可以药动学参数表示，如生物半衰期、表观分布容积、峰浓度、消除速率常数、稳态血药浓度、生物利用度等，对确定临床用药方案、预测药物疗效和毒性以及合理用药有着重要意义。

1. *表观分布容积*(apparent volume of distribution, *Vd*)　房室的大小用表观分布容积表示。表观分布容积是一个重要的药动学参数，但其数值并非表示身体中的真正容积，也就是说不应把表观分布容积看成体内的特殊生理空间，而只是一种比例因素或数学概念。根据表观分布容积可以推测某一药物在体液和组织中的摄取、分布情况，如表观分布容积大，表示其分布广，或提示药物与生物大分子有大量结合，或兼而有之；表观分布容积小，表示分布有限。

表观分布容积(*Vd*)值根据体内某一时间 *t* 的药量(*Dt*)除以该时间的游离药物血浆浓度(*Ct*)计算，计算公式如下：

$$V_d = \frac{D_t}{C_t} \qquad (4\text{-}11)$$

表观分布容积值的单位可用 L 或 L/kg 表示，如 1 个 70kg 的机体 *Vd* 为 35L，也可表示为 0.5L/kg。正常成年人体液分布情况见表 4-3。

表 4-3　正常成年人体液分布情况

体液	细胞外液		细胞内液	总计
	血浆	血管外		
容量(L)	3	9	28	40
占体重(70kg)的%	4	13	41	58

将药物的表观分布容积与机体体液的数值进行比较，可推测药物在体内分布的情况，如：

Vd=5L，表示药物基本分布于血浆；

Vd=10～20L，表示药物分布在体液中；

Vd=40L，表示药物分布于全身血浆和体液；

Vd=100～200L，表示药物大量储存在某一器官或组织，或药物与组织或血浆蛋白大量结合。

2. *总清除率*(total body clearance, CL)　机体总清除率是指单位时间内从体内清除的药物的血液容积数。以下列公式计算，单位为 L/h。

$$CL = \frac{-dx/dt}{C} \qquad (4\text{-}12)$$

式中，$-dx/dt$ 为单位时间消除的药物量；C 为血药浓度。在单室模型中，$-dx/dt=k_e x$，代入上式得：

$$CL = \frac{k_e x}{C} = k_e Vd \qquad (4\text{-}13)$$

因此，对于单室模型的药物，机体总清除率可用药物的消除速率常数与表观分布容积的乘积表示。

3. *消除速率常数*(k_e)　药动学研究经常涉及通过生物膜的药量及其转运速率。按转运速率不同，机体可分为若干房室，并设想房室为一个均匀的系统，药物进入某一房室后，可在该房室内迅速地自由扩散。但在房室之间或房室内外则设想存在屏障，其出入必须遵从一定的规律，出入的快慢用转运速率常数 *k* 表示，而且出与入的速率常数常不相等。转运速率常数不随时间发生变化，可定量描述药物体内过程的快慢，*k* 值越大，转运速率越快。

药物自机体或房室的消除速度常以消除速率常数 k_e 表示。某一药物的消除速率常数是根据该药物所测定的血浓度所作血浓度-时间曲线，确定其房室模型种类，按一定公式计算所得。不同房室模型的药物消除速率常数的计算不相同。

单室模型被动转运消除的药物，消除速率常数常用 k_{10} 或 k_e 表示。其计算公式为：

$$k_{10}(k_e) \quad \frac{(\log C_t - \log C_0)\cdot 2.303}{-t} \qquad (4\text{-}14)$$

其中，C_0 为原始血药浓度，C_t 为一定时间后的血药浓度，*t* 为血药浓度由 C_0 变为 C_t 所经过的时间。

例如静脉注射某药物，其原始血药浓度为 0.9mg/ml，2h 其血药浓度为 0.7mg/ml，则其消除速率常数为：

$$k_{10}(k_e) = \frac{(\log 0.7 - \log 0.9)\cdot 2.303}{-2} = 0.1256/\text{h}$$

二室模型经被动转运消除的药物消除速率常数由各房室的消除速率常数计算而得。二室模型的药物消除如图 4-2 所示，各房室的消除速率常数常用 k_{12}、k_{21}、k_{10}、k_{20} 表示，计算方法同单室模型，总消除速率常数(*k*)为各房室的消除速率常数之和。

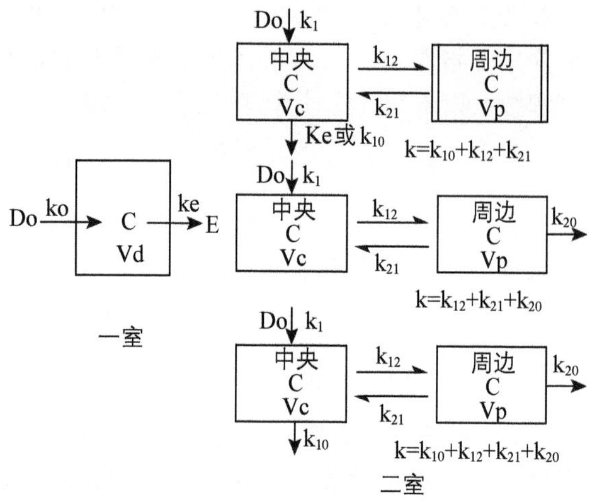

图 4-2　一室和二室模型药物的消除

4. 生物半衰期(biological half life, $t_{1/2}$)　药物自体内消除一半(或药物浓度减少 50%)所需的时间即为药物的生物半衰期。一级动力学(一级速率)的半衰期可从药物血药浓度及消除速率常数 k_e 计算:

因为, $\log C_t = \log C_0 - \frac{k_e}{2.303}t$

$$\log C_t - \log C_0 = -\frac{k_e}{2.303}t$$

$$\log\frac{C_t}{C_0} = -\frac{k_e}{2.303}t$$

所以,当 $\frac{C_t}{C_0}=0.5$ 时,即 t 为 $t_{1/2}$ 时:

$$t_{1/2} = \log(0.5) \times -\frac{2.303}{k_e} = \frac{0.693}{k_e}$$

呈零级动力学的半衰期则需用下列公式计算:

$$t_{1/2} = \frac{0.5C_0}{k_0}$$

其中 k_0 为零级速率常数。

$t_{1/2}$ 是药动学中很重要的、最基本的一个参数,对制定给药方案和调整给药方案具有重要的作用。药物半衰期与其在体内蓄积量及排泄量的关系,如表 4-4 所示。

表 4-4　药物半衰期与其在体内蓄积量及排泄量的关系

经过半衰期数	单次给药后体内残留量	单次给药后累积排泄量	每隔 1 个半衰期给药 1 次后体内蓄积量
1	50%	50%	50%
2	25%	75%	(50+100)%×1/2
3	12.5%	87.5%	(75+100)%×1/2
4	6.25%	93.8%	(87.5+100)%×1/2
5	3.13%	96.9%	(93.8+100)%×1/2
6	1.57%	98.5%	(96.9+100)%×1/2
7	0.79%	99.3%	(98.5+100)%×1/2

5. 血药浓度-时间曲线下面积(area under curve, AUC)　血药浓度-时间曲线下面积简称药-时曲线下面积,是指在直角坐标系中,以血药浓度为纵坐标,时间为横坐标,以血药浓度对时间描点作图所得曲线与横坐标所围成曲线下面积,用 *AUC* 表示。

单剂量给药,药-时曲线下面积用公式表示为:

$$AUC_{0-\infty} = \int_0^{\infty} Cdt \qquad (4\text{-}15)$$

多剂量给药达稳态血药浓度时,任一给药间隔药-时曲线下面积都相等,用公式表示为:

$$AUC_{0-\tau} = \int_0^{\tau} Cdt \qquad (4\text{-}16)$$

6. 生物利用度(bioavailability, F)　生物利用度是指药物剂型中能被吸收进入体循环的药物相对分量及相对速率,一般用百分数表示。生物利用度是一个相对概念,与疗效的意义并不相等,仅仅是比较各种制剂之间利用度的尺度。

测定制剂的生物利用度时,需要一个吸收比较完全的剂型作为标准,通常用同一种药物的静脉注射(i. v.)剂作为标准,与被测制剂(如片剂)进行对照,计算该被测制剂的绝对生物利用度,以下列公式计算:

$$F = \frac{AUC_{p.o.}/D_{p.o.}}{AUC_{i.v.}/D_{i.v.}} \qquad (4\text{-}17)$$

同一药物的制剂由于各药厂的生产工艺不同,甚至同一药厂生产批号不同的同一制剂,生物利用度也可有较大的差异。可用相同剂型中质量比较好的制剂作为标准与被测制剂进行对照,计算该制剂的相对生物利用度。如 A、B 2 种制剂的相对生物利用度可用下列公式计算:

$$F=\frac{AUC_A/D_A}{AUC_B/D_B} \quad (4\text{-}18)$$

7. 达峰时(T_{max})与峰浓度(C_{max})　单室模型血管外途径给药，当药物按一级速率吸收进入体内，则血药浓度-时间曲线为一单峰曲线。单次血管外途径给药，血药浓度达到最大值所需的时间即为达峰时；药物吸收后，血药浓度达到的最大值即为峰浓度。药物制剂的达峰时和峰浓度可表明该制剂中药物吸收的快慢和程度。如某口服制剂能很快崩解和较好地被吸收，则达峰时短，峰浓度高。

对于给定药物，若 k_a、k_e、V_d、D 和 F 已知，可应用微积分求极值方法，根据下列公式计算峰浓度和达峰时。

$$T_{max}=\frac{2.303}{k_e-k_a}\lg\frac{k_e}{k_a} \quad (4\text{-}19)$$

$$C_{max}=\frac{FD}{V_d}\left(\frac{k_e}{k_a}\right)^{-\frac{k_e}{k_e-k_a}} \quad (4\text{-}20)$$

8. 稳态血药浓度(steady-state plasma concentvation，Css)　临床若按一定剂量、一定时间间隔多次重复给药，体内血药浓度逐渐增加，并趋向达到稳定状态。此时，任一剂量间隔时间内，血药浓度-时间曲线下面积相同，药物摄入量等于消除量，这时的血药浓度称之为稳态血药浓度，用 C_{ss} 表示，平均稳态血药浓度用$\overline{C_{ss}}$表示，可用以下公式计算：

$$\overline{C_{ss}}=\frac{AUC}{\tau}=\frac{FD}{V_d\beta\tau} \quad (4\text{-}21)$$

连续恒速滴注给药或按半衰期的间隔时间恒量给药，经过 4～6 个半衰期可基本到达稳态血浓度。增加用药量则只能增加血药浓度，而不能缩短到达稳态的时间。单位时间内用药量不变，缩短给药间隔，只能减少血药浓度的波动范围，也不能影响稳态血药浓度和到达稳态血药浓度的时间。如反复给药的间隔时间为 1 个半衰期，首次剂量加倍，则可迅速到达稳态血药浓度。不同剂量不同给药间隔恒量、恒速(间隔)给药，到达稳态血药浓度所需时间及稳态血药浓度高低和波动情况，见图 4-3。

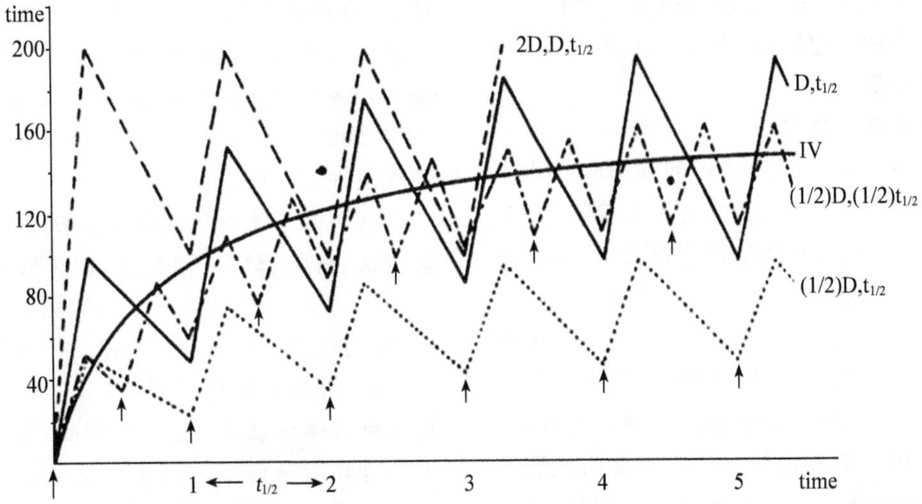

图 4-3　恒量、恒速(间隔)给药，到达稳态血药浓度(C_{ss})所需时间及稳态血药浓度高低和波动情况示意

①剂量为 D，静脉(IV)滴注，到达 C_{ss} 需要 5～6 个 $t_{1/2}$；②剂量为 D，间隔时间为 $t_{1/2}$，到达 C_{ss} 需要 5～6 个 $t_{1/2}$；③剂量减少为(1/2)D，间隔时间为 $t_{1/2}$，到达 C_{ss} 需要 5～6 个 $t_{1/2}$，但 C_{ss} 水平比两者低；④剂量减少为(1/2)D，间隔时间缩短为(1/2)$t_{1/2}$，到达 C_{ss} 仍需 5～6 个 $t_{1/2}$，但 C_{ss} 的波动比两者小；⑤先给以负荷剂量 2D，再按间隔时间为 $t_{1/2}$ 给以剂量 D，则可达到 C_{ss}，但 C_{ss} 波动较大。

稳态最大血药浓度($C_{ss,max}$)与稳态最小血药浓度($C_{ss,min}$)之差与平均稳态血药浓度的比值为波动度(Degree of fluctuation，DF)，可表示为：

$$C_{ss.max}=\frac{FD}{V_d(1-e^{-\beta\tau})} \quad (4\text{-}22)$$

$$C_{ss.min}=\frac{FDe^{-\beta\tau}}{V_d(1-e^{-\beta\tau})} \quad (4\text{-}23)$$

$$DF(\%) = \frac{C_{ss,\max} - C_{ss,\min}}{C_{ss}} = \beta\tau \quad (4\text{-}24)$$

式中，β为双室模型消除相混杂参数，单室模型该值为一级消除速率常数 k_e。

某些药物制剂吸收特性易造成血药浓度的谷峰现象，使血药峰浓度超过药物的中毒量，发生严重的不良反应，对此类药物应进行制剂改进，如改为缓控释制剂，可使释药缓慢，血浓度平稳，减小波动度，延长作用时间，减少毒副作用。

二、药动学研究方法与研究内容

药动学研究旨在全面阐明药物体内的吸收、分布、代谢和排泄规律。生物样品中药物及其代谢物浓度一般很低，且生物样品成分复杂，内源杂质较多，因此直接从尿液、胆汁、血液中分离检测代谢物较为困难。另外，体内整体动物实验周期长，受干扰因素多，生物样品处理复杂，尤其不能适应现代药物开发研究的高通量代谢筛选要求。因此，在进行体内药动学研究之前，可首先进行体外研究，如观察动物和人肝等组织匀浆、细胞悬液、微粒体或灌流器官对药物的代谢作用，为全面认识药物体内处置过程提供依据。

(一)体外药动学研究

采用体外方法研究代谢途径和动力学特点不仅方便，还可节省动物资源，获得更多信息，例如代谢模式、代谢酶对药物作用的动力学参数、药物及其代谢物与蛋白、DNA 等靶分子的亲和力等。这些信息有利于补充说明体内研究结果，进一步阐明药理和毒理作用机制。体外代谢研究还可排除体内因素干扰，直接观察酶对底物的选择代谢性，为整体试验提供可靠的理论依据。对于体内代谢转化率低、毒性大及缺乏灵敏检测手段的药物，体外代谢研究为良好的研究手段。随着新药研究水平的不断提高，一些新的体外药动学研究手段也逐渐成熟，如体外吸收模型(Caco-2 细胞模型)、体外肝代谢系统研究等。

1. 血浆蛋白结合率　研究药物与血浆蛋白结合可采用多种试验方法，如平衡透析法、超过滤法、分配平衡法、凝胶过滤法、光谱法等。根据药物的理化性质及试验条件，可选择使用一种方法进行至少 3 个浓度(包括有效浓度)的血浆蛋白结合试验，每个浓度至少重复 3 次，以了解药物的血浆蛋白结合率是否有浓度依赖性。

一般情况下，只有游离型药物才能通过脂膜向组织扩散，被肾小管滤过或被肝代谢，因此，药物与蛋白结合可明显影响药物分布与消除的动力学过程，并降低药物在靶部位的作用强度。根据药理毒理研究所采用的动物种属，进行动物与人血浆蛋白结合率比较试验，以预测和解释动物与人在药效和毒性反应的相关性。

蛋白结合率高于 90%以上的药物应开展体外药物竞争结合试验，即选择临床上有可能合并使用的高蛋白结合率药物，考察对所研究药物蛋白结合率的影响。

2. 药物体外代谢研究　肝是药物代谢的重要器官，是机体进行生物转化的主要场所，富含参与药物代谢的细胞色素 P450 混合功能氧化酶系统，多数药物的Ⅰ相反应和Ⅱ相反应均依赖于肝酶系统。以肝为基础的体外代谢模型以其特有的优势在药物代谢研究中得到广泛应用。

对于创新药物，应观察药物对药物代谢酶，特别是细胞色素 P450 同工酶的诱导或抑制作用。在临床前阶段可采用底物法观察对动物和人肝微粒体 P450 酶的抑制作用，比较种属差异。药物对酶的诱导作用可观察整体动物多次给药后的肝 P450 酶或药物反复作用后的肝细胞(最好是人肝细胞)P450 酶活性的变化，以了解该药物是否存在潜在的代谢性相互作用。

常用的肝体外代谢研究方法有肝微粒体体外温孵法、肝细胞体外温孵法、离体肝灌流法及器官组织切片法等，这些方法广泛应用于药物的代谢途径、体内代谢清除及药物间相互作用等研究。

(1)肝微粒体体外温孵：肝微粒体法是以制备的肝微粒体辅以氧化还原型辅酶，在模拟生理温度及生理环境条件下进行生化反应的体系。首先采用差速离心法制备肝微粒体，然后运用肝微粒体及 $NADP^+$ 与异柠檬酸还原酶系再生 NADPH 系统进行药物体外代谢途径的研究。细胞色素 P450($CYP450_S$)是肝微粒体混合功能氧化酶系的主要成分，是一组由许多同工酶组成的超基因大家族，涉及大多数药物代谢的 P450 酶系主要有 CYP1、CYP2、CYP3 3 个家族，根据代谢转化的特点，可有目的地进行诱导，影响酶亚型，使其对底物的代谢选择性更强，转化率更高。

肝微粒体体外温孵法与其他体外肝代谢方法相比，酶制备技术简单，代谢过程快，结果重现性好，易大量操作，便于积累代谢样品供结构研究。同时，该方法可用于药酶抑制及体外代谢清除研究，因而实际工作中应用较为普及。但肝微粒体体外温孵法同其他体外肝代谢方法相比，与体内的一致性存在不足，因而结果用于预测体内代谢仍需进一步的确证。目前越来越多运用肝微粒体体外温孵法预测药物在体内的代谢清除，一般通过测定药物体外代谢酶促动力学获得 V_m 及 K_m（米氏常数），运用合理的药动学模型推断体内药物的代谢清除。

（2）基因重组 P450 酶系：基因重组 P450 酶即利用基因工程及细胞工程，将调控 P450 酶表达的基因整合到大肠埃希菌或昆虫细胞，经细胞培养，表达高水平的 P450，纯化后获得较纯的单一 P450 同工酶。

基因重组 P450 酶系具有分子水平的优势，因而对于药酶特异性和选择性研究优于其他体外方法，并可为药物与酶结合位点的相互作用研究提供更多的信息。基因重组 P450 酶系还可用于人 P450 酶系功能和特异性研究及药物的高通量筛选。因研究结果的实用性和科学性更强，故适于药物代谢领域的微观研究。但成本较高，难以大范围推广普及。

（3）肝细胞体外温孵：肝细胞体外温孵法与肝微粒体法相似，也是以制备的肝细胞辅以氧化还原型辅酶，在模拟生理温度及生理环境条件下进行生化反应的体系。适于研究蛋白及 mRNA 水平药物代谢酶诱导及酶活性，被广泛用于评估药物代谢过程中药物-药物间相互作用。但肝细胞制备技术较复杂，目前以胶原酶灌注技术为主。体外肝细胞活性仅能维持 4h，不利于储存和反复使用。为了解决肝细胞活性在体外维持时间短的问题，减少新鲜肝组织消耗，Hengstler 等研究出优化肝细胞冷冻技术，与新鲜肝细胞相比，经过该技术冷冻储藏的肝细胞活性仍为新鲜肝细胞的 80%以上，而其Ⅰ相、Ⅱ相代谢酶的活性＞60%。因此，该冷冻的肝细胞可用于温孵时间不超过 8h 的代谢研究，亦可用于药酶的诱导研究。

肝细胞体外温孵法同肝微粒体法相比，在代谢物生成、体外代谢清除等研究方面有许多相似性，但针对具体药物在代谢物种类、生成主要代谢物及所反映的代谢特性上存在着程度不同的质或量的差异。在药物代谢酶诱导研究中，肝细胞体外温孵法占主导地位，且随着肝细胞冷冻技术的发展，因肝细胞在体外活性维持时间短而应用受限的状况也会不断得到改善。

（4）离体肝灌流：与肝微粒体法、肝细胞体外温孵法相比，离体肝灌流法：一方面保留着完整细胞的天然屏障和营养液的供给，能在一段时间内保持肝的正常生理活性和生化功能；另一方面，具有离体系统的优点，能够排除其他器官组织的干扰，控制受试物质的浓度，定量观察受试物质对肝的作用。

由于具有器官水平的优势，兼备体外实验和整体动物实验的优点，离体肝灌流法更适于定量研究药物体外代谢行为和特点，解决其他体外肝代谢模型和整体动物实验不能解决的难点，因而在药理学和毒理学的研究中受到广泛重视。同时，离体肝灌流亦应用于对药物药动学参数的考察。但由于本方法对实验设备及技术有较高要求，一定程度上限制了其应用。

（5）器官组织切片法：器官组织切片法也是研究药物代谢及其毒性的有效的体外系统，该方法不破坏器官的细胞构成和组织结构，所得结果与体内法相近。在各种器官组织切片中以肝切片应用最多。相对于纯化的 P450 同工酶、P450 混合酶、肝微粒体、游离的肝细胞，肝切片不仅完整保留了所有肝药酶及各种细胞器的活性，而且保留了细胞与细胞间的联系及一定的细胞间质，更能反映药物在体内生理情况下的实际代谢过程，且可在较长的孵育时间（8～24h）内保持代谢活性。其缺点为切片机价格昂贵，使用受限。DeKanter 等以利多卡因、睾酮及 7-乙氧基香豆素为探针药物，进行了器官切片温孵实验，结果表明该系统具有Ⅰ相及Ⅱ相多相代谢途径，且易于比较不同器官组织的代谢差别。

以上各种方法具有各自的特点，不同方法得出的结果也会有很大差异，应根据不同的要求和目的选择合适的方法。例如，Alison 等对选择性的 5-HT_4受体药物替加色罗的体外代谢途径的研究结果表明，O-去甲基化物是其在肝微粒体代谢中的主要产物。而应用人肝组织切片及小肠组织切片的代谢研究，采用 LC/MS 分析技术，N-葡萄糖醛酸化产物为其主要的代谢产物，未检出 O-去甲基化产物。说明肝微粒体与肝组织切片代谢酶系组成存在差异，催化不同的代谢途径，而哪一种更接近于体内情况仍需进一步的研究。

体外肝代谢研究可针对先导化合物代谢过快或生成毒性代谢物的特性进行结构改造，以获得安全稳定的候选物，并根据候选物的代谢特征（如药酶诱导、抑制、参与代谢的药酶种类、活性代谢物的生成等）确定药物的开发价值，因而具有广阔的应用前景。

(二)体内药动学研究

整体动物或人体药动学研究最能反映药物代谢的体内整体特征，但出于伦理考虑，一般先于成年健康动物，如小鼠、大鼠、兔、犬、小型猪和猴等进行非临床(临床前)研究，再于人体进行临床研究。

1. *非临床药动学研究* 首选动物类型应尽可能与药效学和毒理学研究一致，尽量在清醒状态于同一动物多次采样；一般应选用2种或2种以上的动物，其中一种为啮齿类动物，另一种为非啮齿类动物(如犬、小型猪或猴等)。如选用一种动物，应首选非啮齿类动物；经口给药不宜选用兔等食草类动物。高等动物如小型猪、灵长类动物，由于生理结构上更接近人体，可提供更多有关人体代谢的信息。

非临床药动学研究通过动物体内、外和人体外研究方法，揭示药物体内动态变化规律，获得药物的基本药动学参数，阐明药物的吸收、分布、代谢和排泄的过程和特点。

非临床药动学研究在新药研究开发的评价过程中起着重要作用。药物或活性代谢物浓度数据及其相关药动学参数是产生、决定或阐明药效或毒性大小的基础，可提供药物对靶器官效应(药效或毒性)的依据，可用于评价药物制剂特性和质量，可为设计和优化临床研究给药方案提供有关参考信息。

动物体内药动学研究应至少设置3个剂量组，高剂量接近最大耐受剂量，中、小剂量根据动物有效剂量的上、下限范围选取。主要考察所试剂量范围，药物的体内动力学过程是属于线性还是非线性，以利于解释药效学和毒理学研究中的发现，并为新药的进一步开发和研究提供信息。所用的给药途径和方式，应尽可能与临床一致。

(1)吸收：对于经口给药的新药，应进行整体动物实验，尽可能同时进行血管内给药实验，获得绝对生物利用度数据。如有必要，可进行在体或离体肠道吸收实验以阐述药物吸收特性。而对于其他血管外给药的药物及某些改变剂型的药物，应根据立题目的，尽可能获得绝对生物利用度数据。

(2)分布：选用大鼠或小鼠做组织分布实验较为方便。选择一个剂量(一般以有效剂量为宜)给药，测定其在心、肝、脾、肺、肾、胃肠道、生殖腺、脑、体脂、骨骼肌等组织浓度，以了解药物主要分布的组织。应特别注意药物浓度高、蓄积时间长的组织和器官，以及在效应或毒性靶器官的分布(如影响造血系统的药物，应考察骨髓分布)。参考血药浓度-时间曲线的变化趋势，选择至少3个时间点分别表示吸收相、平衡相和消除相的分布。若某组织药物浓度较高，应增加观测点，进一步研究该组织中药物消除的情况。每个时间点，至少应有5个动物的数据。组织分布实验必须注意取样的代表性和一致性。

同位素标记物的组织分布实验应提供标记药物的放化纯度、标记率(比活性)、标记位置、给药剂量等参数；提供放射性测定所采用的详细方法，如分析仪器、本底计数、计数效率、校正因子、样品制备过程等；提供采用放射性示踪生物学试验的详细过程，以及在生物样品测定时对放射性衰变所进行的校正方程等；尽可能提供给药后不同时相的整体放射自显影图像。

(3)代谢：对于创新性药物，尚需了解其体内生物转化情况，包括转化类型、主要转化途径及其可能涉及的代谢酶。对于新的前体药物，除对其代谢途径和主要活性代谢物结构进行研究外，尚应对原型药和活性代谢物进行系统的药动学研究。而对在体内以代谢消除为主的药物(原型药排泄＜50%)，生物转化研究则可分为2个阶段进行。临床前可先采用色谱方法或放射性核素标记方法分析和分离可能存在的代谢产物，并用色谱-质谱联用等方法初步推测其结构。如果Ⅱ期临床研究提示其在有效性和安全性方面有开发前景，在申报生产前进一步研究并阐明主要代谢产物的可能代谢途径、结构及代谢酶。但当多种迹象提示可能存在有较强活性的代谢产物时，应尽早开展活性代谢产物研究，以确定开展代谢产物动力学试验的必要性。

(4)排泄：尿和粪便药物排泄研究一般采用小鼠或大鼠，将动物放入代谢笼内，选定一个有效剂量给药后，按一定的时间间隔分段收集全部尿或粪样品，测定药物浓度。粪样品晾干后称重(不同动物粪便干、湿不同)，按一定比例制成匀浆，记录总体积，取部分样品进行药物含量测定。计算药物经此途径排泄的速率及排泄量，直至收集到的样品测定不到药物为止。每个时间点至少有5只动物的实验数据。应采取给药前尿及粪样，并参考预实验的结果，设计给药后收集样品的时间点，包括药物从尿或粪中开始排泄、排泄高峰及排泄基本结束的全过程。

胆汁排泄研究一般用大鼠在乙醚麻醉下做胆

管插管引流，待动物清醒后给药，并以合适的时间间隔分段收集胆汁，进行药物测定。同时，应记录药物自粪、尿、胆汁排出的速度及总排出量（占总给药量的百分比），提供物质平衡数据。

(5)对药物代谢酶活性的影响：对于创新药物，应观察药物对药物代谢酶，特别是细胞色素 P450 同工酶的诱导或抑制作用。在临床前阶段可以用底物法观察对动物肝微粒体 P450 酶的抑制作用。药物对酶的诱导作用可观察整体动物多次给药后的肝 P450 酶活性的变化，以了解该药物是否存在潜在的代谢性相互作用。

(6)毒动学研究：毒动学（毒物代谢动力学）研究通常结合毒性研究进行，将获得的药动学资料作为毒性研究的组成部分，以评价全身暴露结果。药动学和毒动学研究的目的不同，但两者相互联系，分析方法相同，技术可以共享或相互借鉴。已获取的药动学参数可以为毒动学和毒性实验给药方案的设计提供参考。3 个剂量的药动学实验，最高剂量采用接近动物最大耐受量所得到的动力学参数，对毒动学实验设计有直接参考价值。药物组织分布研究结果可为评价药物毒性靶器官提供依据。药物与血浆蛋白结合实验结果可为估算血药浓度与毒性反应关系提供依据，因为毒性反应与血中游离药物浓度-时间曲线下面积的相关性优于总的药物浓度-时间曲线下面积。生物转化研究所提供的代谢产物资料有助于判断可能引起毒性反应的成分和毒动学研究应检测的成分。

2. 临床药动学研究　临床药动学研究旨在阐明药物在人体内的吸收、分布、代谢和排泄的规律。药物体内处置过程的研究，是全面认识人体与药物间相互作用不可或缺的重要组成部分，是临床制定合理用药方案，实现个体化药物治疗的科学依据。由于各种疾病的病理状态均可不同程度的对药物的药动学产生影响，为了客观反映人体药动学特征，故多选择健康受试者。但如果试验药品的安全性较小，试验过程中可能对受试者造成损害，在伦理上不允许在健康受试者中进行时，可选用相应适应证的患者作为受试者。

药动学研究一般包括单次与多次给药的药动学研究、进食对口服药物制剂药动学影响的研究、药物代谢产物的药动学研究、药物-药物的药代动力学相互作用研究。

(1)单次给药药动学研究：单次给药人体药动学研究一般应选择 18－45 岁、体重不低于 50kg、体重指数在 19～24 范围内的健康受试者。因临床上大多数药物均不按体重计算给药剂量，所以同批受试者的体重应比较接近。受试者例数一般为每组 8～12例。原则上男性和女性兼有，一般男、女各半，这不仅可了解药物在人体的药动学特点，同时也能观察到该药的药动学是否存在性别的差异。但女性作为受试者往往受生理周期或避孕药物的影响，因某些避孕药物具有药酶诱导作用或抑制作用，可能影响其他药物的代谢消除过程，因而改变试验药物的药动学特性。另外，一些有性别针对性的药物，如性激素类药物、治疗前列腺肥大药物，治疗男性性功能障碍药物及妇产科专用药等则应选用相应性别的男性或女性受试者。

剂量确定主要根据耐受性试验结果，并参考动物药效学、药动学及毒理学实验结果，以及经讨论后确定的拟在Ⅱ期临床试验采用的治疗剂量推算。一般选用低、中、高 3 种剂量，高剂量必须小于或等于人最大耐受剂量，但一般应高于治疗剂量。

采样点的确定对药动学研究结果具有重大的影响。服药前采集空白血样品，一个完整的血药浓度-时间曲线，应包括药物各时相的采样点，即采样点应包括给药后的吸收分布相、平衡相（峰浓度）和消除相 3 个时相。一般在吸收分布相至少需要 2～3 个采样点，平衡相至少需要 3 个采样点，消除相至少需要 6 个采样点。一般不少于 11 个采样点，应持续 3～5 个消除半衰期，或采样持续到血药浓度为 C_{max} 的 1/10～1/20。

如果同时收集尿样，则应收集服药前尿样及服药后不同时间段的尿样。取样点的确定可参考动物药动学中实验药物的排泄特点，应包括开始排泄时间、排泄高峰及排泄基本结束的全过程。

采用药动学统计软件统计所得药动学参数，并进行分析，说明其临床意义，并对Ⅱ期临床研究方案提出建议。药动学统计软件主要用于数据处理、计算药动学参数、模型判断、统计学分析及图形显示等。目前国内外常用的药动学软件有 WinNonlin、NONMEN、3P87（3P97）、DAS、PKBP-N1、NDST 及 ABE 等，实际工作中可根据需要合理选用。

根据所测各受试者的血药浓度-时间数据，绘制各受试者的药-时曲线及平均药-时曲线，计算药物的主要药代动力学参数，以全面反映药物在人体内吸收、分布和消除特点。主要药代动力学参数 Ka、T_{max}（实测值）、C_{max}（实测值）、AUC（梯形法求算)，主要反映药物吸收速率和程度；Vd 主要反映理论上药物在体内占有的分布容积；而 Ke、$t_{1/2}$、MRT 和 CL 等主要反映药物从血液循环中消除的特点。药物经肾排泄的速率和总量可从尿药浓度估算。应能够根据研究结果对药物的药动学特性作出判断，如该药呈线性或非线性药动学特征等，以及根据剂量与体内药物浓度的关系，为临床合理用药及药物监测提供有价值的参考信息。

(2)多次给药药动学研究：如果药物需临床上连续多次应用，应考虑多次给药可能引起的体内蓄积或药动学参数改变，需进行多次给药的药动学研究。该研究旨在考察药物多次给药后的稳态浓度(C_{ss})，达到稳态浓度的速率和程度，药物谷、峰浓度的波动系数(DF)，药动学特点是否发生改变，是否存在药物蓄积作用及 C_{ss} 与临床药理效应(药效和不良反应)的关系。如不进行多次给药试验应有充足理由，并需提供相应文献或试验依据。

根据单次给药的药动学参数中消除半衰期和Ⅱ期临床试验给药方案中制订的服药间隔以及给药日数，确定总服药次数和总剂量。根据单剂量药代动力学研究求得的消除半衰期，估算药物可能达到稳态浓度的时间，应连续测定 3 次(一般为连续 3d 的)谷浓度(给药前)以确定已达稳态浓度。一般采样点最好安排在早上空腹给药前，以排除饮食、时辰及其他因素的干扰。当确定已达稳态浓度，最后一次给药后采集各时相(同单次给药)系列血样，以测定稳态血药浓度，并绘制药物浓度-时间曲线。

根据试验中测定的 3 次谷浓度及稳态血药浓度-时间数据，绘制多次给药后药-时曲线，求得相应的药代动力学参数，包括峰时间(T_{max})、峰浓度(C_{max})、消除半衰期($t_{1/2}$)、清除率(CL)、谷浓度(C_{min})、平均稳态血药浓度(C_{av})、稳态血药浓度-时间曲线下面积(AUCss)及 DF(波动系数)等。对试验结果进行分析，说明多次给药时药物在体内的药动学特征，同时与单剂量给药的相应药动学参数进行比较，观察单次与多次给药是否存在明显的差异，吸收和消除等有否显著改变。

(3)进食对口服药物制剂药动学影响的研究：许多口服药物制剂的消化道吸收速率和程度受食物的影响，食物可能减慢或减少药物的吸收，亦可能促进或增加某些药物的吸收。故应进行口服药物在饮食前、后服药时药动学比较研究，观察食物对药物的吸收过程的影响，为后续临床研究制订科学、合理的用药方案提供依据。研究时所进试验餐应是高脂、高热量配方，以便使食物对胃肠道生理状态的影响达到最大，使进食对所研究药物的药动学行为的影响达到最大。

进食试验餐应从开始进食试验餐起计时，以排除进餐速度对服药时间的影响。试验餐应在开始进食后 30min 内吃完，且 2 个试验周期应保证试验餐的配方一致。餐后服药组应在进餐开始 30min 后给药，200～250ml 水送服。试验可采用随机双周期交叉设计，也可根据药物的代谢特性与单剂量交叉试验结合在一起进行。

(4)药物代谢产物的药动学研究：如果药物主要以代谢方式消除，其代谢物可能具有药理活性或毒性作用，或作为酶抑制药而使药物的作用时间延长或作用增强，或通过竞争血浆和组织结合部位而影响药物的处置过程，则代谢物的药动学行为可能影响药物的疗效和毒性。

对于具有上述特性的药物，应在非临床体内外生物转化和代谢物研究的基础上，通过体外和(或)体内方法进一步研究，明确药物的代谢物数目、结构、活性和负责代谢的酶系。鼓励开展放射性核素标记化合物和 P450 同工酶研究，提供代谢途径的框图，并与相应的动物研究资料进行比较。应在进行母体药物临床药动学研究的同时考虑进行代谢物的药动学研究，以便更好地了解原形药物的作用、毒性、滞后作用及体内处置过程等。

(5)药物-药物的药动学相互作用研究：2 种或 2 种以上的药物同时或先后应用，可能在吸收、与血浆蛋白结合、诱导/抑制药酶、存在竞争排泌或重吸收等方面存在相互影响，从而影响他们在体内的过程，进而影响各自的效应。因此，应根据需要进行药物-药物的药动学相互作用研究，尽可能明确引起相互作用的因素或机制，为制订科学、合理的联合用药方案提供依据。大多数药动学相互作用研究在健康受试者中进行。

药物在人体内的代谢过程需各种药酶的参与，因此，药物可通过诱导/抑制药酶而去影响另一药物的代谢，导致血药浓度的改变。当所研制的药物临床上可能与其他药物联合使用，且药物的安全范围又较窄时，应考虑药物-药物相互作用中血药浓度的改变及肝药酶诱导药或抑制药的作用。

很多消除代谢途径，包括大多数通过细胞色素 P450 酶系代谢的途径，都可被合并使用的治疗药物所抑制、激活或诱导。已经观察到的由于代谢性药物-药物相互作用导致的变化可能是药物或代谢产物在血液和组织浓度中严重地减少或增加的变化，可能还包括毒性代谢产物的形成，或增加毒性母体药物的暴露量。许多药物因合并另一种药物导致其暴露量发生重大改变，如合并酮康唑或红霉素（抑制 CYP3A4），导致特非那定、西沙必利或阿司咪唑浓度增加；合并咪拉地尔或伊曲康唑（抑制 CYP3A4），导致辛伐他汀及其酸性代谢产物浓度增加；合并氟西汀、帕罗西汀或奎尼丁（抑制 CYP2D6），导致地昔帕明浓度增加；合并利福平（诱导 CYP3A4），导致卡马西平浓度降低。这些暴露量的显著变化很大程度上影响了药物和（或）其活性代谢产物的安全性和有效性。对于治疗窗窄的药物，这种改变最为明显，但对非治疗窗窄的药物，如 HMG 辅酶 A 还原酶抑制药，也可能如此。根据药物相互作用的程度和因果关系，由于一个药物的代谢可被其他药物显著抑制，或这个药物自身可抑制其他药物的代谢，可能需要对该药物或它所相互作用的药物的说明书中用法用量进行较大的调整。因此，应该在药物开发早期进行试验药物对其他药物代谢影响和其他药物对试验药物代谢影响的研究，从而可在后期临床试验中对药物相互作用的临床意义进行尽可能充分的研究。

（6）特殊人群人体药动学研究：肝是药物消除的重要器官，许多药物进入体内后在肝被消除，或在肝被代谢后，以代谢物的形式经胆汁排泄，或以原型从胆汁直接排泄。由于肝是药物处置过程中非常重要的器官，因此肝功能损害患者是组成这一特殊群体的重要亚群。因此，肝损害必然会对这些药物经肝的代谢和排泄产生影响。前药或其他需经肝代谢活化的药物，可使活性代谢物的生成减少，从而导致疗效的降低；对于经肝代谢灭活的药物，可使其代谢受阻，原型药物浓度明显升高，导致药物蓄积，出现严重的不良反应。药动学研究可用于确定特殊的患者亚群，这些患者，出于有效性和（或）安全性考虑而可能需要调整给药方案。

对临床前研究确定的可能受肝功能影响的毒性代谢产物，应收集血浆（或全血）对母体药物和已知或可疑的所有活性代谢产物（具治疗作用或有副作用）进行分析评估。同时，对于肝功能正常患者体内无活性的代谢产物，如果大量蓄积，也可能达到活性/毒性水平。因此，也应考虑对这样的代谢产物进行评估。血浆样品采样的频度和持续时间应足够准确评估母体药物和代谢产物的相关药动学参数。

肝功能不全患者药动学研究的主要目的在于确定推荐剂量，使患者和医师了解肝疾病患者应当改变剂量和给药间隔，并注意其后谨慎地逐渐增加剂量。如果肝功能受损对药物药动学行为的影响显著（如 AUC 增加 2 倍或更多），说明书应建议调整剂量。肝功能受损患者应注意前药（即药物大部分的活性源自肝产生的代谢产物）可能需增加剂量或缩短给药间隔。同时，基于所研究药物可利用的信息，如剂量和（或）浓度-效应研究，或应用可信区间方法，证明肝功能受损不改变药物的药动学行为也很重要。

肾疾病或从 40 岁开始随着年龄而出现的肾功能衰减都可引起肾功能降低。对于主要经肾排泄消除的药物，肾损害可能改变药物的药动学行为，与肾功能正常的人相比，需改变给药方案。肾损害不仅与药物及其代谢产物排泄降低有关，还与吸收、分布、代谢、血浆蛋白结合改变有关，严重肾功能损害患者尤为显著。此外，肾损害患者的药效学也可能发生改变，见表 4-5。

表 4-5　肾功能分组

组别	肾功能	肌酐清除(ml/min)
1	正常	＞80
2	轻度损害	50～80
3	中度损害	30～50
4	重度损害	＜30
5	肾病末期(ESRD)	需要透析

各肾功能组年龄、性别、体重等应具有可比性。不同药物，需考虑对所研究药物药动学行为具有明显潜在影响的其他因素（如饮食、吸烟、饮酒、合并用药、种族）。纳入研究的患者数应足以测得足够大的差异，以作为剂量调整的依据。

单次给药研究，峰浓度较小受肾功能影响，无论肾功能如何，通常均给予所有病人相同剂量。多次给药研究，则易发生原型药物和代谢产物蓄积，应随肾功能下降程度相应减少剂量和降低频度，并给予足够长时间以达到稳态。

肾功能不全患者，经肾排泄的原型药物或代谢产物极易发生蓄积。应增加血、尿标本采集频率，延长采集时间，以便精确计算原型药物及其代谢产物的药动学参数，评估其药动学特征。

透析可显著改变药物的药动学特性。当部分

药物或活性代谢产物被透析清除时，可能需要对剂量方案进行调整，例如在透析结束后给予补充剂量等。即使药物不是主要通过肾途径排除，也有可能被透析清除。

急性肾衰竭患者通常采用持续性血液滤过/血液透析治疗方法。将间歇性血液透析对药物药动学的影响作用直接外推至持续性血液滤过或血液透析可能是困难的。但根据现有的数据(如间歇性血透、相似药物数据、体外数据等)，可尝试为这些患者提供适宜的推荐剂量。

通常情况下，只有在透析对药物或其活性成分消除无明显影响时才可省略透析对药动学影响的研究。此类药物包括具有巨大非结合分布容积或非结合非肾清除的药物和活性成分。如果某药物和代谢产物有巨大非结合分布容积，则体内只有一小部分被透析排除。如果药物和代谢产物具有巨大的非结合非肾清除的特点，透析对全部非结合肾清除的作用相对较小。

当采用简化试验设计或等效方法时，可以通过统计分析证明不需进行剂量调整。为了能够说明严重肾损害没有影响，严重肾损害患者的药动学参数与对照组比值的 90%可信区间应在预先设定的范围内，而此预先设定的范围应根据目标标准设定。

不论是否提出特异性降低剂量的建议，仍需要提供推荐剂量下的稳态暴露量的模拟情况。模拟可包括浓度(总浓度，以及相关非结合浓度)随时间变化的图例说明，同时也应显示群体的预期差异。还应提供相关的稳态药动学参数对应于肾功能的图例说明，其中应包括对变异性的评估。

(7)老年人药动学研究：老年人不仅患病率高，而且往往同时患有多种疾病，应用药物的品种也较多，约有 25%的老年患者可能同时使用 4～6 种药物。因此，老年人群进行药动学研究具有重要临床意义。

药物与年龄相关的差异可由药动学差异和药效学差异引起。已知，多数老年人与年轻人之间重要的效应差异来自于药动学差异。与正常成年人不同，老年人胃酸分泌减少，消化道运动功能减退，消化道血流减慢，体内水分减少，脂肪成分比例增加，血浆蛋白含量减少，肾单位、肾血流量、肾小球滤过率均下降，肝血流量减少，功能性肝细胞减少等，以上因素均可导致药物在老年人体内吸收、分布、代谢、排泄发生相应改变。因此，进行详细的试验设计评价老年人药动学改变对药物作用的影响，将为药物研发和评价提供重要信息，并为上市后临床合理应用提供依据。

老年人药动学研究的目的是确定老年患者的药动学行为与成年人是否存在差异，并明确引起差异的因素(如肝、肾功能不全等)。老年人的药动学研究可选择老年健康受试者或患者，酌情在 4 个阶段的临床试验期间进行。应选择≥65 岁(尽可能选择 75 岁或＞75 岁)健康老年人或需要用该药物治疗的患者，进行老年人体药动学研究。可首先在小范围老年人与年轻受试者或患者进行初始药动学研究，如要发现统计学差异则可在更大范围作单一剂量药动学研究，或进一步进行多剂量且患者例数充分的药动学研究。

(8)儿科人群药动学研究：不同年龄阶段，小儿生长、发育有其各自的特点，药动学行为也各不相同。因此，儿科人群药动学研究，应根据拟用疾病、人群、药物特点等，酌情选取不同发育阶段的目标疾病受试者，或根据药物特点、所治疗的疾病类型、安全性及可选择的其他治疗措施的有效性和安全性等，酌情在Ⅰ～Ⅳ期临床试验进行。儿科人群药动学研究的目的在于为使小儿用药方案达到与成年人相同的安全、有效的药物体内暴露水平提供依据。

鉴于新生儿及婴幼儿用药剂量的安全性知识、信息有限，研究剂量的确定应考虑新处方与成年人处方相对生物利用度的比较、儿科人群的年龄范围、药物的治疗指数、成年人药动学参数、儿科研究人群的身体指标等因素。

由成年人剂量推算儿童初始剂量应基于 mg/kg 体重或 mg/m^2 体表面积。

成年人药动学参数与儿童的特殊生长发育特征相结合确定初始剂量，并结合儿科用药经验，最初考虑给予成年人暴露量计算所得药量的一部分。进一步的临床观察及药物和(或)其活性代谢产物分析可指导儿童剂量调整。在成年人呈线性药动学特点的药物，可仅进行儿童单剂量研究；在成年人呈任何非线性吸收、分布、消除及存在任何时-效关系改变的药物，均需在儿童进行稳态药动学研究。

许多儿科试验可用群体药动学研究方法代替标准药动学方法，甚至首选群体药动学研究方法。这种方法指选取大样本量少次采集标本的方法获得相应的药动学参数。群体药动学研究方法通常适用于接受药物治疗的患儿。

(9)不同种族的药动学研究：中国人在遗传学、生理和病理情况、生活饮食习惯及生活环境、社会经济、教育状况、医疗措施、药物依从性等方面与外国人存在明显差异。因此，直接将国外药品的药动学和安全性数据用于指导中国人的临床用药缺乏科学依据，也有悖于药品评价的安全、有效原则。同时，药物种族差异在实际中也并不是大得无法接受，种族间差异导致临床用药剂量变化的相关性并不大于种族内个体差异。故评价药物不同个体、种族的药动学差异应当遵循客观和实事求是的原则。

如果药物的代谢行为是一个主动耗能的生物学过程，其代谢参数具有种族差异性的可能性就越大。循着 ADME 途径，可能具有代谢种族差异的药物包括：①消化道主动吸收或首关代谢或饮食对吸收影响较大的药物；②血浆蛋白结合率较高，特别是结合于酸性糖蛋白的药物；③经 CYP2C9、2C19、2D6、1A2、2A6 和 N-乙酰转移酶等代谢的药物可能具有种族差异，多酶代谢的药物一般难以判定其代谢是否存在种族差异，需要新的临床试验以进一步的求证；④具有肾小管排泌过程的药物。对药动学种族差异的评价应阐明药物在不同种族人群的吸收、分布、代谢和排泄，以及食物-药物及药物-药物的相互作用。饮食、吸烟、饮酒可能影响药物吸收和生物利用度；种族因素如基因多态性、身高、体重、疾病状况则可能影响药物的清除、吸收、分布、代谢等药动学过程。

三、药动学与药物治疗方案设计

药物的药动学参数及其方程式可用于估算给药剂量(D 或 X)、给药间隔(τ)，预测体内可达到和维持的稳态血药浓度(Css)，制定一般给药方案。制定个体化给药方案，则需考虑其肝、肾、心功能，有无酸、碱中毒，尿液 pH 等。根据所需达到的有效浓度确定剂量和给药间隔(或静滴速度)，如可以固定剂量调整给药间隔，也可固定给药间隔调整剂量。

(一)静脉滴注给药

某些治疗指数小、半衰期短的药物，为保持恒定有效的血药浓度，减小波动性，临床常采用静脉滴注给药方案。

单室模型恒速静脉滴注给药，同时存在 2 个过程，即药物以零级动力过程进入体内，进入体内药物又以一级动力学过程消除。体内药量随滴注时间的增加而增大。体内药量 X 与时间 t 的函数关系可用以下公式表示：

$$X = \frac{k_{i.v.}}{k_e}(1 - e^{-k_e t}) \tag{4-25}$$

式中，$k_{i.v.}$ 为静脉滴注速率常数，k_e 为一级消除速率常数，X 为体内药物量，t 为滴注时间。体内血药浓度 C 与时间 t 的关系为：

$$C = \frac{k_{i.v.}}{k_e V_d}(1 - e^{-k_e t}) \tag{4-26}$$

滴注开始血药浓度随时间的增加而急剧增加，此后逐渐趋于稳态，稳态血药浓度 Css，即 limC，t-∞，与时间的关系可表示为：

$$\lim_{t\to\infty} C = \lim_{t\to\infty} \frac{k_{i.v.}}{k_e V_d}(1 - e^{-k_e t}) \tag{4-27}$$

此时，e-ket 接近的 0，故，$C_{ss} = \frac{k_{i.v.}}{k_e V_d}$　(4-28)

经过 n 个半衰期，体内血药浓度可用以下公式表示：

$$C = C_{ss} \cdot (1 - e^{-k_e \cdot n \cdot t_{1/2}}) = C_{ss} \cdot (1 - e^{-0.693 \cdot n}) \tag{4-29}$$

例 1：以利多卡因静脉滴注治疗心律失常患者，期望能达到的利多卡因稳态血浓度 Css 为 3μg/ml，该患者体重 60kg，应以什么滴注速度恒速滴注？利多卡因的 $k_e = 0.46/h$；$V_d = 100L$。

因为，$C_{ss} = \frac{k_{i.v.}}{k_e V_d}$

所以，$k_{i.v.} = Css \cdot V_d \cdot k_e = 3 \times 100 \times 0.46 = 138(mg/h)$

例 2：已知某药物的半衰期为 1.9h，表观分布容积为 100L。若以 150mg/h 的速度静脉滴注，求稳态血药浓度是多少？滴注 10h 后血药浓度是多少？经过几个半衰期能达稳态血药浓度的 95%？

$$C_{ss} = \frac{k_{i.v.}}{k_e V_d} = \frac{150}{\frac{0.693}{1.9} \times 100} = 4.1(\mu g/ml)$$

$$C = \frac{k_{i.v.}}{k_e V_d}(1 - e^{-k_e t}) = C_{ss} \cdot (1 - e^{-k_e t}) = 4.1 \times (1 - e^{-\frac{0.693}{1.9} \times 10}) = 4.0(\mu g/ml)$$

因为，$C = C_{ss} \cdot (1 - e^{-0.693 \cdot n})$

所以，$n = \frac{-2.303 \cdot \log(1 - \frac{C}{C_{ss}})}{0.693} = \frac{-2.303 \cdot \log(1 - 0.95)}{0.693} = 4.3$

(二)血管外单次给药

单室模型的药物体内的吸收和消除均为一级

动力学过程，单剂量血管外给药，体内血药浓度随时间的变化规律为：

$$C=\frac{Fk_aD}{V_d(k_a-k_e)}(e^{-k_et}-e^{-k_at}) \quad (4\text{-}30)$$

式中，F为生物利用度，D为给药剂量，ka为一级吸收速率常数，ke为一级消除速率常数，Vd为表观分布容积。

例3：某口服药物生物利用度为80%，$k_a=1.0/h$，$k_e=0.1/h$，$V_d=10L$。若服药剂量为250mg，求服药后3h血药浓度，口服给药体内血药浓度达峰时间及峰浓度为多少？

$$C=\frac{Fk_aD}{V_d(k_a-k_e)}(e^{-k_et}-e^{-k_at})=\frac{0.8\times250\times1.0}{10\times(1.0-0.1)}(e^{-0.1\times3}-e^{-1.0\times3})=15.4(mg/L)$$

$$T_{max}=\frac{2.303}{k_e-k_a}\lg\frac{k_e}{k_a}=\frac{2.303}{0.1-1.0}\lg\frac{0.1}{1.0}=2.56(h)$$

$$C_{max}=\frac{FD}{V_d}(\frac{k_e}{k_a})^{-\frac{k_e}{k_e-k_a}}=\frac{0.8\times250}{10}(\frac{0.1}{1.0})^{-\frac{0.1}{0.1-1.0}}=15.5(mg/L)$$

（三）血管外多次给药

多次血管外给药，平均稳态血药浓度可反映长期用药后体内血药浓度，并有以下公式：

$$\overline{C_{ss}}=\frac{FD}{V_d\beta\tau} \quad (4\text{-}31)$$

$$C_{ss.max}=\frac{FD}{V_d(1-e^{-\beta\tau})} \quad (4\text{-}32)$$

$$C_{ss.min}=\frac{FDe^{-\beta\tau}}{V_d(1-e^{-\beta\tau})} \quad (4\text{-}33)$$

式中，F为生物利用度，D为给药剂量，β为双室模型消除相混杂参数（或单室模型中一级消除速率常数k_e），Vd为表观分布容积。

例4：某患者静脉注射某药物，已知该药$t_{1/2}$为7h，Vd为25L。

①若每隔6h注射1次，要维持平均稳态血药浓度0.01mg/L，维持剂量应为多少？

$$D=\frac{1}{F}\cdot\overline{C_{ss}}\cdot V_d\cdot\beta\cdot\tau=0.01\times25\times\frac{0.693}{7}\times6=0.15(mg)$$

②若每次静脉注射量为0.2mg，要维持平均稳态血药浓度0.01mg/L，给药间隔应为多长时间？

$$\tau=\frac{FD}{V_d\beta\overline{C_{ss}}}=\frac{0.2}{25\times\frac{0.693}{7}\times0.01}=8(h)$$

例5：已知普鲁卡因胺胶囊的生物利用度为0.85，$t_{1/2}$为3.5h，Vd为2.0L/kg。

①若患者每4h口服1次，剂量为7.45mg/kg，多次给药达稳态后，平均稳态血药浓度为多少？

$$\overline{C_{ss}}=\frac{FD}{V_d\beta\tau}=\frac{0.85\times7.45}{2.0\times\frac{0.693}{3.5}\times4}=4(mg/L)$$

②若患者每4h口服给药1次，要保持平均稳态血药浓度为6mg/L，给药剂量应为多少？

$$D=\frac{1}{F}\cdot\overline{C_{ss}}\cdot V_d\cdot\beta\cdot\tau=\frac{1}{0.85}\times6\times2.0\times\frac{0.693}{3.5}\times4=11.18(mg/kg)$$

③若体重为70kg患者口服剂量为500mg，要维持平均稳态血药浓度4mg/L，则给药周期应为多少？

$$\tau=\frac{FD}{V_d\beta\overline{C_{ss}}}=\frac{0.85\times500}{2.0\times\frac{0.693}{3.5}\times4\times70}=3.83(h)$$

例6：某双室模型药物，口服生物利用度为80%，中央室表观分布容积V_1为5L，k_{10}为0.1/h，最佳血药浓度为20mg/L，若每隔8h给药1次，给药剂量应为多少才可使多次给药后平均稳态血药浓度维持在最佳血药浓度？

$$D=\frac{1}{F}\cdot\overline{C_{ss}}\cdot V_d\cdot\beta\cdot\tau=\frac{1}{0.8}\times20\times5\times0.1\times8=100(mg)$$

四、药动学与创新药物研究

组合化学和高通量筛选使短期合成大量化合物成为可能，生命科学和基因组学的发展，也为新药设计和化合物的筛选提供了大量的新靶点。但是，能够顺利通过各期临床试验获得上市的新药并未增加。造成新的化学实体在研发后期退出的主要原因并不是活性不高，而是由于其药动学性质不好，或生物利用度低，或口服吸收不佳，或不易代谢，或毒性过大等。

创新药物研究的常规方法是经药效学筛选确定化合物后，再对其进行药动学和安全性评价。在这些过程中所产生的各种不定参数又导致反复的结构优化。如果在药物发现和优化阶段就考虑到这些因素，将会大大降低候选药物上市失败的风险，提高新药研发的效率。创新药物研制过程中，药动学研究已成为药物临床前研究和临床研究的重要组成部分，与药效学研究、毒理学研究处于同等重要的地位。

高通量筛选虽然有效，但成本高。计算 ADME(computational ADME)研究，又称作为虚拟计算 ADME(in silico ADME)研究，是目前药物研发中的前沿领域之一。计算 ADME 可以加速药物理化性质筛选，进行活性预测，指导分子定向优化等，从而节省药物开发成本，提高成功率。

计算 ADME 模型能合理有效地利用有限的体内实验资源评价潜在的开发成功率高的先导化合物，结合药物脂水分配系数、水溶性、小肠吸收、血-脑屏障通透性、生物利用度等，通过优化设计改善药物的溶解、吸收、代谢的性质。计算模型不需精确预测口服生物利用度，但能可信地预测化合物在人和动物体内生物利用度是否令人满意。由于涉及多种因素，使生物利用度的预测具有较大的挑战性，但近年来，多种体外测定结合计算预测的方法已经取得了长足进展。

先导化合物相关药动学参数如组织渗透、稳定性、肠吸收、代谢和清除可通过体外系统获得。这些体外体系包括微粒体、肝细胞、用于确定代谢和评价代谢路径和速率的组织切片、评价细胞转运吸收的 Caco-2 细胞系。毒性数据可以通过器官特异性细胞系获得。对早期先导化合物及其可能代谢产物的潜在毒性的认识是药物成功开发的关键。大多数的药物候选化合物在这一阶段失败，只有少数被认为足够安全和有效，进入下一阶段的开发。临床前研究的目标不仅是确定最有效且最安全的先导化合物，而且能选择最接近人类的动物物种进行研究。了解所选化合物的药动学和代谢特征有助于设计合适的临床试验。

体外方法的优点首先是可以采用微量化、自动化等手段建立高通量或中等通量的模型；其次是可以利用来自人体的组织细胞成分进行研究，以消除人类和动物之间存在的种属差异，提高药物研发的成功率。但体外研究缺乏体内研究所存在的血流、生化因子及多种转运蛋白等影响因素。另外，化合物配制过程中使用的有机溶剂可能会掩盖药物在体内的溶解性能，影响药物代谢酶的活性。

(一)口服药物吸收评价

口服吸收与药物在胃肠道内容物中的溶解度、解离度及跨胃肠细胞膜的能力有关。因此，化合物的理化性质是其小肠通透性的重要决定因素。在创新药物研发阶段，常采用计算机辅助虚拟筛选确定药物吸收特征方法。

第一种方法为 Lipinski 五规则法。该方法将化合物结构中 N 和 O 原子看作氢键的受体，而将 N-H、O-H 基团看作氢键的供体，计算脂水分配系数(partition coefficient log P，ClgP)。如果 1 个化合物满足下列 2 个以上条件。①氢键供体数>5；②氢键受体数量>10；③脂水分配系数 ClgP>5；④相对分子质量 MW>500 Da。则这个化合物将被给予开发警告标志，未来的成药性有较大疑问。本方法不适合存在主动转运机制口服药物的药动学特征的预测。

另外一种预测吸收的方法为定量模型与 Lipinski 五规则结合的方法。该方法根据分子亲脂性及分子大小，以绘图方式预测化合物以被动扩散方式吸收的情形。以生理 pH 化合物内在亲脂性(ClgD)与用于测定分子大小的计算分子折射率(calculated molecular refraction，CMR)绘图，得化合物分布象限图(图 4-4)。如化合物在第 1 象限和第 3 象限，则具有适当亲脂性，可跨膜转运吸收；如化合物在第 2 象限，则分子小，亲水性强，可通过细胞间隙吸收，即透过细胞间隙而非跨膜吸收；而在第 4 象限的化合物，因分子量大，难以通过细胞间隙吸收，而因亲水性强，难以跨膜转运吸收。因此，根据化合物所在的象限不同可预测化合物的可吸收性和化合物的理化性质，并进行结构修饰，进而获得期望的吸收特性。

另外，还可采用药物分子极性表面积(polar surface area，PSA)作为药物吸收的预测方法。PSA 和分子量与 Caco-2 细胞试验获得的表观通透性具有良好相关性。

药物进入体内循环，需要在口服给药后经过胃部的低 pH 环境，进入十二指肠和小肠，由小肠上皮细胞吸收入血。目前常见的口服药物小肠吸收评价模型有 Caco-2 细胞系、MDCK 细胞系、PAMPA 人工膜方法。其中 PAMPA 是基于被动扩散方式的吸收评价模型，属于高通量研究方法。

(二)代谢稳定性研究

药物进入体内后作为外来物经历由药物代谢酶所催生的生物转化。肝是体内最大的代谢器官，P450 酶是体内主要的代谢酶，CYP1A2、CYP2A6、CYP281、CYP2C9、CYP2C19、CYP2D6、CYP2E1、CYP3 A4 是与药物代谢有关的重要亚型。代谢稳定性是药物的一个重要特性，代谢不稳定的药物需要频繁给药才能保持有效的治疗浓度。

由于药物代谢存在种属差异，在药物研发阶段使用人体组织、细胞获得的结果与临床结果更接

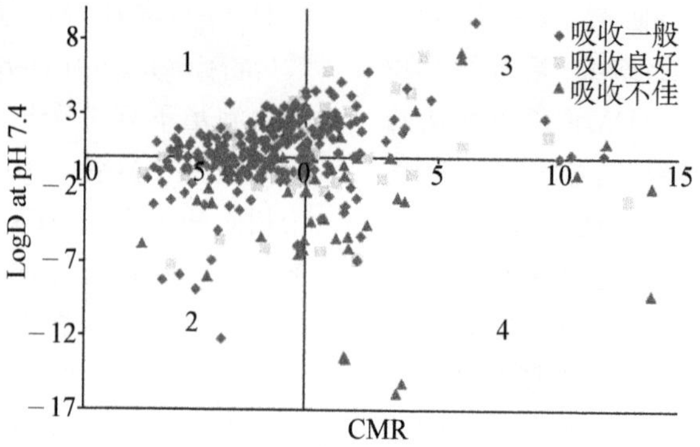

图 4-4　LogD 对理论分子折射率(CMR)象限

位于第 4 象限的药物一般吸收较差；位于第 1、2、3 象限的药物易于通过细胞膜或细胞间隙吸收

引自：David J. M. Spalding，at al. Drug Disc. Today，2000，5(12)：70-76

近。酶代谢稳定性研究使用的体外系统主要为人类肝微粒体、肝细胞。目前已知肝微粒体含有的 P450 酶及其比例与肝组织中的比例接近，肝微粒体易于保存，可进行高通量的酶稳定性研究。肝细胞中含有完整酶系，不需要添加辅助因子，但肝细胞保存时间短，来源受限。

(三)药物相互作用研究

为避免药物因药动学相互作用而撤回，在药物研发阶段应确定药物体内代谢的关键酶，评价待测药物与抑制药或诱导药之间的潜在相互作用。如果一个药物主要由 CYP3A4 代谢，则这个药物可能与 CYP3A4 抑制药如酮康唑、红霉素、伊曲康唑或诱导药如利福平、苯妥英间产生药物相互作用。药物相互作用研究可以使用提取的肝微粒体、重组表达的肝微粒体、肝细胞。重组表达的肝微粒体可用于确定药物代谢酶；肝微粒体和某-P450 同工酶抑制药合用可用于推测药物代谢酶。

如果一个化合物是药物代谢酶的抑制药，则可以与该酶的药物底物产生药物相互作用。使用肝微粒体和特殊的药物底物可以进行酶抑制研究，根据计算得到的 IC50 或 Ki 值，判断药物相互作用潜力。也可以使用重组表达的肝微粒体以及肝细胞进行药物相互作用研究。如果一个药物可诱导肝细胞过度表达某个代谢酶，则该药物与该药物代谢酶的底物存在药物相互作用。如已知 PXR 是介导 CYP3A4 基因表达的受体，药物与 PXR 结合会上调 CYP3A4 表达量，提示该药物是 CYP3A4 的诱导药。

另外，还需要关注药物转运蛋白所引起的药物相互作用；分析抑制机制，区分是竞争性酶抑制还是机制依赖性酶抑制。机制依赖性酶抑制引起的药物相互作用的发生率更高。

(四)体内药动学研究

体内药动学研究拥有体外研究所没有的血流、各种因子等影响因素，是新药研究中不可缺少的一项。创新性药物应首先选用 2 种或 2 种以上的动物，如小鼠、大鼠、兔、豚鼠、犬、小型猪和猴等进行药物体内代谢过程研究。其中一种为啮齿类动物，另一种为非啮齿类动物(如犬、小型猪或猴等)，然后进行人体药动学研究。

由于药物代谢受多种因素干扰，存在明显的代谢种属差异性，因此，从动物获得的信息外推至人体具有风险性及欺骗性。人体药动学研究是创新药物临床药理学研究的重要一部分。从拟就的说明书分析而言，临床药理学研究目的不仅仅是为了描述药物的吸收、分布、代谢与排泄(ADME)特征，为整个临床试验结束时撰写产品说明书相应项目下的内容提供数据，更为重要的是为相应阶段的临床试验提供药动学支持，并作为重要数据与进行安全、有效性评价为目的的临床试验有机整合，从而发挥其在量化评价方面的重要作用。

一般而言，人体药动学研究应获取以下几个方面的数据：①药物或活性代谢物的药动学特征(ADME)数据；②药物剂量与血药浓度或靶位浓度的量效关系数据；③与适应证治疗相关的常见合并用药的相互作用数据；④性别或年龄对药动学参数的影响。其目的为量化评价耐受性试验结果提供支持，也为后续的临床试验提供包括推荐剂量在内的药动学方面的支持。临床药动学通过以下几种形式的研究来提供临床试验所需要的数据支持，包括单次给药研究、多次给药研究、食物影响、药物相互作用、不同人群等。研究人群应包括所有可能使用研究药物的适应证人群和健康受试者。患者人群包括一般患者和特殊人群。特殊人群包括孕妇、哺乳期妇女、儿童患者、老年患者及心、肝、肾等重要脏器功能不全的患者。

基于药物研发的复杂多样性，创新药物的药动学研发可以在任何临床试验阶段进行；药动学研究服从于研究药物的整体临床试验开发目标或具体临床试验的阶段性目标；任何以疗效和安全评价为目的的临床试验，都应该有清晰的药动学轮廓；药动学研究与临床试验整合，可以评价量化安全性和有效性；各个临床试验阶段的目标决定了各个阶段的药动学研究内容，由临床试验总体目标统领下的各个阶段的目标，为临床药动学研究的脉络或主线。如果研究药物拟最大限度地覆盖用药人群，所要进行的临床试验就要最大限度地纳入包括特殊人群在内的用药人群，所要进行的以安全、有效性评价为目的的临床试验都需要对上述人群的药动学研究支持，所以，在临床试验的较早阶段，需要收集包括特殊人群在内的药动学数据。此种临床试验研发周期长，成本高，风险大，但一旦开发成功，会有较大的市场收益。

五、药动学与药效学相关性研究

药物的监测和量化可发生于体外分子和细胞水平、体内外组织和器官水平或整体水平。即使同一种药物，不同水平用于测量效应的终点指标也可能不同。在整体水平，药物的药理学作用是多种药物效应与机体对这些药物效应生理反应的总和。一般认为，药物效应包括治疗效应和毒性效应，与药物血浓度有直接的关系。但由于血浆并非大多数药物发挥作用的场所，药物由中央室到周边室或效应室需要时间，或者某些药物到达效应部位很快，但起效很慢，使直接拟合血药浓度与效应曲线比较困难。因此，药物效应与血药浓度相比常存在一定的滞后，即效应变化滞后于浓度的变化，从而使血浆药动学预测的相关效应被延迟。

剂量或浓度效应关系研究有助于认识药物的作用靶点，选择剂量和设计给药方案，测定药物的效价和效能，阐明药物间的相互作用。任何新药临床前和临床评价，都包括在预期剂量范围内定量描绘量-效关系，分析药物的疗效和毒性反应。根据药效学和药动学知识制定合理的个体化药物治疗方案，包括合理的剂量选择，衡量风险/效应比等。某些情况下，将描述药物分布动力学某一特征的房室确认为药物作用部位，具有生物学上的可能性。如注射胰岛素后血糖利用的时程与三室胰岛素分布模型中慢平衡房室所预期胰岛素浓度是一致的。因为药物在此房室的动力学与骨骼肌组织间液中胰岛素的浓度相对应，因此，有理由使用药动学房室预测胰岛素的特定效应。

如果效应的终点指标（如血压变化）可连续测量，则剂量-效应关系可以进行量化；而对于全或无的终点，如存活与死亡，剂量-效应关系是质化的。量反应型剂量-效应关系在一定剂量范围内可以在单一生物学单位内进行测量，且药物剂量或浓度与效应强度相关。质反应型剂量-效应关系通过在一定剂量范围内对用药患者数量进行测定，每一水平剂量与全效应或无效应的发生频率相关。

为了更精确地描述药物剂量与药物效应之间的关系，Sheiner 等在经典药动学研究中加入效应室，利用血药浓度-时间-效应数据，经模型分析，拟合出血药浓度及其效应经时过程的曲线，推导出产生效应部位的药物浓度，定量地反映浓度与效应的关系，称为 PK/PD（pharmacokinetics/pharmacodynamics）模型。效应室（effect compartment）是描述效应部位药量变化规律的假想室，与中央室（血液室）相连接。为方便数学分析，假设效应室内药物不返回中央室，直接从效应室消除，因为从中央室转运到效应室的药量非常小，这样做不影响经典药动学模型的计算精度。目前还没有直接测定效应部位药物浓度的方法，一般以药物在体内达到平衡时的血药浓度代替，或使用 PK/PD 结合模型模拟计算。

（一）药效学模型

药效学模型将药物的药理作用与效应部位浓度从数字上联系起来。目前常用的药效学模型包括固定效应模型、线性/对数线性模型及最大效应模型。与药动学模型不同，药效学模型与时间无关。

1. 固定效应模型　当药物效应是全或无的，如睡眠；或是连续状态的特定中断，如高血压患者的舒张压＜90mmHg，即当药物浓度高于阈浓度时特定的药理作用就出现，当药物浓度低于阈浓度时就消失，可选用固定效应药效学模型。不同患者阈浓度不同，根据阈浓度分布情况，固定效应模型量化了特定的给药浓度产生全效应或无效应的可能性，主要用于临床剂量研究。如根据地高辛浓度和毒性关系研究，地高辛浓度为 3ng/ml 时毒性反应的发生率为 50%。固定效应模型是联系药物浓度和药理作用的简单模型。

2. 线性/对数线性模型　某些药物效应与浓度呈直线关系，可用线性模型预测药物效应。

$$E = \beta \cdot C_p + E_0 \tag{4-34}$$

式中，E 为效应，β 为直线的斜率，C_p为血药浓度。E_0为截距，即当 $C_p=0$ 时的效应，称为基线效应(baseline effect)。

类似地，当药物效应强度与浓度对数呈直线关系，或者药物效应强度对数与浓度对数呈直线关系时，可用对数线性模型预测药物效应。

$$E = \beta \cdot lgC_p + I \tag{4-35}$$

式中，I 为任意常数，无意义。该模型不能预测浓度为零时的基线效应，缺乏确定最大效应的能力。

线性模型和对数线性模型是描述药物浓度和一定范围内效应关系的简单模型，只能预测 20%～80% E_{max}之间的药物效应，当预测高于 80% E_{max}或低于 20% E_{max}的效应时将发生较大偏差。对于大部分药物，浓度与药效间关系的线性仅存在于中间范围，而在高或低浓度时，该模型不能准确预测药物效应。

3. 最大效应模型(E_{max}和 S 形 E_{max})　某些药物效应随浓度呈饱和曲线增加，当药物不存在时，无药理效应；当药物浓度接近于某一极限水平时，再增加浓度，效应增加有限。此时，可用 S 形 E_{max}模型将连续的效应和药物浓度联系起来。

$$E = \frac{E_{max} \times C^n}{C^n + EC_{50}^n} \tag{4-36}$$

式中，E_{max}是药物所能产生的最大效应，EC_{50}是产生 50% E_{max}时的药物浓度，C 为药物浓度，n 为指数常数，由 S 形曲线的斜率决定。该模型可预测最大效应，用 E_{max}和 EC_{50} 2 个参数描述。

E_{max}模型是 $n=1$ 时 S 形 E_{max}模型的简单形式，即：

$$E = \frac{E_{max} \times C}{C + EC_{50}} \tag{4-37}$$

该方程形式上与米氏方程相同，当药物浓度的大量增加仅引起效应的小量增加时，该模型不仅可预测一种药物所能达到的 E_{max}，还可预测没有药物存在时无效应的临床表现，显示了与临床常见效应相一致的结果。

最大效应模型描述了浓度和效应之间的双曲线型关系，即在未用药时没有效应，当浓度接近于无限大时出现最大效应 E_{max}，当浓度超过 EC_{50} 后，效应的升高幅度减小。

当药物效应为抑制某种生物现象的度量时，上述方程可改写为：

$$E = E_0 - \frac{E_{max} \times C}{C + IC_{50}} \tag{4-38}$$

式中，E_0为不给予药物时出现的效应，IC_{50}是产生 50%最大抑制效应所需的浓度，该模型又称为抑制性 E_{max}模型。

(二)PK/PD 结合模型

在非稳态情况下，血液浓度与效应部位浓度不存在平衡，药物进入作用部位需要一定时间，因此效应部位浓度与血液浓度相比存在一定的滞后，使直接拟合血浓度与效应十分困难。

Sheiner 等提出的效应室模型的方法较好地克服了这一困难，并得到了广泛的应用。效应室模型将经典的药动学模型加以扩展，提出一个假设的“效应室”。由中央室到效应室的药物转运速率是一级过程，但其速率常数k_{1e}远小于药动学模型中的其他速率常数，从而药物往效应室的转运量不会改变药动学模型原有的特性，可忽略不计，但药物从效应室消除则用第 2 个一级速率常数k_{e0}表示。求出药动学参数后，给予k_{e0}一个初始值，可采用一定数学模型，估算效应室浓度 Ce，结合效应观测值就可拟合出合适的效应模型，求出k_{e0}值及效应模型参数。

Fuseau 和 Sheiner 提出非参数效应模型方法，可不必假设效应模型，效应室消除速率常数k_{e0}通过拟合，使效应室预测浓度 Ce 与效应(E)的滞后环消失。k_{e0}为 Ce-E 曲线的上下支重叠为一支时 k_{e0} 的优化值。另一扩展的非参数法，药动学和药效学指标都用非参数表示，在模型不确定时有独特的优点。

1. 参数法　在非稳态下，根据外周室浓度-时间数据(C_p-t)求出药动学参数，只要引入效应室消除速率常数 k_{e0}，就可估算出效应室浓度，然后选择合适的药效学模型。对药效学数据进行拟合，则可求出k_{e0}及药效学模型参数。如 E_{max}模型 PK/PD 参数估算步骤如下。

PK 模型：$C=C_0 \times e^{-\lambda t}$　(4-39)

PD 模型：$E=\frac{E_{\max}\times C_e}{C_e+EC_{50}}=\frac{E_{\max}}{1+EC_{50}/C_e}$　(4-40)

连接模型：$dC_e/dt=k_{e0}(C_p-C_e)$　(4-41)

按照药动学模型拟合 C_p 数据得到 C_o 和 λ，积分求出效应室浓度：

$$C_e=\int_0^t \frac{dC_e}{dt}=C_0\ \frac{k_{e0}}{k_{e0}-\lambda}(e^{-\lambda t}-e^{-k_{e0}t}) \tag{4-42}$$

将求出的 C_o、λ 代入 PK 模型公式，再按 PD 模型公式拟合效应(E)数据。

2. *非参数效应模型方法*　若效应室药量忽略不计，则效应室浓度的变化是 k_{e0} 及药动学参数的函数。图 4-5 中药物浓度上升、下降，药效(E)也一样，但有些滞后。

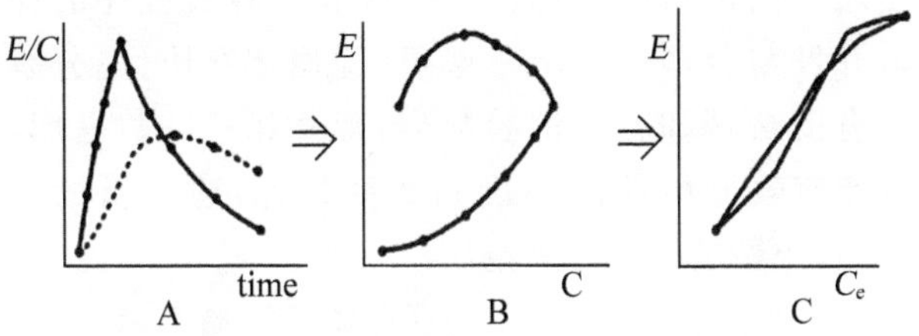

图 4-5　药物浓度上升下降与药效滞后图示

A. 浓度(实线)和效应(虚线)的时间过程；B. 浓度与效应作图显示滞后环；C. 效应室浓度与效应拟合图

以 C_i 对 E_i 做图形成一滞后环，环在最大 C 处分为上升支和下降支。该法不需假设药效学模型，只是选择合适的 k_{e0} 使 C_e 对 E 曲线的 2 支重叠。拟合好坏的依据(重叠)是由 C_e 对 E 做图所形成环的上升支和下降支的垂直距离(图 4-6)。

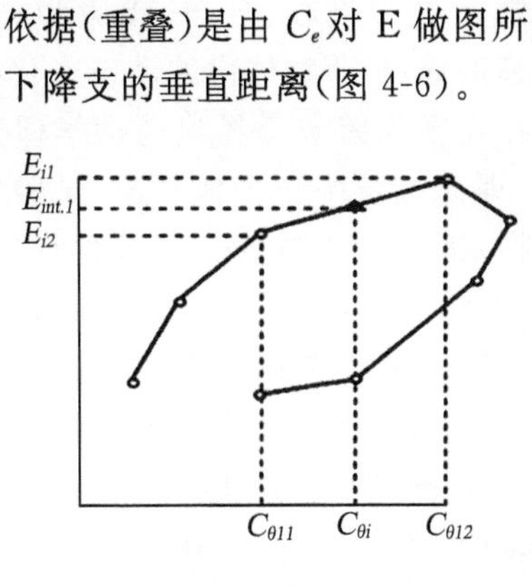

图 4-6　滞后环 2 支重叠程度的测量

给予 k_{e0} 初值，由药动学参数和连接模型可得出预测的 C_{ei}，与每个 C_{ei} 相对应的效应预测值 $E_{int.i}$ 由线性差值方法得出。对效应观测值与预测值差值的平方均值的极小化可求出 k_{e0}。

$$OF(k_{e0})=\frac{1}{n}\sum_{k=1}^{n}(E_k-E_{\text{int},k})^2 \tag{4-43}$$

$$OF(k_{e0})=MinOF(k_{e0}) \tag{4-44}$$

其中 n 为浓度-效应对数，OF 为目标函数。曲线两支的距离通过对应的效应差值与实测值的差值求得。k_{e0} 是对效应差值的最小二乘拟合值。

3. *扩展的非参数*　Jashvant 等进一步提出，不仅药效学模型适用于非参数法，而且浓度变化规律也可用非参数法(如差值)描述。由连接模型知，

$$dC_e/dt=k_1C_p\text{-}k_{e0}C_e \tag{4-45}$$

如果测得系列浓度-时间数据 $C_{pi}(t)(i=1, N)$，则可用数值差值的方法求得任一时间的浓度变化。对上式积分，得：

$$C_e(t)=k_{e0}\int_0^t C_p(\tau)e^{-k_{e0}(t-\tau)}d\tau \tag{4-46}$$

非参数 PK/PD 模型法计算参数步骤：①给予 k_{e0} 初始值；②差值求出 $C_p(t)$ 的变化规律；③数值积分得到 $C_{ei}(t),t$；④差值得到 $E_{int,i},t_i$，同非参数药效模型方法；⑤计算垂直距离，同非参数药效模型方法；⑥选择 k_{e0} 使垂直距离最小，求出 k_{e0}。

以上 3 种方法各有优缺点，处理实际数据时可比较使用。如用非参数法求得 k_{e0} 值作为初值，再用参数法进行拟合，求出一些有意义的药效学参数，如 EC_{50}、E_{max} 等。但必须注意数据好坏直接影响处理结果的正确性，因此，数据的采集不仅必须兼顾药代动力学特征，而且必须兼顾其药效学特点。最好在药效上升和下降区域均有数据点(药物浓度的采集类似)。

尽管基于药物-受体相互作用的 PK/PD 模型有很大进展，但由于药物可与不同受体发生相互作用，引起不同的 PD 反应，使原发作用的效应-浓度关系变得模糊，干扰了模型的精确性。PK/PD 结合模型研究的药效指标必须符合以下标准：①药物效应指标最好能用定量参数描述，且有一定变化规律，这样以药物效应对药物浓度作图，可以得到浓度-效应曲线，从而得以用 PK/PD 理论分析两者之间的关系。②药物效应指标的变化对浓度相对敏感，这样允许在相对窄的浓度范围内对浓度-效应关系有较全面的反映。③药物效应指标必须在个体间和个体内具有良好的重复性，不然药效测定方法误差会被错误地认为是个体间或个体内药效学的变异，造成不正确的结论。④同一个体的药物效应指标应能反复测量，不致因耐受性或学习效应(learning effect)产生而改变。这样不必在大量不

同的个体中收集浓度-效应数据，只要在某一个体上就可以得到足够多的能反映浓度-效应关系的数据。⑤药物效应指标最好是客观的而不是主观的，如有些中枢神经系统(CNS)药物的效应，有时采用主观判断方法评价药效，但PK/PD研究原则上应采用客观的指标。⑥所选择的药物效应指标要有临床意义，而且可靠，最好可作为治疗的指针。如某些药物的脑电图(EEG)效应，如不与某些临床药效联系起来，则无实际参考价值。

某些情况下，可采用合适的替代指标评价药物治疗后的临床症状、体征或疗效。药效学研究水平的提高，可促进PK/PD结合模型研究。另外，某些药理反应如依赖、戒断和耐受性等受内环境稳定机制所调节，并非药物与受体结合所致，这些情况下，药物的输入速率可改变效应-浓度关系。因此，发展更为精细的、涉及各种作用机制的模型可能是发展趋势之一。

近年来人工神经网络已经在PK/PD研究中得到广泛应用。人工神经网络的特点在于不需要先假定一个特定的模型，而只需从提供的数据中建立输入与输出的关系，从而极大地简化了传统药动学数据分析所需的建模工作。Minor等的研究表明，人工神经网络能够将给药情况与PD、给药情况与PK、PD与PK或其他与治疗相关的因素直接关联起来，获得各要素之间的关系。

临床效应指标和替代指标的发展及规范化十分重要，药物治疗作用通常不是单一的，而是包含所有作用的总和，因此，临床效应采用药物的治疗效果评估最为合适。但多数PK/PD研究，效果难以定量，只能选择较易测定的替代指标。替代指标应能反映各种效应。但由于替代指标种类繁多，检测方法各异，尚难满足临床效果评价的要求，已成为PK/PD深入发展的限制因素。因此，迫切需要横向比较PK/PD研究结果，发现新的替代指标并使之规范化和标准化。数据库和计算机程序的深入开发与合理应用十分必要，提倡相互协作，分享已有的药理和临床试验数据，建立相应的数据库，以便有效分析新的假设和研究目标，建立新的模型，得出新的结果和概念。

(郭瑞臣　魏春敏)

第三节　群体药动学

近年来，随着新药研发成本、失败率的不断增加，新药研发周期的延长，新药研发的日益规范，以及人们对药物治疗效应与患者生理、病理等多种因素相关性的认识，充分利用新药研究及其临床应用所获得的数据，发现隐藏其中的科学规律，从而形成知识体系，进一步提高对药物总体特征的认识，并优化药物治疗方案，获得最佳治疗效应和最小毒性效应，就显得格外重要和必要。群体药动学(群体药代动力学，population pharmacokinetics，PPK)顺应这种需要产生，并作为一门新兴药学与数学学科间的边缘科学，获得迅速发展。目前，群体药动学已经形成独立的学科领域和完善的知识体系，在新药研发和优化临床药物治疗方案两大方面都起着不可或缺的重要作用。

一、群体药动学研究方法

(一)群体药动学的概念和发展历史

1. 群体药动学的提出　群体药动学是在药动学发展的基础上提出的。为了清楚地了解药物的体内处置行为，并作为制定给药方案的依据，明确药物的安全性和有效性，就必须进行药动学的研究。药动学研究的基本方法已经渗入到生物药剂学、分析化学、临床药理学、药物治疗学等多学科领域，与这些学科密切相关，推动着各个学科的发展。

药动学研究旨在评价药物在体内的处置过程，使人们了解药物的吸收、分布、代谢和排泄规律。但同时也必须看到，药物体内的动态变化在不同疾病群体中存在很大差异。经典药动学研究采用个体全息法，即研究着眼于个体对象，试验设计是为了得到药物在个体对象中动态变化的详细数据，全程采血，即血样数据涵盖吸收、分布、代谢和排泄的全过程，通常11～14个血样点。但从临床治疗实际和医学伦理学出发，密集采血相对困难。传统方法频繁取血、严格取样时间的药动学研究不适于重病患者、儿童及老年人群。同时，经典药动学所获得的药动学参数是以个体为单位，得到某一个体的药动学参数，然后将其进行平均，从而得到最终的药动学参数的平均值和标准偏差。这种结果处理方法不可避免地产生一个问题，即在个体差异较大的情况下，某一个体的药动学行为对整体结果影响较大，使最终结果产生较大偏倚。这是因为研究样本数较少，一个样本在总体样本中所占的权重较大，某个个体的偏差对结果造成的误差不能轻易消除。因此，为了表征与描述来自各个受试者参数的离散程度与分布情况，确定能够代表特定群体的药动学特征结果，以及能研究相关影响因素对药动学的影响，就必须提出新的方法进行药动学研究。

2. *群体药动学的定义*　群体药动学是广义的名词，通常泛指定量药理学（pharmacometrics，PM），是应用数学和统计学模型方法探讨、描述和预测药物在特定群体中的药动学、药效学及生物标识物-效应关系的特征行为的一门科学。群体药动学是基于模型（Modeling）和仿真（Simulation）研究药物与机体作用的全新方法，将药动学/药效学模型与统计学模型相结合，研究特定剂量方案下药物在特定群体中的药动学/药效学的特征及变异性的大小，定量研究特定群体中药物浓度/效应的决定因素。

这里所谓"群体"是指根据研究目的所确定的研究对象或者患者的总体。由于所研究对象的健康、生理特征、营养、遗传等都存在差异，因此不同研究对象对于同一药物的体内处置过程可能存在较大的差别。群体药动学研究是针对某一特定群体，探讨和预测药物在该群体中的体内处置特征。那些影响药物体内药动学、药效学的因素，如年龄、体重、基因型、性别、疾病状态、药物-药物相互作用等，在群体药动学研究领域称之为"协变量（covariate）"。协变量的集合可以看作是不同的"亚群体"。例如，如果性别对药物的药动学行为产生影响，那么，男性和女性则应分别作为所研究特定群体中的亚群体。而多个协变量所造就的"亚群体"的叠加，实际上就接近个体。个体实际上就是多个特定协变量叠加的"亚群体"。例如 1 个体重 60 kg、年龄 40 岁、CYP2C19 慢代谢的男性个体就是体重、年龄、基因型和性别这些群体药动学研究中协变量叠加的"亚群体"。当然，协变量越多、越具体，就越接近真实的个体。因此，群体药动学可用于优化个体化给药方案，即充分了解个体的这些协变量对药动学/药效学的影响，从而根据这些特征优化的药物治疗方案，达到最佳疗效和最少不良反应的目的。

3. *群体药动学的发展历史*　群体药动学起源于 20 世纪 70 年代，1977 年美国 Sheiner 教授首次提出应用群体模型估算临床试验数据中的群体参数。随着群体药动学模型的发展，相继提出应用稀疏数据，接着又提出估算药动学参数的变异。这些最初群体药动学模型概念首先大量应用于治疗药物监测（TDM）的临床数据，利用稀疏数据得到药动学的典型参数和变异值。20 世纪 80～90 年代，该方法逐步将 TDM 数据模型与 Bayesian 回归方法相结合，进行个体药动学参数的估算及个体给药方案的优化。

1982 年，群体药动学（定量药理学）定义首次在 Journal of Pharmacokinetics and Biopharmaceutics 杂志中提出，当时将定量药理学定义为"应用模型进行分析复杂药动学和生物药剂学特征的科学"。从那时起，群体药动学在药物研发和药物治疗中的作用逐渐被认识，越来越广泛地被认可和接受。大量相关研究的相继发表，更进一步地推动了该学科的发展。

模型仿真的应用是除了群体药动学模型之外的另一个促进群体药动学发展的因素。模型仿真于 1971 年由 Maxwell 等在 Clinical pharmacology and therapeutics 杂志中首次提出，但直到 1998 年 Hale 等才真正将模型仿真技术应用于临床试验模型数据的检验。这一应用极大地推动了群体药动学的学科发展。同年，美国食品和药品监督管理局（FDA）表现出对此技术的极大兴趣，认为模型仿真是进行临床试验设计非常有用的工具，并且将其用于评价不同试验设计间的优劣。自此模型仿真被广泛地应用于各期的临床试验过程，进一步促进了群体药动学的发展。

群体药动学学科的快速发展使得美国 FDA 和欧洲药品监督管理局（EMEA）相继出台指南将该方法用于药物研发。1998 年美国 FDA 药品评价中心的《儿童药动学研究指南》中提出除了进行传统的药动学研究外，还应进行群体药动学研究。1999 年，该机构提出的《肝功能不全患者药动学研究指南》中也提到相关问题。同年，FDA 颁布了《药物研发中群体药代动力学研究指南》，明确提出新药研发中如何进行群体药动学研究及报告的具体内容。2000 年，人用药品注册技术规定国际协调会议（ICH）推荐在儿童患者药物临床研究中应进行群体药动学研究。目前在美国和欧洲，群体药动学研究已为药物研发必不可少的部分。同时群体药动学研究方法也被广泛应用于临床药物治疗的各个方面，并发挥着日益重要的作用。

（二）群体药动学的研究内容

研究目的不同，群体药动学的研究内容也有所侧重。总体来说，群体药动学的研究内容如下。

1. 明确和预测药物在特定群体的药动学和药

效学行为的典型特征。研究目标群体中药物的药动学和药效学的总体特征，通常应用典型患者来表示，称之为群体参数(population parameter)或者群体典型值(population typical value)。群体典型值表征目标群体的整体特征，用于表述整个群体的平均状态或者群体典型患者的特征。

2. 定量相关影响因素(协变量)对群体药动学和药效学的影响。协变量是指所有对药动学和药效学产生影响的因素，包括生理因素(例如年龄、性别、种族、基因型、体重、体表面积、胖瘦等)、病理因素(例如疾病状态、并发症、肝肾功能状况等)、药物-药物相互作用和药物-食物相互作用，以及其他因素(昼夜节律等)。协变量可以指证个体与群体的差别，前面提到个体是多个“亚群体”反复叠加的结果，而不同“亚群体”是不同协变量的集合。因此，定量研究协变量对群体药动学和药效学的影响可以将研究从群体水平拉近到个体水平，预测个体的药动学和药效学行为特征。

3. 估算药动学和药效学参数的随机变异。群体药动学中的随机变异包括个体间变异(inter-individual variability, IIV 或者 Between-subject variability, BSV)、周期间变异(inter-occasion variability, IOV 或者 Between-occasion variability, BOV)和个体内变异(intra-individual variability)或称残差变异(Residual variability)，与随机因素相关。这类因素确定存在，但却是未知和无法测量的。个体间变异是指不同个体间的差别大小，协变量是导致个体间变异的主要来源。周期间变异是指同一个体在不同试验周期中的差别，与试验设计相关。残差变异或者个体内变异是指同一个体在不同时间或者重复试验时依然存在的差别，与测定误差、模型偏倚或者剂量误差等相关。在群体药动学中，所有变异都用百分数(%)表示。

4. 充分发掘隐藏在临床数据中的科学规律，从而为药物研发和药物治疗决策提供充分合理的理论依据。药物研发和临床应用过程中会产生大量的数据，从传统药动学方法中获得的知识、信息非常有限。而基于大量临床数据的群体药动学、药效学模型、统计学模型、图形等方法的应用，可以充分发掘隐藏在临床数据中科学规律。越多的科学规律被认识，能更好地提高临床药物治疗。

(三)群体药动学的优势

与传统药动学相比，群体药动学的应用更加广泛，其优势主要如下。

1. 数据类型可以是富集数据，也可以是稀疏数据。这一优势特别适用于治疗药物监测数据，以及临床难以采样的特殊患者，包括儿童、孕妇、肿瘤患者等。稀疏数据同样可以作为有效信息纳入到药物研究中，提供药物的相关信息。

2. 可以进行多个临床试验数据的集合研究。具体到一个临床试验，其入选人群和样本量非常有限，因此，从中所获得的信息量也相应受到限制。群体药动学可以将多个不同试验设计的临床数据进行集合分析，获得远远超出单一临床试验的更为丰富的信息与知识，这是群体药动学最显著的特点与优势之一。

3. 可以对不同试验方案设计进行模型仿真，从而进行临床试验模拟。

4. 可以明确药动学/药效学的变异性，从而进行给药方案优化。

5. 可以通过群体模型进行试验方案的设计和剂量选择。

6. 可以进行药物-药物/食物相互作用研究，群体模型分析可以明确药物相互作用的机制。

7. 可以进行种属间外推，也可以明确不同种属间的差异大小。

8. 可充分发掘药物研发中各期临床试验的药动学/药效学科学规律。

(四)非线性混合效应模型(nonlinear mixed effect modeling, NONMEM)

群体药动学研究目前最为常用的是 NONMEM 法，是在传统药动学研究方法的基础上，针对传统药动学研究方法的缺点进一步发展起来的。

1. *传统药动学的研究方法*

(1)简单合并数据法(naive pool data, NPD)：简单合并数据法将所有个体的数据合并之后进行处理，假设这些数据均来自于同一个体，不考虑个体间的差异，均一对合并数据进行拟合，求出药物动力学参数。

简单合并数据法的最大特点是简单易行。只要实验设计合理，所有数据类型都可以应用。但是，这种方法的缺点也十分明显。首先，它无法区分个体间变异与随机效应。虽然在拟合过程中可以给出观测值与拟合值之间的残留误差及其分布特征，但是这种误差是协变量和随机效应之和，简单合并法不能将两者进一步区分。其次，数据合并后无法再求算每个个体的药动学特征，只能得到笼统的药动学参数，无法得到个体信息。

(2) 简单平均数据法(naive average data, NAD):简单平均数据法是先将每个时间点的个体数据进行平均,然后再对数据进行拟合,求出药动学参数。在拟合中可以对各数据点以相应的标准差进行加权。这种方法要求个体之间的采样时间必须一致。与简单合并数据法相似,简单平均数据法的优点同样是简单。但是这种方法的缺点也很明显。第一,容易导出错误模型。单一个体的数据本来可应用单指数项公式模型进行拟合,但是平均之后可能会发现多指数项公式拟合的结果更好。第二,平均之后使数据平滑化,可能掩盖一些有意义的药物浓度-时间曲线特征(如肠肝循环等)。第三,因为所有个体的数据已经平均,所以无法具体分析不同亚群之间差异的特征。最后,与 NPD 方法一样,NAD 也无法区分个体间和个体内的随机差异,所得出的观测值与拟合值之间的差异来自于个体间和个体内等几个部分之和,无法进一步区分。

(3)标准两步法(standard two stage,STS):标准两步法是传统药动学中最常用的方法,分两步进行。第一步,对每一个体数据分别进行拟合,得出每一个体的药动学参数;第二步,求算个体参数的平均值和方差,作为最终的群体参数。STS 要求每一个体必须全程采集样本,必须有各自的药物浓度-时间曲线。

STS 法应用简单,一般的药物动力学软件即可以完成。与 NPD 和 NAD 方法相比有优势,它可以得到每一个体的药动学参数。STS 法的局限性在于该方法必须先对所有个体应用相同的模型进行拟合。与 NPD 和 NAD 方法一样,STS 也无法区分个体间和个体内误差。STS 方法的局限只有在群体药动学方法时才能得以克服。另外,STS 法过分地放大了个体数据对最终结果的影响,因为最终参数仅仅是所有个体参数的简单平均,如果出现个别异常数据对结果将产生非常大的偏差。因此,这种方法仅适用于个体间变异较小的情况。而随着残留误差值的增大,标准两步法给出的个体间差异也会出现偏大的倾向。这时就应当使用群体药动学的混合效应模型化方法进行分析。

2. 传统药动学的缺点　传统药动学最主要的缺点归纳起来有以下 4 点。

(1)药动学研究必须密集采样。

(2)无法定量药动学参数的变异性(个体内和个体间变异)。

(3)无法进行不同人群或者给药方案间的外推和预测。

(4)无法进行复杂体系中药动学/药效学相互关系研究。

3. 非线性混合效应模型法(NONMEM 法)　NONMEM 法解决了传统药动学研究方法的主要缺点,用 FORTRAN 语言编制。目前的最新版本为 NONMEM 7。由于 FORTRAN 语言的不友好,因此通常需要其他程序作为辅助进行模型建立,最常用的包括 Perl speak NONMEM(PsN)、Pdxpop、Pirana、Census 等。

之所以称之为"混合效应模型"是因为在模型中同时用到固定效应模型和随机效应模型。固定效应指的是群体典型值的估算,包括协变量模型;而随机效应模型指的是估算变异性,包括个体间变异、周期间变异和个体内变异(残差变异)。NONMEM 模型通常可以用下面的公式来表述:

$$y_{ijk} = f(x_{ijk}, P_{ik}) \tag{4-47}$$

其中 y_{ijk} 是第 i 个体在 k 周期的第 j 个观察点,y_{ijk} 是个体药动学参数 P_{ik} 和独立变量 x_{ijk}(通常为时间或者剂量)的函数。

个体药动学参数是群体典型值和随机效应参数的函数,通常认为个体药动学参数服从对数正态分布,随机效应模型可以用下面的公式表述:

$$P_{ik} = \theta_p \cdot e^{\eta_i + k_i} \tag{4-48}$$

其中 P_{ik} 是个体 i 在 k 周期的个体药动学参数,θ_p 是估算的群体典型值,η_i 和 k_i 分别是个体间变异和周期间变异。变量 η_i 和 k_i 假设服从均值为 0、方差分别为 ω^2 和 π^2 的正态分布。通常药动学和药效学参数被假设为对数正态分布,因此 IIV 和 IOV 在公式中表述为指数形式。

协变量是个体间变异的重要来源,可以解释部分个体间变异。群体典型值通常是协变量的函数,这就是说协变量的改变会影响药动学/药效学参数的典型值。如果表观分布容积(V)随着体重的增加而增加,那么药动学参数 V 就是体重的函数,至于具体函数表达方式,即模型化的过程,在后面的数据分析过程中将详细进行讲解。

个体内变异(残差变异)用来表述个体预测值与实际观察值之间的差异。残差变异通常由于测定误差、模型偏倚、给药或者采样误差造成。残差变异最常用的表达方式包括加法模型和比例模型两种形式。通常可以用下面的公式表述:

$$y_{ijk} = f(x_{ijk}, P_{ik}) + \varepsilon_{ijk} \quad (4\text{-}49)$$

其中 y_{ijk} 是第 i 个体在 k 周期的第 j 个观察点；$f(\cdots)$ 是个体药动学参数预测值，是 P_{ik} 和独立变量 x_{ijk}（通常为时间或者剂量）的函数；ε_{ijk} 是残差变异，用于描述个体预测值与实际观察值之间的差别，ε 假设服从均值为 0、方差为 δ^2 的正态分布。

与传统药动学分析方法相比，群体药动学方法作为强有力的工具可以对不同来源的大规模数据进行分析，探讨它们间的相互关系。Sheiner 教授作为群体药动学理论的奠基人，在提出群体药动学方法时认为该方法体现了学习-验证的过程。随着群体药动学学科领域的不断深入，目前认为群体药动学研究过程是一个学习-验证-再学习-再验证的循环过程。新的知识和信息被加入群体模型，并用于验证以前知识的正确性，进一步优化模型，从而又获得新的知识。群体药动学模型建立的过程实际上是验证已知理论并获得新知识的过程，因此群体药动学研究不能简单地认为是数据处理，它已经是一个学科体系，一个系统研究过程。有些复杂模型需要几年时间去建立，从而发现新的、重大的科学规律。

（五）群体药动学研究过程

如前所述，群体药动学的数据分析不是普通意义上简单的数据分析，而是一个系统的研究过程，因此通常需要系统的研究计划。为了更有效率地提高群体药动学的研究过程（包括数据分析过程），需要系统地了解如何设计和进行群体药动学的研究。通常一个群体药动学研究的过程可用图 4-7 表示。

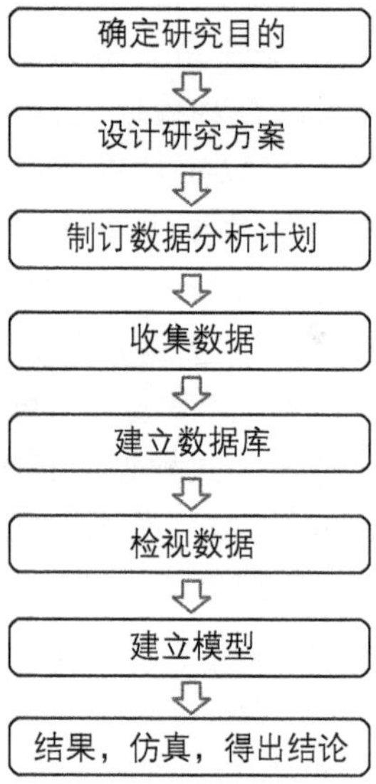

图 4-7　群体药动学研究过程

1. *确定研究目的*　群体药动学研究最为重要的就是要明确研究目的，不同研究目的将导致研究方案设计及整个模型化过程不同。随着群体药动学研究目的的不同，模型建立的过程和重点有所不同。充分理解研究目的是进行群体药动学研究的重要前提，只有首先明确研究目的，才能进一步确立研究方案和接下来的数据分析计划。整个群体药动学研究将围绕研究目的分级展开。

2. *设计研究方案*　研究方案将根据研究目的和模型分析方法进行设计，简单来说研究方案必须使所选择的模型分析方法完全满足或达到研究目的。因此，研究方案设计必须确定哪些假设是可行的，哪些是不可行的，哪些信息是研究必须提供的，哪些信息是可以通过现有知识获得的，从而提高研究的效率和可行性。否则，有可能由于研究方案设计不恰当，无法获得有用信息，因而无法达到研究的目的。研究方案的设计可以借助很多理论和有用工具，群体药动学本身也是研究方案设计的有用工具之一，以往群体药动学的研究结果进行仿真可以帮助设计新的研究方案。

3. *制订数据分析计划*　美国 FDA《新药研发群体药动学指南》指出，必须明确给出群体药动学数据分析计划。数据分析计划可以包含在试验方案中，也可以作为独立文件提供。同时，指南明确指出数据分析计划在数据得到之前完成，也就是说数据分析计划并不要求一定在试验开始前得到，但由于数据分析计划主要描述具体如何进行数据分析，与研究目的紧密相关，因此通常在研究最初阶段就必须考虑。

4. *收集数据*　数据一定要准确、可靠，数据采集必须保证质量，否则将影响整个研究的质量。如果数据出现错误，将会导致严重甚至错误的结果。因此，数据收集的过程一定要对数据进行逐一核对，确保采集的数据是严格按照试验方案获得，如果出现偏离方案的情况，必须进行详细的记录。

5. *建立数据库*　NONMEM 法进行数据分析前，必须先将所收集数据建立符合 NONMEM 规定的数据库。这项工作看似简单，其实工作量比较大，往往容易出现错误。NONMEM 的数据库通常为 .txt 或者 .csv 文件，数据库中必须字段包括：患者 ID、剂量、给药时间、浓度或者药效指标、周期、是否定量下限数据、MDV(是否缺省数据)、EVID(NONMEM 指证数据运算类型的参数)。如果是药动学-药效学结合模型或者多种药物,还需要 CMT 字段,用于标识不同药物和数据类型。另外,其他协变量信息如果需要考察,如基因型、年龄、体重等,也必须包括在数据库中。完成数据库后,要确保所有录入信息准确无误,之后锁定数据库,接下来所有的数据分析就在这一数据库的基础上完成。

6. *检视数据*　群体药动学研究通常包含大量的数据,例如血、尿中药物浓度、代谢物浓度、药效指标、药物相互作用及大量的协变量信息。对这些庞大信息进行初步的分析和了解,对于群体药动学模型建立至关重要,可以大大节约时间,提高效率。数据检视可以采用列表、作图、初步的统计分组等方法。通过数据检视可以了解数据的基本情况,了解各变量、各因素之间可能存在的相互关系,为建立模型提供可行的思路。同时在数据的检视过程还可以发现部分异常数据(outlier),为下一步对这些数据的处理确定思路。针对低于定量下限或异常的数据,可以选用不同的方法进行分析处理,对结果的影响也有很大不同。

7. *建立模型*　通过对数据检视,可以对所研究数据有了初步的了解,为模型建立提供了可行的思路。模型建立的顺序依次是药动学/药效学基本结构模型的建立,固定效应(协变量或者相关因素)和随机误差模型的加入,求算群体参数和个体预测值,分析协变量与药动学和药效学参数之间的关系,并不断通过模型验证考察模型的准确度,最后得到最终模型。

模型建立的一般的原则是从简单模型出发,由简入繁逐步推进。任何模型都只是对真实情况的模拟和近似,没有一种模型是完全准确或绝对真实的。所谓的最佳模型只是更加接近真实,最能达到研究目的的模型。不同研究目的可能导致模型的差异。

NONMEM 法应用扩展的最小二乘法来定义目标函数值(objective function value,OFV)。目标函数用于表征模型拟合值与真实值之间的偏差,因此模型拟合过程实际上是寻求目标函数最小化的过程。模型优化过程需要注意 2 点:①避免目标函数局部最小化。目标函数有时候因为初值选择不合适,会达到一个局部的最小值,而不是真正的最小值。②过度引入不恰当的参数。参数的增加通常会降低目标函数,但不能单纯引入参数,而要判断是否有统计学意义。根据显著性水平,通常显著性水平定为 0.05,但对于衡量某些参数是否可以从模型方程中去除,也就是这一参数是否确实对模型有显著性影响,通常会将显著性水平定义在 0.01。

模型参数的优化除了用 OFV 作为标准,还必须判断是否有生理学意义。因为模型仅仅只是数学表达方式,可以是任何形式,但它反映的是药物对机体或者机体对药物的反应,必须符合科学规律。同时随机误差的变化也可以判断参数的加入是否合理,不同参数的随机散点图也是非常重要的工具,如果散点图的分布存在偏态,则说明模型存在偏差。

最佳模型应当具有以下特征:由其生成的拟合值与所对应的观测值最为接近,即 OFV 最小。没有多余不符合生理和药物科学规律的参数,模型尽可能简单,并且可以解释。同时模型中不可测的、个体间随机误差和个体内随机误差在合理的范围内。也就是说模型中协变量为充分解释的个体间变异的来源。

(1)结构模型(structural model):结构模型通常分为吸收和处置模型。吸收模型包括零级、一级及渐变房室吸收模型等;处置模型对于药动学数据来说指的是一、二、三室等房室模型,对于药效学数据来说通常包括线性模型或 Sigmoid 模型等。

结构模型的建立可以通过前述的 NPD 法和 NAD 法初步获得,或通过文献报道获得,或通过目标函数的比较、数据拟合结果的图形及各参数的合理性(其可能的生理学、临床可接受的范围之内)进行选择和判断。

(2)随机误差模型(random error model):在结构模型建立的基础之上加入随机误差模型。引入随机误差模型有一点至关重要,那就是 NONMEM 法中假设数据符合对数正态分布。如果所研究的数据呈现偏态,就必须设法对数据进行矫正,使矫正后的数据达到对数正态分布。通常包括加法和比例 2 种模型,加法模型中变异不随群体典型值的变化而变化,与典型值的大小无关,变异为绝对值。而比例模型中的变异随群体典型值的变化而变化,与典型值大小相关,变异为相对值。如果模型拟合过程中应用对数数据,则只能用比例模型。

(3)协变量模型(covariate model):协变量模型的优化是群体模型建立过程中最为复杂和重要的部分,很多方法可以应用。Uppsala 大学专门有为期1周的针对协变量模型建立的课程，介绍各种优化协变量的方法。不同的数据类型可采用不同的工具进行研究，其中PsN中的SCM模块可以通过用户定义条件自动筛选协变量。但这些都只能作为工具，真正协变量模型的选择必须通过建模者丰富的临床药理学知识背景做支撑。

(4)模型参数的初始值(model initial parameter value)：结构模型搭建起来后，必须赋予所有参数初始值，NONMEM程序会以初始值为起点，不断拟合寻求拟合值与真实值的偏差最小，即目标函数最小的点。前面也提到在模型优化过程中需要避免目标函数局部最小化，这和参数初值有很大关系。非线性拟合是否成功，标准之一是看是否找到了一组适当的参数使得目标函数得以收敛(convergence)。对于复杂模型的拟合，则不能保证每次都可以得到收敛的结果。导致模型无法收敛的因素很多，参数初始值是否处于适当的范围之内是其中很重要的一个。

文献值或已往的实验结果、单纯聚集数据分析法(naive pooled data analysis,NPD)、非房室模型法(non-compartmental analysis,NCA)、数据检视等方法可以帮助选择参数初值。NCA不依赖于模型，因此人为因素的干扰较少。由NCA得出的药物消除半衰期、系统清除率和表观分布容积等参数均可为初始值的选择提供有力的帮助；通过数据检视可以初步判断参数是否存在相互关联以及变异度的大小。

8. *模型验证* 模型验证贯穿在模型建立的始终，用于评价现有模型的适宜性、准确性和稳定性。图形和统计学方法是最为广泛使用的模型验证的方法，尤其是图形工具是最强有力的工具，可以形象地告知模型预测能力。目前有很多常用的模型验证工具，其中一些依赖于模型仿真评价模型在不同方面的适宜性，但每一种方法都有其优点和不足的地方。国际上最认可的模型验证方法包括“模型拟合图形”(goodness of fit plots,GOFs)、“视觉预测检验”(visual predictive check,VPC)和“自举取样法”(bootstrap)。

GOFs包括群体预测值(PRED)和个体预测值(IPRED)与实际观察值的诊断曲线，以及个体权重残差(individual weighted residuals, IWRES)(IWRES＝实际观察值-IPRED)和条件权重残差(conditional weighted residues,CWRES)的分布诊断曲线。同时，NONMEM 7还提出一种新的诊断曲线，即以正态分布预测分布误差(normalized prediction distribution error,NPDE)。这种误差不是真正意义的残差，但与数据的多级仿真相关，是比CWRES更加可靠的诊断方法。

VPC是公认的最为强大的模型验证工具，是基于模型仿真和图形判断模型仿真的数据是否分布在观察数据的可信置信区间内，因为该方法通过大量的仿真完成，因此可以准确判断模型的稳定性与适宜性。

Bootstrap是另一个用于模型验证的方法。它通过从原始数据中重新取样，比较参数的平均值、标准差和95%置信区间，验证所建立模型的稳定性和准确性。Bootstrap所需时间较长，通常用于最终模型的评价，很少用于模型优化过程。

9. *仿真* 模型建立标志着群体药动学研究已经完成了最重要的部分。接下来就是根据研究目的来进行模型仿真，从而达到最终的研究目的。例如在临床药物治疗中可以进行最优给药方案设计，在药物研发中可以为进一步研究设计剂量方案，以及时判断该药物是否有继续研究的前途等。这部分内容将在下面的小节中具体详细介绍其应用。

二、群体药动学与药物治疗方案设计

群体药动学可以用于优化药物治疗方案，从而提高临床药物治疗效果。群体药动学用于药物治疗方案设计主要包括治疗药物监测、药物-药物相互作用、不同疾病状态下的药物治疗(疾病模型)、特殊患者(例如儿童、老年患者、肝肾功能不全患者)的药物治疗，其他如患者依从性研究、不同人群或种属间比较和外推等研究。

无论是以上哪种情况，哪种数据类型，通常进行群体药动学研究的目的是为了面对复杂的临床体系，进行最佳治疗方案设计。当然，具体到某一个药物，就会有更加明确和具体的目的，但通常都需要进行群体药动学的试验设计。

(一)群体药动学试验设计

通常需要根据试验目的进行试验设计。另外，临床实际有时候决定了所能采集数据的类型。很多临床数据是不连续数据，例如麻醉水平分级，通常用不同评分表示。还有些数据是全或者无数据，用0或者1表示。针对不同数据会有不同的试验设计考虑，这里仅仅提供一些常规的试验设计方法。

1. *样本采集* 这里重点讨论稀疏数据，如果可以密集采样，按照药动学的特点进行全程采集。稀疏样本通常采集 2～4 个样本点，Ette 等针对取样时间进行了研究，对于静脉给药方式，以下原则可以参考。

(1)如果采集 2 个样本，那么第 1 个样本采集时间点越早越好，第 2 个样本在 1.4～3 倍消除半衰期的时间点采集较好。

(2)如果采集 3 个样本，那么第 1 个取样点和第 3 个取样点采用上述原则，第 2 个样本取样时间可以变动，不同患者在不同时间点采集优于同一时间点采集。

(3)如果采集 4 个样本，那么第 1 个取样点仍然是越早采集越好，第 2 个取样点通常在 1/3 的消除半衰期的时间点采集，第 3 个取样点在 0.7～2.5 倍半衰期的时间点采集，第 4 个取样点在 3 倍消除半衰期附近采集。

以上原则不是绝对不变的，根据研究的特点和目的不同可有所改变。上述这些原则来自于经验，如果需要精确的试验设计，可借助专业工具软件和方法实现，常用软件包括 PopDes、PFIMOPT(PFIM)、PopED、POPT 等。

2. *样本量*　群体药代动力学研究没有特定的规定需要多少样本量。样本量取决于数据的类型、药物药动学特点、研究目的和个体样本数。但普遍认为，样本量过少无法表征群体的特征，因此希望样本量越大越好，即使个别患者只有一个样本，也希望纳入到研究中，因为患者人数越多越能更好地反映群体的总体特征。尤其对于协变量的分析，患者人数过少很难获得具有统计学意义的协变量。如果依据少数样本量进行试验方案的优化，就无法符合临床实际，使制定的给药方案与临床实际出现较大偏差。

3. *药物治疗方案优化*　群体药动学进行药物治疗方案优化时，需要按照前面所述的群体药动学研究方法，根据研究目的建立群体药动学模型。如果已有确定模型可以应用，可以将现有数据纳入模型，估算患者个体的药动学参数，从而根据患者药动学特点进行给药方案设计。如果没有确定模型可以应用，需要按照前面所述方法分别建立结构模型、随机误差模型和协变量模型，并通过模型优化，确定最终模型。

前面已经提到模型仿真是进行药物治疗方案优化的一个有力工具。通过模型仿真进行不同种属以及不同给药方案间的外推，预测不同给药方案下的药动学和药效学行为，从而判断何种药物治疗方案为最优，为临床复杂情况下药物治疗方案的制定提供理论依据。仿真可以根据不同的目的进行，选择不同的群体或者不同的给药方案，得到患者个体的药动学参数，例如曲线下面积(AUC)或者清除率(CL)等。可参考下面的应用举例了解群体药动学进行药物治疗方案设计的过程。

(二)应用举例

1. *研究背景*　利托那韦(ritonavir，RTV)和洛匹那韦(lopinavir，LPV)是儿童抗 HIV 治疗的一线药物。LPV 单独使用生物利用度低，无法达到有效的抗病毒浓度。RTV 是 CYP3A4 酶的抑制药，与 LPV 合用可以大大提高其生物利用度，达到临床治疗效果。对于合并结核感染的患者，临床需要同时给利福平(rifampicin，RIF)进行抗结核治疗。但 RIF 是 CYP3A4 酶的强诱导药，同时应用使 LPV 的 AUC 降低 75%。此时常规剂量的给药方案无法达到临床治疗效果。

2. *研究目的*　儿童 HIV 合并结核感染患者，临床需要同时给予 LPV、RTV 和 RIF，应该如何给药才能达到治疗效果?

3. *研究方案*　共 68 名儿童患者参与研究，年龄从 6 个月到 4.5 岁。部分患者给予 LPV 和 RTV，部分患者给予不同剂量的 LPV、RTV 和 RIF。每名患者采集 4～8 个血药浓度样本。整个研究过程见图 4-8。

4. *群体药动学研究*

(1)群体药动学模型建立：本研究的目的是要研究存在复杂药物-药物相互作用情况下如何制定给药方案。因此，在模型建立时首先要明确 3 种药

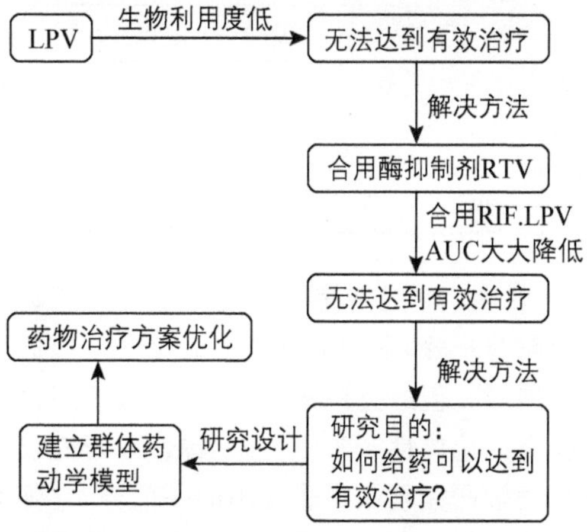

图 4-8　研究过程

物间相互作用的定量关系，其次必须明确影响药物体内处置过程的协变量因素，再次明确研究群体的群体参数和个体数以及各种变异的大小，最后还需要明确药动学参数间是否存在相互关联，以及是否存在其他相关影响，如是否存在昼夜节律，是否存在肝肠循环等。

通过分析明确研究目的，需要针对研究数据建立模型。具体模型建立过程按照前面所述的结构模型-随机误差模型-协变量模型的顺序，通过模型验证工具不断优化模型。所得的最终模型的结构见图4-9。研究表明LPV符合一级吸收一房室消除模型，RTV符合渐进吸收一房室消除模型。RIF可使LPV的生物利用度降低16.7%，RTV的清除率降低50%。随着RTV浓度的增加，LPV的清除率降低。LPV清除率与RTV浓度相关关系符合Emax模型，其中EC_{50}为0.0519mg/L。研究发现，LPV和RTV的清除率存在线性正相关关系，即随着LPV的清除率增加，RTV的清除率也随之增加，相关系数为0.9。另外，LPV和RTV的清除率与表观分布容积都随着体重的增加呈非线性增加。

得到最终模型后，明确了LPV和RTV的体内药动学行为，以及LPV、RTV和RIF之间药物-药物相互作用和所有药动学参数以及变异大小。这时就可以进行给药方案的设计与优化。

(2)给药方案优化：根据研究目的，我们希望所制订的LPV/RTV给药方案可以使95%的临床患者在合并RIF时能够达到有效浓度。按照这一目标，应用最终群体药动学模型进行模型仿真。选择1000个符合所研究群体的典型特征的患者进行仿真。因为本研究中发现体重显著影响药物的体内处置过程，不同体重患者所需临床剂量也不同，因此必须按照体重进行个体化给药方案设计。最终的优化给药方案，见表4-6。研究表明如果按照LPV∶RTV＝4∶1比例，每12小时给药，低体重儿童所需的剂量太高，临床极易发生不良反应，因此建议临床改为每8小时给药方案，适当降低给药剂量。而如果按照LPV∶RTV＝1∶1比例，可以按照每12小时的方案给药。研究表明随着体重的增加，所需的单位千克体重剂量减少。

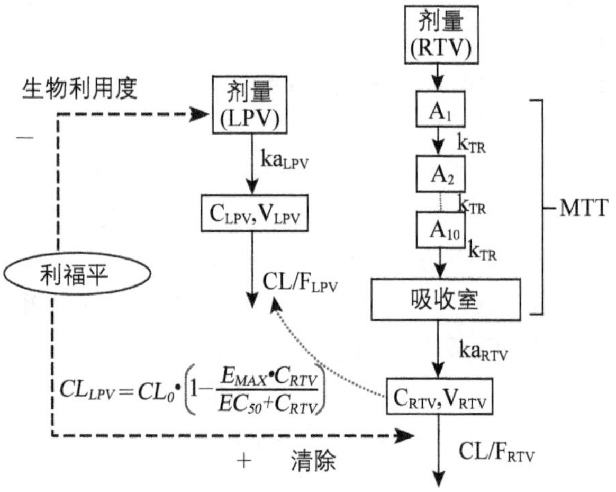

图4-9 最终群体药动学模型结构

表4-6 药物治疗方案优化结果

体重(kg)	LPV∶RTV＝4∶1		LPV∶RTV＝1∶1
	12h LPV剂量(mg/kg)	8h LPV剂量(mg/kg)	12h LPV剂量(mg/kg)
3.0～5.9	52	27	22
6.0～9.9	40	21	16
10.0～13.9	35	20	14
14.0～19.9	30	18	12

5. 小结　本案例简单地展示了群体药动学研究的思路与步骤，案例中很多细节由于篇幅原因无法详细展开。但通过该案例，读者可以了解群体药动学研究的重要性和实用性。当然，本研究仅仅是群体药动学研究领域中非常小的一部分，它强大的功能和广泛的应用还需要读者在实践中不断体会和总结。

三、群体药动学与新药临床试验

群体药动学方法目前被公认是加快药物研发速度并进行有效决策的强大工具。群体药动学在新药研发过程中主要应用药动学模型、药效学模型、药动学-药效学结合模型及疾病进展模型描述药物与机体间的动态变化过程。整个群体药动学研究过程贯穿学习-验证-再学习的循环，被广泛应用于新药Ⅰ～Ⅳ期临床试验及生物等效性研究，极大的推动了药物研发的进程。

(一)Ⅰ期临床研究

Ⅰ期临床研究包括确定药物的耐受剂量及单剂量和多剂量的药动学特征，从而初步认识药物的浓度-效应关系。Ⅰ期临床试验有时还研究食物和性别对药动学的影响，药物-药物相互作用以及特殊人群的药动学，例如肝、肾功能不全及儿童患者等。Ⅰ期研究可以应用传统的标准两步法和群体药动学方法进行分析。群体药动学可以提供标准两步法无法提供的重要信息。

Ⅰ期临床试验中最关键是确定起始药物剂量。起始剂量过高，容易出现不良反应；起始剂量过低，探索合适的剂量势必浪费过多时间和人力、物力。群体药动学模型可进行临床前数据的种属间外推，从而帮助确定Ⅰ期临床研究的合适剂量。针对特殊患者的Ⅰ期临床研究，群体药动学方法由于可以利用稀疏数据，从而提高了研究的可操作性和可行性。Ⅰ期临床试验数据的群体药代动力学-药效学模型可优化和确定Ⅱ期临床试验的剂量和方案。

(二)Ⅱ期临床研究

Ⅱ期临床研究探索性确定药物的有效性和安全性。Ⅱ期临床需要回答下列问题，即药物是否有效，药物如何起作用，药物剂量-效应关系如何，不同人群药理作用是否存在差异。生物标识物在Ⅱ期研究中起到非常重要的作用，生物标识物是非常好的早期疗效和毒性的指标，可以建立群体药代动力学/药效学模型对药物的疗效和毒性进行预测，从而进行药物研发决策。另外，Ⅱ期临床的数据可以与Ⅰ期研究数据进行对比，为Ⅲ期临床试验提供更加充分的信息。

(三)Ⅲ期临床研究

Ⅲ期临床中，群体药动学模型有助于确定最终临床给药剂量、适应证人群、疗程等。高质量Ⅲ期临床研究的群体药代动力学模型可以作为新药申请的有效性和安全性的重要证据。FDA 也建议在Ⅲ期临床中采集稀疏样本建立群体药动学-药效学模型，通过模型预测临床试验成功和失败概率，从而大大加快新药研发进程，节约临床试验的成本。

(四)Ⅳ期临床研究

这一阶段的临床研究往往与药物治疗相关。如前所述，群体药动学可用于评价药物-药物相互作用，优化药物治疗方案，评价临床治疗的疗效。另外，群体药动学还可以用于特殊患者的药物治疗方案优化。

(五)生物等效性研究

群体药动学研究方法可用于生物等效性研究。尤其适用于无法获得密集采样的患者人群，例如肿瘤患者或者儿童患者，这些患者中的药动学研究无法通过传统的药动学方法获得个体的 AUC 和 C_{max}，但可以通过群体模型进行生物等效性评价。除此之外，群体药动学还可以用于评价不同人群间的“等效性”，寻找不同人群间的相似与差异。另外，一些传统药动学方法无法完成的特殊的生物等效性研究也可以应用群体药动学进行。例如某些情况下需要评价不同剂型的生物等效性情况，这时剂型作为一个协变量会影响药物的药动学和药效学行为。

虽然群体药动学有很多优点，但是群体药动学进行生物等效性研究也存在一定偏差。群体药动学模型的优劣与建模者的水平密切相关，任何模型上的偏倚可能会给结果造成偏差，因此带来一定程度的复杂性。

(六)疾病进展模型

疾病进展模型是近年来群体药动学领域较新的研究方向。其实早在 20 世纪 70 年代就有学者和临床医师试图研究疾病的自然发展状态对药物治疗的影响，只是当时还未发展到定量阶段。2004 年 FDA 提出疾病进展模型是进行药物研究的要素之一。疾病进展模型主要探讨疾病随着时间的自然变化趋势和过程。疾病状态可以通过某一生物标识物或者临床终点指标反映。疾病随着时间可能改善或者恶化，也有可能出现循环反复的状态，例如随季节周期性变化的抑郁症就是这种情况。疾病模型不考虑药物的治疗，仅仅单纯探讨疾病本身随时间的自然变化。因此，将疾病模型合并药物模型(药动学和药效学模型)就可以全面评价药物对疾病的治疗效应，预测疾病不同阶段药物治疗的效果，从而根据疾病进展进行治疗方案的调整。

疾病模型通常包括线性疾病进展模型、渐进疾病模型、动态成长疾病模型等。模型的定义需要根据疾病的特点，并且通过临床数据估算疾病进展的速度与程度。疾病模型与药动学和药效学模型相结合是更加复杂的课题，目前有很多针对此研究方向的文章发表。由于方法比较复杂，这里就不做展开讲解。

(单爱莲)

第四节　生物药剂学与生物利用度评价

药物制剂中活性成分应在预期时间内释放并被吸收、转运到作用部位，并达到预期的有效浓度才能产生最佳疗效。大多数药物须进入血液循环产生全身治疗效果，作用部位药物浓度和血液中药物浓度存在一定的比例关系，因此，可以通过测定血液中药物浓度来获得反映药物体内吸收程度和速度的主要药动学参数，间接预测药物制剂的临床治疗效果，以评价制剂的质量。允许这种预测的前提是制剂中活性成分进入体内的行为一致并且可重现。

生物利用度（bioavailability，BA）是反映药物活性成分吸收进入机体的程度和速度的指标。通过在不同时间点采集血样，测定血液中活性化合物或其活性代谢物含量获得系统暴露量的数据。因此，生物利用度数据既反映活性化合物从制剂中释放的过程，也反映其释放后进入血液循环系统前的代谢作用，是一系列作用的结果。以往发生的由于制剂生物利用度不同而导致的药物不良事件，使人们认识到确有必要对制剂中活性成分生物利用度的一致性或可重现性进行验证或评价，尤其是含有相同活性成分的仿制产品替代其原创药的研发和临床使用。鉴于药物浓度与治疗效果相关，假设同一受试者、相同的血药浓度-时间曲线意味着在作用部位能达到相同的药物浓度，并产生相同的疗效，那么，就可以药动学参数作为替代的终点指标建立等效性，即生物等效性（bioequivalence，BE）。

生物等效性用于区别药物的可处方性（prescribability）和可互换性（switch-ability）。可处方性指医师首次开处方给患者时，对药品一般的性能特征较为清楚，已经经过相关临床研究（包括生物等效性研究）验证了其有效性和安全性。可互换性是指在治疗过程中，医师要让某一患者从一种药转用另一种含相同活性成分制剂治疗的情况，此时医师可以肯定新用药品的安全性和有效性与被替换药有可比性。以上 2 种情况体现了不同的临床需求，但目标都是保障患者用药的安全有效性。

一、生物药剂学及其分类

（一）生物药剂学

20 世纪 50 年代初，人们普遍认为“化学结构决定药效”，药剂学只是为改善外观、掩盖不良嗅味或便于服用。随着大量的临床实践，人们逐渐认识到剂型和生物因素对药效的影响。因此，研究药物在代谢过程的各种机制和理论及各种剂型和生物因素对药效的影响，对控制药物制剂的内在质量，确保最终药品的安全有效，提供新药开发和临床用药的严格评价，都具有重要的意义。

生物药剂学是 20 世纪 60 年代迅速发展起来的药剂学新分支，主要研究药物及其剂型在体内的吸收、分布、代谢与排泄过程，阐明药物的剂型因素、用药对象的生物因素与药效三者之间的关系。为正确评价药物制剂质量、设计合理的剂型和制备工艺及指导临床合理用药提供科学依据，以确保用药的有效性和安全性。对指导给药方案的设计，探讨人体生理及病理状态对药物体内过程的影响，疾病状态时的剂量调整，剂量与药理效应间的相互关系及对药物相互作用的评价等有着重要的作用。

但生物药剂学与药理学、生物化学的研究重点具有原则区别，既不是药理学研究对机体某些部位的作用方法和机制，也不是生物化学把药物如何参与机体复杂的生化过程作为中心内容。生物制剂学主要是研究药理上已证明有效的药物，当制成某种剂型，以某种途径给药后是否很好地吸收，从而及时分布到体内所需作用的组织及器官（或称靶器官或靶组织），在这个作用部位上只要有一定的浓度及在一定时间内维持该浓度，就能有效地发挥药理作用。

（二）生物药剂学的研究内容

生物药剂学的研究内容如下。

1. *剂型因素*　研究药物剂型因素与效应间的关系。这里所指的剂型不仅指片剂、注射剂、软膏剂等剂型概念，还包括与剂型有关的各种因素，如药物的理化性质（粒径、晶型、溶解度、溶解速度、化学稳定性等）、制剂处方（原料、辅料、赋型剂的性质及用量）、制备工艺（操作条件）及处方中药物配伍及体内相互作用等。

2. *生物因素*　研究机体的生物因素（年龄、种族、性别、遗传、生理及病理条件等）与效应间的关系。

3. *体内吸收机制*　研究药物在体内的吸收、分布、代谢和排泄的机制对药物效应的影响，保证制剂有良好的生物利用度和安全有效。

(三)生物药剂学的科学意义

生物药剂学与生物化学、药理学、物理药学、药动学、药物治疗学等密切相关，并相互渗透、相互补充。生物药剂学与药动学的关系更为密切。

(四)药物的生物药剂学分类系统(biopharmaceutics classification system，BCS)

依据药物基本的生物药剂学性质-溶解性和肠道通透性特征，将其分成四种类型：Ⅰ型(高溶解性、高通透性)、Ⅱ型(低溶解度、高通透性)、Ⅲ型(高溶解性、低通透性)和Ⅳ型(低溶解性、低通透性)。药物的生物药剂学性质可用于预测药物在肠道的吸收，确定限速步骤，并根据这 2 个特征参数预测药物在体内体外的相关性。吸收数(An)、剂量数(Do)和溶出数(Dn)是药物理化性质和胃肠道生理因素的有机结合，可以用来定量描述药物吸收特征。

高溶解性药物指最高剂量规格的制剂能在 pH 1.0～8.0 的 250ml 或更少体积的水溶液中溶解的药物。高渗透性药物指绝对生物利用度超过 85％的药物。当根据质量平衡测定方法或与静脉对照剂量相比，人体吸收程度为 85％或更高的活性药物成分被认为具有高渗透性。

Ⅰ型药物具有高溶解性、高通透性、溶出速度快等特点，表现为低 Do 值、高 Dn 值和高 An 值，吸收的主要限速步骤是胃排空速率；Ⅱ型药物具有低溶解度、高通透性和溶出速度慢等特点，但由于剂量、溶解度大小不一，表现为低 Dn 值、高 An 值，Do 值大小不一，主要限速步骤是药物的溶出；Ⅲ型药物具有溶解度大、通透性差和溶出速度快等特点，表现为低 Do 值、高 Dn 值、低 An 值，吸收的限速步骤是跨膜转运；Ⅳ型药物具溶出速度慢、通透性差等特点，但由于受剂量、溶解度差异影响，表现为低 Dn 值、低 An 值，Do 值大小不一，影响吸收的因素多种多样。

(五)药物生物药剂学分类系统的应用

了解药物的生物药剂学分类，有利于判断药物是否可以申请生物学实验豁免，可用于筛选候选药物，有效降低新药开发风险；可用于指导剂型设计、剂型选择，有针对地解决影响药物吸收的关键问题，有效地提高其生物利用度；有助于解释固体制剂溶出度试验与体内外相关的可能性；有助于预测并阐述药物与食物的相互作用等。

二、生物利用度和生物等效性评价方法

生物等效性研究是在试验制剂和参比制剂生物利用度比较基础上进行的等效性评价。目前推荐的生物等效性研究方法包括体内和体外的方法。按方法的优先考虑程度从高到低依次为：药动学研究方法、药效学研究方法、临床比较试验方法、体外研究方法。

1. *药动学研究方法*　即采用人体生物利用度比较研究的方法，为常用生物等效性试验研究方法。通过测量不同时间点的生物样本(如全血、血浆、血清或尿液)中药物浓度，获得药物浓度-时间曲线(concentration-time curve，C-T)反映药物从制剂中释放吸收到体循环中的动态过程。并经过适当的数据处理，得出与吸收程度和速度有关的药动学参数，如药物浓度-时间曲线下面积(AUC)、峰浓度(C_{max})、达峰时间(T_{max})等，通过对以上参数的统计学分析比较，判断两制剂是否生物等效。

2. *药效学研究方法*　药效学研究为在无可行的药动学研究方法进行生物等效性研究时(如无灵敏的血药浓度检测方法，或浓度和效应之间不存在线性相关，或口服极少吸收)，可以考虑用明确的、可分级定量的、客观的人体药效学指标，通过效应-时间曲线(effect-time curve)与参比制剂比较确定生物等效性的研究方法。使用该方法同样应严格遵守临床试验相关管理规范，并经过充分的方法学确证。如降血糖药物伏格列波糖，属于 α-葡萄糖苷酶抑制药，在肠道内抑制将双糖分解为单糖的双糖类水解酶(α-葡萄糖苷酶)，因而延缓肠道内糖类吸收而达到降糖作用，从而改善餐后高血糖。可以血糖和胰岛素 AUC_{0-t} 和 ΔC_{max} 评价伏格列波糖口服制剂的生物等效性。

3. *临床试验方法*　当无适宜的药物浓度检测方法，也缺乏明确的药效学指标时，也可以通过以参比制剂为对照的临床随机对照试验，以综合的疗效终点指标验证两制剂的等效性。然而，作为生物等效研究方法，对照的临床试验可能因为样本量不足(一般要求采用≥100 对病例)或检测指标不灵敏而缺乏足够的把握度检验差异。增加样本量或严格的临床研究实施过程一定程度上可以克服以上局限性。

4. *体外研究方法*　一般不提倡采用体外的方法确定生物等效性，因为体外并不能完全代替体内行为。但在某些情况下，如能提供充分依据，可以

采用体外的方法间接证实两制剂的生物等效性。根据生物药剂学分类属于高溶解度、高渗透性、快速溶出的药物的口服制剂可以采用体外溶出度比较研究方法验证生物等效，对于难溶但高渗透性的药物，如已建立良好的体内外相关关系，也可采用体外溶出研究替代体内研究。

三、生物利用度和生物等效性研究的规范要求

规范要求应贯穿于试验设计、受试者筛选、过程监控、样本检测、数据处理等全过程，旨在减少或消除生物学因素和给药方法对生物利用度的影响。如受试者性别、年龄、体重应控制在规定范围内，且应身体状况良好；严格的自身对照、随机分组的试验设计；为排除食物对试验结果的影响，若无特殊情况，采用空腹给药，对于不适宜空腹给药的，如非甾体抗炎药尼美舒利（空腹给药对胃黏膜刺激性很大，可以造成急性药物性胃炎，宜饭后服用）等，需要进食统一的试验餐；控制饮水量和饮用水水温以减少水量和水温对药物吸收的影响；含黄嘌呤类物质和乙醇饮料能影响胃肠道生理状态，烟草中尼古丁能影响胃蠕动，受试者应无烟酒嗜好，试验过程应禁烟、酒、茶和咖啡；避免受试者参加剧烈运动或静卧，因剧烈的活动可减少尿量，降低尿 pH，影响药物的肾排泄，静卧则通过影响胃肠道运动而影响药物吸收。对检测方法也有严格要求，力求减少检测方法误差对结果造成的影响。

以药动学参数为终点指标的研究方法是目前普遍采用的生物等效性评价方法，完整的生物等效性研究包括试验设计、生物样本分析、统计分析、结果评价等，需严格遵守相关研究规范。

（一）试验设计要求

1. 研究机构的基本条件　生物等效性研究属于新药临床试验的研究内容，研究机构须具备临床试验管理规范（GCP）要求的各项必要条件，并按规范要求进行试验。研究机构是国家食品药品监督管理总局（CFDA）认证的药物临床试验机构，具有独立的伦理委员会、良好的医疗监护条件、良好的分析测试条件和良好的数据分析处理条件。是多学科、多部门协同合作的临床研究工作，研究人员应包括获得 GCP 培训合格证书的临床药动学研究人员、临床医师、分析检验技术人员和护理人员等。试验方案必须经过独立的伦理委员会批准。试验前，应获得所有参加试验的受试者签署的书面知情同意书。

2. 试验制剂和参比制剂（test and reference，T and R）　参比制剂的质量直接影响生物等效性试验结果的可靠性，一般应选择国内已经批准上市相同剂型中的原创药。若为完成特定研究目的，可选用相同药物的其他药剂学性质相近的上市剂型作为参比制剂，这类参比制剂亦应是已上市且质量合格产品。参比制剂和试验制剂含量差别不能超过5%。因为有些情况下，即使试验制剂和参比制剂均在质量标准含量范围内，若两制剂实际含量分别处在标准范围的上限和下限，可能直接导致不等效结果。

试验制剂应为符合临床应用质量标准的中试生产规模的产品。应提供其体外溶出度、稳定性、含量或效价测定、批间一致性报告。某些药物尚需提供多晶型及光学异构体的资料。

试验制剂和参比制剂均应注明研制单位、批号、规格、保存条件、有效期。

试验结束后试验制剂和参比制剂应保留足够长时间直到产品批准上市，以备有关单位核查。

3. 受试者的选择

（1）受试者入选条件：受试者选择应尽量减小个体间差异，以能检测出制剂间的差异。试验方案应明确入选和剔除条件。

一般为男性健康受试者。儿童用药因伦理学要求，一般以健康成年人作为受试者；特殊作用的药品，则应根据具体情况选择。选择健康女性受试者应避免怀孕可能性。如待测药物存在已知的不良反应，可能带来安全性担忧，则应选择目标适应证患者作为受试者。

年龄一般为 18－40 周岁，同一批受试者年龄不宜相差 10 岁以上。

体重不应低于 50kg。按体重指数（body mass index，BMI）＝体重（kg）/身高^2（m^2）计算，应在标准体重范围内。同一批受试者体重（kg）不宜差距过大，因为受试者服用的药物剂量是相同的。

受试者应经过全面体格检查，身体健康，无心、肝、肾、消化道、神经系统、精神异常及代谢异常等病史，无过敏史，无直立性低血压史；体格检查显示血压、心率、心电图、呼吸状况、肝、肾功能和血常规无异常，以减少疾病对药物体内过程的干扰。根据药物类别和安全性，还应在试验前、试验期间、试验后进行特殊实验室项目的检查，如降糖药应检查血糖水平。

为避免其他药物干扰，试验前 2 周内及试验期

间禁服任何其他药物。试验期间禁烟、酒及含咖啡因的饮料，或某些可能影响代谢的果汁等，以免干扰药物体内代谢。受试者应无烟、酒嗜好。如有吸烟史，在讨论结果时应考虑可能的影响。

如已知药物存在代谢酶、转运体的遗传多态性，可能导致代谢或转运的个体差异，应考虑受试者由于基因突变可能出现的安全性等问题。

(2)受试者例数：应符合统计学要求，对于目前的统计方法，18～24 例可满足大多数药物对样本量的要求，但对某些变异性大的药物则需要适当增加例数。

临床试验受试者例数由 3 个基本因素决定：①显著性水平，即 α 值大小，通常取 0.05 或 5%；②把握度，即 1-β 值大小，一般不小于 80%，其中 β 是犯第Ⅱ类错误的概率，也就是把实际有效误判为无效的概率；③变异性($CV\%$)和差别(θ)，两药等效性检验中检测指标变异性和差别越大则所需受试者例数越多。但试验前并不知道 θ 和 $CV\%$，只能根据参比制剂的参数估算或进行预试验。另外，生物利用度试验结束后，也可以根据 θ、$CV\%$ 和把握度等参数计算 N 值，并与试验所选择例数进行对比，检验试验所采用例数是否合适，应避免发生因例数过少得出假阴性的错误，即实为两制剂等效却误判为不等效。

(3)受试者分组：采用随机方法分组，组间应具有可比性。通常 2 组例数最好相等。

4. 试验设计　由于生物利用度和生物等效性研究影响因素多，为使结果能真实揭示剂型因素间的差异，应尽量避免生物因素与给药方法对结果产生影响。试验设计的主要目的是消除个体差异与试验周期对结果的影响。

交叉试验设计是目前应用最多最广的方法，因为多数药物吸收和清除在个体之间均存在很大变异，个体间变异系数远大于个体内变异系数，因此生物等效性研究一般要求按自身交叉对照的方法设计。将受试对象随机分组，按一定顺序处理。一组受试者先服用试验制剂，后服用参比制剂；另一组受试者先服用参比制剂，后服用试验制剂。两顺序间应有足够长的间隔时间，为清洗期(Wash-out Period)。这样，对每位受试者都连续接受 2 次或更多次的处理，相当于自身对照，可以将制剂因素对药物吸收的影响与其他因素区分开来，从而减少不同试验周期和个体间差异对试验结果的影响。

根据试验制剂数量不同一般采用 2×2 交叉、3×3交叉设计。如果是 2 种制剂比较，则采用双处理、双周期、两序列的交叉设计。如试验包括 3 个制剂(2 个试验制剂和 1 个参比制剂)，宜采用 3 制剂 3 周期二重 3×3 拉丁方试验设计。

例如，制剂 T 欲进行生物等效性研究，所选参比制剂为 R，若受试者为 24 人，则将 24 例受试者随机分为 A、B 2 组，每组 12 例受试者，按表 4-7 安排进行试验。每一受试者均接受 2 种制剂，从而可最大限度排除个体差异对试验结果的影响。

表 4-7　两制剂双周期交叉试验设计

组别	试验周期	
	1	2
A	T	R
B	R	T

又如，有 T1 和 T2 2 个试验制剂欲同时进行生物等效性研究，所选参比制剂为 R，若受试者为 24 人，则将 24 名受试者随机分为 A、B、C、D、E、F 组，每组 4 名受试者，按表 4-8 安排，每一受试者均接受 3 种制剂的试验，从而可排除个体差异对结果的影响。3 种制剂组合成的 6 种顺序均在试验中出现，从而避免用药顺序对试验结果的影响。

表 4-8　三制剂 3 周期二重 3×3 拉丁方交叉试验设计

	组别	A	B	C	D	E	F
周期	1	T1	T2	R	T1	R	T2
	2	T2	R	T1	R	T2	T1
	3	R	T1	T2	T2	T1	R

各周期间应有足够的清洗期。清洗期可消除两制剂的互相干扰，避免上个周期内的处理影响到随后一周期的处理。清洗期一般不应<7 个消除半衰期。

但有些药物或其活性代谢物半衰期很长，难以按此方法设计实施，此情况下应采用平行试验设计，但样本量要适当增加。

对于某些高变异性药物(highly variable drug)，根据具体情况，除采用增加例数的办法外，也可采用重复交叉设计，测定对同一受试者 2 次接受同一制剂时可能存在的个体内差异。表 4-9 为四周期、两顺序、两制剂设计方案，该方案服用试验制剂和参比制剂次数相同，每周期间均有足够的清洗期。

表 4-9　两制剂四周期交叉试验设计

顺序	周期			
	1	2	3	4
1	T	R	T	R
2	R	T	R	T

5. *给药剂量*　口服制剂的 BA 和 BE 研究，给药剂量一般应与临床单次用药剂量一致，不得超过临床推荐的单次最大剂量或已经证明的安全剂量；一般应服用相等剂量，需要服用不相等剂量时，应说明理由，并提供所用剂量范围内的线性药动学特征依据，并以剂量校正方式计算生物利用度。

普通制剂仅进行单剂量给药研究即可，但某些情况下，可能需要考虑进行多次给药研究，如受试药单次服用后原型药或活性代谢物浓度很低，难以用相应分析方法精密测定其血浆浓度；药物生物利用度有较大个体差异；药物吸收程度相差不大，但吸收速度有较大差异；缓控释制剂，应进行多次给药研究，按临床推荐的给药方案，至少连续 3 次测定谷浓度确定血药浓度达稳态后选择一个给药间隔取样，并据此计算药动学参数。

6. *样本采集*　取样点的设计有助于保证试验结果可靠性及药动学参数计算的合理性，通常应有预试验或国内外相关文献为依据。应用血药浓度测定法时，采血点应兼顾到吸收相、平衡相（峰浓度）和消除相，各时相及预计达峰时间前后应有足够采样点，使药物浓度-时间曲线能全面反映药物在体内处置的全过程。服药前应先取空白血样。总采样（不包括空白）不少于 12 个点，一般在吸收相部分取 2～3 个点，峰浓度附近至少需要 3 个点，消除相取 3～5 个点。应避免第 1 个点即为 C_{max}，持续到药物原型或其活性代谢物的 3～5 个半衰期时，或血浆浓度为 C_{max} 的 1/10～1/20，$AUC_{0-t}/AUC_{0-\infty}$ 通常应＞80％。半衰期长的药物，应尽可能持续到比较完整的吸收过程（因为末端消除对吸收过程的评价影响不大）。多次给药研究中，对于已知生物利用度受昼夜节律影响的药物，则应该连续 24h 取样。

当不能采用血浆浓度测定方法进行生物等效性评价时，若其原型或活性代谢物主要由尿排泄（大于给药剂量的 70％），则可以考虑尿药法，以尿液中药物的累积排泄量反映药物摄入量。试验药品和试验方案应符合生物利用度测定要求。尿样采用分段收集法，其收集频度、间隔时间应满足估算受试药原型或活性代谢物经尿排泄的程度。但该方法不能反映药物吸收速度，产生误差的因素较多，一般不提倡采用。

某些药物在体内迅速代谢，无法测定生物样品中原型药物，也可测定生物样品中主要代谢物浓度，进行生物利用度和生物等效性研究。

7. *研究过程的质量控制*　整个研究过程应当标准化，以使除制剂因素外，其他各种因素引起的体内药物释放、吸收差异减至最小，包括受试者进食、饮水、活动都应控制。受试者服药后避免剧烈活动。受试者禁食过夜（10h 以上），于次日早晨空腹服用试验制剂或参比制剂，200～250ml 温开水送服。服药 2h 后方可饮水，4h 后进统一标准餐。受试者于服药后，按要求在不同时间采集肘静脉血。根据需要取血浆、血清或全血，并冷冻储存，备测。

生物等效性首选在禁食状态下进行，但对于空腹给药生物利用度非常低、易出现胃肠道功能紊乱等强烈副作用的药物，可改为餐后给药。

试验应在Ⅰ期临床试验病房进行。受试者应得到医护人员的监护。试验期间发生任何不良反应，均应及时处理和记录，必要时停止试验。

8. *药动学参数计算*　一般采用非房室数学模型分析方法估算药动学参数。采用房室模型方法，不同软件药动学参数可能有较大差异。研究者可根据具体情况选择，但所用软件必须经确证并在研究报告中注明。生物等效性研究中，主要测量参数 C_{max} 和 T_{max} 均以实测值表示，AUC_{0-t} 以梯形法计算，以减少数据处理程序的影响。

（二）生物样本分析方法的建立和确证

生物样品一般指全血、血清、血浆、尿液或其他组织，具有取样量少、药物浓度低、内源性杂质多（如无机盐、脂质、蛋白质、代谢物）及个体差异大等特点，必须根据待测物的结构、生物介质和预期的浓度范围，建立适宜的生物样品定量分析方法，并对方法进行确证。

1. *常用分析方法*　生物样品中药物及其代谢产物定量分析方法的专属性和灵敏度，是生物利用度和生物等效性试验成功的关键。首选色谱法，如 HPLC、GC 及 GC-MS、LC-MS、LC-MS-MS 联用技术，一般采用内标法定量。

必要时也可采用其他方法，如免疫学方法，包括放射免疫分析法、酶免疫分析法、荧光免疫分析法等，多用于蛋白质多肽类物质检测；微生物学方法，主要用于抗生素类药物的定量测定。

2. *方法学确证*（method validation）　应建立可靠和可重现的定量分析方法，并进行充分的方法确证。

（1）特异性：指样品中存在干扰成分的情况下，分析方法能够准确、专一地测定分析物的能力。必须提供证明所测定物质是受试药品的原型药物或特定活性代谢物，生物样品所含内源性物质和相应代谢物、降解产物不得干扰样品的测定。应确定保证分析方法特异性的最佳检测条件。色谱法至少要考察 6 个来自不同个体的空白生物样品色谱图、空白生物样品外加对照物质色谱图（注明浓度）及用药后生物样品色谱图，以反映分析方法的特异性。对于复方制剂，特异性研究有助于排除相互间干扰。对于以软电离质谱为基础的检测方法（LC-MS、LC-MS-MS）应考察分析过程中的基质效应，如离子抑制效应等。

（2）标准曲线和定量范围：标准曲线反映所测定物质浓度与仪器响应值之间的关系，一般用回归分析方法（如用加权最小二乘法）所得的回归方程评价。应提供标准曲线的线性方程和相关系数，说明其线性相关程度。标准曲线高低浓度范围为定量范围，在定量范围内浓度测定结果应达到试验要求的精密度和准确度。

标准样品配制应使用与待测样品相同的生物介质，不同生物样品应制备各自的标准曲线，用于建立标准曲线的标准浓度个数取决于分析物可能的浓度范围和分析物/响应值关系的特性。至少采用 6 个浓度建立标准曲线，非线性相关的药物可能需要更多浓度点。定量范围要覆盖全部待测生物样品浓度范围，不得用定量范围外推的方法求算未知样品浓度。建立标准曲线时应随行空白生物样品，但计算时不包括该点，仅用于评价有无干扰存在。

如果标准曲线各浓度点实测值与标示值之间的偏差在可接受的范围内，则可判定标准曲线合格。可接受范围一般规定为最低浓度点的偏差在±20％以内，其余浓度点的偏差在±15％以内。只有合格的标准曲线才能对待测样品进行定量计算。线性范围较宽情形，推荐采用加权法计算标准曲线，以增加低浓度点计算值的准确性。偏差的计算公式如下：

$$偏差=\frac{实测值-标示值}{标示值}\times 100\%$$

（3）定量下限 LLOQ：是标准曲线上的最低浓度点，表示测定样品中符合准确度和精密度要求的最低药物浓度。LLOQ 应能满足测定 3～5 个消除半衰期或能检测出 1/10～1/20 C_{max}时的药物浓度。准确度应在真实浓度的80％～120％范围内，相对标准差（RSD）应＜20％，且应至少由 5 个标准样品测试结果证明。

（4）精密度与准确度：精密度是指在确定的分析条件下，相同介质中相同浓度样品的一系列测量值的分散程度。通常用质控样品的批内和批间 RSD 考察方法的精密度。一般 RSD 应＜15％，LLOQ 附近应＜20％。

准确度是指在确定的分析条件下，测得的生物样品浓度与真实浓度的接近程度（即质控样品的实测浓度与真实浓度的偏差），重复测定已知浓度分析物样品可获得准确度。一般应在 85％～115％范围内，LLOQ 附近应在 80％～120％范围内。

一般要求选择高、中、低 3 个浓度的质控样品同时进行方法的精密度和准确度考察。低浓度选择在 LLOQ 的 3 倍以内，高浓度接近于标准曲线上限，中间选一个浓度。批内精密度，每一浓度至少制备并测定 5 个样品。批间精密度应至少在不同天连续制备并测定 3 个合格的分析批，至少 45 个样品。

（5）样品稳定性：根据具体情况，对含药生物样品在室温、冷冻或冻融条件下以及不同存放时间进行稳定性考察，以确定生物样品的存放条件和时间。还应注意考察储备液的稳定性及样品处理后的溶液中分析物的稳定性，以保证检测结果的准确性和重现性。

（6）提取回收率：从生物样本基质中回收得到分析物的响应值除以纯标准品产生的响应值即为分析物的提取回收率。也可以说是供试生物样品中提取出来供分析分析物的比例。应考察高、中、低 3 个浓度的提取回收率，其结果应一致、精密和可重现。

（7）基质效应：当使用质谱方法时，应考察基质效应。使用至少 6 批基质，如果适用，应包括溶血的或来自受试患者人群的样品基质。

每批基质，应通过计算基质存在下的峰面积

(由分析加入最高3倍于LLOQ浓度的空白基质提取后测得),与基质不存在下的峰面积(分析物的纯溶液)比值,计算每一分析物和内标的基质因子(MF)。或通过分析物MF除以内标MF,计算经内标归一化的MF。6批基质计算的内标归一化的CV不得>15%。如果不适用上述方式,例如采用在线样品预处理的情况,则应通过分析至少6批基质,加入最高3倍于LLOQ的浓度,3次测定获得批间的变异。确证报告应包括分析物和内标的峰面积,以及每一样品的计算浓度。该浓度总体CV不得>15%,平均浓度应在标示浓度的15%范围内。应每批基质报告该平均浓度;对于任何一批基质,如果该均值与标示浓度的偏差>20%,都应进一步考察可能存在的基质效应。

如果给予受试者一种注射剂型,含有已知能产生基质效应的药用辅料,例如聚乙二醇或聚山梨醇酯,则应在空白基质效应之外,用含有这些辅料的基质研究基质效应。用于这一评价的基质应从给予该辅料的受试者处获得,除非已经证明该辅料不被代谢或不在体内转化。

(8)稀释效应:样品稀释不应影响准确度和精密度。应该通过向基质中加入分析物至高于定量上限(upper limit of quantification,ULOQ)浓度,并用空白基质稀释该样品(每个稀释因子至少5个测定值),证明稀释的可靠性。准确度和精密度应在设定的标准之内,即在±15%之内。稀释的可靠性应覆盖试验样品所用的稀释倍数。

(9)残留效应:应在方法建立中考察残留并使之最小。残留可能不影响准确度和精密度。应通过在注射高浓度样品或校正标样后,注射空白样品确证残留。如果残留不可避免,则应考虑应用这些措施,在方法确证时检验并在试验样品分析时采取特殊措施。这可能包括在可能的高浓度样品后注射空白样品,然后分析下一个试验样品。

应避免样品随机化,因为样品随机化可能干扰残留效应的检测和评估。

(10)质量控制:只有在以上生物样本分析方法确证完成后方可开始测定未知样品。在测定生物样品中的药物浓度时应进行质量控制,以保证所建立的方法在实际应用中的可靠性。推荐由独立的人员配制不同浓度的质控样品对分析方法进行考核。

每个未知样品一般测定1次,必要时可进行复测。生物等效性试验中,来自同一个体的生物样品最好在同一批中测定。每个分析批次的生物样品测定时应建立新的标准曲线,并随行测定高、中、低3个浓度的质控样品。每个浓度多重样本,并应均匀分布在未知样品测试顺序中。当一个分析批中未知样品数目较多时,应增加各浓度质控样品数,使质控样品数不少于未知样品总数的5%,且不得少于6个。质控样品测定结果的偏差一般应<15%,低浓度点偏差一般应<20%,最多允许1/3的质控样品结果超过上述限度,但不能出现在同一浓度质控样品中。如质控样品测定结果不符合上述要求,则该分析批样品测试结果作废。

(11)测试结果的取舍:浓度高于定量上限的样品,应采用相应的空白介质稀释后重新测定。对于浓度低于定量下限的样品,在进行药动学分析时,达到C_{max}以前采集的样品应以零值计算,达到C_{max}以后采集的样品应以无法定量(not detectable,ND)计算,以减小零值对AUC计算的影响。

(12)复测:存在下列情况,如由于校正标样和(或)QC样品的准确度和精密度不符合接受标准,导致一个分析批被拒绝;试验样品中内标的响应与校正标样和QC样品的内标响应差异显著,且事先在SOP中规定了该标准;进样不当或仪器功能异常;测得浓度高于ULOQ,或低于该分析批的LLOQ,且该批的最低浓度标样从校正曲线中被拒绝,导致比其他分析批的LLOQ高;在给药前样品或安慰剂样品中测得样品分析物;以及色谱图不佳时,可对试验样品进行复测。

通常,由于药动学理由重新分析试验样品是不能接受的,因为这可能使该试验的结果受到影响或产生偏差。但是,可以考虑将重新分析作为实验室考察的一部分,以鉴别导致不正常结果的可能原因,并防止再次发生类似问题。

在仪器故障的情况下,如果已经在方法确证时证明了重新进样的重现性和进样器内分析物稳定性,则可以重新进样。如果仅仅由于校正标样或QC样品测定失败,而没有鉴定任何分析上的原因,不能接受。

上述分析方法确证主要针对色谱法,很多参数和原则也适用于微生物学或免疫学分析法,但方法确证应考虑其特殊之处。微生物学或免疫学分析的标准曲线本质上是非线性的,应尽可能采用比化学分析更多的浓度点建立标准曲线。结果的准确度是关键的因素,如果重复测定能够改善准确度,则应在方法确证和未知样品测定中采用同样的步骤。

微生物学或免疫学分析方法确证实验应包括在几天内进行的 6 个分析批，每个分析批应包括 4 个浓度（LLOQ，低、中、高浓度）的质控双样品。

（三）数据处理及统计分析

1. *数据表达方式*　生物利用度和生物等效性研究应提供所有受试者各个时间点试验制剂和参比制剂的药物浓度测定数据、每一时间点的平均浓度（Mean）及其标准差（SD）和相对标准差（RSD），提供每个受试者药物浓度-时间曲线（C-T 曲线）和平均 C-T 曲线及 C-T 曲线各个时间点的标准差。不得随意剔除任何数据。脱落者的数据不可用其他数据替代。

2. *药动学参数*

（1）单次给药：提供所有受试者服用受试制剂和参比制剂的 $AUC_{0\text{-}t}$、$AUC_{0\text{-}\infty}$、C_{max}、T_{max}、$t_{1/2}$、CL、Vd、F 等参数及其平均值和标准差。

C_{max} 和 T_{max} 均以实测值表示。$AUC_{0\text{-}t}$ 以梯形法计算；$AUC_{0\text{-}\infty}$ 按公式计算：$AUC_{0\text{-}\infty}=AUC_{0\text{-}t}+C_t/\lambda z$（t 为最后一次可实测血药浓度的采样时间；$C_t$ 为末次可测定样本药物浓度；λz 为对数浓度-时间曲线末端直线部分求得的末端消除速率常数，根据对数浓度-时间曲线末端直线部分的斜率求得；$t_{1/2}$ 用公式 $t_{1/2}=0.693/\lambda z$ 计算）。

以各个受试者试验制剂（T）和参比制剂（R）的 $AUC_{0\text{-}t}$ 按下式分别计算其相对生物利用度（F）值：

试验制剂和参比制剂剂量相同时：

$$F=AUC_T/AUC_R\times 100\%$$

试验制剂和参比制剂剂量不同时，若受试药物具备线性药动学特征，可按下式以剂量予以校正：

$F=\dfrac{AUC_T\times D_R}{AUC_R\times D_T}\times 100\%$（式中 AUC_T、AUC_R 分别为 T 和 R 的 AUC；D_R、D_T 分别为 T 和 R 的剂量）。

代谢产物数据：对于前体药物，或由于药物在体内代谢极快，无法测定血中原型药物，可采用相应的活性代谢物进行生物利用度和生物等效性研究。

生物利用度计算以 $AUC_{0\text{-}t}$ 为主，参考 $AUC_{0\text{-}\infty}$。

（2）多次给药：经等间隔（τ）给药至稳态后，在某一给药间隔时间内，多次采集样品，分析药物浓度。应提供试验制剂和参比制剂的 3 次谷浓度数据（C_{min}），达稳态后的 AUC_{ss}、$C_{ss\text{-}max}$、$C_{ss\text{-}min}$、$T_{ss\text{-}max}$、$t_{1/2}$、F、DF 等参数。试验制剂与参比制剂剂量相等时，F 值按下式计算：

$F=\dfrac{AUC_T^{ss}\times D_R}{AUC_R^{ss}\times D_T}\times 100\%$（式中 AUC_T^{ss} 和 AUC_R^{ss} 分别为 T 和 R 稳态条件下的 AUC）。

3. *统计分析方法*

（1）对数转换：药动学参数 $AUC_{0\text{-}t}$ 和 Cmax 在进行等效性检验前必须作对数转换。数据有偏倚时对数转换可校正其对称性。此外，统计中数据对比宜用比值法而不用差值法，对数转换可实现将均值之比置信区间转换为对数形式的均值之差的计算。

（2）等效判断标准：主要药动学参数经对数转换后以多因素方差分析（ANOVA）进行显著性检验，然后用双单侧 t 检验和计算 90% 置信区间的统计分析方法评价和判断制剂间的生物等效性。

（3）方差分析（analysis of variance）：方差检验是显著性检验，设定的无效假设是两药无差异，检验方式为是与否，在 $P<0.05$ 时认为两者差异有统计学意义，但不一定不等效；$P>0.05$ 时认为两药差异无统计学意义，但 $P>0.05$ 并不能认为两者相等或相近。生物等效性试验，采用多因素方差分析（ANOVA）进行统计分析，以判断药物制剂间、个体间、周期间和服药顺序间的差异。生物等效性试验，方差分析可提示误差来源，为双单侧 t 检验计算提供误差值（MSE）。

当方差分析得到显著性周期效应的结果时，应有一个清醒的认识。常规的双处理、双周期交叉设计的主要问题是一些效应可能会模糊不清，如真实的周期效应、不等性残留效应和处理与周期的交互作用。纯粹的周期效应不会使生物等效性的决定发生偏差，但不等效残留效应则可使等效性的估计值发生偏差。处理与周期的交互作用会使两组间药动学参数差值的解释产生困难。如果周期效应方差分析存在显著性，则很难仅从数据本身发现导致其产生的真正原因。

双单侧 t 检验及（1～2α）% 置信区间法是目前生物等效检验的唯一标准。双向单侧 t 检验是等效性检验，设定的无效假设是两药不等效，试验制剂在参比制剂一定范围之外，在 $P<0.05$ 时说明试验制剂没有超过规定的参比制剂的高限和低限，拒绝无效假设，可认为两制剂生物等效。

（1～2α）% 置信区间是双单侧 t 检验另一种表达方式。其基本原理是在高、低 2 个方向对试验制剂的参数均值与高低界值之间的差异分别作单侧 t

检验，若试验制剂均数在高方向没有大于等于参比制剂均数的 125%（$P<0.05$），在低方向没有小于等于参比制剂均数的 80%（$P<0.05$），即在两个方向的单侧 t 检验，均能以 95%的置信区间确认没有超出规定范围，则可认为试验制剂与参比制剂生物等效。

等效判断标准，双单侧 t 检验及（1～2α）%置信区间法是目前生物等效检验的唯一标准。一般规定，经对数转换后试验制剂的 AUC_{0-t} 在参比制剂的 80%～125%范围，试验制剂的 C_{max} 在参比制剂的 70%～143%范围。根据双单侧检验的统计量，同时求得（1～2α）%置信区间，如在规定范围内，即可有 1～2α 的概率判断两制剂生物等效。

如有必要时，应对 T_{max} 进行非参数法检验，如无差异，可以认定试验制剂与参比制剂生物等效。

关于等效范围，目前各国设定的标准不完全相同。FDA、EMEA、日本厚生省和 WHO 都以 AUC 和 C_{max} 90%置信区间落在 80.00%～125.00%范围作为生物等效性判定标准，并且对于 AUC 的等效性判定标准比较严格，通常只能缩小范围，如某些治疗窗窄的药物，EMEA 建议可以缩小范围至 90.00%～111.11%。相对而言，C_{max} 的等效性判定标准具有一定的灵活性，如加拿大药品监管机构只要求 C_{max} 均值的比值落在 80%～125%即可；EMEA 和 WHO 则提出，对于某些特殊药物，如高变异药物，即药动学参数的个体内差异在 30%以上的药物，可根据情况适当扩大等效性判定标准的范围，如 EMEA 建议对于个体内变异为 35%的药物，等效性判定标准可扩大到77.23%～129.48%，当个体内变异为 40%时，该范围可扩大至 74.62%～134.02%，当个体内变异为 50%或以上则可以扩大至 69.84%～143.19%，但需提供证据证明。C_{max} 差异的增大不会引起不良反应的显著增加，也不会显著影响疗效。此外 C_{max} 等效性判定标准范围的扩大必须在 BE 试验开始前设定，并提供相应的证据，而不能在试验结束后根据试验结果更改。日本厚生省则建议，如果扩大 C_{max} 的等效性判定标准范围，必须满足以下 3 个条件：①受试者人数不低于 20 例，或在增加受试者人数之后总人数不低于 30 例；②C_{max} 均值的对数差值在 0.9～1.1 log 之间；③对于体外溶出试验，在任何的试验条件下，当参比制剂体外溶出为 30%、50%和 80%时，试验制剂和参比制剂溶出度差值均在 10%以内。

4. 不良反应或不良事件的描述　不良事件是受试者在接受一种药物后出现的不良的医学变化，并不一定与药物有因果关系。无论这些不良的变化是否与药物有关，都应视为不良事件。研究人员在设计方案中应对不良事件应作出明确的定义，并说明不良事件严重程度的判断标准，以及判断不良事件与试验药物关系的分类标准。

（1）不良事件的严重程度：不良事件的严重程度可根据下列标准来判断。①轻度，很容易耐受的症状和体征；②中度，症状或体征引起不适，影响日常活动；③重度，致残，不能从事日常生活或工作。

（2）不良事件与药物的相关性：一般在临床试验中，不良事件与药物的相关性分为 5 种，见表 4-10。

（3）发生不良事件应采取的措施：发生不良事件时，临床研究医师应根据病情及时处理，必要时启动受试者急救预案。对不良事件采取的措施主要包括：未采取治疗措施；调整试验用药剂量/暂时中断研究；由不良事件发生永久性停用试验用药物；服用伴随药物；采用非药物治疗；住院/延长住院时间。研究者必须如实填写不良事件记录表，记录不良事件及所有相关症状的描述；不良事件发生的时间及持续时间；不良事件的严重程度；因不良事件所做的检查和治疗；不良事件的最终结果；并判断不良事件是否与试验用药有关。

试验过程中如发生需住院治疗、延长住院时间、伤残、影响工作能力、危及生命或死亡、导致先天畸形等事件，即为严重不良事件。遇有严重不良事件，临床研究医师必须在第一时间（2h内）向项

表 4-10　不良事件与试验药物的关系

	肯定有关	很可能有关	可能有关	可疑	不可能有关
与试验用药有合理的时间顺序	+	+	+	+	−
已知的药物反应类型	+	+	+	−	−
停药后反应减轻或消失	+	+	±	±	−
再次给药后反应反复出现	+	?	?	?	−
无法用受试者疾病解释	+	+	−	±	−

目负责人和药物临床试验机构办公室报告，药物临床试验机构办公室应在 24h 内向省食品药品监督管理部门、伦理委员会、申办单位报告。在原始资料中应记录何时、以何种方式（如电话、传真或书面）、向谁报告了严重不良事件。

发生严重不良事件时，需立即查明所服药品的种类。如为盲法由研究单位的负责研究者拆阅，即称为紧急揭盲，一旦揭盲，该患者将被终止试验，并作为脱落病例处理，同时将处理结果通知临床监查员。研究人员还应在病例报告表（case report form，CRF）中详细记录揭盲的理由、日期并签字。

（四）生物等效性评价

生物等效性是指一种药物的不同制剂在相同的实验条件下，给予相同剂量，其吸收程度和吸收速度无明显差异。故实验制剂与参比制剂的生物等效性评价，包括药物吸收程度和吸收速度的评价，反映吸收程度和速度的药动学参数 AUC_{0-t}、C_{max} 和 T_{max} 是否符合前述等效标准的评价。

目前比较肯定 AUC 对药物吸收程度的衡量作用，而 C_{max}、T_{max} 与取样时间有关，用于衡量吸收速率有时尚欠准确，如不适于具有多峰现象及个体变异大的制剂的评价。因此，若出现不等效情况，需做进一步具体分析。

一般要求 *AUC* 90%可信区间在 80%～125%范围内，但对于治疗窗窄的药物，应适当缩小，而在极少数情况下，如果经临床证实合理，则可适当放宽。C_{max} 也是如此。一般在释放快慢与临床效应和安全性密切相关时才需要对 T_{max} 统计评价，其等效范围可根据临床要求确定。如非参数方法检验显示两处理间 T_{max} 存在显著差异得出两制剂不等效的结论时，可从以下 2 方面考虑，非参数方法检验效能较 *t* 检验或 F 检验可能稍低，或一般的等效性检验主要还是对 *AUC* 和 C_{max} 的检验，对于 T_{max}，则应运用医学专业知识判断其在等效性检验中的权重。

试验制剂生物利用度高于参比制剂，即所谓超生物利用（superbioavailability），可以考虑参比制剂本身为生物利用度低的产品，因而试验制剂表现出相对较高的生物利用度；或参比制剂质量符合要求，试验制剂确实超生物利用度。可降低剂量做进一步研究，摸索等效的给药剂量。

生物等效性结果的评价应结合研究目的进行，或作为提供两制剂可替换使用的依据，或用于确定新剂型的临床使用剂量。但生物利用度和生物等效性研究只是验证制剂质量的手段之一，对仿制药而言，仅仅是其上市前的最后一个研究阶段。是否与原创药生物等效，重要的是从处方筛选、生产工艺条件及质量考察着手，仔细分析原创药的专利文献和其他有关资料，以避免不等效发生。

（五）群体生物等效性和个体生物等效性

目前多采用平均生物等效性（average bioequivalence，ABE）评价方法，药物生物等效性的统计推断以试验制剂和参比制剂生物利用度参数平均值为考察指标，通过样本均数推断总体均数是否等效。由于平均生物等效性只考虑参数平均值，而未考虑变异及分布，不能保证个体间生物利用度相近，低变异和高变异药物设置的生物等效性标准一样。因此，有人提出群体生物等效性（population bioequivalence，PBE）和个体生物等效性（individual bioequivalence，IBE）的概念。

PBE 评价的目的是为了获得某仿制药应用于群体的效果，不但对被比较制剂均值的差别进行检验，还要对被比较制剂的群体变异进行比较。IBE 评价除比较均值的差别外，也比较个体内变异、个体和制剂间的交互作用，从而判断患者改用另一制剂后是否可获得相同效应。从等效的程度来讲，IBE 最强，PBE 其次，ABE 最弱。从应用的角度来讲，2 个具有个体生物等效性的药物具有可互换性，即某患者在服用某药物一段时间后，如果改用另一个与之具有个体等效性的药物，可以得到同样的效果；而具有群体生物等效性的药物，具有可处方性，即医师在给患者初次处方时可以任意选择，对于该类患者群体效应相同。

目前开展 PBE 和 IBE 评价经验有限，且大多采用 ABE 评价方法即可满足要求，因此暂无要求。建议结合申报品种，参照相关文献选择适宜的生物等效评价方法。

四、特殊制剂的生物利用度和生物等效性研究

（一）口服缓（控）释制剂

缓（控）释制剂因采用新技术改变了其体内释放吸收过程，因此必须进行生物利用度比较研究以证实其缓（控）释特征，但试验设计和评价与普通制剂不同。一般要求在单次给药和多次给药达稳态两种条件下进行。由于缓（控）释制剂释放时间长，可能受食物影响大，必要时还应考虑食物对吸收的影响。缓（控）释制剂的生物等效性试验应在至少 3

种溶出介质的体外溶出行为同等性研究的基础上进行。

1. *单次给药双周期交叉试验* 旨在比较受试者于空腹状态下服用缓(控)释试验制剂与参比制剂的吸收速度和吸收程度的生物等效性，确认试验制剂的缓(控)释药动学特征。试验设计受试者要求与选择标准同普通制剂，给药方式应与临床推荐用法用量一致。

(1)参比制剂：若国内已有相同产品上市，应选用该缓(控)释制剂相同的国内上市的原创药或主导产品；若系创新的缓(控)释制剂，则选择该药物已上市同类普通制剂的原创药或主导产品。

(2)数据处理：各受试者试验制剂与参比制剂的不同时间点生物样品药物浓度，以列表和曲线图表示；计算各受试者的药动学参数并计算均值与标准差，即 $AUC_{0\text{-}t}$、$AUC_{0\text{-}\infty}$、C_{max}、T_{max}、F 值，并尽可能提供如平均滞留时间(MRT)等体现缓(控)释特征的参数；临床报告、副作用和不良反应与普通制剂要求相同。

(3)结果评价：缓(控)释试验制剂单次给药的相对生物利用度估算同普通制剂。如为(控)释试验制剂与缓(控)释参比制剂比较，如果 AUC、C_{max}、T_{max}均符合生物等效性统计学要求，可认定两制剂于单次给药条件下生物等效。若为缓(控)释试验制剂与普通制剂比较，AUC 符合生物等效性要求，则认为吸收程度生物等效；而 C_{max} 明显降低，T_{max} 明显延迟，统计分析结果至少有 1 项指标生物不等效时，则表明该试验制剂具缓释或控释动力学特征。

2. *多次给药双周期交叉试验* 旨在比较试验制剂与参比制剂多次连续用药达稳态时药物吸收程度、稳态血浓度和波动情况。

(1)受试者要求与选择标准。同单次给药。可选择单剂量试验的受试者。受试者至少为 18～24 例，必要时可适当增加。

(2)采用随机交叉试验设计方法，多次服用试验制剂和参比制剂。按临床推荐的给药方案连续服药达 7 个消除半衰期后，通过连续测定至少 3 次谷浓度(谷浓度采样时间应安排在不同日的同一时间)，以证实受试者血药浓度已达稳态。达稳态后参照单次给药采样时间点设计，完成末次给药完整血药浓度-时间曲线。

以普通制剂为参比制剂时，普通制剂与缓(控)释制剂应分别按推荐临床用药方法给药(如普通制剂每日 2 次，缓(控)释制剂每日 1 次)，达到稳态后，缓(控)释制剂选末次给药，参照单次给药采样时间点采集血样本，然后计算各参数，而普通制剂则按临床用法给药，按 2 次给药的药时曲线确定的时间点采集样本，测得的 AUC 是实际 2 次给药的总和，稳态峰浓度、达峰时间及谷浓度可用 2 次给药的平均值。如采用剂量调整公式计算 AUC(如以 1 次给药 AUC 的 2 倍计)，则测得的 AUC 值不能准确反映实际 AUC 值。

每日 1 次给药的制剂，受试者应在空腹 10h 后晨间服药，服药后继续禁食 2～4h；每日 2 次给药的制剂，首次给药应空腹 10h 后，服药后继续禁食 2～4h，第 2 次给药应在餐前或餐后 2h，服药后继续禁食 2h。每次用 200～250ml 温开水送服，一般要求服药 1～2h 后，方可再饮水。

(3)提供各受试者缓(控)释试验制剂与参比制剂不同时间点的血药浓度数据及均数和标准差。

各受试者末次给药前至少连续 3 次测定的谷浓度(C_{min})。

各受试者在血药浓度达稳态后末次给药的血药浓度-时间曲线。稳态峰浓度($C_{ss,max}$)、达峰时间(T_{max})及谷浓度($C_{ss,min}$)的实测值。并计算末次剂量服药前与达 τ 时间点实测 $C_{ss,min}$ 的平均值。各受试者的稳态药时曲线下面积(AUC_{ss})、平均稳态血药浓度(C_{av})，$C_{av}=AUC_{ss}/\tau$，式中 AUC_{ss} 系稳态条件下用药间隔期 0-τ 时间的 AUC，τ 是用药间隔时间。

各受试者血药浓度波动度(DF)，$DF=(C_{max}-C_{min})/C_{av}\times 100\%$

C_{max}为稳态给药期间最后一个给药剂量的实测药物峰浓度值；C_{min}为稳态给药期间最后一个给药剂量的实测谷浓度值。参比制剂为相同剂型的缓(控)释制剂时，则试验制剂的 DF/τ 值应不大于参比制剂的 DF/τ 值的 143%；参比制剂为普通制剂时，试验制剂的 DF/τ 值应显著小于普通制剂。

稳态时的生物利用度 $F=\dfrac{AUC_T^{ss}\times D_R}{AUC_R^{ss}\times D_T}\times 100\%$

(式中 AUC_T^{ss} 和 AUC_R^{ss} 分别为 T 和 R 稳态条件下的 AUC)

(4)结果评价同缓(控)释制剂的单次给药试验。

当缓释制剂与普通制剂比较时，波动系数的评价应结合缓释制剂本身的特点。对于不同的缓(控)释剂型，如结肠定位片、延迟释放片等，还应考虑剂型的特殊性，增加相应考察指标以体现剂型特点。

（二）特殊活性成分制剂

如活性成分为蛋白质多肽、激素、维生素、电解质等，由于存在内源性物质干扰及体内降解，生物样本分析方法的建立与验证尤为重要。

（三）复方制剂

复方化学药品制剂生物等效性研究，某一成分的体内行为不能说明其他成分的体内行为，故原则上应证实每一有效成分的生物等效性。试验设计应尽量兼顾各个成分的特点。

五、影响生物利用度评价的因素

（一）生物利用度影响因素

口服或其他非血管内给药的制剂，其活性成分的吸收受多种因素的影响，可以概括为药物因素和生理因素 2 方面。

1. 药物因素

（1）药物的溶解度、通透性、溶出速度：如前所述，高溶解性、高通透性药物，为一般情况下可良好吸收的化合物；低溶解性、高通透性药物，溶出速度为吸收限制因素；高溶解性、低通透性药物，渗透速度为吸收限制因素；低溶解性、低通透性药物，口服生物利用度很差。

（2）药物的解离度与脂溶性：消化道上皮细胞膜具有脂膜特性，有利于非离子性的有机弱酸和有机弱碱吸收，而不利于离子型药物的吸收。非离子型与离子型的比例与环境 pH 有关。同时，吸收速率又与油/水分配系数有关，脂溶性愈强吸收愈好。

（3）晶型：化学结构相同的药物，可因结晶条件不同而得到不同的晶型。不同晶型的同一药物物理性质如密度、熔点、溶解度和溶出速度均有不同，因而可呈现不同的吸收特点，导致生物利用度的不同。

（4）化学稳定性：药物不仅在储藏期应有足够的稳定性，且应在胃肠液中保持稳定，因为胃肠液中的消化酶或 pH 的作用可导致某些药物的活性减低或失效。

（5）制剂处方工艺：口服固体制剂（片剂）在体内通常要经过崩解、释放、溶出、生物膜吸收、转运至血液或作用部位等的复杂过程，制剂中的赋形剂、黏合剂、崩解剂、润滑剂、包衣材料、溶剂、助悬剂以及制备工艺等都可能影响这一过程。因此，即使不同厂家生产的相同制剂，也可能因为制剂处方工艺不同而导致不同的溶出速率和生物利用度。因此，生物利用度是保证药品内在质量的重要指标，而生物等效性则是保证含同一药物的不同制剂质量一致性的主要依据。

2. 生理因素

（1）消化道环境因素：药物口服后通过胃肠道时，不同表面特性的解剖区域及其内容物可能影响药物的吸收速率，如胃肠道 pH、胃排空速率、肠蠕动和肠道菌群等。

（2）肠道代谢酶和肝首关效应：正常小肠上皮存在各种转运系统和代谢酶，因此药物经过小肠吸收后，在进入全身循环之前已经被部分代谢转化。另外，肝首过效应也是影响循环吸收量的因素。

小肠上皮的代谢、载体体介导的转运、P-糖蛋白对药物分子的泵出，是一个饱和过程。联合用药时，因为有可能存在药物竞争酶、载体或 P-糖蛋白泵的作用，所以，可能存在与单独给药时的生物利用度的差异。因此，药物间，或药物与食物间的相互作用也是影响生物利用度的重要因素。

（二）生物利用度评价方法影响因素

1. 采样点设计　生物利用度试验中，采样点的分布应覆盖药物的吸收相、分布相和消除相，通常血药浓度-时间曲线峰前部至少取 4 个点，后部至少取 6 个和 6 个以上的点，总采样点数不少于 12 个点。如果早期采样的次数不够多，药物浓度-时间曲线上的第一点有时候就是最高点。为了避免这个问题，可进行预试验，在给药后 5～15min 之间采集一个样本，然后在给药后的 1h 内再多次采样（如 2～5 次），以避免较早出现的峰浓度，导致生物利用度评价结果不准确。

2. 试验过程中的饮食控制　食物可延迟胃排空，刺激胆汁流量，食物的营养成分、热量、食物的体积和温度能改变胃肠道的生理环境，由此影响药物在胃肠道内的滞留时间、溶解度、渗透性和生物利用度。通常情况下，高脂、高热量食物更容易影响胃肠道的生理功能，结果导致药物或制剂的生物利用度发生较大的改变。建议在食物影响生物利用度及饮食条件下生物等效性研究中采用高热量和高脂肪食物。建议食物影响下的 BA 和饮食条件下的 BE 研究采用预期能最大影响胃肠道生理功能的食物，达到系统中可利用的药物受到的影响最大化。建议试验餐为高脂（约占总热量的 50%）、高热量 3347.2～4184J（800～1000cal）餐。这种试验餐约 627.6J（150cal）的蛋白质、1046J（250cal）的糖类和 2092～2510J(500～600cal)的脂肪组成(如:2个黄油煎蛋、2片熏肉、2片夹黄油的面包、4盎司马铃薯泥、8盎司全脂牛奶)。报告中应写明试验餐的热量组成。如果热量组成与上述明显不同,应提供科学的合理的解释。对于 FDA 补充申请(ANDAs)的探索性或证明性研究,食物影响的 BA 研究,公认可以采用不同组成的试验餐。但其中应该有一种试验餐属于上述的高热高脂餐。

制剂和食物同服,可以通过影响药物本身或制剂改变制剂的生物利用度。高溶解性和渗透性药物(BCS Class Ⅰ)制成的迅速溶解的速释制剂,由于药物吸收不受 pH 和吸收位置的影响,食物的影响很小,溶解度变化也不敏感。然而,这类药物在胃肠道中首关效应大、吸收广泛、发生络合反应的、不稳定的药物,食物对生物利用度还是有影响。在有些情况下,辅料、辅料之间相互作用及食物诱导的消化道生理变化也能促进食物对生物利用度的影响。食物通过延迟胃排空和肠道内滞留时间影响药物 C_{max} 和 T_{max}。然而我们希望在生物等效性研究时,食物的这种影响在试验制剂和参比制剂之间是相似的。速释制剂(BCS Class Ⅱ、Ⅲ、Ⅳ)和缓控释制剂,食物的影响可能由更复杂的综合因素引起,从而影响体内药物的溶解和吸收。因此,应在药物研发早期进行食物对生物利用度的影响研究。

3. 药物个体内变异　当某一药物的个体内变异系数(以 AUC 和 C_{max} 计算的个体内变异系数)≥30%时,称之为高变异型药物(highly variable drug)。这类药物,采用通常的 18～24 例交叉设计和等效性判断标准进行生物等效性评价时,由于个体内差异加大,使得把握度降低,极可能导致发生统计学上的Ⅱ类错误,造成结果是将实际与参比制剂生物等效的试验制剂判断为生物不等效。

以变异度为 30%的药物为例,采用两制剂、两周期、双交叉试验设计进行生物等效性检验时,样本含量至少应为 40 例,其等效性评价结论才可以达到 80%的把握度,欲达到 90%的把握度,则需要至少 54 例。增加样本量是解决高变异药物生物等效性评价最直接有效的方法,但同时也使试验成本大大增加,试验的操作难度增大,并且存在伦理学和试验管理等问题。如采用重复双交叉试验设计,选择 22～28 例健康受试者进行生物等效性评价,可获得满意的把握度,但试验周期的延长同样存在易造成试验成本增加、试验难以管理及数据脱落等问题。另外,不增加样本量的方法一直是大家更为关注的目标,放宽等效性判断的限值就是这样实际有效的方法,FDA 有关专家将该方法又分为静态放宽、固定样本量的放宽及比例标化平均生物等效性等几种方式。其中比例标化平均生物等效性,是根据参比制剂的个体内变异,成比例放宽等效性判断的限值,这种方法具有更强的科学性和可操作性。

如阿戈美拉汀口服给药吸收迅速(T_{max}中位数为 0.75～1.5h),肠道吸收良好(>80%)。但该药在人体内经历较强的首关代谢,其绝对生物利用度很低,为 3%～4%,且变异很大。由于首关代谢差异较大,阿戈美拉汀不同试验口服给药后药物暴露 AUC 变异系数(CV)为 100%～150%。个体间变异是主要来源,但个体内变异也非常大,其绝对生物利用度的个体间和个体内变异系数分别为 157%和 104%。这种情况下,可先采用参比制剂进行一个小规模的重复交叉试验(至少 12 例),以获得该药物准确可靠的个体内变异系数,然后根据该数据进行受试者例数的估算。按照 Chow 等人的计算方法,采用交叉试验设计,当药物个体内变异系数为 30%时,如果两制剂的差异为 5%,至少需要 38 例受试者才能获得 80%的把握度;个体内变异系数为 40%时,至少需要 68 例;个体内变异系数为 50%时,至少需要 106 例。阿戈美拉汀 AUC 和 C_{max}的个体内变异系数可能要远高于 30%,要获得 80%的把握度,需要较大的受试者例数。

4. 药物半衰期　某些药物生物半衰期很长,在实际的临床试验中,需要耗费较长的试验时间、经费、人力、物力,同时,受试者的饮食、活动、身体指标、有无服用其他药物等各种不确定性,也导致试验期间的质量控制难以保证。加拿大、美国等将超过 24h 的药物列为长消除半衰期药物,中国、欧盟对此没有明确规定,一般超过 24h 或者 72h 的药物都被视作长消除半衰期药物。常见的长消除半衰期药物有沙利度胺、顺铂、美沙酮、胺碘酮(乙胺碘呋酮)等,主要为抗癌药以及单克隆抗体。

在大多数等效性检验中,一般均采用交叉设计的方法,即每个病人或研究对象轮流接受每一种处理方法。但长半衰期药物生物等效性研究可采用平行设计,因平行设计较交叉设计增大了个体间变异,给试验带来的偏倚,因此应采用更加严格的受试者入选条件,如年龄、性别、体重、疾病史、体检等,以保证组间有非常良好的可比性。并将样本量加大到交叉设计要求的 2 倍。采样点设计若延续到大部分的消除相会导致实际操作上的困难，甚至难以执行。而从理论上而言，因为 BE 研究主要是为了考证两制剂吸收程度和速度是否一致，末端消除相对制剂吸收过程的评价影响不大，故一般认为此类药物尽可能取样持续到足以比较整个吸收过程即可。

某些情况下也可采用交叉设计，如左甲状腺素的血浆半衰期为 144～148h，治疗指数较窄，为保证仿制药物与上市药物的可替换性，FDA 仍建议采用交叉设计的方法，并提出以下几点要求：①清洗期至少为 35d；②选用至少 24 名健康志愿者；③血药浓度采集时间至少为 48h，以保证准确反映制剂体内血药浓度-时间模式，准确计算生物利用度数据。由此例可见，尽管清洗期长达 35d 导致试验实施难度加大，但为控制风险，仍建议使用交叉设计的方法。

5. 内源性物质　机体内源性物质存在特殊性，如基线水平的周期性波动和(或)反馈调节等，对于这类物质生物等效性的评价具有更大挑战性。放射性核素标记药物在技术上为内源性物质药物的测定提供了可能，但由于存在伦理等诸多问题而无法推广。内源性物质药物在进行生物等效性评价时，应尽可能最大限度地减少非药物因素的影响，如对该物质浓度的监测并稳定其基线水平(体内或体外)，数据处理要求进行个体化及周期特异性基线校正。如钾不仅是内源性物质，而且食物中所含的钾也会干扰试验结果的正确评价。因此，除了一些生物等效性试验的常规要求外，特别强调了特定时期(试验前和周期间)对尿钾水平的监测以稳定基线水平；并对试验期间食物中钾、钠等摄入和饮水做了定量要求，以便最大程度地减少非药物因素的影响；数据处理则要求进行基线校正(个体化并且周期特异的基线较正，即每个周期的数值减去周期前的基线水平值)。

（马瑞莲　王跃文）

参考文献

[1] 周宏灏，袁洪. 药物临床试验[M]. 北京：人民卫生出版社，2011：104-113.

[2] 刘昌孝. 实用药物动力学[M]. 北京：中国医药科技出版社，2003.

[3] 邓树海，刘兆平. 药物动力学-理论与实践[M]. 北京：人民卫生出版社，1998.

[4] 魏敏吉，赵明. 创新药物药代动力学研究与评价. 北京：北京大学医学出版社，2008.

[5] 魏伟译. 临床药理学原理. 2 版. [M]. 北京：科学出版社，2008.

[6] 王广基. 药物代谢动力学[M]. 北京：化学工业出版社，2005.

[7] 赵香兰. 临床药代动力学基础与应用[M]. 郑州：郑州大学出版社，2003.

[8] 郭瑞臣. 临床药理实验方法学[M]. 北京：人民卫生出版社，2012.

[9] 陈西敬. 药物代谢动力学研究进展[M]. 北京：化学工业出版社，2008.

[10] 李俊. 临床药理学. 4 版. [M]. 北京：人民卫生出版社，2008.

[11] 刘克辛，韩国柱. 临床药物代谢动力学. 2 版. [M]. 北京：科学出版社，2009.

[12] 曾苏. 临床药物代谢动力学[M]. 北京：人民卫生出版社，2007.

[13] 曾苏. 药物代谢学[M]. 杭州：浙江大学出版社，2004.

[14] 国家食品药品监督管理局. 化学药物制剂人体生物利用度和生物等效性研究技术指导原则. 2005.

[15] 中国药典 2010 版二部. 药物人体生物利用度和生物等效性试验指导原则. 附录 195-199.

[16] 陈冰，杨婉花. 群体药代动力学在万古霉素治疗药物监测的应用. 中国临床药理学杂志，2011，27(9)：713-717.

[17] 张弨，翟所迪，刘芳. 万古霉素治疗药物监测必要性的系统评价. 中国临床药理学杂志，2009，25(4)：392-333.

[18] 钟大放，李高，刘昌孝. 生物样品定量分析方法指导原则(草案). 药物评价研究，2011，34(6)：409-415.

[19] Chao Zhang, Suodi Zhai, Long Yang, et al. Population pharmacokinetic study of methotrexate in children with acute lymphoblastic leukemia. Internal Journal of Clinical Pharmacology and Therapeutics, 2010, 48(1): 11-21.

[20] Chao Zhang, Helen McIlleron, Yuan Ren, et al. Population pharmacokinetics of lopinavir and ritonavir in combination with rifampicin-based antitubercular treatment in HIV-infected children. Antiviral Therapy, 2012, 17(1): 25-33.

[21] Chao Zhang, Paolo Denti, Eric Decloedt, et al. Model-based approach to dose optimization of lopinavir /ritonavir when co-administered with rifampicin. British Journal of Clinical Pharmacology, 2012, 73(5): 758-767.

[22] Chao Zhang, Paolo Denti, Jan-Stefan van der Walt, et al. Population pharmacokinetic model for adherence evaluation using lamivudine concentration monitoring. Therapeutic drug monitoring, 2012, 34(4): 481-484.

[23] David J. M. Spalding, Andrew J. Harker and Martin K. Bayliss. Combining high-throughput pharmakinetic screens at the hits-to-leads stage of drug discovery. Drug Disc Today, 2000, 5(12): s70-76.

第 5 章

治疗药物监测与个体化药物治疗

第一节　治疗药物监测

一、治疗药物监测的概念与发展

药物经血管外给药后，通常情况下经过吸收进入血液循环系统后被转运至身体的各个部位。进入循环系统的药物主要包括游离型和蛋白结合型两种形式，且以动态平衡方式存在。游离型的药物在特定作用部位与相应的受体结合而产生相应的药理效应，以抗菌药为例，游离型的抗菌药在感染部位与敏感致病菌发生作用，从而抑制或杀灭致病菌发挥抗感染的作用。

药理学研究证实，药物在作用部位需达到一定的浓度才能发挥药理效应，而超过一定的浓度后会产生不良反应。多数药物药理作用强度的强弱与分布于相应部位的药物浓度，及其药物与受体结合持续的时间相关。从理论上讲，测定药物作用部位的浓度能更真实地体现药物作用的强度。但是要测定特定部位组织中的药物浓度既存在技术上的困难，同时在实际应用中也没有此必要。药物在体内组织间的分布及药物与受体的结合是一个遵循质量作用定律的动态平衡过程，即药物可以通过血液的运输作用使药物在体内组织间的分布呈动态平衡状态。通过测定药物在血液的浓度，可以间接地反映出作用部位的药物浓度变化，血药浓度与药理效应强度之间呈相关性。由于受到多种因素的影响，一些药物的使用剂量与药理作用强度之间的相关性较差，而测定血药浓度则能比较真实、准确地反映药物的药理作用强度。

临床药物治疗中，为了达到治疗的目标和尽可能减少药物的不良反应，希望有方便、有效的方法帮助制定合理的用药方案。在数以千计的药物中，绝大多数药物可以根据药品说明书或专业协会的用药指南制订给药方案，并在临床治疗中获得满意的效果。这些药物可以根据生化指标或临床指征的变化，评估用药效果，并以此作为用药方案的调整依据。例如，抗高血压药物用药后血压的变化、抗凝血功能药物用药后凝血功能的变化等，都可以作为医师调整用药方案的依据。

但是，与上述药物不同，有一些药物在体内的处置过程易受多种因素影响。这些药物按照推荐剂量用药后，不同患者因个体间差异可能会产生不同的治疗效果：一些患者可能达到治疗的目标，另一些患者却不能达到治疗效果，有些则可能出现毒性反应。对于这些个体差异大、血药浓度与药理效应间存在良好相关性的药物，通过测定药物的血药浓度可以对药物治疗目标做出科学、合理的评价。目前，通过测定治疗指数小（有效浓度范围窄）的药物的血药浓度，并结合其药动学参数制订相应的用药方案，已在临床实践中被广泛认可。

国际药物监测与临床毒理学协会采纳的治疗药物监测（therapeutic drug monitoring，TDM）定义是：TDM 是通过实验室测定某药物的参数，并对其做出适当的解释从而影响用药行为的过程。通常情况下，TDM 是测定某种生物基质内外源性物质即药物的数量。特殊情况下，如患者因病理或生理原因致使体内内源性物质缺乏进而采用替代疗法时，TDM 也可用于测定体内的内源性物质。

TDM 的任务就是以药动学和药效学基础理论为指导，运用灵敏、准确的现代分析技术，快速地测定血液或其他生物基质内的药物浓度，研究药物浓度与疗效和毒副反应间的关系，结合先进的计算机应用程序，制定或调整给药方案。通过 TDM，可极大改善药物的治疗效果，避免或降低不良反应的发生，帮助患者实现给药方案的个体化。

TDM 始于 20 世纪 70 年代，最初仅对少数几种抗癫痫药的血药浓度进行测定。TDM 发展至今，国内外已开展了对强心苷类、抗心律失常药、三环类抗抑郁药、抗菌药、免疫抑制药等多个种类药物的 TDM。近年来，人们新开展了对使用蛋白酶抑制药和非核酸反转录酶抑制药治疗的获得性免疫缺陷综合征患者的 TDM，并获得了满意的效果。TDM 的发展，伴随着不断创新的分析技术、理论的成功应用而不断发展，如商业化的免疫分析测定方法可满足大批量、快速、准确地测定血药浓度的要求，促进了 TDM 的工作得以在更广范围的医院内开展。色谱技术与串联质谱技术检测在 TDM 中的应用，极大拓展了 TDM 的药物种类。

二、治疗药物监测的临床意义与应用

(一)TDM 的临床意义

药物要达到一定的浓度才能发挥治疗作用，此浓度即为最低有效浓度；而超过一定的浓度则会出现不良反应，出现不良反应的浓度即为最低中毒浓度；最低有效浓度和最低中毒浓度之间的浓度范围称之为有效浓度范围(亦称治疗窗)。在有效浓度范围时，药物才可发挥安全、有效的作用。

1990 年，Ried 等学者发表了对 14 项 TDM 研究的荟萃分析文章得出结论：与未接受 TDM 的患者比较，接受 TDM 的患者发生药物不良反应的概率显著降低。目前使用的所有药物中，只有为数不多的药物需要进行常规的 TDM。对于绝大多数有效浓度范围较宽的药物，在临床应用中并不需要进行常规 TDM。由于开展 TDM 工作，需投入较多的设备，运行费用较高，若无选择地实施 TDM，会为患者增加更大的经济负担。目前，尚缺乏有关 TDM 的药物经济学研究。因此，掌握对患者实施 TDM 的适应证是非常重要的。

(二)TDM 的临床应用及实施 TDM 药物的特点

1. 有效浓度范围窄的药物，如强心苷类。

2. 药物浓度个体差异大的药物，如三环类抗抑郁药。

3. 非线性药动学特性的药物，如苯妥英钠(phenytoin sodium，PHT)、水杨酸和茶碱。

4. 经肝、肾代谢或排泄的药物，当肝、肾功能受损时，如茶碱、氨基糖苷类。

5. 怀疑肠胃功能受损而可能影响吸收的口服药物。

6. 怀疑药物治疗过程中疗效未达治疗目的或出现不良反应且与药物浓度相关时，包括患者的用药依从性、耐药性产生、药物相互作用等情况。

7. 怀疑药物中毒，尤其是疾病的特征与药物的中毒症状难以辨别时，如 PHT 中毒引起的抽搐与癫痫发作不易区分时。

临床需要常规进行 TDM 的药物，详见表 5-1。

表 5-1　临床常规进行 TDM 的药物

类型	药物名称
强心苷	地高辛、洋地黄毒苷
抗心律失常药	利多卡因、普鲁卡因胺、奎尼丁
抗癫痫药	苯妥英钠、苯巴比妥、丙戊酸钠、卡马西平
三环类抗抑郁药	阿米替林、去甲替林、丙米嗪
抗躁狂药	锂盐
抗哮喘药	茶碱
抗菌药	氨基糖苷类、糖肽类
抗肿瘤药	甲氨蝶呤
免疫抑制药	环孢素、他克莫司、西罗莫司

(三)TDM 药物浓度的测定

进行血药浓度测定，需要明确测定的是游离型药物浓度或是血液中药物的总浓度。多数情况下，游离型药物浓度可以根据药物总浓度推算。但在一些特定的病理生理状态下，如尿毒症、肝疾病或血清蛋白显著减少时，此时药物总浓度可能仍在有效浓度范围内，但游离型药物浓度会显著升高，易发生药物不良反应。对于老年患者，由于其体内血清蛋白含量降低，也可导致体内游离型药物浓度升高。若药物的蛋白结合率低于 80%，可以不考虑对其游离型药物浓度进行测定，地高辛除外(其蛋白结合率仅为 25%)。游离型药物浓度的测定已在临床陆续开展，尤以抗惊厥药物的游离型药物浓度测定结果已逐渐被临床认可。

白蛋白、α_1-酸性糖蛋白是血清中主要的药物结合蛋白。引起 α_1-酸性糖蛋白浓度升高的病理因素包括肾衰竭、感染、炎症、急性心肌梗死、恶性肿瘤和高血压等；肝硬化时，α_1-酸性糖蛋白浓度减低。引起白蛋白浓度降低导致游离型药物浓度增加的因素包括：尿毒症、怀孕、外伤、肝疾病、甲状腺功能亢进症、营养不良和高龄(>75 岁)等。

(四)影响药物浓度的因素

药物在相同剂量下产生不同药物浓度的因素，主要如下。

1. 剂型、生产工艺和药物原料制备工艺等不同(包括结晶溶媒、原料晶型)，均可导致药物生物利用度的差异。

2. 患者性别、年龄、种族和遗传等因素，如不同种族或个体间细胞色素 P450 遗传表达的差异，继而导致的药物浓度差异。

3. 患者的肝、肾、胃肠、甲状腺功能发生变化以及患有心血管疾病等，都可影响药物在体内的吸收、分布、代谢和排泄过程，如妇女妊娠期内很多药物的药动学参数均可发生改变。

4. 饮食、饮酒、吸烟等，均可引起药物的药动学参数变化。

除上述因素外，尚有多种因素可影响药物的血药浓度。进行 TDM 时，如果不综合考虑各种因素对药物浓度的影响，仅简单地将药物浓度测定结果与文献报道或资料记载的有效浓度比较就进行用药方案的调整，TDM 就难以体现其真正的价值。

三、治疗药物监测的分析方法

(一)测定样本的特点和分析方法的要求

获得特定组织中的药物浓度，不仅是判断用药方案是否达到治疗目的的指标，也是调整用药方案的重要参数。多数情况下，血浆或血清中药物浓度与药物的作用强度有良好的相关性，测定血浆或血清中的药物浓度即可满足临床 TDM 的要求。在特殊情况下，需要测定全血药物浓度。某些药物，也可测定唾液药物浓度。

1. 生物样本的特点　生物样本的主要特点就是干扰杂质多，大量的内源性物质、药物代谢产物和(或)联合用药等均可能干扰对目标药物的测定。因此，进行药物浓度测定，生物样本一般均需先经过提取、纯化等前处理过程。

(1)采集样本量少，同一取样时间点的样本不可再次获得。因此，在进行生物样本测定时需严格遵循分析方法的标准操作规程(standard operation practice，SOP)，尽可能排除可导致生物样本测试失败的因素，提高生物样本测试的成功率。

(2)样本中药物浓度较低，要求分析方法具备较高的灵敏度。特殊情况下，尚需要对样本提取后进行浓集，以提高分析方法的灵敏度，满足样本测试需求。

2. 分析方法的要求

(1)分析仪器的灵敏度要求高，检测限(limit of detection，LOD)要达到 μg、ng 级甚至 pg 级。根据药物浓度测定范围及药物的特性，选择具有不同灵敏度的分析方法。

(2)分析方法应有较高的专一性(选择性)，测定的药物受到其他杂质干扰尽可能小、交叉反应性低，测得的浓度与真实值之间的误差应在允许范围内。

(3)分析方法应经过方法学评价或验证，在灵敏度、精密度、准确度、稳定性和回收率等方面，均应符合 TDM 的相关规定。

(4)分析仪器设备要求高。药物浓度的分析方法应准确可靠、简便快速，测定结果能在相应的给药间隔内及时反馈给临床。因此，TDM 实验室应配备高灵敏度、高选择性、高自动化的分析仪器和相应的辅助设备。

(5)进行较复杂样品前处理以及相关操作，应由受过标准、规范培训的专业人员完成有关分析工作。

(二)TDM 常用的分析方法

目前，用于 TDM 的生物样本分析方法主要包括光谱法、色谱法和免疫分析法(immunoassay，IA)三大类。

1. 光谱法

(1)紫外-可见分光光度法(ultraviolet and visible spectrophotometry，UV-VIS)

①基本原理：根据比尔-朗伯定律，一束单色光通过溶液后，光强度的降低与入射光强度和溶液的厚度和光路中吸光微粒的数目成正比，用方程式表示为：

透光率 $T=I/I_0=10^{-ECL}$ 或吸收度 $A=-\log T=ECL$

I_0 为入射光强度，I 为透射光强度，E 为摩尔吸收系数，L 为溶液厚度(cm)，C 为溶液的浓度。波长不同，物质的吸收系数亦不同。所以，比尔-朗伯定律只适用于单色光的照射。UV-VIS 法可用于波长在 200～800nm 范围内有吸收的药物测定，属于吸收光谱法。UV-VIS 法具有灵敏度较高、设备投入成本较低、仪器操作简便、易掌握等特点，灵敏度可以达到 μg 级。

②比尔定律的偏离：根据比尔定律，当溶液厚度 L 固定时，测得的吸收度 A 和浓度 C 之间应成线性关系，此线性必须通过原点。当这种线性关系

失常时，如A-C直线发生弯曲或不通过原点，这些现象都称为比尔定律的偏离。被测物的浓度过高、被测物在溶液中发生缔合、离解或溶剂化等化学反应、谱带宽度过大、pH改变以及杂质存在等都能造成比尔定律的偏离。

③LOD、准确度和专一性

LOD：大多数商品化的分光光度计，1%吸收（T＝0.99，A＝0.004）是接近于可检出信号的极限。

准确度：当透光率T＝0.368（A＝0.434）时，UV-VIS法测定的浓度相对误差为最小值，而在透光率高或低的范围两端误差迅速增大。一般应使透光度读数在20%～70%范围内较为适宜。

专一性：UV-VIS法不具备分离杂质的能力，专一性较差。应用UV-VIS法测定药物浓度时，须进行去杂质前处理。

(2)荧光分光光度法

①荧光定量基础：荧光物质被紫外可见光照射时会发射出荧光，当浓度很低时，溶液中发射的荧光强度与荧光物质的浓度呈线性关系。两者间的关系式可以由比尔定律进行推导，即：F＝kC，其中F为溶液的荧光强度，k为常数，C为溶液中荧光物质的浓度；荧光物质有激发光谱和发射光谱（荧光光谱），是荧光物质分子的2个特征谱。

②分子结构与荧光特性：物质发射荧光应同时具备两个条件，即较强的UV-VIS吸收和一定的荧光效率（Φ）。药物的分子结构与产生荧光相关。

长共轭结构：产生荧光的药物分子都有长共轭π键，π键共轭体系越长，荧光效率Φ越大，所需激发光及产生发射光的波长也越往长移。

分子刚性和共面性：在π键共轭长度相同的分子中，分子的刚性和共面性越大，荧光效率越大，荧光波长越长。

取代基：-OR、$-NH_2$、$-NR_2$等电负性小的基团可以增加分子π电子共轭程度，提高荧光效率；-COOH、$-NO_2$、-NO、卤素等电负性较大的基团可以减弱分子π电子共轭程度，荧光效率降低甚至荧光淬灭；而烷烃取代基对荧光影响不明显。

③影响荧光强度的外部因素：溶剂极性和纯度、温度、pH、散射光。

④灵敏度和专一性：由于荧光分光光度法与UV-VIS法对浓度的测量方式不同，荧光分光光度法的灵敏度通常要比相应的UV-VIS法灵敏度高约2个数量级。

(3)原子吸收光谱法：原子吸收光谱法是根据待测元素处于蒸汽状态时，基态原子对从辐射源发出的特征波长电磁辐射的吸收程度，测定样品中该元素含量的一种方法。该法的特点是准确度高、灵敏度高（可达ng甚至pg级）、选择性好、分析速度快，主要用于含金属元素药物（如碳酸锂）的浓度测定。

2. 色谱法

(1)基本原理：当流动相连续不断地流经固定相时，被分离的各种组分在流动相和固定相间会出现反复地分配平衡过程，组分不断地被流动相携带而迁移。要求各组分在两相间的分配性能（亲和力）要有差异，各组分被流动相迁移的速率也有差异，经过一定距离的固定相后，各组分能够被分离并按照一定的时间顺序被洗脱出色谱柱。

选择适当的检测器对被分离的组分进行检测，可以对组分进行定量。组分与两相间的色谱法是一种同时具有分离和分析能力的技术。除了分配色谱外，还有其他分离机制的色谱，如吸附色谱、离子交换色谱、凝胶色谱等。

①色谱参数。色谱峰、正常色谱峰、拖尾峰、前延峰、保留时间、死时间、调整保留时间、保留体积、死体积、调整保留体积、峰宽、半峰宽、对称因子、柱效、理论塔板数、理论塔板高度、分离度、容量因子、峰高和峰面积等。

②塔板理论。塔板理论是根据精馏塔分离组分的原理，把1根色谱柱假设成由许多板高相等的塔板组成。在每一塔板内，样品组分在相对移动的流动相与固定相之间迅速达到分配平衡，并随流动相转移至下一塔板，再次达到新的分配平衡。样品组分经过色谱柱内的数千甚至上万塔板多次分配平衡后，即使组分间存在分配系数的微小差异，各组分在色谱柱内的迁移速度也会存在明显的差异。分配系数小的组分在柱内停留时间短，先流出色谱柱；分配系数大的组分在柱内停留时间长，后流出色谱柱。

塔板理论用近似热力学理论成功地解释了色谱峰形（呈正态分布）、峰高、柱效等。但是，由于真实的色谱柱中并不存在一片片相互隔离的塔板，塔板理论的前提假设与实际情况并不完全相符。因此，塔板理论不能解释柱效与流动相流速之间的关系，不能提出改善柱效的方法。

③Van Deemter方程：该方程是在塔板理论的基础上提出的色谱动力学理论，又称为气相色谱速

率理论方程式。该方程综合考虑了影响塔板高度的动力学因素，导出了塔板高度 H 与载气速度 u 的关系式，即 Van Deemter 方程：

$H=A+B/u+Cu$（H 为板高，u 为载气线速度）

当 u 一定时，A、B 和 C 3 个常数越小，峰越锐，柱效越高；反之，则峰越宽，柱效降低。用 Van Deemter 方程式可解释板高-流速曲线，低速时（0-$u_{最佳}$），u 越小，B/u 越大，Cu 越小（可忽略），B/u 占主导，u 增加，H 降低，柱效高；高速时（$u>u_{最佳}$），u 越大，Cu 越大，B/u 越小，Cu 主导，u 增加，H 增加，柱效降低。A 项称为多径项，B/u 项称为纵向扩散项或分子扩散项，Cu 项称为传质阻力项。

④Giddings 方程：由于液相色谱和气相色谱所使用的流动相（液体与气体）性质的差异很大，因此气相色谱的速率理论方程式并不能完全适用于液相色谱。主要差别表现在纵向扩散项（B/u）及传质阻抗项（Cu）上，液相色谱速率方程式（Giddings）如下：

$$H=H_c+H_d+H_m+H_{sm}+H_s$$

$$或\ H=A+B/u+C_m u+C_{sm} u+C_s u$$

A 为涡流扩散项，B/u 为分子扩散项（或称纵向扩散项），$C_m u$ 为流动的流动相传质项，$C_{sm} u$ 为静态的流动相传质项，$C_s u$ 为固定相传质项。与 Van Deemter 方程式相比，多了静态的流动相传质阻抗 $C_{sm} u$。其他各项的含义虽然与 Van Deemter 方程式相同，但内容不同。

一般情况下，高效液相色谱法（high performance liquid chromatography，HPLC）的分子扩散项 B/u 可忽略不计。因此，Giddings 方程式可简化为：$H=H_c+H_m+H_{sm}+H_s$ 或 $H=A+C_m u+C_{sm} u+C_s u$。

色谱柱的塔板高度 H 由涡流扩散项（H_c）、流动相传质阻力项（H_m）、静态的流动相传质阻力项（H_{sm}）及固定相传质阻力项（H_s）所组成。当流动相流速较高时，可近似认为板高 H 与流动相流速 u 呈线性关系，u 增大，H 增高，柱效降低。

（2）气相色谱法（gas chromatography，GC）

①仪器组成：载气、进样系统、色谱柱、检测器、数据处理工作站等。

②GC 的特点：分离效能高，在较短的时间内能够同时分离和测定极为复杂的混合物；高选择性，能分离分析性质极为相近的物质；高灵敏度，LOD 可达 $10^{-13}\sim10^{-11}$g；分析速度快，复杂组分分离一般仅需数分钟到数十分钟即可完成；该法应用范围广，在一定色谱温度下，具有一定的蒸气压且热稳定性良好的物质，原则上均可用 GC 法进行分析。对于热不稳定和挥发性低的物质，可以通过化学衍生化方法制成热稳定和高挥发性的衍生物后进行分析。

③载气种类及其流速的选择：GC 的流动相是由具有化学惰性的气体构成，其选择范围有限，常用的有 N_2、H_2、Ar 和 He 气。目前，使用最普遍的是 N_2。使用 H_2 作载气时，确保安全至官关重要。选择载气时，应综合考虑检测器的要求、载气性质及载气对柱效的影响。氢火焰离子化检测器（flame ionization detector，FID）、火焰光度检测器（flame photometric detector，FPD）和电子捕获检测器（electron capture detector，ECD）常用 N_2 作为载气。当采用载气小流速时，应采用相对分子质量较大的载气如 N_2 和 Ar 等（组分的纵向扩散小）；而当需要流速较大时，宜用相对分子质量较小的载气如 H_2 和 He（组分传质阻力小），以提高柱效。

④柱温的选择：柱温是气相色谱最重要的选择条件之一，直接影响柱效、分离度、灵敏度和稳定性。最佳柱温的确定需通过预试验来选择，选择的原则是既能使各组分分离，又不使峰形扩张、拖尾。柱温的考虑，一般选择各组分沸点的平均温度或更低一些。对于宽沸程（沸程＞100℃）的样品，宜采用程序升温色谱法。

⑤GC 填充柱：由柱管和固定相组成。一般填充柱的柱管多用 2～6mm 管径的不锈钢或硬质玻璃制成，呈螺旋管状。管内填充固体固定相，或涂渍固定液（液体固定相）的载体填料。

载体：也称担体。把固定液涂在载体表面上，形成一层均匀的薄膜，就构成色谱柱填料。载体应具有表面惰性好，热稳定性好，无吸附活性，无催化作用，孔结构合适，比表面积适当，机械强度高等特性。

固定液：固定液一般是一些高沸点的液体，在操作温度下为液态，在室温时为固态或液态。固定液应是在操作温度下流失慢、选择性好、稳定性好、黏度小、凝固点低。

⑥进样条件：气相色谱进样要求速度必须快，以保证样品能立即汽化并被带入柱中。若进样时间过长，则样品原始宽度变大，色谱峰扩张。进样量的选择，应控制在柱容量允许范围及检测器线性检测范围之内。液体试样的常规进样量为 0.1～

1μl，最大不超过4μl；气体试样的常规进样量为0.1～10ml。当进样量太少时，检测器不易检测，增大分析误差；若进样量太多，则柱效下降，同时柱超负荷过大，使分离效果变差，拖延流出时间。毛细管色谱进样时，多采用分流技术。在色谱仪进样口气化温度一般较柱温高，为30～70℃。

⑦检测器：根据检测器的响应特性，GC检测器可分为浓度型检测器和质量型检测器两大类。

浓度型检测器：响应信号与载气中组分的瞬间浓度呈线性关系，峰面积与载气流速成反比，如ECD和氮磷检测器（nitrogen phosphorus detector，NPD）。经浓度型检测器检测后的样品结构不被破坏。

质量型检测器：响应信号与单位时间内进入检测器组分的质量呈线性关系，与组分在载气中的浓度无关，因此峰面积不受载气流速影响，如FID、FPD和质谱检测器（mass spectrum detector，MSD）。经质量型检测器检测后的样品结构已被破坏。

药物浓度测定常用的检测器包括：FID、ECD、NPD和MSD等检测器。

FID：FID是利用H_2在O_2中燃烧产生火焰，组分在火焰中产生的离子在电场作用下形成离子流而加以检测。在氢氧火焰中能电离的有机药物及其代谢物都能被检测，而无机物和某些有机物不响应或响应很小。被测组分的提取物残渣用二硫化碳溶解后进样，可以避免溶剂峰的干扰。其特点是死体积小，灵敏度高（有效检测浓度在100ng/ml以上，最低检出量达1ng），稳定性好，响应快，线性范围宽。内源性物质也能被检测，样品需要做前处理，待测组分与干扰峰应有良好的分离度。

ECD：具有灵敏度高、选择性好、对电负性物质特别敏感等特点。它只对具有电负性的物质如含卤素、S、P、O和N的物质有响应，而且电负性越强，检测器的灵敏度越高；高灵敏度表现在能检出10^{-14}g/ml物质。含有卤素、$-CONH_2$、$-CN$、$-ONO$、NO_2等电负性基团的药物及其代谢物可用ECD检测。但是，ECD对载气纯度要求高，需要使用高纯度H_2（99.99%），否则载气中的O_2、H_2O及其他高电负性杂质会降低检测灵敏度。ECD线性范围窄，进样量不宜太大。

NPD：NPD是在FID基础上发展起来的，它与FID的不同在于增加了一个热离子源（由铷盐珠构成），其用微氢焰。在热离子源通电加热的条件下，含氮和含磷化合物的离子化效率大为提高，故可选择性地检测这2类化合物。对含氮或磷的药物及其代谢物检测灵敏度可达到10^{-12}g。与FID相比，NPD对含氮或磷有机药物的灵敏度分别提高50倍和500倍。

MSD：GC采用MSD作为检测器即为气相色谱-质谱联用技术（gas chromatography-mass spectrometry，GC-MS）。GC具有很高的分离能力并将不同组分进行分离，而MSD具有极高的检测灵敏度和极强的定性分析能力。因此，两者结合后，不仅可以对分离出来的组分进行定量分析，而且可以对组分做定性分析，特别是GC-MS还克服了GC在无纯物质做对照品时难以定性的缺点。

⑧定量方法：内标法是药物浓度测定中GC和HPLC常用的定量方法。

（3）HPLC

①仪器组成：高压泵、进样器、色谱柱、检测器和色谱工作站等。

②HPLC的特点：HPLC可在室温操作，可收集分离的组分，分辨能力高，分离能力强，结构相近的化合物可被分离，固定相和流动相选择范围广。GC的流动相只有N_2、H_2、Ar和He等几种气体可供选择，范围很窄，GC分离能力的提高主要通过固定相选择和柱温调节来达到。HPLC对组分没有较高的热稳定要求，只要组分间具有分配性质的适当差异，具备合适的检测器，都可以被检测，更适合于药物浓度的分析测定。采用HPLC法测定药物浓度，分析时间短，专一性高、检测器种类多，结果重现性好，多数药物可以采用柱切换技术对血浆做简单处理后就能直接进样分析，能满足TDM的及时性和准确性的要求。此外，HPLC的自动化程度较高，多配备了自动进样器，省时省力。近年来，HPLC色谱工作站的快速发展，也使得数据处理更加快捷和准确。

③液-液分配色谱法：按照固定相与流动相的极性差别，液-液分配色谱法可分为正相色谱法与反相色谱法。过去是通过物理方法将固定液涂渍在载体上制备固定相，但是这种固定相的固定液容易流失。而现在用化学方法制备的键合固定相，保留了液-液分配色谱的分离机制，固定相稳定、不易流失，已取代了传统的物理涂渍固定相。但是由于载体表面在化学键合后仍有部分残留活性基团（如硅羟基），在样品分离时仍有部分吸附机制，因此会对组分（特别是弱碱性药物）的色谱峰造成拖尾。

此时，可在流动相中加入少量色谱改性剂（如有机胺类）可使峰形得到改善。

正相色谱法：流动相的极性小于固定相极性的分配色谱法称为正相色谱法。因为固定相的极性大，流动相极性小，在做正相洗脱时，样品中极性小的组分保留时间短，先出峰；而极性大的组分保留时间长，后出峰。正相色谱法主要用于极性物质的分离。

反相色谱法：流动相的极性大于固定相极性的分配色谱法称为反相色谱法。进行反相洗脱时，样品中极性大的组分先出峰，极性小的组分后出峰。反相色谱法主要用于极性小或非极性物质的分离。

常用的极性键合相主要有-CN、-NH_2和二醇基（DIOL）键合相，包括 YWG-CN、YWG-NH_2、MicroPak CN、μBondPak CN、μBondPak NH_2、LiChrosorb NH_2、LiChrosorb DIOL 等，主要用于正相色谱的分离。

非极性键合相主要有各种烷基键合相（如 C_2、C_6、C_8、C_{16} 和 C_{18} 等）和苯基（phenyl）键合相，十八烷基硅烷键合相（Octadecylsilane，ODS）应用最为广泛。非极性键合相通常用于反相色谱法。非极性键合相的烷基链长可影响样品容量、保留值和分离度。样品容量随烷基链长增长而增大，且长链烷基可使溶质的保留值增大，并常可改善分离的选择性；但短链烷基键合相具有较高的覆盖度，分离极性化合物时可得到对称性较好的色谱峰，苯基键合相的性质与短链烷基键合相相似。目前，常用的非极性键合相有 μBondPak C_{18}、LiChrosorb RP-18、LiChrosorb RP-8、LiChrosorpher RP-18、LiChrosorpher RP-8、Zorbax ODS、Hypersil ODS、YWG-$C_{18}H_{27}$、μBondPak Phenyl 等。

④固定相的选择：分离中等极性和极性较强的化合物可选择极性键合相，分离非极性和极性较弱的化合物可选择非极性键合相，离子型或可离子化的化合物如能选择合适的离子对试剂，也可用非极性键合相分离，即离子对色谱。ODS 是应用最为广泛的非极性键合相，它对于各种类型的化合物都有很强的适应能力。短链烷基键合相则适用于极性化合物的分离，而苯基键合相适用于分离芳香化合物。

⑤流动相的选择：正相键合相色谱的流动相常选用烷烃，加适量极性调整剂（如四氢呋喃），即可实现很好的分离效果。反相键合相色谱的流动相通常由水和极性有机溶剂组成，如水-甲醇、水-乙腈、水-四氢呋喃等。有机溶剂的性质及其与水的混合比例对组分的保留值和分离度有显著影响。一般情况下，水-甲醇系统能满足多数样品的分离要求，且流动相的黏度小、价格低，是反相键合相色谱最常用的流动相。水-乙腈系统也是常用的流动相，乙腈可在近紫外区（185～205nm）处对样品进行检测而甲醇则不能。对于含极性差别较大组分的样品，可采用梯度洗脱方法进行分离。

流动相的 pH 及离子强度对色谱的分离影响较大。大多数烷基键合以硅胶为载体，pH 太高或太低都会引起键合相的水解。因此，流动相的 pH 应控制在 2～8 范围。采用反相键合相色谱法分离弱酸（3≤pKa≤7）或弱碱（7≤pKa≤8）样品时，通过调节流动相的 pH，以抑制样品组分的解离，增加组分在固定相上的保留，改善峰形。对于弱酸，当 pH 远远小于弱酸的 pKa 时，弱酸主要以分子形式存在，流动相的 pH 越小，组分的 k 值越大；对于弱碱，情况相反。为了达到所需 pH 的流动相，常将基础水溶剂配制成一定 pH 的缓冲液使用。常用于配制缓冲液的试剂包括磷酸及磷酸盐、醋酸及醋酸盐、有机胺等。

常用溶剂的极性的从大到小排列顺序如下：水、甲酰胺、乙腈、甲醇、乙醇、丙醇、丙酮、二氧六环、四氢呋喃、甲乙酮、正丁醇、乙酸乙酪，乙醚、异丙醚、二氯甲烷、氯仿、溴乙烷、苯、氯丙烷，甲苯、四氯化碳，二硫化碳、环已烷、正已烷、庚烷。

⑥色谱柱：由柱管和填料组成，一般由长度为 10～30cm，内径为 2～6mm 的不锈钢制成，采用匀浆高压填装。色谱柱多为商品化产品，也可以实验室自制。当生物样品残渣溶解物中的沉淀性杂质较多时，样品进样后易在色谱柱顶端沉积，降低柱效和堵塞色谱柱。因此，常在进样器与色谱柱间装一个填料与色谱柱完全相同的预柱（保护柱），起保护色谱柱的作用。

⑦进样器：绝大多数仪器采用六通进样阀，多数检测器厂家已配备了自动进样器。

⑧常用检测器：主要有紫外检测器、荧光检测器、ECD 和 MSD 等。

紫外检测器（ultraviolet detector，UVD）：UVD 是药物浓度测定中应用最广泛的检测器，是 HPLC 仪器的基本配置检测器。当被测样品组分具有紫外可见波长吸收时，可选择 UVD 进行检测。UVD 检测器具有很高的灵敏度，对环境温度及流速波动不太敏感，适用于梯度洗脱操作。

目前，常用的UVD有可调波长紫外检测器(variable wavelength UVD，VW-UVD)和二极管阵列紫外检测器(diode array detector，DAD)。早期，UVD还包括单波长紫外检测器(single wavelength UVD，SW-UVD)。DAD的发展和应用已有20多年的历史，DAD是先让所有波长的光都通过流动池，然后通过一系列分光技术，使所有波长的光在光电二极管阵列接受器上被检，并在极短时间内收集不同波长的光强度，并将扫描结果输入色谱工作站。因此，可以得到时间、光强度和波长的三维谱图。DAD可以进行色谱峰纯度的鉴定和紫外光谱定性，色谱图则可用于定量分析。DAD检测器的灵敏度比通常的UVD约低一个数量级，如果单纯用于含量测定，则选择UVD更好。

荧光检测器(fluorophotometric detector，FD)：FD比UVD有更高的灵敏度和选择性，其灵敏度达到10^{-10}g/ml。FD只适用于能产生荧光或能生成荧光衍生物的药物。对于那些无荧光的药物，可利用柱前或柱后衍生化的方法生成有荧光的衍生物，然后再进行测定。

ECD：ECD是将电化学中的氧化还原反应，应用于洗脱液中痕量电活性组分的测定，其检测限可达10^{-12}g/ml。ECD要求所用的流动相必须具有一定电导率，一般为盐类或有机溶剂与水的混合液。与FD比较，ECD具有宽的线性范围及高的灵敏度，可用于色谱行为相似而电化学性质不同的化合物的测定，具有更好的专属性。

MSD：HPLC-MS或HPLC-MS/MS联用是将HPLC的在线分离能力与MS的高选择性、高灵敏度的检测能力相结合，可以同时得到化合物的保留时间、分子量及特征结构碎片等丰富的信息，是组分复杂样品和微量样品最有力的分离、分析手段。将高流量的液相色谱和高真空的质谱体系进行连接，曾是实现液质联用技术发展的关键，而电喷雾技术和大气压化学电离技术的完善成熟使液质联用技术得到了快速的发展。MSD作为HPLC的检测器，是HPLC的高端配置，具有高灵敏性、高准确性、高选择性、分析检测范围宽的特点。目前，由于液质联用技术所需的设备费用较高，在TDM日常使用中受到了一定限制。

3. *免疫分析法*(immunoassay，IA)

(1)原理及分类：IA是以抗原-抗体特异性反应为基础的一种分析技术，利用抗原和抗体间的高特异性、高亲和性及高灵敏度结合的特点，使待测物质能在复杂组分中被检测出来。免疫分析技术包括放射免疫分析、酶免疫分析、荧光免疫分析、化学发光免疫分析及电化学发光免疫分析等。

(2)荧光偏振免疫分析法(fluorescence polarization immunoassay，FPIA)：FPIA的基本原理是将荧光素衍生物(通常为荧光素异硫氰酸盐)通过化学方法结合到药物分子上形成荧光素标记药物。当选择485nm的激发光照射时，荧光素标记的药物能发射出525～550nm的偏振荧光。偏振荧光的强度与荧光素标记的药物受激发时分子转动的速度成反比，大分子药物旋转慢，发出的偏振荧光强；小分子药物旋转快，发出的偏振荧光弱。

FPIA法是一种以竞争法为机制的均相免疫分析法，用荧光素标记的药物(D-F，即标记抗原)、未被标记的待测药物(D，即未标记抗原)与特异性抗体(Ab)竞争性结合，形成荧光素标记药物-抗体(D-F-Ab)复合物和药物-抗体(D-Ab)复合物。在测定时，商业化的试剂盒中荧光素标记的药物是已知的，若待测D浓度低，多数D-F与Ab结合，形成的D-F-Ab多，D-F-Ab复合物分子大旋转慢，发出的偏振荧光强；若待测D浓度高，多数Ab与D形成的D-F复合物，而与D-F形成的D-F-Ab复合物少，D-F分子小旋转快，发出的偏振荧光弱。FPIA不直接采用荧光强度做标准曲线，而是采用对测得的偏振荧光经过计算后得出的偏振度(P)做标准曲线。P与样品中药物的浓度成反比关系。

FPIA法具有样品处理简便、检测快速、灵敏度高、便于自动化操作、无放射性污染等优点，已广泛用于PHT、万古霉素(vancomycin，Van)、环孢素(ciclosporin，Cs)和地高辛(digoxin，DIG)等药物的测定。FPIA法的缺点是仪器设备昂贵，依赖进口，药品试剂盒专属性强，必须针对待测药物开发相应的抗体试剂盒，且其特异性易受代谢物的干扰。

(三)样本的前处理

大多数药物分析前都需对生物样本作适当的前处理，目的是除去样本中含有的大量内源性物质、代谢物等杂质；当生物样本中的待测物浓度较低时，生物样本需经过浓集并提取出低浓度的药物或代谢物，以达到分析方法的灵敏度要求。

1. *液-液萃取法*(liquid-liquid extraction，LLE)

LLE是通过合适的有机溶剂将被测药物提取出来。供GC和HPLC分析的提取液，还需进一步浓集。常用的浓集方法是在热浴条件下，用惰性的

N_2吹干提取液，将残渣用少量的溶剂涡旋溶解，取适量溶解液进行分析。样品提取试管一般为具塞圆底试管，溶剂蒸发用试管为尖底锥形试管。多数药物具有亲脂性，而大多数内源性杂质、代谢物极性较强，具有水溶性，选择适当的有机溶剂提取一次即可除去大部分杂质。溶剂的性质与纯度，可影响提取的效率和选择性。

选择溶剂时首先要了解药物与溶剂的化学结构及其性质。第一，溶剂应沸点低、易挥干和浓集；第二，溶剂与水不相混溶，无毒且不易燃烧；第三，溶剂不易形成乳化(如水相中加入适量固体 NaCl，可减轻乳化)；第四，溶剂应具有较高的化学稳定性和惰性；第五，溶剂的使用不可影响检测器的检测。

影响提取率的因素包括：①有机溶剂的最佳用量；②样本水相的 pH：一般是碱性药物在碱性 pH、酸性药物在酸性 pH 介质中提取。多数药物是亲脂性的碱性物质，而内源性物质多是酸性，在碱性条件下用有机溶剂提取时内源性杂质不会被提取出来；③提取次数，对样品一般只做 1 次提取；当提取的有机相杂质较多，干扰测定时，才对提取后的有机相做再次纯化处理；④有机溶剂易挥发和有毒，要注意人员防护和环保设施。

2. 固相萃取法(solid phase extraction，SPE)　SPE 的原理与色谱柱的分离原理一致，SPE 柱相当于 1 根小型色谱柱，可根据色谱分离的原理和提取需求选择不同类型的商品化 SPE 柱。SPE 提取效率高，引入杂质少，可对批量样品进行提取，操作省时，避免了 LLE 中常见的乳化现象。与 LLE 比较，SPE 存在着价格较贵、操作技术要求高、批与批间结果有差异等缺点。此外，SPE 柱的提取条件尚需进一步优化。

(四)分析方法验证

药物浓度测定的结果是否准确、可信，是 TDM 的前提条件。因此，测定药物浓度之前要对所用分析方法的特异性、精密度、准确度、回收率、定量限(limit of quantification，LOQ)、LOD 和稳定性等方面进行验证。

特异性(又称为专一性或选择性)：用于验证分析方法可排除其他共存杂质的干扰而准确、专属地测定被测组分的能力。样品中所含有的内源性物质或其他代谢产物及伍用药物对测定药物干扰越小，特异性越高。

标准曲线与线性范围：标准曲线反映检测信号与浓度之间的相关性。标准曲线应至少包括 5 个浓度(通常为 5～8 个浓度，但不包括零点)。最高浓度应高于 C_{max}，最低浓度应为方法的 LOQ，并应低于 C_{min}的 5%～10%。相关系数应接近 1。

准确度：指分析方法测得的样品中待测药物的浓度与其真实浓度的接近程度，一般用相对回收率或相对误差表示。

精密度：分析方法测定相同浓度的一系列样品测定值的分散程度，用相对标准差表示(relative standard deviation，RSD)。通常，需将精密度与准确度同时进行评价。对精密度的评价，包括日内精密度(批内精密度)和日间精密度(批间精密度)的评价，包括对高、中和低的 3 个浓度点进行评价。浓度为 μg/ml 级水平时，RSD 应≤10%；浓度为 ng/ml 级水平时，RSD 应≤15%；浓度位于 LOQ 附近时，RSD 应≤20%。

LOQ：在准确度与精密度符合要求时，标准曲线的最低点浓度。该方法能够准确测定生物样品中药物的最低浓度。

LOD：指可在噪声水平下识别生物样品中药物的最低浓度，通常将信噪比 S/N=3 时的样品浓度作为 LOD。一般情况下，多取 S/N=10 时的样品浓度作为 LOD 的估计值。

稳定性：生物样品一般仅能作 1 次的测定。对于大批量生物样品的测定，常需较长时间完成。因此，必须考察分析方法的稳定性。稳定性包括方法稳定性和生物样品稳定性两部分内容。

回收率：回收率包括绝对回收率(提取回收率)和相对回收率(方法回收率)。对回收率的考察，应分为高、中和低 3 个浓度点。绝对回收率一般要求在 50%～80%。对于相对回收率而言，高、中浓度点的相对回收率应在 85%～115%，低浓度点应在 80%～120%。

质量控制：在药物浓度测定过程中需对分析数据的质量进行必要的监控。质控样品的浓度范围应包含高、中和低至少 3 个浓度点，并与待测样品同时测定，用随行标准曲线计算。测定药物浓度时，按一定的间隔插入质控样品。当质控样品的测定结果落在允许的变异范围时，该批次的测定结果才可接受。

四、治疗药物监测的工作流程

治疗药物监测(therapeutic drug monitering，TDM)的实施，应有助于临床医师对当前的用药方案进行调整、改善患者的治疗效果。因此，在决定对某种药物提出 TDM 申请前，应根据 TDM 的特征对该药物进行全面、科学的评估。因此，不仅实施 TDM 工作的药学人员应充分掌握 TDM 的相关知识，也要为临床医师提供专业的培训以便他们能更好地把握 TDM 的标准。TDM 的工作流程一般包括申请、样本的采集、药物浓度的测定、数据处理和结果解释等几部分。

(一)TDM 申请的提出

临床医师根据患者用药后的临床指征，确定是否进行 TDM，并填写 TDM 申请表。TDM 申请表内，应包括有助于 TDM 结果解释的相关信息，包括采集生物样本的具体时间、用药时间、给药方案(剂量、剂型及用药持续时间)、患者一般情况(性别、年龄、种族、共患疾病等)、合并用药、提出 TDM 的临床指征、药物的药动学特征及治疗浓度范围等。

(二)样本的采集

应采集能提供临床意义测定结果的生物样本。采集样本时，需注意 2 个环节，分别为采集样本种类和取样的时间。

1. *样本种类*　根据不同药物的 TDM 要求，用于测定药物浓度的生物样本会有所差异。通常情况下，测定的样本主要是血浆(血清)，有时也用全血。血浆和血清的药物浓度通常都可以相互比较，但在取样时要考虑到抗凝剂或试管辅助材料对药物浓度的影响。对于 CsA 浓度的测定，由于其在红细胞与血浆间的分配方式易受温度影响，为了排除人为等干扰因素的影响并得到准确的测定结果，需要测定 CsA 的全血药物浓度。对于小儿患者而言，当采集静脉血液样本有困难时，可采集毛细血管血样进行血药浓度测定。在一些特殊情况下，也可以测定唾液、脑脊液等其他生物样本中的药物浓度，如测定唾液中 PHT 的游离浓度可以代替其血液中的浓度。

2. *取样时间*　在常规用药方案中，多选择药物浓度达稳态后进行采样(至少在给药后的 5 个半衰期)。在给予负荷剂量时，稳态浓度(steady state concentration，C_{ss})可提前达到。但是，对于具有较长半衰期的药物，为了避免代谢或排泄功能受损的特殊患者，按照医嘱的初始方案用药后可能出现的药物毒副反应，TDM 应该在药物达到 C_{ss} 之前即可进行，如胺碘酮、哌克昔林(心舒宁)等。患者治疗过程中，如果怀疑药物有毒性反应或未达治疗目标，也应及时地进行 TDM。对于口服药物，应该采集消除相的血样，而不是吸收相或分布相时的血样。通常情况下，应采集给药间隔的末期血样，即测定谷浓度。但对于抗菌药而言，也可结合临床实际情况在静脉注射后一定时间测定药物的峰浓度。对于长半衰期(24h 或以上)的药物，可以选择在分布相后的早期采集样本，如 DIG 则可安排在口服后的 6～8h 进行 TDM。

(三)药物浓度的测定

选择何种分析方法进行 TDM，主要取决于生物样本的种类、性质及测定的浓度范围。准确的药物浓度测定，还需在具有临床意义的时间范围内完成。为了获得准确、可靠、及时的药物浓度测定结果，相关管理部门应对从事 TDM 的实验室进行认证和授权，以保证 TDM 的顺利进行并满足临床需求。TDM 实验室的基本要求，应包括以下内容。

1. *标准、规范化的操作规程*　开展 TDM 的实验室，需建立标准、规范化的操作规程，确保能方便获取 TDM 申请中缺失的信息，以及对 TDM 结果进行合适的临床解释所需的信息(即用药方案、血样采集时间)。

2. *记录*　每一次测定的精密度、准确度、灵敏度及专一性(选择性)都应记录在案，并定期进行评估。

3. *外部质量评价*　如果可能，应采用外部质量保证体系对检测方法进行评价。

4. *内部质量评价*　如果药物的测定方法未包含在外部质量保证体系中，可采用内部质量控制评价，但是内部质量控制的样本应由其他的工作人员从参照标准系列中独立地配制，而不应由测定药物浓度的具体操作者配制；每一个样品测定周期内，应与适合数量的校验标准和质控样本同时进行。

5. *结果审核*　高年资人员应根据临床的申请对 TDM 的结果进行核实。

6. *结果发放*　TDM 结果的发放和解释应该在具有临床意义的时间间隔内完成。理想的 TDM 服务是，药物浓度测定结果的反馈意见应在医师为患者实施下一次药物治疗之前得到。目前，由于很多药物浓度测定都是在预定时间进行的成批次检测，尚不能做到样本的随到随检。因此，仍存在 TDM 结果在给药间隔期间不能及时获得的情况。

(四)数据处理与结果解释

1. *数据处理*　TDM 的数据处理，即包括根据药物浓度测定结果进行模型拟合、药动学参数的估算，进行合理用药方案设计。

2. 结果解释　对 TDM 结果进行合理的临床解释，可以提升开展 TDM 的价值，也是实现从单纯的药物浓度测定发展至 TDM 服务所必须具备的。对于结果的解释，要将药物浓度与临床反应、患者个体症状、给药方案、临床提出 TDM 的指征以及药物的药动学特性相结合。以 DIG 为例，对 DIG 的药物浓度结果解释应根据患者的肌酐和血钾浓度、酸中毒出现或联合使用药物间的相互作用，以及患者的临床状态综合做出。结果解释及用药建议，最好由资深且富有经验的人员来完成，TDM 的意见应尽可能快地反馈给提出申请的医师。如果药物浓度超过有效浓度范围，应及时向医师发出警告将有助于快速干预处于发生药物不良反应风险的患者。

五、治疗药物监测的注意事项

（一）提供准确、可靠的治疗药物监测（TDM）结果

TDM 中药物浓度的准确测定是关键环节，只有准确可靠的药物浓度结果才能为临床给药提供正确的建议，错误的结果不仅不能为临床带来益处，甚至可能错误指导临床用药，给患者带来伤害。除了分析设备要处于完好的工作状态外，操作人员也要熟练掌握测试方法，并能及时发现和解决测试工作中出现的偏差。

（二）有效浓度范围

有效浓度范围是一个统计学的结论。大多数患者在此范围内能达到治疗的目标，但是并不意味着每一个患者的有效浓度范围都与此一致。理论上，也并不存在对每一个人都通用的有效浓度范围。

（三）TDM 结果的正确解释

对 TDM 结果的解释能否给临床带来益处，不仅与临床相关因素有关，与药师的专业知识水平也密切相关，因此要重视药师队伍素质的培养和能力的提高。

（郑志昌）

第二节　常见药物的治疗药物监测

一、抗癫痫药物

癫痫是以一种大脑神经元反复、异常同步放电所引起的短暂中枢神经系统功能失常为特征的脑部疾病，具有突然发生、反复发作的特点。在缺乏有效病因治疗（某些继发性癫痫除外）的情况下，抗癫痫药物仍是控制癫痫发作的首选方案，约 80%癫痫患者的发作可通过服用有效的抗癫痫药物控制。目前，临床常用的传统抗癫痫药物包括卡马西平（carbamazepine，CBZ）、丙戊酸（Valproic Acid，VPA）、PHT 和苯巴比妥等。由于抗癫痫的治疗用药周期长，药物有效浓度与中毒浓度接近，药效学和药动学的个体差异大，使得临床上仅凭经验用药的治疗效果往往不够理想。因此，对抗癫痫药物进行治疗药物监测（TDM），根据药物浓度测定结果对患者进行个体化治疗，可显著改善抗癫痫药物的治疗效果。

进行抗癫痫药物的 TDM 时，生物样本的采集时间及是否存在联合用药是影响抗癫痫药物浓度的重要因素。许多抗癫痫药物为肝药酶诱导药（苯巴比妥、扑米酮、PHT 及 CBZ）或抑制药（VPA），当以上药物联合用药时，可导致药物自身效应减弱或加强。临床上治疗癫痫多主张单一用药，只有当单药难以控制时，才采取联合使用抗癫痫药物治疗。抗癫痫药物的剂型和生物利用度、患者的生理和病理特点等因素，也影响抗癫痫药物的体内浓度。

近年来，新型抗癫痫药物如非氨酯、加巴喷丁、拉莫三嗪、托吡酯、替加宾、左乙拉西坦、奥卡西平和唑尼沙胺等陆续应用于临床。与传统抗癫痫药物比较，新型抗癫痫药物具有治疗指数高，药物相互作用少等优点，故其临床应用不断增加，新型抗癫痫药物的药动学特点，见表 5-2。有关新型抗癫痫药物是否需要进行 TDM，尚存在争议。根据临床需要，对新型抗癫痫药物开展 TDM，仍是有助于患者个体化治疗的有益选择。

随着基因组学、分子生物学等的快速发展，基因多态性与抗癫痫药物的药效、不良反应相关性的研究日益受到重视，但结果存在争议。未来，根据 TDM 结果并结合患者的遗传特征指导患者进行抗癫痫药物的合理用药，将成为实现抗癫痫药物个体化用药的重要途径。

（一）VPA

VPA 是临床常用的广谱抗癫痫药物及治疗癫

表 5-2　新型抗癫痫药物的药动学参数

药品名称	T_{max}(h)	Vd(L/kg)	$t_{1/2}$(h)	范围(μmol/L)
氯硝西泮	1～4	3.0	20～40	60～250
奥卡西平	1～2	0.82	2	50～140
非氨酯	2～6	0.75	14～23	120～400
加巴喷丁	2～3	0.85	5～9	20～100
拉莫三嗪	1～3	1.0	15～60	8～80
托吡酯	1～4	0.65	12～30	6～75
氨己烯酸	0.5～2	0.8	5～74	6～278
唑尼沙胺	2～5	1.5	50～70	45～180

痫全面发作的首选药物，也可用于癫痫的部分发作和热性惊厥等的治疗。单独应用 VPA 治疗癫痫时，总有效率约为 80%。VPA 的可能作用机制是通过增加脑内抑制性神经递质氨酪酸(γ-氨基丁酸，γ-amino butyric acid，GABA)的含量，降低神经元兴奋性，稳定神经元细胞膜。此外，VPA 还可抑制 Na^+ 通道，减弱 T 型 Ca^{2+} 电流，抑制起源于背侧丘脑的 3Hz 异常放电。VPA 的治疗指数低、安全范围窄，药动学和药效学的个体差异较大，药效、不良反应和浓度密切相关。当给予 VPA 常规给药剂量时，约有 50%左右患者的血药浓度低于或超出有效浓度范围。VPA 的不良反应主要表现为嗜睡、共济失调、恶心、呕吐、肝功能损害等，VPA 减量后，多数不良反应可逆。为有效控制癫痫发作，降低 VPA 的不良反应，应从小剂量开始并定期测定 VPA 浓度，检查患者的肝、肾功能等指标，及时调整给药方案。

1. VPA 的药动学　VPA 口服吸收快而完全，服药后 1～2h 血药浓度即可达峰值。食物可延缓其吸收，缓释片达峰时间延长。半衰期为 7～10h。VPA 的生物利用度较高，接近 100%。当 VPA 的血药浓度约为 50mg/L 时，其血浆蛋白结合率约 94%；当 VPA 血药浓度约为 100mg/L 时，其血浆蛋白结合率下降为 80%～85%；随着 VPA 血药浓度的增高，其游离型浓度增加，从而使得进入脑组织的 VPA 浓度升高(脑积液内的 VPA 浓度为血浆中浓度的 10%～20%)。

VPA 主要分布在细胞外液、肝、肾、肠和脑组织等部位。在人体内，该药部分由肝代谢，包括与葡萄糖醛酸结合及发生某些氧化反应；VPA 主要经肾排出，少量可随粪便排出或呼出。VPA 可通过胎盘组织，能分泌入乳汁。VPA 的体内浓度可受多种药物的影响，与肝药酶诱导药等药物联合用药时，肝药酶诱导药可加快 VPA 的代谢，导致其浓度降低，降幅可高达 50%左右。不同口服剂型的 VPA，其药动学参数除生物利用度基本相同外，半衰期和清除率等参数差异较大。因此，当患者改换不同厂家、不同剂型的 VPA 制剂时，应及时测定 VPA 的血药浓度并据此调整给药方案。

VPA 浓度的测定多采用 HPLC 和 FPIA 法，2 种方法的精密度和准确度均能满足需求。HPLC 法专属性强，重现性好，测定周期长；FPIA 法自动化程度高，样本用量少，不需预处理，但可受血清高三酰甘油的影响。

2. VPA 的 TDM　VPA 有效血药浓度范围为 50～100mg/L。当 VPA 血药浓度超过 120mg/L 时，可出现明显不良反应。当 VPA 浓度低于 50mg/L 时，癫痫控制率＜50%；当 VPA 浓度位于有效浓度范围时，癫痫控制率可达 80%以上。故为提高 VPA 的抗癫痫效果，宜调整其剂量使其达到有效浓度范围。测定 VPA 血药浓度时，正确的采集血样时间应为患者服药后 3～4d，VPA 血药浓度达稳态后。

一般情况下，无特殊标注时，TDM 测定的均为 VPA 蛋白结合型药物浓度。当患者的肝、肾功能正常且采用单一的 VPA 进行抗癫痫治疗时，不需测定 VPA 游离型浓度。但当有下列情况时，需测定 VPA 的游离型浓度：第一，患者每日服用的 VPA 总剂量＞60mg/kg；第二，患者 VPA 的血药浓度＜50mg/L 且癫痫未发作，医师考虑是否增加 VPA 剂量；第三，患者每日服用 VPA 的剂量＜60mg/kg，出现毒性反应症状；第四，特殊人群患者(如孕妇等)接受多种抗癫痫药物治疗时。

(二)CBZ

CBZ 为苯噻嗪衍生物，又名酰胺咪嗪，是杂环类广谱抗癫痫药物。目前，CBZ 仍是癫痫复杂部分性发作(也称精神运动型发作)的首选药物。CBZ 可通过抑制细胞膜对 Na^+ 和 Ca^{2+} 的通透性，使细胞的兴奋性降低。此外，CBZ 可增强 GABA 的抑制功能，阻止脑部异常电位活动向周围脑组织的扩散，进而抑制癫痫的发作。CBZ 的体内吸收不规则，个体差异大，治疗窗窄，仅凭经验以常规剂量用药则难以有效控制癫痫。CBZ 的常见不良反应包括肝、肾损害及嗜睡、共济失调等，当 CBZ 的血药浓度＞15mg/L 时，易发生严重的中毒症状如抽搐等，与癫痫发作症状难以区分。为获得最佳的治疗效果，并减少不良反应的产生，临床应用 CBZ 时需常规进行TDM,以帮助实现CBZ给药方案的个体化。

1. CBZ的药动学　CBZ口服吸收缓慢且不规则,服药后4～8h血药浓度达峰值。CBZ的半衰期约为36h,血浆蛋白结合率65%～85%。CBZ的清除率与体重有关,随着体重的增加,CBZ的清除率以非线性方式增加,联合应用VPA对CBZ的清除率无影响。长期服药时CBZ对肝药酶的自身诱导作用,使CBZ半衰期降低,为12～17h。CBZ经肝代谢,主要代谢产物为10,11-环氧化卡马西平(10,11-epoxide carbamazepine, CBZ-E),占原药的20%～40%。CBZ-E虽具有抗惊厥作用,但不良反应较严重。CBZ-E可由环氧化物水解酶进一步代谢,此水解酶可被VPA抑制,也可先天缺乏。因此,有些患者可表现为CBZ血药浓度并未超出有效浓度范围,却发生了毒性反应。尤其是患者同时合并使用VPA时,该现象明显增加。

目前,国内外对CBZ浓度的测定方法主要包括FPIA、HPLC和LS-MS法等。CBZ大样本的测定多采用FPIA法,FPIA法测定CBZ的结果略高于HPLC法。采用HPLC或FPIA法测定CBZ浓度时,CBZ-E与CBZ具有交叉反应性,CBZ-E可干扰CBZ的测定。随着CBZ-E的浓度升高,交叉反应性降低。

2. CBZ的TDM　CBZ的有效血药浓度范围为4～12mg/L。单独应用CBZ治疗癫痫时,应选择从小剂量开始。在进行TDM情况下,结合患者的临床表现,逐步增加CBZ的剂量至有效浓度。当患者的CBZ血药浓度已达到有效血药浓度的上限,而癫痫仍未得到有效控制时,可考虑更换其他抗癫痫药物或联合其他抗癫痫药物治疗。CBZ可诱导自身代谢,长期应用其半衰期可显著降低。一般服药后2周,CBZ的血药浓度可达稳态。服药后3～4周,CBZ的自身诱导可达最大程度,血药浓度可能会有所下降。此时,尤其需测定CBZ的血药浓度,确定是否需要调整CBZ的给药方案。

CBZ的脑内浓度接近血中游离型浓度,但测定CBZ的脑中浓度或血中游离型浓度,技术要求高,开展难度大。研究显示,唾液中的蛋白含量极少,其所含药物浓度与血中游离型药物浓度几乎相同。此外,唾液样本还具有无创伤性、经济、易于采集等优点。CBZ唾液浓度与血药浓度具有相关性,唾液/血清药物浓度比值约为25%。虽然该比值国内外人群中略有差异,但均不受性别、年龄影响。通过测定CBZ的唾液浓度,可间接反映血中游离型浓度。

(三)PHT

PHT是临床上常用的抗癫痫药物,主要用于治疗复杂部分发作(颞叶癫痫、精神运动型发作)、单纯部分性发作(局限性发作)、全身强直-阵挛性发作和癫痫持续状态,可作为癫痫大发作和局限性发作的首选药物。因PHT具有治疗窗窄、个体差异大、中毒症状与剂量不足症状相似、毒性反应与体内浓度密切相关、具有非线性药动学特征等特点,为提高PHT的临床疗效和安全性,需要对其进行TDM。

1. PHT的药动学　PHT口服吸收较慢且不规则,需要连续多次服药才能有效。成年人口服PHT的剂量约为每日300mg,需连续服用1～2周后,PHT的血药浓度方可达到稳态。口服单剂量的PHT,4～12h后,血药浓度可达峰值。PHT的生物利用度约为80%,血浆蛋白结合率约为90%。PHT易透过血-脑屏障,脑中浓度可比血中高2～3倍。口服PHT的半衰期约为22h,但个体差异较大(7～42h)。长期服用PHT后,半衰期可延长至15～95h。PHT无自身诱导作用,主要经肝代谢,经肾排泄,代谢产物无活性。

PHT的药动学特点与剂量有关,剂量与血药浓度间呈非线性动力学的特点。当PHT的体内浓度较低时,按一级动力学消除;当PHT浓度升高,肝代谢呈饱和状态时,按零级动力学消除,半衰期显著延长。此时,PHT的剂量稍有增加,即可导致PHT血药浓度的异常升高,发生中毒反应。PHT的个体药动学参数可受多种因素影响,如年龄、肝肾功能、联合用药、妊娠等。随着年龄增加,PHT的蛋白结合率降低,血中游离型药物浓度升高。65岁以上患者,可比45岁以下患者的蛋白结合率减少2%～20%,老年人服用PHT时应适当减量。

目前,测定PHT浓度的方法主要有分光光度法、酶免疫法、HPLC和FPIA等。采用HPLC法和FPIA法分别对服用PHT的患者的同一血样进行血药浓度测定,2种方法间具有良好的相关性,结果无统计学差异。

2. PHT的TDM　随着PHT血药浓度的增加,癫痫发作的频率减少。当PHT血药浓度达10mg/L时,癫痫的发作次数可明显降低。PHT的有效血药浓度范围为10～20mg/L,在此范围内,PHT的治疗有效率约为80%。当PHT的血药浓度>25mg/L 时，多数患者可出现眼震；随着 PHT 血药浓度的继续升高，患者可相继出现共济失调、说话不清、视物模糊、意识障碍及精神症状，并可出现肢体多动、无力及眼肌麻痹等症状和体征。

二、免疫抑制药

免疫抑制药的应用，显著地提高了器官移植患者的生存率，改善了患者的生活质量，对于器官或组织移植工作的开展起到了巨大的推动作用，具有划时代的意义。免疫抑制药的代表性药物主要包括钙神经蛋白抑制药（CsA 和他克莫司）、抗代谢药物（霉酚酸酯）和雷帕霉素靶蛋白抑制药（西罗莫司）等。上述药物均存在口服生物利用度低、药动学个体差异大、治疗指数低、有效浓度范围窄等缺陷。因此，通过测定患者生物样品中上述药物或其活性代谢产物的浓度并调整给药方案，可最大限度发挥药物的治疗效果并降低不良反应的发生。目前，临床应用最为广泛的免疫抑制药为 CsA 和他克莫司。

（一）CsA

CsA 为高脂溶性肽类大分子药物，可通过对免疫应答过程多环节的作用，选择性抑制辅助性 T 淋巴细胞（T_H）的增殖及功能。CsA 还可选择性及可逆性地改变淋巴细胞功能，抑制淋巴细胞在抗原或分裂原刺激下的分化、增殖，抑制其分泌白介素及肿瘤细胞坏死因子等细胞因子，抑制 NK 细胞的杀伤活力等。目前，CsA 主要用于器官移植后的抗排斥反应及多种自身免疫性疾病的治疗。

与其他种类的免疫抑制药比较，CsA 的不良反应少，但患者应用时仍存在发生肝、肾损害和震颤、高血压等不良反应的可能性。CsA 的安全范围窄，治疗作用和不良反应与体内浓度密切相关。器官移植患者在应用 CsA 治疗时，多需长期用药。以肝或肾移植的患者为例，在服用 CsA 时，CsA 不足（器官排斥）或过量（不良反应）的反应难以区别。鉴于上述原因，CsA 需进行 TDM。

1. CsA 的药动学　CsA 的体内过程随移植器官的种类不同而变化。肌内注射 CsA 的吸收不规则；口服给药 CsA 的吸收慢而不完全，约 4h 达峰浓度，半衰期为 10～30h。CsA 的生物利用度也随移植器官的不同而有差异，大多为 20%～50%，血浆蛋白结合率为 90%。CsA 主要在肝由 CYP3A 酶代谢，大部分从胆汁排出，经尿排出者仅为 10%，仅有 0.1%为原型药物。由于 CsA 在血液中几乎全部与蛋白结合，因此 TDM 多主张作全血浓度测定。CsA 浓度测定的方法主要有色谱法和 IA，2 种方法的灵敏度、线性范围、重复性均可满足要求。

2. CsA 的 TDM　由于 CsA 的个体差异较大，不同病种或术后的不同阶段，剂量和浓度不完全相关。此外，CsA 的浓度并非完全由用药剂量和个体差异决定，还受合并用药和肝、肾功能等多种因素影响。上述原因，使得目前尚无一个统一的 CsA 有效血药浓度范围指导临床用药。

长期以来，人们一直使用谷浓度（C_0）进行 CsA 的 TDM。从理论上讲，当谷浓度大于有效浓度低限，则不会发生排斥反应。基于上述观点，CsA 进入临床至今，国内外多个研究机构均依据 CsA 的谷浓度调整 CsA 的治疗方案。CsA 的有效血药谷浓度范围为 100～400ng/ml。口服后 3～4d，CsA 的血药浓度可达稳态，此时即可进行常规的 CsA 谷浓度测定。测定频率多为术后 1 周起，3 个月内每周测定 1～2 次，3 个月后每月测定 1 次，长期生存者可 6 个月或 1 年测定 1 次。目前认为，器官移植患者只要不发生排斥反应，CsA 的血药浓度应控制在较低水平。尤其对于长期应用 CsA 的患者，CsA 的血药浓度应维持在 100ng/ml 左右。此时，既能达到满意的免疫抑制效果，又能减少不良反应的发生。

近年来，随着对 CsA 药动学研究的深入，人们发现 CsA 的 C_0 和急性排斥反应的发生率、移植物的丧失率可能并无显著的相关性，并不是一个很好的可预测临床预后情况的指标。与 C_0 比较，CsA 的 AUC 与临床预后的相关性则较高，可准确预测预后情况。欲获得 AUC 的数值，需要频繁采集血样。患者的依从性、繁琐的操作和高额的测定费用等因素，均限制了 CsA 的 AUC 在临床的应用。有研究者在患者服用 CsA 后 2h 和 6h 分别采血，获得 CsA 的简化 AUC。将 CsA 的简化 AUC 与一个给药周期内、多点采血后获得的全程 AUC 数值进行对比，CsA 的简化 AUC 与全程 AUC 之间差异较小，可作为临床调整 CsA 的给药方案。此外，患者服用 CsA 后 2h 的血药浓度（C_2）也是一个可反应达峰浓度变化，且与 AUC 有较好相关性，准确预测预后反应的指标。CsA 的 C_2 参考值，见表 5-3。

（二）他克莫司

他克莫司（Tacrolimus）是一大环内酯类免疫抑制药，作用机制与 CsA 相似。在体内，他克莫司可与淋巴细胞内的结合蛋白形成复合物，并进一步

表 5-3 CsA 的 C_2 参考值

术后时间(月数)	肝移植(ng/ml)	肾移植(ng/ml)
0～6	1000	1700
6～12	800	1200
＞12	600	-

与 Ca^{2+}、钙调素、钙调磷酸酶结合，抑制后者的活性。此外，他克莫司还可阻断对早期淋巴细胞基因表达必需的去磷酸化过程，进而抑制 T 细胞特异性的转录因子的活化及白介素类细胞因子的合成，呈现双重的免疫抑制作用。他克莫司对免疫功能的抑制作用比 CsA 强约 100 倍，主要用于肝、肾等器官移植后的免疫排斥抑制治疗。他克莫司的药动学个体差异较大，治疗窗窄，用药剂量与血药浓度间相关性差。当他克莫司的血药浓度高于有效浓度范围时，患者可发生神经毒性、肾毒性和出现糖代谢异常等。因此，器官移植患者服用他克莫司治疗后，需要进行他克莫司的 TDM。

1. *他克莫司的药动学* 他克莫司口服吸收不完全，生物利用度仅为 25%。口服给药的达峰时间为 1～3h，半衰期约为 2h，血浆蛋白结合率为 99%。他克莫司大部分在肝被 CYP3A 酶代谢，通过肾排泄的原型药物不足 1%。他克莫司浓度测定的方法主要为色谱法(单用或与质谱联用)和 FPIA。

2. *他克莫司的 TDM* 他克莫司的有效血药浓度范围可根据全血的谷值浓度确定(表 5-4)。因移植器官、移植后时间不同，他克莫司的有效血药浓度范围略有差异。他克莫司的 TDM，推荐在移植后 2～3d 开始。移植后前 2 周，每周应测定 3～7 次。以后，可根据患者的情况逐步延长测定间隔。在器官移植后的前期，他克莫司的全血谷浓度应维持在 10～20ng/ml。当他克莫司的谷浓度＜10ng/ml 时，患者发生急性排斥的危险性增加；当他克莫司谷浓度＞20ng/ml 时，患者出现毒性反应的可能性升高。

表 5-4 他克莫司的有效血药浓度参考范围

术后时间(月)	肝移植(ng/ml)	肾移植(ng/ml)	心脏移植(ng/ml)
0～1	10～15	15～20	15～20
1～3	10～12	10～15	10～15
3～6	7～10	8～12	8～12
＞6	5～7	5～8	5～8

三、抗肿瘤药物

大多数的抗肿瘤药物具有治疗指数低、毒性大、药动学参数个体差异大的特点。此外，肿瘤患者治疗时，其体内抗肿瘤药物浓度的个体差异也是导致抗肿瘤药物治疗耐药的重要因素之一。理论上，抗肿瘤药物是进行 TDM 的合适药物。

TDM 最基本的条件是药物浓度和效应具有相关性。与其他常规的 TDM 药物比较，抗肿瘤药物的浓度-效应关系更为复杂。一些细胞周期非特异性抗肿瘤药物，其药效与浓度具有相关性(剂量依赖性)；而与细胞周期非特异性药物不同，一些抗代谢药则需在体内转化为活性代谢物，且作用一定时间后才能对敏感的肿瘤细胞发挥抗肿瘤作用(时间依赖性)。此外，由于大多数肿瘤患者治疗时常需进行抗肿瘤药物的联合化疗，药物间的相互作用及肿瘤细胞本身的特性，也增加了确定抗肿瘤药物浓度-效应关系的难度。对于大多数抗肿瘤药物，TDM 反应的仅是药物浓度-不良反应间的关系；基于提高抗肿瘤药物治疗效果的 TDM，仅对于少数几种抗肿瘤药物可行。目前，几种常用的抗肿瘤药物的药动学和药效学关系已基本明确，其药动学参数可以指导临床个体化给药，这些抗肿瘤药物包括：甲氨蝶呤(methotrexate，MTX)、氟尿嘧啶(fluorouracil，FU)、紫杉醇(paclitaxel，PTX)和白消安(busulfan，Bu)等。

传统治疗肿瘤的化疗方案是根据肿瘤的临床分型或分期进行经验用药。随着医学的发展，除了环境、生活习惯等因素，个体间的遗传特征差异也是造成抗肿瘤药物个体差异的主要因素。分子靶向抗肿瘤药物的发现，对于很多恶性肿瘤的治疗产生了革命性的意义。因此，实现抗肿瘤药物的个体化治疗不仅意味着依托 TDM 的个体化抗肿瘤药物治疗方案，更应包括以患者肿瘤细胞为特征的药物基因组学信息。有关抗肿瘤药物治疗的药物基因组学资料，已被国内外多个临床治疗指南列入参考。

(一)MTX

MTX 是细胞周期特异性抗代谢类药物，主要作用于 S 期，抑制二氢叶酸还原酶，使二氢叶酸不能被还原成具有生理活性的四氢叶酸，导致 DNA 的生物合成受到明显抑制。目前，MTX 已成为应用于白血病、淋巴瘤、头颈部肿瘤、骨肉瘤及多种自身免疫性疾病最为广泛的一种抗代谢药物。

采用大剂量的 MTX 治疗，可显著降低儿童急性淋巴白血病、髓外白血病的发生率，提高患者的总体无病生存率。MTX 导致的不良反应发生率和严重程度与 MTX 的体内浓度和作用时间相关。目前，大剂量 MTX 的药动学与其治疗实体瘤疗效间的关系尚未得到循证医学的证实，暂不能依据 MTX 的 TDM 结果对实体瘤的治疗提出有效建议。小剂量的 MTX 在治疗侵袭性葡萄胎时，测定其血药浓度意义不大，且不需要亚叶酸钙(calcium folinate，CF)解救。MTX 的血药浓度很低时，仍需关注其所致的不良反应。

1. **MTX 的药动学**　静脉滴注 MTX 的体内过程符合二室开放模型，MTX 的分布相半衰期($t_{1/2\alpha}$)为 1.2～3.0h。给药结束后，MTX 由中央室向周边室快速转运，但后期排泄变缓。给予小剂量 MTX 时，分布相半衰期和消除相半衰期($t_{1/2\beta}$)均相应延长。MTX 浓度常用的测定方法包括 FPIA 和 HPLC 法，FPIA 法简便快捷、灵敏度高，但特异性略差。MTX 的代谢产物 7-羟基-MTX 可干扰 MTX 的测定，导致结果偏高。

2. **MTX 的 TDM**　当 MTX 血药浓度 $C_{24h}>10mmol/L$、$C_{48h}>1.0mmol/L$、$C_{72h}>0.1mmol/L$ 时，可出现不可逆的不良反应。MTX 的疗效主要依赖于 C_{24h}，细胞内维持一定的 MTX 浓度，是 MTX 发挥治疗作用的重要条件。MTX 的不良反应则与其在体内的排泄情况即 C_{48h} 和 C_{72h} 密切相关。在尽可能提高 MTX 的血药浓度并延长其作用时间的同时，应适时适量地给予 CF 解救。临床采用大剂量 MTX 治疗时，CF 解救以 6～8 次以上为合理。目前，国内外普遍采用的柏林-法兰克福-明斯特协作组 86 解救方案，见图 5-1。应用 CF 解救时，一般应解救至 MTX 的血药浓度低于 0.1mmol/L。

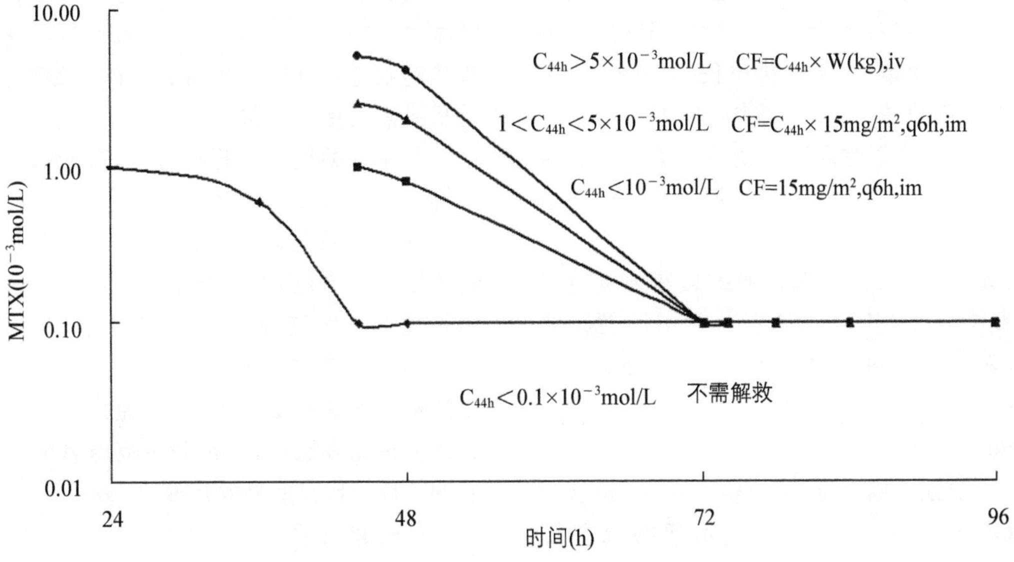

图 5-1　柏林-法兰克福-明斯特协作组 86 解救方案

(二)FU

FU 在体内转化为 FU 脱氧核苷，是一种广谱、高效的抗代谢药物，对细胞增殖各期都有显著的杀伤作用，尤其是 S 期。目前，FU 是国内外应用最为广泛的化疗药物之一，尤其是治疗消化道肿瘤的首选药物。FU 治疗时，可发生严重不良反应，以骨髓和消化道不良反应居多。FU 的个体差异较大，浓度与毒性反应间具有相关性。对 FU 进行 TDM 并据此调整给药方案，可显著提高其抗肿瘤治疗的安全性和有效性。

1. **FU 的药动学**　FU 主要在肝代谢，大部分代谢产物经胆汁排出。患者肝功能异常时，可导致其代谢及排泻减慢，造成体内蓄积、浓度升高。FU 有多种给药方式，静脉滴注 FU 的体内过程符合二室模型，半衰期较短，消除较快。FU 对癌组织具有高度亲和力，癌组织内的 FU 浓度明显高于血浓度。FU 浓度常用的测定方法包括 HPLC 和 HPLC-MS/MS 等。

2. **FU 的 TDM**　目前，有关 FU 有效浓度范围的报道较少。仅有的研究显示，直肠癌患者静脉滴注 FU,C_{120h}>1.5mmol/L 时,可发生严重的骨髓抑制;头颈肿瘤患者,单个治疗周期的总 AUC>30 000mg/(L·h)时,可作为预测不良反应发生的指标。

(三)PTX

PTX 是一种从紫杉属短叶苏木酚的树皮中分离,并具有潜在细胞复制作用的抑制剂。PTX 作用于肿瘤细胞后,肿瘤细胞内可积聚大量的微管,这些微管干扰肿瘤细胞的正常功能、阻断肿瘤细胞的正常分裂。目前,PTX 是一类临床上用于治疗晚期卵巢癌、乳腺癌最好的药物之一。此外,PTX 还对非小细胞肺癌、前列腺癌、头颈部肿瘤、类风湿关节炎等具有良好的疗效。PTX 的剂量限制性毒性主要表现为骨髓抑制和周围神经毒性。

1. *PTX 的药动学* 注射 PTX 175~275mg/m^2后,其血中药物分布呈双相性。半衰期约为 0.3h。注射 PTX 135~350mg/m^2后,其平均 C_{ss}可高于体外药效作用浓度。PTX 的蛋白结合率高达 95%~97%,不易透过血-脑脊液屏障。PTX 主要由肝代谢并经胆汁排出,从肾排出仅为 10%,尿中无代谢产物。PTX 的大分子结构、肝代谢等药理学特征,使它成为可腹腔内注射使用的最佳抗肿瘤药物。目前,PTX 浓度常用的测定方法包括 HPLC 和 HPLC-MS/MS 等。

2. *PTX 的 TDM* PTX 的有效血药浓度范围为 0.01~0.10mmol/L。PTX 所致的中性粒细胞减少,与该药血药浓度超过 0.1mmol/L 的维持时间显著相关。

(四)Bu

造血干细胞移植(hematopoietic stem cell transplantation,HSCT)是血液病治疗的重要进展,大剂量抗肿瘤药物化疗并结合 HSCT 已成为根治部分恶性及遗传性血液病的有效手段。白消安(Bu)是双甲基磺酸酯类烷化药,具有明显的骨髓毒性,可杀灭骨髓中的造血祖细胞和多能干细胞。Bu 常与环磷酰胺、氟达拉滨等组成联合方案,用于 HSCT 治疗恶性血液病的移植前预处理。Bu 的体内暴露量,与预处理方案的疗效和不良反应有密切相关性。口服或静脉注射 Bu 后,个体间 Bu 的浓度和药动学参数差异较大。目前,国内外多数移植中心均推荐使用大剂量 Bu 进行预处理的患者,需进行 Bu 的 TDM。

1. *Bu 的药动学* Bu 口服给药的体内过程符合一室开放模型,吸收较快,达峰时间约为 1.5~2.5h。Bu 的主要药动学参数 AUC、达峰浓度、清除率、分布容积和半衰期等的变化均与患者的临床诊断存在相关性。静脉用 Bu 制剂的药动学个体差异小于口服 Bu 制剂,静脉注射 Bu 0.8mg/kg 与口服 Bu 1.0mg/kg 的 AUC 相似。体重是影响静脉用 Bu 清除率和分布容积的主要因素,年龄对静脉用 Bu 的药动学特征无明显影响。目前,临床常用的 Bu 浓度分析方法是 HPLC 和 HPLC-MS/MS 法。

2. *Bu 的 TDM* 国际上众多 HSCT 移植中心多以口服给药 Bu 的 C_{ss} 600~900mg/L(相当于 $AUC_{0\sim6h}$ 875~1315mmol/(L·min),静脉给药 Bu 的 $AUC_{0\sim6h}$ 900~1500mmol/(L·min)(相当于 C_{ss} 660~1025mg/L)作为 Bu 的 TDM 目标。

四、抗精神病药物

精神分裂症是一种慢性、致残性精神病样精神障碍,典型及非典型抗精神病药物对精神分裂症的疗效已经获得广泛认可。多数抗精神病药物的药动学个体差异大,不良反应多且严重。通过对抗精神病药物进行 TDM 并制定个体化给药方案,可获得更满意的治疗效果。

与常规的抗癫痫药物等的 TDM 有所不同,抗精神病药物的 TDM 由于缺少商品化的配套试剂,开展此项目的医院需采用自建的分析方法测定药物浓度。目前,国内包括北京、上海等城市的大型精神病专科医院,已开展了氯氮平、利培酮等常用抗精神病药物的 TDM。抗精神病药物浓度测定常用的检测方法有 HPLC、放射免疫法等。随着检测方法的快速发展,对精神分裂症患者的治疗进行必要的 TDM 具有重要的意义。

(一)氯氮平

氯氮平(clozapine)为苯二氮䓬类衍生物,因其有效的抗精神病作用和较轻的锥体外系不良反应,该药被誉为精神病治疗史上的一大飞跃。氯氮平自 20 世纪 80 年代在我国投入临床后,被公认是一种疗效较好的非典型抗精神病药物,但氯氮平所致的粒细胞缺乏等不良反应限制了其临床应用。氯氮平的剂量、浓度以及疗效间存在较大的个体差异,有效监测氯氮平及其活性代谢产物的浓度,可为合理应用该药提供科学的依据。

1. *氯氮平的药动学* 口服氯氮平后,其体内药动学特征符合二室开放模型。口服氯氮平的半衰期为 4~14h,蛋白结合率约 95%,尿排泄约 20%,代谢产物抗精神病活性较低。口服氯氮平吸收较快，平均2h可达血药峰浓度。为获得最佳C_{ss}，氯氮平的最大给药间隔应<20h。氯氮平浓度常用的测定方法包括HPLC和HPLC-MS/MS法等。

2. 氯氮平的TDM　氯氮平的血药浓度与药效、不良反应相关。氯氮平治疗精神分裂症时，随着氯氮平浓度升高，疗效略有增加，而不良反应发生率明显升高。在兼顾疗效与不良反应的情况下，以300～600mg/L作为有效血药浓度范围较为合适。有学者进一步研究显示，氯氮平血药浓度在260～390mg/L时，抗精神病阴性症状效果较好；氯氮平血药浓度在200～280mg/L时，抗抑郁症状较好；氯氮平治疗其他附加症状（多与兴奋关联），有效血药浓度范围宜为300～400mg/L。

开展氯氮平的TDM，对于提高其治疗效果并降低不良反应等具有重要意义。但也有研究认为，氯氮平的血药浓度仅能解释10%～25%的疗效差异。影响氯氮平血药浓度的因素及其与疗效、不良反应间的相关关系，仍需要进一步深入研究。

（二）利培酮

利培酮（risperidone，RSP）为苯并异噁唑衍生物，是20世纪80年代末由比利时杨森制药公司研制的一种新型非典型抗精神病药物。RSP是选择性的单胺能拮抗药，与5-羟色胺能的5-HT_2受体和多巴胺D_2受体有较高的亲和力。RSP对精神分裂症的阳性和阴性症状均疗效显著，可改善患者的认知功能，锥体外系不良反应轻，临床应用广泛。患者应用RSP治疗，其药效及不良反应的个体差异显著。服用相同剂量的RSP，血药浓度可相差10倍，而其活性代谢物9-羟基-RSP的血药浓度差异可高达40多倍。

1. RSP的药动学　口服给药后，RSP吸收快速，生物利用度约为70%。RSP绝大部分经肝代谢，体内原型药物浓度非常低。RSP的主要代谢产物为9-羟基-RSP，具有与RSP相似的药理活性。每天口服RSP 4mg，RSP的浓度约为2.9g/L，而9-羟基-RSP的浓度约为24.1g/L。9-羟基-RSP的血药浓度与RSP的剂量呈正相关，而RSP的血药浓度与剂量不相关。RSP在体内主要经CYP2D6酶代谢，该酶也参与其他常用抗精神病药物如奎硫平、氯丙嗪和奥氮平等的代谢，故合并用药时可能会导致RSP的代谢下降。对于RSP和9-羟基-RSP血药浓度的测定，普遍采用HPLC法。采用HPLC法测定RSP和9-羟基-RSP的浓度，UVD的灵敏度低于ECD。

2. RSP的TDM　RSP的血药浓度与疗效、不良反应不相关，而9-羟基-RSP或RSP与9-羟基-RSP血药浓度之和与临床疗效、不良反应显著相关。因此，如仅测定RSP的血药浓度，则并无显著的临床意义。RSP及9-羟基-RSP血药浓度的正常范围参考值分别为：2.15～29.99g/L和4.70～75.87g/L。当9-羟基-RSP浓度为24.8g/L，可作为预测锥体外系不良反应的阈浓度。

五、抗微生物药物

（一）万古霉素

万古霉素（Van）是一种三环糖肽类窄谱抗菌药，主要通过破坏细菌细胞壁肽聚糖的合成而发挥杀菌效应。Van对目前医院感染的主要病原菌-甲氧西林耐药的葡萄球菌，如耐甲氧西林金黄色葡萄球菌，耐甲氧西林凝固酶阴性葡萄球菌，具有强大的抗菌活性。Van治疗范围窄，个体差异大，血药浓度影响因素多，易发生肾损害等不良反应，对Van进行TDM并结合临床实施个体化给药治疗具有重要意义。

1. Van的药动学　静脉滴注Van的体内过程符合二室模型。Van主要经肾清除，药物代谢和肾功能呈显著相关性。肾功能不全时，Van的清除率下降，半衰期延长，浓度升高。肾功能缺失的患者，Van不能经普通的血液透析清除。老年人Van的清除率降低，消除半衰期延长。若对老年患者按常规方案给药，则可引起Van的体内蓄积，易引起肾功能损害。Van的浓度测定常采用FPIA、HPLC或HPLC-MS/MS法等。

2. Van的TDM　过高的Van谷浓度是引起肾毒性的高危因素。Van致肾毒性的谷浓度折点为15～30mg/L。《万古霉素临床应用中国专家共识2011》推荐，Van的谷浓度为10～15mg/L，治疗重症感染时Van的谷浓度为15～20mg/L。

（二）替考拉宁

替考拉宁（teicoplanin）是由游动放线菌属发酵产生的一种糖肽类抗菌药。替考拉宁可通过抑制细菌细胞壁合成，从而抑制细菌生长。替考拉宁为非肠道给药，抗菌谱与Van相似，适用于治疗重症葡萄球菌、特别是耐甲氧西林葡萄球菌的感染。部分对Van耐药的金黄色葡萄球菌，对替考拉宁仍然敏感。替考拉宁对革兰阳性球菌的活性特别是对耐甲氧西林葡萄球菌和肠球菌属的活性较Van强，较Van相比，具有肾毒性更低、半衰期更长和红人综合征发生率低等优点。

1. 替考拉宁的药动学　替考拉宁口服不吸收，静脉和肌内注射有很好的耐受性。静脉给药3～12mg/kg，消除半衰期为155～188h；肌内注射6mg/kg时，消除半衰期为182h。替考拉宁的血浆蛋白结合率为90%～95%，对肝、肾功能影响小。替考拉宁在体内代谢很少，97%的药物由肾从尿中以原型排出。肾功能障碍的患者，替考拉宁的消除半衰期明显延长，可达102～347h。替考拉宁浓度测定的常用方法包括HPLC和HPLC-MS/MS法。

2. 替考拉宁的TDM　当替考拉宁的血药浓度未达到有效浓度范围时，极易诱发细菌耐药和治疗失败。替考拉宁注射液治疗严重感染时，其谷浓度应>10mg/L。

(三)两性霉素B

随着广谱抗生素、糖皮质激素、免疫抑制药及各种侵入性治疗措施的广泛应用，真菌感染的发病率日趋增高。抗真菌药物的治疗窗窄，安全性低。与氨基糖苷类、氯霉素、Van等抗菌药比较，抗真菌药的药动学/药效学(pharmacokinetic-pharmacodynamic，PK/PD)相关性资料尚缺乏，多数抗真菌药物的PK/PD关系尚不明确与完整，TDM的临床实践较少。目前，仅证实了部分抗真菌药物的血药浓度与疗效、毒性反应相关。为了降低患者因个体浓度差异而导致的治疗失败，对上述抗真菌药物开展TDM是行之有效的方法。

两性霉素B(Amphotericin B)于1956年上市，作用于细胞膜，与麦角固醇结合，可通过增加膜的通透性达到杀真菌的目的。两性霉素B为浓度依赖型杀菌药，并有抗生素后效应。因其广谱和强大的抗真菌活性，使其已成为临床治疗深部真菌感染的主要药物之一。两性霉素B的临床应用因其较严重的不良反应而受到了限制，其肾毒性多与蓄积剂量相关。目前，尚缺少两性霉素B药物浓度与疗效关系的研究数据。仅有的几项药动学研究表明，两性霉素B缺乏或不符合TDM的标准。因此，两性霉素B的TDM在临床并不常规进行。

(四)伏立康唑

伏立康唑(voriconazole)是三唑类抗真菌药物的代表药物之一，于2002年在美国上市。其化学结构与氟康唑类似，主要用于治疗侵袭性曲霉菌、对氟康唑耐药的念珠菌及由足放线病菌属和镰状菌属引起的严重感染。伏立康唑最常见的不良反应为视力、皮肤反应和肝功能损害。伏立康唑的血药浓度个体差异大，与多种药物合用时可发生明显的相互作用。2009年，美国传染病学会更新的侵袭性念珠菌治疗指南指出，三唑类抗真菌药的药动学、药效学特征已经达到了需要进行TDM的标准。在治疗初期、疗效减弱及发生药物相互作用的情况，需要进行TDM。三唑类代表药物的TDM情况，见表5-5。

表5-5　三唑类抗真菌药物的TDM

药物	血药浓度相关性		监测时间	有效浓度范围(mg/L)
	毒性	药效		
伊曲康唑	否	是	5～7d	治疗：>1.0 预防：>0.5
伏立康唑	是	是	2～3d	1.0～5.5
泊沙康唑	否	是	3～5d	>1.5

1. 伏立康唑的药动学　伏立康唑有口服和静脉2种剂型。其口服吸收完全，生物利用度约为90%。口服给药后2h，可达血药峰浓度；静脉或口服给药后约5d，血药浓度可达稳态。伏立康唑在人体内的分布广泛，食物可影响伏立康唑的吸收。口服伏立康唑后，其在成年人体内的代谢呈非线性药动学特征，而在儿童体内则表现为线性药动学特征。伏立康唑主要在肝代谢，代谢物主要经尿液排出。尿液中伏立康唑的原型药物较少，仅为5%左右。伏立康唑的蛋白结合率约为58%，肝、肾功能不全时，对伏立康唑的蛋白结合率几乎无影响。

2. 伏立康唑的TDM　伏立康唑的浓度与疗效和不良反应具有相关性，伏立康唑血药浓度低于有效浓度范围时，治疗效果较差。当伏立康唑血药浓度>5.5mg/L时，易发生不良反应；当伏立康唑血药浓度<1mg/L时，药物的有效性则明显降低。

(五)庆大霉素

TDM应用最广泛的抗菌药为氨基糖苷类。氨基糖苷类抗菌药抗菌谱广、杀菌活性强，具有抗生素后效应，与β-内酰胺类抗菌药有显著的协同作用，在治疗严重院内感染中具有重要价值。氨基糖苷类抗菌药为浓度依赖抗菌药，主要不良反应为耳毒性和肾毒性(表5-6)。为了保证达到有效的治疗浓度和避免潜在的毒性作用，临床应用时需对其进行TDM，以保证治疗的安全、有效。目前，测定氨基糖苷类药物的方法主要有微生物法、IA和色谱法等。应用较多的为FPIA法，其具有HPLC法的优点且样品不需特殊处理，但仪器较为昂贵。

表 5-6　氨基糖苷类抗菌药物的耳毒性和肾毒性比较

抗菌药物	耳毒性		肾毒性
	耳蜗	前庭	
庆大霉素	+	+++	+
阿米卡星	+++		+
妥布霉素	+	+++	+
链霉素	+	+++	+
卡那霉素	+++	+	+++
新霉素	+++	+	+++

"+"表示毒性强度

庆大霉素(gentamicin，Gen)是临床常用的广谱氨基糖苷类抗菌药，主要用于革兰阴性菌及革兰阳性菌，在胃肠道细菌感染、尿路感染及腹腔手术中应用非常广泛。由于 Gen 具有明显的耳毒性和肾毒性，限制了其临床应用。Gen 的浓度与临床疗效间有相关性。

1. Gen 的药动学　Gen 所致的耳毒性，多出现在内耳淋巴液与血药浓度达平衡时。Gen 在内耳的药物峰浓度多出现在用药后 5h，内耳 Gen 的半衰期约为 10～12h。因此，Gen 给药方案中应保证首次给药的最高血药峰浓度出现在用药后 2h 内，以使内耳淋巴液与血药浓度达平衡时，Gen 的血药浓度已经显著降低。Gen 的给药间隔时间应>12～15h，确保内耳 Gen 浓度可充分降低。Gen 多次给药，可产生蓄积作用，可高达有效血药浓度的 10～50倍。Gen 的临床用药一般为 5～7d，不宜超过 10d。对老年人、肾衰竭患者及严重脱水患者，应及时调整 Gen 的剂量。应用 Gen 时，应避免联用其他肾毒性药物。

2. Gen 的 TDM　Gen 的最佳血药峰浓度为 4～10mg/L、谷浓度<2mg/L。Gen 每日 1 次给药的肾毒性小于每日 2～3 次，间隔 6～8h 给药。根据 Gen 的血药浓度结果对患者进行个体化给药，可使耳、肾毒性发生率明显降低。

(六)阿米卡星

阿米卡星(amikacin)是第三代氨基糖苷类抗菌药，主要作用于革兰阴性菌及革兰阳性菌，因其潜在的耳毒性限制了临床应用。阿米卡星耳毒性的发生与用药剂量、时间有关。学者研究发现，一次给予阿米卡星后出现的短暂高峰值，即会产生显著的杀菌作用。采取每日 1 次的给药方式，延长了给药间隔时间，使阿米卡星有更充分的时间进行清除，避免了其在体内的蓄积。与每日多次给药比较，每日 1 次给药的疗效相当，但耳、肾毒性的发生率更低。

阿米卡星的最佳血药峰浓度 15～25mg/L，谷浓度<4mg/L。应用阿米卡星应严密监测血药浓度并及时调整用药方案，还应加强对患者的听力监测。由于阿米卡星内耳清除的时间较长，为降低停药后出现迟发性内耳损害，对听力监测的时间应延长至停药后。

六、抗反转录病毒药物

人类免疫缺陷病毒(human immunodeficiency virus，HIV)是一种反转录病毒，其复制过程依赖一种独特反转录酶将病毒 RNA 反转录为 DNA 前病毒。艾滋病即获得性免疫缺陷综合征(acquired immunodeficiency syndrome，AIDS)是由 HIV 引起的一种传染病，已成为威胁全人类的重大传染病。反转录酶抑制剂可分为核苷类和非核苷类反转录酶抑制药两类，可有效抑制反转录病毒的复制，是临床上最早应用的抗 AIDS 药物。国内外的 AIDS 治疗指南均认为，进行抗反转录病毒药物的 TDM 对 AIDS 的治疗是有益处的，可改善患者的治疗依从性、预测浓度依赖性不良反应、减少药物间的相互作用等。未进行抗反转录病毒药物治疗监测的 AIDS 患者，极易发展为因体内药物浓度不适而导致的耐药。目前，市场上尚未出现抗反转录病毒药物 TDM 的商品化试剂盒。对抗反转录病毒药物的 TDM，多在各个临床实验室开展。

我国抗 HIV 感染治疗的用药方案中，齐多夫定+拉米夫定+依非韦伦作为一线药物使用。该治疗方案对中国 HIV-1 感染患者的疗效确切，严重不良反应的发生率较低，依从性较好。国外很多研究已经证实，齐多夫定、拉米夫定、依非韦伦等药物的浓度与疗效、不良反应具有显著相关性。目前，多数临床研究均支持对依非韦伦进行 TDM。

(一)依非韦伦

依非韦伦(efavirdine，EFV)是一种新型的非核苷类 HIV-1 反转录酶抑制药，具有不良反应少、价格相对低廉、半衰期长、服药方便等优点。长期应用依非韦伦，很少发生如蛋白酶抑制药类抗 HIV 感染药物引起的血脂代谢异常及脂肪营养不良等反应。1998 年，EFV 获美国 FDA 批准用于抗 HIV 感染，并成为国际 AIDS 治疗指南推荐的非核苷反转录酶抑制药类首选药物。

1. EFV 的药动学　EFV 血浆蛋白结合率高、

半衰期长达 40～55h，患者每天服用 1 次即可有效抑制 HIV 的复制。EFV 主要经肝代谢，具有肝药酶诱导作用。EFV 与其他蛋白酶抑制药联合应用时，可加速其他蛋白酶抑制药的代谢、降低 AUC，而 EFV 本身的药动学参数无明显改变。核苷类反转录酶抑制药如齐多夫定、拉米夫定、司坦夫定等均不影响 EFV 的体内代谢过程。

2. EFV 的 TDM　EFV 的浓度偏低，可诱使 HIV 产生耐药。当 EFV 的血药浓度低于 1mg/L 时，治疗失败率显著高于 EFV 浓度＞1mg/L 以上的患者。患者若以 EFV＝1mg/L 为有效浓度下限值时，EFV 血药浓度大于此值的临床患者中，约 70％可有效抑制病毒复制；而若将此值提升至 2mg/L 时，有 80％以上的患者可得到有效的病毒抑制。

目前，EFV 的最佳有效血药浓度范围尚未确定。有学者提出，EFV 的最佳有效血药浓度范围应为 1～4mg/L。血药浓度在此范围的患者，可有效抑制病毒复制并且中枢神经系统不良反应最小。

七、中成药及其他

目前，有关中药 TDM 的理论和方法尚不健全，中药 TDM 的发展相对滞后、处于探索阶段。对中药安全性的认识不足、中药成分的相对复杂、缺乏适当的先进的分析仪器及技术等原因，严重制约了中药 TDM 的发展。近年来，中药药动学及临床药动学的研究为开展中药 TDM 奠定了初步基础。以中医药理论为基础，对中药进行系统性研究，再结合中医临床经验，借鉴西医临床药学理论，建立合理、可靠的临床 TDM 指标，将是未来开展中药 TDM 的主要发展方向。

DIG

DIG 是从毛花洋地黄叶中提取的一种二级苷，称为异羟基洋地黄毒苷，属洋地黄类制剂，是临床常用的经典强心苷类药物之一。DIG 广泛用于急慢性充血性心力衰竭、室上性心动过速、心房颤动和心房扑动的治疗。由于 DIG 治疗指数低，有效浓度范围窄，药动学和药效学个体差异大，不同药厂生产的 DIG 制剂生物利用度存在明显差异等，临床开展 DIG 的 TDM 具有重要的意义。

1. DIG 的药动学　口服 DIG 后，片剂的吸收率为 60％～80％，胶囊制剂的吸收率可达 90％以上。吸收的 DIG 可于 6～8h 后，分布于全身组织。约有 16％的 DIG 在体内被分解代谢，其余则以原型从尿液中排出。肾功能异常患者，其 DIG 的清除时间显著延长。血液交换、腹膜透析、血液透析或体外循环不能清除体内的 DIG。女性、儿童、老年患者的 DIG 浓度偏高。与红霉素、奥美拉唑、维拉帕米、普罗帕酮等合用，DIG 血药浓度升高；与制酸药、阴离子交换树脂以及抗肿瘤药等合用，DIG 血药浓度降低；肝酶诱导药可加速 DIG 代谢，使其血药浓度降低。

目前，FPIA 法是测定 DIG 浓度的主要方法。HPLC-MS/MS 是继 FPIA 法后分辨率更高的一种检测方法。HPLC-MS/MS 法具有快速、准确、不易产生交叉反应等优点，但操作繁琐、费时，且检测仪器价格昂贵，其临床推广严重受限。

2. DIG 的 TDM　《中华人民共和国药典・临床用药须知》(2005 年版)DIG 血药浓度的正常范围为 0.5～2.0ng/ml。当 DIG 的血药浓度在此范围内时，多数患者的病情可得到有效控制，疗效满意。当 DIG 的血药浓度＞2.0ng/ml 时，出现中毒症状的患者明显增多。DIG 的中毒剂量和治疗剂量非常接近，中毒症状出现和浓度密切相关。DIG 的中毒症状可逆，如及时停药，浓度下降后症状可消失。

DIG 的有效浓度范围与中毒浓度和无效浓度范围存在交叉，不能简单地根据 DIG 的浓度来判断是否中毒或剂量不足。进行 DIG 的 TDM 患者，应基于其血药浓度监测结果，综合临床症状和相关检测指标，制定合理的 DIG 个体化给药方案。

(菅凌燕　李雪松　邓杨林　何晓静)

第三节　个体化药物治疗

一、个体化药物治疗概述

(一)个体化药物治疗起源

我国传统中医药治疗从诞生开始，“理法方药、望闻切问”，因人施治，凸显一人一方的个体化用药方案。从本质上讲，中医医疗沿用的是个体化的医疗模式，只是没有“个体化治疗”的现代专业名词称谓而已。个体化治疗是西方医学的名称，意指在对患者的治疗中要考虑个体差异、心理诉求及诸多影响因素，实施针对患者个体的效应最大化、危害最小化的医疗措施。在英文词语中，“Personalized Medicine ”“Individualized Treatment”“Individualized Medicine”等均指个体化治疗，以这些检索词在 PubMed 数据库中检索，发现早在 1952 年就有文献提到个体化治疗，针对可的松敏感性差的眼疾病患者采取强化激素治疗。20 世纪 60～70 年代，药物动力学、治疗药物监测学科的发展，以个体药物治疗方案设计为主要内容的个体化治疗快速发展，测定血药浓度为主的药品暴露是主要手段，对临床癫痫、哮喘、心力衰竭、感染等治疗提供了有效的药学支持，特别是 20 世纪 80 年代器官移植术的开展，对免疫抑制药的监测使得药物个体化治疗从技术和临床实践上都获得了一次飞跃。

遗传药理学及分子生物学（基因、蛋白）的发展与个体化医疗紧密相关。1953 年，DNA 双螺旋结构理论问世，确定了遗传的分子学基础；1956 年，人类染色体被显影，染色体数被确定；1957 年，Motulsky 认为对有些药物的异常反应是由遗传决定的酶缺损而引起；1959 年，Vogel 首次使用“遗传药理学”（pharmacogenetics）这一名词；1963 年，Williams 提出两相酶参与药物体内代谢理论。1960－1990 年，药物代谢酶多态性成为遗传药理学发展主体。药物代谢酶多态性的深入研究为个体化药物动力学提供了依据，揭示了遗传因素在个体化治疗中的作用。

1990 年，美国启动国际人类基因组计划（human genome project，HGP），为研究药物相关基因及其对药物代谢和反应的影响提供了更多、更完整的信息，1997 年，“药物基因组学”（pharmacogenomics）应运而生。药物基因组学的兴起再次带动起个体化治疗新的高潮，“量体裁衣”式的药物治疗革命与基因检测紧密联系在一起。

2005 年 3 月，美国食品与药品管理局（FDA）颁布了面向药厂的“药物基因组学资料呈递（pharmacogenomic data submissions）”指南。该指南旨在敦促药厂在提交新药申请时依据具体情况，必需或自愿提供该药物的药物基因组学资料，其目的是推进更有效的新型“个体化用药”进程，最终达到视“每个人的遗传学状况”而用药，使患者在获得最大药物疗效的同时，面临最小的药物不良反应危险。2007 年，FDA 首次批准了一种药物基因组学检测方法，用于判断常用抗凝血药物华法林的用量及敏感性。截止到 2011 年，美国 FDA 批准的 70 余种药物的说明书上已有药物基因组学信息，用于预测不同基因型患者在应用药物时的疗效和毒性。

（二）个体化药物治疗概念

明确个体化药物治疗的概念必须首先了解个体化医疗。有专家认为“个体化医疗”包含两层含义：一是针对每个患者独特的个体特征，提供最快速、最准确的诊疗方案；二是以个人为中心，针对个人提供一系列的健康医疗服务。

2004 年 11 月成立的美国个体化医疗联盟（Personalized Medicine Coalition，PMC）将个体化医疗定义为：“Personalized medicine refers to the tailoring of medical treatment to the individual characteristics of each patient. ”，即：根据每个病人独特的个体特征提供量体裁衣式的医学诊疗服务。基因组和分子数据的应用可以更好地针对医疗服务，推动新药的发明和临床测试，有助于确定个体对于特定疾病的易感性。

关于个体化医疗的概念，人们常解释为“在正确的时间给予正确的患者正确的治疗”。

个体化药物治疗是临床合理用药的科学方法，是针对以药物为使用对象的个体化医疗。通过治疗药物监测（therapeutic drug monitoring，TDM），分析药物基因多态性、测定体内药物暴露（通常为血药浓度）或药物效应生物标志物，结合药物的有效性、安全性，根据临床诊断、药物动力学、药效学及遗传药理学特征，制定适合患者个体的用药方案，使患者的血药浓度处于最低有效浓度与最低中毒浓度范围内，保证药物暴露达到一个适宜的程度，从而最大限度地发挥药物的治疗作用，避免或减少毒副作用。

2008 年第 68 届国际药学联合会提出《全球医院药学大会共识》，强调了医院药师的共同目标或责任，即通过合理、安全、有效、适当及经济的用药，来优化临床治疗。个体化药物治疗就是合理用药的核心内容，也是 TDM 的最终目的。我国推行的医院等级评审、临床药学重点专科建设中也都对 TDM 和个体化药物治疗的技术服务做出了明确的目标。

（三）个体化药物治疗内容

药物治疗的目的是在机体中产生并维持治疗作用。为了获得最大疗效及最小不良反应，常需对给药方案（dosage regimen）作必要的设计，即实施个体化药物治疗。根据患者具体情况及药动学、药效学及遗传药理学特点拟定药物治疗计划，个体化给药方案一般包括：确定合理的给药品种、给药剂量、给药途径、给药间隔、给药速度和给药时间，以保证患者得到安全、有效、经济的治疗。理想的给药方案应该努力减少药物毒副反应并避免无效治疗。

药物在机体中要经历药动学和药效学过程，这2个过程涵盖了药物在体内的全部处置过程及药物反应特征，药物治疗的核心问题就是药物暴露和效应问题，控制了药物暴露，就能制定给药方案；知道了药物效应程度，就能确定合适的药物暴露。所以，研究和认识药物的暴露和效应是个体化药物治疗的重要内容。

个体化药物治疗依赖多学科支撑。TDM是研究和开展个体化药物治疗技术和方法的学科，直接推动临床个体化治疗技术创新和水平提高；药动学和药效学揭示机体对药物、药物对机体之间的处置关系，为个体化治疗提供理论基础；药物分析学研究药物在不同环境状态下的定性、定量方法，为个体化治疗提供药物、生物标记物等化合物的准确量化信息，以掌握药品暴露；分子生物学研究基因、蛋白等生物大分子的结构、功能及检测分析方法，从分子水平寻找个体化治疗的遗传影响因素、药效生物标记物，为个体化治疗提供准确的生物学参数。

个体化药物治疗存在药学和医学2个领域的认识区别，可称之为药学认识和医学认识。医学认识表现为：广义个体化认为影像、B超、核素、病理和检验以及临床指征都可作为患者个体化标记物，狭义个体化认为基因组学就是个体化治疗和生物标记物，基因组学、代谢组学、蛋白组学等作为个体化治疗的生物标记物成为研究的最主要内容。药学认识表现为：因人而异的药物治疗设计是个体化的主要内容，包括药物暴露为主的给药方案制定和药物敏感（或效应）为主的治疗窗（阈值）设定。2种认识都强调患者的个体差异因素，区别在于前者重视患者本身的生物遗传因素，基因分析作为个体化治疗主要技术工具；而药学认识重视药品的体内暴露和药物效应，遗传因素作为影响之一是最重要的个体化参考依据，药物体内分析和分子生物学评价都是个体化治疗的主要技术手段。

（四）个体化药物治疗发展

1. *个体化治疗的理念及其变化*　个体化药物治疗虽然已改变了不同患者相同方案的模式化给药方式，实施了“量体裁衣”式的个体化用药方案，但监测信息仍存在局限性：一套药物治疗方案中往往监测的只是其中一种药品，个体化参考依据信息对于临床治疗来讲不完整。所以进行个体药物治疗方案中全部药物的信息监测，有助于临床医师对疗效的把握，即原来对给药方案中的某一个药物的监测转变为多个药物或整体用药的监测，扩大药物暴露的监测信息。

同时，由传统的药动学（pharmacokinetics，简写PK）监测（药物暴露或血药浓度）扩展到同时监测药效学（pharmacodynamics，简写PD），即PK/PD的个体化监测。不仅考虑药品暴露的个体差异还要考虑药物效应的个体差异，以此设定个体的靶浓度（治疗阈或有效治疗浓度范围）及个体化给药方案。

2. *个体化药物治疗的分析技术发展*　个体化药物治疗的技术主要体现在药物暴露和药效响应监测的分析手段上，即药物体内分析和分子生物学测定的水平上。药物体内分析主要包括免疫测定和液相色谱分析。

免疫测定有酶联免疫、荧光偏振免疫和化学发光免疫，目前临床使用的多是化学发光免疫测定方法（chemiluminescence immunoassay，CIA）。CIA将高灵敏度的化学发光测定技术与高特异性的免疫反应相结合，用于各种抗原、半抗原、抗体、激素、酶、脂肪酸、维生素和药物等的检测分析技术，是目前最先进的标记免疫测定技术，灵敏度和精确度比酶免法、荧光法高几个数量级，可以完全替代放射免疫分析、彻底淘汰酶联免疫分析。主要具有灵敏度高、特异性强、试剂价格低廉、试剂稳定且有效期长（6～18个月）、方法稳定快速、操作简单自动化程度高等优点。

液相色谱分析有高效液相-紫外、高效液相-荧光和高效液相-质谱联用分析等，高效液相-质谱联用（HPLC-MS）仪是当前最为先进的分析仪器。液质联用（HPLC-MS）又叫液相色谱-质谱联用技术，它以液相色谱作为分离系统，质谱为检测系统。液质联用体现了色谱和质谱优势的互补，将色谱对复杂样品的高分离能力，与MS具有高选择性、高灵敏度及能够提供相对分子质量与结构信息的优点结合起来。在医药领域主要应用于Ⅰ期临床试验的药动学及生物等效性研究、药物分析方法研究、天然药物及中药开发研究、蛋白与肽类的鉴定、毒物分析等。液质联用仪不仅灵敏度高，还具有良好通量性能：优异的高流量性能、降低的离子抑制效应、自清洁离子源探针设计和可靠的接口设计，提高了分析速度。

分子生物学方法先后建立了限制性内切酶酶谱分析、核酸分子杂交、限制性片段长度多态性连锁分析等。1985 年由美国 Cetus 公司人类遗传学研究室 Mullis 等创立并随后迅速发展起来的 DNA 体外扩增技术-聚合酶链反应(polymerase chain reaction，PCR)，以及 20 世纪 90 年代发展起来的 DNA 芯片技术(DNA chip)，标志着分子生物学诊断技术进入崭新的阶段。

(1)荧光定量 PCR：一种最新的定量 PCR 检测方法，可采用外参照的定量法，也可采用内参照的定量方法，后者是在竞争性 PCR 基础上的发展。扩增后产物采用荧光显示，定量方法多样化，算法更为精确。

(2)基因芯片(genechip)(又称 DNA 芯片、生物芯片)：基因芯片的测序原理是杂交测序方法，即通过与一组已知序列的核酸探针杂交进行核酸序列测定的方法，在一块基片表面固定了序列已知的八核苷酸的探针。当溶液中带有荧光标记的核酸序列 TATGCAATCTAG，与基因芯片上对应位置的核酸探针产生互补匹配时，通过确定荧光强度最强的探针位置，获得一组序列完全互补的探针序列。据此可重组出靶核酸的序列。

3. *学科理论发展使个体化药物治疗成为可能*　药物基因组学、蛋白组学和代谢组学的发展，药物流行病学的应用，临床医学的技术需求，这都推动了以个体化药物治疗为核心的治疗药物监测学科发展，使得个体化的基础理论、技术和方法得以进入临床实践领域，研究转化为医学发展的动力。

如何根据每个患者的具体情况，制定有效而安全的个体化药物治疗方案，一直是困扰临床医师的难题。虽然可以通过体重、体表面积、年龄等因素调整用药剂量，可以根据临床表现或生化指标判断疗效，但由于影响药物体内过程的因素众多，患者遗传结构对药物反应存在个体差异，个体化药物治疗一直不能有效的应用于临床实践。随着 TDM 技术的突破及药物基因组学的发展，个体化药物治疗已经成为可能。

研究表明，许多药物的血药浓度与药理效应强度间有很好的相关性，而检测方法的进步使微量药物的定量得以实现。以血药浓度为客观依据，运用药动学理论，制定合理的用药方案，日益为广大临床工作者接受和采用。目前，TDM 在欧美发达国家已经成为临床实验室的主要常规工作之一。我国约从 20 世纪 80 年代逐步开展此项工作。随着 TDM 和药物基因组学监测的进一步发展，不仅可以监测患者药物浓度是否在治疗范围，还能够前瞻性预测药物用量、药物效应等，从而进一步提高临床治疗效果。

二、个体化药物治疗的理论依据和临床意义

(一)个体化药物治疗理论基础

1. *药动学*　药动学(pharmacokinetics)，主要是定量研究药物在生物体内吸收、分布、代谢和排泄规律，并运用数学原理和方法阐述血药浓度随时间变化的动态规律的一门学科。是确定药物的给药剂量和间隔时间的依据。药动学参数主要如下。

(1)峰浓度(C_{max})和达峰时间(T_{max})：指血管外给药后药物在血浆中的最高浓度值及其出现时间，分别代表药物吸收的程度和速度。

(2)曲线下面积(AUC)：指时量曲线和横坐标围成的区域，表示一段时间内药物在血浆中的相对累积量。

(3)生物利用度(F)：药物经血管外给药后能被吸收进入体循环的分量及速度。

(4)生物等效性：比较同一种药物的相同或者不同剂型，在同一生物利用度研究中，其活性成分吸收程度和速度是否接近或等同。

(5)表观分布容积(Vd)：理论上药物在其体内均匀分布应占有的体液容积。

(6)消除速率常数(Ke)：指单位时间内消除药物的分数。

(7)消除半衰期($t_{1/2}$)：指血浆中药物浓度下降一半所需要的时间。

(8)清除率(CL)：指单位时间内一定容量血浆中的药物被清除。

2. *药效学*　药效学(pharmacodynamics)，主要研究药物对机体的作用、作用规律及作用机制，其内容包括药物与作用靶位之间相互作用所引起的生物化学、生理学和形态学变化，药物作用的全过程和分子机制。

(1)药物作用和药理效应：药物作用是指药物与机体生物大分子相互作用所引起的初始作用。药理效应是药物引起机体生理、生化功能的继发性改变，是机体反应的具体表现。通常药理效应与药物作用互相通用，但当两者并用时，应体现先后顺序。

药理效应是机体器官原有功能水平的改变，功能增强称为兴奋；功能减弱称为抑制。

(2)药物不良反应：凡是不符合用药目的的并给患者带来不适或痛苦的反应统称为药物的不良反应。根据治疗目的、用药剂量大小或不良反应严重程度，分为以下几种称谓。

①副作用：指药物在治疗剂量时，出现的与治疗目的无关的不适反应。

②毒性反应：在药物剂量过大或体内蓄积过多时发生的危害机体的反应，一般较为严重。又分为急性毒性反应和慢性毒性反应。

③变态反应：指机体受药物刺激所发生的异常免疫反应，可引起机体生理功能障碍或组织损伤，又称过敏反应。

④后遗效应：在停药后血药浓度已降至最低有效浓度以下时仍残存的药理效应。

⑤继发反应：指由于药物的治疗作用引起的不良后果。

⑥停药反应：指长期服用某些药物，突然停药后原有疾病的加剧，又称反跳反应。

⑦特异质反应：指某些药物可使少数病人出现特异质的不良反应，与遗传有关。

(3)药物剂量 药物所用的分量称为剂量。出现疗效所需的最小剂量称为最小有效量；开始出现中毒性反应的最小剂量称为最小中毒量；在最小有效量和最小中毒量之间可产生期望的疗效而又不易中毒的剂量称为治疗量；极量是达到最大治疗作用，但尚未引起毒性反应的剂量；超过最小中毒量引起毒性反应的剂量称为中毒量；引起半数动物中毒的剂量称为半数中毒量；引起半数动物死亡的剂量称为半数致死量。

(4)量效关系及量效曲线：药物效应的强弱与药物的剂量大小或浓度高低呈一定的关系，即剂量-效应关系，简称量效关系，可用量效曲线表示。

3. *遗传药理学* 遗传药理学(pharmacogenetics)是研究临床药物治疗中个体反应差异的遗传学因素的学科，认为遗传多态性可引起不同个体在服用药物时的药理学及毒理学的不同效果，从而引起药物治疗效果的差异。

4. *治疗药物监测*(TDM) 是指在临床进行药物治疗过程中，观察药物疗效的同时，定时采集患者的血液(有时采集尿液、唾液等液体)，测定其中的药物浓度，探讨药物的体内过程，以便根据患者的具体情况，以药动学和药效学基础理论为指导，借助先进的分析技术与电子计算机手段，并利用药动学原理和公式，使给药方案个体化。目的是达到满意的疗效及避免发生毒副反应，也为药物过量中毒的诊断和处理提供有价值的实验室依据，将临床用药从传统的经验模式提高到比较科学的水平。

(二)个体化药物治疗技术

1. *体内药物分析* 主要用光谱、色谱、质谱及免疫测定等药物分析手段定性、定量检测体内药物、代谢物或相关化合物，目前常用监测分析技术包括光谱分析、色谱分析和免疫分析法等。

(1)光谱分析法：包括紫外分光光度法、荧光分析法和原子吸收光谱法。光谱法虽然仪器简单、测定快速，但选择性和灵敏度都较低，本法不具备分离功能，受结构相近的其他药物、代谢产物和内源性杂质的干扰，因此用光谱法分析体液样品时，绝大多数样品都需经过组分分离、纯化等预处理过程。

(2)色谱分析法：包括高效液相色谱法(HPLC)、气相色谱法(GC)及其与质谱(MS)联用(HPLC-MS,GC-MS)的方法，以及毛细管电泳色谱法(HPCE)。色谱法具有对组分进行分离和分析的双重作用，能排除与药物结构相近的代谢产物和某些内源性杂质的干扰，具有很高的选择性和较高的检测灵敏度，常作为评价其他方法的参比方法。在某些情况下色谱法应用也受到一定限制，如HPLC大多数仪器配备的是紫外和荧光检测器，只限于测定具紫外吸收或产生荧光的组分，虽然对某些组分可通过衍生化方法使之具备紫外吸收或荧光性质，这势必增加测定时的操作步骤。又如用GC法测定生物样品时，还受被测组分的挥发性和热稳定性的限制。此外，对于测定浓度很低的样品(如地高辛有效血药浓度仅0.9～2.2ng/ml)时，色谱法的灵敏度难以达到要求。

(3)免疫分析法：包括放射免疫分析法(RIA)、酶免疫分析法(EIA)、荧光免疫分析法(FIA)和化学发光免疫分析法(CIA)。免疫分析是利用半抗原药物与标记药物竞争抗体结合原理的一种分析方法，具有快速、简便和灵敏度高的特点，尤其适用于分析低药物浓度的体液样品及大量又需长期分析(如常规监测)的样品。该法可直接测定体液样品，并且耗费样品量少。免疫分析法建立时，需针对每一种药物制备特异性的抗体和标记药物，费时、费力，在一般实验室中难以办到。目前通常采用试剂盒(又称药盒)，但测定的药物品种受试剂盒供应品种的限制。

2. *基因多态性检测*　基因多态性称之为单核苷酸多态性（single nucleotide polymorphisms，SNP），主要是指在基因组水平上由单个核苷酸的变异所引起的 DNA 序列多态性。它是人类可遗传的变异中最常见的一种，占所有已知多态性的 90%以上。SNP 在人类基因组中广泛存在，平均每 300 个核苷酸中就有 1 个 SNP 位点，估计其总数可达 1000 万个甚至更多。SNP 可由单个碱基的转换（transition）或颠换（transversion）引起，也可由碱基的插入或缺失所致，通常以转换最为多见。理论上讲，SNP 既可能是二等位多态性，也可能是 3 个或 4 个等位多态性，但实际上，后两者非常少见，几乎可以忽略。因此，通常所说的 SNP 都是二等位多态性。在基因组 DNA 中，任何碱基均有可能发生变异，因此，SNP 既可能出现在基因序列内，也可能在基因以外的非编码序列上。总的来说，位于编码区内的 SNP（coding SNP，cSNP）比较少，但它在遗传性疾病研究中却具有重要意义，因此 cSNP 的研究更受关注。各地各民族人群中特定 SNP 并非一定都存在，其所占比率也不尽相同，但约有 85%应是相同的。对 SNP 进行基因分型包括 3 方面的内容：①鉴别基因型所采用的化学反应，常用的技术手段包括 DNA 分子杂交、引物延伸、等位基因特异的单核苷酸连接反应、侧翼探针切割反应及基于这些方法的变通技术；②完成这些化学反应所采用的模式，包括液相反应、固相支持物上进行的反应及两者皆有的反应；③化学反应结束后，需要应用生物技术系统检测反应结果。

3. *基因组学和蛋白组学*　蛋白组学（proteomics）一词，源于蛋白质（protein）与基因组学（genomics）2 个词的组合，意指"一种基因组所表达的全套蛋白质"，即包括一种细胞乃至一种生物所表达的全部蛋白质。这个概念最早由 Marc Wilkins 在 1994 年提出，本质上指的是在空间和时间大规模水平上研究蛋白质的特征，包括蛋白质表达水平，翻译后的修饰，蛋白与蛋白相互作用等，由此获得蛋白质水平上关于疾病发生，细胞代谢等过程的整体而全面的认识。通过比较分析正常个体与病理个体间蛋白组的差异，可以找到"疾病特异性的蛋白质分子"，既成为新药设计的候选分子靶点，也可以为疾病的早期诊断、治疗评价提供分子标志。所以，随着人类基因组计划的逐步完成，科学家们又进一步提出了后基因组计划，蛋白组学研究是其中一个很重要的内容。

蛋白组学集中于动态描述基因调节，解释基因表达调控的机制。基因组学虽然在基因多态性和疾病的相关性方面为人类提供了有力根据，但实际上大部分疾病并不是因为基因改变所造成，而是与基因表达调控密切相关。此外，基因的表达方式错综复杂，同样的基因在不同条件、不同时期可能会起到完全不同的作用。然而基因组学的研究无法回答这些问题。通过基因组测序还新发现了许多编码蛋白，但大部分功能未知。而对于功能已知的蛋白质，也大多是通过同源基因功能类推等方法推测出来的。因此，人类基因组编码蛋白质中至少有 50%是功能未知的。在未来几年内，随着至少 30 种生物的基因组测序工作完成，蛋白质功能必将成为研究热点，再考虑到蛋白质在疾病中的重要作用，使得蛋白组学在人类疾病的研究中有着极为重要的价值。

由基因组学、蛋白组学、代谢组学等一系列系统生物学的发展可以看到，生物系统是一个有机的整体，其稳定性源于整个生物系统的网络结构，系统的表型并不因某一节点的缺失而改变，而是依赖于若干节点密切连接所构成的生物网络。这不仅是未来新药研发的方向，也为个体化治疗提供了思路。以免疫抑制药为例，在现有的血药浓度监测基础上，还需要考虑基因多态性检测、免疫系统淋巴细胞活性及细胞因子网络的监控，实现遗传药理学、药动学及药效学的综合评价。

（三）个体化药物治疗临床意义

1. *临床药物治疗的本质*　临床药物治疗的目标是用药安全、有效、经济，也就是合理用药标准。临床药物治疗从本质上讲就是一个合理用药的过程。合理用药的概念是指根据疾病种类、患者状况，以及药理学和药物治疗学理论选择最佳的药物及其制剂，制定或调整给药方案，以期有效、安全、经济地防治和治愈疾病的措施。剂量，按合理的时间间隔完成正确的疗程，达到预期的治疗目标。而要做到上面所述，须设计出一个科学的给药方案。

临床给药方案，包括选定药物、确定剂型、给药途径、给药剂量、给药间隔、给药时间和疗程。每个人体有着独特的生理、病理特性，特定的时间、空间和环境也都存在个体内或个体间的差异，这种差异就决定着个体处置药物及响应药物的程度存在差异，所以，针对患者进行药物治疗需要考虑个体差异设计适当的给药方案，即个体化给药方案。

从学科研究领域来讲，药物治疗本质就是药动学和药效学的过程，进行完整的“药物治疗方案-药物暴露-药物效应链”才能保证给药方案的个体化。

2. 临床实施个体化药物治疗的需求　目前在临床主要有免疫抑制药、抗癫痫和抑郁药物、心力衰竭和心律失常治疗药物、氨基糖苷和糖肽类抗菌药物及茶碱、甲氨蝶呤等实施个体化为核心的治疗药物监测，通过监测血药浓度为主的药品暴露，设计出适合患者个体的药物治疗方案，从而消除个体及多种因素影响带来的差异，保证临床剂量适宜，提高药物疗效，降低药物毒副作用。如前面所述，药物治疗是药动学和药效学的双过程，所有治疗药品都存在着依据生物浓度设计调整出一个适宜的给药方案，血药浓度监测及 CYP 基因多态性检测的开展已经说明；但患者个体对药物的响应同样存在差异，依据药物效应程度差异确定一个合适的治疗窗也是个体化治疗重要的一环，而生物系统的复杂性使得这一环节尚未有成熟的临床技术服务，有必要在药效生物标记物方面加大投入和进行更深入研究。

三、个体化药物治疗的设计与方法

当体内药物浓度与临床疗效或毒副作用有相关性时，药物的临床疗效主要取决于药物在作用部位或组织中的浓度，以及组织对药物的敏感性。由于技术及伦理等方面限制，测定作用部位的药物浓度比较困难。大多数药物在作用部位或组织中的浓度与血中药物浓度存在一定比例关系，通过测定血药浓度的变化可间接反映作用部位浓度的变化，而血药浓度受吸收、分布、代谢、排泄的影响。因此，个体化用药过程中，要达到优化治疗目的，就必须借助药动学方法确定给药方案。但如果药物的血药浓度和临床效果不相关，则不必监测血药浓度，通过监测其药效学指标进行给药方案的调整。如华法林的抗凝血效果可以通过国际标准化值和基因型进行评价等。

当然，并非所有药物都需要制定严格的给药方案。对于安全范围宽的药物，常根据临床观察予以确定。对于治疗指数窄，治疗剂量表现为非线性动力学特征的药物，制定个体化给药方案显得尤为重要。一般治疗范围较宽的药物，可根据药物的半衰期或稳态血药浓度或平均稳态浓度等设计给药方案。

（一）根据药物半衰期拟定给药方案

半衰期（$t_{1/2}$）是反映药物在体内消除能力的指标，多数药物按一级动力学规律进行消除。药物半衰期受表观分布容积和总消除速率的影响，它与一级消除速率常数 K 的关系为 $t_{1/2}=0.693/K$。在某些情况下，如果只有 $t_{1/2}$ 参数而其他参数不能获得，可根据药物 $t_{1/2}$ 估算达稳态时间、稳态浓度、负荷剂量和给药间隔。一般来讲，连续用药达 5 个 $t_{1/2}$，药物在体内的浓度可达 95%稳态，连续用药 7 个 $t_{1/2}$，血药浓度达 99%稳态。

不同药物 $t_{1/2}$ 差别很大，按药物 $t_{1/2}$ 长短不同，常用药物大致可分为超快速消除类（$t_{1/2}\leqslant 1h$）、快速消除类（$t_{1/2}=1\sim 4h$）、中速消除类（$t_{1/2}=4\sim 8h$）、慢速消除类（$t_{1/2}=8\sim 24h$）、超慢速消除类（$t_{1/2}>24h$）。根据 $t_{1/2}$ 制定给药方案简单方便，但不同长短的 $t_{1/2}$，其临床方案的制定也大不相同。

对于 $t_{1/2}$ 很短的药物，如超快消除和快速消除的药物，可根据治疗窗的大小选择给药方案。对于治疗窗较宽的药物，可采用适当加大给药剂量，适当延长给药间隔的给药方案，只要保证给药间隔末血药浓度仍在有效血药浓度范围内即可。如青霉素的 $t_{1/2}=0.5h$，且不能口服给药，临床上不可能每隔 30min 给患者肌内注射 1 次，根据青霉素的特性，可将剂量增加到数十万单位或数百万单位，经过 10 多个半衰期后，血中浓度依然能在有效浓度范围内。对于治疗窗较窄的药物，可采用静脉给药的方法。如胰岛素的 $t_{1/2}$ 也很短，但不能采用增加剂量的方法，否则会引起低血糖反应，甚至休克。不过令人欣慰的是，随着制药业的发展，已有不同 $t_{1/2}$ 的胰岛素产品问世，如短效（$t_{1/2}=5\sim 8h$）、中效（$t_{1/2}=18\sim 24h$）、长效（$t_{1/2}=24\sim 36h$），可根据临床需要选择相应的释药系统。

对于 $t_{1/2}$ 较长的药物，如慢速消除药物和超慢速消除药物，由于 $t_{1/2}$ 较长，可能会引起血药浓度较大的波动，临床可采用适当缩短给药间隔或多次分量给药方案，以减少血药浓度的波动。如地高辛 $t_{1/2}=36h$，如果按照 $t_{1/2}$ 给药，血药浓度波动较大，因此，临床常用剂量为 0.125～0.5mg，每日 1 次会比较安全。

对于中速消除的药物，可取其 $t_{1/2}$ 的长短作为给药间隔时间，一般临床推荐给药方法是首剂量加倍，以后按每个 $t_{1/2}$ 给药 1 次作为维持量。如磺胺类药物常采用 $\tau=t_{1/2}$（τ 指给药间隔）和首剂量加倍的方法设计给药方案。此外，还应该根据药物的代谢和作用特点确定给药间隔。如普萘洛尔($t_{1/2}$=2～3h)、阿替洛尔($t_{1/2}$=6～7h)的药效半衰期明显长于血浆半衰期。β-受体被阻断后作用时间比较长久，超过该药在血中的有效浓度时间，且在较低水平也有治疗作用，其肝内代谢物亦具有阻滞β受体作用，已有临床资料证实普萘洛尔和阿替洛尔每日1～2次的疗效与每日3～4次相似。值得注意的是，工具书中提到的$t_{1/2}$多是正常情况下测得的平均值，在不同年龄、生理病理状态下，药物的$t_{1/2}$会发生变动。如随着年龄增长，$t_{1/2}$会明显延长，随着用药时间的延长，老年人对低浓度有一定耐受性，但对高浓度又比较敏感，易出现中毒。以肝代谢为主的药物，肝衰竭时，$t_{1/2}$会明显延长；心力衰竭可导致全身脏器淤血，使药物的$t_{1/2}$明显延长。此外，不同种族的人群其药物代谢酶活性不同，$t_{1/2}$亦不同。尤其对于非线性动力学特征的药物，其$t_{1/2}$会随给药剂量增加而延长，须根据具体情况进行给药方案设计。

(二)根据消除速率常数拟定给药方案

此方法多用于肾功能减退的患者。药物的负荷剂量多取决于表观分布容积，在肾功能减退时一般不必调整，但维持剂量则取决于清除率，需要进行调整，以减少药物蓄积引起的毒性。对于肾功能减退患者的给药方案设计，主要基于评估患者的肾功能，预测药物的清除率或消除速率常数，并以患者的清除率或消除速率常数为基础进行剂量调整。可用下式表示：

$$D/(K \cdot \tau)=D'/(K' \cdot \tau')$$

其中，D′为调整后剂量，K′为肾功能减退时的消除速率常数，τ′为调整后给药间隔。

根据以上公式，可有2种方法进行给药方案的调整：

剂量不变(D=D′)，延长给药间隔τ′为：$\tau'=(K/K')\cdot\tau$

给药间隔不变(τ=τ′)，调整剂量(D′)为：$D'=(k'/k)\cdot D$

药物体内消除途径主要通过肾内(kr)和肾外途径(knr)，

$$k= kr+ knr$$

$k=knr+Clcr/100 \cdot kr$　(Clcr正常值为100 ml/min)

(三)根据房室模型公式设计给药方案

某些药物如镇痛药、催眠药、支气管扩张药等，通常一次给药即可。通过单剂量给药，如单剂量静脉注射、肌内注射或口服给药所得参数能够反映该药药动学，并成为拟定多次给药方案的基础。

单次静脉注射按照一室模型消除，体内药量(X)及血药浓度(C)随时间(t)呈指数性衰减，其方程为：

$$X=D \cdot e^{-kt}$$
$$C=C_0 \cdot e^{-kt}$$

式中，D为给药剂量，k为一级消除速率常数，C_0为初始血药浓度，若上式中t以半衰期($t_{1/2}$)的倍数给药，即$t=n \cdot t_{1/2}$，则：

$$X=D \cdot e^{-kn \cdot t_{1/2}}=D \cdot (1/2)^n$$

上式可用于计算为保持药物作用的时间所需的剂量，以及给予一次剂量能维持的作用时间。

一室药物单次口服或肌内注射给药的浓度-时间关系可如下式表示：

$$C=\frac{kaFD}{(ka-k)Vd}\cdot(e^{-kt}-e^{-kat})$$

式中，F为生物利用度，ka及k分别为吸收及消除速率常数。

多数药物通常需多次给药方能达到有效血药浓度，起到治疗作用。多次给药后药物在体内蓄积，当经过若干次服药达到稳态后，血药浓度不再蓄积，只在一定范围波动。这种多次给药达稳态后平均稳态血药浓度与单次给药后平均血药浓度的比值，称为蓄积系数，用R表示。血药浓度达到稳态水平往往需要较长时间，如达稳态浓度的99%需要6.64个$t_{1/2}$，对于$t_{1/2}$较长的药物，为及早达到稳态，控制疾病，可加大首次剂量，使第一次剂量就能达到稳态血药浓度，此剂量为负荷剂量，记为DL。维持剂量DM指的是在负荷剂量之后，按给药周期给予用来维持有效血药浓度水平的剂量，可用下式表示：

$$DL=DM\cdot\frac{1}{1-e^{-k\tau}}=DMR$$

即负荷剂量为维持量与蓄积系数的乘积。如果给药间隔$\tau=t_{1/2}$，则R=2，可得DL=2DM。即给药间隔等于半衰期，首剂量是维持剂量的2倍。此外，维持剂量还可根据下式计算：

$$DM=\frac{C_{ss,av}\cdot Vd\cdot\tau}{1.44\cdot t_{1/2}}$$

Css，av为平均稳态血药浓度，当确定了最佳有效血药浓度和该药的Vd以及$t_{1/2}$后，就可根据上式计算不同给药间隔的维持剂量。

(四)稳态一点法制定给药方案

当药物缺乏药动学参数而无法进行血药浓度

计算时，为了能满足临床需求，即保证较少的抽取患者血样样本，又能保证计算其药动学参数，1977年 Ritschel 提出了稳态一点法，又称 Ritschel 一点法。随后，1978 年又进一步改进此法，称为重复一点法。一般以文献报道的安全有效范围为目标浓度范围。

稳态一点法是给予患者一个试验剂量，然后在药物达到稳态后，在药物消除相的某一时间点抽取血样，测定药物的血药浓度，然后根据给药剂量和测量浓度，按比例增加或减少给药剂量，使药物浓度达到目标浓度。可根据下式对原有的给药方案进行调整：

$$D'=D\times C'/C$$

式中，D'为校正剂量；D 为原剂量；C'为目标浓度；C 为测量浓度。

注意该公式的使用条件是血药浓度与剂量成线性关系。采血必须在血药浓度达到稳态后进行，通常在下一次给药前采血，所测得的浓度为谷浓度。

对于药动学参数偏离正常值，如表观分布容积或消除速率常数发生较大变化，或群体参数变异较大时，应用稳态一点法误差较大，可用重复一点法。该方法只需采血 2 次，即可求出与给药方案相关的重要参数：消除速率常数（K）和表观分布容积（Vd）。具体方法如下：给患者拟定一个给药剂量 D，给药间隔为 τ 的给药方案，在第 1 次给药后，经过 1 个给药时间取血，测得到浓度计为 C1，给予相同剂量，再经 τ 时间取血测得浓度，记为 C2，按下述公式求算 K 和 Vd。

$$K=\text{In}[C1/(C2-C1)]\div\tau$$

$$Vd=D\cdot e^{-k\tau}/C1$$

需要注意的是本方法仅适用于第 1、2 次给药，不能在稳态时使用，血管外给药时应注意在消除相采血。且本方法引入了消除速率常数 K 和表观分布容积 Vd 2 个药动学参数，如果其中一个参数有变化，另外一个参数如果变化很小或无变化时，可以使用本方法。

四、个体化药物治疗的影响因素

（一）个体化药物治疗药物影响因素

1. 药物剂型、处方中的辅料和制剂的工艺过程等会导致制剂间生物利用度和吸收速率常数的差异，引起生物利用度的变化。

2. 药物的相互作用是不容忽视的影响因素。现已明确，至今有 200 余种常用药物为肝微粒体酶的抑制药或诱导药。这些药物长期使用时，必须注意药物自身及同时使用的其他药物生物转化能力的改变。如使用双香豆素抗凝血治疗的病人，服用肝药酶诱导药苯巴比妥 30d，可使其稳态血药浓度下降；而肝药酶抑制药氯霉素使用 2d，可使降血糖药甲磺丁脲稳态血药浓度上升近 1 倍。某些蛋白结合率高的药物在联合应用时会由于竞争导致个别药物的游离血药浓度增加，在总的体内浓度没有变化的前提下，增强药物效应。

3. 运用药物的吸收、分布、代谢、排泄等药动学参数，估算患者血药浓度和体内药量，是制定给药方案的第一步。药物从进入人体内起，即在吸收、分布、生物转化的和排泄的综合影响下，随着时间而动态变化着。例如，青霉素、甲氧西林、红霉素等可被胃酸分解；地高辛可被肠内细菌分解。药物在肠壁和肝要经过首关代谢；β 受体阻滞药普萘洛尔，抗抑郁药丙米嗪、去甲替林，抗心律失常药利多卡因、维拉帕米等具有明显的肝首关代谢效应。

（二）个体化药物治疗机体影响因素

1. *生理因素*　患者的生理状态，如性别、年龄、体重和营养状况都在一定程度上影响药物的体内过程。如新生儿的体重和体表面积不同，各系统脏器组织处于待发育阶段，药物在体内的分布、代谢和排泄有其自身的特点。灰婴综合征的发生就是源于对新生儿代谢特点认识不足，使得氯霉素与葡萄糖醛酸结合不足而产生的。老年人因肝、肾功能降低，对药物的代谢和清除能力均降低，易造成血药浓度升高。女性在妊娠、分娩和哺乳期对某些药物反应也具有一定的特殊性。这些问题将在后文中详细讲述。

2. *病理因素*　病理状态，如肝、肾功不全及代谢性疾病；患者生活习性，如吸烟、嗜酒等。上述生理病理特征及生活习性，均能改变患者药动学参数，进而影响体内药物浓度。胃肠道疾病影响口服药物的吸收速率和吸收程度；严重的低蛋白血症如肾病综合征、肝硬化病人的蛋白结合率降低，使苯妥英钠的游离药物浓度增高；心肌梗死，特别是并发休克的病人，其心肌对利多卡因的摄取明显下降，可引起血药浓度增高，产生毒性反应；肝疾病也可影响药物的代谢，如肝炎、肝硬化和脂肪肝等疾病可不同程度地影响肝药酶活性，使药物消除变慢，半衰期延长，作用增强甚至产生不良反应；肾功能不全可使主要由肾排泄的药物消除减慢，半衰期延长，药效增强甚至产生毒性反应，如吗啡在体内的代谢主要经肾排泄，由于肾衰竭病人的排泄能力下降，其血中吗啡代谢物的浓度较高。

3. 遗传学因素　药物作用的差异有些是由遗传因素引起的。因患者药物代谢酶、转运体及受体的遗传缺陷，会导致不同患者药物代谢酶活性、药物转运体能力大小及药物受体敏感性的不同。随着遗传学的迅猛发展，药物基因组学这一概念也应运而生。药物基因组学是用已知的基因组学理论，研究遗传因素对药物效应的影响，即以药物效应和安全性为主要目标，研究药动学和药效学差异的基因特征，以及基因变异所致的不同个体对药物的不同反应。药物基因组学的研究进展为“个体化治疗”提供的新的模式，是近年来临床药理研究的热点问题，极具发展潜力。如地西泮在体内进行的去甲基化代谢具有明显的个体差异，弱代谢者的血药浓度比快代谢者高约1倍，血浆消除半衰期可延长1倍，而且发现中国人地西泮的氧化代谢能力显著低于白种人，中国人快代谢者的血浆半衰期相当于白种人的弱代谢者，为80h，这可以解释为何临床上白种人应用地西泮的剂量几乎大于中国人用药量的1倍。

4. 时间节律因素　不少药物的药动学特征呈现不同程度的节律性变化，这种变化会影响药物在血中和靶部位的浓度，进而影响药物效应。了解这种节律性变化并根据这种变化及时调整给药方案，可以获得最佳治疗效果和产生最低不良反应。

如地高辛的治疗浓度范围是0.8～2.0ng/ml，中毒浓度为3.0ng/ml，心力衰竭病人凌晨4时对该药最为敏感，作用比其他时间高10～20倍，若此时仍按常规剂量服用，极易中毒。对地高辛的给药时间进行研究发现，在凌晨时给药250μg，1～2h起效，4～12h作用达峰值，早晨正好达最高血药浓度1.44ng/ml，而此时正是发病频率较高的时段。故地高辛应在晚上给药。有些疾病的发作呈昼夜节律变化，如哮喘病人晚间发作比白天重，但茶碱白天吸收快，有效浓度维持时间长，晚间吸收慢，也因此可以采取日低、夜高的给药剂量方式，如上午8时服用茶碱缓释片250mg，晚上8时服用500mg，可使茶碱的血药浓度维持在10μg/ml以上，且浓度波动范围不大，在提高疗效的同时降低了不良反应的发生。

5. 环境因素　工作环境中长期接触一些化学物质，如多环芳香烃类和挥发性全身麻醉药等可诱导肝药酶的活性，加速药物的代谢；铅中毒可抑制肝药酶活性，减慢药物的代谢。

(三)个体化药物治疗影响因素评估

1. 肾功能受损时个体化给药方案的制定　对于一些经肾排泄为主的药物，如地高辛，当肾功能严重受损时，其消除速率常数K减小，消除半衰期$t_{1/2}$显著增大，应根据肾功能校正相关参数和调整剂量，避免毒性反应。肾衰竭时的消除速率常数K可按下式校正：

$$K'=K\left[(CL'_{Cr}/CL_{Cr}-1)\right]\times Fu$$

其中，K'和K分别为肾衰竭和正常情况下的药物消除速率常数，CL'_{Cr}和CL_{Cr}分别为肾衰竭和正常情况下的肌酐清除率，Fu为药物由尿中排泄的分数。

肌酐清除率可由血清肌酐值求得：

$$CL'_{Cr}m=(140-A)\times BW(kg)\div 72\times Crs$$

$$CL'_{Cr},f=CL'_{Cr},m\times 0.9$$

式中，$CL'_{Cr}m$和$CL'_{Cr}f$分别为男性和女性的肌酐清除率，A为年龄，BW为体重(kg)，Crs为血清肌酐值。

2. 儿科患者个体化给药方案的制定　不同日龄、不同年龄的新生儿和儿童生理特点、生化状况和成年人有明显不同，药动学特征与成年人差异较大。

小儿胃肠道处于发育阶段，新生儿及婴儿胃酸分泌较少，且pH与成年人不同，药物吸收存在差异；胃排空时间延长，药物吸收减少；胆汁分泌较少，脂溶性药物口服后吸收较差；皮肤黏膜薄，体表面积相对较大，药物较易透过皮肤吸收。新生儿皮下脂肪少，不宜皮下注射给药。婴儿肌肉尚未发育成熟，肌内注射给药后药物吸收缓慢，首选静脉给药，但应注意高渗药物及刺激性药物带来的危险。

新生儿及婴幼儿细胞外体液量大，脂肪含量低，水溶性药物的表观分布容积增大，峰浓度降低，消除变慢，作用时间延长；脂溶性药物表观分布容积降低，血药浓度升高，易发生药物中毒。小儿的血-脑脊液屏障和脑组织发育不完善，使药物对中枢神经的作用发生改变。新生儿的血浆蛋白含量较少，药物与血浆蛋白亲和力低，且存在许多竞争性抑制物(如胆红素)，导致表观分布容积增加，游离药物浓度升高，药效增强。

新生儿的药物代谢酶活性低，主要通过生物转化消除的药物代谢变慢，半衰期延长，可能出现蓄积中毒。儿童的肝微粒体酶活性超过成年人，一些药物的代谢超过成年人。必须注意，一方面新生儿的药物代谢减慢，另一方面新生儿血浆蛋白结合率低，游离药物浓度升高，药物排泄加速。因此，应多方面综合分析药物在体内的处置。

新生儿肾组织结构发育不完全，药物的消除率很低，主要通过肾排泄的药物半衰期显著延长。

一般按照体重确定患儿的给药剂量，但对于治疗指数较窄的药物还应该根据具体情况进行血药浓度的监测。如对服用苯妥英钠、茶碱等药物的患儿要严格监测血药浓度。目前已有的文献资料中涉及药物疗效、毒性或药动学参数均是来自健康成年人，而新生儿、婴儿或儿童的资料很少。由于小儿的年龄、体重逐年增加，体质各不相同，因此不同个体甚至同一个体的不同阶段其用药剂量都会有很大差异。小儿给药剂量的计算方式有很多，如体重法、体表面积法、年龄法等，年龄给药法虽然简单方便，但可靠性不高。由于药物剂量并不严格与体重成正比，而机体的许多生理过程与体表面积相关性密切，所以按照体表面积计算小儿剂量更加合理。体重法和体表面积法的计算公式如下：

小儿剂量＝成年人剂量×小儿体重/成年人体重(50kg 或 60kg)

小儿剂量＝成年人剂量×小儿体表面积/成年人体表面积(成年人 60kg 体重之体表面积按 $1.70cm^2$ 计算)

体表面积可按照下式估算：

体重＜30kg，体表面积(m^2)＝体重×0.035＋0.1

体重＞30kg，体表面积(m^2)＝(体重-30)×0.02＋1.15

3. 老年患者个体化给药方案的制定　随着年龄增长，老年人各脏器发生明显的退行性病变，机体对药物的吸收、分布、代谢、排泄等药动学行为也发生明显改变，这必然会引起药物在血液或靶组织中的浓度及作用时间不同于年轻人。因此，老年人用药应全面权衡，减少合并用药的种类，尽量避免不良反应的发生。

老年人胃排空速率减慢，使口服药物进入小肠的时间延迟，吸收速率常数和最大血药浓度下降，吸收半衰期和达峰时间延长。老年人的胃、肠蠕动减少，消化酶减少，加上便秘、腹泻等均会影响药物的吸收。老年人胃酸分泌减少，胃液 pH 升高，胃肠黏膜萎缩，吸收面积减少，同样会影响药物吸收。此外，老年人心排血量的减少使胃肠道和肝血流较正常成年人减少，若同时伴有心功能不全，则会显著减少药物的吸收。但也有例外，如老年人口服普萘洛尔后的血药浓度远比青年人高，这是因为肝血流减少，首关消除减少，使药物消除减慢，血药浓度增加。因此，应注意老年人服用普萘洛尔后血药浓度升高引起的不良反应。但也有人认为，老年人对药物吸收速率和程度较正常人没有太大改变，因为多数药物的吸收速度和程度取决于药物通过小肠上部接触的吸收面积和被动扩散。虽然血流量减少，但肠蠕动减慢，药物与肠黏膜的接触时间延长。例如对乙酰氨基酚和劳拉西泮，年轻人的吸收速度和程度就和老年人差别不大。

机体的组成成分是影响药物分布的重要因素之一。老年人脂肪增多，非脂肪组织减少，脂溶性药物表观分布容积增大，水溶性药物表观分布容积减小。如地西泮、利多卡因等脂溶性较大的药物，在老年人组织中分布较多，药物作用也就较持久。此外，随着年龄的增长，血浆白蛋白浓度下降，蛋白结合率高的药物游离浓度增加，导致药效增强，甚至出现不良反应。如老年人服用成年人剂量的华法林，可因血浆游离药物增加而导致出血。年龄增加会使血浆中 α_1-酸性糖蛋白含量升高，脂溶性碱性药物(如普萘洛尔、利多卡因)结合增加，游离药物浓度减少。老年人体重趋向减少，体内水分减少，血药浓度增加。因此，应对表观分布容积进行校正。

随着年龄增加，功能性肝细胞数量减少，肝微粒体酶活性降低，肝重量减轻，肝血流减少，直接影响主要经过肝代谢药物的血药浓度。因此，老年人应用此类药物时用药剂量应减少，一般为青年人的1/2～2/3。由于老年人肝药物代谢酶活性的个体差异大于年龄差异，因此不能通过年龄推算肝药酶活性。另外，老年人的非微粒体酶的活性并不降低，如代谢乙醇的脱氢酶、代谢普鲁卡因胺的乙酰化酶等，其在体内的代谢不受年龄影响。

老年人肾血流量减少，肾小球滤过率降低，肾小管的主动分泌功能和重吸收功能降低，药物清除变慢，消除半衰期延长，易在体内蓄积造成中毒。对于治疗窗窄的药物需要进行血药浓度监测以指导个体化用药。值得注意的是，血清肌酐浓度并不是估算肾功能的良好指标。随着年龄的增加，肌酐清除率降低，但血清肌酐浓度不变。这是因为老年人肌肉萎缩，产生的肌酐减少所致。临床用药时可根据肌酐清除率来调整用药剂量。

一般来说，老年人的服药剂量，应按年龄调整：即60岁用药剂量是成年人用量1/3,70岁用药剂量是成年人用量1/4,80岁用药剂量是成年人用量1/5。另外，从50岁开始，每增加1岁应减少成年人用量的1%。

4. 妊娠期个体化给药方案的制定　从孕期3个月末，母体的生理变化已经开始对药物的体内过程产生影响，直至妊娠结束。

(1)药物吸收：妊娠期胃排空变慢，肠蠕动能力下降，口服药物吸收变慢，达峰时间延迟；肺吸收增加。

(2)药物分布：妊娠期血容量增加，药物的表观分布容积显著增大，药物浓度降低。妊娠期血浆中白蛋白浓度降低，同时内源性皮质激素和胎盘激素占据蛋白结合位点，导致游离药物浓度升高。

(3)药物代谢：对于妊娠期的母体，孕酮可诱导肝药酶活性，一些药物的肝代谢加快；而另一些药物(如茶碱和咖啡因)，由于黄体酮和雌二醇抑制肝药酶，药物的肝代谢变慢。妊娠期胆汁在肝淤积，药物的胆汁排泄受干扰。此外，胎盘和胎儿也代谢药物；另约有50%的胎儿循环不经过肝，药物在胎儿体内代谢较慢，易引起胎儿体内的药效增强，作用时间延长。

(4)药物排泄：妊娠期，肾血流量和肾小球滤过率增加，主要通过肾排泄的药物的排泄明显加快。但妊娠晚期时，仰卧位的肾血流量减少，经肾排泄的药物作用时间延长。妊娠高血压同时伴有肾功能障碍的母体，药物排泄变慢，易产生蓄积。

给孕妇快速静脉给予单剂量药物时，由于母体及胎儿血浆内游离药物及全血的最高浓度可能存在差别，因而可能对胎儿的影响较小。从药动学观点来看，药物的作用部位如果是深隔室，那么药物对母亲及胎儿的药理作用可能很小。当多次给药时，只要不是非脂溶性或分子量特别大的药物，胎盘转运按被动扩散方式进行，则胎儿与母亲游离药物浓度很有可能趋于一致。目前还没有一种方法可以有效地防止或预防药物对胎儿的影响。

随妊娠时间增加，脐血流量增加，药物在胎盘内的分布量增加，也使药物在胎儿与母体间扩散时间延长。胎盘在发育过程中形成的蛋白质与药物结合，延迟或阻止药物进入胎儿体内。胎盘可代谢某些药物，影响药物活性。

多数药物可通过胎盘转运到胎儿体内，也有一些药物通过羊膜转运进入羊水中，再通过胎儿皮肤吸收或随羊水被胎儿吞入胃肠道后被吸收。由于羊水中的蛋白含量很低，其中的药物多为游离状态，加之胎儿的代谢能力低，导致胎儿体内的药量较大。此外，经尿排泄到羊水的药物可重新进入胎儿循环，形成“羊水循环”。胎儿血液循环中的蛋白质含量较低，游离药物浓度较高，药物分布进入组织的量增多。胎儿的肝、脑相对较大，血流多，肝内药物分布增加。胎儿的血-脑脊液屏障功能较差，药物容易进入中枢神经系统。胎儿肝代谢能力较差，体内药物浓度比母体高，药物半衰期延长，易产生中毒。妊娠11～14周后，胎儿的肾已具备排泄功能，但功能很弱。药物代谢后形成极性大且脂溶性低的代谢物，不易通过胎盘进入母体中，导致代谢物易在胎儿体内蓄积。

由于药物从孕妇转运至胎儿的过程存在一定的时间差，分娩前给孕妇用药，应当计算好时间，以最大限度地减少婴儿出生时体内的药物浓度。从开始注射药物至分娩的时间应短于或长于从开始注射药物到胎儿体内出现药物最高浓度的时间。孕妇长时间静滴药物将使胎儿受药物影响的程度达到最大。

总之，孕妇的药动学是最特殊的一种动力学，研究起来比较困难。测定通过胎盘进入胎儿血浆的药-时曲线，最常用的方法是在分娩时采取母亲和新生儿的血标本。这种方法的缺点是只采得一对血标本，并只能得到足月妊娠的资料。由于这些方法的复杂性和局限性，在实际工作中，根据药动学的原则、文献资料来预测胎儿体内的药物浓度不失为一种比较实用的方法。

5. 哺乳期个体化给药方案的制定　母乳是婴儿获得营养物质的主要途径，妇女在哺乳期内用药时不仅应考虑药物对乳汁分泌有无影响，同时应考虑药物对婴儿的影响。一般来讲乳汁中含量极微的普通药物，基本上不会影响婴儿健康。但也有例外，据报道1名1周岁大的婴儿死于吗啡中毒，原因是其母亲在哺乳期间使用可待因，而她恰好是细胞色素P450 2D6酶超快代谢型者，可待因在其体内迅速转化为吗啡，如果婴儿在此时接受母乳喂养则极容易吗啡中毒。也有一些药物在乳汁中含量很少，但由于婴儿的特异体质，亦可能造成不可挽回的结果(如青霉素过敏的婴儿)。因此在给予乳母此类药物前，需仔细询问病史及家族史。

一般来讲，乳汁的pH比血浆中的低，碱性药物在乳汁中的浓度比血浆中高，酸性药物则不容易进入乳汁。如乳母静脉注射红霉素，乳汁中的含量比血清中含量高 4～5 倍，抗甲状腺药在乳汁中的浓度为血中的数倍甚至十数倍，对婴儿健康产生威胁。

五、基因导向个体化药物治疗

（一）个体化药物治疗的遗传因素

遗传因素是药物治疗的重要影响因素，对每个患者个体的治疗至关重要。关于个体化药物治疗的遗传因素研究，主要涉及遗传药理学（pharmacogenetics）和药物基因组学（pharmacogenomics）两门学科。遗传药理学是研究基因变异与药物反应关系的一门学科，对药物应答与基因信息的关系进行研究，阐明引起药物反应差异的遗传原因及药理机制，主要研究引起药物反应个体和群体差异的变异基因；药物基因组学是研究人类基因在药物反应中的作用，其研究的是基因组中所有与药物相关的基因，与遗传药理学相比研究范围更为广泛。

个体化药物治疗中存在 2 方面因素，药物因素包括剂量、剂型、给药方法、疗程、药物相互作用；人体因素有年龄、性别、体重、生理病理状态、遗传因素。在诸多影响因素中，遗传因素是值得深入研究的最重要因素，要想认识和利用遗传因素在个体化治疗中的作用，遗传药理学和药物基因组学为我们提供科学的理论和方法。

人体内一些基因型的存在会增加患某种疾病的风险，这种基因就叫疾病易感基因。基因检测不等于医学上的医学疾病诊断，基因检测结果能阐明患上某种疾病概率，但并不是说明您已经患上某种疾病，或者说将来一定会患上这种疾病。

通过基因检测，可向人们提供个性化健康指导服务、个性化用药指导服务和个性化体检指导服务。可以在疾病发生之前的数年、甚至数十年进行准确的预防，而不是盲目的保健；可以通过调整膳食营养、改变生活方式、增加体检频度、接受早期诊治等多种方法，有效地规避疾病发生的环境因素。

基因检测不仅能提前明晰患病风险的概率，而且还可能明确地指导我们正确地用药，避免药物对我们的伤害。基因检测将会改变传统被动医疗中的乱用药、无效用药和有害用药及盲目保健的局面。

FDA 修改了药物说明书，要求就基因变异对药物的影响给出警告提示，提出（基因检测）证据的水准：临床效用、FDA 或学术研究的或其他专业团队，对该药物进行过临床药物基因组学评估分析。主要包括心血管药物、传染性疾病药物、抗肿瘤药、芳香酶抑制药等。例如：抗凝血药华法林，美国 FDA 在 2010 年 2 月对其说明书进行了修订，因其剂量的基因特异性，在被给出华法林处方药前，建议对 CYP2C9、VKORC1 进行基因检测。

（二）遗传因素的基因多态性

与药动学相关的遗传多态性

（1）药物转运蛋白：药物转运蛋白按功能可分为①多药耐药蛋白（multi-drug resistance protein，MDR），又称 P 糖蛋白，是由 MDR1 基因编码完成，广泛存在于肠壁、胆管、肾管、血-脑脊液屏障和肿瘤组织中，具有加速药物组织外排的作用。②多药耐药相关蛋白（multidrug resistance-associated protein，MRP），同 MDR 一样是跨膜蛋白，其机制和作用同 P-糖蛋白类似，可逆浓度梯度将疏水性化合物排出细胞外。③有机阴离子转运蛋白，主要有 OAT1 和 OAT3，是体内主要的尿酸-阴离子转运因子。OAT1 主要存在肾皮质，表达于肾近端小管基底膜，作用底物包括 β-内酰胺类抗生素、血管紧张素转换酶抑制药、叶酸及甲氨蝶呤；OAT3 主要表达于肝、肾、眼和脑组织，是有机阴离子-二酸盐转运子，底物为通过肾代谢和排泄的多种药物。④有机阴离子转运肽（organic anion transporting polypeptide，OATP），是体内重要的膜转运蛋白，广泛分布于胃肠道、肝、肾、血-脑脊液屏障等处，介导激素、心血管药物等内外源物质的跨膜转运。⑤有机阳离子转运蛋白，或有机阳离子转运体（organic cation transporters，OCTs），OCTs 家族的第一成员 OCT1 在许多外源性药物的吸收、分布和排泄中发挥着重要的作用。OCT1 存在许多基因多态性，有些多态性与其转运活性密切相关；有机阳离子转运体（OCTs）是近年来逐渐受到关注的一种药物转运体，属于溶质转运体超家族（superfamily of solute carriers，SLC）的重要一员。该种转运体主要分为 3 个亚类，分别为 OCT1、OCT2 和 OCT3；OCT1 主要分布于肝，OCT2 主要分布于肾，OCT3 的组织分布较为广泛，包括脑、心脏。⑥寡肽转运蛋白 PepT1 和 PepT2 都是依质子的寡肽转运载体（POT）家族的成员，PepT1 是低亲合力/高容量的肽载体，PepT2 是高亲合力/低容量的肽载体。PepT1 主要在消化道中表达，在肾中也有微弱的表达；PepT2 主要在肾中表达。PepT1 属于典型的依质子的寡肽转运体（POT）超家族成员，是一种H+依赖的、低亲合力/高容量寡肽转运体，主要表达在小肠上皮细胞刷状缘膜上。肠道PepT1除对消化道中蛋白质降解产物二肽、三肽具有转运吸收功能外，肽类似药物和部分细菌产物均可经该载体转运吸收。

(2)药物代谢酶：药物代谢酶包括参与Ⅰ相代谢的细胞色素氧化酶CYP450超家族(CYP1A1/2、1B1、2A6、2B6、2C8、2C9、2C19、2D6、2E1、3A4/5/7)、乙醛脱氢酶(ALDH)、乙醇脱氢酶(ADH)、二氢嘧啶脱氢酶(DPD)等；参与Ⅱ相代谢的N-乙酰基转移酶(NAT1/2)、尿苷二磷酸葡萄糖醛酸基转移酶(UGT)、硫嘌呤甲基转移酶(TPMT)等。

①细胞色素P450同工酶。肝富含药物Ⅰ相代谢和Ⅱ相代谢所需的各种酶，其中以P450酶最为重要。P450酶是由多种类型的P450酶所组成的一个大家族，根据氨基酸的排序的雷同性，P450酶可以分为不同几个大类，每个大类又可以细分成几个小类。在人体中重要的P450酶有CYP1A2、CYP2A6、CYP2B6、CYP2C8、CYP2C9、CYP2C19、CYP2D6、CYP2E1、CYP3A4和CYP3A5。P450酶存在有明显的种属差异，药物在动物和人体内的代谢途径和代谢产物可能是不同的。多态性(polymorphisms)是P450酶的一个重要特征，是导致药物反应的个体差异的一个重要原因。所谓的多态性，是指同一种属的不同个体间某一P450酶的量存在较大的差异。量高的个体代谢速度就快，称快代谢型(extensive metabolizer)；量低的个体代谢速度就慢，称为慢代谢型(poor metabolizer)。人体内许多P450酶表现出多态性，其中以CYP2D6和CYP2C19的多态性最为典型。另外，P450酶具有可诱导和可抑制性。也就是说，P450酶的量和活性会受到药物(或其他外源物)的影响，可能会影响药物本身的代谢，并可能会引起代谢性药物相互作用。

肠壁代谢(intestinal metabolism，gut metabolism)，近年来研究发现许多药物在小肠吸收后通过肠壁时被代谢，从而导致药物的生物利用度降低，这种肠道的首关效应已引起相当重视。肠道内壁的上皮细胞从绒毛(villi)的低端移动到顶端后脱落，这个过程中上皮细胞逐渐成熟，整个过程大约需要两三天时间。肠壁中药物代谢酶主要分布于成熟的上皮细胞内，其中绒毛尖端活性最强。目前已经在肠壁中发现许多种类的代谢酶，如CYP26、CYP2C9、CYP2C19、CYP3A4、CYP3A5等，其中以CYP3A4的含量最高。许多临床常用的药物为CYP3A的底物，可以在肠壁内代谢。肠壁代谢是造成许多药物口服生物利用度偏低的重要原因之一。

②乙醛脱氢酶(acetaldehyde dehydrogenase，ALDH)。醛脱氢酶的一种，负责催化乙醛氧化为乙酸的反应。已知人类的乙醛脱氢酶由3个基因所编码：ALDH1A1、ALDH2及最近发现的ALDH1B1(亦称ALDH5)。正常的等位基因记为ALDH2＊1，单碱基突变的等位基因记为ALDH2＊2。突变基因翻译出的酶中，残基487的谷氨酸变为赖氨酸，造成催化活性基本丧失。ALDH2＊2在人类各族群中的分布是不同的，它基本全部出现在亚洲人上。研究显示中国人ALDH2＊2的频率为18%，其中广东省汉族最高(31%)，武汉市汉族12%，洛阳市人15%，上海市人25%，台湾省人30%，朝鲜人16%，日本人27%，泰国人4%，我国藏族人、台湾原居民和蒙古人、菲律宾人、马来西亚人1%～10%。

肝中的乙醇脱氢酶负责将乙醇(酒的成分)氧化为乙醛，生成的乙醛作为底物进一步在乙醛脱氢酶催化下转变为无害的乙酸(即醋的成分)。乙醛毒性高于乙醇，是造成宿醉的主要原因之一。而且乙醛被怀疑具有致癌性，它与人类肿瘤的发生存在一定的关系。负责人体内乙醛转化的主要是肝中的乙醛脱氢酶(ALDH)，ALDH1与ALDH2在催化速率上有很明显的差异，ALDH2对乙醛的Km低于ALDH1，约为后者的1/10，是主要负责乙醛转化的同工酶。

③N－乙酰基转移酶(N-acetyltransferase，NAT)。可催化乙酰基从乙酰CoA上转移到异烟肼的氮原子上，例如NAT直接催化乙酰基团从乙酰CoA转移到其作用底物芳香胺及杂环胺类物质上，从而活化或灭活芳香胺类致癌物质。在NAT领域的研究主要集中在NAT2上，目前国内外关于NAT2多态性与疾病的发生已有大量的研究，证明了膀胱癌、结肠直肠癌、肝癌、前列腺癌、乳腺癌、胃癌等恶性肿瘤在不同类型乙酰化代谢者人群中，NAT2活性中呈多态分布，根据乙酰化表型的不同可将人群划分为3类：慢型乙酰化代谢者、快型乙酰化代谢者和中间型乙酰化代谢者，它们发生的频率不同。

④尿苷二磷酸葡萄糖醛酸转移酶(UDP-glucuronosyltransferase，UGT)。是化学物质体内生物

转化第Ⅱ时相中最重要的代谢酶，可催化 N-羟基化合物与葡萄糖醛酸结合，阻止杂环胺诱发 DNA 突变。UGT1A 基因位点呈现出复杂的表达模式，通过葡萄糖醛酸结合反应代谢杂环胺-DNA 加成物，发挥基因保护作用。

UGT 在组织器官、种属和个体间均存在差异。表现为：a. UGT 的表达具有明显的组织特异性，主要在肝和肠道细胞中表达，UGTlAl、1A3、1A4、1A6、1A9 和所有的 UGT2B 亚型在肝内表达，人类肠中也显示有 UGTlAl、1A6、1A8、lAl0 和 UGT287 表达；2A 亚族成员主要在嗅上皮表达，而 2B 亚族成员 uGl[2Bl、2、3、6、12]则在肝微粒体内表达。b. UGT 表达在不同个体间存在差异。不同个体肝微粒体中 UGT 的活性可相差 6～15 倍，而肠内的可有 10～100 倍的差异性。c. UGT 活性随年龄而变化，胎儿出生前及刚出生后该酶活性极低甚至缺乏，出生后不久至青春期此酶活性几乎呈直线增长，直到成年人才达到平稳状态，老年人又迅速下降。d. UGT 表达在种属间有差异，如 UGT2B 酶在大鼠中是 1、2、3 型和 12 型，在人类是 4、7、8、9、10 型和 11 型，家兔是 13、14 型。而且，每种 UGT 有自己的最适反应底物，如甲状腺激素是 UGTlAl 的选择性底物，儿茶酚类和石炭酸是 UGT287 的最佳底物。

UGT 家族可以把一系列亲脂性底物转化为水溶性葡萄糖醛酸，是解毒的重要方式。它能催化药物、环境毒物、类固醇和甲状腺激素的葡萄糖醛酸化，促进脑内糖酯的生物合成；同时还参与胆红素、短链脂肪酸、胆汁酸等内源性化合物的生物代谢。

⑤硫嘌呤甲基转移酶（thiopurine S-methyltransferase，TPMT）。在硫嘌呤类药物，如巯嘌呤、硫鸟嘌呤和硫唑嘌呤药物的代谢过程中起着关键作用。硫嘌呤类药物的疗效和毒性均与患者体内的 TPMT 活性有关。TPMT 活性高的患者长期服用这类药会产生耐受性而且复发率很高，TPMT 活性低的患者服用常规剂量的硫嘌呤类药物后会发生严重的血液学不良反应。因此 TPMT 的遗传多态性对于指导临床用药具有重要意义。TPMT 活性在白种人和黑种人中呈二态或三态分布，89%的人 TPMT 活性高，ll%的人 TPMT 活性中等，而 300 个人中有 1 个人 TPMT 活性缺乏。黄民等发现中国人与白种人 TPMT 活性分布比较存在种族差异：TPMT 的活性在中国人群呈正态分布，而在白种人群则呈二态分布。TPMT 活性缺乏属于常染色体隐性遗传。野生型 TPMT 基因被定义为 TPMT＊1。迄今为止已发现 ll 种基因突变可引起 TPMT 酶活性的降低，这些基因分别被命名为 TPMT＊2～TPMT＊10。

（三）个体化药物治疗临床案例

1. *华法林* 华法林是常用的口服抗凝血药，主要用于预防和治疗血栓性疾病。华法林的有效治疗范围比较窄，有效剂量难以把握，尤其在使用早期，使用不当容易导致严重的出血。

CYP2C9 是影响华法林代谢的主要蛋白酶之一，其编码基因有较多的遗传多态性，比较常见的多态性有 CYP2C9＊2 和 CYP2C9＊3，这 2 种基因型所产生的蛋白酶比野生型 CYP2C91 酶活性分别降低了 30%和 80%。因此，CYP2C9 基因变异的个体在接受华法林治疗时对剂量的需求低，服用华法林后达到稳态浓度的时间比较长，在治疗初期有更高的出血危险性。

此外，维生素 K 环氧化物还原酶(VKOR)是华法林的作用靶点，如果这个酶的基因出现变异，则使用者需要华法林的剂量比常规剂量高。

2. *他汀类药物* 他汀类药物被广泛用于治疗高胆固醇血症和预防冠状动脉粥样硬化相关疾病。一般情况下，他汀类药物很安全，但偶尔会有不良反应，如骨骼肌溶解，它是一种因肌细胞产生毒性物质而导致肾损害的一种疾病，俗称肌肉溶解。在每日 80mg 辛伐他汀的用量下，约有 0.9%的患者会产生肌病。SLCO1B1 基因的变异会导致其编码蛋白在肝内增加结合他汀类药物的能力，使药物在体内过量残留。研究显示，携带两个 SLCO1B1 基因风险标记的人群在使用他汀类药物时，产生不良反应的概率为 15%，而非携带者发生不良反应的概率仅为 0.3%。

3. *别嘌醇* 别嘌醇是治疗痛风或高尿酸症的常用药物，不当使用可能会有严重的皮肤反应。在使用别嘌醇的病人中，凡是产生皮肤不良反应者，100%会有 HLA-B＊5801 基因变异。因此，在使用别嘌醇进行治疗前，应检测患者是否是 HLA-B＊5801 基因型携带者。

4. *硝酸甘油* 硝酸甘油是抗心绞痛急性发作的首选药物，但有些患者服用之后没有疗效，从而贻误最佳治疗时机而导致患者死亡。乙醛脱氢酶 2 基因（ALDH2）如果有变异，则会降低酶的活性，使硝酸甘油代谢受阻，无法产生有效的扩张血管的活性产物——“一氧化氮”，使得硝酸甘油难以发挥药效。此外，ALDH2还参与乙醇(酒精)在体内的代谢。该基因变异时乙醇代谢受阻，大量乙醛滞留在体内，给肝造成损伤，这就是酒精性肝硬化的重要原因。我国有ALDH2基因变异的人群数量较大，约为总人数的20%。

5. *氨基糖苷类抗生素* 氨基糖苷类抗生素常用于革兰阴性菌所致的严重感染，如脑膜炎、呼吸道、皮肤、创伤感染等。此类抗生素包括链霉素、庆大霉素、卡那霉素和新霉素等，使用不当会导致患者发生严重的药物性耳聋。

大量研究证实，线粒体DNA 12S rRNA基因A1555G或C1494T这2种基因变异，是氨基糖苷类抗生素引发感音神经性耳聋的罪魁祸首。

6. *卡马西平* 卡马西平是一种用于治疗某些类型癫痫的首选药物，也可用于治疗三叉神经痛、躁郁症和心律失常等。卡马西平可能会引起严重甚至致死的皮肤反应。在亚洲人群中，每1000人就有1～6人会出现这种不良反应，其原因是患者具有人白细胞抗原等位基因HLA-B＊1502。美国FDA建议，医师开具卡马西林(包括同类产品)前，应让患者接受HLA-B＊1502基因检测，尤其是亚洲患者。阳性携带者不宜使用卡马西平。

7. *氯吡格雷* 氯吡格雷是一种新型的抗血小板药物。CYP2C19基因的变异体对氯吡格雷的药动学及药效学均有不同程度的影响。有些变异可使药效下降，有些变异可增加出血的危险。氯吡格雷在中国的使用日益普遍，价格也比较昂贵。如果不进行基因检测就盲目用药，不仅可能对身体造成危害，还要蒙受较大的经济损失。

8. *伊立替康* 伊立替康是常用的治疗结、直肠癌等多种癌症的药物，约40%患者会发生不良反应，如腹泻和中性粒细胞减少等。伊立替康进入体内后被代谢生成活性产物SN-38，SN-38与拓扑异构酶Ⅰ结合，引起DNA双链断裂，诱导细胞凋亡。UDP葡萄糖醛酸转移酶1A1(UGT1A1)可以催化SN-38代谢为无活性的SN-38G。UGT1A1基因突变会造成中性粒细胞降低及其他毒性反应。

(张相林)

参考文献

[1] Amitava Dasgupta(美)，陆林(译). 药物监测方法：治疗性用药与药物滥用. 北京：人民卫生出版社，2011.

[2] Ried LD, Horm JR, McKenna DA, et al. Therapeutic drug monitoring reduces toxic drug reactions: a meta-analysis. Ther Drug Monit, 1990, 12(1): 72.

[3] 蔡为民，吕迁洲. 临床药学理论与实践. 北京：人民卫生出版社，2012.

[4] 陆明廉. 血药浓度测定与临床应用. 上海：上海科学技术出版社，1986.

[5] 李好枝. 体内药物分析. 2版. 北京：中国医药科技出版社，2011.

[6] 杜斌，郑鹏武. 实用现代色谱技术. 郑州：郑州大学出版社，2009.

[7] 王玉枝. 色谱分析. 北京：中国纺织出版社，2008.

[8] 张君仁，臧恒昌. 体内药物分析. 北京：化学工业出版社，2002.

[9] 印晓星. TDM. 北京：人民军医出版社，2011.

[10] Gross AS. Best practice in therapeutic drug monitoring. Br J Clin Pharmacol, 2001, 52(S1): 5.

[11] 宁俊红，吴志刚，雷莹，等. 甲氨蝶呤治疗侵蚀性葡萄胎的血药浓度监测及不良反应观察. 中国药物应用与监测，2013，10(1)：5.

[12] Nirenberg A, Mosede C, Mehta BM, et al. High-dose methotrexate with citrovomm factorrescue: predilictive value of serum methotrexate concentrations and corrective tomeasures to avert toxicity. Cancer Treat Rep, 1977, 61(5): 779.

[13] Nachman J, Sather HN, Cherlow JM, et al. Response of children with high-risk acute lymphoblastic leukemia treated with and without cranial irradiation: a report from the Children's Cancer Group. J Clin Oncol, 1998, 16(3): 920.

[14] Lu AD, Zhang LP, Liu GL. Study of high dose MTX on ALL in children. Practical and Clinical Pediatric Journal, 2004, 19(1): 36.

[15] Takama H, Tanaka H, Nakashima D, et al. Population pharmacokinetics of intravenous busulfan in patients undergoing hematopoietic stem cell transplantation. Bone Marrow Transplant, 2006, 37(4): 345.

[16] 张心保，喻东山，肖红，等. 氯氮平靶症状与血药浓度的关系. 中国民政医学杂志，2000，12(5)：257.

[17] 刘红梅，林治光，任娟娟，等. 利培酮药物浓度监测及正常范围参考值的初步建立. 世界临床药物，2011，32(10)：609.

[18] Pritehard L, Baker C, Leggett J, et al. Interesting vancomycin serum trough concentration and incidence of nephrotoxicity. Am J Med, 2010, 123(12): 1143-1149.

[19] Pascual A, Calandra T, Bolay S, et al. Voriconazole therapeutic drug monitoring in patients with invasive mycoses improves efficacy and safety outcomes. Clin Infest Dis, 2008, 46(2): 201.

[20] Stahle L, Moberg L, Svensson JO, et al. Efavirenz plasma concentrations in HIV-infected patients: inter-and intraindividual variability and clinical effects. Ther Drug Monit, 2004, 26(3): 267.

[21] Marzolini C, Telenti A, Decosterd LA, et al. Efavirenz plasma levels can predict treatment failure and central nervous system side effects in HIV-1-infected patients. AIDS, 2001, 15(1): 71.

[22] Quinn JR, Wolfson WQ. Improved results from individualized intensive hormonal treatment in certain eye diseases reported to respond pooly to ACTH cortisone. Med Bull (Ann Arbor). 1952, 18(1): 1-21.

[23] 周宏灏、张伟. 新编遗传药理学. 北京:人民军医出版社, 2011.

[24] 陈西敬, 王广基. 药物转运蛋白在药物吸收、分布和排泄中的作用及对新药研发的意义. 中国药科大学学报, 2003, 34(6): 483-486.

[25] 吕森森, 李长贵. 有机阴离子转运蛋白 1 和 3 的研究进展。齐鲁医学杂志, 2009, 24(4): 371-372.

[26] 谭玮, 李燕. 有机阴离子转运肽在药物转运中的作用. 国际药学研究杂志, 2007, 34(50): 364-368.

[27] 苑晋艳, 周宏灏. 有机阳离子转运体 OCT1 的遗传药理学研究进展. 国际病理科学与临床杂志, 2009, (2): 160-164.

[28] 韩林志, 周宏灏. 有机阳离子转运体的基因多态性研究进展. 中国临床药理学与治疗学, 2009, (4): 460-465.

[29] 陈红旗, 秦环龙. 寡肽转运体 PepT1 在胃肠道中的功能表达及调控因素. 中华临床营养杂志, 2010, 18(2): 115-120.

[30] 范东东, 孙铭娟, 王梁华. 酰基转移酶研究. 生命的化学, 2008, 28(6): 701-703.

[31] 张芳芳. PXR、CAR 和 PPAR 对 UGT 基因转录的调节. 国外医学卫生学分册, 2005, 32(2): 99-103.

第6章

药物治疗学

第一节　药物治疗学概述

一、概　述

(一)药物治疗学概念、内容与任务

药物治疗学(Pharmacotherapeutics)是一门研究药物预防、治疗疾病的理论和方法的学科,在传统的药理学和临床医学之间发挥桥梁纽带作用,其主要内容和任务如下。

1. 综合疾病的病因和发病机制、患者的个体差异、药物的作用特点3方面因素,对患者实施合理用药。

2. 研究影响药物对机体作用的因素。

3. 研究药物相互作用对药效的影响。

药物治疗学在长期临床药物治疗实践中,经历了由简单到复杂、由初级到高级、由经验到科学的发展过程,目前已发展成集药理学、生理学、生物化学、内科学、分子生物学、遗传学、基因组学等多学科交叉的一门综合学科。

(二)药物治疗原则

1. *药物治疗的一般原则*　疾病治疗一贯遵循预防为主、防治结合的原则,即实施未病防病,有病防重和重病防危的策略。在长期的临床药物治疗实践中。

(1)分线原则:如抗生素类药、抗结核病药、抗精神病药等。

(2)阶梯用药原则:如癌症疼痛的治疗。

(3)风险-效益比最大原则及个体化治疗原则:使患者获得必要(适度、规范)、有效、安全和经济的药物治疗。

①药物治疗的必要性:许多疾病尤其是内科系统的疾病,尽管药物治疗常具有不可替代性,但是对于具体的患者,面对众多可选择的药物,只有通过利弊权衡,使患者接受药物治疗的预期获益大于药物可能对机体造成的伤害,才能体现药物治疗的必要性,患者才值得承受风险来换取药物治疗的效果。并且在治疗过程中,还须在明确疾病诊断的基础上,从病情的实际需求出发,以循证医学为依据,选择适当的药物治疗方案,即药物治疗的适度性原则,从而达到治疗疾病的目的。

②药物治疗的有效性:只有在患者的实际获益大于药物可能带来损害的前提下,药物治疗的有效性才有意义。在权衡利弊、选择合适药物的前提下,要达到理想的药物治疗效果,还要考虑:药物方面因素,如药物的生物学特性、理化性质、剂型、剂量,给药途径及药物间的相互作用等;机体方面的因素,如患者年龄、体重、性别、精神因素、病理状态及遗传因素等;药物治疗的依从性,是指患者遵从医嘱或治疗方案的程度,包括遵守医疗约定,采纳健康促进行为的忠告。

③药物治疗的安全性:保证患者用药的安全性是药物治疗的前提。影响药物安全性的原因包括药物本身固有的生物学特性、药物制剂中不符合标准的有毒、有害物质超标准或有效成分含量过高及药物的不合理使用。

④药物治疗的经济性:以最低的药物成本实现最佳的治疗效果,但是成本和效果两者都是相对的,有时成本高并不意味着效果好,出现此问题可用现代经济学研究手段解决。

⑤药物治疗的规范性:药物治疗的规范性是保证合理用药的重要措施。在给患者实施药物治疗时,医师首先要熟悉相关疾病治疗指南或标准,尽

量按公认的指南或标准去选药用药，减少随意性和盲目性。

2. 药物治疗的基本过程　药物治疗的程序首先需要明确患者的问题（诊断），随后拟订治疗目标并选择恰当的药物、剂量和疗程（选择治疗方案），开始治疗（处方＋指导），经过一定时间后检查治疗结果，进行评估和干预，决定继续、调整或终止治疗方案。

药物治疗方案的制订需要综合考虑患者的病理、生理情况，药物的性质、相互作用及药物在患者体内的药动学变化，实行个体化给药，实现最大的治疗效益。优化药物治疗的最实用方法是治疗-监测-治疗的反复尝试。

二、药物相互作用和疾病对临床用药的影响

为提高疗效、减轻副作用而采取 2 种或 2 种以上药物同时或先后应用，称为联合用药。药物相互作用（drug interaction）通常是指在体内发生药动学和药效学方面的相互影响。由于药物之间或药物与机体之间的相互反应，改变了药物体内过程、理化性质或组织对药物敏感性，使药物的药理效应发生改变，增加或降低药物的不良反应，这种因联合用药使原有的药物效应增强者，称为协同作用（synergism），使原有的药物效应减弱者称为拮抗作用（antagonism）。

（一）药物相互作用机制和临床对策

1. 药物相互作用

（1）药效学相互作用：是指药物与机体的效应器官、特定的组织、细胞受体或某种生理活性物质（如酶、内源物质）相互作用。按照发生原理，药物相互作用可分为药效学相互作用和药动学相互作用，或改变药物的毒性效应，掩盖不良反应等表现。结果可导致效应的相加、协同和拮抗。①相加：指 2 种性质相同的药物联合应用所产生的效应相等或接近分别应用所产生的效应之和。②协同：即两药联合应用所产生的效应明显超过两者之和，又称为增效。③拮抗：即两药联合应用所产生的效应小于单独应用一种药物时的效应。

（2）药动学相互作用：是指药物的联合应用可使一种药物的吸收、分布、代谢、排泄或生物转化受其他药物的影响而有所改变，导致体内药量或血药浓度的改变，从而影响了药物的效应。根据发生环节不同，表现为：①影响药物吸收的相互作用，主要表现在加速或延缓胃排空、影响药物与吸收部位的接触、改变胃肠道 pH；②影响药物分布的相互作用，主要表现在药物与血浆蛋白结合位点的竞争、影响药物分布过程，使药物的组织分布量发生改变，进而改变药物的药动学参数及药物的作用强度；③影响药物代谢的相互作用，药物在体内代谢一般是经酶的催化，该环节相互作用主要是使药物由活性体转化为无活性体的代谢物或少数前体药物在体内转化为有活性的药物而起作用；④影响药物排泄的相互作用，主要发生在肾的肾小管分泌和肾小管重吸收过程。

2. 临床药物治疗对策　在临床药物治疗的实践中，联合治疗的效果往往优于单一药物，如心力衰竭、严重高血压和心肌梗死等疾病的治疗，常需要 2～3 种或以上的药物联合应用；肿瘤和严重感染时，联合用药可提高患者的生存率，特别是肿瘤化疗，联合用药组成的一线标准化疗方案，可改善患者生存期和生活质量。

（二）疾病对药动学、药效学的影响

疾病可引起机体各种生理、生化过程发生一系列改变，对药物的体内过程、药物与受体的亲和力、组织器官对药物作用的敏感性等产生影响。

1. 疾病对药动学的影响

（1）疾病对药物吸收的影响：①消化道疾病可通过改变胃排空时间、改变肠蠕动、改变胃肠道分泌功能等环节影响药物吸收；②肝病变也可影响消化道吸收功能；③肾衰竭如尿毒症患者，因本身钾离子平衡失调，当服用抗酸药尤其是含铝的抗酸药时，将进一步减少钾的吸收；④循环衰竭使胃肠道血流量减少而减少药物的吸收。

（2）疾病对药物分布的影响：主要通过改变血浆蛋白含量和结合率、血液 pH 等影响药物分布。此外，心力衰竭和肾衰竭也可改变药物分布，影响药物的疗效。

（3）疾病对药物生物转化的影响：如慢性肝病时，患者肝微粒体酶合成减少，细胞色素 P450 含量降低，可减慢许多药物的生物转化；肾功能不全时，多种药物的代谢过程都可能受到不同程度的影响，体内氧化代谢有时加快，还原、水解和乙酰化能力降低，导致生物转化障碍，并且还可影响到药物在肝内的转化。

（4）疾病对药物排泄的影响：肾是药物及其代谢物排出体外的最重要器官，肾功能的改变会极大地影响药物的体内消除过程。

2. 疾病对药效学的影响

(1)疾病引起受体数目改变:如支气管哮喘患者支气管平滑肌的β受体数目减少;糖尿病患者易出现胰岛素抵抗现象,而使胰岛素受体数目下降。

(2)疾病引起受体敏感性改变:严重的肝病患者由于体内氨、甲硫醇及短链脂肪酸等代谢异常会使中枢神经系统对镇静催眠药、镇痛药和麻醉药的敏感性增强,甚至可诱发肝性脑病;肾衰竭时,可引起体液调节紊乱,患者会对抗高血压药变得比较敏感;器质性心脏病也可使心脏对地高辛和一些抗心律失常药等药物的敏感性发生变化。

(3)疾病引起受体及受体后效应机制的改变:药物的初始作用部位是受体,但受体仅仅是信息传导的第一站,受体激活后通过一连串的生化过程最终导致效应器官(细胞)的功能变化,即受体后效应机制。

(三)疾病状态下的临床用药原则

1. 肝疾病时临床用药　鉴于肝病患者易诱发肝性脑病,且部分患者已存在胆汁淤积、体液负荷过量及腹水等病理变化,故使用药物应避免加剧这些病症。对肝病患者用药,必须衡量利弊,禁用对肝有损害的药物,并结合用药经验和血药浓度监测来调整用药和用量,尽量不选用经肝清除或肝毒性的药物。

2. 肾疾病时临床用药　肾疾病时可使主要经肾排泄药物的原型或代谢产物蓄积而增强药效,甚至产生毒性反应,临床用药均需注意监护。在严重肾功能不全时,为避免毒性反应发生,应调整剂量,甚至避免使用具有直接肾毒性及易引起肾免疫损伤的药物。肾功能减退时选药应注意以下几点。

(1)选用较低浓度即可生效或毒性较低的药物:如强利尿药呋塞米毒性较依他尼酸钠低,尤其在肾衰竭时选用,增加剂量可使效应增强而不良反应较少增加。抗生素则可选用红霉素、青霉素、第三代头孢菌素类。

(2)避免使用毒性较大的药物:必须选用时,尽量选择半衰期短的药物,同时避免选用长效制剂。

(3)选用治疗效果易判断或毒副作用易辨认的药物。

(4)选用经肾外途径代谢和排泄的药物:应根据肾功能损害程度,调整给药方案。

(5)必须使用有效血药浓度范围窄、毒性大、代谢产物在体内蓄积的药物,或对肾有毒性的药物时应进行血药浓度监测,根据血药浓度调整给药剂量。

3. 循环障碍性疾病对药物治疗的影响　循环障碍性疾病能迅速影响全身各个器官,尤其对肝、肾等与药物吸收、代谢直接相关的器官更为明显,所以,循环障碍性疾病易引起其他器官功能改变影响药物治疗。循环障碍性疾病临床用药应注意以下情况。

(1)在周围循环衰竭时,口服、皮下注射或肌内注射给药吸收差,紧急用药时如必须静脉注射,则要减慢滴注速度。

(2)严重心力衰竭时由于组织灌流量下降,一般药物表观分布容积Vd值减少。

(3)心脏疾病会改变器官对药物的敏感性。

(4)心力衰竭者使用具有负性肌力作用的药物必须非常谨慎,低剂量就可能损害心脏功能。

三、药物治疗与合理用药

(一)循证医学的应用

1. 循证医学的概念　循证医学(evidence based medicine,EBM)是现代临床医学诊治决策的科学方法学,是在继承临床传统医学决策模式基础上的创新。其核心思想是在临床医疗实践中,对患者的诊治决策都应依赖于客观的科学证据,而不是某些个人的主观经验。

2. 循证医学的实施步骤和研究方法

(1)循证医学的实施步骤:提出问题、获取有关证据、评价证据、应用证据、效果评估。实际工作中,上述5个步骤并非泾渭分明或必须面面俱到,通常可通过3种模式把证据整合到医疗实践中,即完全实施和使用模式、复制模式。

(2)循证医学证据的评价方法:系统评价、Meta分析。

3. 循证医学的局限性　循证医学的局限性体现在以下方面。

(1)是一种归纳总结的思维,其结果和结论有一定的局限。

(2)本身不能提高预防和治疗效果。

(3)分析过程中往往忽视人种差异,忽视个体遗传背景的差异。

(4)缺乏客观指标和证据者无法继续循证实践。

循证医学与药物治疗学关系密切,循证医学为合理药物治疗提供科学的证据,为评价疾病治疗的效果提供了可靠依据,而药物治疗学的研究和实践是循证医学结论的由来。将循证医学应用于药物治疗学中，就是尽可能利用药物疗效和不良反应评价的最佳证据制订患者的最佳用药方案。

(二)特殊人群药物治疗

特殊人群是指妊娠和哺乳期妇女、新生儿、婴幼儿、儿童及老年人，他们的生理、生化功能与一般人群相比存在着明显差异，而这些差异影响着药动学和药效学。高度重视特殊人群的特点，做到有针对性地合理用药，对保护特殊人群的健康尤为重要。

1. *妊娠期和哺乳期妇女用药* 妊娠期与哺乳期用药不但要充分考虑妊娠期及哺乳期母体发生的一系列生理变化对药物作用的影响，更要注意药物对胎儿或新生儿的作用。

(1)妊娠期药动学特点：由于母体生理生化变化以及激素的影响，药物在孕妇体内的吸收、分布、消除过程，均与非妊娠时有很大不同，表现为①药物的吸收。妊娠期间受孕、雌激素的影响，胃酸分泌减少，使弱酸性药物吸收减少，弱碱性药物吸收增多；肠蠕动减弱，使口服药物的吸收延缓，达峰时间延长，峰浓度降低。②药物的分布。妊娠期血浆容积、脂肪、体液含量均有不同程度的增加，药物的分布容积增大，血药浓度一般低于非妊娠期。同时，因妊娠期血浆容积增大，血浆蛋白的浓度相对较低，药物与蛋白结合减少，游离型药物增多，进入胎盘的药物增多，药效增强，不良反应也可能增加。③药物的消除。妊娠期间孕激素浓度的增高可增强肝药酶活性，提高肝对某些药物的代谢能力；妊娠期心排血量增加，肾血流量及肾小球滤过率均增加，肾排泄药物或其代谢产物加快，使某些药物血药浓度降低。妊娠晚期仰卧位时肾血流量减少，可使肾排泄药物速度减慢。

(2)胎儿药动学特点：①药物的吸收。大部分药物经胎盘屏障直接转运到胎儿体内，形成羊水肠道循环。大部分经由胎盘-脐静脉血转运的药物，在未进入胎儿全身循环前须经过肝，因此在胎儿体内也存在首关消除。②药物的分布。血循环量对胎儿体内的药物分布有较大影响，胎儿的血流量多，肝内药物分布较多。胎儿血浆蛋白含量较母体低，因此进入组织中的游离型药物浓度较高，但与胎儿血浆蛋白结合的药物不能通过胎盘向母体转运，可延长药物在胎儿体内停留时间。此外，胎儿体内脂肪组织较少，可影响某些脂溶性药物的分布。③药物的消除。胎儿的肝是药物代谢的主要器官，胎盘和肾上腺也参与某些药物的代谢。由于胎儿肝、肾功能发育尚未完善，对药物的消除能力较成年人低。

(3)妊娠期用药的基本原则：根据药物可能对胎儿有不良影响，美国食品药品管理局(FDA)根据动物实验和临床实践经验，将妊娠用药分为A、B、C、D、X类。

A类：早孕期用药，经临床对照观察未见对胎儿有损害，其危险性相对较低，在妊娠期使用较为安全。但仍须坚持没有充分适应证绝不用药的原则。

B类：在动物繁殖试验中未显示致畸作用，但缺少临床对照观察资料或动物繁殖实验显示不良反应，但这些不良反应未在妊娠妇女中得到证实。

C类：仅在动物实验证实对胎仔有致畸或杀胚胎作用，但在人类中缺乏资料证实，使用前要权衡利弊。

D类：对胎儿危害有确切证据，但治疗孕妇疾病的效益明显超过危害，又无替代的药物。

X类：对动物和人类均有明显的致畸作用，其危害性远远大于使用价值，这类药物在妊娠期禁忌使用。

妊娠期用药应遵循的原则：①妊娠期用药必须有明确的指征，尽量避免妊娠早期(妊娠1～12周)用药。②在医生指导下用药，尽量单一、小剂量用药，避免联合和大剂量用药；尽量选用老药，避免使用新药；参照FDA的药物分类，提倡使用A、B类药物，避免使用C、D类药物。③应用可能对胎儿有害的药物时，要权衡利弊后再决定是否用药，若病情急需应用肯定对胎儿有危害的药物，应先终止妊娠再用药。

(4)哺乳期用药：几乎所有的药物都能进入乳汁被婴儿吸收，故哺乳期用药应慎重，应权衡利弊，遵循①尽可能减少药物对子代的影响；②由于人乳持续产生，在体内不潴留，因此哺乳期可服用较安全的药物，并应在药物的1个血浆半衰期后再哺乳；③对因乳母大剂量、长时间用药可能对婴儿造成不良影响的，应及时监测婴儿血药浓度；④若乳母所用药物对婴儿影响较大，则应停止哺乳，暂时实行人工喂养。

2. *小儿用药* 小儿时期包括新生儿期、婴儿期、幼儿期、学龄前期、学龄期、少年期等生长发育阶段。

(1)小儿的生理特点及其对药动学和药效学的影响：小儿，尤其是婴幼儿，机体组织中水分的比例较成人高，体表面积与体积的比例大，体脂含量较低，血浆蛋白浓度低；中枢神经系统发育不全；消化系统发育不全；肝、肾功能发育不全；小儿调节水和电解质代谢的能力较差；此外，小儿遗传缺陷也可致对某些药物反应异常。

(2)小儿用药的基本原则：①严格把握用药指征；②选择适宜的给药剂量与间隔时间；③选择适宜的给药途径。

3. *老年人用药*　老年人一般指年龄超过60岁的人。

(1)老年人的生理特点及其对药动学和药效学的影响：在用药时应注意老年人机体组成发生变化，包括局部循环差及肌肉萎缩、血流减少，使肌内、皮下注射的药物吸收速率下降；体液和细胞外液与体重比例减小，体内脂肪比例增加，使脂溶性药物分布容积增大；血浆蛋白结合率降低；中枢神经系统功能减退；心血管系统功能减弱；消化系统功能减弱；肝、肾功能减退。老年人的凝血功能减弱，体温调节能力和血糖调节能力降低，同化代谢小于异化代谢等特点。

(2)老年人用药的基本原则：优先治疗原则、用药简单原则、用药个体化原则、注意饮食调节原则。

(张幸国　王临润　楼　燕)

第二节　心血管系统疾病的药物治疗

一、高血压

1. *定义和流行病学*　以血压为指征的高血压定义为：在未使用降压药物的情况下，非同日3次测量血压，收缩压≥140 mmHg和(或)舒张压≥90 mmHg。收缩压≥140 mmHg和舒张压<90 mmHg为单纯性收缩期高血压。我国是高血压大国，知晓率、治疗率和控制率均较低，患病率呈增长态势；从南方到北方，高血压患病率递增；不同民族之间高血压患病率存在一些差异。高钠低钾膳食、超重和肥胖是我国高血压患病率增长的重要危险因素。

2. *病因和发病机制*　高血压是遗传因素和环境因素共同作用的结果。确证的危险因素主要有体重、食盐摄入量、饮酒和遗传因素，也和性别、年龄、民族、职业史和工作紧张度等相关。高血压的发病机制不明，目前认为体内许多系统与血压的调节有关，其中最主要的是交感神经系统及肾素-血管紧张素系统。此外，血管舒缓肽-激肽-前列腺素系统、血管内皮松弛因子系统等都参与血压的调节。

3. *临床表现*　高血压通常起病缓慢，早期常无症状，一般于查体时发现血压升高，常并发心、脑、肾和血管等病变。具体分类、分层，详见表6-1、6-2。

表6-1　根据血压水平分类

分类	收缩压(mmHg)		舒张压(mmHg)
正常血压	<120	和	<80
正常高值	120～139	和(或)	80～89
高血压	≥140	和(或)	≥90
1级高血压(轻度)	140～159	和(或)	90～99
2级高血压(中度)	160～179	和(或)	100～109
3级高血压(重度)	≥180	和(或)	≥110
单纯收缩期高血压	≥140	和	<90

表6-2　患者心血管风险水平分层

其他危险因素和病史	血压(mmHg)		
	1级高血压 收缩压140～159 或舒张压90～99	2级高血压 收缩压160～179 或舒张压100～109	3级高血压 收缩压≥180 或舒张压≥110
无	低危	中危	高危
1～2个其他危险因素	中危	中危	很高危
≥3个其他危险因素，或靶器官损害	高危	高危	很高危
临床并发症或合并糖尿病	很高危	很高危	很高危

4. *治疗原则* 我国高血压治疗以危险分层为基础，根据血压水平启动治疗时间，包括非药物治疗和药物治疗。非药物治疗主要是生活方式干预，包括限盐、适量运动、减肥、戒烟限酒和高纤低脂饮食等，可预防或延迟高血压的发生，降低血压，提高降压药物疗效，从而降低心血管风险。大多数高血压患者尚需药物治疗，药物治疗应遵循小剂量开始、优先选择长效制剂、联合用药和个体化治疗的原则，首选指南所推荐优化的联合治疗方案。联合用药的原则：药物的作用机制互补、降压作用相加、不良反应减少或抵消。

5. *药物治疗*

(1)治疗药物分类和联合用药：见表6-3和图6-1。

表6-3 各类主要降压药物的临床选用

	代表药物	适应证	限制应用	禁忌证
噻嗪类利尿药	氢氯噻嗪 吲达帕胺	心力衰竭 收缩期高血压 老年高血压	血脂异常 妊娠	痛风
襻利尿药	呋塞米	心力衰竭 肾功能不全		
醛固酮拮抗药	螺内酯	心力衰竭 心肌梗死后		肾衰竭 高血钾
β受体阻滞药	比索洛尔 噻利洛尔 美托洛尔	劳力性心绞痛 心肌梗死后 快速心律失常 心力衰竭	高三酰甘油血症 糖耐量异常 运动员或体力劳动者 外周血管疾病	哮喘 慢性阻塞性肺疾病 周围血管病 二度至度房室传导阻滞
血管紧张素转换酶抑制药(ACEI)	卡托普利 依那普利 雷米普利	心力衰竭 左心室肥厚 心肌梗死 糖尿病微量白蛋白尿		双侧肾动脉狭窄 血肌酐＞265μmol/L(3mg/dl) 高血钾
血管紧张素Ⅱ受体阻滞药(ARB)	氯沙坦 缬沙坦	糖尿病性肾病 蛋白尿 左心室肥厚 ACEI引起的咳嗽 代谢综合征		双侧肾动脉狭窄 血肌酐＞265μmol/L(3mg/dl) 高血钾 妊娠
二氢吡啶类钙通道阻滞药(二氢吡啶类CCB)	硝苯地平 氨氯地平 尼莫地平 尼群地平	稳定型心绞痛 周围血管病 老年高血压 收缩期高血压 颈动脉粥样硬化 冠状动脉粥样硬化	心力衰竭 快速型心律失常	
非二氢吡啶类钙通道阻滞药(CCB)	地尔硫䓬 维拉帕米 氟桂利嗪	心绞痛 颈动脉粥样硬化 室上性心动过速	心力衰竭	房室传导阻滞
α_1受体阻滞药	酚妥拉明	前列腺肥大	直立性低血压	

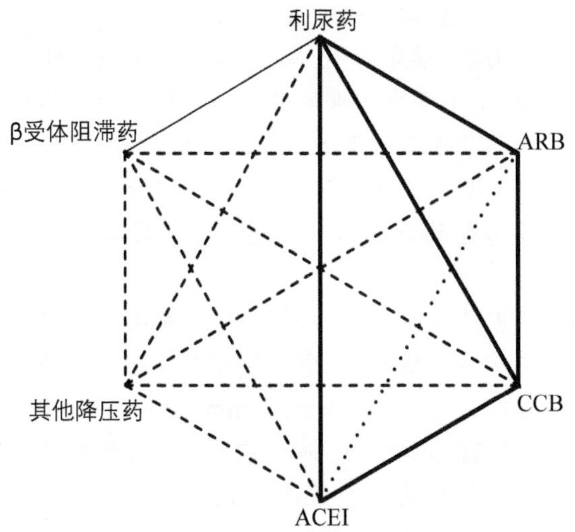

图 6-1　2013 年欧洲心脏学会/欧洲高血压学会高血压指南推荐联合治疗方案

粗实线为推荐联合方案，细实线为有效但有某些限制的联合方案，破折线为可能有效但未很好证实的联合方案，点状线为不推荐的联合方案

为达降压目标，大部分高血压患者需联合用药。优化联合用药方案的选择要求协同降压增加疗效，同时和谐互补，降低副作用，最终达到血压早期、平稳、持久达标，减少心血管事件，保护靶器官的目的。2010 年美国高血压协会将各种联合治疗方案归纳为优先选择、一般选择和不推荐常规应用的联合方案。优先选择的联合降压方案包括低剂量噻嗪类利尿药和 ACEI/ARB 联合，长效二氢吡啶类 CCB 联合 ACEI/ARB。一般选择的联合降压方案包括二氢吡啶类 CCB 联合 β 受体阻滞药，CCB 联合利尿药，β 受体阻滞药联合利尿药，噻嗪类利尿药联合保钾利尿药。不推荐的联合降压方案包括 ACEI 联合 ARB，ACEI/ARB 联合 β 受体阻滞药，β 受体阻滞药联合非二氢吡啶类 CCB，中枢降压药联合 β 受体阻滞药。

低剂量噻嗪类利尿药和 ACEI/ARB 联合，利尿药的不良反应是激活肾素-血管紧张素醛固酮系统(RAAS)，可造成一些不利于降低血压的负面作用，而与 ACEI 或 ARB 合用则抵消此不利因素。此外，ACEI 和 ARB 由于可使血钾水平略有上升，从而能防止噻嗪类利尿药长期应用所致的低血钾等不良反应。ARB 或 ACEI 加噻嗪类利尿药联合治疗有协同作用，有利于改善降压效果特别适用于重度高血压、单纯收缩期高血压、老年高血压、盐敏感性高血压、合并糖尿病或超重和肥胖的高血压。但双侧肾动脉狭窄禁用，妊娠和痛风等患者慎用。长效二氢吡啶类 CCB 和 ACEI/ARB 的联合应用，提供了 2 条不同但却互补的降压途径；且 ACEI/ARB 减少心力衰竭发生，保护肾功能，长效二氢吡啶类 CCB 具有抗动脉粥样硬化，减少心肌缺血作用；前者具有直接扩张动脉的作用，后者通过阻断 RAAS，既扩张动脉，又扩张静脉，故两药有协同降压作用。此外，ACEI/ARB 通过舒张静脉减少 CCB 引起的踝部水肿。二氢吡啶类 CCB 联合 β 受体阻滞药对交感神经活性与容量机制进行双重阻断，使降压作用明显增强。CCB 联合利尿药可降低高血压患者脑卒中发生风险，适用于低肾素高血压如老年高血压患者，我国的高血压指南将该联合方案列入优先选择的联合治疗方案。β 受体阻滞药联合利尿药能降低对方副作用，具有较好的降压效果，但可能增加糖代谢异常和性功能障碍风险，故不推荐用于伴代谢综合征、糖耐量异常或糖尿病的高血压患者。

(2)药物治疗方案

①高血压合并糖代谢异常的药物治疗：ACEI/ARB 是治疗糖尿病高血压的一线药物。ACEI/ARB 能明显减少新发糖尿病，且能明显改善胰岛素抵抗，全面作用于代谢综合征各个方面；此外，在降低微量蛋白尿方面也是所有降压药物中最好的。当单药有效时，可优先选用 ACEI 或 ARB，当需联合用药时，也应以其中一种为基础。ACEI 能延缓 1 型糖尿病肾病并发症的进展，ACEI 和 ARB 均能延缓 2 型糖尿病大量白蛋白尿的发生。合并大量白蛋白尿或肾功能不全的 2 型糖尿病患者，首选 ACEI/ARB。利尿药和 β 受体阻滞药能延缓 1 型糖尿病肾病进展，但不作为单药治疗首选。利尿药、β 受体阻滞药和 CCB 可作为二线药物，或者联合用药。除非血压控制不佳，或有前列腺肥大，一般不使用 α 受体阻滞药。联合治疗方案应包括 ACEI 或 ARB。专家多次讨论认为，一般糖尿病患者的降压目标是＜130/80mmHg；老年患者或伴严重冠心病的糖尿病患者血压控制目标是＜140/90mmHg。

②高血压危象的药物治疗：高血压危象是指原发性和继发性高血压在疾病发展过程中，在某些诱因作用下，血压急骤升高伴心脏、脑和肾等靶器官损害的并发症，包括高血压急症和高血压亚急症。高血压危象时应迅速将血压降至足以阻止靶器官的进行性损害，又不导致重要器官灌注不足的水

平，对于高血压急症，一般情况下，初始阶段（数分钟到1h内）血压控制的目标为平均动脉压的降低幅度不超过治疗前水平的25%。在随后的2～6h将血压降至较安全水平160/100mmHg左右，如果可耐受这样的血压水平，临床情况稳定，在以后24～48h逐步降低血压达到正常水平。降压时需充分考虑到患者的年龄、病程、血压升高的程度、靶器官损害和合并的临床状况，因人而异地制定具体方案。对高血压亚急症患者，可在24～48h将血压缓慢降至160/100mmHg。没有证据说明此种情况下紧急降压治疗可以改善预后。许多高血压亚急症患者可通过口服降压药控制，如CCB、ACEI、ARB、α受体阻滞药、β受体阻滞药，还可根据情况应用襻利尿药。初始治疗可以在门诊或急诊室，用药后观察5～6h。2～3d门诊调整剂量，此后可应用长效制剂控制至最终的靶目标血压。到急诊室就诊的高血压亚急症患者在血压初步控制后，应建议其调整口服药物治疗，并定期去高血压门诊调整治疗。许多患者因为不明确这一点而在急诊就诊后仍维持原来未达标的治疗方案，造成高血压亚急症的反复发生，最终导致严重的后果。具有高危因素的高血压亚急症如伴有心血管疾病的患者可住院治疗。急性脑卒中的血压处理缺乏临床试验足够证据，仅供参考。建议为：急性缺血性卒中溶栓前血压应控制在＜185/110mmHg。急性缺血性卒中发病24h内血压升高的患者应谨慎处理，除非收缩压≥180mmHg或舒张压≥100mmHg，或伴有严重心功能不全、主动脉夹层、高血压脑病者，一般不予降压，降压的合理目标是24h内血压降低约15%。有高血压病史且正在服用降压药物者，如神经功能平稳，可于卒中后24h开始使用降压药物。急性脑出血患者，如果收缩压＞200mmHg或平均动脉压＞150mmHg，应持续静脉滴注积极降低血压，每5分钟监测1次血压。如果收缩压＞180mmHg或平均动脉压＞130mmHg，并有疑似颅内压升高的证据者，要考虑监测颅内压，间断或持续静脉给药降低血压；如没有疑似颅内压升高的证据，则应间断或持续静脉给药轻度降低血压（如平均动脉压110mmHg或目标血压为160/90mmHg），密切观察病情变化。硝酸酯类药物小剂量仅扩张静脉，大剂量可扩张动脉，作用迅速，且血流动力学监护较硝普钠简单，对合并冠心病、心肌供血不足和心功能不全者尤为合适。硝普钠为动静脉扩张药，降压作用发生和消失均较快，适用于高血压伴急性左侧心力衰竭患者，且应严密监测血流动力学，避光使用。α受体阻滞药以扩张动脉为主，适用于嗜铬细胞瘤高血压危象。拉贝洛尔兼有α受体和β受体阻滞作用，适用于高血压伴心率过快者，其α受体阻滞作用起效和消失均迅速。CCB中地尔硫䓬适用于高血压伴心绞痛和心率过快者。

急进性高血压治疗首选卡托普利、尼卡地平、硝普钠或乌拉地尔，也可选用甲基多巴。应在24h内将血压逐渐降至160/100mmHg以下。如果已发生靶器官相关病变，降压应更迅速（首选硝普钠或乌拉地尔），目标血压应更低一些。高血压脑病首选尼群地平、尼卡地平、酚妥拉明、卡托普利或乌拉地尔，应急速降压至160/100mmHg左右。肾炎并发高血压脑病时，首选依那普利、卡托普利和肼屈嗪。脑出血首选乌拉地尔、卡托普利和依那普利，降压幅度应不超过用药前血压的20%，同时应用脱水治疗降低颅内压。蛛网膜下腔出血首选尼群地平、卡托普利和乌拉地尔，应将收缩压急速降至140～160mmHg以下，尼莫地平、氟桂利嗪等能减轻某些蛛网膜下腔出血后的血管痉挛。缺血性脑卒中降压治疗要慎重，一般当舒张压＞130mmHg时，方可小心将舒张压降至110mmHg，一般选用硝普钠、酚妥拉明和尼群地平治疗。主动脉夹层动脉瘤应首选降低心排血量及心肌收缩力药物，如β受体阻滞药和乌拉地尔等，也可应用硝普钠。

③肾性高血压的药物治疗：肾实质性高血压，ACEI是肾实质性高血压的首选药物，轻、中度肾功能损害的患者可选用，但需监测肌酐和血钾变化，重度肾功能损害患者是否使用ACEI有争议。ACEI应从小剂量开始，选用肾组织内RAAS亲合力较强的ACEI，有肾功能损害的患者宜选用肝、肾双通道排泄的药物。贝那普利对肾组织RAAS亲合力强，福辛普利是胆汁排泄比例最大的ACEI药物。对慢性肾小球肾炎高血压伴水钠潴留，应将利尿药作为肾实质性高血压治疗的基础。小剂量噻嗪类利尿药对低肾素性高血压最有效，当肌酐清除率低于30ml/min时，须换用襻利尿药。CCB治疗肾实质性高血压疗效肯定，但二氢吡啶类CCB存在争议。

肾血管性高血压，首选手术介入治疗。对于轻度能够控制的高血压，或存在高度手术风险者，应首选药物治疗；长期高血压已引起肾小动脉病变，使血供重建后其高血压还未能治愈者，仍需使用药物降压治疗。二氢吡啶类CCB对缺血肾功能的影响比ACEI小，是一线用药，可与其他药物联合应用。肾功能正常或伴单侧肾动脉狭窄患者，可考虑使用ACEI或ARB，总体上有心血管获益；对于禁用ACEI或ARB的患者，CCB为较安全有效的降压药物。当肾小球滤过率低于20 ml/min时，首选襻利尿药，如呋塞米。其他如β受体阻滞药、α受体阻滞药、非特异性血管扩张药及中枢降压药也可考虑适当合用。

④老年高血压的药物治疗：根据2011老年高血压的诊断与治疗中国专家共识，老龄高血压的靶目标值是控制在150/80mmHg以内，首选噻嗪类利尿药和高亲脂性长效CCB。CCB适用于老年高血压，安全有效，但部分CCB有降压过快的不良反应及导致患者出现踝部水肿、便秘等。以二氢吡啶类CCB为基础的降压治疗方案更可显著降低中国老年高血压患者卒中风险。噻嗪类利尿药尤适用于老年高血压，单纯收缩期高血压或伴心力衰竭患者。对抑制肾素的药物如β受体阻滞药、ACEI和ARB、直接肾素抑制药，对老年高血压治疗效果相对欠佳。β受体阻滞药不宜用于卒中或心脏事件的一级预防，但对于心肌梗死和心力衰竭的患者可首选β受体阻滞药。必要时联合用药或选用复方制剂。联合治疗基本药物方案可选择CCB＋ACEI或ARB＋噻嗪类利尿药，降压速度不宜过快，降压幅度不宜过大，可在数周内平稳达标。α受体阻滞药易引起直立性低血压，特别是老年患者发生率更高，不宜作为一线用药，但对于合并前列腺肥大或使用其他降压药而血压控制不理想者，仍可考虑应用。合并脂质代谢障碍，尤其长期卧床的老年单纯收缩性高血压可优先选用此类药物。

⑤儿童与青少年高血压的药物治疗：绝大多数高血压儿童通过非药物治疗即可达到血压控制目标。如果合并下述1种及以上情况，则需要开始药物治疗：出现高血压临床症状，继发性高血压，高血压靶器官的损害，糖尿病，非药物治疗6个月后无效者。儿童高血压药物治疗的原则是从单一用药、小剂量开始。ACEI、ARB和CCB在标准剂量下较少发生不良反应，通常作为首选；利尿药通常作为二线抗高血压药物或与其他类型药物联合使用，解决水钠潴留及用于肾病引起的继发性高血压；其他种类药物如α受体阻滞药和β受体阻滞药，因为副作用多的限制，多用于严重高血压和联合用药。

⑥妊娠高血压的药物治疗：非药物治疗是妊娠合并高血压最安全有效的治疗方法。在接受非药物治疗措施后，血压仍≥150/100mmHg时应开始药物治疗，治疗目标是将血压控制在130～140mmHg/80～90mmHg。治疗的策略、用药时间的长短及药物的选择取决于血压升高的程度，以及对血压升高所带来危害的评估。具体如下。

镇静治疗：硫酸镁预防子痫和治疗癫痫疗效明确，血压轻度升高的先兆子痫，由于其子痫的发生率仅0.5％，不建议常规应用硫酸镁，但需要密切观察血压和尿蛋白变化及胎儿状况；镇静药常用有冬眠合剂1号和地西泮。

降压治疗：必须选择对胎儿安全的有效药物，积极治疗，以防卒中和子痫发生。常用于紧急降压的药物有硝苯地平、拉贝洛尔和肼屈嗪。而用于缓慢降压的药物有氧烯洛尔、阿替洛尔、甲基多巴、肼屈嗪和伊拉地平。注意长期使用β受体阻滞药，可能会引起胎儿生长迟缓。此外，CCB不能与硫酸镁合用。

6. *治疗管理*

（1）疗效监测：目前，我国临床应用大多以偶测血压（CBP）为主。动态血压监测（ABPM）较CBP更能反映实际血压水平，是高血压的诊断及其危险分层、治疗过程中的疗效监测的有效手段。除重度或3级高血压患者外，都应等待ABPM的结果才能启动降压药物治疗。同时，ABPM可监测降压药物的昼夜药效，对整个24h治疗情况进行评估，制定高血压患者血压波动曲线来调整药物种类、剂型、给药时间及剂量，从而提供更加精细、个体化的降压治疗方案，并减少不良反应与过度降压。因高血压病通常与血脂和血糖异常并存，应定期监测血脂和血糖变化。长期高血压可引起肾功能减退，应定期进行尿常规及肾功能检查。

（2）不良反应管理

①利尿药：应用呋塞米时应注意耳和肾毒性，并纠正水和电解质代谢紊乱。噻嗪类药物可能的不良反应有低钾血症、高脂血症、增加胰岛素抵抗、痛风和高钙血症。此外，利尿药可减少孕妇血容量，使胎儿缺氧加重，先兆子痫妇女血容量减少，除非存在少尿情况，否则不宜使用利尿药。

②ACEI：主要不良反应包括低血压、干咳、肝毒性、味觉异常、高钾血症、蛋白尿、肾功能减退、皮疹、血管神经性水肿、中性粒细胞减少，还可引起胎儿生长迟缓、羊水过少、新生儿肾衰竭或胎儿畸形。

③ARB：不良反应与ACEI类似，但较轻微。

有致畸作用，孕妇禁忌。ARB很少引起咳嗽、血管神经性水肿，引起低血压者也较少见，高血钾发生率也低于ACEI，特别是肾功能不全患者。ARB对出球小动脉和入球小动脉扩张作用相当，故较少引起肾小球滤过率(GFR)下降，导致肾功能恶化者相对少见。

④β受体阻滞药：选择性β受体阻滞药及具有内在拟交感活性或α受体阻滞作用的β受体阻滞药多数不良反应较轻微。常见不良反应有疲乏无力、性功能障碍、失眠多梦、抑郁、脂质代谢紊乱、糖代谢异常、心血管不良反应、抑制通气功能和停撤反应等。

⑤CCB：短效作用制剂(如舌下含服硝苯地平)可引起反射性心动过速，血压骤降和窃血现象，并可能损害靶器官。长效作用制剂(如硝苯地平控释片和第二、三代CCB)常见不良反应为面红、头痛和下肢水肿等，可与噻嗪类利尿药、ACEI/ARB合用以消除水肿。维拉帕米和地尔硫䓬引起心动过缓，加重已有的房室传导阻滞，心功能不全患者可诱发心力衰竭，已有心率减慢、房室传导阻滞和心功能不全者应避免使用，还可引起水肿、便秘，尤其是维拉帕米，可引起顽固性便秘，也应注意。

⑥α受体阻滞药：应注意“首剂反应”，首剂服药后30～40min可出现头晕、恶心、呕吐、直立性低血压等。少数患者可产生快速耐药现象，可通过增加剂量或加用噻嗪类利尿药控制。

(3)用药指导：为提高患者对治疗的顺应性，尽可能选择口服降压药，逐步降压以防血压骤降而产生心、脑和肾供血不足。降压药物药理作用不同，用药因人而异，应在医师指导下使用。必须坚持长期用药，并了解药物的作用及不良反应。当出现不良反应时应及时报告医师，调整用药。在使用降压药物过程中，从坐位起立或从卧位起立时，动作应尽量缓慢，以免血压突然降低引起晕厥而发生意外。

二、冠状动脉粥样硬化性心脏病

1. *定义和流行病学* 冠状动脉粥样硬化性心脏病(简称冠心病)是指由于冠状循环改变，如冠状动脉粥样硬化使血管腔狭窄或堵塞，和(或)因冠状动脉功能性改变，导致心肌缺血缺氧或坏死而引起的心脏病。近年来，我国冠心病发病率和病死率持续攀升，与人口老龄化及社会经济发展带来的冠心病危险因素的增加密切相关，并且出现发病年龄低龄化等趋势。

2. *病因和发病机制* 冠心病与冠状动脉内膜下甚至肌层形成粥样瘤或纤维-脂质斑块，引起动脉管腔狭窄、血栓形成、动脉壁硬化增厚和钙化等病理改变相关。主要危险因素为高血压、血脂异常、吸烟、糖代谢异常、超重、肥胖、缺少运动和心理压力等。冠心病的发病机制至今未完全明确，目前认为有多种机制共同参与，有脂质浸润学说、血栓形成学说和损伤反应学说等。

3. *临床表现* 按临床表现，我国将冠心病分为心绞痛、心肌梗死、猝死、缺血性心肌病和无症状心肌缺血。近年冠心病也被分为急性冠状动脉综合征(ACS)和慢性冠状动脉疾病，其中ACS包括ST段抬高的急性心肌梗死(STEAMI)和无ST段抬高的ACS，后者又可分为非ST段抬高的心肌梗死(NSTEAMI)和不稳定型心绞痛(UA)。ACS也可包括猝死。慢性冠状动脉疾病包括稳定型心绞痛、冠状动脉痉挛、无症状心肌缺血和缺血性心力衰竭等。

4. *治疗原则* 冠心病的治疗包括非药物治疗、药物治疗、介入治疗及外科手术治疗。主要目的是通过上述措施积极干预来控制危险因素，缓解症状并恢复心肌血供。应首选强化的药物治疗，对于高危患者建议采用血供重建治疗改善症状。如无禁忌证，有冠心病指征，应进行长期抗血小板治疗；根据指征可选择β受体阻滞药、他汀类药物、ARB或ACEI治疗并发症。

5. *药物治疗方案*

(1)慢性稳定型心绞痛的药物治疗：有临床证据支持的可改善稳定型心绞痛预后的药物治疗有3类。

Ⅰ类：没有禁忌证的所有患者服用阿司匹林，接受他汀类药物的治疗；对于有ACEI应用指征的患者接受ACEI类药物治疗，包括合并高血压、心力衰竭、左心室收缩功能不全、心肌梗死后的心功能不全及糖尿病患者；陈旧性心肌梗死患者或有心力衰竭的患者应接受受体阻滞药治疗。

Ⅱa类：所有心绞痛患者和确定有冠心病的患者接受ACEI治疗；不能耐受阿司匹林的患者可使用氯吡格雷替代；已证明存在冠心病的高危患者，可考虑使用大剂量他汀类药物。

Ⅱb类：有糖尿病或存在代谢综合征的患者，如同时存在低水平高密度脂蛋白和高三酰甘油血症，可考虑应用非诺贝特。

(2)非ST段抬高型急性冠状动脉综合征的药物治疗：药物治疗包括抗缺血治疗、抗血栓治疗(抗血小板治疗和抗凝血治疗，但不主张溶栓治疗)和调脂治疗。

①抗缺血治疗，主要药物有硝酸酯类、受体阻滞剂和CCB等。硝酸酯类药物可用于控制心绞痛发作，常用的含服药物为硝酸甘油、硝酸异山梨酯和5-单硝酸异山梨酯。心绞痛发作时可舌下含硝酸甘油，若连续含硝酸甘油仍不能控制疼痛症状，需应用强镇痛药以缓解疼痛，并随即采用硝酸甘油或硝酸异山梨酯静脉滴注，一旦患者出现头痛或血压降低，应迅速减少静脉滴注剂量。对于中危和高危组的患者，硝酸甘油持续静脉滴注24～48h即可，以免产生耐药使疗效降低。硝酸异山梨酯作用的持续时间为4～5h，以每日3～4次给药为妥，对劳力性心绞痛患者应集中在白天给药。5-单硝酸异山梨酯可每日2次给药；若白天和夜晚或清晨均有心绞痛发作者，可采用每6小时给药1次，但宜短期治疗以避免出现耐药性。对于频繁发作的UA患者，含服硝酸异山梨酯短效药物的疗效优于长效药物。

受体阻滞药对UA患者控制心绞痛症状以及改善其近、远期预后均有效果，因此除有禁忌证如肺水肿、未稳定的左侧心力衰竭、支气管哮喘、低血压，严重窦性心动过缓或二、三度房室传导阻滞者，应早期开始使用。在β受体阻滞药选择上应首选具有心脏选择性的药物，除少数症状严重者可采用静脉推注β受体阻滞药外，一般主张口服给药。剂量应个体化，根据症状、心率及血压情况调整剂量。不伴有劳力性心绞痛的变异性心绞痛不主张使用。

CCB适用于硝酸酯类和受体阻滞药使用已达足量、不能耐受上述2种药物及变异型心绞痛的患者。短效的二氢吡啶类药物也可用于UA合并高血压病患者，但应与β受体阻滞药合用。地尔硫䓬有减慢心率，降低心肌收缩力的作用，较硝苯地平更常用于控制心绞痛发作，可与硝酸酯类合用。对于一些心绞痛反复发作、静脉滴注硝酸甘油不能控制的患者，也可试用地尔硫䓬短期静脉滴注，需个体化使用，密切观察心率、血压变化，心率低于50/min应减少剂量或停用。维拉帕米多用于心绞痛合并支气管哮喘患者。

②抗血栓治疗。a. 抗血小板治疗，首选阿司匹林，应早期、持续和长期使用。对阿司匹林禁忌患者，选用氯吡格雷优于噻氯匹定。此外还有阿昔单抗和替罗非班等血小板GPⅡb/Ⅲa抑制药；b. 抗凝血治疗，普通肝素和低分子肝素在UA/NSTEMI治疗中作为Ⅰ类建议被推荐，其他直接抗凝血酶抑制药只适用于肝素导致血小板减少患者的抗凝血治疗。华法林低强度和中等强度抗凝血治疗不能使UA/NSTEMI获益，因而不宜使用。

③调脂治疗。临床常用他汀类和贝特类药物。需从小剂量开始用药，定期检查肝功能和肌酸激酶，按结果逐步递增剂量。一般不主张他汀类和贝特类联合应用。具体见调脂药物部分。

(3)ST段抬高型急性冠状动脉综合征的药物治疗

①解除疼痛：急性心肌梗死时剧烈胸痛会增加心肌耗氧量，再灌注治疗前可选用以下药物尽快解除疼痛。a. 吗啡和哌替啶：吗啡既有镇痛作用和减轻患者交感神经过度兴奋和濒死感，还有扩张血管降低左心室前、后负荷和心肌耗氧量的作用。或可使用哌替啶50～100mg肌内注射。b. 硝酸酯类药物：美国心脏学会和美国心脏病学会推荐对于所有缺血性胸痛患者给予3次硝酸甘油舌下含服，然后评价是否静脉使用。对于反复缺血性胸痛或心力衰竭者，只要不影响改善预后的药物，可长期使用硝酸酯类。c. 受体阻滞药：AMI早期应用能缩小梗死范围，降低并发症的发生率、溶栓治疗患者的再梗死率和心室颤动的发生率，并具有镇痛作用。无禁忌证情况下应尽早常规应用，窦性心动过速和高血压患者最适使用受体阻滞药。

②抗栓治疗。a. 抗血小板治疗：主要有阿司匹林、ADP受体拮抗药和血小板GPⅡb/Ⅲa抑制药；b. 抗凝血治疗：主要有肝素、低分子肝素、X因子抑制药和比伐卢定等。

③再灌注治疗。为减少出血并发症的风险，必须先评价禁忌证和潜在获益是否大于潜在风险。如果无禁忌证，应立即给予溶栓药物治疗。溶栓治疗的得益直接与胸痛发作到给药的时间有关。目前常用的溶栓药物有链激酶、阿尼普酶和替奈普酶等。

④其他治疗。ACEI是SETMI患者抑制RAAS的首选药。STEMI早期使用ACEI能降低病死率，高危患者应用ACEI临床获益明显，前壁心肌梗死伴有左心室功能不全的患者获益最大。在无禁忌证的情况下，溶栓治疗后血压稳定即可开始使用ACEI。一般来说，ACEI应从低剂量开始，逐渐加量。若心肌梗死(特别是前壁心肌梗死)合

并左心功能不全时，则 ACEI 治疗期应延长。对能耐受 ACEI 的患者，不推荐 ARB 替代 ACEI；不能耐受 ACEI 者用 ARB 替代。醛固酮受体拮抗药通常在 ACEI 治疗基础上使用。STEMI 患者不推荐使用短效二氢吡啶 CCB。STEMI 合并难以控制的心绞痛时，在使用受体阻滞药基础上可应用地尔硫䓬。STEMI 合并难以控制的高血压时，在使用 ACEI 和受体阻滞药基础上，应用长效二氢吡啶 CCB。所有无禁忌证的 STEMI 患者应尽早开始他汀类药物的治疗，且无须考虑胆固醇水平。

(4)缺血性心肌病的药物治疗：缺血性心肌病(ICM)是指长期心肌供血不足致心肌纤维化或硬化，或心肌梗死后心肌缺血区域由纤维瘢痕所替代，临床以心律失常和(或)心力衰竭为表现的冠心病。其治疗主要是针对冠状动脉粥样硬化基本病变、心力衰竭和(或)心律失常。

①冠心病的治疗，包括抗凝血、抗血小板药物、ACEI/ARB、受体阻滞药和他汀类等，具体可参考前述。

②心力衰竭的治疗，受体阻滞药对 ICM 治疗具有重要作用。ACEI 对难治性心力衰竭有独特疗效，对肾素不高者同样有效。利尿药应间断、小剂量地使用。强心苷对心力衰竭伴心房颤动者具有良好的疗效。对有充血性心力衰竭的患者可使用 ACEI 和利尿药，并在此基础上加小剂量洋地黄。对心肌缺血、难以控制的窦性心动过速或心房颤动的快速心室率者，在使用 ACEI 及利尿药或洋地黄基础上，初始先用小剂量受体阻滞药，以后按其耐受力缓慢加量至最大有效剂量。

③心律失常的治疗，用药需慎重，对无症状的频发室性期前收缩，包括非持续性室性心动过速，一般不主张即刻用药。对有明显症状的非持续性室性心动过速及持续性室性心动过速，可首选胺碘酮。快速心房颤动时给予洋地黄制剂，并加适量受体阻滞药治疗。缓慢型心律失常，在使用增快心率的药物基础上，可酌情给予硝酸异山梨酯。

(5)无症状性心肌缺血的药物治疗：治疗原则应与有症状的冠心病患者相同对待(详见上)。治疗原发性缺血以改善心肌供氧为主，继发性缺血以减轻需氧为主。其中硝酸酯类是基础治疗药物，β 受体阻滞药优于 CCB。CCB 可用于心率较慢者，对早晨或上午心肌缺血发作较多的患者，选择长效 CCB。此外，联合用药效果更好。

6. *治疗管理*

(1)疗效监测：急性 ST 段抬高型心肌梗死溶栓治疗开始后，应监测临床症状、心电图 ST 段抬高程度及演变和心律的变化。常用的间接监测指标包括症状、心电图、心肌酶学峰值、再灌注心律失常，其中心电图和心肌损伤标记物峰值最重要。可以预测冠心病患者预后的生物标记物有 N 末端脑利钠多肽前体、生长素因子 15、Cystatin C、心房利钠肽前体碎片和肾上腺髓质前体碎片。

(2)不良反应管理：抗血小板治疗时应注意经常检查血常规，一旦出现明显的白细胞或血小板降低，应立即停药。阿司匹林主要不良反应为出血或过敏，不能耐受阿司匹林患者，可用氯吡格雷替代。应用他汀类药物时应严密监测转氨酶及肌酸激酶等生化指标，其副作用主要为肝功能损害。ACEI 易引起刺激性干咳，可改用 ARB。有严重心动过缓和高度房室传导阻滞、窦房结功能紊乱、有明显支气管痉挛或支气管哮喘患者禁用受体阻滞药。CCB 可导致便秘，胫前、踝部水肿，心动过缓或传导阻滞，头痛，颜面潮红和多尿等。非二氢吡啶类 CCB 和 β 受体阻滞药联合用药能使传导阻滞和心肌收缩力减弱更明显，要特别警惕，老年人、已有心动过缓或左心室功能不良患者避免合用。硝酸酯类药物由于其扩血管作用易造成低血压和头晕等。

(3)用药指导：告知患者用药注意事项，如阿司匹林类药物需饭后服用，以减轻对胃黏膜的刺激，并注意观察出血情况。阿司匹林肠溶片须整片吞服，单硝酸异山梨酯缓释胶囊须整粒吞服。他汀类降脂药物饭后 30min 服用，并注意是否有皮肤瘙痒和恶心、呕吐等现象，可于用药初 1 个月检测肝功能，后根据病情定期检测。

三、心力衰竭

(一)定义和流行病学

心力衰竭(heart failure，HF)是指心功能异常、心脏泵血功能衰竭导致不能满足组织代谢的需求，或者必须通过提高心脏充盈压才能满足组织代谢需求的病理生理状态。2007 年我国慢性心力衰竭诊断治疗指南显示国外普通人群中心力衰竭的患病率为 1.5%～2%，65 岁以上可达 6%～10%，且在过去的 40 年，心力衰竭导致的病死率增加了 6 倍，心力衰竭致死原因依次为：泵衰竭(59%)、心律失常(13%)、猝死(13%)。

(二)病因和发病机制

心力衰竭的病因包括引发心力衰竭的心脏基本病变和心力衰竭的诱发因素。前者指心脏的各种疾病(如缺血性心脏病、心肌病、高血压、心包炎、心脏瓣膜病、室间隔缺损等)所致心脏功能障碍而引起心力衰竭的发生;后者是指各种促进心力衰竭发展、加重的原因如心律失常、感染、贫血、肺栓塞等。

心力衰竭的发病机制较为复杂,迄今尚未完全阐明,但其基本机制是心肌的舒缩功能障碍,包括心肌收缩相关蛋白的破坏、心肌能量代谢紊乱、心肌兴奋-收缩偶联障碍、钙离子复位延缓、肌球蛋白-肌动蛋白复合体解离障碍、心室舒张势能减少和顺应性减低,以及心室重构。近年来,神经内分泌因子和细胞因子在心力衰竭发生发展中的作用研究也逐渐增多。

(三)临床表现

心力衰竭的临床表现主要为:①左心室肥大,左心室收缩末期容量增加及左室射血分数(LVEF)≤40%;②有基础心脏病的病史、症状及体征;③有或无呼吸困难、乏力和液体潴留(水肿)等症状。

(四)治疗原则

心力衰竭的治疗原则如下。

1. 防治基本病因和诱因。

2. 通过休息、镇静药及饮食控制,减少水钠潴留以减轻心脏负担。

3. 纠正代谢紊乱,改善心功能。

4. 合理应用强心药、血管扩张药、利尿药、ACEI、ARB、β受体阻滞药、CCB、醛固酮受体拮抗药等药物以改善症状,提高生活质量,延缓心力衰竭的进程。

5. 必要时应用机械辅助循环、心脏移植等非药物治疗方法。

(五)药物治疗

1. *治疗药物分类* 心力衰竭的四联基础药物治疗包括利尿药、地高辛、ACEI和β受体阻滞药,一般均从小剂量开始。

(1)利尿药:常用药物包括氢氯噻嗪、呋塞米、螺内酯和氨苯蝶啶。具体用法通常从小剂量开始,并逐渐增加剂量直至尿量增加,体重每日减轻0.5~1.0 kg。一旦病情得到控制(如肺部啰音消失,水肿消退,体重稳定),即以最小有效剂量长期维持。在长期维持期间,仍应根据液体潴留情况随时调整剂量。

(2)ACEI:主要包括卡托普利、依那普利、福辛普利、赖诺普利、培哚普利和喹那普利。用药时从极小剂量开始,逐渐递增,直至达到目标剂量,一般每隔1~2周剂量倍增1次。有低血压史、糖尿病、氮质血症,以及服用保钾利尿药者,剂量增加速度宜慢。调整到合适剂量后应终身维持使用,避免突然撤药。

(3)β受体阻滞药:对心力衰竭有效的β受体阻滞药包括美托洛尔、比索洛尔和卡维地洛。β受体阻滞药必须从极低剂量开始,如患者能耐受前一剂量,每隔2~4周将剂量加倍;如前一较低剂量出现不良反应,可延迟加量直至不良反应消失。β受体阻滞药的目标剂量宜个体化,剂量确定应以心率为准:清晨静息心率55~60/min、不低于55/min,即为达到目标剂量或最大耐受量之征。一般勿超过临床试验所用的最大剂量。

(4)地高辛:用于已应用ACEI(或ARB)、β受体阻滞药和利尿药治疗,而仍持续有症状的慢性收缩性心力衰竭患者。目前多采用维持量疗法(0.125~0.25mg/d),即自开始便使用固定的剂量,并继续维持;对于70岁以上或肾功能受损者,地高辛宜用小剂量(0.125mg),每日1次或隔日1次。

(5)ARB:可作为ACEI不适合应用时的替代药物,对于轻、中度心力衰竭且LVEF低下者,ARB可代替ACEI作为一线治疗药物,常用的ARB药物包括厄贝沙坦、氯沙坦、缬沙坦和替米沙坦等。ARB的使用应从小剂量开始,在患者能耐受的基础上逐步将剂量增至推荐剂量或可耐受的最大剂量,每隔1~2周可考虑调整用量,如出现肾功能恶化或血钾升高,则应终止剂量调整。

2. *药物治疗方案*

(1)慢性心力衰竭的药物治疗

①轻度心力衰竭:可选用ACEI、β受体阻滞药、小剂量利尿药等,具体根据不同个体情况选用。

②中、重度心力衰竭:上述药物仍可选用,但β受体阻滞药必须在干体重时方可开始应用,利尿药量应加大,如氢氯噻嗪50mg,每日2次;重度心力衰竭时常需静脉应用呋塞米(每次20~100mg)、静脉滴注硝普钠(10~25μg/min),血压低者加用多巴胺(2~10μg/(kg·min))、静脉注射毛花苷C(每次0.2~0.4mg);c. 单纯二尖瓣狭窄所致左心房衰竭,若为窦性心律时,首选硝酸酯类、禁用洋地黄类强心药。具体使用时,可选用硝酸甘油0.5mg舌

下含服，可反复应用5次、每次间隔5min，或静脉滴注硝酸甘油10～50μg/min，同时口服或静脉应用利尿药，如呋塞米每次20～40mg。

(2)急性心力衰竭的药物治疗

①一般治疗：患者取坐位，双下肢下垂，以减少静脉回流，高流量吸氧6～8 L/min，静脉注射吗啡3～5mg，以达镇静和减少静脉回流的作用，老年患者可酌情减量。

②药物治疗：根据病情，可采用利尿药、血管扩张药、洋地黄正性肌力药物和支气管解痉药等进行处理，具体药物应用如下。

利尿药适用于急性心力衰竭伴肺循环和(或)体循环明显淤血及容量负荷过重的患者。首选呋塞米，先静脉注射20～40mg，继以静脉滴注5～40mg/h，总剂量在起初6h不超过80mg，24h内不超过200mg。亦可应用托拉塞米10～20mg静脉注射。如呋塞米疗效不佳、加大剂量仍未见良好反应及容量负荷过重的急性心力衰竭患者，应加用噻嗪类和(或)醛固酮受体拮抗药：氢氯噻嗪25～50mg，每日2次，或螺内酯20～40mg/d。

血管扩张药应用于急性心力衰竭早期阶段：收缩压＞110mmHg可安全使用；收缩压在90～110mmHg的患者慎用；收缩压＜90mmHg的患者禁用，首选硝普钠静脉滴注10μg/min开始，血压低者加用多巴胺2～10 μg/(kg·min)，使血压维持在100/60mmHg为宜。

正性肌力药物适用于低心排血量综合征患者，对血压较低和对血管扩张药物及利尿药不耐受或反应不佳的患者尤其有效，对于1周内未使用过洋地黄类强心药的患者，可用毛花苷C 0.4mg缓慢静脉注射，但既往病史不清、心肌梗死24h内慎用洋地黄类药物，二尖瓣病变所致肺水肿者禁用。

支气管解痉药可选用氨茶碱0.125～0.25g或多索茶碱0.2g缓慢静脉推注。需要注意的是此类药物不适于冠心病，如急性心肌梗死或不稳定型心绞痛所致的急性心力衰竭患者，亦不可用于伴心动过速或心律失常的患者。

(六)治疗管理

1. 疗效监测

(1)慢性心力衰竭：用药前及用药期间须检测患者肝肾功能、电解质、血糖、血脂、心电图、超声心动图等；监护患者在用药过程中是否出现心力衰竭加重的症状，如体重在1d内增加0.5kg或1周内增加2.5kg、呼吸困难加重(端坐呼吸)、踝部和下肢出现水肿、新出现的不规律咳嗽，以及眩晕等。此外，还需要积极监护患者基础疾病的药物控制情况，如血压、血糖、血脂是否达标等。

(2)急性心力衰竭：监护患者气道是否存在哮鸣音、监测血气分析的二氧化碳水平及用药疗程，根据上述指标判定停药或减量；监护患者的尿量，根据尿量水平是否达标增减利尿药剂量；监护患者血压、心率及用药疗程，根据血压水平及用药疗程调整用药剂量。

2. 不良反应管理

(1)吗啡：监护患者用药时是否存在血压下降、便秘、呼吸抑制及皮疹等过敏反应。

(2)支气管解痉药：监护患者是否存在心率增快、心律失常、烦躁不安及恶心、呕吐等茶碱中毒症状。

(3)血管扩张药与正性肌力药物：监护是否存在过量降压，以及血管扩张药与正性肌力药物导致心律失常的现象。

(4)洋地黄类药物：监护洋地黄类药物的血药浓度，观察是否存在恶心、呕吐、室性期前收缩、房室传导阻滞。以及黄视、绿视等洋地黄药物中毒症状。

3. 用药指导

(1)慢性心力衰竭：督促并指导患者坚持正确服药并告知患者用药目的、各种药物的主要药理作用、长期服用的注意事项和主要不良反应，以提高患者在服药过程中的自我监测能力。用药指导包括①审核患者用药是否存在遗漏、剂量、给药频率、药物相互作用、禁忌证及超适应证的情况；②仔细询问患者的用药情况，是否存在用药时间、同服药物、饮食状态甚至随意停药等未完全按照医嘱执行的情况；③教育患者合理安排生活起居，坚持低盐饮食，轻度心力衰竭患者通常控制每日4g盐，中度至重度心力衰竭患者每日不超过2g盐，建议患者使用标准用量的小盐勺，以方便控制盐的用量。

(2)急性心力衰竭：急性心力衰竭的用药指导包括①氨茶碱或多索茶碱静脉给药时间应短于10min，并按时进行血药浓度监测；②呋塞米应以生理盐水为溶剂；③应根据患者的血压水平调整血管扩张药的用量，并在72h内停用硝普钠；④硝普钠应以葡萄糖为溶媒，给药时应避光；⑤及时进行地高辛、华法林的血药浓度监测。

四、心律失常

(一)定义及流行病学

心律失常是指心脏电活动的频率、节律、起源部位、传导速度或激动次序的异常,而使整个心脏或其中一部分活动过快、过慢或不规划,或者部分活动的程度发生紊乱,按其发生原理分为冲动形成异常和冲动传导异常。

全球范围内,在2004年经临床证实的心律失常人数已达4000万。近年来,随着心血管系统疾病发病率的快速上升,心律失常的发生率相应增多。发生心律失常的种类及严重程度常与心脏疾病的性质及其病情轻重有关。

(二)病因和发病机制

常见心律失常的病因可分为继发性和原发性,继发性心律失常可见于各种器质性心脏病,其中在冠心病、心肌病、心肌炎和风湿性心脏病中较为多见。原发性心律失常多由于正常人过度疲劳、饮浓茶、烟酒刺激或情绪波动较大等身体或精神上的刺激而造成。

心律失常的发生机制包括心脏激动起源异常、传导异常及起源和传导均异常。激动起源异常主要与心肌细胞膜局部离子流的改变有关,其表现形式有二,即起搏点(包括正常和异位)自律性增高和触发激动。传导异常分为传导障碍和折返激动。起源和传导均异常是指心脏内同时存在2个独立的起搏点,形成2个固定心律,由于异位起搏点周围存在保护性传入阻滞,故其激动不受窦房结激动的影响。

(三)临床表现

心律失常的临床表现主要为窦性心律失常、病态窦房结综合征、期前收缩、阵发性心动过速、心房纤维颤动、心室颤动和房室传导阻滞。

(四)治疗原则

抗心律失常药物的合理应用应注意以下几方面。

1. 识别并消除各种心律失常的促发因素。
2. 明确诊断,按临床适应证合理选药。
3. 掌握患者情况,实施个体化治疗方案。
4. 注意用药禁忌,减少危险因素。

(五)药物治疗

1. 抗心律失常的药物分类　目前,抗心律失常药物分类广泛使用改良的VaughanWilams法,根据药物不同的电生理作用分为4类,见表6-4。

表6-4　抗心律失常药物分类

类别		常用药物
Ⅰ	Ⅰa	奎尼丁、丙吡胺、普鲁卡因胺
	Ⅰb	利多卡因、苯妥英、美西律、妥卡尼
	Ⅰc	氟卡尼、普罗帕酮、莫雷西嗪
Ⅱ		阿替洛尔、美托洛尔、索他洛尔
Ⅲ		多非利特、索他洛尔、胺碘酮
Ⅳ		维拉帕米、地尔硫䓬

2. 室上性快速心律失常的药物治疗

(1)窦性心动过速:寻找病因(如缺血、心力衰竭、发热、缺氧等)并进行处理,在不违反治疗原则的情况下,可使用β受体阻滞药;不能使用β受体阻滞药时,可选用维拉帕米或地尔硫䓬。

(2)房性期前收缩:房性期前收缩见于器质性心脏病和无器质性心脏病者。对于无器质性心脏病且单纯房性期前收缩者,去除诱发因素外一般不需治疗。症状十分明显者可考虑使用β受体阻滞药。

(3)房性心动过速:房性心动过速(房速)较少见,药物疗效差,大多患者有器质性心脏病基础。应治疗基础疾病,去除诱因。发作时治疗的目的在于终止心动过速或控制心室率,可选用毛花苷C、β受体阻滞药、胺碘酮、普罗帕酮、维拉帕米或地尔硫䓬静脉注射。对反复发作的房性心动过速,可选用不良反应少的β受体阻滞药、维拉帕米或地尔硫䓬,也可合用洋地黄。如果心功能正常,且无心肌缺血,可选用Ⅰc类或Ⅰa类药物。对冠心病患者,可选用β受体阻滞药、胺碘酮或索他洛尔。对心力衰竭患者,可考虑首选胺碘酮。对合并病态窦房结综合征或房室传导功能障碍者,若必须长期用药,需安置心脏起搏器。对特发性房速,应首选射频消融治疗,无效者可口服胺碘酮。

(4)加速性交界区心动过速:多见于心肌炎、下壁心肌梗死、心脏手术后、洋地黄过量患者,也可见于正常人。积极治疗基础疾病后心动过速仍反复发作并伴有明显症状者,可选用β受体阻滞药。如因洋地黄过量所致,应停用洋地黄,并给予钾盐、利多卡因、苯妥英或β受体阻滞药。

(5)心房颤动及心房扑动

心房颤动的治疗:①控制心室率。永久性心房颤动一般需用药物控制心室率,常用地高辛和β受体阻滞药,必要时两药合用,剂量根据心率控制情况而定。上述药物控制不满意者可换用地尔硫䓬或维拉帕米。个别难治者也可选用胺碘酮或行射频消融改良房室结。②心律转复及窦性心律(窦律)维持。心房颤动心律转复有药物治疗和电复律2种方法。药物转复常用Ⅰa、Ⅰc及Ⅲ类抗心律失常药,包括胺碘酮、普罗帕酮、莫雷西嗪、普鲁卡因胺、奎尼丁、丙吡胺、索他洛尔等,一般分次口服。静脉给予普罗帕酮、依布利特、多非利特、胺碘酮终止心房颤动也有效。有器质性心脏病、心功能不全的患者首选胺碘酮,无器质性心脏病者可首选Ⅰ类药。

心房扑动的治疗:心房扑动相对少见,其药物治疗原则与心房颤动相同。

3. *室性心律失常的药物治疗* 室性心律失常根据心电图图形、发作时间、有无器质性心脏病和预后等分类,但均不能涵盖室性心律失常的所有特点,但对合并器质性心脏病特别是缺血和心功能不全的患者有预后意义,应作为临床治疗的依据。

(1)室性期前收缩:室性期前收缩从危险效益比的角度不支持常规抗心律失常药物治疗。应去除患者诱发因素,对有精神紧张和焦虑者可使用镇静药或小剂量β受体阻滞药,其治疗终点是缓解症状,而非室性期前收缩数目的明显减少。对某些室性期前收缩、心理压力大且暂时无法解决者,可考虑短时间使用Ⅰb或Ⅰc类抗心律失常药(如美西律或普罗帕酮)。

(2)有器质性心脏病基础的室性心动过速

非持续性室性心动过速:发生于器质性心脏病患者的非持续性室速很可能是恶性室性心律失常的先兆,应认真评价预后并积极寻找可能存在的诱因。心腔内电生理检查是评价预后的方法之一。如果电生理检查不能诱发持续性室性心动过速,治疗主要针对病因和诱因,即治疗器质性心脏病和纠正如力心衰竭、电解质紊乱、洋地黄中毒等诱因,在此基础上,应用β受体阻滞药有助于改善症状和预后。对于上述治疗措施效果不佳且室性心动过速发作频繁、症状明显者可以按持续性室性心动过速用抗心律失常药预防或减少发作。对于电生理检查能诱发持续性室性心动过速者,应按持续性室速处理。如果患者左心功能不全或诱发有血流动力学障碍的持续性室性心动过速或心室颤动,应首选埋藏式心脏复律除颤器(ICD)。无条件置入ICD者按持续性室性心动过速进行药物治疗。

持续性室性心动过速:对持续性室性心动过速的治疗包括终止发作和预防复发。利多卡因较常用,但效果欠佳,剂量大时易出现消化道和神经系统不良反应,而胺碘酮静脉用药安全有效。心功能正常者也可使用普鲁卡因胺或普罗帕酮。

(3)无器质性心脏病基础的室性心动过速:无器质性心脏病基础的室性心动过速药物治疗。

发作时的治疗:对起源于右心室流出道的特发性室性心动过速可选用维拉帕米、普罗帕酮、β受体阻滞药、腺苷或利多卡因;对左心室特发性室性心动过速,首选维拉帕米静脉注射。

预防复发的治疗:对右心室流出道室性心动过速β受体阻滞药的有效率为25%~50%,维拉帕米和地尔硫䓬的有效率为20%~30%,β受体阻滞药和钙拮抗药合用可增强疗效。如果无效,可换用Ⅰc类(如普罗帕酮、氟卡尼)或Ⅰa类(如普鲁卡因胺、奎尼丁)药物,其有效率为25%~59%,胺碘酮和索他洛尔的有效率为50%左右。对左心室特发性室性心动过速,可选用维拉帕米。

(4)其他特殊类型的室性心动过速

尖端扭转型室性心动过速:尖端扭转型室性心动过速发作期的紧急治疗措施如下(包括获得性QT延长综合征)。①首先寻找并处理QT延长的原因,如血钾、镁浓度降低或药物使用不当等,停用一切可能引起或加重QT延长的药物;②采用药物终止心动过速时,首选硫酸镁,首剂2~5g静脉注射(3~5min),然后以2~20mg/min速度静脉滴注。无效时,可试用利多卡因、美西律或苯妥英静脉注射;③异丙肾上腺素能增快心率,缩短心室复极时间,有助于控制扭转型室性心动过速,但可能使部分室性心动过速恶化为心室颤动,使用时应谨慎。

Brugada综合征:ICD能有效预防心脏性猝死,在安置ICD后,可试用胺碘酮和(或)β受体阻滞药。

极短联律间期的室性心动过速:维拉帕米能有效终止并预防其发作,对反复发作的高危患者应安置ICD。

加速性室性自主心律:在急性心肌梗死,特别是再灌注治疗时,加速性室性自主心律的发生率可达80%以上。由于其频率不快,通常可耐受。除治疗基础疾病外,对心律失常本身一般不需处理。

(六)治疗管理

1. *疗效监测* 对心律失常积极进行药物治疗时,应结合患者的临床表现,对患者的心脏功能、肝肾功能及电解质平衡状况进行监测,必要时可考虑监测心肌损伤标记物，尤其是肌钙蛋白、BNP 或 NT-proBNP 水平的变化，频繁或持续发作的心律失常应行动态心电图检测或行超声心动图检查，了解有无潜在的结构性心脏病。

2. *不良反应管理*　抗心律失常药物间的相互作用可能是相互抵消，甚至发生促心律失常的相反结果。因此，应进行不良反应监测。如地高辛与奎尼丁合用可能导致地高辛中毒，使用时应监测地高辛浓度；维拉帕米与利多卡因合用易引发低血压现象，应避免静脉给药；β 受体阻滞药与普罗帕酮合用易使患者发生心动过缓、传导阻滞等。

3. *用药指导*　督促患者遵医嘱严格掌握剂量和间隔时间，以维持有效的血药浓度，保证治疗效果。同时告诫患者药物的相互作用及可能产生的不良反应，出现明显药物不良反应时应及时报告医师，调整用药。另外，帮助患者养成良好的饮食习惯，戒烟戒酒，不饮浓茶咖啡，生活规律，避免劳累，不做剧烈运动，并定期复查心电图。

五、血脂异常和高脂蛋白血症

（一）定义和流行病学

高脂血症是指血浆胆固醇（TC）和（或）三酰甘油（TG）水平过高，或血浆高密度脂蛋白胆固醇（HDL）水平过低的血脂异常现象。高脂血症是动脉粥样硬化和冠心病的主要危险因子。降低过高的血脂水平目的在于预防动脉粥样硬化和减少冠心病的发病率和病死率。流行病学资料分析表明，血胆固醇水平和冠心病的发生直接相关。胆固醇水平每升高 1%，冠心病的发生率提高 1%～2%。

（二）病因和发病机制

1. *临界高胆固醇血症*　除其基础值偏高外，主要是饮食因素即高胆固醇和高饱和脂肪酸摄入以及热量过多引起的超重，其次包括年龄效应和女性的绝经期影响。

2. *轻度高胆固醇血症*　一般是由于临界高胆固醇血症的原因所致，同时合并有遗传基因的异常。已知的能引起轻度高胆固醇血症因素包括低密度脂蛋白（LDL）清除率低下、产生过多和 LDL 富含胆固醇酯。

3. *重度高胆固醇血症*　重度高胆固醇血症是由下列多种因素共同所致：LDL 分解代谢减少、产生增加、LDL-APO B 代谢缺陷和 LDL 颗粒富含胆固醇酯。由此可见，大多数重度高胆固醇血症很可能是多基因缺陷与环境因素相互作用的结果。

4. *高三酰甘油血症*　血浆中乳糜微粒（CM）、极低密度脂蛋白（VLDL）为富含三酰甘油最多的脂蛋白。凡引起血浆中 CM 和（或）VLDL 升高的原因均可导致高三酰甘油血症。

（三）临床表现

脂质在真皮内沉积可引起黄色瘤；脂质在血管内皮沉积可引起动脉粥样硬化，产生冠心病和外周血管病等。脂质在全身的沉积表现为黄色瘤、脂性角膜弓和高脂血症眼底改变及动脉粥样硬化病变。

1. *表型分型*　根据各种血浆脂蛋白升高的程度不同，高脂蛋白血症可分为 6 型（表 6-5）。

2. *临床分型*

（1）高胆固醇血症：血清 TC 水平升高。

（2）高三酰甘油血症：血清 TG 水平升高。

（3）混合型高脂血症：血清 TC 与 TG 水平均升高。

（4）低高密度脂蛋白血症：血清高密度脂蛋白胆固醇（HDL-C）水平减低。

3. *基因分型*　部分高脂血症患者存在单一或多个遗传基因缺陷，多具有家族基因聚集性，有明显的遗传倾向，称为家族性高脂血症，包括家族性高胆固醇血症、家族性载脂蛋白$_{100}$缺陷症、家族性混合型高脂血症和家族性异常-脂蛋白血症等。

（四）治疗原则

应长期坚持饮食治疗。对于原发性高脂蛋白血症，若为高胆固醇血症者应限制高胆固醇食物的

表 6-5　高脂蛋白血症表型分型

表型	血浆 4℃过夜外观	TC	TG	CM	VLDL	LDL	备注
Ⅰ	奶油上层，下层清	↑	↑↑	↑↑	→	→	易发胰腺炎
ⅡA	透明	↑↑	→	→	→	↑↑	易发冠心病
ⅡB	透明	↑↑	↑↑	→	↑	↑	易发冠心病
Ⅲ	奶油上层，下层浑浊	↑↑	↑↑	↑	↑	↓	易发冠心病
Ⅳ	浑浊	↑→	↑↑	→	↑↑	→	易发冠心病
Ⅴ	奶油上层，下层浑浊	↑	↑↑	↑↑	↑	↓	易发胰腺炎

摄入,宜多食植物油等不饱和脂肪酸含量丰富的食品;对内源性高三酰甘油血症者,应限制总热量的摄入,加强体育锻炼,控制体重。经调整饮食及改善生活方式3~6个月后血脂仍不能控制于理想水平者,尤其并存多种危险因素时,应开始药物治疗。根据高脂蛋白血症的分型、危险因素、血脂水平等选择适宜药物。用药期间应监测血脂水平及其可能的副作用。对于继发性高脂蛋白血症者,如糖尿病、甲状腺功能减退症者,应积极治疗原发病。

(五)药物治疗

1. *治疗药物分类* 常见的调脂药包括他汀类、贝特类、烟酸类、胆酸螯合药、胆固醇吸收抑制药及其他类调脂药物。

2. *药物治疗方案*

(1)单纯性高胆固醇血症:是指血浆胆固醇水平高于正常,而血浆三酰甘油正常。可选用胆酸螯合药、他汀类等,其中以他汀类为最佳选择。

他汀类:一般耐受性较好,服用方便,有时出现胃肠反应,需定期监测肝、肾功能及肌酸磷酸激酶。常用药物有瑞舒伐他汀、阿托伐他汀、洛伐他汀、普伐他汀、辛伐他汀和氟伐他汀,均为睡前一次服用。

胆酸螯合药:考来替泊和考来烯胺,副作用主要是便秘,目前已较少选用。

胆固醇吸收抑制药:如依折麦布,与他汀类联用可以使其调脂作用进一步加强。副作用有头痛和恶心,偶有肌酶和肝酶升高。

其他类调脂药物:如普罗布考,尤其家族性高胆固醇血症患者首选,偶有肝功能损伤,肌酶一过性升高。

(2)单纯性高三酰甘油血症:轻度至中度高三酰甘油血症常可通过饮食治疗使血浆三酰甘油水平降至正常,不必进行药物治疗。中度以上高三酰甘油血症可选用鱼油制剂和贝特类调脂药物。

贝特类药物:一般耐受性较好,不良反应为胃肠道反应,一过性转氨酶升高和肾功能改变等。常用药物有非诺贝特、吉非贝齐、苯扎贝特、环丙贝特及特调脂,均为饭后服用。

鱼油制剂:有轻度降低 TG 和升高 HDL-C 的作用,如多不饱和脂肪酸制剂多烯康胶丸。

(3)混合型高脂血症:是指既有血浆 TC 水平升高又有三酰甘油水平升高。若以 TC 升高为主,首选他汀类;若以三酰甘油升高为主,可先用贝特类。如果单一药物控制效果不好,则需同时选用2种制剂,均从小剂量开始,采用早晨贝特类,晚上他汀类,避免血药浓度升高,同时严密监测肝功能和肌酶。烟酸类制剂对于这种类型血脂异常也较为适合,但由于烟酸会加重糖尿病,不适用于合并有糖尿病的家族性混合型高脂血症患者。胆酸分离剂会加重高三酰甘油血症,不适合用于本类患者的治疗。血液透析方法可加速降低 LDL,改善皮肤黄色瘤和心血管病变,但是儿童接受长期 LDL 分离术有困难。

(4)低高密度脂蛋白血症:首要目标是降低 LDL-C 并达到目标值。单纯低 HDL-C 时,以增加体力活动为主,必要时可考虑采用烟酸、他汀类或贝特类等升高 HDL-C 的药物,但主要是针对合并冠心病或冠心病等危症者。另外,应治疗引起 HDL-C 水平降低的原发病,如肾病综合征,糖尿病等。部分患者需要联合应用调脂药物,其中常用他汀类与其他调脂药物联用。如小剂量他汀类与依折麦布联用,其降脂达标率提高,副作用不增加,患者耐受性良好。他汀类与小剂量烟酸缓释剂联用,可明显提高 HDL-C,但个别患者因面部潮红等副作用不能耐受,同时有增加肌病和肝毒性可能。他汀类与胆酸螯合剂联用,可增加各自降低 LDL-C 的作用,但由于后者服用不方便,故此联用仅用于其他治疗无效的患者。他汀类可与多不饱和脂肪酸联合,用于混和型高脂血症的治疗。

(六)高脂蛋白血症的治疗管理

1. *疗效监测* 当前药物治疗主要以冠心病患者和心血管病高危人群为治疗对象,首选他汀类药物,所采用的药物剂量是以 LDL-C 达标为度(表6-6)。

2. *不良反应管理* 使用降脂药物治疗时必须监测其不良反应,主要是定期检测肝功能和血肌酸磷酸激酶,详见表6-7。

3. *用药指导* 在用药过程中药师除应询问患者有无肌痛、肌无力、乏力和发热症状外,还要提醒患者注意药物的相互作用,还要定期做 LFTs,当肝酶、血肌酸磷酸激酶超过上限值时应停药。药师还应经常督促、指导患者坚持饮食调整和改善生活方式,以提高药物的疗效。

表 6-6　血脂异常患者开始治疗的 TC 和 LDL-C 值及其目标值

患者类别		TLC 开始(mmol/L)	药物治疗开始(mmol/L)	目标值(mmol/L)
无冠心病,有 2 个以下危险因子	TC	≥6.22	≥6.99	<6.22
	LDL-C	≥4.14	≥4.92	<4.14
无冠心病,但有 2 个或以上危险因子	TC	≥5.18	≥6.22	<5.18
	LDL-C	≥3.37	≥4.14	<3.37
合并冠心病或冠心病等危症	TC	≥4.14	≥4.14	<2.6
	LDL-C	≥2.59	≥2.59	<2.59
急性冠状动脉综合征或缺血性心血管疾病＋糖尿病	TC	≥3.11	≥4.14	<3.11
	LDL-C	≥2.07	≥2.07	<2.07

TLC:治疗性生活方式改变

表 6-7　主要降脂药物的监测指标、相互作用及副作用

药物	副作用	药物相互作用	检测指标
树脂	消化不良、胃胀气、恶心、便秘、腹痛和肠胀气	胃肠结合并使带有阴离子的药物吸收减少(华法林、地高辛、甲状腺素、噻嗪类利尿药);在服用树脂前 12h 或 4h 后服前述药物	每4～8 周复查血脂情况,直到控制为止;此后长期监测,每 6～12 个月复查。达到稳定用药水平后检查 TG,此后需要时复查
烟酸	颜面潮红、瘙痒、刺麻感、头痛、恶心、胃灼热、乏力、皮疹,更严重的有消化性溃疡、血糖升高和痛风、肝炎及肝转氨酶升高	与降压药如 α 受体阻滞药合用时可能引起低血压;应用胰岛素或口服药的患者可能要调整用药剂量,因为会使血糖水平增加	达到 1000～1500mg/d 剂量后检查血脂情况,此后达到稳定用药剂量后复查。LFTs 基础值,并在第 1 年中每 6～8 周复查,此后有症状时复查。检查尿酸和血糖基础水平,并在达到稳定剂量后复查,糖尿病患者测量坐位和立位血压
他汀类	头痛、消化不良、肌炎(肌肉痛＋CPK 大于正常值 10 倍)、肝转氨酶升高	与抑制或影响 P450 3A4 系统的药物(如环孢素、红霉素、钙拮抗药、烟酸、纤维酸衍生物)合用时使肌炎的风险增加;与洛伐他汀和辛伐他汀合用危险更大;与烟酸、纤维酸衍生物合用时应谨慎;洛伐他汀与华法林合用时使凝血时间延长	改变剂量后 4～8 周复查血脂情况,此后长期监测,每 6～12 个月复查。3 个月时 LFTs 基础值,此后定期复查。检查 CPK 基础值,并在患者有肌肉痛的症状时复查

LFTs:肝功能检查

(周　新　梁星光　洪东升　高　哲)

第三节　呼吸系统疾病的药物治疗

一、急性上呼吸道感染

(一)定义和流行病学

急性上呼吸道感染是由病原微生物引起的自鼻腔至喉部的急性炎症的总称。以普通感冒和流行性感冒(流感)最为常见。任何年龄、性别均可发病,以春、冬季节为多,其中流感具有传染性。因病毒间无交叉免疫,可反复发病。

(二)病因和发病机制

70%～80%的急性上呼吸道感染由病毒引起,细菌感染常继发于病毒感染之后。普通感冒常由鼻病毒、冠状病毒、呼吸道合胞病毒和腺病毒等引起。流感由流感病毒引起,分甲型、乙型、丙型 3 型。细菌感染以化脓性链球菌最为常见,其次是流感嗜血杆菌、金黄色葡萄球菌、肺炎链球菌、卡他莫拉菌等,肺炎支原体和肺炎衣原体较少见。上呼吸

道感染常通过含有病毒的飞沫、雾滴，或经污染的用具进行传播。常见于机体抵抗力降低时，如受寒、劳累、淋雨等情况，原已存在或由外界侵入的病毒和(或)细菌，迅速生长繁殖，导致感染。老幼体弱及有慢性呼吸道疾病者易患。

(三)临床表现

1. 急性起病。鼻、咽、喉明显充血、水肿，下颌下淋巴结大、压痛。

2. 普通感冒早期有咽部不适、干燥或咽痛，继之出现喷嚏、流涕、鼻塞、咳嗽。严重者可出现发热、咳嗽、头痛、全身乏力等症状。

3. 流感有畏寒、高热、头痛头晕、全身酸痛、乏力等症状，可伴有咽痛、流涕、流泪、咳嗽等，也可出现呕吐、腹泻等症状。

4. 普通感冒为自限性疾病。流感一般具有自限性，严重者可引发继发性感染，导致死亡。

(四)治疗原则

1. 轻度无并发症急性上呼吸道感染者可自行恢复。

2. 普通感冒以对症治疗为主。

3. 流感的治疗目的是改善病症、缩短病程、减少并发症、给予抗病毒治疗。严重且提示细菌感染者，给予抗菌治疗。

4. 预防流感的有效手段是接种流感疫苗。

(五)药物治疗

1. 治疗药物分类

(1)非甾体消炎药(non-steroid anti-inflammtory Drugs，NSAIDs)：抑制环加氧酶(cyclooxygenase，COX)，产生解热、镇痛、消炎作用，缓解头痛、发热等症状。

(2)抗组胺药物：阻断组胺 H_1 受体，减轻鼻痒、流鼻涕、喷嚏、眼鼻刺激等症状。

(3)黏膜减充血药物：收缩局部血管，减轻鼻塞等症状。

(4)镇咳祛痰药物：镇咳药可抑制咳嗽反射，减轻咳嗽等症状；祛痰药使痰液变稀，便于咳出。

(5)抗病毒药物。

2. 药物治疗方案

(1)对症治疗：含有解热镇痛药、鼻黏膜血管收缩药、镇咳药及抗过敏药等的复方制剂可有效缓解上呼吸道感染症状。

(2)抗病毒治疗：M_2 离子通道阻滞药如金刚烷胺、金刚乙胺，可用于甲型流感的预防和治疗。神经氨酸酶抑制药如奥司他韦、扎那米韦，可用于甲型、乙型流感的预防和治疗。

(3)抗菌治疗：若病毒感染后继发细菌感染，应及时使用抗生素。常用青霉素类、头孢菌素类、大环内酯类或喹诺酮类药物。

(六)治疗管理

1. *预防措施*　常锻炼身体并保持良好的生活习惯，提高机体抗病能力；对易感人群可注射病毒疫苗或接种卡介苗。注意患者隔离，防止交叉感染。

2. *药学监护*　儿童流感禁用阿司匹林或其他水杨酸类制剂。年老体弱者应避免使用大剂量非甾体消炎药。心脏病、高血压、糖尿病及甲亢患者慎用肾上腺素能类药物。幽门十二指肠梗阻、膀胱颈部梗阻、前列腺肥大、青光眼及甲状腺功能亢进症患者慎用氯苯那敏等有抗 M 胆碱受体作用的药物。

二、肺　炎

见抗感染性疾病一章。

三、支气管哮喘

(一)定义和流行病学

哮喘是由多种细胞(如嗜酸粒细胞、肥大细胞、T 淋巴细胞、中性粒细胞、气道上皮细胞等)和细胞组分参与的气道慢性炎症性疾病。这种慢性炎症可导致气道高反应性，通常出现广泛多变的可逆性气流受限，并引起反复发作性的喘息、气急、胸闷或咳嗽等症状。儿童患病率高于青壮年，发达国家高于发展中国家，城市高于农村。我国哮喘的患病率为 1%～4%。

(二)病因和发病机制

哮喘存在家族聚集现象，亲缘关系越近，发病率越高。哮喘大多在遗传因素的基础上受到体内外多种因素激发而发病，包括吸入花粉等特异性或非特异性物质、呼吸道感染、气候改变、精神因素、剧烈运动及药物等。阿司匹林、吲哚美辛、普萘洛尔、普罗帕酮、青霉素、磺胺类药物等可引起哮喘发作。据统计，有 4%～20%的哮喘发作是因服用阿司匹林而诱发，称为“阿司匹林哮喘”。哮喘的发病机制目前尚不完全清楚，目前认为哮喘的发病可能与Ⅰ型变态反应、气道炎症反应、气道高反应性及气道神经调节失常等相关。

(三)临床表现

根据临床表现，哮喘可分为急性发作期、慢性持续期和临床缓解期。

哮喘急性发作是指喘息、气促、咳嗽、胸闷等症状突然发生，或原有症状急剧加重，常有呼吸困难，以呼气流量降低为特征，常因接触变应原、刺激物或呼吸道感染而发病，其程度轻重不一，可在数小时或数天内出现病情加重，偶尔可在数分钟内即危及生命，故应对病情作出正确评估，以便给予及时有效的紧急治疗。哮喘急性发作时按病情严重程度可分为4级：轻度、中度、重度、危重。慢性持续期是指每周均不同频度和（或）不同程度地出现症状（喘息、气急、胸闷、咳嗽等），根据临床表现和肺功能可将慢性持续期的病情严重程度分为4级：间歇状态、轻度持续、中度持续、严重持续。临床缓解期系指经过治疗或未经治疗症状、体征消失，肺功能恢复到急性发作前水平，并维持3个月以上。

（四）治疗原则

1. 哮喘尚不能根治，但通过有效的哮喘管理，通常可以实现哮喘控制。成功的哮喘管理目标是：①达到并维持症状的控制；②维持正常活动，包括运动能力；③维持肺功能水平尽量接近正常；④预防哮喘急性加重；⑤避免因哮喘药物治疗导致的不良反应；⑥预防哮喘导致的死亡。

2. 哮喘的管理主要包括4部分：①早期、定期评估和监测；②控制诱发加重哮喘的因素；③药物治疗；④在哮喘治疗中以伙伴关系的方式进行教育。

（五）药物治疗

哮喘的药物治疗应坚持对因治疗、对症治疗以及预防复发相结合，最终达到症状消失或减轻，发作次数明显减少，最大呼气流速峰值（PEF）接近正常目标。哮喘的预防和治疗应选择最低有效剂量，并密切注意有关药物不良反应的发生。在给药途径方面吸入疗法优于全身注射或口服治疗，前者的优点是气道内局部药物浓度高，用药量少，无或极少有全身不良反应。在吸入疗法中，有定量型气雾剂、干粉剂和雾化溶液等类型药物。

1. *治疗药物分类* 根据哮喘的病因和发病机制，哮喘的治疗机制主要包括舒张支气管平滑肌、消除支气管黏膜的炎症水肿、避免诱发因素。消炎药物包括糖皮质激素（激素）、色甘酸钠、酮替芬及某些炎性介质的拮抗药；支气管舒张药包括β_2受体激动药、茶碱类药物和抗胆碱能药物。

（1）糖皮质激素：糖皮质激素是最有效的控制气道炎症的药物，通过多个环节对哮喘产生治疗作用。给药途径包括吸入、口服和静脉应用等，吸入为首选途径。吸入糖皮质激素（Inhaled glucocorticosteroid，ICS）是慢性持续期哮喘长期治疗的首选药物，局部消炎作用强，全身性不良反应较少，在口咽部局部的不良反应包括声音嘶哑、咽部不适和念珠菌感染。临床常用的吸入激素见表6-8。

表6-8 常用吸入型糖皮质激素的每日剂量与互换关系

药物	低剂量（μg）	中剂量（μg）	高剂量（μg）
二丙酸倍氯米松	200～500	500～1000	＞1000～2000
布地奈德	200～400	400～800	＞800～1600
丙酸氟替卡松	100～250	250～500	＞500～1000
环索奈德	80～160	160～320	＞320～1280

口服给药适用于中度哮喘发作、慢性持续哮喘吸入大剂量激素联合治疗无效的患者和作为静脉应用激素治疗后的序贯治疗。一般使用半衰期较短的激素（如泼尼松、泼尼松龙或甲泼尼龙等）。泼尼松的维持剂量最好每日≤10mg。长期口服激素可以引起骨质疏松症、高血压、糖尿病、下丘脑-垂体-肾上腺轴的抑制、肥胖症、白内障、青光眼、皮肤菲薄导致皮纹和瘀斑、肌无力等。

严重急性哮喘发作时，应经静脉及时给予琥珀酸氢化可的松（400～1000mg/d）或甲泼尼龙（80～160mg/d）。无激素依赖倾向者，可在短期（3～5d）停药；有激素依赖倾向者应延长给药时间，控制哮喘症状后改为口服给药，并逐步减少激素用量。

（2）β_2受体激动药：通过作用于气道平滑肌和肥大细胞等细胞膜表面的β_2受体，舒张气道平滑肌、减少肥大细胞和嗜碱粒细胞脱颗粒和介质的释放、降低微血管的通透性、增加气道上皮纤毛的摆动等，从而缓解哮喘症状。此类药物较多，可分为短效（作用维持4～6h）和长效（维持12h）β_2受体激动药。又可分为速效（数分钟起效）和慢效（30min起效）β_2受体激动药，见表6-9。

表 6-9 β_2受体激动药分类

起效时间	作用维持时间	
	短效	长效
速效	沙丁胺醇吸入剂 特布他林吸入剂 非诺特罗吸入剂	福莫特罗吸入剂
慢效	沙丁胺醇口服剂 特布他林口服剂	沙美特罗吸入剂

短效 β_2受体激动药(short-acting beta2-agonist,SABA)吸入给药通常在数分钟内起效,疗效可维持数小时,是缓解轻度至中度急性哮喘症状的首选药物,也可用于运动性哮喘。哮喘发作时每次吸入沙丁胺醇 100～200μg,或特布他林 250～500μg,必要时每 20min 重复 1 次。1h 后疗效不满意者应向医师咨询或去急诊。这类药物长期应用可引起 β_2受体功能下调和气道反应性增加,应按需间歇使用,不宜长期、单一使用,也不宜过量应用,否则可引起心悸、肌肉震颤等症状,甲状腺功能亢进症、高血压、心脏病患者慎用。短效 β_2受体激动药溶液(如沙丁胺醇、特布他林)经雾化泵吸入适用于轻度至重度哮喘发作。口服给药虽较方便,但心悸、骨骼肌震颤等不良反应比吸入给药时明显增加。缓释剂型和控释剂型的平喘作用维持时间可达 8～12h,如特布他林的前药班布特罗,作用可维持 24h,可减少用药次数,适用于夜间哮喘患者的预防和治疗。

长效 β_2受体激动药(long-acting beta2-agonist,LABA)吸入剂适用于哮喘(尤其是夜间哮喘和运动诱发哮喘)的预防和治疗。沙美特罗推荐剂量50 μg,每日 2 次吸入。福莫特罗推荐剂量 4.5～9 μg,每日 2 次吸入。福莫特罗因起效迅速,可按需用于哮喘急性发作的治疗。近年来推荐联合吸入激素和长效 β_2受体激动药治疗哮喘。这两者具有协同的消炎和平喘作用,尤其适合于中度至重度持续哮喘患者的长期治疗。但不推荐长期单独使用长效 β_2受体激动药。

(3)茶碱:适用于轻度至中度哮喘发作和维持治疗,具有舒张支气管平滑肌作用,并具有强心、利尿、扩张冠状动脉、兴奋呼吸中枢和呼吸肌等作用。口服药物包括氨茶碱和控(缓)释型茶碱。一般剂量为每日 6～10mg/kg。口服控(缓)释型茶碱后昼夜血药浓度平稳,平喘作用可维持 12～24h,尤适用于夜间哮喘症状的控制。本品与 β_2受体激动药联合应用时,易出现心率增快和心律失常,应慎用并适当减少剂量。作为症状缓解药,在治疗重症哮喘时静脉使用茶碱可舒张支气管,负荷剂量为 4～6mg/kg,维持剂量为 0.6～0.8mg/(kg·h)。由于茶碱的"治疗窗"窄,以及代谢存在较大的个体差异,可引起心律失常、血压下降、甚至死亡,在有条件的情况下应监测其血药浓度,及时调整剂量和滴速,使茶碱的血药浓度保持在 6～15mg/L。影响茶碱代谢的因素较多,吸烟、饮酒、服用抗惊厥药、利福平等均具有肝药酶促进作用,可缩短茶碱半衰期;老年人、持续发热、心力衰竭和肝功能明显障碍者,同时应用西咪替丁、大环内酯类药物(红霉素等)、氟喹诺酮类药物(环丙沙星等)和口服避孕药等都可能使茶碱血药浓度增加。多索茶碱的作用与氨茶碱相同,但不良反应较轻。

(4)抗胆碱药物:吸入抗 M 胆碱受体药物(如溴化异丙托品、噻托溴铵等)舒张支气管的作用比 β_2受体激动药弱,起效也较慢,但长期应用不易产生耐药,与 β_2受体激动药联合应用具有协同、互补作用。本品对有吸烟史的老年哮喘患者较为适宜,但对妊娠早期妇女和患有青光眼或前列腺肥大的患者应慎用。

(5)白三烯受体拮抗药:本品使用较为安全,尤适用于阿司匹林哮喘、运动性哮喘和伴有过敏性鼻炎哮喘患者的治疗。本品可减轻哮喘症状、改善肺功能、减少哮喘的恶化。作为联合治疗中的一种药物,此类药物可减少中度至重度哮喘患者每日吸入激素的剂量,并可提高吸入激素治疗的临床疗效,联用本品与吸入激素的疗效比联用吸入长效 β_2受体激动药与吸入激素的疗效稍差。本品服用方便,常用药物有孟鲁司特钠 10mg,每日 1 次;扎鲁司特 20mg,每日 2 次;异丁司特 10mg,每日 2 次。

(6)抗 IgE 治疗:抗 IgE 单克隆抗体可用于血清 IgE 水平增高的哮喘患者。

2. *药物治疗方案* 治疗哮喘的药物可分为控制药物和缓解药物。控制药物是指需要长期每日使用的药物,主要通过消炎作用使哮喘维持临床控制,包括吸入激素、全身用激素、白三烯调节药、长效 β_2受体激动药(长效 β_2受体激动药须与吸入激素联合应用)、缓释茶碱、抗 IgE 抗体及其他有助于减少全身激素剂量的药物等;缓解药物是指按需使用的药物,可通过迅速解除支气管痉挛从而缓解哮喘症状,包括速效吸入 β_2受体激动药、全身用激素、吸入性抗胆碱能药物、短效茶碱及短效口服 β_2 受体激动药等。

（1）哮喘急性发作期的治疗：治疗目的在于通过平喘及消炎治疗，尽快缓解症状，解除气流受限和低氧血症，同时还需制定长期治疗方案以预防再次急性发作。

对于具有哮喘相关死亡高危因素的患者，需要给予高度重视，这些患者应当尽早到医疗机构就诊。轻度和部分中度急性发作可在家中或社区治疗。治疗措施主要为重复吸入速效 β_2 受体激动药，在第 1 小时每 20 分钟吸入 2～4 喷。随后根据治疗反应，轻度急性发作可调整为每 3～4 小时 2～4 喷，中度急性发作每 1～2 小时 6～10 喷。联合使用 β_2 受体激动药和抗胆碱能制剂能够取得更好的支气管舒张作用。茶碱的支气管舒张作用弱于 SABA，不良反应较大，应慎用。部分中度和所有重度急性发作患者均应到急诊室或医院治疗。除氧疗外，应重复使用速效 β_2 受体激动药，推荐在初始治疗时连续雾化给药，随后根据需要间断给药（每 4 小时 1 次）。中、重度哮喘急性发作应尽早使用全身激素，推荐用法为泼尼松龙 30～50mg，每日单次给药。严重的急性发作或口服激素不能耐受时，可采用静脉注射或滴注，如甲泼尼龙 80～160mg，或氢化可的松 400～1000mg 分次给药。静脉给药和口服给药的序贯疗法有可能减少激素用量和不良反应，具体用法为静脉使用激素 2～3d，继之以口服激素 3～5d。

重度和危重哮喘急性发作经过上述药物治疗，临床症状和肺功能无改善甚至继续恶化，应及时给予无创或有创机械通气治疗。严格控制抗菌药物的使用指征，除非有细菌感染证据，或属于重度或危重哮喘急性发作。

（2）长期治疗方案的确定：哮喘长期治疗的目标是预防复发及巩固疗效。应以患者的病情严重程度为基础，根据其控制水平分级（表 6-10）选择适当的治疗方案。哮喘患者长期治疗方案分为 5 级（图 6-2）。对以往未经规范治疗的初诊哮喘患者可选择第 2 级治疗方案，哮喘患者症状明显，应直接选择第 3 级治疗方案。每一级都应按需使用缓解药物，以迅速缓解哮喘症状。如果使用该分级治疗方案不能够使哮喘得到控制，治疗方案应该升级直至达到哮喘控制为止。当哮喘控制并维持至少 3 个月后，治疗方案可考虑谨慎地进行降级治疗，如减少药物种类、剂量等。

← 降级　　治疗级别　　升级 →

第 1 级	第 2 级	第 3 级	第 4 级	第 5 级
哮喘教育、环境控制				
按需使用SABA	按需使用 SABA			
控制性药物	选用 1 种	选用 1 种	加用 1 种或以上	加用 1 种或 2 种
	低剂量 ICS	低剂量 ICS 加 LABA	中高剂量 ICS 加 LABA	口服最小剂量的糖皮质激素
	白三烯调节药	中高剂量 ICS	白三烯调节药	抗 IgE 治疗
		低剂量 ICS 加白三烯调节药	缓释茶碱	
		低剂量 ICS 加缓释茶碱		

图 6-2　根据哮喘病情控制分级制定治疗方案

SABA. 短效 β_2 受体激动药；ICS. 吸入糖皮质激素；LABA. 长效 β_2 受体激动药

表 6-10 控制水平分级

	完全控制（满足以下所有条件）	部分控制（在任何 1 周内出现以下 1～2 项特征）	未控制（在任何 1 周内）
白天症状	无（或≤2 次/周）	每周超过 2 次	出现≥3 项部分控制特征
活动受限	无	有	
夜间症状，甚至憋醒	无	有	
需使用缓解药的次数	无（或≤2 次/周）	每周超过 2 次	
肺功能（PEF 或 FEV_1）	正常或≥正常预计值/本人最佳值的 80%	<正常预计值（或本人最佳值）的 80%	
急性发作	无	≥每年 1 次	在任何 1 周内出现 1 次

（六）治疗管理

通过有效的哮喘管理，通常可实现并维持哮喘控制。建立医患之间的合作关系是实现有效哮喘管理的首要措施，其中对患者进行哮喘教育是最基本的环节。此外，还应确定并减少危险因素接触。

哮喘药物的选择既要考虑药物的疗效及其安全性，也要考虑患者的实际状况，如经济收入和当地的医疗资源等。要为每个初诊患者制定哮喘防治计划，定期随访、监测，改善患者的依从性，并根据患者病情变化及时修订治疗方案。

哮喘的药学监护主要为治疗药物的疗效监护、患者依从性监护及药物不良反应监护 3 方面。药师需指导患者用药，明确患者是否已知晓不同药物的作用（控制药物还是缓解症状药物）、方法（尤其需要明确各种吸入剂型，如定量气雾剂、干粉吸入器、雾化吸入器等的使用方法是否掌握）及常见的药物不良反应及防范（如吸入糖皮质激素后应及时漱口等）。

四、慢性阻塞性肺疾病

（一）定义和流行病学

慢性阻塞性肺疾病（chronic obstructive pulmonary disease，COPD）是一种可以预防和治疗的常见疾病，其特征是持续存在的气流受限。气流受限常呈进行性发展，伴有气道和肺对有害颗粒或气体所致慢性炎症反应的增加。急性加重和合并症可影响患者整体疾病的严重程度。临床诊断 COPD 需要进行肺功能检查，吸入支气管舒张药后 $FEV_1/FVC\%<70\%$ 表明存在持续性气流受限，即可诊断 COPD。COPD 目前居全球死亡原因的第 4 位，预计至 2020 年，COPD 将位居世界疾病经济负担的第 5 位。

（二）病因和发病机制

COPD 病因尚未完全阐明，一般认为与长期反复理化刺激（如吸烟、职业性粉尘和化学物质、空气污染）或感染有关，少数与过敏及遗传因素有关。呼吸道防御功能下降及免疫力降低，呼吸道易感性增高，是发病的内在因素。

目前普遍认为 COPD 以气道、肺实质和肺血管的慢性炎症为特征。除炎症外，肺部的蛋白酶和抗蛋白酶失衡、氧化与抗氧化失衡及自主神经系统功能紊乱（如胆碱能神经受体分布异常）等也在 COPD 发病中起重要作用。

（三）临床表现

慢性咳嗽通常为首发症状。咳嗽后通常咳少量黏液性痰。气短或呼吸困难是 COPD 的标志性症状，也是使患者焦虑不安的主要原因。喘息和胸闷不是 COPD 的特异性症状。COPD 早期体征可不明显，在疾病的临床过程中，特别是较重患者，可能会发生全身性症状，如体重下降、食欲缺乏、外周肌肉萎缩和功能障碍、精神抑郁和（或）焦虑等。合并感染时可咳血痰或咯血，肺底可听到湿啰音。并发肺气肿时可出现桶状胸、肋间隙增宽，叩诊呈过清音，听诊心音遥远，呼吸音普遍减弱。如剑突下出现心脏搏动并且心音较心尖区明显增强时，提示并发早期肺源性心脏病。

COPD 病程可分为急性加重期与稳定期。COPD 急性加重期是指患者短期内咳嗽、咳痰、气短和（或）喘息加重，痰量增多，呈脓性或黏脓性，可伴发热等炎症明显加重的表现。稳定期则指患者咳嗽、咳痰、气短等症状稳定或症状轻微。COPD 稳定期基于症状、气流受限程度（行肺功能检查）、急性加重风险、合并症对疾病综合评估，表 6-11 提供了这些项目的综合评估分组情况。

表 6-11　COPD 综合评估

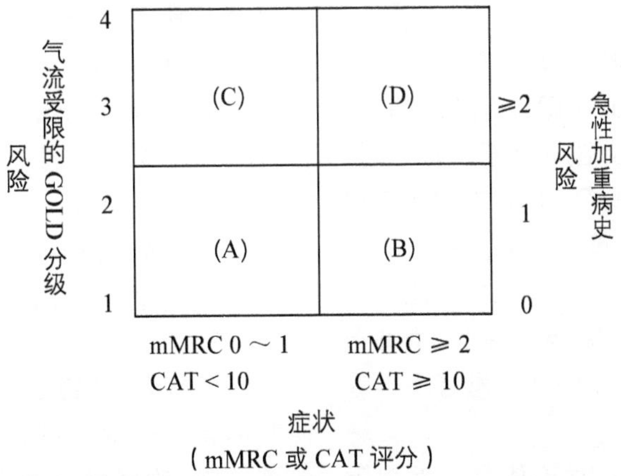

患者	特征	肺功能分级	每年急性加重次数	mMRC	CAT
A 组	低风险 症状少	GOLD 1～2	≤1	0～1	<10
B 组	低风险 症状多	GOLD 1～2	≤1	≥2	≥10
C 组	高风险 症状少	GOLD 3～4	≥2	0～1	<10
D 组	高风险 症状多	GOLD 3～4	≥2	≥2	≥10

评估风险时，以 GOLD 肺功能分级或急性加重史评估所得到的风险最高结果为准；mMRC. 改良英国 MRC 呼吸困难指数(modified british medical research council)；CAT. COPD 评估测试(COPD assessment test)

(四)治疗原则

COPD 治疗应围绕以下几个方面进行。

1. 戒烟，避免或防止粉尘、烟雾和有害气体的吸入。

2. 解除气道阻塞中的可逆因素，减缓肺功能下降的进程。

3. 控制咳嗽和痰液的生成。

4. 预防和消除呼吸道感染。

5. 控制各种并发症，慢性阻塞性肺疾病急性发作往往出现一些并发症，如呼吸衰竭、右侧心力衰竭、水电解质和酸碱失衡、心律失常、休克、肝肾功能障碍等，应采取措施处理上述并发症。

(五)药物治疗

1. *治疗药物分类*　COPD 常用治疗药物按药理学可分为支气管舒张药、糖皮质激素、抗菌药物及其他药物(如祛痰药、抗氧化药、免疫调节药)等。

(1)支气管舒张药：支气管舒张药可松弛支气管平滑肌、扩张支气管、缓解气流受限，是控制 COPD 症状的主要治疗措施。短期按需应用可缓解症状，长期规则应用可预防和减轻症状，增加运动耐力，但不能使所有患者的 FEV_1 都得到改善。与口服药物相比，吸入剂不良反应小，常作为首选。主要的支气管舒张药有 β_2 受体激动药、茶碱类药物、抗胆碱能药物，可单独或联合应用。

β_2 受体激动药：短效定量雾化吸入剂如沙丁胺醇、特布他林等，主要用于缓解症状，按需使用；福莫特罗为长效定量吸入剂。

茶碱类药物：可解除气道平滑肌痉挛，广泛用于 COPD 的治疗。缓释型或控释型茶碱每日 1～2 次口服可达稳定血药浓度，对 COPD 有一定效果。茶碱血药浓度监测对估计疗效和不良反应有一定意义。

抗胆碱能药物：如异丙托溴铵气雾剂，可阻断 M 胆碱受体，为短效 M 受体阻断药(short-acting muscarinic antagonist，SAMA)。噻托溴铵可选择性作用于 M_3 和 M_1 受体，为长效 M 受体阻断药(long-acting muscarinic antagonist，LAMA)，作用长达 24h 以上，吸入剂量为 18 μg，每日 1 次。长期吸入可增加深吸气量，减低呼气末肺容积，进而改善呼吸困难，提高运动耐力和生活质量，也可减少急性加重频率。

（2）糖皮质激素：COPD稳定期长期应用糖皮质激素吸入治疗并不能阻止其FEV_1的降低趋势。长期规律的吸入糖皮质激素较适用于$FEV_1<50\%$预计值，并且有临床症状及反复加重的COPD患者。这一治疗可减少急性加重频率，改善生活质量。联合吸入糖皮质激素和β_2受体激动药，比各自单用效果好，目前已有布地奈德/福莫特罗、氟替卡松/沙美特罗2种联合制剂。对COPD患者不推荐长期口服糖皮质激素治疗。

（3）磷酸二酯酶-4抑制药：对于伴有急性加重史和慢性支气管炎的GOLD 3级和4级患者，磷酸二酯酶-4抑制药（phosphodiesterase 4 inhibitor，PDE4-I）罗氟司特与口服糖皮质激素联合应用可减少急性加重的发生。长效支气管舒张药治疗时加用罗氟司特也可减少急性加重的发生。

（4）其他药物

①祛痰药（黏液溶解药）：COPD气道内可产生大量黏液分泌物，可促使继发感染，并影响气道通畅，应用祛痰药有利于气道引流通畅，改善通气，但除少数有黏痰患者获益外，总体来说效果并不十分确切。常用药物有盐酸氨溴索、乙酰半胱氨酸等。

②抗氧化药：COPD气道炎症使氧化负荷加重，加重COPD的病理、生理变化。乙酰半胱氨酸具有抗氧化作用，可降低疾病反复加重的频率。

③免疫调节药：对降低COPD急性加重严重程度可能具有一定的作用，但尚未得到确证，不推荐作常规使用。

④疫苗：流感疫苗可减少COPD患者的严重程度和死亡，可每年给予1次（秋季）或2次（秋、冬）。其含有灭活或活性、无活性病毒，应每年根据预测的病毒种类制备。

⑤中医治疗：辨证施治是中医治疗的原则，COPD治疗亦应据此原则进行。

2．药物治疗方案

（1）COPD稳定期治疗：稳定期COPD的治疗目的是减轻症状、阻止病情发展，缓解或阻止肺功能下降，改善活动能力，提高生活质量及降低病死率。药物治疗可预防和控制症状，减少急性加重的频率和严重程度，提高运动耐力。除药物治疗外，COPD的治疗还包括氧疗、康复治疗，甚至外科治疗等。根据COPD稳定期综合评估，不同分组有不同的推荐治疗方案，见表6-12。

（2）COPD急性加重期的治疗：首先应根据症状、血气、胸部X线片等评估病情的严重程度，常见治疗措施如下。

控制性氧疗：氧疗是COPD加重期住院患者的基础治疗。吸入氧浓度不宜过高，需注意可能发生潜在的CO_2潴留及呼吸性酸中毒。氧疗30min后复查动脉血气，确认满意的氧合水平（$PaO_2>60mmHg$，$SaO_2>90\%$）。

表6-12　稳定期慢性阻塞性肺疾病的推荐治疗方案

患者	首选治疗	次选治疗	其他治疗
A组	SABA（按需使用） 或SAMA（按需使用）	LABA或LAMA或SABA＋SAMA	茶碱
B组	LABA或LAMA	LABA＋LAMA	SABA和（或）SAMA 茶碱
C组	ICS＋LABA 或LAMA	LABA＋LAMA 或LABA＋PDE4-I 或LAMA＋PDE4-I	PDE4-I SABA和（或）SAMA 茶碱
D组	ICS＋LABA 和（或）LAMA	ICS＋LABA＋LAMA， 或ICS＋LABA＋PDE4-I， 或LABA＋LAMA，或 LAMA＋PDE4-I	羧甲司坦 SABA和（或）SAMA 茶碱

SABA. 短效β_2受体激动药；SAMA. 短效M受体阻断药；ICS. 吸入糖皮质激素；LABA. 长效β_2受体激动药．LAMA. 长效M受体阻断药；PDE4-I. 磷酸二酯酶-4抑制药

抗菌药物：引起 COPD 加重的最常见原因是气管-支气管感染，主要是病毒、细菌的感染。当 COPD 加重，有脓性痰者，应给予抗菌药物治疗。抗菌药物选择应依据患者肺功能及常见的致病菌，结合患者所在地区致病菌及耐药流行情况，选择敏感的抗菌药物。具体抗菌药物应用，见表 6-13。抗菌治疗应尽可能将细菌负荷降低到最低水平，以延长 COPD 急性加重的间隔时间。长期应用广谱抗生素和糖皮质激素易继发深部真菌感染，应密切观察真菌感染的临床征象并采用防治真菌感染措施。

表 6-13　慢性阻塞性肺疾病(COPD)住院患者应用抗生素的参考

组别	病原微生物	抗生素
Ⅰ级及Ⅱ级 COPD 急性加重	流感嗜血杆菌、肺炎链球菌、卡他莫拉菌等	青霉素、β 内酰胺酶/酶抑制药(阿莫西林/克拉维酸)、大环内酯类(阿奇霉素、克拉霉素、罗红霉素等)、第 1 代或第 2 代头孢菌素(头孢呋辛、头孢克洛)、多西环素、左氧氟沙星等，一般可口服
Ⅲ级及Ⅳ级 COPD 急性加重，无铜绿假单胞菌感染危险因素	流感嗜血杆菌、肺炎链球菌、卡他莫拉菌、肺炎克雷伯菌、大肠埃希菌、肠杆菌属等	β 内酰胺/酶抑制药、第二代头孢菌素(头孢呋辛)、氟喹诺酮类(左氧氟沙星、莫西沙星、加替沙星)、第三代头孢菌素(头孢曲松、头孢噻肟)等
Ⅲ级及Ⅳ级 COPD 急性加重，有铜绿假单胞菌感染危险因素	以上细菌及铜绿假单胞菌	第三代头孢菌素(头孢他啶)、头孢哌酮/舒巴坦、哌拉西林/他唑巴坦、亚胺培南、美洛培南等，也可联合用氨基糖苷类、氟喹诺酮类(环丙沙星等)

支气管舒张药：短效 β_2 受体激动药较适用于 COPD 急性加重期的治疗。若效果不显著，建议加用抗胆碱能药物。对于较严重的 COPD 加重者，可考虑静脉滴注茶碱类药物。

糖皮质激素：COPD 加重期住院患者宜在应用支气管舒张药基础上，口服或静脉滴注糖皮质激素，建议口服泼尼松 30～40mg/d，连续 7～10d 后逐渐减量停药。也可以静脉给予甲泼尼龙 40mg，每日 1 次，3～5d 后改为口服。

机械通气：可通过无创或有创方式给予机械通气，根据病情需要，可首选无创性机械通气。

其他治疗措施：维持液体和电解质平衡，补充营养，注意痰液引流，识别并治疗伴随疾病及合并症等。

(六)治疗管理

通过教育与管理可以提高患者及有关人员对 COPD 的认识和自身处理疾病的能力，更好地配合治疗和加强预防措施。主要内容包括：①教育与督促患者戒烟；②使患者了解 COPD 的病理生理与临床基础知识；③掌握一般和某些特殊的治疗方法；④学会自我控制病情的技巧，如腹式呼吸及缩唇呼吸锻炼等；⑤了解赴医院就诊的时机；⑥社区医生定期随访管理。

COPD 的药学监护要点主要为治疗药物的疗效监护、患者依从性监护及药物不良反应监护 3 方面。药师需指导患者用药，明确患者是否已知晓不同药物的作用(急性加重期用药还是稳定期用药)、方法(尤其需要明确各种吸入剂型，如定量气雾剂、干粉吸入器、雾化吸入器等的使用方法是否掌握)及常见的药物不良反应及防范(如吸入糖皮质激素后应及时漱口等)。

五、肺 结 核

(一)定义和流行病学

肺结核是指由结核杆菌引起的慢性肺部感染性疾病，占各器官结核病总数的 80%～90%。其他脏器的结核菌感染均称肺外结核。肺结核在许多国家和地区失控的原因主要是人免疫缺陷病毒(human immunodeficiency virus，HIV)感染的流行、多重耐药结核杆菌感染的增多等。

传染性肺结核患者排菌是传播的主要途径，尤其是痰涂片阳性患者。主要途径是患者与正常人间的飞沫传播。排菌量越多，接触时间越长，危害越大。糖尿病、硅沉着病(矽肺)、免疫抑制药(包括糖皮质激素)使用者、HIV 感染者均是结核病的易感者。

(二)病因和发病机制

结核杆菌是引起肺结核的病原菌，属于分枝杆菌，人型和牛型(尤以人型标准菌株 H37Rv)是人类结核病的主要致病菌。

病灶中的结核杆菌按生长速度可分为：A群，代谢旺盛，繁殖能力强，致病力强，传染性大，但易被杀灭；B群，在吞噬细胞的酸性环境中生长受到抑制，代谢缓慢；C群，半休眠菌，只对少数药物敏感；D群，全休眠菌，逐渐被吞噬细胞消灭，一般耐药，可引起久治不愈。B、C菌群为顽固菌群。

耐药性是结核菌的重要生物学特征，抗多药结核杆菌感染已成为结核疫情回升的主要原因。根据耐药性的获得方式可分为天然耐药和获得耐药。天然耐药指从未接触药物治疗的患者，其野生结核菌株对某药不敏感，通常不引起严重后果；获得性耐药指药物与结核菌接触后出现的结核菌耐药。抗多药耐药结核菌是指体外至少对包括异烟肼和利福平2个或2个以上药物同时耐药的结核菌。耐药性产生的原因主要是结核杆菌细胞膜上的抗多药外转运泵将细胞内的药物转运至细胞外。联合用药可最大限度地减少耐药菌优势生长的机会和耐药性的产生。避免和克服细菌耐药是结核病化学治疗成功的关键。

结核菌入侵宿主体内，从感染、发病到转归均与多数细菌性疾病有显著不同，感染后是否发病，取决于宿主机体反应性和入侵结核杆菌的数量和毒力。结核菌发病引起的宿主反应具有特殊意义，分4个阶段。

第一阶段：吸入的结核菌在肺内沉淀，结核菌繁殖，在局部形成病变的同时，结核菌被非活化的肺泡巨噬细胞吞噬后运送至相应的肺门乃至纵隔淋巴结引起病变，形成早期感染灶。

第二阶段：T细胞反应期，由细胞介导的细胞免疫和迟发型过敏反应形成，对结核病发病、演变和转归起决定性影响。

第三阶段：共生期，大部分感染者结核菌可以持续存活，细胞与宿主处于共生状态。

第四阶段：在机体迟发型超敏反应的影响下，水解酶可使肺及淋巴结干酪样坏死组织液化，形成空洞，引起支气管播散，发展成活动性肺结核，乃至全身血行播散。

（三）临床表现

肺结核临床多表现为慢性过程，呈多样性，可无任何症状，待各种临床表现出现，病变已达较重程度。

发热为肺结核常见的全身毒性症状，表现为长期午后低热，次晨降至正常，伴有乏力、食欲缺乏、消瘦、盗汗等；若肺部病灶进展播散，则呈不规则高热。呼吸系统症状包括咳嗽、咳痰、咯血、胸痛等。病变范围较大，患侧肺部呼吸运动减弱，叩诊呈浊音，听诊时呼吸音减低，或为支气管肺泡呼吸音。锁骨上下、肩胛间区叩诊略浊，咳嗽后偶可闻及湿啰音。

临床上一般将肺结核分为以下几类。

1. *原发型肺结核*　是指初次感染结核菌而发病者，多为儿童、青少年、少数民族及边远地区居民，成年人偶发。

2. *血行播散型肺结核*　由于机体免疫功能降低、变态反应增高，肺内原发灶及肺门纵隔淋巴结内的结核菌，通过淋巴血行引起血行播散型肺结核乃至全身血行播散型结核病。以儿童、青少年多见。

3. *继发性肺结核*　是指发生于原发结核病后任何时期的肺结核，又称初染后结核病，90%发生于成年人。

4. *结核性胸膜炎*　常发生于原发感染后阶段，原发感染后机体对结核菌变态反应性增高，结核菌可经原发灶或淋巴结经淋巴、血行散播至肺及胸膜，也可作为全身散播性结核病的一个组成部分，以儿童、青少年为主。

5. *肺外结核*　结核病可侵至胸壁、支气管、中枢神经系统、消化系统、泌尿生殖系统、骨关节乃至内分泌系统。

（四）治疗原则

肺结核的治疗以化学治疗（化疗）为主，目的是治愈疾病，达到杀菌灭菌、中断传播、防止复发、防止耐药性产生。其原则为早期、联合、适量、规律、全程。

1. *早期*　主要指早期治疗患者，一旦发现和确诊后立即给药治疗。对活动性病灶，早期合理化疗效果满意。

2. *联合*　指根据病情及抗结核药特点，联合2种以上药物，以增强和确保疗效，同时预防耐药菌的产生。

3. *适量*　指根据不同病情及不同个体，规定不同给药剂量。避免因剂量过大或不足产生毒副作用或耐药性。

4. *规律*　患者必须严格按照化疗方案规定的用药方法，有规律地坚持治疗，不可随意更改方案或随意停药。

5. *全程*　指患者必须按照方案所定的疗程坚持治疗，短程化疗通常为6～9个月。

其他治疗方法如免疫治疗、介入治疗、外科手术和中医、中药等治疗方法，一般只能作为辅助治疗手段。对于严重的耐药性肺结核，宜强调综合治疗，以提高疗效。

(五)药物治疗

1. 治疗药物分类

(1)一线药物：异烟肼(isoniazid,INH)，链霉素(streptomycin,SM)，利福平(rifampicin,RFP)，吡嗪酰胺(pyrazinamide,PZA)，乙胺丁醇(ethambutol,EMB)和氨硫脲(thioacetazone,TB1)等。

(2)二线药物：对氨水杨酸(aminosalicylic acid,PAS)，卡那霉素(kanamycin,KM)，阿米卡星(amikacin,AKM)，紫霉素(viomycin,VM)，卷曲霉素(capreomycin,CPM)，环丝霉素(cycosefinum,CS)，乙硫异烟胺(ethionamide,1314Th)，丙硫异烟胺(prothionamide,1321Th)等。

2. 化疗方法

(1)标准疗法：常用的治疗方法，使用INH、SM和PAS，每日用药，疗程12～18个月。

(2)短程疗法：使用高效抗结核药物，疗程缩短为6～9个月，主要药物有INH、RFP、PZA、SM。治疗9个月比6个月复发率低，一般为INH＋RFP＋PZA。

(3)间歇疗法和两阶段疗法：间歇疗法是指在临床上有规律地每周2～3次用药，能够达到与每日用药同样的效果，且具有毒性小、费用低、患者服药方便、耐受性好、易于监督执行等优点。两阶段疗法是指在疗程开始的2～3个月为强化治疗阶段，每日用药；此后为巩固治疗阶段，改为每周给药2～3次，直至完成全疗程。

(4)督导用药：医护人员按时督促病人用药，做到亲眼看着病人服药入口，加强随访宣教，提高其依从性，能大大提高治疗成功率。

3. 化疗方案

(1)初治病例：未经抗结核药治疗或用药时间少于1个月的新发病例，可采用一线药物治疗，容易达到杀菌或抑菌作用。

(2)复治病例：复治病例的结核菌常产生继发耐药，应根据药物敏感试验选择3种以上敏感抗结核药物联合使用。初治失败的病例，常保留INH，加上2种以上未用过的药物，如KM、CPM、1321Th、喹诺酮类等，疗程一般需1年。

(六)治疗管理

1. 预防措施　结核病控制的任务是控制传染源、减少发病、死亡和传播。实施国家结核病防治工作规则，坚持预防为主的方针，防治结合，发挥各级防治机构的作用，才能全面有效的预防、控制结核病。

化学药物预防一般采用INH 300mg/d，顿服，时间为1年；或INH 300mg/d，顿服，加利福喷汀每周600mg顿服，时间为6个月。疫苗接种也是结核病控制的重要手段之一，可通过卡介苗(bacillus calmette-guerin vaccine,BCG)接种等方法。

2. 药学监护　肺结核治疗药物不良反应较多，需注意防范，如异烟肼、利福平、吡嗪酰胺、对氨水杨酸均可引起肝损害；异烟肼、乙胺丁醇、链霉素、卡那霉素等可见神经系统不良反应；胃肠道反应常见于口服对氨水杨酸、吡嗪酰胺、利福平等；链霉素、卡那霉素、阿米卡星、卷曲霉素等具有耳毒性及肾毒性。

(周　新　张国兵　张　一)

第四节　消化系统疾病的药物治疗

一、消化性溃疡

(一)定义和流行病学

消化性溃疡(peptic ulcer)主要指发生在胃和十二指肠的慢性溃疡，亦可发生于食管下段、胃空肠吻合口周围及含有异位胃黏膜的梅克尔(Meckel)憩室。因溃疡的形成和发展与胃液中胃酸和胃蛋白酶的消化作用有关，故称消化性溃疡。约95%的消化溃疡发生在胃或十二指肠，故又分别称为胃溃疡(gastric ulcer,GU)或十二指肠溃疡(duodenal ulcer,DU)。

消化性溃疡是一种常见病，约10%的人在其一生中患过此病。临床上，十二指肠溃疡较胃溃疡多见，以青壮年多发，男多于女，儿童亦可发病，老年患者所占比例亦逐年有所增加。胃溃疡的平均患病年龄高于十二指肠溃疡约10年。

(二)病因和发病机制

消化道黏膜的完整性依赖于侵袭因素和防御因素的平衡。侵袭因素主要包括胃酸及胃蛋白酶的侵袭作用、幽门螺杆菌(helicobacter pylori,Hp)感染、长期服用非甾体消炎药(nonsteroidal antiinflammatory drugs,NSAIDs)；防御因素主要是指胃和十二指肠黏膜自身的防御能力。此外，胃排空延缓和胆汁反流、胃肠肽的作用、遗传因素、药物因素、环境因素和精神因素等都与消化性溃疡发生相关。其中，胃溃疡以黏膜防御因素减弱为主，十二指肠溃疡以侵袭因素增强为主。

（三）临床表现

多数消化性溃疡患者具有典型的临床表现，即慢性、周期性、节律性上腹痛。十二指肠溃疡以饥饿痛为主，胃溃疡以餐后痛为主。可伴有上腹饱胀、反酸、嗳气、恶心、呕吐、食欲缺乏、失眠等症状，疼痛较剧而影响进食者可有消瘦及贫血。部分患者平时缺乏典型临床表现，或以大出血、急性穿孔为其首发症状。特殊类型溃疡如幽门管、球后、胃底贲门区、巨大溃疡及多发性溃疡、复合性溃疡，腹痛可不典型，可有背部放射痛或夜间痛。消化性溃疡可发生上消化道出血、穿孔、幽门梗阻和癌变等并发症。

（四）治疗原则

1. *内科基本治疗*　调整生活方式，工作劳逸结合，避免过劳和精神紧张，改变不良的生活习惯，戒烟酒。注意饮食，避免摄入对胃有刺激的食物，停服 NSAIDs、糖皮质激素等致溃疡药物。

2. *外科治疗*　适用于急性穿孔、大量出血内科治疗无效、疑有癌变、难治性或顽固性溃疡等。

3. *药物治疗*　消化性溃疡药物治疗的近期目标是缓解症状、愈合溃疡，远期目标是消除病因、根除 Hp、防止复发、避免并发症。根据病情可选择抑制胃酸分泌药物、胃黏膜保护药物、根除 Hp 药物、对症治疗药物、并发症防治药物等。

活动期的治疗首选质子泵抑制药（proton pump inhibitor，PPI）或组胺 H_2受体拮抗药（histamine type-2 receptor antagonist，H_2RA）；合并出血等并发症以及其他治疗失败的病例应优先使用 PPI 治疗；腹痛明显者，在治疗开始阶段加用抗酸药；胃溃疡患者可考虑抑酸药和胃黏膜保护药联合应用；合并十二指肠胃反流或腹胀症状明显时可联合使用促胃肠动力药；预防溃疡复发，部分患者可采用“维持治疗”；伴有 Hp 感染时必须行根除 Hp 治疗。

（五）药物治疗

1. *治疗药物分类*

（1）抑酸药：包括①PPI，即 H^+/K^+-ATP 酶抑制药，直接作用于泌酸的最终环节—质子泵，其抑酸作用强，特异性高，持续时间长久。常用 PPI 包括奥美拉唑（omeprazole）、兰索拉唑（lansoprazole）、泮托拉唑（pantoprazole）、雷贝拉唑（rabeprazole）及埃索美拉唑（esomeprazole）等。② H_2RA，竞争性拮抗 H_2受体，能明显抑制基础胃酸及食物和其他因素所引起的胃酸分泌。代表药物有第一代产品西咪替丁（cimetidine），第二代产品雷尼替丁（ranitidine）和第三代产品法莫替丁（famotidine）、尼扎替丁（nizatidine）等。③抗胆碱能药，通过竞争性阻断胃壁细胞上的乙酰胆碱受体，减少胃酸分泌。代表药物有哌仑西平（pirenzepine）。因抗溃疡效果不理想、不良反应大，目前已很少应用。④促胃液素受体阻断药，代表药物为丙谷胺（proglumide）。抗溃疡效果弱于 H_2RA。

（2）抗酸药：主要为一些无机弱碱性物质，可中和胃酸，降低胃蛋白酶活性，减轻对胃黏膜的刺激和腐蚀，代表药物有铝碳酸镁（hydrotalcite）、氧化镁（magnesium oxide）、氢氧化铝（aluminium hydroxide）。

（3）胃黏膜保护药：通过促进胃黏液和碳酸氢钠盐分泌，刺激前列腺素合成，改善黏膜血流或在黏膜表面形成保护层增强黏膜抵抗力。常用药物有前列环素（prostaglandin，PG）衍生物、瑞巴派特（rebamipide）、替普瑞酮（teprenone）、吉法酯（gefarnate）、硫糖铝（sucralfate）、铋剂等。

（4）促胃肠动力药：能促进胃排空和增加胃黏膜血流量，增强幽门括约肌张力，防止胆汁反流，适用于消化性溃疡合并十二指肠胃反流或腹胀症状明显者。常用药物有甲氧氯普胺（metoclopramide）、多潘立酮（domperidone）、莫沙必利（mosapride）等。

（5）抗生素：主要有阿莫西林、克拉霉素、甲硝唑、四环素、呋喃唑酮、左氧氟沙星等，该类抗生素多在酸性环境中较稳定，在抗 Hp 感染联合用药中发挥作用。

2. *药物治疗方案*

（1）消化性溃疡的治疗：首选抑酸药 PPI 或 H_2RA。使用标准剂量的 PPI（奥美拉唑 20mg/d、兰索拉唑 30mg/d、泮托拉唑 40mg/d、雷贝拉唑 10mg/d、埃索美拉唑 20mg/d）治疗 DU 的疗程一般为 2～4 周，GU 一般为 4～8 周。对 H_2RA 无效的消化性溃疡患者，PPI 治疗 8 周后治愈率超过 90%。在消化性溃疡急性出血时，短期大剂量使用奥美拉唑治疗，对胃黏膜的愈合和预防再出血疗效良好。对 NSAIDs 相关消化性溃疡，无论是否继续使用 NSAIDs，采用奥美拉唑 20mg/d 口服 4～8 周，可实现溃疡愈合。

H_2RA 临床应用的常规剂量为：①西咪替丁，每次 200～400mg，每日 2～4 次，餐后及临睡前服；或 800mg，睡前一次服。②雷尼替丁，150mg，每日 2 次；或 300mg，睡前一次服。③法莫替丁，20mg，每日 2 次，早餐和晚餐后服用；或 40mg，睡前一次服。④尼扎替丁，300mg，睡前一次服。H_2RA 治疗 DU 的疗程一般为 4～6 周，GU 一般为 6～8 周。

腹痛明显者，在早期联合治疗阶段可加用抗酸药。抗酸药常用给药方案：铝碳酸镁，1g，每日 3 次，疗程 6～8 周。

胃溃疡患者大多胃酸分泌正常，黏膜防御功能受损，故胃溃疡单用抑酸药疗效不如十二指肠溃疡，可考虑抑酸药和胃黏膜保护药联合用药。胃黏膜保护药的常用给药方案：①米索前列醇，每次 200μg，每日 4 次，餐前及临睡前服用，疗程 4～8 周，孕妇及心脑血管疾病者禁用；②硫糖铝，每次 1g，每日 4 次，口嚼成糊状后温开水吞服，餐前 1h 服用；③瑞巴派特，100mg，每天 3 次，餐前服用；④吉法酯，100mg，每日 3 次，餐前服用；⑤替普瑞酮，50mg，每日 3 次，餐后服用。

对于合并 Hp 感染的消化性溃疡患者，可联合使用铋剂。

对于合并十二指肠胃反流或腹胀症状明显的患者，可联合使用促胃肠动力药。

(2)抗 Hp 治疗：Hp 阳性的消化性溃疡患者，无论溃疡初发还是复发、活动与否、有无并发症，均应进行抗 Hp 治疗。根除 Hp 感染可使绝大多数 Hp 相关性消化道溃疡患者完全康复。目前单一用药疗效差，提倡联合用药。

抗 Hp 感染药物主要有抑酸药、铋剂、抗生素等。抑酸药通过提高胃内 pH，增加抗生素稳定性，提高抗 Hp 疗效；铋剂通过破坏 Hp 的细胞壁、阻止 Hp 黏附于胃黏膜上皮和抑制 Hp 所产生的蛋白酶、尿激酶和磷脂酶，从而发挥抗 Hp 功效；铋剂与抗生素合用有协同效应，可减少抗生素耐药机会。

抗 Hp 治疗的一线方案可分为 PPI 为基础和铋剂为基础的两大类方案，在 PPI 或铋剂基础上加用 2 种抗生素组成三联方案。

①以 PPI 为基础的常用三联疗法方案(疗程为 7～14d)：a. PPI 标准剂量＋克拉霉素 500mg ＋阿莫西林 1000mg，每日 2 次；b. PPI 标准剂量＋克拉霉素 500mg ＋甲硝唑 400mg，每日 2 次；c. PPI 标准剂量＋阿莫西林 1000mg＋甲硝唑 400mg，每日 2 次；d. PPI 标准剂量＋阿莫西林 1000mg＋呋喃唑酮 100mg，每日 2 次。

PPI 标准剂量为：奥美拉唑 20mg/d 或兰索拉唑 30mg/d 或泮托拉唑 40mg/d 或雷贝拉唑 10mg/d 或埃索美拉唑 20mg/d。出于经济因素考虑，上述方案中的 PPI 可用 H_2RA 替代，如西咪替丁 400mg 或雷尼替丁 150mg 或法莫替丁 20mg，但根除率会有所降低。

②以铋剂为基础的常用三联疗法方案(疗程为 14d)：a. 铋剂标准剂量＋克拉霉素 500mg ＋甲硝唑 400mg，每日 2 次；b. 铋剂标准剂量＋克拉霉素 500mg ＋呋喃唑酮 100mg，每日 2 次；c. 铋剂标准剂量＋四环素 500mg＋甲硝唑 400mg，每日 2 次。

铋剂标准剂量为：枸橼酸铋钾 220mg 或 240mg、果胶铋 240mg。

因 Hp 对克拉霉素和甲硝唑的耐药率在我国逐步上升，2012 年第四次全国 Hp 感染共识意见提出，为提高初次根除 Hp 的成功率，建议采用含铋剂的四联 10d 疗法，或采用将抗生素分为前后 2 个阶段的序贯疗法(表 6-14)，根除率均可达到 90%以上。

表 6-14　推荐的四联方案中抗生素的剂量和用法

方案	PPI 标准剂量	铋剂	抗生素 1	抗生素 2
1	埃索美拉唑 20mg	枸橼酸铋钾 220mg，每日 2 次	阿莫西林 1.0 g，每日 2 次	克拉霉素 500mg，每日 2 次
2	雷贝拉唑 10mg		阿莫西林 1.0 g，每日 2 次	左氧氟沙星 500mg，每日 1 次
3	奥美拉唑 20mg		阿莫西林 1.0 g，每日 2 次	呋喃唑酮 100mg，每日 2 次
4	兰索拉唑 30mg		四环素 750mg，每日 2 次	甲硝唑 400mg，每日 2 次
5	泮托拉唑 40mg		四环素 750mg，每日 2 次	呋喃唑酮 100mg，每日 2 次

①PPI 及铋剂均为每日 2 次，餐前 30min 口服；抗生素为餐后即服；疗程 10d 或 14d。②序贯疗法：前 5dPPI＋阿莫西林，后 5dPPI＋克拉霉素＋甲硝唑，共 10d

根除 Hp 后是否继续抗溃疡治疗：若根除 Hp 方案疗效稍低、溃疡面积较大、抗 Hp 治疗结束时患者症状未缓解或近期有出血等，应考虑在抗 Hp 治疗结束后继续用抑酸药 PPI 治疗 2～4 周（十二指肠溃疡）和 4～6 周（胃溃疡）。

复查时间：根除 Hp 治疗结束至少 4 周后进行^{13}C或^{14}C尿素呼气试验。

复发：消化性溃疡复发最常见的原因是未根除 Hp，对复发的患者，应查明可能存在的持续感染，若感染存在，应再次行抗 Hp 治疗。

（3）维持治疗：对于 Hp 阴性或根除 Hp 后仍有严重并发症的消化性溃疡患者、高龄或伴有严重疾病的消化性溃疡患者、需长期服用 NSAIDs 或抗凝药物的消化性溃疡患者，应进行维持治疗。常用药物为 H_2RA 或 PPI，给药方案为：标准剂量的半量睡前服用，治疗时间根据具体病情决定。

（六）治疗管理

1. 疗效管理

（1）治疗消化性溃疡：要求使胃液 pH＞3 的时间超过 18h/d，以溃疡是否愈合为标准。

PPI 抑制胃酸分泌效果较 H_2RA 更强，且作用持久，能更快地促进溃疡愈合，不易发生耐药，目前为活动期消化性溃疡治疗的首选，尤其适合疼痛严重、合并出血或其他治疗失败的患者。在 PPI 药物中，奥美拉唑、兰索拉唑、泮托拉唑等第一代 PPI 存在起效慢、药动学个体差异大、与其他药物相互作用多等问题。雷贝拉唑可作用于 H^+/K^+-ATP 酶的 4 个位点，抑酸作用更强。因此，以雷贝拉唑和埃索美拉唑为代表的新一代 PPI 在临床上应用日趋广泛，雷贝拉唑的代谢可通过细胞色素 P450 介导的代谢和非酶代谢 2 条途径，是受 CYP2C19 相关的多态性影响最小的质子泵抑制药，因而雷贝拉唑与奥美拉唑等其他质子泵抑制药相比，药物间相互作用更少，服用更为安全，而且无明显个体差异。埃索美拉唑是奥美拉唑的单一光学异构体，其口服吸收比奥美拉唑快，因此可更快地缓解症状。

（2）抗 Hp 治疗：常用的抗生素主要有阿莫西林、克拉霉素、甲硝唑、四环素、呋喃唑酮、左氧氟沙星等。阿莫西林在体内外均有良好的抗 Hp 效果，胃内 pH 接近中性时，其杀菌活性显著增加，基本无 Hp 耐药性，缺点是可引起过敏反应，因此使用前需要做青霉素皮试。克拉霉素易于吸收，抗 Hp 效果好，但单独使用易耐药，与 PPI 合用，可提高其疗效，减少耐药发生率。甲硝唑有良好的抗 Hp 作用，但易耐药，目前已不推荐使用。四环素抗 Hp 效果好，且耐药菌株少，缺点是其不良反应较多。由于 Hp 耐药菌株的增加，呋喃唑酮和左氧氟沙星等在临床上的应用逐渐增多，两者均有较强的抗 Hp 活性。抑酸药在根除方案中起重要作用，PPI 的抑酸作用受药物作用强度、宿主参与 PPI 代谢的 CYP2C19 基因多态性等因素影响。选择作用稳定、疗效高、受 CYP2C19 基因多态性影响较小的 PPI，如埃索美拉唑或雷贝拉唑，可提高根除率。

2. 不良反应管理

（1）PPI 对孕妇及儿童的安全性尚未确立，禁用于妊娠、哺乳期妇女和儿童；对严重肝受损者日剂量应予限制；对有药物过敏史、肝功能障碍患者及高龄者慎用。其中奥美拉唑、兰索拉唑、泮托拉唑服后偶见疲乏、嗜睡反应。

（2）H_2RA 对妊娠、哺乳期妇女禁用；对有过敏史、肝肾功能不全者和儿童慎用；对严重心脏及呼吸系统疾病者慎用；对急性胰腺炎、系统性红斑狼疮、器质性脑病者慎用。

（3）长期应用抗酸药最常见的不良反应是腹泻或便秘，所有抗酸药均产生暂时性代偿性盐酸分泌增多，对习惯性便秘者不宜使用。

（4）胃黏膜保护药前列环素衍生物（代表药物为米索前列醇）由于不良反应较多且价格昂贵，临床上作为二线用药，用于防治 NSAIDs 导致的溃疡。

3. 用药指导

（1）掌握最佳服药时间：治疗溃疡病的药物有很多种，因作用机制不同服药的时间也不同。抗酸药主要是中和胃酸，降低胃及十二指肠 pH，其最佳服药时间是餐后 60～90min；抗胆碱药能减少胃酸分泌，解除平滑肌痉挛，延长胃排空，因其作用高峰在口服后 60～90min，故服药时间在餐前 15～30min 最佳；H_2RA 通过阻断组胺 H_2 受体，减少组胺和促胃液素引起的胃酸分泌，现主张临睡前一次服药，不仅疗效好，又能减少药物的不良反应，可长期服用。

（2）注意联合用药方法：在应用一种药物治疗效果不好时，可根据患者的病情，考虑 2 种或 3 种药物联用，如抗酸药与抑制胃肠蠕动的药物联用，或 H_2RA 与抗酸药联用等，既可增加药物疗效，也可减少不良反应。而有些情况下，则应避免合用，如抗酸药可干扰硫糖铝的药理作用，两者不能合用。

由于消化道溃疡病可因 Hp 感染引起，因此尚需与抗菌药物联用，但要注意在治疗期间严禁服用对胃肠道有强烈刺激的药物，如激素类药物和解热镇痛类药物等。此外，为避免 Hp 耐药菌株的产生，严格掌握 Hp 根除的适应证，合理选用抗生素联合用药。

(3)药物相互作用：PPI 的抑酸效果较好，但是近期研究表明，PPI 可以通过竞争性结合细胞色素 P450 来抑制氯吡格雷在体内的代谢，减少其活性产物的产生。流行病学研究进一步确证，PPI 药物可以降低急性冠状动脉综合征（ACS）患者体内氯吡格雷的抗血小板功能，从而增加心血管事件的风险。因此，目前建议在合并心血管疾病的人群中，如已使用抗凝血药物氯吡格雷，需要评估其启用或继续服用 PPI 的风险。

我国 2012 版的《抗血小板药物消化道黏膜损伤的预防和治疗中国专家共识》指出，内镜和流行病学研究均发现，PPI 能明显降低服用阿司匹林或氯吡格雷患者所致消化道损伤的发生率。某些 PPI 可抑制 CYP2C19 通路而影响氯吡格雷的活化，其程度取决于 PPI 的代谢途径及其与 CYP 的亲和力。研究发现 5 种 PPI 对 CYP2C19 均具有竞争性抑制作用，其中泮托拉唑和雷贝拉唑的抑制能力最小。对于消化道出血的高危患者仍需联合 PPI，但要充分考虑不同 PPI 对氯吡格雷抗血小板作用的影响，建议避免使用对 CYP2C19 抑制作用强的 PPI，如奥美拉唑和埃索美拉唑。

二、上消化道出血

(一)定义和流行病学

上消化道出血是指屈氏韧带以上的消化器官，包括食管、胃、十二指肠、胆道、胰腺或胃空肠吻合术后的上段空肠等部位的出血。短时间内（数小时）出血量超过1 000ml为大出血。据统计，每年每 10 万中有 50～150 人发生上消化道出血，且男性患者明显多于女性患者，男∶女比例约为3.25∶1，该病病死率为6%～10%。

(二)病因和发病机制

上消化道出血发生原因包括：消化道黏膜发生糜烂、溃疡，侵蚀血管导致出血；门脉高压症引发食管、胃底静脉曲张破裂导致出血；药物刺激或机体急性应激引发急性胃黏膜病变导致出血；胃肿瘤患者的肿瘤组织缺血坏死形成糜烂、溃疡，侵及血管导致出血；胃血管性疾病，如血管瘤、动静脉畸形、胃黏膜下恒径动脉破裂（Dieulafoy 病）等导致出血；各种原因引起剧烈呕吐、干呕，使腹内压或胃内压骤然升高，造成贲门、食管远端黏膜和黏膜下层撕裂，即食管贲门黏膜撕裂综合征（Mallory-Weiss 综合征），导致出血；上消化道邻近组织器官的疾病，如胆道结石、蛔虫、肿瘤、肝癌、肝脓肿、胰腺疾病、主动脉瘤、纵隔肿瘤、脓肿等，进一步发展可累及食管、胃、十二指肠等发生病变，导致出血；全身性疾病，如血液病、感染性疾病、尿毒症、遗传性疾病等，引起凝血功能障碍，导致出血。

(三)临床表现

1. 呕血与黑粪

(1)病变部位在幽门以上者，常有呕血；病变部位在幽门以下，出血量大、速度快，亦可有呕血。

(2)呕血多为咖啡样或棕褐色，若出血量大、胃内停留时间短，则为暗红色血块或鲜红色。

(3)若出血量较少、速度慢，可仅有黑粪。黑粪呈柏油样，黏稠发亮。若出血量大、在肠内排泄快、停留时间短，粪便也可呈暗红或鲜红色。

(4)呕吐物及粪隐血试验呈阳性。

2. *失血性周围循环衰竭*　急性大量失血，可导致循环血容量迅速减少，出现头晕、心悸、乏力、口渴、心率加快、起立时发生晕厥等。严重者呈休克状态，表现为烦躁不安或神志不清、面色苍白、四肢湿冷、口唇发绀、呼吸困难、血压下降（收缩压＜80mmHg）、脉压变窄（＜25～30mmHg），尿量减少，严重者发生急性肾衰竭。

3. *贫血和血常规变化*　急性大量出血早期，血红蛋白浓度、红细胞计数、血细胞比容可无变化。3～4h 后血液稀释，出现贫血。急性失血性贫血通常为正细胞、正色素性贫血。出血 24h 内网织细胞增高，4～7d 可达到 5%～15%。如大出血 2～5h，白细胞计数可升高，达 $(10\sim20)\times10^9/L$，血止后 2～3d 恢复正常。慢性失血性贫血一般为小细胞、低色素性贫血。

4. *发热*　大量急性出血后 24h 内可出现低热，一般不超过 38.5℃，持续 3～5d。

5. *氮质血症*　为肠源性氮质血症、肾前性氮质血症或急性肾衰竭引起，出血后数小时血尿素氮开始上升，24～48h 达高峰，3～4d 后降至正常。

(四)治疗原则

1. *一般治疗措施*　卧床休息，保持呼吸道通畅，防止窒息。活动性出血期间应禁食，出血停止可进冷、温流质；出血量大时可放置胃管，抽取胃液并观察出血情况。胃管内灌注止血药物，如去甲肾上腺素，严密监测生命体征，如心率、血压、脉搏、呼吸等，注意肢体温度、皮肤和甲床色泽、周围静脉特别是颈静脉充盈情况、尿量等。意识障碍和排尿困难者需留置导尿管，危重大出血者必要时进行中心静脉压、血清乳酸测定。定期复查血红蛋白、红细胞计数、血细胞比容等。

2. *积极补充血容量* 对于上消化道大出血，抗休克、迅速补充血容量的液体复苏措施应放在首位。应立即建立快速静脉通道，并选择较粗静脉以备输血，最好能留置导管。根据失血量在短时间内输入足量液体，以纠正循环血量的不足。对高龄和伴心、肺、肾疾病患者，应防止输液量过多，以免引起急性肺水肿。对于急性大量出血者，应尽可能施行中心静脉压监测，以指导液体的输入量。下述征象对血容量补充有很好的指导作用：①意识恢复；②四肢末端由湿冷、青紫转为温暖、红润，肛温与皮温差减小(1℃)；③脉搏由快弱转为正常有力，收缩压接近正常，脉压＞30mmHg；④尿量多于 0.5 ml/(kg·h)；⑤中心静脉压改善。

常用液体包括生理盐水、平衡液、全血或其他血浆代用品。失血量较大(如减少 20%血容量以上)时，可输入胶体扩容液。下列情况时可输血，紧急时输液、输血同时进行：①收缩压＜90mmHg，或较基础收缩压降低幅度＞30mmHg；②血红蛋白＜70 g/L，血细胞比容＜25%；③心率增快(＞120/min)。

3. *上消化道大量出血的止血处理*

(1)急性非静脉曲张破裂出血胃内降温：通过胃管以 0～4℃冰水反复灌洗胃腔使胃降温，从而可使其血管收缩、血流减少并可使胃酸分泌和消化受到抑制，出血部位纤维蛋白溶解酶活力减弱，从而达到止血目的。

药物止血：常用 PPI 或 H_2RA 等抑酸药物，目的是使胃内 pH 维持 6 以上，防止血痂溶解。该类药物对应激性溃疡和急性胃黏膜病变出血的防治也有良好作用。

(2)急性静脉曲张破裂出血药物止血：常用药物为垂体后叶素、生长抑素及其类似物。通过收缩内脏血管、减少肝门静脉血流量，降低肝门静脉及其侧支循环压力，以达止血效果。

三腔二囊管压迫止血：限于药物不能控制的出血。但该法患者痛苦，并发症多，停用后早期再出血率高，目前仅作为紧急暂时止血方法。

4. *介入治疗* 介入治疗主要是指选择性腹腔动脉造影，并对发现的出血灶行血管栓塞治疗，适用于药物止血、内镜止血无效而又不能耐受手术者。对于肝门静脉高压引起的食管胃底静脉曲张破裂出血，也可采用肝内门体静脉分流术(TIPS)，也有很好的止血效果。

5. *内镜治疗* 起效迅速、疗效确切，应作为治疗急性非静脉性上消化道出血的首选。我国 2009 版《急性非静脉曲张性上消化道出血诊治指南》推荐对 Forrest 分级Ⅰa～Ⅱb 的出血病变行内镜下止血治疗。常用的内镜止血方法包括药物局部注射、热凝止血和机械止血 3 种。药物注射可选用 1∶10 000 肾上腺素盐水、高渗钠-肾上腺素溶液(HSE)等，其优点为简便易行；热凝止血包括高频电凝、氩离子凝固术(APC)、热探头、微波等方法，止血效果可靠，但需要一定的设备与技术经验；机械止血主要采用各种止血夹，尤其适用于活动性出血，但对某些部位的病灶难以操作。临床证据表明，在药物注射治疗的基础上，联合一种热凝或机械止血方法，可以进一步提高局部病灶的止血效果。硬化剂注射法或皮圈套扎曲张静脉，适用于食管胃底静脉曲张破裂出血者。

6. *手术治疗* 手术治疗适用于经药物和内镜治疗出血不止者，有呕血或黑粪，同时伴低血压的再出血者；输血总量＞1600 ml 仍不能止血者；出血速度过快，内镜无法看清出血病灶者；原发病灶需给予切除者。

(五)药物治疗

1. *治疗药物分类*

(1)止血药

血管加压素及其类似物：血管加压素通过结合血管平滑肌相应受体，收缩内脏动脉，减少内脏血流量，相应减少肝门静脉系统血流量。此外，血管加压素还能增加食管下端括约肌张力，收缩食管下端静脉丛，减少食管曲张静脉血流量。代表药物为垂体后叶素、特利加压素等。

生长抑素及其类似物：可选择性地直接收缩内脏血管平滑肌，并抑制其他扩张血管物质(如胰高血糖素、血管活性肠肽、P 物质、降钙素其他相关肽等)的分泌，间接阻断内脏血管扩张，减少内脏血流量；还可增加食管下端括约肌张力，收缩食管下端静脉丛，减少食管曲张静脉血流量，适用于静脉曲张性消化道出血的治疗。代表药物为生长抑素(14 肽天然生长抑素)、奥曲肽(8 肽生长抑素类似物)。

其他止血药物：①消化道局部止血药物，代表药物为去甲肾上腺素、孟氏液、凝血酶；②纠正凝血功能障碍和抗纤溶药物，代表药物为巴曲酶、氨甲环酸、维生素 K_1、酚磺乙胺。

(2)抑酸药（PPI）和 H_2RA：常用药物有奥美拉唑、兰索拉唑、泮托拉唑、雷贝拉唑和埃索美拉唑等。H_2RA 常用药物有西咪替丁、雷尼替丁、法莫替丁等。

2. 药物治疗方案

(1)静脉曲张性上消化道出血的治疗：静脉曲张性上消化道出血主要由于肝硬化、胰腺疾患等引起肝门静脉高压，导致食管和胃底静脉曲张破裂所致，其药物治疗原则以降低肝门静脉压力为主，主要选用血管加压素类或生长抑素类联合硝酸酯类血管扩张药止血。

血管加压素及其类似物的常用给药方案为：垂体后叶素，0.2 U/min 持续静脉滴注，可逐渐增加剂量至 0.4 U/min。但此剂量不良反应大，常见的有腹痛、血压升高、心律失常、心绞痛、心肌梗死等，有冠心病者禁用。目前主张同时使用硝酸酯类药物(如硝酸甘油)，以增加疗效，减少不良反应。特利加压素为垂体后叶素的前体药物，在注射入血液后分子中的甘氨酰基被酶催化水解而产生持续低水平的加压素，对肝门静脉血压产生降压作用，但对动脉血压变化比使用垂体后叶素小得多，且血液的纤溶性几乎不增加。静脉推注 1 次其作用可维持 4～6h。静脉推注 1 次 2mg，每 4～6 小时重复 1 次，直到出血获得控制，最多使用 24h。特利加压素被《肝硬化肝门静脉高压食管胃静脉曲张出血的防治共识》(2008，杭州)推荐为急性食管胃静脉曲张出血的一线用药。

生长抑素及其类似物的常用给药方案为：①生长抑素(14 肽天然生长抑素)首剂 250μg 缓慢静脉注射，继以 250μg/h 的速度持续静脉滴注，至症状改善时停药。该制剂半衰期极短，滴注过程中不能中断，若中断超过 5 min，应重新注射首剂；②奥曲肽(8 肽生长抑素类似物)首剂 100 μg，缓慢静脉注射，继以 25～50μg/h 持续静脉滴注，该制剂半衰期较长。

消化道局部止血药物，如口服或通过胃管注入去甲肾上腺素，也可用于急性非静脉曲张性上消化道出血的治疗。去甲肾上腺素可结合 α 肾上腺素能受体，收缩黏膜血管，促进止血。胃出血时以去甲肾上腺素 8mg 加入冰生理盐水 100 ml，30～60min 1 次。

(2)非静脉曲张性上消化道出血的治疗：非静脉曲张性上消化道出血(nonvariceal upper gastrointestinal bleeding，NVUGIB)主要由消化性溃疡、应激相关性黏膜病变、药物刺激引发的急性胃黏膜病变等导致，多为酸相关性疾病。因此，其药物治疗以抑酸为主。

抑酸药能提高胃内 pH，既可促进血小板聚集和纤维蛋白凝块的形成，避免血凝块过早溶解，有利于止血和预防再出血，又可治疗消化性溃疡。临床常用的抑酸药包括 PPI 和 H_2RA，常用的 PPI 针剂有埃索美拉唑、奥美拉唑、泮妥拉唑、兰索拉唑、雷贝拉唑等，常用的 H_2RA 针剂包括雷尼替丁、法莫替丁等。临床资料表明：①PPI 的止血效果显著优于 H_2RA，它起效快并可显著降低再出血的发生率。②尽可能早期应用 PPI，内镜检查前应用 PPI 可以改善出血病灶的内镜下表现，从而减少内镜下止血的需要。③内镜介入治疗后，应用大剂量 PPI 可以降低患者再出血的发生率，并降低病死率。④静脉注射 PPI 剂量的选择，大剂量 PPI 治疗，如埃索美拉唑 80mg 静脉推注后，以 8mg/h 速度持续输注 72h，适用于大量出血患者；常规剂量 PPI 治疗，如埃索美拉唑 40mg 静脉输注，每 12 小时 1 次，实用性强，适于基层医院开展。早期的分析结果显示 H_2RA 对出血性胃溃疡有一定疗效，但大样本随机对照临床试验发现，H_2RA 与安慰剂止血效果差异无统计学意义，且药学研究显示 H_2RA 抑酸效果较弱，难以达到并维持胃内较高 pH 水平，在短时间内即可产生耐受性，骤然停用会引起胃酸分泌的反跳现象。因此，目前已不常规推荐用于急性非静脉曲张性上消化道出血的治疗。

(3)补充体液：常用液体包括生理盐水、平衡液、全血或其他血浆代用品。失血量较多(减少 20%以上血容量)时，可输入葡萄糖注射液或右旋糖酐-70(右旋糖酐)等晶、胶体扩容液。收缩压低于 90mmHg 或血红蛋白低于 70 g/L 者，应立即输血，紧急时输液、输血同时进行。同时，应避免输液或输血过快、过多，引起肺水肿，尽可能根据中心静脉压调整补液。

三、胃食管反流病

(一)定义和流行病学

胃食管反流病(gastroesophageal reflux disease，GERD)是指胃内容物，包括从十二指肠流入胃的胆盐和胰酶等，反流入食管，引起以胃灼热、反酸为主的不适症状和(或)并发症的一种疾病。根据内镜检查显示食管黏膜有无糜烂、溃疡等炎症病变,可将GERD分为反流性食管炎(reflux esophagitis,RE)和非糜烂性反流病(non-erosive reflux disease,NERD)。胃食管反流病在西方国家十分常见,人群中7%~15%有胃食管反流症状,发病随年龄增加而增加,40-60岁为高峰发病年龄,无性别差异,但有反流性食管炎者,男性多于女性[(2~3):1]。与西方国家比较,胃食管反流病在我国发病率较低,病情亦较轻。但近年来,亚洲国家发病率呈现上升趋势。

(二)病因及发病机制

胃食管反流病是由多种因素造成的消化道动力障碍性疾病。正常情况下食管有防御胃酸及十二指肠内容物侵袭的功能,包括抗反流屏障、食管廓清功能及食管黏膜组织的抵抗力。胃食管反流病的发病是抗反流防御机制下降和反流物对食管黏膜攻击作用的结果。

(三)临床表现

1. *食管症状* 胃灼热和反流是本病最常见的症状,而且具有特征性,被称为典型症状。胃灼热和反流常在餐后1h出现,卧位、弯腰或腹压增加时可加重,部分患者胃灼热和反流症状可在入睡时发生。其他非典型症状包括胸痛、吞咽困难、吞咽疼痛等症状。

2. *食管外症状* 反流物刺激或损伤食管以外的组织或器官引起的一系列症状,如咽喉炎、慢性咳嗽和哮喘。严重者可发生吸入性肺炎,甚至出现肺间质纤维化。一些患者主诉咽部不适、异物感、棉团感,但无真正吞咽困难,称癔球症。

3. *并发症* 包括上消化道出血、食管狭窄、Barrett食管等。在食管黏膜修复过程中,鳞状上皮被柱状上皮取代称为Barrett食管。Barrett食管是食管腺癌的主要癌前病变,其腺癌的发生率较正常人高30~50倍。

(四)治疗原则

1. *一般治疗原则* 首先应改变生活方式,摒弃不良生活习惯。睡眠时将床头端的床脚抬高15~20cm,以患者感觉舒适为度。餐后易致反流,故睡前3h不宜进食,白天进餐后亦不宜立即卧床。注意减少一切影响腹压增高的因素,如肥胖、便秘、紧束腰带等。应避免进食使食管下括约肌(lower esophageal sphincter,LES)压降低的食物,如高脂肪、巧克力、咖啡、浓茶、洋葱、大蒜等。应戒烟及禁酒。避免应用降低LES压的药物及影响胃排空延迟的药物。合并有心血管疾患而服用硝酸甘油制剂或钙通道阻滞药可加重反流症状。支气管哮喘患者如合并胃食管反流可加重或诱发哮喘症状,尽量避免应用茶碱及多巴胺受体激动药。体重超重是GERD的危险因素,减轻体重可减少GERD患者反流症状。

2. *药物治疗原则* 药物治疗的目的是缓解疼痛或症状,减少食管反流的次数及持续时间、促进食管炎愈合、防止并发症及预防复发。GERD的药物治疗过程分为控制发作和维持治疗2个阶段。控制发作阶段,应足量、足疗程使用治疗药物,必要时可多种药物联合使用,并根据病情采用降阶疗法或递增疗法。维持治疗阶段则以按需治疗为主要对策。

3. *外科治疗* 包括内镜治疗和抗反流手术治疗。内镜治疗适合需要大剂量药物维持、药物治疗无效或不能忍受长期服药的患者。GERD内镜治疗方法有内镜缝合(胃腔内折叠术)、射频治疗、内镜下注射治疗和(或)置入治疗等。目前仅内镜缝合治疗获得我国食品药品监督管理局批准用于临床。抗反流手术主要指胃底折叠术,手术指征为:①严格内科治疗无效;②虽经内科治疗有效,但患者不能忍受长期服药;③经扩张治疗后仍反复发作的食管狭窄,特别是年轻人;④确证由反流引起的严重呼吸道疾病。手术治疗的疗效与药物治疗相当,但术后有一定并发症,且部分患者术后仍需规则用药。Barrett食管伴高度不典型增生、食管严重狭窄等并发症,可考虑内镜或手术治疗。

(五)药物治疗

1. *治疗药物分类*

(1)抑酸药:GERD的药物治疗以抑制胃酸分泌、减少胃酸反流为核心,常用抑酸药主要包括PPI和H_2RA。H_2RA仅适用于轻至中度GERD治疗,GERD的食管炎愈合率为50%~60%。胃灼热症状缓解率为50%。PPI抑酸能力强,是GERD治疗中最常用的药物,目前国内有奥美拉唑、兰索拉唑、泮托拉唑、雷贝拉唑和埃索美拉唑等可供选用。PPI推荐采用标准剂量,每日早、晚2次,治疗RE的疗程8周,治疗NERD的疗程通常长于8周。

(2)促胃肠动力药:能增加LES压力、改善食管蠕动功能、促进胃排空,从而达到减少胃内容物食管反流及减少其在食管的暴露时间。常用多潘立酮、莫沙必利等。

(3)黏膜保护药：通过覆盖病变表面形成保护膜，减轻症状，促进食管炎愈合。常用药物有硫糖铝、胶体铋剂等。

(4)抗酸药：通过中和胃酸，提高胃及食管下段pH，降低反流物酸性和胃蛋白酶活性，减轻酸性反流物对食管黏膜的损伤，并可轻度增加下食管括约肌张力，从而缓解 GERD 的轻微症状。

2. *药物治疗方案*

(1)控制发作的治疗：目前控制发作的治疗方法主要分为降阶疗法和递增疗法 2 类。

降阶疗法：适用于有并发症、有进展性症状的重度胃食管反流病患者。第一步，促胃肠动力药+PPI+黏膜保护药，以尽快缓解症状，提高愈合率；第二步，溃疡愈合及症状缓解后，改用促胃肠动力药和(或)H_2RA，必要时加用黏膜保护药。

应用降阶治疗，50%的糜烂性食管炎患者 1 年内可避免症状复发，尽管小部分患者即使不用治疗也无症状。降阶治疗费用较阶梯上升治疗高，但可节省进一步检查、丧失工作能力的间接费用。该法不适于轻、中度 GERD 患者，长期使用应考虑复发率、费用及潜在的安全问题。

递增疗法：依据症状的发生频率和严重程度选择药物，是治疗有短暂反流症状 GERD 的最常用方法。第一步，采取非药物治疗(基础治疗主要为改变生活方式)或非处方药，如多潘立酮；若无效，则第二步选用低价位、疗效较肯定的药物，如促胃肠动力药和(或)H_2RA；若症状仍存在，则第三步选用价位更高、疗效更肯定的药物，如促胃肠动力药+PPI+黏膜保护药。约 60%无并发症的 GERD 患者经阶梯上升治疗后，不需侵袭性检查或长期治疗，症状缓解明显，复发率较低，成本-效果比较好。

(2)维持治疗：是巩固疗效、预防复发的重要措施，用最小的剂量达到长期治愈的目的，治疗应个体化。目前维持治疗的方法有 3 种：即维持原剂量或减量间歇用药、按需治疗。采取哪一种维持治疗方法，主要由医师根据患者症状及食管炎分级来选择药物与剂量，通常严重的糜烂性食管炎(LA C～D 级)需足量维持治疗，NERD 可采用按需治疗。H_2RA 长期使用会产生耐受性；一般不适合作为长期维持治疗的药物。我国 2007 版的《胃食管反流病治疗共识意见》建议，维持原剂量或减量使用PPI，每日 1 次，长期使用以维持症状持久缓解，预防食管炎复发。间歇治疗是指 PPI 剂量不变，但延长用药周期，最常用的是隔日疗法。3d 1 次或周末疗法因间隔太长，不符合 PPI 的药动学，抑酸效果较差，不提倡使用。在维持治疗过程中若症状出现反复，应增至足量 PPI 维持。按需治疗仅在出现症状时用药，症状缓解后即停药。按需治疗建议在医师指导下，由患者自己控制用药，无固定的治疗时间，治疗费用低于维持治疗。治疗应个体化，一般对于症状频繁发作的患者可考虑给予标准剂量的PPI，症状控制后即可考虑半量或减量维持，如症状复发则需全量维持，而对于症状发作不频繁的患者一开始即可考虑按需治疗，有症状时用药，症状消失时停药。

(3)并发症治疗：食管狭窄除极少数严重纤维狭窄需行手术切除外，绝大部分狭窄可行内镜下食管扩张术治疗。扩张术后给予长程 PPI 维持治疗可防止狭窄复发。Barrett 食管必须使用 PPI 治疗及长程维持治疗，有指征者亦可考虑抗反流手术。

(六)治疗管理

1. *疗效管理*　PPI 是目前疗效最好的抑酸药，标准剂量的 PPI 经 4～8 周疗程后，可治愈 85%～90%的轻症患者，治愈 60%～80%的重症患者。对于重症患者或疗效不佳者，可加倍剂量或与促胃肠动力药联合使用，并适当延长疗程。促胃肠动力药通常作为“追加”方案添加在已有抑酸药物治疗方案之后。单独使用该类药物只对轻症 GERD 有效。黏膜保护药对轻症患者有效，对重症患者疗效较差。抗酸药由于其作用持续时间短，不能治愈食管炎，仅适用于症状轻、间歇发作的患者作为临时缓解症状用。

控制夜间酸突破也是 GERD 治疗的措施之一，夜间酸突破指在每天早、晚餐前服用 PPI 治疗的情况下，夜间胃内 pH<4 持续时间>1h，治疗方法包括调整 PPI 用量、睡前加用 H_2RA、应用血浆半衰期更长的 PPI 等。有部分患者经标准剂量PPI 治疗后，症状不能缓解。可能的原因有：①患者依从性差，服药不规律；②与个体基因型差异有关；③存在夜间酸突破；④内脏高敏感；⑤存在非酸反流。

2. *不良反应管理*　尽管 PPI 临床疗效出色，且无明显不良反应，但其长期使用的安全性仍值得商榷。长期使用 PPI 可使胃窦 G 细胞产生胃泌素增加，血清促胃泌素浓度升高。目前还未见因使用PPI 导致胃窦肿瘤的病例，但已有致萎缩性胃炎和十二指肠息肉的报道。因此，应警惕长期抑酸对上消化道肿瘤发生的影响。

四、炎症性肠病

(一)定义和流行病学

炎症性肠病(inflammatory bowel disease, IBD)是一种病因尚未明确的慢性非特异性肠道炎症性疾病，主要包括溃疡性结肠炎(ulcerative colitis, UC)和克罗恩病(crohn disease, CD)。IBD有慢性、自发性、间歇发作的病程。症状在活动期可表现为轻度到重度不等，缓解期可减轻甚至消失。一般来说，所表现出的症状取决于病变累及的肠管部位。

(二)病因与发病机制

炎症性肠病(IBD)的病因和发病机制尚未完全明确，已知肠道黏膜免疫系统异常反应导致的炎症反应在IBD发病中起重要作用，目前认为这是由多因素相互作用所致，主要包括环境、遗传、感染和免疫因素。环境因素作用于遗传易感者，在肠道菌丛的参与下，启动了肠道免疫及非免疫系统，最终导致免疫反应和炎症过程。由于抗原的持续刺激或(及)免疫调节紊乱，这种免疫炎症反应表现为过度亢进和难于自限。一般认为UC和CD是同一疾病的不同亚类，组织损伤的基本病理过程相似，但可能由于致病因素不同，发病的具体环节不同，最终导致组织损害的表现不同。

(三)临床表现

1. *溃疡性结肠炎*　临床特点：①病变主要累及结肠黏膜和黏膜下层；②范围多自远段结肠开始，可逆行向近段发展，甚至累及全结肠；③呈连续性分布。临床主要表现为腹泻、腹痛和黏液脓血便。

临床分型：按本病的病程、程度、范围及病期进行综合分型。

(1)根据病情活动分：①初发型，指无既往史的首次发作；②慢性复发型，临床最多见，发作期与缓解期交替；③慢性持续型，症状持续，间以症状加重的急性发作；④急性暴发型，少见，急性起病，病情严重，全身毒血症状明显，可伴中毒性巨结肠、肠穿孔、败血症等并发症。上述各型可相互转化。

(2)根据严重程度分：①轻度，最常见。腹泻每日4次以下，便血轻或无，无全身症状，红细胞沉降率正常(<20mm/h)。②中度，介于轻度和重度之间。③重度，腹泻每日6次以上，明显黏液血便；伴发热、心率加快(>90/min)，贫血(Hb<75%正常值)等全身表现；红细胞沉降率>30 mm/h。

(3)根据病变范围分：可分为直肠炎、直肠乙状结肠炎、左半结肠炎(脾曲以远)、广泛结肠型(脾曲以近)或全结肠型。

(4)根据病情分期：分为活动期和缓解期。

2. *克罗恩病*

(1)临床特点：①可发生于消化道任何部位；②常见于回肠末端和结肠；③多呈节段性、非对称性分布。临床主要表现为腹痛、腹泻、瘘管、肛门病变和不同程度的全身症状。

(2)根据病情严重度分：①轻度，指无全身症状、腹部压痛、包块及梗阻者；②重度，指有明显腹痛、腹泻、全身症状及并发症者；③中度，介于两者之间。

(四)治疗原则

治疗目标为缓解疾病症状、缓解黏膜炎症、维持疾病处于缓解状态、重建肠道黏膜屏障的平衡、减少复发和并发症、提高患者的生存质量。治疗原则分为一般治疗、营养支持治疗和手术治疗。

1. *一般治疗*　急性发作期或病情严重时，均应卧床休息，所有克罗恩病患者必须强调戒烟。食用富含营养、少渣、易消化食物，避免牛奶和乳制品，注意多种维生素、叶酸和矿物质的补充。要纠正低蛋白血症，必要时禁食给予静脉高营养。如出现腹泻，可应用微生态制剂、双八面蒙脱石，一般不用复方苯乙哌啶。腹痛可用阿托品、匹维溴铵等治疗，中毒性巨结肠不宜用阿托品。

2. *营养支持治疗*　IBD患者营养不良情况普遍存在，营养治疗(包括肠内营养)对IBD具有诱导缓解、维持缓解、改善营养状态、利于疾病恢复的作用。

3. *手术治疗*

(1)UC手术治疗的指征：急性或慢性药物治疗失败；出现了难以控制的药物相关并发症；疾病本身或药物治疗损害生活质量；出现严重并发症，如穿孔、急性肠扩张；阻碍正常生长发育；发生直肠或结肠癌。而且，患UC 10年以上者或直肠活检证实有癌前病变者，应手术以防结肠癌变。

(2)CD手术治疗的指征：药物治疗失败；因疾病或其药物治疗而丧失能力、阻碍儿童生长发育、肠梗阻、瘘管形成、脓肿形成、中毒性巨结肠、穿孔、出血或癌变。

(五)药物治疗

1. *常见治疗药物*

(1)水杨酸制剂:包括柳氮磺吡啶(SASP)、5-氨基水杨酸(5-ASA)。SASP适用于轻、中型患者或重型经糖皮质激素治疗已有缓解者。5-ASA新型制剂(包括美沙拉嗪、奥沙拉嗪、巴柳氮等)疗效与SASP相仿,优点是不良反应明显减少,但价格较昂贵。没有证据显示不同类型5-ASA制剂疗效上有差别。

(2)肾上腺皮质激素:按泼尼松0.75～1mg/(kg·d)剂量服用,其他类型全身作用激素的剂量按相当于上述泼尼松剂量折算给药。达到症状缓解后开始逐渐缓慢减量至停药,注意快速减量会导致早期复发。该类药物作用机制为非特异性消炎和抑制免疫反应,适用于对氨水杨酸制剂疗效不佳的轻、中型患者,对重症溃疡性结肠炎和克罗恩病病情活动性最强时应作为首选药物。不良反应为类肾上腺皮质功能亢进症,表现为向心性肥胖、满月脸、痤疮、低血钾、高血压、糖尿病、精神和行为异常、骨质疏松等,并可诱发和加重感染、消化性溃疡。

(3)免疫抑制药:主要用于克罗恩病的治疗,也用于顽固性即用水杨酸制剂和肾上腺皮质激素无效或依赖的溃疡性结肠炎的治疗。常用药物有硫唑嘌呤(AZA)、巯嘌呤(MP)、甲氨蝶呤(MTX)和环孢素(CsA)。该类药物最主要的不良反应是骨髓抑制,在治疗过程中,应严密观察血常规、肝功能变化。

(4)抗菌药物:主要用于重症或有中毒性巨结肠的溃疡性结肠炎或克罗恩病有肛周和结肠病变患者的治疗。常用药物为甲硝唑,其他可选用的抗菌药物有氨基糖苷类、第三代头孢菌素类和喹诺酮类。

(5)微生态制剂:改善肠道微环境,恢复机体正常菌群,下调免疫反应。如双歧杆菌活菌制剂、地衣芽胞杆菌活菌制剂等。

(6)生物制剂:如英夫利昔单抗(IFX),是一种与人肿瘤坏死因子(TNF-α)结合在一起的重组的嵌合体单克隆抗体。用于常规保守治疗无效的慢性活动性克罗恩病和有活动性瘘管形成的中、重度克罗恩病患者。溃疡性结肠炎对激素及免疫抑制药治疗无效或激素依赖或不能耐受时,可考虑IFX治疗,国外研究已肯定其对溃疡性结肠炎的疗效,我国正在进行上市前Ⅲ期临床试验。

2. 溃疡性结肠炎的治疗

(1)诱导缓解(活动期治疗):①轻度溃疡性结肠炎,可选用SASP,每日4～6g,或相当剂量的5-ASA制剂;②直肠乙状结肠炎,局部用5-ASA栓剂或相同剂量SASP保留灌肠作为一线治疗方案,如无效,可改用激素保留灌肠每晚1次,15d为1个疗程,间隔15d再灌肠1个疗程,坚持6个月至1年复发率明显降低。如无效则口服激素;③左半结肠炎,口服+局部应用5-ASA联合治疗优于单一治疗;④全结肠炎,根据直肠症状,最好选择口服5-ASA联合局部使用5-ASA或糖皮质激素;⑤中度溃疡性结肠炎,可用上述剂量水杨酸制剂治疗,不佳者改用激素;⑥重度溃疡性结肠炎,一开始应使用较大剂量的激素。

未用过口服激素者可口服泼尼松40～60mg/d;也可直接静脉给药。已用过口服激素者,静脉滴注甲泼尼龙40mg/d,或氢化可的松300～400mg/d,疗程一般10～14d。病情控制后改为口服泼尼松40mg/d,而后逐渐减量至停药,疗程6个月。如大剂量激素治疗7～10d无效,可考虑使用环孢素(每日2～4mg/kg),持续静脉滴注,用药期间严密监测血药浓度。也可考虑使用AZA或6-MP,欧美推荐的目标剂量为1.5～2.5mg/(kg·d),亚裔人种剂量宜偏低,如1mg/(kg·d)。对合并有高热、白细胞增多、腹膜炎体征或中毒性巨结肠的患者,可给予广谱抗生素治疗,多选用第三代头孢菌素和甲硝唑。此外,加强对症支持。抗胆碱能药、止泻药、非甾体类消炎药和阿片类药有促发结肠扩张的危险,应停用。

对于慢性活动性或激素依赖型溃疡性结肠炎患者,免疫抑制药往往有效。该类药物发挥作用的时间在3～6周,最大作用在3个月,治疗时间一般不超过1～2年。

(2)缓解期的治疗:除初发病例、轻症远段结肠炎患者症状完全缓解后,可停药观察外,所有患者完全缓解后均应继续维持治疗。维持治疗的时间尚无定论,可能是3～5年甚至终身用药,诱导缓解后6个月内复发者也应维持治疗。目前已公认糖皮质激素无维持治疗的效果,在症状缓解后应逐渐减量,过渡到用氨基水杨酸维持治疗。SASP的维持治疗剂量一般用于控制发作,多用2～3g/d,并同时口服叶酸。亦可用与诱导缓解相同剂量的5-ASA类药物。6-MP或AZA等用于上述药物不能维持或对糖皮质激素依赖者。

3. 克罗恩病的治疗

(1)活动期的治疗:轻度克罗恩病可以用SASP

4～6g/d或5-ASA制剂4g/d，分3～4次服用。对SASP无效或不能耐受者也可试用甲硝唑或环丙沙星口服。若无反应可口服激素治疗，泼尼松40～60mg/d，症状控制后逐渐减量。

中度克罗恩病可用上述剂量水杨酸制剂和(或)抗生素治疗，反应不佳者改用激素；中度小肠病变推荐应用布地奈德/泼尼松和(或)抗生素治疗，不推荐应用5-ASA。

重度克罗恩病应口服泼尼松(40～60mg/d)进行治疗，临床症状缓解后逐渐减量直至停药。如无反应改为静脉给药。若大剂量激素治疗无改善，可同时使用AZA或6-MP。生物制剂英夫利昔单抗诱导缓解有效。合并感染或脓肿时，应给予合适的抗生素或必要的引流治疗。

慢性活动性或激素依赖性克罗恩病，如不能立即手术，应考虑免疫调节药治疗。硫唑嘌呤或6-巯嘌呤是一线选择药物，特别适用于有瘘管的患者。

(2)维持治疗：单用泼尼松和SASP往往无效，主张使用5-ASA或免疫抑制剂维持治疗。前者不良反应小，但缓解效果有限，后者有效维持缓解，但因毒性而作为二线用药。

(3)特殊类型克罗恩病治疗：如口腔病变，可采用氢化可的松或硫糖铝的凝胶局部用药。如累及胃、十二指肠，可用PPI、H_2RA、硫糖铝等使症状部分或完全缓解，中度至重度患者可用激素或免疫抑制药。如肛周出现急性化脓性感染、肛周或直肠旁脓肿时，应进行外科引流。而非化脓性慢性瘘管以抗生素、免疫抑制药或英夫利昔单抗等内科治疗为主。

(六)治疗管理

选择溃疡性结肠炎治疗方案主要取决于病变的范围及病情的严重程度。

急性期的治疗糖皮质激素优于水杨酸制剂，但对直乙状结肠炎和左半结肠炎者局部应用5-ASA制剂和皮质激素有相同的疗效甚至更优。严重的溃疡性结肠炎患者应静脉滴注皮质激素，严重而又难治的患者可静脉滴注环孢素诱导缓解，慢性急性发作的全结肠炎药物治疗短期无效者仍应手术治疗。泼尼松初始剂量为0.75～1mg/(kg·d)，再增大剂量对提高疗效不会有多大帮助，反会增加不良反应。达到症状完全缓解开始逐步减量，每周减5mg，减至20mg/d时每周减2.5mg至停用，快速减量会导致早期复发。注意药物相关不良反应并做相应处理，宜同时补充钙剂和维生素D。

轻、中度溃疡性结肠炎患者选用SASP和5-ASA治疗，一般选用SASP，如有磺胺过敏或SASP有毒副作用则选用5-ASA；位于左半结肠患者，多用灌肠治疗；重症患者除积极支持疗法外，常用激素治疗；6-MP等免疫抑制药由于毒副作用大，国内目前应用甚少；病史超过10年者，癌变机会较多，因而倾向于手术治疗，溃疡穿孔、癌变是手术指征。临床上，UC的治疗时常会将氨基水杨酸制剂与硫唑嘌呤类药物合用，但氨基水杨酸制剂会增加硫唑嘌呤类药物骨髓抑制的不良反应，应特别注意。

治疗过程中需要严密监测AZA的不良反应。不良反应以服药3个月内常见，又尤以1个月内最常见。但是，骨髓抑制可迟发，甚至有发生在1年及以上者。用药期间应全程监测定期随诊。最初1个月内每周复查1次全血细胞，第2～3个月内每2周复查1次全血细胞，之后每月复查全血细胞，6个月后全血细胞检查间隔时间可视情况适当延长，但不能停止；最初3个月每月复查肝功能，之后视情况复查。欧美的共识意见推荐在使用AZA前检查巯嘌呤甲基转移酶基因型，对基因突变者避免使用或减量严密监测下使用。但巯嘌呤甲基转移酶基因型检查预测骨髓抑制的特异度很高，但敏感度低(尤其在汉族人群)，应用时要充分认识此局限性。

缓解期的患者应以SASP或5-ASA制剂维持治疗为主，维持剂量减半，维持时间为6个月至1年。长期服用5-ASA制剂维持治疗可减低复发率。

五、酒精性肝病

(一)定义和流行病学

酒精性肝病是因长期大量饮酒所致的肝损害，主要包括酒精性脂肪肝、酒精性肝炎、酒精性肝纤维化和酒精性肝硬化。初期通常表现为脂肪肝，进而可发展成酒精性肝炎、肝纤维化和肝硬化；严重酗酒时可诱发广泛肝细胞坏死甚至肝衰竭。根据流行病学调查资料，酒精所造成的肝损伤有阈值效应，即达到一定饮酒量或饮酒年限，肝损害风险会大大增加。

(二)病因及发病机制

影响酒精性肝损伤进展或加重的因素较多，目前国内外研究已经发现的危险因素主要包括：饮酒量、饮酒年限、酒精饮料品种、饮酒方式、性别、种族、肥胖、肝炎病毒感染、遗传因素、营养状况等。

酒精性肝病主要是乙醇及其衍生物在代谢过程中直接或间接诱导的炎症反应，氧化应激、肠源性内毒素、炎性介质和营养失衡(尤其是蛋白质一热量营养不良)等多种因素相互作用的结果。

“二次打击”学说：酒精因素作为初次打击，通过氧化应激促使反应性氧化物增加，而诱发肝脂肪聚集。在氧化应激相关的脂质过氧化及炎性细胞因子的作用下，使脂肪变的肝细胞发生第二次打击，造成炎症、坏死和纤维化。

(三)临床表现

1. 临床症状　酒精性肝病并无特定的症状和体征，酒精性脂肪肝是短期(数天)持续饮酒后一种反应，没有任何症状。在酒精性肝病的早期症状变化很大，包括恶心、呕吐、上腹部不适、虚弱、消瘦及乏力。严重的酒精性肝炎症状多继发于肝门静脉高压，如消化道出血、腹水和肝性脑病。终末期酒精性肝病的临床表现与其他原因肝损伤类似。有些慢性嗜酒者严重的肝疾病可伴有肝外表现，包括外周神经病变、痴呆、心肌病和营养不良。

体检可发现肝脾大和肝门静脉高压的征象(如腹水、水肿和黄疸)，晚期肝病患者常可见蜘蛛痣(皮肤上分支状扩张的红色毛细血管，中心的浅表小动脉分支呈放射状排列，形状像蜘蛛腿样)，肝掌是晚期肝病患者的另一非特异性表现，表现为小鱼际皮肤明显发红。酒精性肝硬化比其他原因肝硬化更常见。

2. 临床分型

(1)轻症酒精性肝病：肝生物化学指标、影像学和组织病理学检查基本正常或轻微异常。

(2)酒精性脂肪肝：影像学诊断符合脂肪肝标准，血清 ALT、AST 或 GGT 可轻微异常。

(3)酒精性肝炎：是短期内肝细胞大量坏死引起的一组临床病理综合征，可发生于有或无肝硬化的基础上，主要表现为血清 ALT、AST 升高和血清 TBil 明显增高，可伴有发热、外周血中性粒细胞升高。重症酒精性肝炎是指酒精性肝炎患者出现肝衰竭的表现，如凝血机制障碍、黄疸、肝性脑病、急性肾衰竭、上消化道出血等，常伴有内毒素血症。

(4)酒精性肝硬化：有肝硬化的临床表现和血清生物化学指标的改变。

(四)治疗原则

酒精性肝病的治疗原则包括戒酒和营养支持，减轻酒精性肝病的严重程度，并改善已存在的继发性营养不良，同时对症治疗酒精性肝硬化及其并发症。

1. 戒酒　是治疗酒精性肝病的最重要的措施。戒酒可逆转酒精性脂肪肝和减轻酒精性肝炎的程度。对有黄疸、腹水和胃肠道出血的酒精性肝硬化患者，戒酒可显著延长生存期。戒酒过程中应注意防治戒断综合征。

2. 营养支持　酒精性肝病患者多伴有蛋白质-热量营养不良，且与疾病的严重程度和病死率相关，故需要良好的营养支持，应在戒酒的基础上提供高蛋白、低脂饮食，并注意补充维生素 B、维生素 C、维生素 K 及叶酸。

(五)药物治疗

1. 糖皮质激素可改善重症酒精性肝炎(有脑病者或 Maddrey 指数>32)患者的生存率。

2. 美他多辛可加速酒精从血清中清除，有助于改善酒精中毒症状和行为异常。

3. 腺苷蛋氨酸治疗可以改善酒精性肝病患者的临床症状和生物化学指标。多烯磷脂酰胆碱对酒精性肝病患者有防止组织学恶化的趋势。甘草酸制剂、水飞蓟素类、多烯磷脂酰胆碱和还原性谷胱甘肽等药物有不同程度的抗氧化、消炎、保护肝细胞膜及细胞器等作用，临床应用可改善肝生物化学指标。双环醇治疗也可改善酒精性肝损伤。但不宜同时应用多种抗炎保肝药物，以免加重肝负担及因药物间相互作用而引起不良反应。

4. 酒精性肝病患者肝常伴有肝纤维化的病理改变，故应重视抗肝纤维化治疗。目前有多种抗肝纤维化中成药或方剂，今后应根据循证医学原理，按照药物临床试验管理规范(GCP)进行大样本、随机、双盲临床试验，并重视肝组织学检查结果。以客观评估其疗效和安全性。

5. 积极处理酒精性肝硬化的并发症(如肝门静脉高压、食管胃底静脉曲张、自发性细菌性腹膜炎、肝性脑病和肝细胞肝癌等)。

(六)治疗管理

目前，有多种方法可用于评价酒精性肝病的严重程度及近期存活率，主要包括 Child-Pugh 分级(表 6-15)、凝血酶原时间-胆红素判别函数(Maddrey 判别函数)及终末期肝病模型(MELDF)积分等，其中 Maddrey 判别函数有较高价值，其计算公式为：4.6×凝血酶原时间(PT)差值(s)+血清胆红素(TBil)(mg/dl)。

表 6-15 Child-Pugh 分级

积分	胆红素(μmol/L)	白蛋白(g/L)	PT 延长(s)	肝性脑病(级)	腹水
1	≤34	>35	1～4	无	无
2	35～51	28～35	4～6	1～2	轻度
3	>51	<28	>6	3～4	中、重度

≤6 分为 A 级；7～9 分为 B 级；≥10 分为 C 级

（杜奕奇　赵青威　缪　静）

第五节　血液和造血系统疾病的药物治疗

一、贫　血

贫血是指外周血单位容积内血红蛋白（Hb）浓度、红细胞（RBC）计数及血细胞比容（HCT）低于正常值的低限。贫血是一个疾病的客观体征，多继发于其他系统疾病。目前通常将贫血分为缺铁性贫血、巨幼细胞性贫血、再生障碍性贫血和溶血性贫血。

（一）缺铁性贫血

1. 定义和流行病学　缺铁性贫血（iron deficient anemia，IDA）是指各种原因引起的体内储存铁缺乏，不能满足红细胞生成以及血红蛋白合成，而引起的小细胞低色素性贫血。铁缺乏症是常见的营养缺乏症，IDA 也是贫血中最常见的类型，多发于发展中国家及钩虫病流行地区，高危人群为妇女、婴幼儿。全世界约 80％的人缺铁，我国 IDA 的形势更不容乐观。2002 年中国居民营养与健康状况调查表明，我国 IDA 的平均患病率为 20.1％，一些贫困地区育龄妇女和儿童的贫血患病率甚至高达 50％。

2. 病因及发病机制　包括铁摄入减少，需要量增加，吸收障碍，慢性失血等。最新研究发现，幽门螺杆菌（Hp）感染也是缺铁性贫血的重要因素。

3. 临床表现　一般症状包括皮肤黏膜苍白、头晕、乏力、心悸等；特殊症状有异常食癖、反甲、吞咽困难，儿童神经系统异常或智力发育迟缓等。

4. 治疗原则　祛除病因，补充铁剂。

5. 药物治疗

（1）治疗药物分类：治疗性铁剂包括无机铁和有机铁。无机铁以硫酸亚铁为代表，有机铁则包括右旋糖酐铁、葡萄糖酸亚铁、山梨醇铁、富马酸亚铁和多糖铁复合物等。无机铁剂的不良反应较有机铁剂明显。

（2）药物治疗方案：首选口服铁剂。如：硫酸亚铁 0.3 g，每日 3 次；或右旋糖酐铁 50mg，每日 2～3 次。餐后服用胃肠道反应小且易耐受。进食谷类、乳类和茶可抑制铁剂吸收，鱼、肉类、维生素 C 可加强铁剂吸收。口服铁剂有效首先表现为外周血网织红细胞增多，高峰在开始服药后 5～10d，2 周后血红蛋白浓度上升，一般 2 个月左右恢复正常。铁剂治疗应在血红蛋白恢复正常后至少持续 4～6 个月，待储铁指标正常后停药。

若口服铁剂不能耐受或胃肠道正常解剖部位发生改变而影响铁的吸收，可用肌内注射。右旋糖酐铁是最常用的注射铁剂，首次给药须用 0.5ml 作为试验剂量，1h 后无过敏反应，可给足量治疗，第 1 日给 50mg，以后每日或隔日给 100mg，直至总需量。注射用铁的总需量＝（需达到的血红蛋白浓度-患者的血红蛋白浓度）×0.33×患者体重（kg）。

6. 治疗管理

（1）尽量选用铁含量高的片剂，提高患者用药依从性，一般二价铁离子比三价铁离子更易吸收。

（2）当肌内注射受限制时（如肌肉受损、严重出血倾向或需要大剂量时）可采用静脉给药，静脉推注右旋糖酐铁的速度应在每分钟 50mg 以下。FDA 建议每日最大剂量在 100mg。按总剂量给药一般会有发热、不适、面红、肌痛等相关不适。

（3）铁剂治疗后，以血红蛋白上升 15 g/L 以上，作为有效标准，上升 20 g/L 更为可靠。血清铁、网织红细胞、血红蛋白等都可以作为疗效判定的指标。

（4）口服铁剂后，一般 2 周后血红蛋白开始上升，1～2 个月恢复，之后再口服 3～6 个月，或者口服至血清铁蛋白（SF）>50 μg/L 时停药。

（5）肌内注射铁剂易引起局部疼痛，药液溢出至皮肤下可使局部皮肤呈黑色，故应做深部肌内注射。部分病人有过敏反应，必须在医师的指导下严格掌握适应证和禁忌证。

(6)患者注射铁剂前，必须计算一个疗程应补铁的总剂量。

(二)巨幼细胞性贫血

1. *定义和流行病学*　巨幼细胞性贫血(megaloblastic anemia，MA)是指由于叶酸和维生素 B_{12} 缺乏或利用障碍影响核苷酸代谢导致细胞核脱氧核糖核酸(DNA)合成障碍所致的贫血。

2. *病因及发病机制*　主要由缺乏叶酸或维生素 B_{12} 引起。如叶酸和维生素 B_{12} 摄入减少、需要量增加、吸收障碍、利用障碍或叶酸排出增加等。

3. *临床表现*　主要有血液系统、消化系统等表现，如面色苍白、乏力、耐力下降、头晕、心悸等贫血症状和口腔黏膜、舌乳头萎缩，舌面呈"牛肉样舌"或"镜面舌"，伴舌痛等症状，亦有神经系统表现及精神症状，如出现对称性远端肢体麻木，深感觉障碍如振动感和运动感消失，共济失调或步态不稳及锥体束征阳性等。

4. *治疗原则*　治疗基础疾病，去除病因。对偏食与吃素者提供饮食改进方法、普及营养知识教育、纠正偏食及不良的烹调习惯。同时补充叶酸或维生素 B_{12}。

5. *药物治疗*

(1)原发病的治疗：有原发病的 MA，如长期血液透析、慢性胰腺炎，应积极治疗原发病；用药后继发的 MA，如秋水仙碱等，应酌情停药。有化学毒物、放射物接触史的脱离接触。

(2)补充缺乏的营养物质

叶酸缺乏：口服叶酸，每次 5～10mg，每日 2～3 次，至贫血表现完全消失。若无原发病，直至血红蛋白恢复正常，不需维持治疗。如有胃肠道疾病或肝疾病影响叶酸吸收，肌内注射叶酸 10～20mg，每日 1 次；若同时服用甲氨蝶呤、乙胺嘧啶或甲氧苄啶等，可肌内注射亚叶酸钙(甲酰四氢叶酸钙)6～12mg。

维生素 B_{12} 缺乏：肌内注射维生素 B_{12} 100μg，每日 1 次(或 200μg 隔日 1 次)，直至血红蛋白恢复正常。恶性贫血或胃全部切除者需终身维持治疗，每月 1 次注射 100 μg。维生素 B_{12} 缺乏伴有神经症状者对治疗的反应不一，有时需大剂量(每周 1 次 500～1000μg)长时间(6 个月以上)的治疗。如因维生素 B_{12} 缺乏引起的贫血，只能用维生素 B_{12}，或维生素 B_{12} 和叶酸的联合用药，不能单独用叶酸，否则会加重神经系统症状。

6. *治疗管理*　严重的巨幼细胞贫血患者在补充治疗后，要警惕低血钾症的发生。因为在贫血恢复的过程中，大量血钾进入新生细胞中，会突然出现低血钾，对老年患者和伴心血管疾病、纳差者应特别注意及时补充钾盐。

MA 的预后与原发疾病有关。一般患者在进行适当治疗后可迅速产生反应。网织红细胞一般于治疗后 5d 升高，以后血细胞比容和血红蛋白逐渐增高，可在 1～2 个月恢复正常。粒细胞和血小板计数及其他实验室异常指标一般在 7～10d 恢复正常。如果血液学表现不能完全被纠正，应寻找是否同时存在缺铁或其他基础疾病。

(三)再生障碍性贫血

1. *定义和流行病学*　再生障碍性贫血(aplastic anemia，AA)是指骨髓造血功能衰竭的血液病，是一种罕见的异质性疾病。年发病率低，在欧美为 4.7～13.7/10^6，日本为 14.7～24.0/10^6，我国为 7.4/10^6，总体来说亚洲的发病率高于欧美；发病年龄呈现 10—25 岁及>60 岁 2 个发病高峰，无明显性别差异。

2. *病因及发病机制*　原发性 AA 的确切病因未明。某些病毒感染(如肝炎病毒、微小病毒 B_{19} 等)、应用骨髓毒性药物(抗肿瘤药物/氯霉素)、接触有毒化学物质(苯)、长期或过量暴露于射线是继发性 AA 的高危因素。

AA 的发病机制为机体免疫异常如继发性造血干/祖细胞缺陷、T 淋巴细胞功能亢进、造血微环境及免疫异常。

3. *临床表现*　急性 AA 主要表现为起病急，可迅速发展为严重出血及感染、进行性贫血。慢性 AA 起病缓慢，一般皮肤有出血点多见，少数转为慢性重型再生障碍性贫血。无淋巴结大及肝脾大。

4. *治疗原则*　恢复骨髓造血功能。

5. *药物治疗*

(1)急性 AA 的治疗

①免疫抑制治疗：适用于有抑制性 T 淋巴细胞的病例。a. 抗胸腺细胞球蛋白/抗淋巴细胞球蛋白(ATG/ALG)，10～15mg/(kg · d)或 3～5mg/(kg · d)，疗程为 5d，解除骨髓抑制，可恢复造血功能。同时建议给予预防性抗病毒治疗，如阿昔洛韦。b. 大剂量甲泼尼龙(HDMP)，为一强有力的免疫抑制药，具有半衰期短、不良作用较轻及肾上腺皮质抑制作用较弱的特点。其免疫抑制效应可能与抑制

Ts细胞分化增殖及NK细胞活性有关。每日1g，维持3d以后逐步减量。AA患者不宜长期大量使用糖皮质激素。c. 环孢素(CsA)联合ATG的免疫抑制治疗，CsA口服3～5mg/(kg·d)，可与ATG同时开始使用，或在停用糖皮质激素后，即ATG后4周使用。CsA一般目标血药浓度(谷浓度)为成年人150～250μg/L、儿童100～150μg/L。CsA治疗再障的有效血药浓度并不明确，需要个体化治疗，兼顾疗效和药物不良反应。d. 他克莫司(FK506)，对T细胞活化信号通路的抑制作用比CsA更强，且FK506的肾毒性小于CsA，无牙龈增生作用，因此可替换CsA用于AA的治疗。

②应用促进造血的生长因子：a. 在化疗药物给药结束后24～48h开始使用重组人粒细胞集落刺激因子(G-CSF)。用G-CSF皮下注射G-CSF 5 μg/(kg·d)，刺激骨髓中残留的粒细胞或者粒细胞的功能，但不推荐将GM-CSF应用于AA患者重症感染的治疗，因其可能导致严重出血及其他严重毒性反应。b. 重组人粒细胞-巨噬细胞集落刺激因子(rhGM-CSF)；c. 人类重组红细胞生成素(rh EPO)。单独使用G-CSF、EPO等造血生长因子对AA患者进行促造血治疗，临床无显著效果；d. 白介素-2(IL-2)，作用于早期造血祖细胞。

③骨髓移植后抗感染治疗：骨髓移植后需预防卡氏肺孢子菌感染，如给予复方磺胺甲嘧唑(SMZco)。

(2)慢性AA的治疗

①支持治疗：a. 贫血，对血红蛋白<60 g/L的患者输血。心、肺功能障碍者输注浓缩红细胞或去白细胞的鲜血，每周1～2次。b. 出血，中性粒细胞<0.2×10⁹/L者应输注浓缩血小板。已发生严重出血，颅内出血或内脏(如胃肠道)出血、血尿，或伴有头痛、呕吐、颅压增高的症状时，应即刻输注浓缩血小板。女性在经期可同时口服止血药物、雄激素等控制月经。c. 感染，口服庆大霉素、新霉素等抗生素，预防肠道感染。AA患者有感染征象，需预防性应用强效抗生素及抗真菌药物。中性粒细胞<0.2×10⁹/L者发生感染，抗生素无效时，需连续输注粒细胞(半衰期6～8h)，一般为5～7d。并且注意饮食，避免细菌及真菌污染。

②病因治疗：a. 雄激素，刺激肾促红细胞生成素的产生，促进红系造血。常用雄激素如丙酸睾酮、十一酸睾丸酮、斯坦唑醇等。口服十一酸睾丸酮80mg，每日2次；注射十一酸睾丸酮0.5 g，每周2次。b. 环孢素治疗，环孢素3～6mg/(kg·d)，多数需长期维持治疗，维持剂量2～5mg/(kg·d)，须监测血药浓度并维持在300～500ng/ml，以防止肾毒性。

6. 治疗管理

(1)重型AA患者应单独隔离，有条件者可使用层流病房。重型AA患者抗生素预防性应用，通常联合2种抗生素如新霉素和多黏菌素或喹诺酮类抗生素。但应注意喹诺酮类可诱发耐药。环丙沙星可以引起白细胞减少，不利于感染的治疗。儿童患者没有预防性应用抗生素的标准方案，因喹诺酮类抗生素不能应用于儿童，可以使用头孢菌素。

(2)AA患者真菌感染的预防应包括曲霉菌在内，如应用伊曲康唑口服液，并保证药物达到足够血药浓度和抗菌活性。持续发热者则早期应用全身性抗真菌治疗。诊断为真菌感染者应使用一线抗真菌药物，怀疑真菌感染、或既往有真菌感染史亦应全身性使用一线抗真菌药物。两性霉素B一般不做长期应用，以避免其肾毒性，应该选择脂质体两性霉素B，或能够覆盖曲霉菌的三唑类、棘白霉素类抗真菌药物。

(3)ATG是强效免疫抑制药，有抗血小板活性，再障患者应用ATG需要密切监测，积极预防并治疗发热、感染，保证血小板计数在20×10⁹/L以上。ATG需应用5d，每日静脉输注12～18 h。兔ATG应先行静脉试验，观察是否有严重全身反应或过敏反应，发生者不能输注ATG。每日用ATG之前30min先静脉滴注糖皮质激素和口服抗组胺药物。每日糖皮质激素应用总量以泼尼松1mg/kg换算为甲泼尼龙、地塞米松或氢化可的松。急性副作用包括超敏反应、发热、僵直、皮疹、高血压或低血压及液体潴留。患者床旁应备气管切开包、肾上腺素。预防感染应注意饮食及环境卫生，重型AA应保护性隔离；避免出血，防止外伤及剧烈活动；杜绝接触对骨髓有损伤作用和抑制血小板功能的药物；给予必要的心理护理。

(四)溶血性贫血

1. 定义和流行病学　溶血性贫血(hemolytic anemia)是指各种原因造成红细胞破坏加速，骨髓造血代偿能力不足引起的贫血。目前，我国自身免疫性溶血性贫血发病率10～20/10万人口；B-珠蛋白生成障碍性贫血(β地中海贫血)在全球许多地区具有很高的发生率，广泛流行于地中海沿岸、中东至东南亚地区，在我国东南沿海和西南地区高发。

2. 病因及发病机制　包括红细胞自身异常所

致的溶血性贫血(如遗传性红细胞酶缺乏和遗传性珠蛋白生成障碍等)、红细胞外部异常所致的溶血性贫血(如免疫性溶血性贫血)、血管性溶血性贫血等,致病因素包括红细胞破坏、血红蛋白降解、红系代偿性增生和红细胞具有缺陷或寿命缩短。

3. *临床表现*　主要表现为腰背及四肢酸痛,严重者出现周围循环衰竭和急性肾衰竭;慢性溶血性贫血临床表现为贫血、黄疸和脾大。

4. *治疗原则*　病因治疗,包括采用糖皮质激素和免疫抑制药、脾切除术、输血。

5. *药物治疗*　药物引起的溶血,应立即停药;感染引起的溶血,应予积极抗感染治疗;继发于其他疾病者,要积极治疗原发病。

(1)免疫抑制治疗

①糖皮质激素是治疗温抗体型自身免疫性溶血性贫血(AIHA)的主要药物,如泼尼松 1～1.5mg/(kg·d),红细胞计数恢复正常后,每周减 5～10mg,至每日 30mg 时减量放缓,1～2 周减 5mg,最终用每日 5～10mg 或 10mg 隔日长期维持。治疗 3 周无效或需要泼尼松每日 15mg 以上才能维持者,应改换其他疗法。

②达那唑是弱雄酮类促蛋白合成制剂,可减少巨噬细胞的 FcR 数目,起效较慢,应与泼尼松类药物合用,起效后逐渐将激素类药物减量,最后可单用达那唑每日 50～100mg 维持。

③大剂量静注丙种球蛋白(IVIG),如需迅速缓解病情可应用大剂量 IVIG,0.4～1.0 g/(kg·d),连用 3～5d。

④其他免疫抑制药环磷酰胺、硫唑嘌呤、长春新碱等可抑制自身抗体合成,剂量分别为每日 200mg、100mg 和每周 2mg。环孢素用量为每日 3～6mg/kg,亦或选用吗替麦考酚酯 500mg,每日 2 次。近年来,发现大环内酯类抗生素雷帕霉素具有增加 $CD4^+/CD25^+/Foxp^{3+}$ 调节性 T 细胞(Treg)而抑制自身免疫的作用,且无肾毒性和骨髓抑制作用,用量为第 1 天给负荷量 1.5mg 或 3mg 或 6mg,第 2 天开始给维持量,每日 0.5mg 或 1mg 或 2mg,连用 3 个月,根据情况逐渐减量至停药,亦可治疗免疫性血小板减少。

(2)其他治疗:溶血性贫血并发叶酸缺乏者,可口服叶酸制剂,若长期血红蛋白尿而有缺铁表现者应补铁,但对阵发性睡眠性血红蛋白尿(PNH)病人补充铁剂时应谨慎,因铁剂可诱使 PNH 病人发生急性溶血。

使用 CD20 单抗 Rituximab(美罗华)、CD52 单抗 Cammpath-1H、补体 C5 单抗 Eculizumab 用于治疗难治/复发 AIHA 亦取得一定疗效。CD20 单抗 375mg/m^2,1 周 1 次,2～4 次,2/3 病例有效。近来发现组蛋白去乙酰化酶抑制剂亦能增加 $CD4^+/CD25^+/Foxp^{3+}$ 调节性 T 细胞数量和功能。此外,规范化的长期输血和去铁治疗是重型 β-珠蛋白生成障碍性贫血主要的治疗方案。

6. *治疗管理*

(1)去除病因和诱因极为重要。如冷型抗体自体免疫性溶血性贫血应注意防寒保暖;蚕豆病患者应避免食用蚕豆和具氧化性质的药物,对于继发于感染的患者,预防相关病原体(病毒、支原体、梅毒螺旋体)感染非常重要。对于冷凝集素综合征和阵发性寒冷性血红蛋白尿患者,保温、避免受寒即使机体所在环境温度超过冷抗体反应的最高温度是主要的预防措施。

(2)自体免疫溶血性贫血、新生儿同种免疫溶血病、阵发性睡眠性血红蛋白尿等治疗,可每日给予泼尼松龙 1mg/kg,清晨顿服,或氢化可的松每日 200～300mg,如自体免疫溶血性贫血每日可用泼尼松龙 1～1.5mg/kg,直至血红蛋白达 100g/L 或血细胞比容 30%。如果 3 周内未达标则要选择二线治疗方案。单克隆抗体、炔睾醇、环磷酰胺、静滴用人免疫球蛋白(IVIG)、免疫抑制药、血浆置换均可用于治疗。

(3)多数温抗体型 AIHA 原发初治后反应良好,月余至数月血象可恢复正常,但需维持治疗。反复发作者疗效差。继发者预后随原发病而异,继发于感染者感染控制后即愈;继发于系统性结缔组织病或肿瘤者预后相对较差。冷凝集素综合征预后较温抗体型好。大多数患者能耐受轻度贫血,对劳动及体力活动影响较小,多数长期存活。阵发性寒冷性血红蛋白尿尚不至于成为慢性严重贫血或死亡的原因,虽然急性发作时症状严重,但在几天或几周后可自发缓解。

二、凝血异常

1. *定义和流行病学*　凝血异常是指血浆中的可溶性纤维蛋白原无法转变为不溶性纤维蛋白。

凝血异常疾病主要有:①血友病和血管性血友病;②先天性联锁(组合)因子缺陷;③先天性单一因子缺陷;④依赖维生素 K 凝血因子缺乏症;⑤肝疾病的凝血障碍。其中,血友病分为血友病甲、血友病乙和血友病丙，在男性人群中，血友病甲的发病率约为1/5000，血友病乙的发病率为1/25 000，血友病丙较罕见。血友病在女性中发病极为罕见。血管性血友病男女均可发病，发病率为0.82%～1.60%。

2. 病因及发病机制　遗传性凝血因子缺陷包括凝血因子Ⅷ、因子Ⅸ缺陷（血友病甲、乙）、血管性血友病（VW，Von Willebrand因子病）及其他因子缺陷。获得性凝血异常的发病原因一般包括肝病导致维生素K依赖因子缺乏；新生儿维生素K缺乏、吸收障碍和口服抗凝血药；弥散性血管内凝血（DIC）；肾病变时一些因子从肾丢失；凝血抑制因子常与输注因子Ⅷ相关，但亦可在肿瘤或胶原血管病时自发升高；肝素治疗引起的获得性凝血异常。

3. 临床表现　先天性凝血因子缺乏所致的出血主要表现为创伤或手术后出血，皮肤黏膜出血，严重者肌肉关节出血，形成单个的深部血肿。获得性凝血因子缺乏，常是联合因子缺乏，出血以鼻出血，牙龈、皮肤、消化道、泌尿道出血为主，也可为肌肉血肿，关节或颅内出血少见。

4. 治疗原则

(1)消除病因或诱因。

(2)抗凝血治疗。

(3)抗纤溶药物治疗。

(4)补充凝血因子。

5. 药物治疗方案

(1)先天性凝血因子缺乏的药物治疗：①血友病甲。外科手术前预防性予以凝血因子Ⅷ，严重病例定期输入。以凝血因子Ⅷ早期治疗出血为主要的治疗方法。1-脱氨-8-D精氨酸血管加压素（DDAVP）可增加内源性凝血因子Ⅷ水平。口服抗纤维蛋白溶解剂如氨基已酸（EACA）对微量出血也有一定作用。如果一旦出现抗凝血因子Ⅷ抗体，可应用大剂量凝血因子Ⅷ，猪凝血因子Ⅷ和血浆去除法。②血友病乙。治疗原则同血友病甲，主要以凝血因子Ⅸ替代治疗。主要药物制剂有新鲜血浆、凝血酶原复合物、高度提纯的凝血因子Ⅸ和重组凝血因子Ⅸ。③Von Willebrand病。出血时间为治疗效果的良好指针。需要时应用DDAVP和EACA。如果需要凝血因子Ⅷ替代治疗，则新鲜血浆即可。

(2)获得性凝血障碍：①严重肝病。严重肝病引起获得性凝血障碍在凝血因子明显降低伴有出血的患者可输注新鲜血浆或全血，以补充凝血因子的缺乏。肝病患者肝素样物质增加时可用鱼精蛋白作中和治疗。②获得性维生素K依赖性凝血因子异常。以治疗原发病为主。对于凝血功能明显障碍而有出血症状，或在外科手术作准备时，可输注新鲜血浆或凝血酶原复合因子浓缩制剂，以补充凝血因子的不足，暂时止血。若因双香豆素类抗凝血药过量引起出血倾向时，除停用抗凝血药外，可用维生素K_1治疗。出血症状较轻者，可口服维生素K_3或维生素K_4，每日最大剂量不超过0.5mg/kg，以免引起溶血反应。③获得性循环抗凝物质增多症。a. 输入抗凝血因子及凝血酶复合物，可同时应用激素及磷酸胺硫唑嘌呤，或多次输注新鲜血浆或凝血因子Ⅷ浓缩剂。凝血因子Ⅷ有效的凝血水平所需浓度约为25%，其抗体为IgG，在体内分布很广，在血循环内和血管外各占总量的50%，所以输入大量凝血因子Ⅷ，也不能中和体内所有抗体，反而可促进抗体产生，使抗体滴度更高，此时可考虑血浆置换治疗。此外，应用凝血酶原复合物，临床上有较好止血效果。b. 肾上腺皮质激素的应用效果不佳，但对健康而伴有凝血因子Ⅷ抑制物增高患者，有一定疗效。c. 凝血因子Ⅸ抑制物临床很少见，仅见于血友病乙患者。治疗为输注凝血因子Ⅸ，可快速中和抑制物，减轻出血。

(3)血栓性疾病的治疗

①抗凝血治疗：a. 肝素。主要用于近期发生的血栓性疾病。使用剂量较大时须逐步减量后再停药。肝素无效时应考虑以下原因并给予纠正：病因未去除；大量血栓已形成如DIC晚期；血中AT～Ⅲ、HCⅡ缺乏或耗竭；严重酸中毒、缺氧时肝素灭活大量血小板破坏释出抗肝素的血小板第4因子和凝血酶敏感蛋白；并用四环素、链霉素、新霉素、多黏菌素、庆大霉素、头孢菌素、洋地黄、抗组胺药物等可减弱肝素作用。长期应用肝素可引起注射部位皮肤坏死和骨质疏松。肝素所致的血小板减少症发生率约为5%。因此使用肝素时必须动态监测血小板数量变化，必要时停用。b. 抗凝血酶（antithrombin，AT），主要用于AT缺乏症及DIC患者，可增强肝素的抗凝血效果，减少肝素所致的出血并发症。c. 香豆素类，主要用于血栓性疾病的预防，及肝素抗凝血治疗后的维持治疗。通过与维生素K_1竞争，阻断维生素K_1依赖性凝血因子的生物合成。常用药物是华法林，以凝血酶原时间（PT）作为监测指标调节用药量，使PT延长1.5～2.0倍为宜，近年以国际正常化比值（INR）作为监测指标，更具科学性，维持INR值在2～3为最佳治疗剂

量。d. 水蛭素为特异性抗凝血酶制剂，目前使用的为基因重组水蛭素，其优点为不良反应少。

②抗血小板药物治疗：a. 阿司匹林，属环氧化酶抑制药，普遍用于心脑栓塞性疾病，可降低心肌梗死复发率和病死率，对一过性脑缺血（TIA）患者可降低脑卒中发生率。b. 双嘧达莫，临床用于预防血栓栓塞性疾病，主要通过抑制磷酸二酯酶或增加腺苷环化酶活性，提高血小板内 cAMP 水平而抑制血小板聚集，还可增加血管前列环素（PGI_2）生成并抑制血小板 TXA_2 生成。c. 噻氯匹定，属特异性抗血小板聚集药。临床上多用于慢性血栓闭塞性脉管炎，及闭塞性动脉硬化患者、心肌梗死及脑缺血等。

③介入疗法及手术：介入疗法及手术治疗主要针对重要脏器（如心、脑）新近形成的血栓（动脉血栓 6h，静脉血栓 6d），可通过导管将溶栓药物注入局部以溶解血栓，恢复正常血供。

6. 治疗管理

（1）疗效管理：①输血浆为轻型血友病的首选有效疗法。新鲜血浆和新鲜冷冻血浆含有所有的凝血因子。冷沉淀物所含凝血因子Ⅷ较新鲜血浆高 5～10 倍。须冷冻干燥存于-20℃下，室温下放 1h 活性即丧失 50%，故应于 1h 内输完；②肾上腺皮质激素可改善毛细血管通透性，对控制血尿、加速急性关节积血的吸收及对有凝血因子Ⅷ抗体的患者有一定疗效，可与输血浆及浓缩剂合用；③DDAVP 可使血管内皮细胞释放ⅧR：Ag，而Ⅷ：C 的升高与ⅧR：Ag 上升有关，但对严重血友病无效，常用于轻型血友病甲及血管性假血友病；④在妊娠早期进行基因诊断，对血友病胎儿应终止妊娠。

（2）不良反应管理：血友病患者禁服影响血小板功能的药物，如阿司匹林、保泰松、吲哚美辛、双嘧达莫等，应避免使用具有活血化瘀中草药。左旋门冬酰胺酶用于白血病的治疗，可引起肝细胞合成纤维蛋白原功能障碍，从而引起凝血障碍。使用此类药物，应注意观察血纤维蛋白原含量。此外，有血尿及脑出血者禁用氨基已酸。

三、白细胞减少和粒细胞缺乏

1. 定义和流行病学　当外周血白细胞计数持续低于 $4.0\times10^9/L$ 时，称白细胞减少症，若中性粒细胞绝对值低于 $2.0\times10^9/L$ 时，称粒细胞减少症。中性粒细胞绝对值低于 $0.5\times10^9/L$，称粒细胞缺乏症。粒细胞缺乏症是粒细胞减少症发展到严重阶段的表现。该病发生率随年龄而急剧上升；发生于青年人和儿童的只有 10%；而发生于老年人的在 50%以上。粒细胞缺乏症发生率女性为男性的 2 倍。

2. 病因及发病机制　白细胞减少和粒细胞缺乏的病因和发病机制基本相同，主要为细胞的生成减少、破坏或消耗过多致骨髓功能失代偿。

3. 临床表现　发病前多数患者有某种药物接触史；起病急骤、高热、寒战、头痛、极度衰弱、全身不适；由于粒细胞极度缺乏，机体抵抗力明显下降，感染成为主要并发症；牙龈、口腔黏膜、软腭、咽峡部发生坏死性溃疡，常覆盖灰黄或淡绿色假膜；皮肤、鼻腔、阴道、子宫、直肠、肛门均可出现炎症；局部感染常引起相应部位淋巴结大；肺部的严重感染引起咳嗽、呼吸困难、发绀；发生败血症时可伴肝损害，出现肝大、黄疸；严重者可伴中毒性脑病或中枢神经系统感染，出现头痛、恶心、呕吐、意识障碍，甚至昏迷。

4. 治疗原则　白细胞减少症主要以选用 1～2 种升白药为主。粒细胞缺乏患者极易发生危及生命的细菌和真菌感染，应根据病原体的培养结果有针对性地用药，并做到早期、广谱、联合和足量给药。药物和剂量应根据微生物学和血药浓度监测而调整，抗菌药物需用至热退、感染症状完全消失后 4～5d，败血症需应用 2 周左右。同时需加强支持治疗，注意营养和各种维生素的补给。

5. 药物治疗方案

（1）促进白细胞生成：白细胞减少症可选用一般升白细胞药物如小檗胺、利血生、鲨肝醇、维生素 B_4、辅酶 A 和碳酸锂。

（2）免疫抑制药治疗：如糖皮质激素、硫唑嘌呤、环磷酰胺、大剂量丙种球蛋白输注对免疫性粒细胞减少者有效。对免疫性粒细胞缺乏症，应用肾上腺皮质激素，但易致感染及掩盖感染现象，应慎用。

（3）集落刺激因子治疗：重组人粒细胞生长因子主要有 rhGM-CSF 和 rhG-CSF。rhG-CSF 能加速化疗引起白细胞减少的恢复，对周期性粒细胞减少和严重的先天性粒细胞缺乏儿童效果较好，亦可用于预防强烈化疗引起的白细胞减少和发热。待白细胞回升后酌情减量或停药。

（4）抗感染治疗：可选择应用如青霉素类、头孢菌素类抗生素、氨基糖苷类抗生素和糖肽类抗生素。

6. 治疗管理

(1)疗效管理:治疗的关键是积极寻找与去除致病因素,终止可疑药物,脱离有害因素,控制感染,对继发于其他疾病患者应积极治疗原发性疾病。对粒细胞轻度减少且无感染倾向,骨髓检查无明显异常者不必过多依赖药物。

药物治疗过程中应注意:①急性粒细胞缺乏症病死率高,须按急症进行抢救治疗。②问诊时注意询问中性粒细胞减少的发生速度、持续时间和周期性;有无药物、毒物或放射性物质接触史;有无急、慢性感染,类风湿关节炎及其他结缔组织病等;有无家族史。③体检时注意有无淋巴结大、肝脾大、胸骨压痛及相关疾病的阳性体征和感染病灶。④在恢复阶段,骨髓粒细胞系统比例增高,外周血白细胞数可高达正常值数倍,并且出现早幼粒、中幼粒及晚幼粒细胞,呈"类白血病反应"表现。⑤外周血单核细胞增多者提示病情有好转可能。

(2)不良反应管理:①rhGM-CSF 和 rhG-CSF 的常见不良反应为发热、肌肉骨骼酸痛、皮疹等,停药后一般可恢复;②维生素 B_4 为核酸前体,应考虑是否有促进肿瘤发展的可能性;③小檗胺服用后可能出现头痛、无力、便秘、口干并伴有阵发性腹痛腹胀等症状,但继续服药均能耐受;④骨髓恶性肿瘤患者禁用利血生。

四、白血病

(一)定义和流行病学

白血病是造血干细胞或祖细胞突变引起的恶性克隆性肿瘤。造血干、祖细胞在多种致病因素的作用下,发生基因突变而成为具有恶性肿瘤细胞特征的白血病细胞,白血病细胞失去进一步成熟分化的能力,细胞发育阻滞在造血的某个特殊阶段,表现为一系或多系细胞成分克隆性、自发性、无限制地异常增生,广泛浸润骨髓、肝、脾、淋巴结等各组织器官,使骨髓正常造血功能受抑制,从而导致贫血,出血,感染,肝、脾大、淋巴结大等。

白血病是儿童和青年最常见的一种恶性肿瘤。白血病的发病率在欧洲和北美最高,其死亡率为3.2~7.4/10万人口。亚洲和南美洲发病率较低,死亡率为2.8~4.5/10万人口。中国的慢性髓性白血病患者较西方更年轻化,国内的流行病学调查显示慢性髓性白血病中位发病年龄为45—50岁,而西方国家中位发病年龄为67岁。在我国,慢性白血病的发病率远远低于急性白血病。

(二)病因及发病机制

随着分子生物学技术的发展,白血病的病因学已从群体医学、细胞生物学进入分子生物学的研究。尽管许多因素被认为和白血病发生有关,但人类白血病的确切病因至今未明。目前病毒可能是白血病发病的主要因素。此外,还与放射、化学毒物、药物接触及遗传因素等有关。

(三)临床表现

急性白血病常以发热、贫血或出血为首发症状,多数患者起病急,进展快。主要症状为贫血、出血、发热、继发感染及白血病细胞浸润。慢性白血病一般起病缓慢,早期多无明显症状,常见疲乏、低热,脾大,约95%的慢性白血病有脾大,可平脐甚或伸入盆腔,质地较硬。患者可有左上腹不适与闷胀感,少数于病程中可发生脾周围炎,脾梗死等。脾大常与白细胞数成正比,并随病情缓解或加重而恢复或增大。约半数患者有肝大。此外,主要表现为外周血白细胞总数明显增高,骨髓极度增生,以粒细胞系统的中、晚期阶段细胞为主,多伴明显的脾大,骨髓中性粒细胞碱性磷酸酶染色(NAP性)率明显降低或阴性。加速期和急变期可出现类似急性白血病的表现。

(四)治疗原则

白血病患者发病时体内有 10^{11}~10^{12} 以上白血病细胞。白血病治疗可分为2个阶段:诱导缓解和缓解后治疗(巩固强化和维持治疗)。诱导缓解阶段是选择数种作用机制不同的药物联合化疗,以达到完全缓解(CR),即白血病症状和体征消失,血常规,Hb≥100g/L(男性)或≥90g/L(女性及儿童),中性粒细胞绝对值≥1.5×10^9g/L,血小板≥100×10^9g/L,外周血白细胞分类中无白血病细胞;骨髓检查,原粒细胞+早幼粒细胞(原单核细胞+幼单核细胞或原淋巴细胞+幼淋巴细胞)≤5%,红细胞及巨核细胞系列正常。此时需杀灭2~3个数量级白血病细胞使骨髓中白血病细胞减少至5%以下,造血功能恢复。但此时患者体内仍残存 10^9~10^{10} 个白血病细胞,疾病并未治愈。治疗第2阶段即缓解后治疗,一般于第1次取得完全缓解之后2周开始,包括间歇应用原诱导缓解方案或采用更为强烈的方案以杀灭残余的白血病细胞。化疗治疗急性白血病的原则为:早期、联合、充分、间歇、阶段。

(五)药物治疗方案

1. *治疗药物分类*

(1)干扰核酸合成的药物:包括①二氢叶酸还

原酶抑制药，如甲氨蝶呤(MTX)等；②胸苷酸合成酶抑制药，如氟尿嘧啶(5-FU)等；③嘌呤核苷酸互变抑制药，如巯嘌呤(6-MP)等；④核苷酸还原酶抑制药，如羟基脲等；⑤DNA 多聚酶抑制药，如阿糖胞苷(Ara-C)等。

(2)影响蛋白质合成的药物：包括①影响微管蛋白装配的药物有长春新碱、长春碱、依托泊苷等；②干扰核糖体功能，阻止蛋白质合成的药物，如高三尖杉酯碱等；③影响氨基酸供应，阻止蛋白质合成的药物，如门冬酰胺酶等。

(3)直接与 DNA 结合而影响基本结构与功能的药物：包括①烷化药，如氮芥等；②破坏 DNA 的金属化合物，如顺铂等；③DNA 嵌入药，如柔红霉素等；④破坏 DNA 的抗生素，如丝裂霉素等。

(4)影响激素平衡的药物：主要有肾上腺皮质激素、雄激素、雌激素、他莫昔芬等。

(5)诱导细胞分化和凋亡的药物：主要为维 A 酸及三氧化二砷(arsenic trioxide，As_2O_3)等。

此外，根据白血病治疗药物作用于细胞周期的不同阶段，可分为：①细胞周期非特异性药物，作用于细胞作用的各个阶段；②细胞周期特异性药物，仅作用于细胞周期的某一阶段或某几个阶段。

2. *药物治疗方案*

(1)急性白血病的治疗：依据细胞的形态及细胞组织化学染色，将急性白血病分为急性淋巴细胞性白血病(acutelymphoblasticleukemia，ALL)和急性髓细胞白血病(acutemyelocyticleukemia，AML)两大类、共 10 个亚型(L1～L，M3～M7)。

①诱导治疗

急性髓细胞性白血病的诱导治疗：a. 蒽环类药物联合阿糖胞苷"3＋7"方案，是目前国内外公认治疗 AML 的标准诱导方案。最常用的药物为柔红霉素(Daunorubicin，DNR)45～90 mg/(m^2·d)或去甲氧基柔红霉素(Idarubicin，IDA)8～12 mg/(m^2·d)静脉滴注 3d，阿糖胞苷(Cytosine Arabinosidc，Ara-C)100～200 mg/(m^2·d)静脉滴注 7d CR 率可达 60%～85%。b. 高三尖杉酯碱联合阿糖胞苷方案，是我国经过多年实践，认为可替代蒽环类药物作为一线化疗的方案，其 CR 率可达 80%。具体用法为高三尖杉酯碱(Homoharringtonine，HHT)2～2.5 mg/(m^2·d)静脉滴注 7d，或 4 mg/(m^2·d)，静脉滴注 3d，Ara-C 100～200 mg(m^2·d)，静脉滴注 7d。c. 含中、大剂量阿糖胞苷的诱导方案：蒽环类药物(包括 DNR、IDA 等)联合中、大剂量阿糖胞苷联合化疗方案近年用于 AML 的诱导缓解治疗，亦取得较好疗效。蒽环类药物用药和剂量见上述，阿糖胞苷用量为 1.0～2.0 g/m^2，12 h 1 次，第 1、3、5 天，或第 1～5 天。d. HA＋蒽环类药物的方案，常用药物组合为 HA＋DNR，或 HA＋ACD 方案，HA 是指高三尖杉酯碱(HHT)和 Ara-C。其中 HHT 和 DNR 用法同标准诱导方案，阿克拉霉素(Aclacinomyoh，ACD)为 20 mg/d，静脉滴注 7d，阿糖胞苷用量前 4d 为 100 mg/(m^2·d)，后 3d 为 1.0～2.0 g/m^2，12h 1 次。e. 小剂量阿糖胞苷为基础的化疗方案：单用阿糖胞苷 10 mg/m^2，12h 1 次，皮下注射 14d，或采用预激化疗方案(priming therapy)，联用阿柔比星 10 mg/d，或高三尖杉酯碱 2 mg/d，静脉滴注 8d，同时使用粒细胞集落刺激因子每日 300μg(当 WBC＞10×10^9/L 时停用)。适合于全身情况较差，不能耐受标准化疗的患者，有前驱血液病史(如骨髓增生异常综合征，肿瘤放化疗)的患者，以及年龄＞60 岁的老年患者。

急性早幼粒细胞性白血病的诱导治疗：急性早幼粒细胞性白血病(acute promyelocytic leukemia，APL)是一类具有特殊细胞遗传学和基因异常的 AML。针对其致病基因 PML-RARα 的靶向药物治疗的出现极大地提高了诱导缓解率，减少了 APL 诱发 DIC 导致的出血并发症的病死率，长期生存和治愈率已超过 70%。

APL 的诱导治疗方案主要分为：a. 全反式维甲酸(All-trans retinoic acid，ATRA)和以蒽环类(包括 IDA、DNR 等)为主的化疗；b. 不能耐受以蒽环类为基础化疗者，给予 ATRA＋砷剂(As_2O_3、口服砷剂)治疗。

ATRA 针对 APL 具有 t(15：17)易位，形成 PML-RARα 融合基因的特性，ATRA 可以使 PML～RARα 蛋白降解，同时恢复 RAR/视黄醇 α 受体的结构和功能，导致 APL 细胞诱导分化成熟。用法：每日 30～60mg，分次口服，连续服药至缓解，CR 率＞90%，所需时间为 30～60d。此药的优点是不诱发 DIC，亦不发生骨髓抑制。主要不良反应是口唇、皮肤干燥、脱屑，骨、关节疼痛，肝功能损害，严重者可发生分化综合征，表现为高白细胞血症，发热，呼吸困难，胸腔积液和心包积液，低血压，肾功能不全等，甚至危及患者生命。减少分化综合征的发生和严重程度的处理方法可采用减少 ATRA 用量，每日 30 mg；加用地塞米松，静脉滴注，每日 2 次，加用蒽环类药物化疗，如静滴柔红霉素每日 20 mg；仍然严重者应停用 ATRA。

三氧化二砷（As_2O_3）通过下调 bcl-2 基因表达和改变 PML-RARα 蛋白，诱导 APL 细胞凋亡，故初治的患者和维甲酸耐药的 APL 患者均可使用。常用剂量为：每日 10 mg，静脉滴注 3～4h，4 周为 1 个疗程，通常患者需治疗 4～6 周达完全缓解。初治患者的完全缓解率为 90%，复发和难治患者达 50%。且长期生存率高。主要不良反应是肝、肾功能损害，消化道症状、皮疹、手足麻木、皮肤色素沉着及水肿和浆膜腔积液。停药后多能逆转。部分患者治疗中也可出现“分化综合征”，处理主要是减量或停药，加用地塞米松和蒽环类药物。

近年来将全反式维甲酸与 As_2O_3 联合使用的“双诱导”方案，对提高 APL 患者诱导缓解率也彰显出有益的作用。APL 患者一旦达 CR，应采用含蒽环类药物的巩固强化化疗，以及含砷剂药物的序贯维持治疗。

急性淋巴细胞白血病的诱导治疗：ALL 的治疗进展主要集中在以细胞遗传学、分子生物学为基础更精确分型和判断预后，综合各种预后因素，以危险度为基础制定个体化分层的治疗策略，为患者制定“量体裁衣”的治疗方案。a. ALL 诱导化疗的标准方案：VDLP 方案仍然是目前的标准方案，对所有类型的 ALL 均适用。具体为长春新碱（Vincristine，VCR）1.5 mg/m^2 静脉注射，第 1、8、15、22 天；DNR 45 mg/(m^2 · d) 静脉注射第 1、8、15、22 天，左旋门冬酰胺酶（L-asparaginase，L-Asp），6000 U/(m^2 · d) 静脉滴注，第 11、14、17、20、23、26 天；泼尼松 40～60 mg/(m^2 · d)，口服 1～28d。对儿童 ALL 患者，CR 率可达 90%，成年人 ALL 的 CR 率为 75%～89%。b. 增加诱导化疗强度的方案：欧洲多以德国 BFM 方案为基础，分为 A、B 2 个阶段，连续 8 周，CR 率达 86%。北美则多采用 Hyper-CVAD 方案，将环磷酰胺、长春新碱、多柔比星及地塞米松与大剂量甲氨蝶呤、阿糖胞苷交替应用，92%的患者达到 CR，5 年 DFS 达 38%。c. Ph 染色体阳性急性淋巴细胞白血病的治疗：近年来酪氨酸激酶抑制药用于治疗 Ph+ALL 具有重大意义。将酪氨酸激酶抑制药纳入化疗明显改善了总体结果，已成为 Ph+ALL 诱导治疗的一线方案。常用药物为甲磺酸伊马替尼（Imatinib Mesylate），每日 400～800 mg，口服。而与酪氨酸激酶抑制药联合用药的最佳化疗方案目前尚不确定。d. Ph 染色体阴性急性淋巴细胞白血病的治疗：至少应予 VCR 或长春地辛、蒽环/蒽醌类药物（如 DNR、IDA、多柔比星、米托蒽醌等）、糖皮质激素（泼尼松、地塞米松等）为基础的方案（VDP）诱导治疗。推荐采用 VDP 联合环磷酰胺（CTX）和左旋门冬酰胺酶（L-Asp）组成的 VDCLP 方案，鼓励开展临床研究。

②缓解后治疗：缓解后治疗的目的是继续杀灭体内残存的白血病细胞，预防复发，延长生存期，争取治愈。包括巩固、早/晚期强化及维持治疗。

急性髓细胞性白血病的缓解后治疗：a. 巩固治疗，采用原诱导方案，或选用与原诱导方案无交叉耐药的新方案序贯化疗 4～6 个疗程，减少耐药性的发生，如以去甲氧柔红霉素、米托蒽醌（Mitoxantrone）或安吖啶（Amsaconc，AMSA）等替换柔红霉素，巩固治疗每 1～2 个月 1 次。b. 强化治疗，以中剂量（ID）或大剂量（HD）Ara-C 为主要方案：IDAra-C 0.5～2 g/(m^2 · d)，持续静脉滴注，共 5d，可单用或联合其他化疗药物，如 DNR、IDA 等。大剂量（HD）Ara-C 3.0 g/m^2 静脉滴注，每 12 小时 1 次，共 3d。强化治疗一般进行 3～4 次，可单独或与巩固治疗交替，AML 在经过强化治疗后，通常认为无须维持治疗。c. APL 缓解后的治疗，无论是经 ATRA 或 As_2O_3 诱导缓解的 APL 患者，若不进行巩固维持治疗，则病情仍会复发。化疗对于清除 PML-RAR 阳性的 APL 细胞有肯定的作用。目前主张在完全缓解后，给予 DA、HA 和 IDAra-C（或 HD Ara-C）3 个疗程的巩固强化治疗，然后转入以 ATRA、巯嘌呤+MTX 的交替序贯维持治疗。

急性淋巴细胞白血病的缓解后治疗：ALL 患者获得完全缓解后，应进行多药联合、交替、序贯强化治疗，分为早期强化，晚期强化，以后进入维持治疗。常用的有 Hyper-CVAD 方案和我国急性淋巴细胞白血病协作组制定的 CALLG2008 方案。高危患者早期强化治疗完成后，有 HLA 相合同胞或无关供者，可行异基因造血干细胞移植。无供者的患者继续晚期强化治疗，第 5 个疗程强化治疗后，无合适供者的高危险组和一般危险组患者均可以考虑进行自体造血干细胞移植。无移植条件的患者继续完成余下的晚期强化治疗。

③维持治疗：ALL 的维持治疗既可以在完成巩固强化治疗后单独连续使用，也可与晚期强化方案交替序贯进行。每月 1 个疗程，每 6 个月给予强化治疗 1 次，直至缓解后 3 年。维持治疗常用方案为 6-MP 60 mg(m^2 · d) 口服，MTX 15～20 mg/m^2

口服,每周1次。维持治疗时间为3年。

④中枢神经系统白血病的防治:主张在CR后进行。常用MTX 8～12 mg/m²,加地塞米松5 mg,作鞘内注射以预防中枢神经系统白血病,每周2次,共2～3周。此后AML一般不需再做鞘内注射。ALL高危险组患者,每次强化治疗的同时鞘内注射1次,共鞘注16次。一般危险组患者鞘注12次。Ara-C作为鞘内注射二线药物可用于AML、ALL高危险组、MTX无效者,常用剂量鞘内注射30 mg/m²,此外,采用HDMTX和HDAra-C化疗时,高浓度药物可渗透入脑脊液,亦可达治疗目的。若已经发生中枢神经系统白血病,可按以上鞘内注射的药物和剂量,每周2次或隔日1次至脑脊液正常,以后维持的方法同上。

⑤造血干细胞移植治疗急性白血病:造血干细胞移植预处理方案中超大剂量的化疗和放疗使白血病细胞最大限度被杀灭,移植物可使造血重建及免疫重建。而且同种异基因移植的移植物抗白血病作用还可持续清除残存的白血病细胞。故复发率大为降低,5年无病生存率较化疗高。

(2)慢性白血病的治疗:常见类型为慢性髓性白血病(chronic myeloid leukemia,CML)和慢性淋巴细胞性白血病(chronic lymphocytic leukemia,CLL)。

①慢性髓细胞性白血病的治疗。造血干细胞移植(allo-HSCT)曾是唯一有望治愈CML的方法,但甲磺酸伊马替尼以及随后酪氨酸激酶抑制药尼洛替尼的出现,使CML的治疗开启了新篇章。甲磺酸伊马替尼成为CML治疗的首选一线方案,只要规范治疗、定期监测,部分患者可达到临床治愈的效果。此外,α干扰素和羟基脲为基础的方案在CML患者的治疗中也仍然具有一定价值。应该详细评估患者的全面情况后,参考患者治疗的意愿,向其推荐优势的治疗选择。常用的治疗药物有酪氨酸激酶抑制药(tyrosine-kinase inhabitor,TKI)、羟基脲(hydoxyurea)、α干扰素(interferon α,IFNα)、白消安(busulfan,BU)、靛玉红(inbirubin)等。如果对伊马替尼耐药或者不耐受的患者可改用最新的二代靶向治疗药物尼洛替尼,同样会获得良好的生活质量。

②慢性淋巴细胞性白血病的治疗,治疗策略的选择取决于疾病的分期。临床上将CLL分为3期。A期,淋巴细胞绝对计数增高,但受累淋巴区域少于3组;B期,淋巴细胞绝对计数增高,受累淋巴区域达3组或更多;C期,除淋巴细胞增高和淋巴结大外,伴发贫血和血小板减少。A期患者不必马上治疗。伴明显的淋巴结大或肝脾大或骨髓正常造血受累出现贫血和血小板减少的B、C期患者应考虑用药。首选苯丁酸氮芥(chlorambucil)每日6～10 mg,1～2周后减量至每日2～6 mg。根据血象调整药物剂量,以防骨髓过分抑制。对C期患者,苯丁酸氮芥合并泼尼松(每日10～20 mg)疗效较单用苯丁酸氮芥好。此外,常用化疗药物还有CTX、泼尼松、腺苷类似物、利妥昔单抗(rituximab)等。目前认为,在化疗以后应用单克隆抗体,将此作为微小残留病灶的清除治疗,是一种比较理想的治疗方案。

(六)治疗管理

化疗方案及剂量必须个体化,根据白血病的类型、病程进度和患者客观条件而订。在化疗同时必须加强各种支持疗法,以防治出血和感染,保证化疗的顺利进行。

1. *防治感染* 患者如出现发热,应及时查明感染部位及分离病原菌,并同时应用广谱抗生素。明确病原菌后,根据药敏试验选择有效抗生素。

2. *促进免疫功能和造血功能恢复* 为保证患者能耐受化疗,可合理使用人基因重组集落细胞刺激因子、免疫增强药等,提倡输浓缩红细胞。

3. *防治化疗并发症* 化疗时由于白血病细胞被大量破坏,血清和尿中尿酸浓度增高,易产生肿瘤溶解综合征、高尿酸血症等,必要时可使用别嘌醇100 mg,每日3次。

4. *控制出血* 加强鼻腔、牙龈的护理,避免干燥和损伤,尽量减少肌内注射和静脉穿刺。血小板$<10\times10^9$/L可输浓缩血小板,保持血小板$>30\times10^9$/L。化疗期间还须注意预防DIC。

5. *维持营养* 白血病系严重消耗性疾病,常有消化功能紊乱,可发生严重的营养不良,必须补充营养,维持水、电解质平衡。

6. *积极心理治疗* 尽可能将病情、治疗方法和预后交待清楚,使患者和家属配合治疗。

7. *治疗"监测"* 对白血病的治疗尤为重要,如对于CML,目前的分子学即基因检测已成为CML最敏感、最严格的检测方法,而聚合酶链反应(PCR)是分子学检测常用的实验手段,定期PCR疗效监测有助于早期发现可能的缓解或依从性问题,帮助优化治疗方案,还能为与患者讨论和评估病情创造良好条件。此外,在AML的整个治疗过程中应特别注意化疗药物的心脏毒性问题，注意监测心功能（包括心电图、心肌酶、超声心动等）。DNR的最大累积剂量550 mg/m²，活动性或隐匿性心血管疾病、目前或既往接受过纵隔/心脏周围区域的放疗、既往采用其他蒽环类或蒽二酮类药物治疗、同时使用其他抑制心肌收缩功能的药物或具有心脏毒性的药物——如曲妥珠单抗等情况，累积剂量一般不超过400 mg/m²。IDA的最大累积剂量为290 mg/m²，Mitox的累积剂量为160 mg/m²。计算累积剂量时还应考虑整个治疗周期的持续时间。

（杜奕奇　柳　琳　吴秀华　谢先吉　黄　鑫）

第六节　内分泌及代谢性疾病的药物治疗

一、糖尿病

（一）定义及流行病学

糖尿病是由于胰岛素分泌缺陷以及各种不同程度的外周胰岛素抵抗所致的以高血糖为特征的代谢性疾病。近30年来，我国糖尿病患病率显著增加。2007—2008年糖尿病的流行病学调查结果显示，我国20岁以上的成年人糖尿病患病率为9.7%，其中2型糖尿病占90%以上，1型糖尿病约占5%，妊娠期糖尿病的患病率接近5%，其他类型糖尿病仅占0.7%。

（二）病因及发病机制

详见表6-16

表6-16　糖尿病的分型及发病机制

糖尿病的类型	病因与机制
1型糖尿病（胰岛素依赖型）	遗传上的易感人群在环境因素作用下发生自身免疫反应引起胰岛B细胞破坏，导致绝对的胰岛素缺乏或分泌不足，血液中能检测到自身抗体
2型糖尿病（非胰岛素依赖型）	易感基因；高热量饮食、精神紧张、缺少运动、肥胖；周围组织胰岛素抵抗；肝糖原增加；胰岛素释放延迟；胰岛素分泌不足
其他特殊类型糖尿病	基因变异引起的胰岛细胞功能缺陷、胰岛素作用缺陷、胰腺疾病（胰腺炎、胰腺创伤、囊性纤维化和血色素沉积症）、内分泌疾病（库欣综合征、肢端肥大症）、营养不良引发的继发性糖尿病
妊娠期糖尿病	易感基因；妊娠导致的一定程度的胰岛素抵抗

（三）临床表现

1. 1型糖尿病症状特点

（1）任何年龄均可发病，但常见于30岁以前。

（2）起病急，病情重，多有典型的“三多一少”症状，即多饮、多食、多尿和消瘦。

（3）血糖显著增高，常出现酮症酸中毒。

（4）胰岛素水平很低，胰岛功能基本丧失，需要终身应用胰岛素治疗。

（5）成年人晚发自身免疫性糖尿病发病年龄多在20—48岁，易出现大血管病变。

2. 2型糖尿病症状特点

（1）多见于中、老年人，一般有家族遗传性。

（2）起病缓慢，病情相对平稳，无症状的时间可达数年至数十年。

（3）多数人肥胖、食欲好、精神体力与常人无异，偶有疲乏无力，个别人可出现低血糖。

（4）多在体检时发现。

（5）随着病程延长，血糖逐渐升高，可出现糖尿病慢性并发症。

3. 糖尿病的主要并发症

（1）糖尿病慢性并发症：微血管病变是糖尿病视网膜病变、肾病和神经病变的发病基础；大血管病变会导致冠心病、高血压，周围血管病变、糖尿病足病和脑血管疾病。①糖尿病性心脏病，造成心脏代谢紊乱，心功能减退，出现易倦、乏力、心慌气短、心绞痛，严重者发生急性心力衰竭、休克、心律失常甚至猝死；②糖尿病眼病，常见视网膜病变、白内障、视神经损伤、继发性青光眼，眼部并发症往往导致失明，早发现早治疗十分关键；③糖尿病足病，是一种慢性致残性并发症，一旦发生很难得到有效治疗，往往需要截肢，严重时可致死。

（2）糖尿病急性并发症：糖尿病酮症酸中毒、高渗性高血糖状态、低血糖症、乳酸酸中毒。

(3)糖尿病并发感染：糖尿病患者易发生细菌和真菌感染，最常见的是黏膜皮肤的真菌感染以及足部的细菌感染。

(四)治疗原则

糖尿病治疗的近期目标是控制血糖，防止出现急性并发症。远期目标是通过良好的代谢控制达到预防慢性并发症，提高糖尿病患者的生活质量和延长患者寿命。世界权威机构对糖化血红蛋白(HbA1c)有明确的控制目标，国际糖尿病联盟(International Diabetes Federation，IDF)、美国糖尿病学会(American Diabetes Association，ADA)及我国指南均建议控制在7%以下，美国临床内分泌专家协会(American Association of Clinical Endocrinologists，AACE)则建议控制标准为<6.5%。此外，还应使患者的血压、血脂、血液流变学指标控制在正常水平，没有急性代谢性并发症，体重稳定，能保持较正常的工作生活能力。建立完善的糖尿病教育管理体系，为患者提供生活方式干预和药物治疗的个体化指导。

(五)药物治疗

1. *治疗药物分类*　目前糖尿病的治疗药物包括口服降糖药物、胰岛素制剂及胰高糖素样多肽 1 (glucagon-like peptide，GLP-1)受体激动药等。

口服抗糖尿病药物的种类及特点见表 6-17；胰岛素制剂种类及特点见表 6-18；目前临床使用的 GLP-1 受体激动药见表 6-19。

表 6-17　口服抗糖尿病药物的种类及特点

药品名称/分类	每日剂量(mg)	分服次数	主要不良反应
磺酰脲类胰岛素促泌剂			
甲苯磺丁脲	1000～2000(最大 3000)	2～3	低血糖、消化道反应、过敏、白细胞减少
格列本脲	1.25～10(最大 15)	1～2	低血糖、消化道反应、过敏
格列齐特	80～240(最大 320)	1～3	低血糖、消化道反应、过敏
格列齐特缓释片	30～120(最大 120)	1	低血糖、过敏
格列吡嗪	5～15(最大 30)	2～3	低血糖、消化道反应、过敏
格列吡嗪控释片	5～15(最大 20)	1	低血糖、过敏
格列喹酮	90～120(最大 180)	2～3	低血糖、消化道反应、过敏
格列苯脲	1～4(最大 6)	1	低血糖、消化道反应、过敏、肝功异常
非磺酰脲类胰岛素促泌药			
瑞格列奈	1.5～12	3	胃肠道反应、过敏、肝功异常、低血糖
那格列奈	180～360	3	肝功异常、低血糖、皮疹瘙痒、腹痛
双胍类			
二甲双胍	1000～1500(最大 2000)	2～3	消化道反应、疲乏、皮疹、体重减轻
α 糖苷酶抑制剂			
阿卡波糖	50～300	2～3	腹胀、肠鸣音亢进、腹泻、皮肤反应
伏格列波糖	0.6	3	腹胀、肠鸣音亢进、腹痛、皮肤反应
噻唑烷二酮类胰岛素增敏药			
罗格列酮	2～8	1～2	肝功异常、头痛、上呼吸道感染、水肿
吡格列酮	15～45	1	头痛、肌痛、上呼吸道感染、水肿、贫血
二肽基肽酶Ⅳ(DPP-Ⅳ)抑制药			
西格列汀	100	1	可能出现超敏反应、肝酶升高、上呼吸道感染、鼻咽炎
沙格列汀	5	1	淋巴细胞减少、皮疹、血肌酐及磷酸肌酸激酶升高、上呼吸道及泌尿道感染、头痛
维格列汀	100	2	鼻塞、头痛、上呼吸道感染

表 6-18 胰岛素制剂种类与特点

类别	名称	起效时间(h)	作用峰时(h)	维持时间(h)	给药时间
超短效	门冬或赖脯胰岛素	0.12～0.2	1～2	4～6(皮下)	餐前 10min
短效	正规胰岛素	0.5～1	1.5～4	3～6 (皮下、肌内注射)	餐前 15～30min
		0.2～0.3	0.25～0.5	0.5～1 (静脉注射)	酮症昏迷,即刻
中效	低精蛋白锌胰岛素	1～2	6～12	12～18 (皮下注射)	餐前 30～60min
长效	精蛋白锌胰岛素	4～6	14～20	24～36 (皮下注射)	早餐前 30～60min,每日 1 次
超长效	地特胰岛素	3～6	6～8	6～24 (皮下注射)	睡前 30～60min,每日 1～2 次
	甘精胰岛素	2～5	5～24	18～24 (皮下注射)	睡前 30～60min,每日 1 次
预混	双时相低精蛋白锌胰岛素	0.5	2～8	24 (皮下注射)	早餐前 30min,每日1～2 次
	双时相低精蛋白锌门冬胰岛素	0.5	2～8	24 (皮下注射)	餐前或餐后即时注射
	双时相低精蛋白锌赖脯胰岛素	0.5	2～8	24 (皮下注射)	餐前或餐后即时注射

表 6-19 目前临床使用的 GLP-1 受体激动药

化学名	每次剂量	给药频率
艾塞那肽	5～10 U	每日 2 次
利拉鲁肽	0.6～1.8 mg	每日 1 次

2. *药物治疗方案*

(1)1 型糖尿病的药物治疗:1 型糖尿病患者需终身使用胰岛素治疗,根据病情和疗效可选择常规治疗(基础胰岛素或预混胰岛素)和强化治疗(餐时+基础胰岛素)。胰岛素的剂量必须个体化,大多数患者应该接受皮下注射(每日 3～4 次),根据血糖水平每 3～4 天调整 1 次,每次调整 1～4U,直至血糖达标。

(2)2 型糖尿病的药物治疗:2 型糖尿病可分为肥胖和非肥胖 2 种类型,肥胖的 2 型糖尿病患者在饮食、体育运动、控制体重的基础上,可选用能够增加胰岛素敏感性的药物如二甲双胍、α 糖苷酶抑制药、吡格列酮、DPP-Ⅳ抑制药等。

非肥胖患者可首先选用磺酰脲类药物,逐渐加入二甲双胍或 α 糖苷酶抑制药,口服降糖药物用至较大剂量仍无法控制血糖的患者应加用或改用胰岛素制剂。症状严重者可先使用胰岛素治疗,待血糖控制后根据胰岛功能判断是否改用口服降糖药物。各种磺酰脲类药物不宜联合应用,也不宜与非磺酰脲类促泌药合用,还应注意与其他药物之间的相互作用。

(3)肝、肾功能不全时糖尿病的药物治疗:糖尿病伴有肝功能不全患者在选择降糖药时应慎用口服降糖药,以免因药物消除减慢引起药物不良反应,加重肝负担,使肝功能进一步受损。应选择胰岛素治疗,待肝功能恢复后,改用口服降糖药。

肾功能不全时,应选用不经肾排泄、而主要在肝代谢经胆道排泄的药物治疗,如格列喹酮。瑞格列奈绝大部分经胆汁排泄,且不易引起低血糖反应,故轻、中度肾功能不全时仍可应用。对胰岛素治疗患者,可因胰岛素在肾的降解减少而需减少胰岛素用量,也可因肾功能不全产生胰岛素抵抗而需增加胰岛素用量,需密切监测患者血糖变化调节剂量。双胍类药物和多数磺酰脲类药物主要经肾排泄,应禁用。

(4)老年人和儿童糖尿病的药物治疗:老年糖尿病的治疗需在控制血糖的同时防止低血糖反应。因此,可设定相对宽松的治疗目标,即将空腹血糖控制在 8 mmol/L 以下，餐后 2h 血糖控制在 12 mmol/L 以下。对较长时间饮食和运动疗法未能达到治疗效果的老年 2 型糖尿病患者，可口服药物治疗。在选择口服降糖药物时应注意①老年人伴有心、肾、肝功能不良者，忌用二甲双胍；②有心功能不全者避免使用噻唑烷二酮类药物；③避免选用作用强且持续时间长的磺酰脲类降糖药，防止低血糖；④可选择 α 糖苷酶抑制药，小剂量作用温和或半衰期短的胰岛素促分泌药及 DPP-Ⅳ 抑制药，可根据血糖变化逐渐加量。

儿童 1 型糖尿病一经确诊常需终生依赖外源性胰岛素替代治疗。由于患儿胰岛残余 B 细胞功能有差异，治疗要注意个体化。儿童 2 型糖尿病的治疗原则上可先用饮食和运动治疗，观察 2～3 个月，若血糖仍未达标者，可使用口服降糖药或胰岛素治疗以保证儿童的正常发育。在多数情况下（特别是对于肥胖患者）二甲双胍作为首选药物。与磺酰脲类药物相比，二甲双胍不易发生低血糖，同时可降低三酰甘油和胆固醇水平。

（5）妊娠时糖尿病的药物治疗：糖尿病妇女计划怀孕前，应开始接受强化胰岛素治疗，直至妊娠结束。妊娠期间总体重增加宜在 12 kg 左右。妊娠期发病的糖尿病患者也应采用胰岛素治疗。妊娠时患者应选用人胰岛素短效制剂，必要时加用中效制剂，忌用口服降糖药。保持血糖水平接近正常又不引起低血糖对胎儿的正常发育非常重要。绝大多数患者在分娩后即可停用胰岛素，个别患者需小剂量胰岛素长期治疗。

（6）糖尿病急性并发症的药物治疗：糖尿病酮症酸中毒是糖尿病特别是 1 型糖尿病患者最常见的急性并发症。其治疗常采用短效胰岛素静脉滴注，既能有效地抑制酮体生成，又避免血糖、血钾和血浆渗透压降低过快带来的各种危险。治疗开始时，以 0.1 U/(kg・h)（成年人 5～7 U/h）胰岛素加入生理盐水中持续静脉滴注，通常血糖可下降 2.8～4.2 mmol/(L・h)，如在第 1 小时内下降不明显，且脱水状态已基本纠正，胰岛素剂量可加倍，每 1～2 小时测定血糖，根据血糖下降情况进行调整，使血糖下降速率稳定在上述范围内。对于重症患者，补液也十分重要，不仅能纠正失水、恢复肾灌注，还有助于血糖下降和酮体的清除。血糖＞13.9mmol/L 时补给生理盐水，当血糖降至 13.9mmol/L 以下时补给 5％葡萄糖注射液或糖盐水。注意应在治疗的同时补钾，避免低钾血症的发生。对于重度酸中毒者，当血 pH 降至 6.9～7.0 时，用 5％碳酸氢钠 0.5～1 ml/kg，稀释成 1.5％等渗溶液静脉滴注，pH 上升至 7.0 时，停止补碱。

非酮症高渗透性高血糖状态多见于老年 2 型糖尿病患者，患者失水严重，积极补液至关重要，对预后起决定性作用。首选生理盐水，当血糖低至 13.9 mmol/L 时，可开始输入 5％葡萄糖注射液并加入胰岛素（GLU ：RI＝3～4 g：1 U）。同时注意根据酮症酸中毒治疗方案补钾，纠正水、电解质紊乱。

（7）糖尿病合并症及慢性并发症的药物治疗：糖尿病合并高血压时，血压控制目标为 130/80mmHg 以下，以降低心血管病变及微血管并发症发生的危险性。药物治疗首选 ACEI 和 ARB。为达到降压目标，通常需要多种降压药联合应用，使用 β 受体拮抗药和噻嗪类利尿药时，应注意药物对糖代谢的不良影响。2 型糖尿病合并以总胆固醇或低密度脂蛋白胆固醇增高为主的血脂异常者，宜选用他汀类药物，以三酰甘油升高为主的可选用贝特类药物。烟酸类调血脂药可升高血糖，应禁用。对糖尿病肾病患者，限制蛋白质摄入量、严格控制高血压、预防和治疗尿路感染是治疗的主要措施，降血糖药物的选用同前述肾功能不全时糖尿病的治疗。

（六）治疗管理

1. 疗效监测 HbA1c 是长期控制血糖最重要的评估指标（正常值 4％～6％），也是指导临床治疗方案调整的重要依据之一。患有血红蛋白异常性疾病的患者，HbA1C 的检测结果不可靠，应以空腹和（或）餐后静脉血浆血糖为准。

自我血糖监测的频率取决于治疗的目标和方式：①血糖控制差或病情危重者应每日监测 4～7 次，直到病情稳定，血糖得到控制。当病情稳定或已达血糖控制目标时可每周监测 1～2d；②使用胰岛素治疗者在治疗开始阶段每日至少监测血糖 5 次，达到治疗目标后每日监测 2～4 次；使用口服药和生活方式干预的患者达标后每周监测血糖 2～4 次。

2. 糖尿病教育和管理 糖尿病患者一旦确诊就必须接受糖尿病教育，教育和指导应该是长期的、随时随地进行的，特别是当血糖控制较差需要调整治疗方案或因出现并发症需要进行胰岛素治疗时。教育的内容应包括：疾病的自然进程；糖尿病的临床表现；糖尿病的危害，包括急、慢性并发症

的防治，特别是足部护理；个体化的治疗目标；个体化的生活方式干预措施和饮食计划；规律运动和运动处方；饮食、运动与口服药、胰岛素治疗或其他药物间的相互作用；自我血糖监测、尿糖监测和胰岛素注射等具体操作程序；血糖结果的意义和应采取的相应干预措施；发生紧急情况时如疾病、低血糖、应激和手术时的应对措施；糖尿病妇女受孕必须做到有计划，并全程监护。

3. *营养治疗*　营养治疗的目标是达到并维持理想的血糖水平，减少心血管疾病的危险因素，包括控制血脂异常和高血压，提供均衡营养的膳食，减轻胰岛B细胞负荷，维持合理体重。

膳食中由脂肪提供的能量不超过饮食总能量的30%，饱和脂肪酸摄入量<10%饮食总能量，不宜摄入反式脂肪酸，单不饱和脂肪酸在总脂肪摄入中的供能比宜达到10%～20%，适当提高多不饱和脂肪酸摄入量(<10%总能量摄入)，食物中胆固醇摄入量<300 mg/d。

膳食中糖类所提供的能量应占总能量的50%～60%，低血糖指数食物有利于血糖控制，蔗糖引起的血糖升高幅度与同等数量的淀粉类似，不超过总能量的10%，适量摄入木糖醇和非营养性甜味剂是安全的，每日定时进三餐，糖类均匀分配。

肾功能正常的糖尿病个体，推荐蛋白质的摄入量占供能比的10%～15%，有显性蛋白尿的患者蛋白摄入量宜限制在0.8 g/(kg·d)，从GFR下降起，即应实施低蛋白饮食，推荐蛋白摄入量0.6 g/(kg·d)，并同时补充复方α-酮酸制剂。

食盐摄入量限制在每天6 g以内，高血压病人更应严格限制摄入量。不推荐糖尿病患者饮酒。

二、甲状腺疾病

(一)甲状腺功能亢进症

1. *定义和流行病学*　甲状腺功能亢进症(hyperthyroidism)是多种原因引起甲状腺功能增高，甲状腺激素(包括三碘甲状腺原氨酸 T_3 和甲状腺素 T_4)合成、释放入血过多，引起氧化过程加快、代谢率增高的一种常见内分泌疾病。甲状腺功能亢进症分为多种类型，其中以Graves病(毒性弥漫性甲状腺肿，弥漫性甲状腺肿伴甲状腺功能亢进症)最为常见。本病常有明显家族性，多见于女性，男女之比为1∶3～4，以20—40岁的中、青年为多见。一般临床上所说的甲状腺功能亢进症主要是指Graves病，本节着重阐述Graves病的药物治疗。

2. *病因及发病机制*　Graves病主要是在遗传基础上因精神刺激等应激因素而诱发自身免疫反应所致，其甲状腺功能亢进症和甲状腺肿大是抗促甲状腺激素(TSH)受体自身抗体作用于甲状腺的结果。Graves病的免疫异常还表现在：甲状腺和眼球后组织有淋巴细胞和浆细胞浸润；甲状腺组织有IgG、IgM、IgA沉着；周围血液循环中淋巴细胞绝对值和百分比增高，常伴有淋巴结、胸腺和脾淋巴组织增生；患者或其家属发生其他自身免疫性疾病者较多见；皮质类固醇和免疫抑制药可缓解Graves病的甲状腺功能亢进症和眼征。Graves病眼征的病因仍不清楚，可能与免疫机制有一定关联，因2/3有活动性Graves病眼征的患者血清中可检出突眼性免疫球蛋白(OIgG)。

3. *临床表现*　易激动、焦虑烦躁、多言多动、失眠，怕热、多汗、皮肤温暖和潮湿，双手震颤，甲状腺肿大，双眼突出(亦可单侧突出)，睑裂增宽、凝视。多食易饥，体重明显下降，肌肉软弱无力。大便次数增多以及低热、心悸、气促、心动过速，亦可出现心律失常，心脏扩大，严重者可发生心力衰竭。

4. *治疗原则*　本病的治疗目的在于控制甲状腺功能亢进症症状，使血清中甲状腺激素水平降至正常，促进T淋巴细胞免疫监护的正常化。

(1)内科治疗：①抗甲状腺药物治疗，以硫脲类和咪唑类药物为主；②β受体阻滞药辅助对症治疗，起迅速控制症状的作用；③生活治疗，以适当休息、给予足够的营养和热量、避免精神刺激和过度劳累为主。

(2)放射性核素 ^{131}碘治疗：中度甲状腺功能亢进症，年龄在25岁以上；甲状腺次全切除后又复发的甲状腺功能亢进症患者；对抗甲状腺药物过敏者，或患者不能坚持长期服药者；同时患有其他疾病，如肝、心、肾等疾病，不宜手术治疗者。

放射性 ^{131}碘治疗禁忌证：①妊娠或哺乳妇女；②年龄在25岁以下者(相对禁忌)；③有重度肝、肾功能不全者；④血白细胞数减少；⑤重度甲状腺功能亢进症患者及甲状腺功能亢进症危象；⑥重度浸润性突眼症。

治疗不良反应：绝大部分病人在10～20年可发展为永久性甲状腺功能减退症，须终身服用左甲状腺片。

(3)手术治疗：甲状腺次全切除手术，即手术切除部分甲状腺组织。

3种疗法各有利弊，应根据患者的具体情况选择治疗方案。内科治疗可以保留甲状腺产生激素的功能,但是疗程长、治愈率低,复发率高;^{131}I 和甲状腺次全切除都是通过破坏甲状腺组织来减少甲状腺激素的合成和分泌,疗程短,治愈率高,复发率低,但是甲状腺功能减退症的发生率显著增高。

5. 药物治疗

(1)轻度及中度甲状腺功能亢进症的药物治疗:采用丙硫氧嘧啶(PTU)300～400 mg/d 或甲巯咪唑 30～45 mg/d,分 3～4 次口服,多数病人 4～8 周后症状明显减轻,部分病人恢复较慢,需 3 个月症状方缓解。至症状完全消失,T_3、T_4恢复正常,即可逐渐减量,每 4 周左右减药 1 次,每月减少 PTU 50～100 mg 或甲巯咪唑 5～10 mg,直至最小维持量,每日服用 PTU 50 mg 或甲巯咪唑 5 mg 左右维持治疗 1 年半至 2 年。在减药期开始时,可适当加服小剂量甲状腺制剂,以稳定下丘脑-垂体-甲状腺轴的反馈机制,避免甲状腺肿和突眼加重。

抗甲状腺药物作用缓慢,不能迅速控制甲状腺功能亢进症的多种症状,尤其是交感神经兴奋性增高的表现。因此,在治疗初期,可联合应用 β 受体阻滞药普萘洛尔 10～20 mg,每日 2～3 次,以改善心悸、心动过速、多汗、震颤及精神紧张等症状。普萘洛尔还适用于甲状腺功能亢进症危象和甲状腺手术或放射性碘治疗前的准备,对急性甲状腺功能亢进症性疾病也有一定效果,对患有支气管哮喘、房室传导阻滞、心功能不全患者禁用,妊娠者慎用或不用。

放射性碘治疗一般建议每克甲状腺组织 1 次给予^{131}I 3.0 MBq(80 uCi),治疗后 2～4 周症状减轻,6～12 周甲状腺功能恢复至正常,约 80%患者可一次治愈,未治愈者 6 个月后可进行第 2 次治疗。

(2)甲状腺功能亢进症危象的药物治疗:甲状腺功能亢进症危象是甲状腺功能亢进症最为凶险的并发症,发展快,病死率较高,一旦诊断成立,应立即抢救。首先应迅速减少甲状腺激素释放、合成和转化。可口服或胃管内注入 PTU 首剂 600 mg,继以 200 mg,6h 1 次,或用甲巯咪唑 20～40 mg,每日 1 次或分次口服,待病情好转后改用一般剂量。服用 PTU 1h 后用大剂量碘抑制甲状腺激素的释放,静滴碘化钠 0.5～1.0 g,或复方碘溶液(含碘 5%,碘化钾 10%),首次服 30～60 滴,以后每 6～8 小时服 5～10 滴,以后视病情逐渐减量,并在 2 周内逐渐停用。应注意不能单用碘剂,必须与抗甲状腺药物同时应用,对碘剂过敏者,可试用锂盐。

为降低周围组织对甲状腺激素的反应,可用普萘洛尔 30～50 mg,每 6～8 小时口服 1 次,对有哮喘或心功能不全者,可用利血平或胍乙啶。

为纠正危象时可能存在的相对肾上腺皮质功能不全的应激反应,可用肾上腺皮质激素,如地塞米松 2 mg,6h 1 次或氢化可的松 200～300 mg/d 静脉滴注,病情好转即减量或停用。

(3)浸润性突眼的药物治疗:突眼初期 3 个月内使用糖皮质激素疗效较好,如泼尼松 80～100 mg/d 或 1 mg/(kg·d),症状好转后逐渐减量,一般于 1 个月后见效,逐渐减至维持量 5～10 mg/d。严重病例可选用甲泼尼龙 0.5～1 g 静脉滴注,隔日 1 次,连用 2～3 次后,继以泼尼松口服 4 周左右,症状好转后逐渐减至维持剂量。其他可供选用的免疫抑制剂有环磷酰胺、甲氨蝶呤、硫唑嘌呤、环孢素等。稳定甲状腺功能在正常范围,有助于病情的恢复,可用甲状腺片 40～120 mg/d 与抗甲状腺药物合用,以调整下丘脑-垂体-甲状腺轴功能。

(4)妊娠期甲状腺功能亢进症的治疗:通常妊娠不会加重甲状腺功能亢进症,一般不必终止妊娠。治疗时应注意:①由于自妊娠 12～14 周起,胎儿甲状腺有聚碘功能,故禁忌用放射性^{131}I 治疗,应以药物治疗;②不可将甲状腺功能控制在非妊娠时正常水平,而应维持在稍高于正常水平,以免发生甲状腺功能减退和流产;③抗甲状腺药物可自由通过胎盘,抑制胎儿合成甲状腺激素,促使胎儿 TSH 增高,可引起胎儿甲状腺肿大及甲状腺功能减退,故抗甲状腺药物的剂量不宜过大,应尽可能采用最小的有效维持剂量,PTU 通过胎盘的能力相对较小,故在妊娠早期合并甲状腺功能亢进症时应作为首选;④由于抗甲状腺药物可从乳汁分泌,故产后如需继续服药,则不宜哺乳;⑤普萘洛尔可使子宫持续收缩而引起胎盘及胎儿发育不良、心动过缓、早产及新生儿呼吸抑制等,故应慎用或不用;⑥妊娠期一般较少采用手术治疗。如计划手术治疗,宜于妊娠中期(即妊娠 4～6 个月)施行。碘化物能通过胎盘,可引起胎儿甲状腺肿和甲状腺功能减退,出生时可引起新生儿窒息死亡,故妊娠期甲状腺功能亢进症手术前,应做碘剂快速准备,一般不超过 10d,以减少对胎儿的影响。手术后患者每日宜补充左旋甲状腺素(L-T_4)以防流产。

6. 治疗管理

(1)抗甲状腺药物应用指导:抗甲状腺药物应

按病情轻重决定剂量。一般长疗程治疗分初始期、减量期及维持期。

①初始阶段：PTU 150～450 mg/d，和甲巯咪唑（他巴唑）10～45 mg/d，分 2～3 次口服。

②减量阶段：减量时每 2～4 周减药 1 次，每次 PTU 减 50～100 mg，甲巯咪唑减 5～10 mg，每日 2～3 次。

③维持阶段：能够维持甲状腺功能正常的最小剂量维持治疗 1 年半至 2 年。

(2)抗甲状腺药物不良反应管理

①粒细胞减少和粒细胞缺乏：常见于初用药后 1～3 个月或再次用药后 1 个月内。应定期检查白细胞（每 1～2 周 1 次，共 3 个月），如白细胞计数低至 3×10^9/L 或中性粒细胞计数低于 1.5×10^9/L 时应停止治疗。应注意有无发热、咽痛、肌痛、虚弱和感染症状，一旦发现上述表现查白细胞。

②药疹：多为轻型，一般药疹可用抗组胺药治疗，必要时停药或改用其他抗甲状腺药物。若发生剥脱性皮炎，应立即停药并作相应处理。

③肝功能损害：药物可引起胆汁淤积性黄疸或自身免疫性肝细胞损害，严重时须停药。肝、肾功能不良者，剂量应酌减。

④PTU：可诱发机体产生抗中性粒细胞胞质抗体（ANCA），多数患者无临床表现，部分可呈 ANCA 相关性小血管炎，有多系统受累表现，如发热、肌肉关节痛及肺和肾损害。

⑤一般不良反应：有头痛、关节痛、唾液腺肿大、淋巴结大及胃肠道症状。可对症处理或适当减少用量。

(3)药物相互作用

①磺胺类、对氨基水杨酸、保泰松、巴比妥类、酚妥拉明、妥拉唑林、维生素 B_{12}、磺酰脲类等都有抑制甲状腺功能和引起甲状腺肿大的作用，与硫脲类、咪唑类药物合用时须注意。

②用硫脲类、咪唑类药物前不宜使用碘剂。因碘化物尚能抑制甲状腺激素的释放，使甲状腺内激素的储存量增多，如再使用硫脲类、咪唑类药物，就会明显延长疗程、增加药量，降低缓解率。

(二)甲状腺功能减退症

1. *定义和流行病学* 甲状腺功能减退症（hypothyroidism）是指由于不同原因引起的甲状腺激素合成、分泌或生物效应不足所致的一种内分泌疾病。各种年龄均可发生，以女性居多。按起病年龄分为 3 型，起病于胎儿或新生儿者，称呆小病（cretinism）；起病于儿童者，称幼年型甲状腺功能减退症；起病于成年者，称成年型甲状腺功能减退症。病情严重时均可出现黏液性水肿（myxedema），引发昏迷者称黏液水肿昏迷（myxedema coma）。

2. *病因及发病机制*

(1)甲状腺不肿大：①甲状腺先天发育异常，多有家族倾向；②放射性碘或甲状腺手术治疗后；③颈部放射线外照射治疗后，如淋巴瘤治疗后。

(2)甲状腺肿大：①甲状腺激素合成障碍；②由于母亲体内的碘化物或抗甲状腺制剂传递给胎儿致病；③碘缺乏，每日摄碘量＜25 μg 或由天然致甲状腺肿物质如木薯等所致；④药物，硫脲类抗甲状腺药、对氨水杨酸、碘化物、保泰松及锂盐等引起；⑤慢性淋巴细胞性甲状腺炎。

3. *临床表现* 患者常出现体温偏低、畏寒、少汗、表情呆滞、记忆力减退、反应迟钝、动作缓慢、少言懒语；面色苍白带黄、面容虚肿以眼眶周围明显；头发干稀、眉毛外侧脱落；唇厚舌大、声音低哑、语言欠清晰；皮肤干、粗、厚，呈非凹陷性水肿；心率减慢、心音低钝、脉弱；常有腹膨隆、肠胀气、便秘等。

4. *治疗原则* 应根据引起甲状腺功能减退的病因，进行相应的处理。长期应用甲状腺制剂是主要和有效的治疗方法。

除抗甲状腺药及甲状腺次全切除术后引起的暂时性的甲状腺功能减退，其他原因导致的甲状腺功能减退，应长期服用甲状腺制剂。当有妊娠或遇有应激情况时亦不可停药。气候寒冷时适当增加药量，因为寒冷刺激可以增加 TSH 的分泌，促使甲状腺分泌甲状腺激素增多以适应环境的改变。甲状腺功能减退症病人对催眠镇静药较敏感，应慎用。

5. *药物治疗*

(1)基本治疗：治疗的目标是将血清 TSH 和甲状腺激素水平恢复到正常范围内，临床症状和体征消失。左甲状腺素片（L-T_4）替代治疗，需终身服药，剂量按照体重计算为 1.6～1.8 μg/(kg·d)；儿童需要剂量较高，约 2.0 μg/(kg·d)；老年患者则需要较低的剂量，约 1.0 μg/(kg·d)；妊娠时的替代剂量需要增加 30%～50%；甲状腺癌术后的患者需要剂量约 2.2 μg/(kg·d)。

根据患者年龄、体重和心脏状态不同，所需的起始剂量及维持剂量不同：①＜50 岁，既往无心脏病史患者则可尽快达到完全替代剂量；②50 岁以上患者为了避免因服用药物而致心脏负荷加重，服用 L-T_4 前需行常规心脏检查，年老体弱及心功能较差的患者起始剂量应小（25～50 μg/d），并缓慢增加剂量（每 1～2 周增加 25 μg），防止诱发和加重心脏病；③补充甲状腺素后 4～6 周才起效，所以治疗初可每 4～6 周测定激素指标，调整 L-T_4 剂量。治疗达标后，则可 6 个月至 1 年复查相关指标。

（2）黏液性水肿昏迷的治疗：黏液性水肿昏迷最重要的治疗措施是去除诱因、防止其复发。对老年患者应控制甲状腺功能减退症，减少并发症等。处理措施①T_3 静脉注射，每 4 小时 10 μg，直至清醒后可改为口服；或 L-T_4 静脉注射 300～400 μg，以后每日 50～100 μg，至患者清醒后改为口服；②如无注射液可给予片剂鼻饲或经胃管给药，清醒后改为口服；③给予氢化可的松 200～400 mg/d 持续静脉滴注，待患者清醒且血压稳定后减量；④在治疗期间根据患者需要补液，注意保温、供氧、保持呼吸道通畅，必要时可行气管切开、机械通气等。

（3）亚临床甲状腺功能减退症的处理：①当血清 TSH 在 4.0～10 mU/L 时不主张给予替代治疗，可定期监测血清 TSH 浓度变化；②当血清 TSH＞10 mU/L 及高胆固醇血症应行激素替代治疗，治疗的方法及目标同临床甲状腺功能减退症；③由于 L-T4 过量可导致心房颤动和骨质疏松等不良反应，故在治疗过程中应注意定期监测血清 TSH 浓度。

三、骨质疏松症

（一）定义和流行病学

骨质疏松症（osteoporosis，OP）是一种以骨量低下，骨微结构损坏，导致骨脆性增加，易发生骨折为特征的全身性骨病。骨质疏松症属骨骼退化性疾病，可发生于不同的年龄和性别，多见于绝经后妇女和老年男性，且伴随年龄增长，患病风险增加。

目前全世界患骨质疏松的人数超过 2 亿人，其发病率已跃居常见病、多发病的第 7 位。我国是世界上老年人口绝对数量最多的国家，骨质疏松导致的骨折，特别是髋部骨折严重威胁着老年人的生命安全，而且骨质疏松症及骨质疏松性骨折的治疗和护理，需要投入巨大的人力和物力，费用高昂，造成沉重的家庭、社会和经济负担。

（二）病因及发病机制

骨质疏松症的发病机制尚不明确，目前认为与激素调控、营养状态、物理因素、免疫状况及遗传因素有关。骨质疏松症根据病因不同，可分为原发性、继发性及特发性 3 大类，详见表 6-20。

表 6-20　骨质疏松症的分类及病因

分类	病因
原发性	因年龄增加、器官生理功能退行性改变和性激素分泌减少而引起，分为绝经后骨质疏松症（Ⅰ型）和老年性骨质疏松症（Ⅱ型）
继发性	由任何影响骨代谢的疾病和（或）药物导致的骨质疏松，如甲状旁腺功能亢进症、维生素 D 缺乏、Cushing 综合征等
特发性	主要见于 8－14 岁青少年，病因不明，与遗传关系密切

（三）临床表现

骨质疏松症临床诊断流程见图 6-3。许多患者早期常无明显的症状，往往在骨折发生后经 X 线或骨密度检查时才发现已有骨质疏松，其经典的临床表现如下。

1. *疼痛*　患者可有腰背疼痛或周身骨骼疼痛，负荷增加时疼痛加重或活动受限，严重时翻身、起坐及行走有困难。

2. *脊柱变形*　骨质疏松严重者可出现身高缩短、驼背、脊柱畸形和伸展受限。胸椎压缩性骨折会导致胸廓畸形，影响心肺功能；腰椎骨折可能会改变腹部解剖结构，导致便秘、腹痛、腹胀、食欲减低和过早饱胀感等。

3. *骨折*　骨质疏松症患者易发生脆性骨折，常见部位为胸、腰椎、髋部、桡、尺骨远端和肱骨近端。发生过一次脆性骨折后，再次发生骨折的风险明显增加。骨折后需长期卧床，不仅会引起失用性骨质疏松和肌肉萎缩，而且容易发生肺炎、压疮及泌尿系统感染。

（四）治疗原则

采取预防措施，阻止骨吸收加速，防止骨组织的穿孔性变化，比发病后再进行治疗的意义更大。提高骨峰值及降低骨丢失率，是预防骨质疏松症的根本途径。除遗传因素外，青春期坚持户外运动、摄入足量的钙，避免大量吸烟、饮酒及浓咖啡等，均有利于提高骨峰值。而补充雌激素，提高钙摄入量，应用骨吸收抑制剂，则可降低骨丢失率。

（五）药物治疗

1. *治疗药物分类*　根据 2011 版中国指南，具

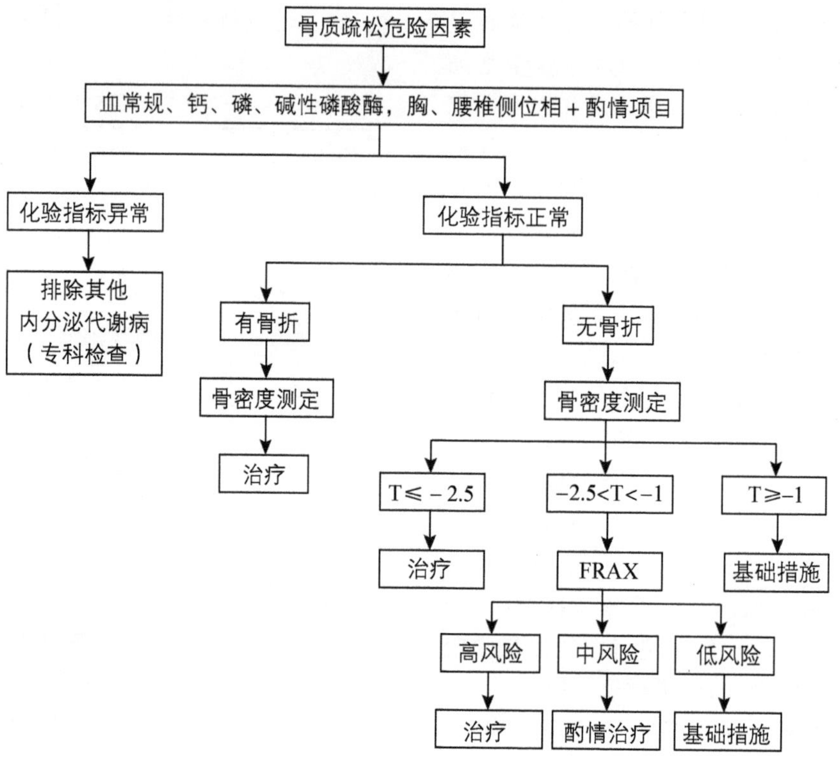

图 6-3 骨质疏松症的临床诊断流程

备以下情况之一者，需考虑药物治疗。

(1)确诊骨质疏松症患者(骨密度：T≤－2.5)，无论是否有过骨折。

(2)骨量低下患者(骨密度：－2.5＜T 值≤1.0)并存在1项以上骨质疏松危险因素，无论是否有过骨折。

(3)无骨密度测定条件时，具备以下情况之一者，也需考虑药物治疗：①已发生过脆性骨折；②OSTA 筛查为“高风险”；③FRAX 工具计算出髋部骨折概率≥3%或任何重要的骨质疏松性骨折发生概率≥20%(暂借用国外的治疗阈值，目前还没有中国人的治疗阈值)。

常见骨质疏松症的治疗药物一般分为骨吸收抑制药、骨形成促进药和促进骨矿化的营养素，常见抗骨质疏松药物见表6-21。

2. 药物治疗方案

(1)原发性Ⅰ型骨质疏松症：即绝经后骨质疏松症，是由于绝经后雌激素减少，使骨吸收亢进引起骨量丢失，因此，应选用骨吸收抑制剂如雌激素、双膦酸盐类、降钙素和钙制剂等

雌激素制剂：激素补充治疗应遵循的原则包括①明确的适应证和禁忌证(保证利大于弊的基础)；②绝经早期开始用(＜60岁)，收益更大风险更小；③应用最低有效剂量；④治疗方案个体化；⑤局部问题局部治疗；⑥坚持定期随访和安全性监测(尤其是乳腺和子宫)；⑦是否继续用药应根据每位妇女的特点每年进行利弊评估。

双膦酸盐类：多数国家的防治指南推荐阿仑膦酸盐和利塞膦酸盐作为绝经后骨质疏松症治疗的一线药物。该类药物不能与食物、牛奶或饮料同服。如果早餐前未服药，则当日停服，不能在餐后补用。低钙血症和维生素D缺乏者不能使用或纠正后再用。阿仑膦酸钠10 mg/d，早餐前至少30min温开水送服，必须连续用药，停止治疗后3～6个月内抑制骨转换的作用消失。依替膦酸二钠400 mg/d，每3个月中连服14d，间歇期服钙剂，以避免对骨矿化的不良影响。治疗期间应补充足量的钙剂和适量的维生素D。

降钙素类：适合有疼痛症状的骨质疏松症患者。①鲑鱼降钙素50～100 U肌内注射，每日1次，连续7次后改为每周1次；鼻喷剂每喷1次为50U，每日1～2次，疗程视病情而定。②鳗鱼降钙素则每次10U，肌内注射，每周2次，连续4周后疼痛明显减轻，停药后仍维持一段无痛期，疗程不定。

表 6-21　常见骨质疏松症的治疗药物

分类	作用机制	代表药物
双膦酸盐类	与骨骼羟磷灰石有高亲和力的结合，特异性结合到骨转换活跃的骨表面上抑制破骨细胞的功能．从而抑制骨吸收	阿仑膦酸钠、依替膦酸钠、伊班膦酸钠、利噻膦酸钠、唑来膦酸
降钙素类	抑制破骨细胞的生物活性和减少破骨细胞的数量，从而阻止骨量丢失并增加骨量，同时能明显缓解骨痛	鲑鱼降钙素、鳗鱼降钙素
雌激素类	抑制骨转换，阻止骨丢失，是防治绝经后骨质疏松症的首选药物	雌二醇、尼尔雌醇、7-甲异炔诺酮（替勃龙）
甲状旁腺激素	通过刺激成骨细胞增生分化、直接抑制成骨细胞凋亡，延长成骨作用时间，促进衬骨细胞向成骨细胞转化及刺激成骨细胞产生 IGF-1 和转化生长因子发挥骨合成作用	rhPTH(1-34)
选择性雌激素受体调节药类（SEKMs）	选择性地作用于雌激素的靶器官，表现出类雌激素的活性，抑制骨吸收，但不刺激乳腺和子宫	雷洛昔芬
活性维生素 D 及其类似物	促进骨形成和矿化，并抑制骨吸收	1-25 双羟维生素 D(骨化三醇)、1 -羟基维生素 D(骨化醇)
维生素 K_2（四烯甲萘醌）	可抑制骨吸收，改善钙平衡，促进骨钙分泌，加速骨形成	维生素 K
锶盐	作用于成骨细胞和破骨细胞。具有抑制骨吸收和促进骨形成的双重作用	雷奈酸锶

(2)原发性Ⅱ型骨质疏松症：病因为增龄老化所致调节激素失衡使骨形成低下，应用骨形成促进药，如活性维生素 D、蛋白同化激素、钙制剂、氟化药等。

目前应用最广泛的制剂有骨化三醇，无须经肝、肾羟化，每日口服 0.25～0.5 μg；阿法骨化醇在肝迅速代谢为有活性的骨化三醇，0.5～1.0 μg/d，长期服用(3～6 个月以上)。长期应用应定期监测血钙和尿钙水平。在治疗骨质疏松症时，可与其他抗骨质疏松药物联合应用。

其他治疗方案还包括：①苯丙酸诺龙 25 mg 肌内注射，每周或每 3 周 1 次；②口服维生素 K_2 15 mg，每日 3 次。

(3)继发性骨质疏松症：去除病因是治疗继发性骨质疏松症的关键。

皮质类固醇性骨质疏松应积极采取手术切除或减少糖皮质激素用量等方式纠正高皮质醇血症。去除病因后，仍需补充钙剂和维生素 D，以增加肠钙吸收。

糖尿病性骨质疏松则应及时使用胰岛素或口服降糖药控制糖尿病的发展。在糖尿病长骨治疗的基础上，补充钙剂、维生素 D 和适当的微量元素可纠正患者的负氮平衡。雌激素可用于绝经期糖尿病患者。双膦酸盐类和氟化物均可改善糖尿病性骨矿代谢紊乱，对于合并尿钙过多者，可加用噻嗪类利尿药。

甲状腺功能亢进性骨质疏松应以治疗甲状腺功能亢进症为主，每日补充钙剂 4～8 g，维生素 D 2000U。此外，如骨痛明显伴高血钙可加用降钙素，鲑鱼降钙素 100U，每晚 1 次，肌内注射，根据病情逐渐减量至 50U 隔日 1 次。鳗鱼降钙素 10U/d，肌内注射，疗程 3～6 个月。

（六）治疗管理

1. *疗效监测*　临床上抗骨质疏松药物的疗效判断应包括是否能提高骨量和骨质量，最终降低骨折风险。一般每 6～12 个月系统地观察中轴骨骨密度的变化。骨转换生化标记物可以在药物治疗后 1～6 个月发生明显变化，用于评估骨吸收抑制剂或骨形成促进剂的作用效果。但由于骨转换生化标记物可能存在变异、不同测量方法测得的结果也有差别。因此,对于评价患者个体的疗效,需要充分考虑到骨密度最小有意义的变化值(LSC),同时也要尽可能采用相同的采血时间和测量方法。如何评价和计算ISC,可以参考国际临床骨密度测量协会的网站(www.ISCD.org)。

2. 联合用药指导　联合使用骨质疏松症治疗药物,应评价潜在的不良反应和治疗获益,此外,还应充分考虑药物经济学的影响。根据药物作用机制和各种药物特点,对联合用药可提出以下建议:①同时联合方案,钙剂及维生素D作为骨质疏松症的基础治疗药物,可以与骨吸收抑制药或骨形成促进药联合使用。通常情况下,对于骨吸收抑制药及骨形成促进药,不建议同时应用相同作用机制的药物来治疗骨质疏松症。有研究显示,同时应用双膦酸盐及甲状旁腺激素制剂,不能取得加倍的疗效;②序贯联合方案,尚无明确的证据指出各种抗骨质疏松药物序贯应用的禁忌。可根据个体情况酌情选择。有研究表明序贯应用骨形成促进药和骨吸收抑制药,能较好维持疗效,临床可行。

3. 辅助用药指导　建议摄入适当的骨健康基本补充剂(钙剂和维生素D)。新《指南》推荐绝经后妇女和老年人平均每日应补充的元素钙剂量为500～600 mg。维生素D成年人推荐剂量为200U(5 μg)/d,老年人因缺乏日照以及摄入和吸收障碍常有维生素D缺乏,故推荐剂量为400～800U(10～20μg)/d。

四、痛　风

(一)定义和流行病学

痛风(gout)是由于嘌呤代谢紊乱导致血尿酸增加而引起组织损伤的一种疾病,主要包括急性发作性关节炎、痛风石形成、痛风石性慢性关节炎、尿酸盐肾病和尿酸性尿路结石,重者可出现关节残疾和肾功能不全。

痛风的发病受种族、饮食、饮酒、职业、环境和受教育程度等多因素影响,随着人类生活水平逐渐提高,其发病率不断攀升。目前,痛风已经影响到全球1%以上成年人的健康。在我国,近年来痛风的发病率呈上升趋势,我国普通人群患病率约1.14%,其中台湾和青岛地区是痛风高发区。痛风的发生与性别和年龄相关,多见于中、老年人,约占90%,发病高峰年龄为40—50岁,患病率随年龄而增加,且男性高于女性。

(二)病因及发病机制

高尿酸血症是痛风最重要的生化基础。按高尿酸血症形成原因可分为原发性和继发性痛风(表6-22),其中原发性痛风约占90%,且有一定的家族遗传倾向。

表6-22　痛风的分类及病因

痛风分类	病因
原发性	①肾小管分泌尿酸功能障碍,导致尿酸排泄不足,血尿酸增高 ②嘌呤代谢相关酶活性改变,使尿酸增多
继发性	①继发于嘌呤增多的遗传性疾病,存在酶及代谢缺陷,自出生就有高尿酸血症 ②继发于骨髓或淋巴增生性疾病和肾病变 ③外源性高尿酸血症,如高嘌呤饮食、大量饮啤酒和使用嘌呤拮抗药 ④其他:肾功能不全、使用抑制肾小管排泌功能的药物、原发性高血压和糖尿病等

痛风的致病机制,见图6-4。

(三)临床表现

1. 痛风性关节炎　痛风性关节炎是痛风最常见的、最初的临床表现。患者一般起病急、发病关节有明显的红、肿、热、痛,夜间尤为显著,最常见于手足小关节,以第一跖趾关节为最常见好发部位,以后涉及踝、膝、腕等关节。易反复发作,如大关节受累则可存在关节积液,最终造成关节畸形。关节周围与身体其他部位皮下均可见到结节状突出之痛风石,并可溃破。

2. 痛风性肾病　痛风性肾病包括急性高尿酸肾病、慢性高尿酸血症肾病和尿酸性肾结石。急性高尿酸肾病表现为短期内出现血尿酸浓度迅速增高,尿中有结晶、血尿、白细胞尿,最终出现少尿、无尿,诱发急性肾衰竭,甚至危及生命;慢性高尿酸血症肾病早期表现为蛋白尿和镜下血尿,后逐渐发展为夜尿增多,尿比重下降,最终可由氮质血症发展为尿毒症;尿酸性肾结石有20%～25%并发尿酸性

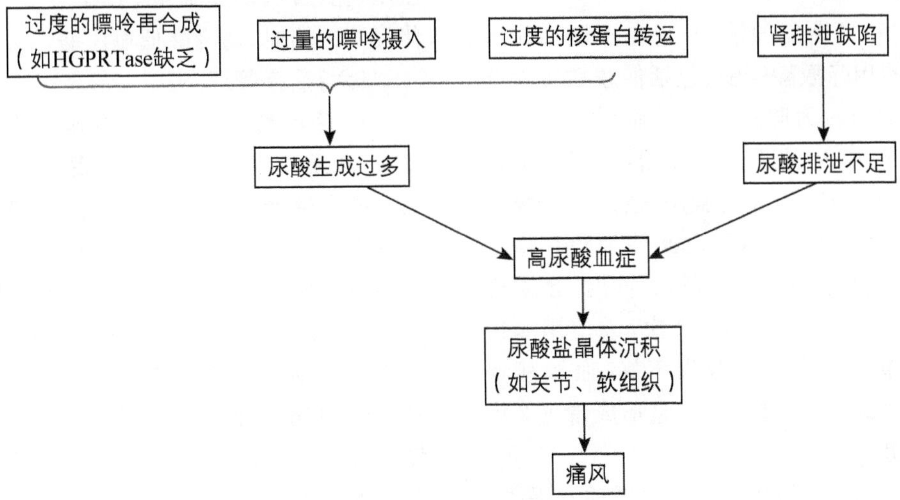

图 6-4　痛风的致病机制

尿路结石，患者可有肾绞痛、血尿及尿路感染症状。

（四）治疗原则

痛风并非不治之症，关键是早预防、早发现、早治疗。早期治疗一般预后良好，到晚期尿酸广泛弥漫性地在组织中沉积，或发生肾功能不全，则预后不佳。因此，痛风的药物治疗原则一般是尽快终止急性关节炎发作，防止关节炎复发，纠正高尿酸血症，防止因尿酸盐沉积于肾、关节等所引起的并发症，防止尿酸结石形成和肾功能损害。坚持长期用药，将血液中尿酸浓度控制在正常水平是治疗成功的关键。此外，还需同时治疗伴发的高脂血症、糖尿病、高血压、冠心病、脑血管病等。此外，痛风的治疗还需要合理的饮食控制，充足的水分摄入，规律的生活节奏，适当的体育活动及定期的健康检查。

（五）药物治疗

1. *治疗药物分类*　常用抑制尿酸生成、促尿酸排泄和镇痛消炎的药物（表 6-23）。

表 6-23　痛风的治疗药物

治疗药物	作用机制	代表药物
尿酸合成抑制药	抑制黄嘌呤氧化酶，阻断黄嘌呤转化为尿酸，减少尿酸生成	别嘌醇
促尿酸排泄药物	抑制近端肾小管对尿酸的重吸收，以利尿酸排泄	丙磺舒、磺吡酮、苯溴马隆
抑制白细胞游走进入关节的药物	抑制炎性细胞趋化，对制止炎症、镇痛有特效	秋水仙碱
非甾体消炎药	抑制 PG 合成，起到镇痛、缓解炎症反应作用	阿司匹林、对乙酰氨基酚、塞来昔布

2. *药物治疗方案*　应按临床分期进行，并遵循个体化原则。

（1）急性期的治疗：治疗药物应及早、足量使用，见效后逐渐减停。暂缓使用降尿酸药物，以免引起血尿酸波动，延长发作时间或引起转移性痛风。同时卧床休息、抬高患肢，避免负重。①非甾类消炎药，通常开始使用足量，症状缓解后减量。最常见的不良反应是胃肠道症状，也可能加重肾功能不全，影响血小板功能等。活动性消化道溃疡者禁用。②秋水仙碱，及早使用，口服给药 0.5 mg/h 或 1 mg/2h。若消化道对秋水仙碱不能耐受，也可静脉给药，单一剂量不超过 2 mg，24h 总量 4 mg。秋水仙碱治疗剂量与中毒剂量十分接近，除胃肠道反应外，可有白细胞减少、再生障碍性贫血、肝细胞损害、脱发等，肝肾功能不全者慎用。③糖皮质激素，通常用于秋水仙碱和非甾类抗炎药无效或不能耐受者。ACTH 25U 静脉滴注或 40～80U 肌内注射，必要时可重复；或口服泼尼松每日 20～30 mg，

3～4d 逐渐减量停服。

(2)间歇期和慢性期的治疗：旨在控制血尿酸在正常水平。使用降尿酸药物，包括促尿酸排泄药和抑制尿酸生成药。为防止用药后血尿酸迅速降低诱发急性关节炎，应从小剂量开始，逐渐加至治疗量，生效后改为维持量，长期服用，使血尿酸维持在 327μmol/L(5.5mg/dl)以下。此外为防止急性发作，也可在开始使用降尿酸药物的同时，预防性服用秋水仙碱 0.5 mg，每日 1～2 次，或使用非甾体类消炎药。单用一类药物效果不好、血尿酸＞535μmol/L(9.0 mg/dl)、痛风石大量形成者可 2 类降尿酸药物合用。

(3)肾病变的治疗：除积极控制血尿酸水平外，碱化尿液，多饮多尿，十分重要。在使用利尿药时应避免使用影响尿酸排泄的噻嗪类利尿药、呋塞米(速尿)、依地尼酸(利尿酸)等，可选择螺内酯(安体舒通)等。碳酸酐酶抑制药乙酰唑胺兼有利尿和碱化尿液作用，亦可选用。降压可用 ACEI，避免使用减少肾血流量的 β 受体阻滞药和钙拮抗药；其他治疗同各种原因引起的慢性肾损害。对于尿酸性尿路结石，大部分可溶解、自行排出，体积大且固定者可体外碎石或手术治疗。对于急性尿酸性肾病，除使用别嘌醇积极降低血尿酸外，应按急性肾衰竭进行处理。对于慢性肾功能不全可行透析治疗，必要时可做肾移植。

(4)无症状高尿酸血症的治疗：对于血尿酸水平在 535 μmol/L(9.0 mg/dl)以下，无痛风家族史者一般无需用药治疗，但应控制饮食，避免诱因，并密切随访。反之应使用降尿酸药物。如果伴发高血压、糖尿病、高脂血症、心脑血管病等，应在治疗伴发病的同时，适当降低血尿酸。

(六)治疗管理

1. *降尿酸用药指导*　凡确诊有痛风石的痛风患者、频繁发作的痛风(每年发作≥2 次)患者及痛风合并慢性肾病(2 期或以上)或曾经有尿路结石的患者均建议采用降尿酸治疗。其最低治疗目标是将血清尿酸水平降低到 357μmol/L(6 mg/dl)以下，降到 297.5μmol/L(5 mg/dl)以下则更理想。目前推荐别嘌醇或非布索坦为一线降尿酸用药。别嘌醇的起始计量不要超过 100 mg/d，如果合并慢性肾病(4 期或以上)则不超过 50 mg/d。可每 2～5 周增加 1 次剂量，直到血清尿酸达到目标治疗水平，最大剂量不超过 900 mg/d。如果痛风已经发作则需要考虑联合使用降尿酸药物和消炎药物。如果尿酸水平顽固性增高，则可以考虑联用黄嘌呤氧化酶抑制药(别嘌醇或非布索坦)和促进尿酸排泄的药物(如丙磺舒)，其中丙磺舒是促进尿酸排泄的最佳选择。

2. *痛风患者饮食管理*　目前建议将食物分为 3 类。

(1)避免食用：富含高嘌呤的动物内脏、果糖含量高的甜食饮料和汽水。痛风发作期间避免饮酒，非发作期间也需严格限酒。

(2)限制食用：牛肉、羊肉、猪肉、嘌呤含量高的海鲜(沙丁鱼和贝壳类)、自然很甜的果汁、食盐和酒(尤其是啤酒)。

(3)鼓励食用：低脂乳制品和蔬菜。

(胥　婕　羊红玉　张相宜　任梓华)

第七节　泌尿系统疾病的药物治疗

一、急性感染后肾小球肾炎

急性感染后肾小球肾炎(急性肾炎)是一种常见的肾病，急性起病，以血尿、蛋白尿、高血压、水肿、少尿及氮质血症为常见的一组临床综合征，又称之为急性肾炎综合征。多见于链球菌感染后，偶可见于其他细菌和病原微生物感染之后。其诊断标准：①起病前 1～3 周有感染病史。②有血尿、蛋白尿、水肿、高血压，甚至少尿及氮质血症。③血清 C3 下降(发病 8 周内可恢复正常)。

(一)病因及发病机制

急性肾炎的常见病因包括 β 溶血性链球菌的 A 组 1、4、12、29 型等“致肾炎菌类”所致的上呼吸道感染(扁桃体炎)或皮肤感染(脓疱疮)。

链球菌致肾炎菌株的某些成分作为抗原，进入机体激发抗体产生，结果是循环中或在原位形成的抗原-抗体复合物沉积于肾小球毛细血管壁上，激活补体，引起肾损害。

(二)临床表现

感染 1～3 周后起病，轻者呈亚临床型(仅尿常规异常及血清 C3 一过性降低)；重者呈现急性肾衰竭。多数有自愈倾向，临床一般在数月内痊愈。

1. *尿异常*　几乎全部患者均有肉眼或镜下血尿或红细胞管型尿。可伴有轻、中度蛋白尿，少数患者(<20%患者)可呈肾病综合征范围的大量蛋白尿。

2. *高血压*　约80%病人在病初水、钠潴留时，出现轻、中度高血压，利尿后血压逐渐恢复正常。少数患者出现严重高血压、高血压脑病、急性左侧心力衰竭。

3. *水肿*　约80%病人出现水肿，典型者为晨起眼睑水肿，一般不重。水肿严重者可表现为全身凹陷性水肿。

4. *肾功能*　为一过性肾功能异常。极少数呈现急性肾衰竭或肾病综合征为首发症状。

5. *全身表现*　患者常有疲乏、食欲缺乏、恶心、呕吐(与氮质血症不完全成正比)、嗜睡、头晕、视物模糊(与高血压程度及脑缺血、脑水肿有关)及腰部钝痛(因肾实质肿大，撑胀肾包膜，牵扯感觉神经末梢所致)。

(三)治疗原则

急性肾小球肾炎属自限性疾病，主要采取对症治疗，主要环节为预防和治疗水、钠潴留，控制循环血容量，从而达到减轻症状(水肿、高血压)，预防致死性合并症(心力衰竭、脑病、急性肾衰竭)，以及防止各种加重肾病变的因素，促进肾在组织学及功能上的修复。

1. *休息*　必须卧床休息，一般多为3～6个月，直至肉眼血尿、水肿消失，血压恢复正常后可逐步增加活动。

2. *饮食*　进食富含维生素的低钠饮食(<3 g/d)。肾功能正常者蛋白质摄入量应保持正常，约1g/(kg·d)。肾功能不全者应限制蛋白质摄入，并给予优质蛋白(富含必需氨基酸的动物蛋白)。水肿重且尿少者，应控制摄入水量。明显少尿者，量出为入，即补液量为前日尿量加不显性失水500 ml。

(四)药物治疗

1. *对症治疗*　主要包括利尿、降压等。

(1)利尿：通常使用噻嗪类利尿剂如氢氯噻嗪每次25 mg，每日3次，必要时用髓襻利尿药如呋塞米20～60 mg/d。

(2)降压：利尿后血压控制仍不理想者，可选用降压药。

(3)纠正心力衰竭：在利尿、降压治疗效果欠佳时可考虑：硝酸甘油5 mg加入5%葡萄糖注射液100～150 ml缓慢静脉滴注，以减轻心脏前后负荷，控制心力衰竭，上述药物均需依患者的血压调整滴速。必要时可用洋地黄制剂。

2. *感染灶治疗*　当病灶细菌培养阳性时，应使用青霉素80万～120万U肌内注射，每日2次，连用10～14d(过敏者用大环内酯类抗生素)。必要时换用其他抗生素。对扁桃体病灶明显者考虑扁桃体切除。手术时机为肾炎病情稳定(尿蛋白<+，尿沉渣红细胞<10个/HP)，且扁桃体无急性炎症为宜，后应用青霉素2周。

3. *透析*　伴发急性肾衰竭者有透析指征时，应及时给予透析。

(五)治疗管理

急性肾小球肾炎主要监护患者感染是否得到控制，对症治疗(如高血压、水肿等)是否有效，并注意适当休息。

二、慢性肾小球肾炎

慢性肾小球肾炎，简称慢性肾炎，是多种病因、多种病理类型的一组原发性肾小球疾病。临床特点是病程长，可以有一段时间的无症状期，呈缓慢进行性病程，基本表现是水肿、高血压、蛋白尿、血尿和不同程度的肾功能损害。药物治疗个体差异较大，预后较差。一般为青年男性多见，起病缓慢，病情迁延。其诊断标准为：①有蛋白尿、水肿，间或有血尿、高血压和肾功能损害；②病程持续达1年以上；③除外继发性和遗传性肾炎。

(一)病因及发病机制

慢性肾炎的病因大多不明。极少部分为急性链球菌感染后迁延1年以上所致，大部分则与急性肾炎无关，而是由其他病理类型决定病情的迁延发展，起病即属慢性肾炎。

大部分是免疫复合物激活补体，引起组织损伤，也可通过“旁路系统”激活补体，从而引起一系列的炎症反应导致肾小球肾炎。非免疫介导的肾损害在慢性肾炎的发生发展中亦起很重要的作用，包括肾内动脉硬化、肾血流动力学代偿性改变、高血压对肾小球结构与功能的影响以及肾小球系膜的超负荷状态引起的系膜区增殖和硬化。

(二)临床表现

1. *水肿*　多为眼睑水肿和(或)下肢凹陷性水肿，一般无体腔积液。

2. *高血压*　多为持续中等血压增高，尤以舒张压增高明显，常伴有眼底视网膜动脉变细、纡曲和动、静脉交叉压迫现象，少数可见絮状渗出物和(或)出血。

3. *蛋白尿*　尿蛋白定量在1～3 g/24h。

4. *血尿*　为肾单位性血尿，尚可出现肉眼血尿。多见于增生性或局灶硬化性为主要病理改变者。

5. *肾功能损害*　慢性进行性损害，进展速度与病理类型有关，也与治疗情况和有无加速病情发展的许多因素（如感染、劳累、血压升高）存在有关。

（三）治疗原则

慢性肾炎的治疗应以防止和延缓肾功能进行性恶化，改善和缓解临床症状及防治严重合并症为主要目的，争取解除可逆性损害肾的因素。

限制蛋白摄入可使肾功能受损的进程延缓。无肾功能减退者，蛋白质摄入量以0.8 g/(kg·d)为宜。肾功能不全者，一般蛋白质摄入量应限制在0.5～0.8 g/(kg·d)，其中高生物效价的动物蛋白应占1/3或更多，如鸡蛋、牛奶、瘦肉等。低蛋白饮食时，可适当增加糖类，同时适当辅以必需氨基酸，以补充体内必需氨基酸的不足，满足机体基本能量的需要，防止负氮平衡。

（四）药物治疗

1. *积极控制高血压*　慢性肾炎时，剩余和有病变的肾单位处于代偿性高血流动力学状况，全身性高血压无疑会加重病变，导致肾小球进行性损害，故应积极控制高血压。抗高血压药物在慢性肾炎患者中的使用特点及注意事项介绍如下。

（1）血管紧张素转化酶抑制药（ACEI）和血管紧张素Ⅱ受体拮抗药（ARB）：在降低全身性高血压的同时，可降低肾小球内压，减少蛋白尿，抑制系膜细胞增生和细胞外基质的堆积，以减轻肾小球硬化，延缓肾功能衰竭。应用中应注意防止高钾血症，有肾功能不全者如Scr＞265μmol/L应慎用或不用此类药物。

（2）钙离子拮抗药：具有与ACEI十分相似的延缓肾功能衰竭的作用，但无明显减少蛋白尿的作用。此外，钙离子拮抗药能减少氧消耗，抗血小板聚集，通过细胞膜效应减少钙离子在间质沉积和细胞膜过度氧化，以达到减轻肾损害及稳定肾功能作用。适用于肾动脉狭窄、老年人等高危人群。

（3）β受体拮抗药：对肾素依赖性高血压有较好的疗效。某些β受体拮抗药，脂溶性低，自肾排泄，故肾功能不全时应调整剂量和延长用药时间。

（4）α受体拮抗药：对小动脉和小静脉均有扩张作用。因其主要不良反应为直立性低血压和过敏，故应从小剂量开始逐步增至治疗剂量。

（5）利尿药：对有明显水钠潴留或使用ACEI者可加用利尿药，以加强降压效果。但应注意电解质紊乱、高凝血状态的出现和加重高脂血症的可能。按其分类和作用特点可进一步分为：①噻嗪类利尿药，适用于轻度水肿患者，常用氢氯噻嗪1次25 mg，每日3次，长期服用应防止低钾、低钠血症；②潴钾利尿药，适用于低钾血症，常用螺内酯1次20 mg，每日1～2次。单独使用利尿作用不显著，可与噻嗪类利尿药合用。长期使用需防止高钾血症，肾功能不全患者应慎用；③襻利尿药，适用于中、重度水肿患者，常用呋塞米每日20～120 mg，分次口服或静脉注射。应用襻利尿药时需谨防低钠血症及低钾、低氯血症性碱中毒。

（6）右旋糖酐类或代血浆：常用不含钠的右旋糖酐-40（低分子右旋糖酐）或淀粉代血浆（706代血浆，分子量2.5万～4.5万），1次250～500 ml静脉滴注，隔日1次。随后加襻利尿药可增强利尿效果。但对少尿（每日尿量＜400 ml）患者应慎用或避免使用。

根据患者具体情况，上述各类降压药可单用，也可2种以上联合应用。传统的观点要求将血压降到18.7/12.0 kPa(140/90mmHg)。目前认为对于尿蛋白超过1 g/24h的肾病患者，血压必须严格控制至125/75mmHg才能有效延缓肾损害进展。尿蛋白量也是影响肾病预后的一个因素。肾实质性高血压且肾功能尚可者应首选ACEI治疗。

2. *抗凝血和血小板解聚药物*　抗凝血和血小板解聚药物对某些类型的肾炎（如IgA肾病）有良好的稳定肾功能、减轻肾病理损害的作用。对有明确高凝血状态和易发生高凝血状态的病理类型如膜型肾病、系膜毛细血管增生性肾炎可长期应用。

3. *其他*　包括：①避免感染、劳累等加重病情的因素；②慎用或免用肾毒性和诱发肾损伤的药物，如氨基糖苷类抗生素、磺胺药及非甾体消炎药（NSAID）等；③对伴有高脂血症、高血糖、高尿酸血症等应予以相应处理；④一般不主张应用激素和细胞毒药物。

（五）治疗管理

1. *疗效监测*　监测患者的血压是否达标，如有需要可根据血压水平加用利尿药等进行联合降压的治疗方案，以使血压控制在目标值；同时关注血红蛋白水平是否经治疗后逐步提升，否则需要考虑其他如感染、慢性失血、叶酸缺乏等因素。

2. *不良反应管理*　采用ACEI/ARB治疗期间

应密切监测血肌酐及血清钾水平的变化，在用药后的头2个月内，应每1～2周检测1次；若无异常，以后可适当延长监测时间；若发现血肌酐或血清钾异常增高，需及时处理，血肌酐较基础值升高>30%时应停药。

3. 用药宣教 由于该类患者用药种类较复杂，数量较多，难免存在药物间的相互作用等；因此进行必要的药物知识介绍非常重要。在提高患者对疾病治疗药物认知的同时，提高药物治疗的依从性和安全性。

三、肾病综合征

肾病综合征（nephrotic syndrome，NS）是肾小球疾病的常见表现，但并非单一疾病，而是由很多病因引起的一种临床症候群。其诊断标准是：①大量蛋白尿（>3.5 g/d）；②血浆白蛋白<30 g/L；③不同程度的水肿；④高脂血症。前2条为肾病综合征诊断的必备条件。

（一）病因及发病机制

肾病综合征根据病因分为原发性和继发性。前者诊断主要依靠排除继发性肾病综合征。

继发性肾病综合征的病因常见为糖尿病肾病、肾淀粉样变、系统性红斑狼疮、新生物、药物及感染引起的肾病综合征。一般小儿应着重除外遗传性、感染性疾病及过敏性紫癜等继发性肾病综合征；中青年应着重除外结缔组织病、感染、药物引起的继发性肾病综合征；老年则应着重考虑排除代谢性、肿瘤有关的肾病综合征。

引起原发性肾病综合征的病理类型以微小病变肾病（MCD）、肾小球局灶节段性硬化（FSGN）、膜型肾病（MN）、系膜毛细血管增生性肾炎（MsCGN）、系膜增生性肾炎（MsPGN）5种临床病理类型最为常见。其中儿童及少年以微小病变肾病较多见；中年以膜型肾病多见。其他较少见的病因有急性及急进性肾炎。

（二）临床表现

常因感染（扁桃体炎、咽炎或一般上呼吸道感染）、受凉、劳累起病。起病过程可急可缓，亦有隐匿性起病者。呈全身性、体位性、可凹性水肿，程度轻重不一，严重者常呈胸腔积液、腹水，甚至纵隔水肿，常伴少尿。可有程度不一的高血压或循环血容量不足的表现：直立性低血压、脉压小、脉搏细弱、口渴等。尿蛋白超过3.5 g/d，血浆蛋白含量显著降低，白蛋白下降尤为明显。血浆胆固醇明显增高伴三酰甘油及低密度脂蛋白浓度升高。临床过程可自然或经治疗而缓解，但易反复发作加重。

（三）治疗原则

NS的临床治疗首先必须明确其原发病因（乙型肝炎相关性肾炎、系统性红斑狼疮性肾炎、过敏性紫癜性肾炎、高血压肾病、糖尿病肾病及肿瘤等继发性因素都可能表现为NS），并根据原发病的情况采取针对性的治疗措施。而对于原发性肾病综合征治疗，治疗关键在于减少尿蛋白，改善肾小球滤过膜屏障功能，同时纠正病理生理异常，延缓肾功能恶化进程，保护肾功能。NS患者水肿时应低盐饮食（<3 g/d），但应注意长期低盐引起的细胞内缺钠情况。NS伴严重水肿、体腔积液、直立性低血压及晕厥倾向者均应卧床休息。

（四）药物治疗

1. 病因治疗 肾病综合征除对症治疗外，最主要的是使用糖皮质激素和免疫抑制药对病因的治疗。该类药物在肾病综合征治疗中的使用原则及注意事项介绍如下。

（1）糖皮质激素：激素可以通过抑制炎症反应、抑制免疫反应、抑制醛固酮和抗利尿激素分泌、影响肾小球基底膜通透性等综合作用而发挥其利尿、消除尿蛋白的疗效。使用原则和方案一般是①起始足量，常用药物为泼尼松1 mg/(kg·d)，口服8周，必要时可延长至12周；局灶节段性肾小球硬化患者应延长至3～4个月。②缓慢减量，足量治疗后每2～3周减原用量的10%，当减至20 mg/d左右时症状易反复，应更加缓慢减量。③长期维持，最后以最小有效剂量（10 mg/d）再维持6个月左右。可采取全日量顿服或在维持用药期间2d量隔日1次顿服，以减轻激素的副作用。水肿严重、有肝功能损害或泼尼松疗效不佳时，可更换为泼尼松龙（等剂量）或甲泼尼龙（4 mg甲泼尼龙相当于5 mg泼尼松）口服或静脉滴注。地塞米松半衰期长，副作用大，现已少用。

根据患者对糖皮质激素的治疗反应，可将其分为“激素敏感型”（用药8～12周NS缓解）、“激素依赖型”（激素减量到一定程度即复发）和“激素抵抗型”（激素治疗无效）3类，其各自的进一步治疗也有所区别。

（2）免疫抑制药：可用于“激素依赖型”或“激素抵抗型”患者，协同激素治疗。若无激素禁忌，一般不作为首选或单独治疗用药。①环磷酰胺，是国内外最常用的细胞毒药物，在体内被肝细胞微粒体羟化，产生有烷化作用的代谢产物而具有较强的免疫抑制作用。应用剂量为 2 mg/(kg・d)，分 1～2 次口服；或 1 次 200 mg，隔日静脉注射 1 次。累积量达 6～8 g 后停药。主要不良反应为骨髓抑制及中毒性肝损害，并可出现性腺抑制(尤其男性)、脱发、胃肠道反应及出血性膀胱炎。②环孢素，选择性抑制辅助性 T 细胞及细胞毒效应 T 细胞，已作为二线药物用于治疗激素及细胞毒药物无效的难治性 NS。常用量为 3～5 mg/(kg・d)，分 2 次空腹口服，服药期间需监测并维持其血浓度谷值为 100～200 ng/ml。服药 2～3 个月后缓慢减量，疗程 6 个月至 1 年。不良反应有肝肾毒性、高血压、高尿酸血症、多毛及牙龈增生等。停药后易复发。③麦考酚酸吗乙酯(mycophenolate mofetil，MMF)，在体内代谢为霉酚酸，后者为次黄嘌呤单核苷酸脱氢酶抑制药，抑制鸟嘌呤核苷酸的经典合成途径，故选择性抑制 T、B 淋巴细胞增殖及抗体形成达到治疗目的。常用量为 1.5～2 g/d，分 2 次口服，共用 3～6 个月，减量维持 6 个月。近年一些报道表明，该药对部分难治性 NS 有效，相对副作用较少。尽管尚缺乏大宗病例的前瞻性对照试验的研究结果，但已受到重视。因其价格较高，目前仍作为二线用药。已有偶见严重贫血和个例(多见于肾功能损伤者)应用后导致严重感染的报道，应引起足够重视。④他克莫司(tacrolimus)，又称 FK506，为具有大环内酯结构的免疫抑制药物，可与体内 FK506 结合蛋白(FKBPs)结合形成复合物，抑制钙调磷酸酶(calcineurin)，从而抑制 T 细胞钙离子依赖型信息传导，抑制细胞毒性淋巴细胞的生成。该药物作为强抗排斥药物，用于肝、肾等器官移植患者。国内已试用于难治性 NS，常用诱导剂量为 4～6 mg/d，分 2 次空腹服用，持续 6 个月；常用维持剂量为 2～4 mg/d，分 2 次空腹服用，维持时间为 6 个月。血液浓度应维持在 5～10 ng/ml。至今无大规模病例治疗 NS 的循证医学结果，但初步的治疗结果已显示良好的降尿蛋白疗效。尽管其不良反应相对较轻，但可引起感染、消化道症状(如腹泻、恶心、呕吐)、肝功损害、高血糖和神经毒性(如头痛、失眠、震颤)等不良反应，应予以重视。⑤雷公藤总苷，1 次 10～20 mg，每日 3 次口服，有降尿蛋白作用，可配合激素应用。国内研究显示该药具有抑制免疫、抑制肾小球系膜细胞增生的作用，并能改善肾小球滤过膜通透性。主要副作用为性腺抑制、肝功能损害及外周血白细胞减少等，及时停药后可恢复。本药不良反应较大，甚至可引起急性肾衰竭，用时要小心监护。

2. 其他治疗

(1)水肿处理：NS 临床常伴有水肿表现，但利尿药物的使用需要根据患者的血容量情况而定。NS 患者可表现为血容量增多、正常或减少等各种情况，如果患者本身已经存在有效血容量不足的情况，给予利尿药治疗不仅不能达到利尿消肿的目的，而且还可能由于肾动脉供血不足而造成急性肾损伤的发生。因此，这类患者必须在补充血容量、提高血浆渗透压的基础上，才能应用利尿药。常用右旋糖酐-70，1 次 250～500 ml 静脉滴注，随后加襻利尿药可增强利尿效果。

(2)减少尿蛋白：对有肾小球内高压存在的大量蛋白尿者应用 ACEI 制剂，有可能通过降低肾小球内高压而减少尿蛋白。

(3)抗凝血治疗：血液的高凝血状态也是 NS 患者常伴有的一个症状。其机制主要是由于低蛋白血症引起的血浆纤维蛋白原水平的显著升高，以及高脂血症会增加血液黏度。因此对于 NS 患者需要常规使用抗凝血药物，尤其是针对血白蛋白≤20g/L，血胆固醇≥12mmol/L 的患者。当然相对于长期大剂量使用抗凝血药预防治疗的效果，给予抗血小板药物可能更为安全和方便，而且其还能增加血小板膜的稳定性，抑制血小板释放血管活性物质及生长因子，可达到抑制肾小球局部炎症反应的目的，延缓肾功能损害的进展。

(4)高脂血症的处理：一般采用食物和药物控制，多推荐 HMC-CoA 还原酶抑制药。

(5)抗感染：感染灶多隐匿，临床症状亦不明显，故当有不适、乏力时，应仔细搜寻感染灶，并及时选用非氨基糖苷类的抗菌药物：如氨苄西林，或第三代头孢类抗菌药物。

(6)伴急性肾衰竭的治疗：血液透析，加强利尿，碳酸氢钠口服碱化尿液以减少管型形成，积极治疗基础疾病。

(五)治疗管理

1. 疗效监测　NS 患者利尿要避免过度和过猛，以免造成血容量不足，加重血液高黏倾向，诱发血栓、栓塞并发症。定期检测尿蛋白和血白蛋白水平，观察激素等的治疗效果，如出现病情反跳需及时调整方案。

2. 不良反应管理　长期应用激素的患者可出现感染、药物性糖尿病、骨质疏松等副作用，少数病例还可能发生股骨头无菌性缺血性坏死，需加强监测，及时处理。

3. *用药宣教* 由于此病使用激素治疗的周期较长，易反复，因此加强患者用药教育，使其了解激素在该疾病治疗中的重要地位，从而提高其服药依从性显得尤为重要。由于NS患者口服激素的治疗周期相对较长，常见患者由于无法接受激素所导致的不良反应如水牛背、满月脸及糖、脂代谢异常等原因而停止用药或自行调整方案。因此，需要特别提醒患者按时、按量的使用激素。必要时可动员家属监督患者是否按时、正确服用药物。需重视由于依从性不足引起疾病复发的可能。

四、肾衰竭

肾衰竭是指肾功能部分或全部丧失的病理状态。按其发作之急缓分为急性和慢性2种。

(一)急性肾衰竭

急性肾衰竭(acute renal failure，ARF)是指以肾小球滤过率在短期内(数小时至数周)急剧下降、代谢产物潴留、水电解质及酸碱平衡紊乱为特征的临床综合征。根据病因不同分为肾前性、肾性和肾后性ARF。狭义的ARF是指急性肾小管坏死(acute tubular necrosis，ATN)，临床上最常见的原因是肾缺血和(或)肾毒性损伤。根据尿量的多少，ARF分为少尿型(＜400 ml/d)和非少尿型(＞400 ml/d)。典型的ATN病程演变一般经过3个阶段，即少尿期、多尿期和恢复期。根据分解代谢的不同，ARF又分为高分解代谢型和非高分解代谢型，前者每日血尿素氮上升＞8.9 mmol/L、血肌酐上升＞177 μmol/L。

1. *病因及发病机制* 急性肾功能衰竭的原因按其病理位置可分为肾前性、肾后性和肾实质性。肾前性原因主要是指由于各种原因导致的肾血压过低所致的急性肾衰竭，如血容量不足、心排血量不足及全身血管扩张。肾后性原因主要是指包括尿路结石、前列腺疾患、肿瘤及其他致尿路梗阻性疾病。而肾实质性疾病所致急性肾衰竭主要指包括急性间质性病变、肾小球和肾小血管疾患，以及急性肾小管坏死等原因所致的肾功能急剧下降。

目前主要认为与肾组织缺血和中毒关系密切，但机制尚未完全明了，还有以下几种学说：①肾小管阻塞学说；②反漏学说；③肾血流动力学改变学说；④弥散性血管内凝血。

2. *临床表现* 根据临床表现和病程的共同规律，一般分为少尿期、多尿期、恢复期3期。

(1)少尿期

①尿量减少：a. 少尿(每日尿量少于400 ml)或无尿(每日尿量少于100 ml)；b. 少尿时间根据致病原因不同、病情轻重而不同，一般为1～2周，但可短至数小时或长达3个月以上。c. 非少尿型患者在氮质血症期内每天尿量持续在500 ml以上，甚至超过1000 ml。

②进行性高氮质血症。

③水、电解质紊乱和酸碱平衡失调：a. 水过多，表现为稀释性低钠血症、水肿、高血压急性心力衰竭、脑水肿等；b. 高钾血症，是常见的死因之一；c. 低钙血症、高磷血症；d. 低钠血症和低氯血症；e. 代谢性酸中毒。

④心血管系统表现：主要包括有高血压、心力衰竭、心律失常、心包炎等。

(2)多尿期：尿量进行性增多是肾功能开始恢复的一个标志。①每日尿量成倍增长；②肾功能并不立即恢复，当肾小球滤过率明显增加时，血氮质逐渐下降；③易发生低钾血症等电解质紊乱；④多尿期持续时间为1～3周或更长。

(3)恢复期：①一般情况良好；②血尿素氮和肌酐接近正常；③肾小球滤过功能多在3～12个月内恢复正常；若肾功能不恢复，可能提示肾遗留有永久性损害。

3. *治疗原则* 一般包括去除可逆的病因，纠正水与电解质代谢紊乱，防治并发症，必要时及时进行血液净化治疗。

4. *药物治疗*

(1)少尿期治疗：控制液体入量，以“量出为入”为原则(可按前日尿量加500 ml计算)；注意代谢性酸中毒及高钾血症的监测与处理，前者可以口服或静脉滴注碳酸氢钠，后者多采取普通胰岛素与葡萄糖溶液静脉滴注，和(或)10%葡萄糖酸钙10 ml静脉注射，和(或)钙型或钠型降钾离子交换树脂口服或保留灌肠等。

ARF开始血液净化治疗的指征为：①利尿药(如呋塞米20～400 mg/d)难以控制的容量负荷过重(肺水肿、脑水肿和高血压等)；②药物治疗难以控制的高钾血症；③肾功能严重受损，血肌酐水平迅速升高(48h升高至基线值的300%以上)。血液净化治疗，包括血液透析、腹膜透析和连续性血液净化等。对于高分解代谢型的ARF患者，应尽早进行血液净化治疗。

蛋白质摄入量宜控制至每日 0.6～0.8 g/kg，并补充足够的热量每日 126～146kJ(30～35kcal)/kg。已进行血液净化治疗的患者则应适当增加蛋白质的摄入量。

(2)多尿期治疗：重点是维持水、电解质和酸碱平衡，控制氮质血症和防止各种并发症。

(3)恢复期：无须特殊治疗，需随访肾功能。

5. *治疗管理* 急性肾衰竭的疗效管理主要是需要关注患者的肾功能是否在短期内得到显著好转，而患者尿量的改变是评估治疗疗效的一个重要参考指标。

(二)慢性肾衰竭

慢性肾衰竭(chronic renal failure，CRF)是指慢性肾疾病(chronic kidney disease，CKD)患者肾小球滤过率下降，导致体内代谢产物蓄积，水、电解质和酸碱平衡紊乱及全身各脏器损害的综合征。CRF 分为 4 期：肾功能代偿期(GFR 50～80 ml/min)、肾功能失代偿期(GFR 20～50 ml/min)、肾衰竭期(GFR 10～20 ml/min)和尿毒症期(GFR＜10 ml/min)。

1. *病因及发病机制* CRF 的常见病因包括：①原发性肾疾病，如肾小球肾炎、慢性肾盂肾炎、小管间质性疾病、遗传性肾炎、多囊肾等；②继发于全身疾病的肾病变，如系统性红斑狼疮性肾病、糖尿病性肾病、高血压性肾小动脉硬化、多发性骨髓瘤性肾病、高尿酸血症肾病、各种药物及重金属所致肾疾病等。

慢性肾衰进行性恶化的机制尚未完全清楚，目前主要有下述学说：①健存肾单位学说；②矫枉失衡学说；③肾小球高压和代偿性肥大学说；④肾小管高代谢学说；⑤尿毒症毒素学说等。

2. *临床表现*

(1)一般情况：尿毒症面容、乏力、食欲缺乏、体重减轻等。

(2)消化系统：厌食、恶心、呕吐、顽固性呃逆、口有尿臭味等。

(3)血液系统：贫血、出血倾向、血小板减少等。

(4)心血管系统：血压升高、心力衰竭、心律失常；重者发生尿毒症性心包炎甚至心脏压塞。

(5)神经、肌肉系统：头痛、烦躁不安、记忆力减退、四肢烧灼感、麻木等。

(6)呼吸系统：Kussmaul 呼吸、尿毒症性肺炎、胸膜炎、胸腔积液等。

(7)皮肤：皮肤瘙痒、皮疹、色素沉着、皮肤有尿素霜等。

(8)骨骼：主要为肾性骨营养不良，包括纤维性骨炎、尿毒症性骨软化症、骨质疏松症和骨硬化症。

(9)内分泌系统：血浆红细胞生成素降低，血浆 1,25-$(OH)_2D_3$降低，胰岛素、胰高血糖素以及甲状旁腺素等降解减少。

(10)代谢失调：体温过低、糖类代谢异常、高脂血症、高尿酸血症等。

(11)水、电解质、酸碱平衡失调：失水或水过多、失钠或钠过多、高钾血症、高磷血症、高镁血症、低钙血症以及代谢酸中毒等。

3. *治疗原则* 主要防治并发症，强调一体化治疗。营养治疗通常从肾功能失代偿期开始给予患者优质低蛋白饮食治疗，推荐蛋白质摄入量一般为每日 0.6～0.8 g/kg；如肾功能严重受损(GFR≤30 ml/min)或蛋白摄入较低(每日 0.4～0.6 g/kg)，则应补充必需氨基酸制剂(每日 0.1～0.2 g)或复方 α-酮酸(1 次 4～5 粒，每日 3 次)。患者必需摄入足够热量，一般为每日 126～146kJ/kg。已接受血液透析或腹膜透析治疗的患者应适当增加蛋白质的摄入量。

4. *药物治疗*

(1)控制高血压：降压药物宜选用既可有效控制高血压，又有保护靶器官(心、肾、脑等)作用的药物。主张联合用药，如 ACEI(如福辛普利 10 mg，每日 1～2 次)或 ARB(如厄贝沙坦 150 mg，每日 1 次)加利尿药(如氢氯噻嗪 20 mg，每日 1 次；或托拉塞米 10 mg，每日 1 次)、长效 CCB(如苯磺酸氨氯地平 5 mg，每日 1 次)加 ACEI 或 ARB 等，若血压仍未达标，可以加用 β 受体和(或)α 受体拮抗药(如卡维地洛 20 mg，每日 2 次)及血管扩张剂等，也可选用复方制剂如氯沙坦氢氯噻嗪片，或厄贝沙坦氢氯噻嗪片，每次 1 片，每日 1 次；血肌酐＞265 μmol/L 或 GFR＜30ml/min 的患者应谨慎使用 ACEI 或 ARB，务必密切监测肾功能和血钾。已经接受血液净化治疗的患者可以选用 ACEI 或 ARB。

(2)纠正肾性贫血：血红蛋白＜100～110 g/L 的患者即可开始使用重组人促红素(rhEPO)治疗，一般初始用量为一次 2000～3000 U，每周 2 次，皮下注射或静脉注射。直至血红蛋白上升至 120 g/L 为达标。在维持达标的前提下，其后每月调整用量，适当减少 rhEPO 用量。在应用 rhEPO 时，同时应补充铁剂(口服硫酸亚铁或富马酸亚铁等，或静脉补充铁剂)、叶酸、维生素 B_{12}类药物。

(3)钙磷代谢紊乱和肾性骨病的治疗：当GFR＜30 ml/min 时，除限制磷摄入外，可应用磷结合剂口服，以口服碳酸钙较好，每次 0.5～2.0 g，每日 3 次，餐中服用。对明显高磷血症（血磷＞2.26 mmol/L）或血清钙磷乘积＞65 mg^2/dl^2 者，则应暂停应用钙剂，以防转移性钙化的加重；此时可短期服用氢氧化铝制剂(1 次 10～30 ml，每日 3 次)，或使用碳酸镧等磷结合剂，将血磷控制在＜1.75 mmol/L 或钙磷乘积＜65 mg^2/dl^2 时，再服用钙剂。对明显低钙血症患者，可口服骨化三醇，每日 0.25 μg，连服 2～4 周；如血钙和症状无改善，可将用量增加至每日 0.5 μg；对血钙正常的患者，则宜隔日口服 0.25 μg。凡口服钙及活性维生素 D_3 的患者，治疗中均需要监测血钙、磷、甲状旁腺激素浓度，使透析前患者血全段甲状旁腺激素（iPTH）保持在 35～110 pg/ml（正常参考值为 10～65 pg/ml）；使透析患者血钙磷乘积尽量接近目标值的低限（$Ca \times P < 55\ mg^2/dl^2$ 或 4.52 $mmol^2/L^2$），血 iPTH 保持在 150～300 pg/ml，以防止生成不良性骨病。对已有不良性骨病的患者，不宜应用骨化三醇或其类似物。

(4)纠正代谢性中毒：主要是补充碳酸氢钠，轻者每日 1.5～3.0 g，分 3 次服用；中、重度患者每日 3～15 g，必要时可静脉输入。可将纠正酸中毒所需之碳酸氢钠总量分 3～6 次给予，在 48～72h 或更长时间后基本纠正酸中毒。对有明显心衰的患者，要防止碳酸氢钠输入过多，输入速度宜慢，以免加重心脏负荷。

(5)水钠代谢紊乱的防治：水肿者应限制盐和水的摄入，也可根据需要应用襻利尿药（如呋塞米、托拉塞米等），呋塞米 1 次 20～100 mg，每日 2～3 次，噻嗪类利尿药及潴钾利尿药对 CRF 患者（Scr＞220 μmol/L）疗效甚差，不宜应用。对并发急性左侧心力衰竭患者，常需及时给予血液透析或持续性血液滤过治疗。

(6)高钾血症的防治：首先应积极预防高钾血症的发生。当 GFR＜25 ml/min（或 Scr＞309.4～353.6μmol/L）时，即应适当限制钾的摄入。在限制钾摄入的同时，还应注意及时纠正酸中毒。对已有高钾血症的患者，应采取更积极的措施。①积极纠正酸中毒，除口服碳酸氢钠外，必要时（血钾＞6 mmol/L）可静脉给予（静滴或静注）碳酸氢钠 10～25 g，根据病情需要 4～6h 后还可重复给予。②给予襻利尿药：最好静脉注射呋塞米 40～80 mg，必要时可将剂量增至 1 次 100 ～200 mg，静脉注射。③应用葡萄糖-胰岛素溶液输入（葡萄糖 4～6g，加胰岛素 1U）。④口服降钾树脂（如聚苯乙烯磺酸钙，1 次 5～20 g，每日 3 次），增加肠道钾排出，还能释放游离钙。⑤对严重高钾血症（血钾＞6.5 mmol/L），且伴有少尿、利尿效果欠佳者，应及时给予血液透析治疗。

(7)促进尿毒症性毒素的肠道排泄：口服吸附剂，如药用炭、包醛氧化淀粉（1 次 5g，每日 3 次）等，也可选用大黄制剂口服或保留灌肠。

尿毒症期的患者应接受血液净化治疗。糖尿病肾病所致 CRF 患者的血肌酐≥530.4 μmol/L、GFR≤15 ml/min 时即可考虑进行血透或腹透治疗。

5. *治疗管理*

(1)疗效监测：对于肾衰竭患者，需要对营养、血压、血红蛋白、钙磷代谢、酸碱平衡以及水钠钾等电解质平衡进行综合评估，以努力改善肾衰竭患者的机体内环境，使其保持相对稳定为最终目标。

(2)不良反应管理：对于肾功能衰竭患者，由于服药种类较多，应密切观察药物可能引起的不良反应；同时，可动员家属监督患者是否按时、正确服用药物。

(3)用药宣教：由于该类患者用药种类较复杂，数量较多，难免存在药物间的相互作用等；因此，进行必要的药物知识介绍非常重要，在提高患者对疾病治疗药物认知的同时，还能提高药物治疗的依从性和安全性。

（赵德伟　李　菌　朱　亮）

第八节　神经系统疾病的药物治疗

一、缺血性脑血管病

(一)短暂性脑缺血发作

1. *定义和流行病学*　短暂性脑缺血发作（transient ischemic attack，TIA）是指由于某种因素造成的脑动脉一过性或短暂性供血障碍，导致相应供血区局灶性神经功能缺损或视网膜功能障碍。症状持续时间为数分钟或数小时，24h 内完全恢复，可反复发作，不遗留神经功能缺损的症状和体征。

传统观点认为TIA是良性、可逆性脑缺血综合征，复发风险低于脑梗死。然而，研究表明，TIA患者早期发生卒中的风险很高，TIA患者7d内的卒中风险为4%～10%，90d卒中风险为10%～20%。此外，TIA患者不仅易发生脑梗死，也易发生心肌梗死和猝死。90d内TIA复发、心肌梗死和死亡事件总的风险高达25%。

2. 病因及发病机制

(1)微栓塞：来源于颈部和颅内大动脉，尤其是动脉分叉处的动脉粥样硬化斑块、附壁血栓或心脏的微栓子脱落，随血液流入脑中，引起颅内供血动脉闭塞，产生临床症状，当微栓子崩解或向血管远端移动，局部血流恢复，症状便消失。

(2)脑血管痉挛、狭窄或受压：脑动脉粥样硬化导致血管腔狭窄，或脑血管受各种刺激出现血管痉挛时，可引起脑缺血发作。

(3)血流动力学改变：在脑血管壁动脉粥样硬化或管腔狭窄的基础上，当出现低血压或血压波动时，引起病变血管的血流减少，发生一过性脑缺血症状，当血压回升后，局部脑血流恢复正常，TIA的症状消失。血液成分的改变，也可导致TIA。

3. 临床表现　由于缺血的部位不同，其表现常为眼前一过性黑矇、雾视、视野中有黑点、眼前有阴影摇晃，光线减少或一侧面部或肢体出现无力、麻木，有时也会表现出眩晕、头晕、偏头痛、跌倒发作、共济失调、复视、偏盲或双侧视力丧失等症状。持续数分钟至数小时，多在1h内恢复，最长不超过24h，不遗留任何后遗症状。常反复发作，每次发作时的症状基本相似。

4. 治疗原则

(1)非药物治疗原则：单次或多次发生TIA的患者，如抗血小板药物治疗效果不佳，且颈动脉狭窄程度超过70%，可进行颈动脉内膜切除术或支架成形术。同时应建立健康的生活方式，合理运动，避免酗酒，适度降低体重等。

(2)药物治疗原则：对于TIA患者要积极查找病因，急性期可根据病因，采取相应的抗血小板或抗凝血等药物治疗。针对可能存在的危险因素，如高血压、糖尿病、血脂异常、心脏疾病等要进行积极有效的治疗。

5. 药物治疗

(1)抗血小板聚集：①对于非心源性栓塞性TIA患者，除少数情况需要抗凝血治疗，大多数情况均建议给予抗血小板药物预防TIA复发；②对于有主动脉瓣病变的TIA患者，推荐进行抗血小板治疗；③对于有TIA病史的二尖瓣脱垂患者，可采用抗血小板治疗；④抗血小板药物的选择以单药治疗为主，阿司匹林(50～325 mg/d)可以作为首选药物，有证据表明氯吡格雷联合阿司匹林优于阿司匹林单药治疗；⑤不推荐常规应用双重抗血小板药物，但对于有急性冠状动脉疾病(如不稳定型心绞痛，无Q波心肌梗死)或近期行支架成形术的患者，推荐联合应用氯吡格雷和阿司匹林。

(2)抗凝血治疗：①抗凝血治疗不应作为TIA患者的常规治疗，对于心房颤动(包括阵发性)的TIA患者，有风湿性二尖瓣病变的TIA患者(无论是否合并心房颤动)，推荐使用适当剂量的华法林口服抗凝血治疗，以预防再发的血栓栓塞事件。华法林的目标剂量是维持国际标准化比值(INR)在2.0～3.0。②对于有人工机械瓣膜的TIA患者，采用华法林抗凝血治疗，目标INR控制在2.5～3.5。对于有人工生物瓣膜或风险较低的机械瓣膜的TIA患者，抗凝血治疗的目标INR控制在2.0～3.0。③不建议在抗凝血的基础上加用抗血小板药物以避免增加出血性并发症的风险。④急性期可用肝素100 mg加入500 ml 5%葡萄糖注射液或0.9%生理盐水中，以每分钟10～20滴的速度静脉滴注，同时监测部分凝血活酶时间(APTT)，使其控制在正常范围的1.5倍之内。也可选用低分子肝素4000～5000 U，皮下注射，每日2次，连用7～10d，与普通肝素相比，低分子肝素的生物利用度较好，使用安全。⑤有出血倾向、溃疡病、严重高血压及肝、肾疾病患者禁抗凝血治疗。

6. 治疗管理

(1)疗效管理：保持良好的生活习惯，按时作息，避免过度操劳，保持情绪稳定，调整心态，增添生活情趣；控制体重。还要注意定期复查血压、血脂、血糖等。

(2)不良反应管理

①抗血小板药物：a. 抗血小板药可致胃肠溃疡和出血。研究表明，阿司匹林可使消化道损伤危险增加2～4倍。氯吡格雷抑制二磷酸腺苷受体，可诱发出血和减缓溃疡的愈合。b. 用药期间应注意出血监护。服用期间应定期监测血常规和异常出血情况；对肾功能明显障碍者应定期检查肾功能。长期服用抗血小板药前，对有溃疡病史患者，应检

测和根除幽门螺杆菌。c. 氯吡格雷与质子泵抑制药存在药物相互作用，长期合用会增加心脏突发事件及病死率。所以应用氯吡格雷时慎用质子泵抑制药，必要时改用对氯吡格雷代谢影响较小的泮托拉唑、雷尼替丁及胃黏膜保护药米索前列醇、硫糖铝；或应用不经细胞色素 P450 代谢的抗血小板药普拉格雷。d. 对阿司匹林单药预防效果良好者无须联合治疗，对阿司匹林有禁忌证或不适宜的患者可用氯吡格雷替代。

②抗凝血药物

华法林：a. 起效滞后的时间段须联合应用肝素；b. 监测 INR，出现出血倾向时需要及时救治；c. 与有相互作用的药物联用时应注意调整剂量，基因检测利于选择适宜的华法林起始剂量；b. 稳定摄食含维生素 K 的蔬菜。

肝素：a. 监护肝素所致的出血，监测活化部分凝血活酶时间；b. 注意肝素的禁忌证，并规避肝素所致的不良反应。

(3)二级预防管理

①高血压：对于 TIA 患者，建议进行抗高血压治疗，以降低脑卒中和其他血管事件复发的风险。在参考高龄、基础血压、平时用药、可耐受性的情况下，降压目标一般应该达到≤140/90mmHg，理想应达到≤130/80mmHg。

②糖尿病：a. 糖尿病血糖控制的靶目标为 HbAlC＜6.5％，但对于高危 2 型糖尿病患者，血糖过低可能带来危害；b. 糖尿病合并高血压患者应严格控制血压在 130/80mmHg 以下，糖尿病合并高血压时，降血压药物血管紧张素转换酶抑制药、血管紧张素Ⅱ受体拮抗药类在降低心脑血管事件方面获益明显。

③脂代谢异常：a. 胆固醇水平升高 TIA 患者，应进行生活方式的干预及药物治疗。建议使用他汀类药物，目标是使 LDL-C 水平降至 2.59 mmol/L 以下或使 LDL-C 下降幅度达到 30％～40％。b. 伴有多种危险因素（冠心病、糖尿病、吸烟、代谢综合征、脑动脉粥样硬化病变但无确切的易损斑块或动脉源性栓塞证据或外周动脉疾病之一者）TIA 患者，如果 LDL-C＞2.07 mmol/L，应将 LDL-C 降至 2.07 mmol/L 以下或使 LDL-C 下降幅度＞40％。c. 对于有颅内外大动脉粥样硬化性易损斑块或动脉源性栓塞证据的缺血性脑卒中和 TIA 患者，推荐尽早启动强化他汀类药物治疗，建议目标 LDL-C＜2.07 mmol/L 或使 LDL-C 下降幅度＞40％。d. 长期使用他汀类药物总体上是安全的。他汀类药物治疗前及治疗中，应定期监测肌痛等临床症状及肝酶（谷氨酸和天冬氨酸氨基转移酶）、肌酶（肌酸激酶）变化，如出现监测指标持续异常并排除其他影响因素，应减量或停药观察（供参考，肝酶＞3 倍正常上限，肌酶＞5 倍正常上限时停药观察）；老年患者如合并重要脏器功能不全或多种药物联合使用时，应注意合理配伍并监测不良反应。e. 对有脑出血病史或脑出血高风险人群应权衡风险和获益，建议谨慎使用他汀类药物。

(二)动脉粥样硬化性脑血栓性脑梗死

1. *定义和流行病学*　动脉粥样硬化性血栓性脑梗死（atherothrombotic cerebral infraction）是脑梗死中最常见的类型。它是在脑动脉粥样硬化等原因引起血管壁病变的基础上，管腔狭窄、闭塞或有血栓形成，造成局部脑组织因血液供应中断而发生缺血、缺氧性坏死，引起相应的神经系统症状和体征。动脉粥样硬化性血栓性脑梗死约占脑卒中的 75％，占脑梗死的 40％～60％，病死率平均为 10％～15％，致残率高达 75％，重度残疾者约占 40％以上，且极易复发，复发性脑梗死的病死率大幅度增加。

2. *病因及发病机制*　最常见的病因是动脉粥样硬化，其次为高血压、糖尿病和血脂异常等。较少见的病因有脑动脉炎、高半胱氨酸血症、颈动脉或椎动脉壁剥离、药物滥用（如可卡因及海洛因等）、烟雾样血管病及偏头痛等。

3. *临床表现*　该病好发于 50－60 岁以上的中、老年人，男性稍多于女性。常合并有动脉硬化、高血压、高脂血症或糖尿病等危险因素或对应的全身性非特异性症状。脑梗死的前驱症状无特殊性，部分患者可能有头晕、一时性肢体麻木、无力等短暂性脑缺血发作的表现。而这些症状往往由于持续时间较短和程度轻微而被患者及家属忽略。脑梗死发病起病急，多在休息或睡眠中发病，其临床症状在发病后数小时或 1～2d 达到高峰。

4. *治疗原则*　要重视超早期（＜6h）和急性期的处理，注意对患者进行整体化综合治疗和个体化治疗相结合。针对不同病情、不同发病时间及不同病因，采取有针对性的措施。总的来说，急性期治疗主要是通过两个途径实现的，即溶栓和脑保护治疗。

5. *药物治疗*

(1) 一般治疗

①溶栓：是目前最重要的恢复血流措施，重组组织型纤溶酶原激活剂（rtPA）和尿激酶（UK）是我国现行的主要溶栓药，目前普遍接受的溶栓治疗时间窗为 4.5h 内或 6h 内。

静脉溶栓：a. 适应证与禁忌证。适应证包括年龄 18—80 岁；发病 4.5 h 内（rtPA）或 6 h 内（尿激酶）；脑功能损害的体征持续存在超过 1 h，且比较严重；脑 CT 已排除颅内出血，且无早期大面积脑梗死影像学改变；患者或家属签署知情同意书。禁忌证则有既往有颅内出血，包括可疑蛛网膜下腔出血；近 3 个月有头颅外伤史；近 3 周内有胃肠或泌尿系统出血；近 2 周内进行过大的外科手术；近 1 周内有在不易压迫止血部位的动脉穿刺；近 3 个月内有脑梗死或心肌梗死史，但不包括陈旧腔隙脑梗死而未遗留神经功能体征；严重心、肝、肾功能不全或严重糖尿病患者；体检发现有活动性出血或外伤（如骨折）的证据；已口服抗凝血药，且 INR＞1.5；48 h 内接受过肝素治疗（APTT 超出正常范围）；血小板计数低于 100×10^9/L，血糖＜2.7mmol/L；血压，收缩压＞180 mm Hg，或舒张压＞100 mm Hg；妊娠；不合作。b. 监护及处理。尽可能将患者收入重症监护病房或卒中单元进行监护；定期进行神经功能评估，第 1 小时内 30 min 1 次，以后每小时 1 次，直至 24h；如出现严重头痛、高血压、恶心或呕吐，应立即停用溶栓药物并行脑 CT 检查；定期监测血压，最初 2h 内 15 min 1 次，随后 6h 内 30 min 1 次，以后每小时 1 次，直至 24 h；如收缩压≥180mmHg 或舒张压≥100mmHg，应增加血压监测次数，并给予降压药物；鼻饲管、导尿管及动脉内测压管应延迟安置；给予抗凝血药、抗血小板药物前应复查颅脑 CT。

动脉溶栓：动脉溶栓使溶栓药物直接到达血栓局部，理论上血管再通率应高于静脉溶栓，且出血风险降低。然而其益处可能被溶栓启动时间的延迟所抵消。

推荐意见包括：a. 对缺血性脑卒中发病 3h 内和 3～4.5h 的患者，应根据适应证严格筛选患者，尽快静脉给予 rtPA 溶栓治疗。使用方法：rtPA 0.9 mg/kg（最大剂量为 90 mg）静脉滴注，其中 10%在最初 1 min 内静脉推注，其余持续滴注 1h，用药期间及用药 24h 内应如前述严密监护患者。b. 发病 6h 内的缺血性脑卒中患者，如不能使用 rtPA 可考虑静脉给予尿激酶，应根据适应证严格选择患者。使用方法：尿激酶 100 万～150 万 U，溶于生理盐水 100～200 ml，持续静脉滴注 30 min，用药期间应如前述严密监护患者。c. 可对其他溶栓药物进行研究，不推荐在研究以外使用。d. 发病 6h 内由大脑中动脉闭塞导致的严重脑卒中且不适合静脉溶栓的患者，经过严格选择后可在有条件的医院进行动脉溶栓。e. 发病 24h 内由后循环动脉闭塞导致的严重脑卒中且不适合静脉溶栓的患者，经过严格选择后可在有条件的单位进行动脉溶栓。f. 溶栓患者的抗血小板或特殊情况下溶栓后还需抗凝血治疗者，应推迟到溶栓 24h 后开始。

②抗血小板：对于不符合溶栓适应证且无禁忌证的缺血性脑卒中患者应在发病后尽早给予口服阿司匹林 150～300 mg/d。急性期后可改为预防剂量（50～150 mg/d）。溶栓治疗者，阿司匹林等抗血小板药物应在溶栓 24h 后开始使用。对不能耐受阿司匹林者，可考虑选用氯吡格雷等抗血小板治疗。

③抗凝血：对大多数急性缺血性脑卒中患者，不推荐无选择地早期进行抗凝血治疗。关于少数特殊患者的抗凝血治疗，可在谨慎评估风险、效益比后慎重选择。特殊情况下溶栓后还需抗凝血治疗的患者，应在 24h 后使用抗凝血药。

④降纤：主要药物有降纤酶、巴曲酶、蚓激酶等。对不适合溶栓并经过严格筛选的脑梗死患者，特别是高纤维蛋白原血症者可选用降纤治疗。

⑤扩容：对一般缺血性脑卒中患者，不推荐扩容。对于低血压或脑血流低灌注所致的急性脑梗死如分水岭梗死可考虑扩容治疗，但应注意可能加重脑水肿、心力衰竭等并发症。此类患者不推荐使用扩血管治疗。

⑥扩张血管：对一般缺血性脑卒中患者，不推荐扩血管治疗。

⑦神经保护：不少神经保护药在动物实验时有效，但缺乏有说服力的大样本临床观察资料。目前常用的有依达拉奉、胞磷胆碱等。

⑧降颅压治疗：脑水肿发生在缺血性脑卒中最初的 24～48h，水肿的高峰期为发病后的 3～5d，大面积脑梗死时有明显颅内压升高，应进行脱水降颅压治疗。常用的降颅压药物为甘露醇、呋塞米和甘油果糖。

（2）急性期并发症的处理

①出血转化：脑梗死出血转化发生率为8.5%～30%，其中有症状的为 1.5%～5%。心源性脑栓塞、大面积脑梗死、占位效应、早期低密度征、年龄＞70 岁、

应用抗栓药物(尤其是抗凝血药物)或溶栓药物等会增加出血转化的风险。

推荐意见:a. 症状性出血转化,停用抗栓治疗等致出血药物;b. 何时开始抗凝血和抗血小板治疗,对需要抗栓治疗的患者,可于出血转化病情稳定后7～10d开始抗栓治疗;对于再发血栓风险相对较低或全身情况较差者,可用抗血小板药物代替华法林。

②癫痫:缺血性脑卒中后癫痫的早期发生率为2%～33%,晚期发生率为3%～67%。

推荐意见:a. 不推荐预防性应用抗癫痫药物;b. 孤立发作1次或急性期痫性发作控制后,不建议长期使用抗癫痫药物;c. 脑卒中后2～3个月再发的癫痫,建议按癫痫常规治疗,即进行长期药物治疗;d. 脑卒中后癫痫持续状态,建议按癫痫持续状态治疗原则处理。

③肺炎:约5.6%脑卒中患者合并肺炎,误吸是主要原因。意识障碍、吞咽困难是导致误吸的主要危险因素,其他包括呕吐、不活动等。肺炎是脑卒中患者死亡的主要原因之一,15%～25%脑卒中患者死于细菌性肺炎。

推荐意见:a. 早期评估和处理吞咽困难和误吸问题,对意识障碍患者应特别注意预防肺炎;b. 疑有肺炎的发热患者应给予抗生素治疗,但不推荐预防性使用抗生素。

④深静脉血栓形成和肺栓塞:深静脉血栓(DVT)的危险因素包括静脉血流淤滞、静脉系统内皮损伤和血液高凝血状态。瘫痪中、年老及心房颤动者发生DVT的比例更高,症状性DVT发生率为2%。DVT最重要的并发症为肺栓塞。

推荐意见:a. 鼓励患者尽早活动、抬高下肢;尽量避免下肢(尤其是瘫痪侧)静脉输液。b. 对于发生DVT及肺栓塞高风险且无禁忌者,可给予低分子肝素或普通肝素,有抗凝血禁忌者给予阿司匹林治疗。c. 可联合加压治疗(长筒袜或交替式压迫装置)和药物预防DVT,不推荐常规单独使用加压治疗;但对有抗栓禁忌的缺血性脑卒中患者,推荐单独应用加压治疗预防DVT和肺栓塞。d. 对于无抗凝血和溶栓禁忌的DVT或肺栓塞患者,首先建议肝素抗凝血治疗,症状无缓解的近端DVT或肺栓塞患者可给予溶栓治疗。

6. *治疗管理* 同TIA的治疗管理。

(三)脑栓塞

1. *定义和流行病学* 脑栓塞是指血液中的各种栓子(如心脏内附壁血栓、动脉粥样硬化斑块、脂肪、肿瘤细胞、纤维软骨或空气等)随血流进人脑动脉而阻塞血管,当侧支循环不能代偿时,引起该动脉供血区脑组织缺血性坏死,出现局灶性神经功能缺损。脑栓塞约占脑卒中的15%～20%。

2. *病因及发病机制*

(1)心源性脑栓塞:是脑栓塞中最常见的,约75%的心源性栓子栓塞于脑部。引起脑栓塞的常见心脏疾病有心房颤动、心瓣膜病、感染性心内膜炎、心肌梗死、心肌病、心脏手术、先天性心脏病等。

(2)非心源性脑栓塞:动脉来源包括主动脉弓和颅外动脉(颈动脉和椎动脉)的动脉粥样硬化性病变,斑块破裂及粥样物从裂口溢入血流,形成栓子导致栓塞;同时损伤的动脉壁易形成附壁血栓,血栓脱落亦可致脑栓塞。其他少见的栓子有脂肪滴、空气、肿瘤细胞、寄生虫卵和异物等。

3. *临床表现* 任何年龄均可发病,多有风湿性心脏病、心房颤动及大动脉粥样硬化等病史。一般发病无明显诱因,也很少有前驱症状。脑栓塞是起病速度最快的一类脑卒中。症状常在数秒或数分钟之内达到高峰,多为完全性卒中。偶尔病情在数小时内逐渐进展,症状加重,可能是脑栓塞后有逆行性的血栓形成。

起病后多数患者有意识障碍,但持续时间常较短。当颅内大动脉或椎-基底动脉栓塞时,脑水肿导致颅内压增高。短时间内患者出现昏迷。脑栓塞造成急性脑血液循环障碍,引起癫痫发作,其发生率高于脑血栓形成。

4. *治疗原则* 包括急性期的综合治疗,尽可能恢复脑部血液循环,及时进行物理治疗和康复治疗。因为心源性脑栓塞易再发,急性期应卧床休息数周,避免活动,减少再发的风险。

5. *药物治疗* 脑栓塞的治疗与动脉粥样硬化性血栓性脑梗死的治疗相同,当发生出血性脑梗死时,要立即停用溶栓药、抗凝血药和抗血小板聚集的药物,防止出血加重和血肿扩大;适当应用止血药物,治疗脑水肿,调节血压;若血肿量较大,内科非手术治疗无效时,考虑手术治疗。对感染性栓塞应使用抗生素,并禁用溶栓和抗凝血治疗,防止感染扩散。在脂肪栓塞时,可采用肝素、右旋糖酐-40、5%碳酸氢钠及脂溶剂等,有助于脂肪颗粒的溶解。

对于脑栓塞的预防非常重要。主要是进行抗凝血和抗血小板治疗,防止被栓塞的血管发生逆行性血栓形成或预防复发。同时要治疗原发病，纠正心律失常，针对心脏瓣膜病和引起心内膜病变的相关疾病，进行有效防治，根除栓子的来源，防止复发。

6. *治疗管理* 同 TIA 的治疗管理。

二、出血性脑血管病

(一)脑出血

1. *定义和流行病学* 脑出血（intracerebral hemorrhage，ICH）是指原发性非外伤性脑实质内出血，也称自发性脑出血，占急性脑血管病的 20%～30%。发病率为 60～80 人/10 万人口/年，急性期病死率为 30%～40%，是急性脑血管病中最高的。在脑出血中大脑半球出血约占 80%，脑干和小脑出血约占 20%。

2. *病因及发病机制* 最常见的病因是高血压，此类脑出血属于高血压最严重的并发症之一，可在短时间内出现极为严重的症状，甚至短时间内影响患者呼吸、心搏等基本生理活动，造成患者的死亡。其他病因包括脑动静脉畸形、动脉瘤、血液病、梗死后出血、脑淀粉样血管病、烟雾病、抗凝血或溶栓治疗、原发性或转移性脑肿瘤破坏血管等。

长期的血压增高可以使得全身动脉壁发生透明变性，使得原本较为坚韧的动脉壁变薄、脆性增加，这种变化使得动脉对血压升高的耐受性下降，骤然升高的血压可以使内壁变薄的细小动脉发生突然破裂，出现脑出血。

3. *临床表现* 与出血部位、出血量、出血速度、血肿大小以及患者的一般情况等有关，通常表现为不同程度的突发头痛、恶心、呕吐、言语不清、小便失禁、肢体活动障碍和意识障碍。位于非功能区的小量出血可以仅仅表现为头痛及轻度的神经功能障碍，而大量出血及大脑深部出血、背侧丘脑出血或者脑干出血等可以出现迅速昏迷，甚至在数小时及数日内出现死亡。

4. *治疗原则*

(1)药物治疗原则：脱水降颅压、减轻脑水肿，调整血压；防止再出血；减轻血肿造成的继发性损害，促进神经功能恢复；防止并发症。

(2)非药物治疗原则：安静休息，一般卧床休息 2～4 周。保持呼吸道通畅，防止舌根后坠，必要时行气管切开，有意识障碍、血氧饱和度下降的患者应予以吸氧。危重患者应给予心电监测，进行体温、血压、呼吸等生命体征的监测。必要时外科手术以清除血肿，减轻脑组织受压，尽最大努力保证神经功能，减少或防止脑出血后一系列继发性病理变化。

5 *药物治疗*

(1)控制血压：脑出血患者血压会反射性升高，而过高的血压则会更加引起出血增加，而过低的血压又会影响到健康脑组织的血供，所以对于脑出血患者，应该根据患者年龄，病前有无高血压，病后血压情况等确定最适血压水平。一般收缩压＞200mmHg，舒张压＞110mmHg 时，应降血压治疗，使血压维持在略高于发病前水平。收缩压＜180mmHg 或舒张压＜105mmHg 时，可观察而不用降压药。降压治疗时避免使用强降压药物，注意血压降低幅度不宜过大，防止因血压下降过快而造成脑的低灌注，加重脑损害。如急性期血压骤降则提示病情危重，应及时给予升压治疗。

(2)控制脑水肿，降低颅内压：颅内压升高可引起患者较为明显的症状如恶心、呕吐等，严重的还会引起脑疝导致生命危险。所以，降低颅内压控制脑水肿是脑出血治疗的重要措施，发病早期可用甘露醇脱水，使用时间不宜过长，建议使用 5～7d。可同时应用呋塞米静脉注射，两者交替使用，同时注意监测患者肾功能和水电解质平衡。症状较轻时可使用甘油果糖，脱水作用温和，没有反跳现象，对肾功能的影响较甘露醇少。

(3)预防并发症：可预防性使用降低胃酸分泌的药物，防止上消化道应激性溃疡发生。早期可行胃肠减压，一可观察是否存在应激性溃疡，二可减轻患者胃肠道麻痹引起的腹胀，避免胃内容物因呕吐而发生吸入性肺炎。

6. *治疗管理*

(1)疗效管理：①绝对卧床 2 周，及时复查头颅 CT，观察出血吸收情况；②监测患者血压和颅内压；③防治并发症。

(2)不良反应管理：注意监护脱水药引起的肾功能损害和水、电解质紊乱。

(二)蛛网膜下腔出血

1. *定义和流行病学* 蛛网膜下腔出血（subarachnoid hemorrhage，SAH）是指脑底部或脑表面血管破裂后，血液流入蛛网膜下腔引起相应临床症状的一种脑卒中。蛛网膜下腔出血占所有脑卒中的 5%～10%，年发病率为 5～20/10 万。

2. *病因及发病机制* 常见病因为颅内动脉瘤，其次为脑血管畸形，还有高血压性动脉硬化，也可见于动脉炎、脑底异常血管网、结缔组织病、血液病、抗凝血治疗并发症等。

3. *临床表现*　突然发生剧烈头痛，呈胀痛或爆裂样疼痛，难以忍受。持续不能缓解或进行性加重，多伴有恶心、呕吐，可有意识障碍或烦躁、谵妄、幻觉等精神症状，少数出现部分性或全面性癫痫发作，也可以头晕、眩晕等症状起病。

4. *治疗原则*

(1)非药物治疗原则

①保持生命体征稳定：SAH确诊后应争取监护治疗，密切监测生命体征和神经系统体征的变化；保持气道通畅，维持稳定的呼吸、循环系统功能。

②安静休息：绝对卧床4～6周，镇静、镇痛，避免用力和情绪刺激。

③加强护理：意识障碍者可予鼻胃管，小心鼻饲慎防窒息和吸入性肺炎。尿潴留者留置导尿，注意预防尿路感染。采取勤翻身、肢体被动活动、气垫床等措施预防褥疮、肺不张和深静脉血栓形成等并发症。

④外科手术：治疗动脉瘤性SAH，多早期行手术夹闭动脉瘤或介入栓塞。

(2)药物治疗原则：脱水降颅压、减轻脑水肿，调整血压；防治再出血；防治脑动脉痉挛及脑缺血；防治并发症。

5. *药物治疗*

(1)一般处理及对症治疗

①降低颅内压：适当限制液体入量、防治低钠血症、过度换气等都有助于降低颅内压。临床主要用脱水药，常用的有甘露醇、呋塞米、甘油果糖，也可以酌情选用白蛋白。若伴发的脑内血肿体积较大时，应尽早手术清除血肿，降低颅内压以抢救生命。

②纠正水、电解质平衡紊乱：注意液体出入量平衡。适当补液补钠、调整饮食和静脉补液中晶体、胶体的比例，可以有效预防低钠血症。低钾血症也较常见，及时纠正可以避免引起或加重心律失常。

③对症治疗：烦躁者给予镇静药，头痛给予镇痛药，注意慎用阿司匹林等可能影响凝血功能的非甾体类消炎镇痛药物或吗啡、哌替啶等可能影响呼吸功能的药物。癫痫发作时可以短期采用抗癫痫药物如地西泮、卡马西平或丙戊酸钠。

(2)防治再出血

①调控血压：去除疼痛等诱因后，如果平均动脉压>125mmHg或收缩压>180mmHg，可在血压监测下使用短效降压药物使血压下降，保持血压稳定在正常或起病前水平。可选用钙离子通道阻滞药、β受体阻滞药或ACEI类等。

②抗纤溶药物：为防止动脉瘤周围的血块溶解引起再度出血，可用抗纤维蛋白溶解药，以抑制纤维蛋白溶解原的形成。常用氨基己酸(EACA)，初始剂量4～6 g溶于100 ml生理盐水或5%葡萄糖注射液中静脉滴注(15～30min)后一般维持静脉滴注1 g/h，12～24 g/d，使用2～3周或到手术前，也可用氨甲苯酸或氨甲环酸。抗纤溶治疗可以降低再出血的发生率，但同时也增加脑血管痉挛和脑梗死的发生率，建议与钙离子通道阻滞药同时使用。

(3)防治脑动脉痉挛及脑缺血

①维持正常血压和血容量：血压偏高给予降压治疗；在动脉瘤处理后，血压偏低者，首先应去除诱因如减或停脱水和降压药物；给予胶体溶液(白蛋白、血浆等)扩容升压；必要时使用升压药物如多巴胺静脉滴注。

②早期使用尼莫地平：常用剂量10～20 mg/d，治疗开始每小时滴注0.5 mg，若耐受良好，2h后剂量可增至每小时1 mg，共10～14d，注意其低血压的不良反应。

(4)防治脑积水：轻度的急、慢性脑积水都应先行药物治疗，给予乙酰唑胺(醋氮酰胺)等药物减少脑脊液的分泌，酌情选用甘露醇、呋塞米等。

6. *治疗管理*　治疗管理同脑出血。

三、帕金森病

1. *定义和流行病学*　帕金森病(Parkinson disease，PD)是一种常见的神经系统变性疾病，老年人多见，平均发病年龄为60岁左右，40岁以下起病的青年帕金森病较少见。我国65岁以上人群PD的患病率约是1.7%。大部分帕金森病患者为散发病例，仅有不到10%的患者有家族史。

2. *病因及发病机制*　PD的病因和发病机制十分复杂，主要认为是环境因素、遗传因素和年龄因素等多种内外因相互作用的结果。PD发病时，由于黑质多巴胺能神经元变性，纹状体多巴胺含量显著降低，进而造成乙酰胆碱系统功能相对亢进，导致肌张力增高、运动障碍等临床表现。

3. *临床表现*　起病隐袭，进展缓慢，多见于50岁以后发病，男性稍多于女性。临床主要表现为静止性震颤、运动迟缓、肌强直和姿势步态障碍。除运动症状，抑郁、便秘和睡眠障碍等非运动症状也是帕金森病患者常见的主诉，它们对患者生活质量的影响甚至超过运动症状。

4. *治疗原则*　主要包括：①用药宜从小剂量开始逐渐加量，以较小剂量达到较满意疗效，不求全效；②延缓治疗，尽可能长时间的控制患者的症状和体征；③缓慢停药，避免发生左旋多巴撤药恶性综合征；④用药在遵循一般原则的同时也应强调个体化。

5. *药物治疗*

(1)早期治疗：疾病早期若病情未影响患者的生活和工作能力，应鼓励患者坚持工作，参与社会活动，暂缓给予症状性治疗药物。70 岁以上老年患者应注重症状的控制，采用多巴胺替代治疗，首选的治疗药物一般是左旋多巴制剂。左旋多巴治疗应从小剂量开始逐渐增量，一般在 3～6 个月可达到适宜剂量。将外周多巴脱羧酶抑制药（如苄丝肼和卡比多巴）与左旋多巴一起服用，可减少左旋多巴的剂量，降低外周副作用。

对年轻患者则可先用多巴胺激动药或单胺氧化酶抑制药，在其后期辅以小剂量左旋多巴，更有利于预后。目前，大多推崇非麦角类多巴胺激动药为首选药物，尤其用于年轻患者病程初期。因为这类长半衰期制剂能避免对纹状体突触后膜多巴胺受体产生“脉冲样”刺激，从而预防或减少运动并发症的发生。

以震颤为主的早期帕金森患者，年龄在 65 岁以下可用抗胆碱药，或苯海索并用金刚烷胺。抗胆碱药物对震颤有效，但对肌强直效果较差，对运动迟缓无效，常作为左旋多巴的辅助用药。

以行动困难或僵硬为主的早期帕金森患者应选用金刚烷胺或与抗胆碱药合用。金刚烷胺常用于症状较轻的早期患者，少用作单药治疗，将其与左旋多巴联合应用于症状波动患者，可使左旋多巴的用量及不良反应减少，但该药易产生耐受性，不宜用于长期治疗。

(2)中期治疗：早期阶段首选多巴胺激动药、单胺氧化酶抑制药或金刚烷胺/抗胆碱能药物治疗的患者，发展至中期阶段，其症状改善已不明显，此时应添加复方左旋多巴制剂治疗；早期阶段首选低剂量复方左旋多巴治疗的患者，中期应适当加大剂量或添加多巴胺激动药、单胺氧化酶抑制药、金刚烷胺或儿茶酚-O-甲基转移酶(COMT)抑制药。

(3)晚期治疗：晚期 PD 的临床表现极其复杂，其中有疾病本身的进展也有药物不良反应或并发症因素的参与。

①运动并发症的治疗：包括症状波动和异动症，是 PD 晚期的常见症状。当症状波动成为患者的主要问题时，治疗的关键是维持突触间隙的多巴胺浓度的稳定。主要治疗对策为 a. 使用左旋多巴控释片，多次服用小剂量左旋多巴标准片以帮助克服症状波动；b. 加用长半衰期的多巴胺激动药，如普拉克索；c. 加用单胺氧化酶抑制药，如司来吉兰；d. 加用对纹状体产生持续性多巴胺能刺激的 COMT 抑制药，其中以恩托卡朋和托卡朋为佳。

②运动障碍的治疗：左旋多巴是产生峰剂量运动障碍的主要原因，减少每次左旋多巴的剂量可消除峰剂量舞蹈运动。“关”期肌张力障碍通常提示药物作用消失或剂量不足，应根据患者具体情况提高左旋多巴剂量或增加每日服药次数。如调整给药方法后仍无效，可用抗胆碱能药物作为辅助治疗，改善肌张力障碍。

③非运动症状的治疗：PD 的非运动症状包括精神、自主神经功能、睡眠障碍等，对其治疗必须遵循一定的原则。一旦出现精神症状，应减少抗 PD 药物的剂量、改变治疗方案或加上抗精神病药物，如氯氮平等。自主神经功能障碍一般不需加用其他药物，但如果是异动症引起的，需将睡前服用的抗 PD 药物减量。

(4)神经保护治疗：目的是延迟疾病的发生，减缓或阻止疾病的自然进程。联合应用多种不同作用机制的药物，其疗效会由于单药治疗，且治疗应在疾病的早期进行。如线粒体代谢增强药能增加线粒体氧化磷酸化作用，改善黑质区的生物能量代谢，能防止继发性的神经损害。抗兴奋毒性制剂可阻断谷氨酸介导的兴奋毒性，起到神经保护作用。

6. *治疗管理*

(1)疗效管理：以减轻患者震颤及运动障碍为主要治疗指标。

(2)不良反应管理：主要关注左旋多巴的不良反应，包括①胃肠道反应：恶心、呕吐、食欲缺乏等。②心血管反应，直立性低血压，心动过速或心律失常。③不自主异常运动，为长期用药所引起的不随意运动，多见于面部肌群，如张口、咬牙、伸舌、皱眉、头颈部扭动等。也可累及肢体或躯体肌群，偶见喘息样呼吸或过度呼吸。另外还可出现“开-关现象”，患者突然多动不安（开），而后又出现全身性或肌强直性运动不能（关），严重妨碍病人的正常活动。疗程延长，发生率也相应增加。此时宜适当减少左旋多巴的用量。④精神障碍，失眠、焦虑、恶梦、狂躁、幻觉、妄想、抑郁等，需减量或停药。

四、癫　痫

1. 定义和流行病学　癫痫(epilepsy)是一组以脑部神经元反复突然异常过度放电，导致短暂中枢神经元系统功能失调为特征的脑部疾患。流行病学统计数据显示，我国约有 600 万活动性癫痫患者，同时每年有 40 万左右的新发癫痫患者。

2. 病因及发病机制　癫痫主要是由遗传因素和脑损害共同决定，前者是发病的基础或内因。据统计，癫痫发病具有家族聚集性，癫痫亲属患病率为 3%～17.8%，高于正常人群的 0.15%～1.5%，且原发性者高于继发性者。化学、物理或生物学外来因素导致的脑损伤是癫痫的外因。

癫痫发病的病理生理机制非常复杂，至今尚未完全阐明。目前认为神经兴奋性增高和过度同步化是痫样放电的基础，多种病理生理变化涉及脑神经元异常的过渡性同步放电的产生、传播和终止等，共同导致癫痫的发病。

3. 临床表现　癫痫依据患者发作时的临床表现及脑电图的改变，分为全面性发作和部分性/局灶性发作。

(1)全面性发作：发作开始后，双侧大脑半球有全范围的放电现象，且往往伴有意识障碍和运动型症状。

①强直阵挛性发作，俗称“癫痫大发作”，临床症状为意识丧失、双侧肌肉强直，且伴有阵发性痉挛。发作多数属于暂时性，一般数分钟至数十分钟即恢复如常人。

②失神性发作，即“癫痫小发作”，可分为典型性失神和不典型性失神，区别在于意识障碍发生和结束的速度快慢，伴有或不伴有轻微的运动症状，主要多见于儿童和青少年癫痫综合征。

③其他发作，包括强直发作、阵挛发作、肌阵挛发作、失张力发作。

(2)部分性发作：发作的临床和脑电图改变提示异常电活动起源于一侧大脑皮质的某局部区域。根据发作时有无意识改变，可分为简单部分性发作(无意识障碍)和复杂部分性发作(有意识障碍)，两者均可继发为全面性发作。

①简单部分性发作：又称为单纯部分性发作，除具有癫痫的共性外，发作时意识始终存在，发作后能复述发作的生动细节。

②复杂部分性发作：发作时伴有不同程度的意识障碍(但意识未丧失)，对外界刺激没有反应，发作后不能或部分不能复述发作的细节。

③部分继发全面性发作：先出现上述部分性发作，随之出现全身性发作，最常见为继发全面性强直阵挛性发作。

(3)癫痫持续状态：指癫痫发作频繁，间歇期意识不能恢复，或 1 次发作持续 30 min 以上者，包括全身强直-阵挛性发作持续状态、失神发作持续状态、复杂部分性发作持续状态和部分性发作持续状态等。

4. 治疗原则

(1)非药物治疗原则：积极治疗原发疾病，要特别注意对可能存在的具诱发癫痫危险性的颅内外病因的治疗。非药物辅助治疗的方法主要有外科手术治疗、迷走神经电刺激术、激素疗法、小脑电刺激、行为治疗等，可作为综合治疗的辅助手段，根据具体情况选用。

(2)药物治疗原则：①早期治疗，一旦癫痫诊断成立，即进行药物治疗，以控制发作。②坚持按时服药和长期用药，治疗之初便向患者及其亲属说明长期服药和用药的注意事项，以取得充分配合。③个体化治疗，癫痫的个体化治疗由癫痫的遗传异质性和复杂性决定，应根据发作的时间特点调整每日给药的时间，有影响发作的因素，如发热、疲劳、缺睡、月经期等，可酌情加量。④尽量单药治疗，必要时联合用药。⑤规律用药，给药量均自剂量下限开始，1～2 周无效后再逐渐加量，直至完全控制或产生毒副作用。达到治疗效果后剂量务必恒定，不能漏服，以免发作。换药时应缓慢增减剂量，交替应用时间一般不应少于 2～4 周，切忌突然停药和换药，同时也不宜频繁换药，以免产生抗药性。⑥坚持随访观察，必要时进行血药浓度监测，随访观察在癫痫的诊断和治疗中均有重要作用，有利于了解药物疗效和不良反应，有助于用药分析和调整给药剂量。同时，由于药物吸收、分布和代谢的个体差异较大，血药浓度监测是指导个体化给药的有力手段。

5. 药物治疗　无明确病因，或虽有明确病因但不能除病因者，需考虑药物治疗。

(1)治疗药物选用方法：主要根据发作类型和癫痫综合征的诊断，同时也要考虑药物的效果、毒性作用、病人的经济状况等因素，一般情况下可参考表 6-24。

表 6-24 按发作类型选药

发作类型	一线药物	二线药物	可以考虑的药物	可能加重发作的药物
强直阵挛发作	丙戊酸钠	左乙拉西坦，托吡酯	苯妥英钠，苯巴比妥	—
失神发作	丙戊酸钠，拉莫三嗪	托吡酯		卡马西平，奥卡西平苯巴比妥，加巴喷丁
肌阵挛发作	丙戊酸钠，托吡酯	左乙拉西坦，氯硝西泮，拉莫三嗪		卡马西平，奥卡西平苯妥英钠，加巴喷丁
强直发作	丙戊酸钠	左乙拉西坦，氯硝西泮，拉莫三嗪，托吡	苯巴比妥，苯妥英钠	卡马西平，奥卡西平
失张力发作	丙戊酸钠，拉莫三嗪	左乙拉西坦，托吡酯，氯硝西泮	苯巴比妥	卡马西平，奥卡西平
部分性发作（伴有或不伴有继发全身强直阵挛发作）	卡马西平，丙戊酸钠，奥卡西平，拉莫三嗪	左乙拉西坦，加巴喷丁，托吡酯	苯妥英钠，苯巴比妥	

(2)癫痫持续状态：应尽快终止发作，一般应在发生的 30min 内终止发作。常用药物包括①地西泮，是成年人或儿童各型癫痫持续状态的首选药，成年人剂量 10～20 mg，单次最大剂量不超过 20 mg，儿童 0.3～0.5 mg/kg 以 3～5 mg/min 速度静脉推注，幼儿可直肠给药，剂量为 0.5 mg/kg；如 15 min 后复发可重复给药，或用地西泮 100～200 mg 溶于 5%葡萄糖盐水 12h 内缓慢静脉滴注，总量不超过 120 mg/d 为宜。本药起效快，迅速进入脑部使血药浓度达到峰值，一般 2～3 min 生效，但本品代谢快半衰期短，20 min 后脑血药浓度迅速下降，偶可出现呼吸抑制，应停药。②丙戊酸钠，丙戊酸钠注射剂 5～15 mg/kg 溶于注射用水中，3～5 min 内静脉注射，再用 10 mg/kg 剂量加入 5%葡萄糖注射液或 0.9%氯化钠注射液 500 ml 中，静脉滴注，最大剂量可达 2500 mg/d。可迅速终止某些癫痫持续状态，如部分性运动发作持续状态。③苯巴比妥，主要用于癫痫控制后维持用药，用地西泮等控制发作后可续用苯巴比妥 20 mg/kg，30 mg/min 缓慢静脉滴注；或 0.2 g 肌内注射，1 次/12h。本药起效慢，肌内注射后 20～30 min 起效，对脑缺氧和脑水肿有保护作用，大剂量可有肝、肾损害。④其他药物还有 10%水合氯醛、劳拉西泮、异戊巴比妥、利多卡因、苯妥英钠等。

6. *治疗管理*

(1)用药时机：39%的癫痫患者有自发性缓解倾向，因而并非每个癫痫患者都需用药。一般来说，半年内发作 2 次以上者，一经诊断明确，就应用药，首次发作或半年以上发作 1 次者，可在告之抗癫痫药可能的不良反应和不治疗的可能后果情况下，根据患者及家属的意愿，酌情选择用或不用抗癫痫药。

(2)药物剂量：从小剂量开始，逐渐增加，达到既能有效控制发作，又没有明显不良反应为止。

(3)联合用药：70%的患者单药治疗即可获得满意效果，且单药治疗不仅有利于观察疗效，还可减少药物间的相互作用，减轻药物毒副作用。但约有 20%的患者在 2 次单药治疗后仍然不能很好地控制发作，此时应考虑合理的多药联合治疗。选择不同作用机制的药物联合使用，可产生更好的临床效果，如卡马西平、拉莫三嗪或苯妥英钠与丙戊酸钠、托吡酯、加巴喷丁、左乙拉西坦的联合给药。应避免有相同不良反应、复杂相互作用和肝酶诱导作用的药物合用。加巴喷丁、左乙拉西坦很少与其他药物产生相互作用，适合与其他药物合用。

(4)有效血药浓度范围：丙戊酸钠（40～100 μg/ml）、卡马西平（4～12 μg/ml）、苯妥英钠（10～20 μg/ml）、苯巴比妥（10～40 μg/ml）。

(5)终止治疗的时机：一般说来，全身强直-阵挛性发作、强直性发作、阵挛性发作完全控制 4～5 年后，失神发作停止 6 个月后可考虑停药。但停药前应有一个缓慢减量的过程，一般不少于 1～1.5 年。有自动症的患者可能需要长期服药。

(6)药物不良反应：因大多数抗癫痫药都有不同程度的不良反应，在用药前除查肝肾功能、血尿常规外，用药后还需每月复查，至少持续 6 个月。

使用卡马西平注意观察是否有皮疹情况，已报告严重皮肤反应包括中毒性表皮坏死松懈症和Stevens-Johnson综合征。目前建议在首次服用卡马西平前，对遗传上属于危险种族的患者可考虑进行HLA-B*1502等位基因的筛查。丙戊酸钠的严重不良反应为肝功能损害。苯妥英钠用药后引起的恶心、呕吐、厌食、牙龈和毛发增生、体重减少、眼震、共济失调等，减量可好转。如出现严重的皮疹或肝、肾功能及血液系统损伤，则需停药，换其他药物进行治疗。

（赵德伟　胡云珍　吴佳莹）

第九节　感染性疾病的药物治疗

一、感染性疾病概述

感染性疾病包括所有病原微生物引起的疾病，如细菌、病毒、支原体、衣原体等，其中细菌性感染最为常见。在开始药物治疗之前，要确定感染确实存在，因为其他疾病如肿瘤和自身免疫疾病以及药物引起的临床表现和感染相似。如果证实为感染，还要明确感染部位。症状和体征往往和感染部位相关，可以帮助判断感染来自何处。一些特定的病理环节和特定的感染相关，实验室检查如革兰染色，抗生素的敏感试验通常能够帮助我们确定病原微生物。抗感染治疗应该直接针对这些病原微生物。

1. *病原微生物分类*　见表6-25。

2. *微生物学检测*　微生物学检测指细菌培养和抗菌药物敏感试验（以下简称药敏），旨在最终确定病原微生物及药物敏感性，为临床用药提供有效的指导。通过药敏试验可以获得定性的结果即感染菌种类，或者是定量的结果，即根据抑菌圈的直径计算得到的最低抑菌浓度MIC值。药敏试验的判读应遵循法定标准。在我国，多数实验室都是遵照美国临床和实验室标准协会（Clinical and Laboratory Standards Institute，CLSI）标准。通过这个标准可以把药敏试验最终判定为敏感（S）、中介（I）、或者是耐药（R）。

（1）敏感（S）：是指针对感染部位，使用推荐剂量的抗菌药物所达到的浓度能够使细菌被抑制或杀灭。

（2）中介（I）：是指需要用高于正常剂量的抗菌药物才会有效，或者是一些抗菌药物在特定情形、于机体特定部位可以浓集，如当尿路感染时喹诺酮类可以在尿液中进行浓集。中介同时也代表了试验的缓冲区，主要是为了防止微小的未能控制的影响因素造成一些重大的结果解释错误。

（3）耐药（R）：是指细菌不能被常规剂量抗菌药物达到的浓度所抑制，和（或）药敏结果落在某些特定的耐药机制范围内，所测试的抗菌药物对病人的治疗很可能会失败。

3. *常见耐药菌及临床意义*　随着抗菌药物的广泛使用，细菌也发生了变化。细菌在抗菌药物的选择性压力下，首先发生突变，从敏感菌群中被选择出来。在治疗过程中，这些选择出来的耐药细菌表现出耐药，导致抗菌药物的附加损害。也就是说在抗菌药物治疗的同时，病原菌耐药，并在机体定植和感染。耐药菌株的流行给临床对感染性疾病的诊断和治疗增加了难度。临床常见的耐药菌和临床意义，见表6-26。

根据国内主要的细菌分布及耐药情况，有以下各类耐药细菌的定义标准。

（1）多重耐药细菌（multi-drug resistant bacteria，MDR）：多重耐药细菌指细菌对常用抗菌药物主要分类的3类或以上耐药。

（2）广泛耐药细菌（extensively drug resistant bacteria，XDR）：广泛耐药细菌指细菌对常用抗菌药物几乎全部耐药，革兰阴性杆菌仅对黏菌素和替加环素敏感，革兰阳性球菌仅对糖肽类和利奈唑胺敏感。

（3）泛耐药细菌（pandrug-resistant bacteria，PDR）：泛耐药细菌指对所有分类的常用抗菌药物全部耐药，革兰阴性杆菌对包括黏菌素和替加环素在内的全部抗菌药物耐药，革兰阳性球菌对包括糖肽类和利奈唑胺在内的全部抗菌药物耐药。

4. *抗菌药物治疗性应用的基本原则*

（1）根据临床诊断：根据患者的症状、体征及血、尿常规等实验室检查结果，初步诊断为细菌性感染者及经病原检查确诊为细菌性感染者方有指征应用抗菌药物；由真菌、结核分枝杆菌、非结核分枝杆菌、支原体、衣原体、螺旋体、立克次体及部分原虫等病原微生物所致的感染亦有指征应用抗菌药物。缺乏细菌及上述病原微生物感染的证据，诊

表 9-25　常见病原微生物的分类

常见病原微生物分类	常见病原微生物分类
①细菌 需氧菌 革兰阳性菌 球菌 链球菌属：肺炎链球菌、草绿色链球菌、A 群链球菌、无乳链球菌等 肠球菌属：粪肠球菌、屎肠球菌等 葡萄球菌属：金黄色葡萄球菌、表皮葡萄球菌等 杆菌 棒状杆菌属 李斯特菌属 革兰阴性菌 球菌 莫拉菌属 奈瑟菌属（脑膜炎奈瑟菌、淋病奈瑟菌） 杆菌 肠杆菌科（埃希菌属、克雷伯菌属、肠杆菌属、柠檬酸杆菌属、变形菌属、沙雷菌属、沙门菌属、志贺菌属、摩根菌属、普罗威登斯菌属等） 假单胞菌属 不动杆菌属 嗜血杆菌属 军团菌属 弯曲杆菌属 螺杆菌属 厌氧菌 革兰阳性菌 球菌 消化球菌属 消化链球菌属 杆菌 梭菌属（产气荚膜梭菌、破伤风梭菌、艰难梭菌）	痤疮丙酸杆菌 革兰阴性菌 球菌：韦荣球菌属 杆菌 拟杆菌属（脆弱拟杆菌） 梭杆菌属 普雷沃菌属 ②真菌 曲霉菌属、念珠菌属、球孢子菌属、隐球菌属、组织孢浆菌属、毛霉菌属、毛癣菌属等 ③病毒 流感病毒、肝炎病毒 A、B、C、D、E，人类免疫缺陷病毒、风疹病毒、疱疹病毒、巨细胞病毒、呼吸道合胞病毒、EB 病毒、SARS 病毒 ④衣原体属 沙眼衣原体、鹦鹉热衣原体、肺炎衣原体 ⑤立克次体属 普氏立克次体、斑疹伤寒立克次体、恙虫病立克次体等 ⑥支原体属和脲原体属 肺炎支原体、人型支原体、解脲脲原体 ⑦螺旋体 钩端螺旋体属、梅毒螺旋体、伯氏疏螺旋体 ⑧分枝杆菌 结核分枝杆菌 非结核分枝杆菌 麻风分枝杆菌

表 6-26　临床常见的耐药菌、耐药酶和临床意义

常见耐药菌及耐药酶	临床意义
耐甲氧西林金黄色葡萄球菌（MRSA）	对β-内酰胺类耐药，对喹诺酮类、氨基糖苷类、大环内酯类和四环素类通常耐药。可选糖肽类、利奈唑胺
耐万古霉素肠球菌（VRE）	根据 VRE 对万古霉素和替考拉宁的耐药水平及耐药基因簇的差异，可分为 VanA、VanB、VanC 等 6 种基因型。VanA 基因型对万古霉素和替考拉宁高度耐药。VanB 基因型对万古霉素不同水平耐药，对替考拉宁敏感。VanC 基因型对万古霉素低水平耐药，对替考拉宁敏感
超广谱 β-内酰胺酶（ESBLs）	对第一、二、三代头孢类抗菌药物耐药，对氨基糖苷类、喹诺酮类、磺胺类等往往也表现为多重耐药。可选 β-内酰胺类＋酶抑制药的复合制剂、碳青霉烯类
头孢菌素酶（AmpC）	对第三代头孢菌素、单胺类抗菌药物、头霉素、β-内酰胺类＋酶抑制药复合物耐药。可选用碳青霉烯类或第四代头孢菌素
KPC 酶	对碳青霉烯类耐药，可选用替加环素、黏菌素

断不能成立者，以及病毒性感染者，均无指征应用抗菌药物。

(2)根据实验室检查：抗菌药物品种的选用原则上应根据病原菌种类及病原菌对抗菌药物敏感或耐药，即细菌药物敏感试验的结果而定。因此住院病人在开始抗菌药物治疗前，先留取相应标本，立即送细菌培养，以尽早明确病原菌和药敏结果；门诊病人可以根据病情需要开展药敏工作。

危重患者在未获知病原菌及药敏结果前，可根据患者的发病情况、发病场所、原发病灶、基础疾病等推断最可能的病原菌，并结合当地细菌耐药状况先给予抗菌药物经验治疗，获知细菌培养及药敏结果后，对疗效不佳的患者调整给药方案。

(3)根据抗菌药物作用特点及其体内过程：各种抗菌药物的药效学(抗菌谱和抗菌活性)和人体药动学(吸收、分布、代谢和排出过程)特点不同，因此各有不同的临床适应证。临床医师应根据各种抗菌药物的上述特点，按临床适应证(参见“各类抗菌药物适应证和注意事项”)正确选用抗菌药物。

(4)根据患者病情、病原菌种类：根据病原菌、感染部位、感染严重程度和患者的生理、病理情况制订抗菌药物治疗方案，包括抗菌药物的选用品种、剂量、给药次数、给药途径、疗程及联合用药等。

二、社区获得性肺炎与医院获得性肺炎

(一)社区获得性肺炎

1. *定义和流行病学* 社区获得性肺炎(community-acquired pneumonia，CAP)是指在医院外罹患的感染性肺实质(含肺泡壁，即广义上的肺间质)炎症，包括具有明确潜伏期的病原体感染而在入院后潜伏期内发病的肺炎。CAP是临床常见疾病之一。美国每年有CAP患者300万～560万例，超过100万人次住院，平均病死率8.8%～15.8%，直接医疗花费在84亿～97亿美元，而重症监护病房(ICU)的重症CAP患者病死率高达50%，居所有疾病死因的第6位。

2. *致病菌及发病机制* CAP的致病菌与患者的年龄、既往病史、伴随疾病、居住环境等密切相关，病原菌中最常见的为肺炎链球菌，其次为非典型性病原菌包括军团菌、衣原体、支原体，其他还有流感嗜血流杆菌、卡他莫拉菌，但某些特定条件下倾向于某些特定病原菌，诸如吸入因素、酗酒、吸烟流行病学暴露等(表6-27，表6-28)。正常的呼吸道防御机制使气管隆凸以下的呼吸道保持无菌，是否发生CAP决定于2个因素：如果病原体数量多、毒力强和(或)宿主呼吸道局部和全身免疫防御机制损害，即可发生CAP。

3. *临床表现* 当患者出现以下1～4项中任何1项加第5项，并排除肺结核、肺部肿瘤、非感染性肺间质性疾病、肺水肿、肺不张、肺栓塞、肺嗜酸粒细胞浸润症及肺血管炎等后，可诊断为CAP。①新近出现的咳嗽、咳痰或原有呼吸道疾病症状加重，并出现脓性痰，伴或不伴胸痛；②发热；③肺实变体征和(或)闻及湿啰音；④白细胞计数$>10\times10^9$/L或$<4\times10^9$/L，伴或不伴细胞核左移；⑤胸部X线检查显示片状、斑片状浸润性阴影或间质性改变，伴或不伴胸腔积液。如患者合并出现需要有创机械通气或脓毒症/休克时，则需考虑为重症CAP而收入ICU治疗。

4. *治疗原则*

(1)尽早开始抗菌药物经验治疗。应选用能覆盖肺炎链球菌、流感嗜血杆菌的药物，需要时加用对肺炎支原体、肺炎衣原体、军团菌属等细胞内病原体有效的药物；有肺部基础疾病患者的病原菌亦可为需氧革兰阴性杆菌、金黄色葡萄球菌等。

(2)住院治疗患者入院后应立即采取痰标本，做涂片革兰染色检查及培养；体温高、全身症状严重者应同时送血培养。

表6-27 增加特定细菌感染风险的危险因素

特定细菌	危险因素
耐药肺炎链球菌	年龄<65岁；近3个月内应用过β-内酰胺类抗生素治疗；酗酒；多种临床合并症；免疫抑制性疾病(包括应用糖皮质激素治疗)
军团菌属	吸烟；细胞免疫缺陷：如器官移植患者；肾衰竭或肝衰竭；糖尿病；恶性肿瘤
肠道革兰阴性杆菌	居住在养老院；心、肺基础病；多种临床合并症；近期应用过抗生素治疗
铜绿假单胞菌	结构性肺疾病(如：支气管扩张症、肺囊肿、弥漫性泛细支气管炎等)；应用糖皮质激素(泼尼松>10mg/d)；过去1个月中广谱抗生素应用>7d；营养不良；外周血中性粒细胞计数$<1\times10^9$/L

表 6-28　某些特定状态下 CAP 患者易感染的病原体

状态或合并症	易感染的特定病原体
酗酒	肺炎链球菌(包括耐药的肺炎链球菌)、厌氧菌、肠道革兰阴性杆菌、军团菌属
COPD/吸烟者	肺炎链球菌、流感嗜血杆菌、卡他莫拉菌
居住在养老院	肺炎链球菌、肠道革兰阴性杆菌、流感嗜血杆菌、金黄色葡萄球菌、厌氧菌、肺炎衣原体
患流感	金黄色葡萄球菌、肺炎链球菌、流感嗜血杆菌
接触鸟类	鹦鹉热衣原体、新型隐球菌
疑有吸入因素	厌氧菌
结构性肺病(支气管扩张症、肺囊肿、弥漫性泛细支气管炎等)	铜绿假单胞菌、洋葱伯克霍尔德菌、金黄色葡萄球菌
近期应用抗生素	耐药肺炎链球菌、肠道革兰阴性杆菌、铜绿假单胞菌

(3)轻症患者可口服用药。重症患者选用静脉给药,待临床表现显著改善并能口服时改用口服药。

5. *药物治疗*

(1)治疗药物分类:抗感染治疗是 CAP 治疗的最主要环节,根据 CAP 的可能致病菌及严重程度宜选择青霉素类、头孢菌素类、大环内酯类以及呼吸喹诺酮类等抗菌药物(见表 6-3),其他的治疗药物也包括如化痰药物,常见的有氨溴索、溴己新、乙酰半胱氨酸等,对于部分免疫低下患者也可使用免疫增强药如胸腺肽 α_1 等治疗。

(2)药物治疗方案

①抗感染治疗:表 6-29 列出 CAP 的经验性抗感染治疗的建议,需要指出的是,我国幅员辽阔,CAP 病原体流行病学分布和抗生素耐药率并不一致,表 6-29 的治疗建议仅是原则性的,须结合具体情况进行选择。

表 6-29　不同人群 CAP 患者初始经验性抗感染治疗的建议

不同人群	常见病原体	初始经验性治疗的抗菌药物选择
青壮年、无基础疾病患者	肺炎链球菌,肺炎支原体、流感嗜血杆菌、肺炎衣原体等	青霉素类(青霉素、阿莫西林等);多西环素(强力霉素);大环内酯类;第一代或第二代头孢菌素;呼吸喹诺酮类(如左旋氧氟沙星、莫西沙星等)
老年人或有基础疾病患者	肺炎链球菌、流感嗜血杆菌、需氧革兰阴性杆菌、金黄色葡萄球菌、卡他莫拉菌等	第二代头孢菌素(头孢呋辛、头孢丙烯、头孢克洛等)单用或联用大环内酯类;β-内酰胺类/β-内酰胺酶抑制剂(如阿莫西林/克拉维酸、氨苄西林/舒巴坦)单用或联用大环内酯类;呼吸喹诺酮类
需入院治疗、但不必收住 ICU 的患者	肺炎链球菌、流感嗜血杆菌、混合感染(包括厌氧菌)、需氧革兰阴性杆菌、金黄色葡萄球菌、肺炎支原体、肺炎衣原体、呼吸道病毒等	静脉注射第二代头孢菌素单用或联用静脉注射大环内酯类;静脉注射呼吸喹诺酮类;静脉注射 β-内酰胺类/β-内酰胺酶抑制药(如阿莫西林/克拉维酸、氨苄西林/舒巴坦)单用或联用注射大环内酯类;头孢噻肟、头孢曲松单用或联用注射大环内酯类
需入住 ICU 的重症患者		
A 组:无铜绿假单胞菌感染危险因素	肺炎链球菌、需氧革兰阴性杆菌、嗜肺军团菌、肺炎支原体、流感嗜血杆菌、金黄色葡萄球菌等	头孢曲松或头孢噻肟联合静脉注射大环内酯类;静脉注射呼吸喹诺酮类联合氨基糖苷类;静脉注射 β-内酰胺类/β-内酰胺酶抑制药(如阿莫西林/克拉维酸、氨苄西林/舒巴坦)联合静脉注射大环内酯类;厄他培南联合静脉注射大环内酯类
B 组:有铜绿假单胞菌感染危险因素	A 组常见病原体+铜绿假单胞菌	具有抗假单胞菌活性的 β-内酰胺类抗生素(如头孢他啶、头孢吡肟、哌拉西林/他唑巴坦、头孢哌酮/舒巴坦、亚胺培南、美罗培南等)联合静脉注射大环内酯类,必要时还可同时联用氨基糖苷类;具有抗假单胞菌活性的 β-内酰胺类抗生素联合静脉注射喹诺酮类;静脉注射环丙沙星或左旋氧氟沙星联合氨基糖苷类

②初始抗感染治疗时应注意：a. 对于轻症且胃肠道功能正常的患者推荐口服抗感染药物治疗。b. 我国成年人青霉素中介水平耐药肺炎链球菌肺炎仍可选择青霉素，但需提高剂量，如青霉素 240 万 U 静脉滴注，4～6 h 1 次。高水平耐药应选择头孢曲松、头孢噻肟、厄他培南、呼吸喹诺酮类或万古霉素。c. 我国肺炎链球菌对大环内酯类耐药率普遍在 60%以上，怀疑为肺炎链球菌所致 CAP 时不宜单独应用大环内酯类。d. 支气管扩张症并发肺炎，铜绿假单胞菌是常见病原体，经验性治疗药物选择应兼顾及此。除上述推荐药物外，亦提倡联合喹诺酮类或大环内酯类，据报道此类药物易穿透或破坏细菌的生物被膜。e. 疑有吸入因素时应优先选择氨苄西林/舒巴坦钠、阿莫西林/克拉维酸等有抗厌氧菌作用的药物，或联合应用甲硝唑、克林霉素等，也可选用莫西沙星等对厌氧菌有效的喹诺酮类药物。f. 对怀疑感染流感病毒的患者一般并不推荐联合应用经验性抗病毒治疗，只有对于有典型流感症状（发热、肌痛、全身不适和呼吸道症状）、发病时间＜2d 的高危患者及处于流感流行期时，才考虑联合应用抗病毒治疗。g. 对于危及生命的重症肺炎，建议早期采用广谱强效的抗菌药物治疗。h. 抗感染治疗疗程。对于普通细菌性感染，如肺炎链球菌，用药至患者热退后 72h 即可；对于金黄色葡萄球菌、铜绿假单胞菌、克雷伯菌属或厌氧菌等容易导致肺组织坏死的致病菌所致的感染，建议抗菌药物疗程≥2 周。对于非典型病原体，疗程应略长，如肺炎支原体、肺炎衣原体感染的建议疗程为 10～14d，军团菌属感染的疗程建议为10～21d。

(3)其他药物治疗：CAP 治疗时应使痰液变得稀薄以容易咳出，根据 CAP 的严重程度，可给予口服或静脉氨溴索、溴已新、乙酰半胱氨酸等进行化痰治疗。

6. 治疗管理

(1)疗效监测：早期正确的抗生素治疗与患者住院生存率直接相关，患者抗感染疗效的评估应包括与感染相关的体征及检查指标改善情况的评估，如体温、咳痰能力、血常规、CRP、微生物培养结果及影像学结果等，尤其经验性治疗时，一旦获得微生物培养结果，应根据药敏调整抗菌药物治疗方案。

(2)不良反应管理：根据患者具体选择的药物种类常见不良反应进行监测，CAP 治疗过程中常用的抗菌药物包括呼吸喹诺酮类和大环内酯类，其不良反应监测应包括①呼吸喹诺酮类：＜18 岁、妊娠期、哺乳期患者避免使用本品，可引起抽搐、癫痫、神志改变等中枢反应，不宜用于有癫痫或其他中枢神经系统疾病的患者，可引起皮肤光敏反应，用药期间避免过度阳光暴露，静脉滴注速度不宜过快；②大环内酯类：可引起恶心、呕吐等胃肠道反应，静脉滴注速度不宜过快，如阿奇霉素针，静脉滴注宜 2h 以上。

(3)用药教育：包括住院和出院的用药教育，告知患者正确的用药方法、可能的不良反应、相互作用以及饮食的注意事项等。比如患者出院后继续服用喹诺酮类药物，应告知患者。①服药期间多饮水；②减少阳光暴露，避免起光敏反应；③避免与奥美拉唑等制酸药、以及含钙、铝、镁等金属离子的药物同服；④如果发生神志改变如异常兴奋、抽搐等及时告知医师或药师，并及时停药；⑤应在医师指导下服用药物，切勿擅自改变剂量、服药时间以及疗程等。

(二)医院获得性肺炎

1. *定义和流行病学* 医院获得性肺炎(hospital acquired pneumonia，HAP)，是指患者入院时不存在、也不处于感染潜伏期，而于入院 48h 后发生的，由细菌、真菌、支原体、病毒或原虫等病原体引起的各种类型的肺实质炎症。2005 年美国胸科协会(american thoracic society，ATS)指南将 HAP 的概念进一步扩大并细化，明确提出呼吸机相关肺炎(ventilator-associated pneumoniae，VAP)和医疗机构相关性肺炎(Health Care Associated Pneumonia，HCAP)的概念并将其归于 HAP。VAP 指经气管插管或切开进行机械通气 48～72h 后发生的肺炎。HCAP 主要包括下列肺炎病人。a. 最近 90d 在护理医院住过 2～3d；b. 居住在护理之家或长期护理机构；c. 在医院或门诊部接受透析治疗；d. 本次感染前 30d 内接受过静脉抗生素治疗、化疗或伤口护理者。

根据发生 HAP 的时间不同，分为早发 HAP 和晚发 HAP。早发 HAP 指入院后 48h 后并＜5d 发生的肺炎，通常由敏感菌引起，预后好；晚发 HAP 是指住院 5d 或 5d 以后发生的肺炎，致病菌常为多重耐药菌(MDR)，病死率高。HAP 是目前医院获得性感染中最常见的种类，在美国占第 2 位，发病率为每 1000 例住院患者 5～10 例，占所有 ICU 内医院获得性感染的 25%，占使用抗生素治疗患者总数的 50%以上。

2. 致病菌及发病机制　HAP病原学与CAP的病原谱差异很大，细菌是HAP最常见的病原体，约占90%，1/3为混合感染。不同发病时间、基础状况、病情严重程度、甚至不同地区、医院和部门，HAP病原谱均存在明显差异。

(1)没有MDR菌危险因素、早发性的HAP、VAP和HCAP的患者：常见病原体为肺炎链球菌、流感嗜血杆菌、甲氧西林敏感的金葡菌和对抗生素敏感的肠杆菌科细菌(如大肠埃希菌、肺炎克雷伯菌、变形杆菌、沙雷菌等)。

(2)迟发性、有MDR菌危险因素的HAP、VAP和HCAP的病人：常见病原体为铜绿假单胞菌、产超广谱β内酰胺酶(ESBL)的肺炎克雷伯菌、不动杆菌属等细菌，或合并甲氧西林耐药的金黄色葡萄球菌(MRSA)及嗜肺军团菌等。

HAP的致病菌来源包括：①口咽部病原菌的定植和繁殖：目前认为口咽部定植细菌的吸入及气管插管球囊上方积聚细菌的吸入是细菌进入下呼吸道造成HAP或VAP的主要途径；②吸入被污染的气溶胶与直接接种：医院内特别是ICU病房，病原微生物分布极为广泛，形成被病原菌污染的气溶胶；③血源性感染播散和胃肠道细菌移位：各种感染如疖肿、心内膜炎、静脉导管感染、肠道感染等造成脓毒败血症可形成继发性肺炎

3. 临床表现　HAP的临床表现变化较大，情况复杂，多见于年老体弱、免疫功能缺陷、服用大量激素或免疫抑制药、行气管插管、气管切开机械通气，胸腹部手术、昏迷及全身麻醉患者。一般病情重、进展快，会迅速转化为重症肺炎。临床症状不典型，当出现精神萎靡、发热、不能解释的呼吸困难加重、呼吸道脓性分泌物增加时，应考虑到HAP可能，尽早行胸部X线检查。典型的高热、寒战、胸痛等急性感染症状不常见。肺部听诊可以闻及散在的中小水泡音，多见于肺底，也可闻及干啰音和痰鸣音。一般很难见到肺实变的体征。合并肺不张时表现为持续性呼吸困难、呼吸频率加快、吸气性“三凹征”及低氧血症，查体时发现气管向患侧移位，患侧呼吸音消失。

4. 治疗原则

(1)应重视病原检查，给予抗菌治疗前先采取痰标本进行涂片革兰染色检查及培养，同时送血培养。有阳性结果时做药敏试验。

(2)尽早开始经验治疗。首先采用针对常见病原菌的抗菌药物。明确病原后，根据药敏试验结果调整用药。

(3)疗程根据不同病原菌、病情严重程度、基础疾病等因素而定。宜采用注射剂，病情显著好转或稳定后并能口服时改用口服药。

5. 药物治疗

(1)治疗药物分类：抗感染治疗是HAP治疗的最主要环节，根据HAP的可能致病菌及严重程度选择青霉素类、头孢菌素类、碳青霉素类、喹诺酮类以及糖肽类等抗菌药物(表6-30)，其他的治疗药物包括化痰药物，常见的有氨溴索、溴己新、乙酰半胱氨酸等，对于部分免疫低下患者也可使用免疫增强药如胸腺肽 α_1 等治疗。

表6-30　HAP初始经验性抗菌药物的选择

患　者	可能的病原体	可选择药物
没有MDR菌危险因素、早发性的HAP、VAP和HCAP的患者	肺炎链球菌、流感嗜血杆菌、甲氧西林敏感的金葡菌和对抗生素敏感的肠杆菌科细菌(如大肠埃希菌、肺炎克雷伯菌、变形杆菌、沙雷菌等)	头孢曲松，或左氧氟沙星、莫西沙星、或环丙沙星，或氨卞西林/舒巴坦，或厄他培南
迟发性、有MDR菌危险因素的HAP、VAP和HCAP的患者	铜绿假单胞菌、产超广谱β内酰胺酶(ESBL)的肺炎克雷伯菌、不动杆菌属等	抗假单胞菌头孢菌素(头孢吡肟，头孢他啶)、碳青霉烯类(亚胺培南，美罗培南)，或β内酰胺类/β内酰胺酶抑制剂(哌拉西林/他唑巴坦)，加用一种抗假单胞菌喹诺酮类(环丙沙星或左氧氟沙星)，或氨基糖苷类(阿米卡星，庆大霉素，或妥布霉素)
	怀疑MRSA	加用利奈唑胺或万古霉素
	疑为嗜肺军团菌	加用大环内酯类，或氟喹诺酮类

(2)药物治疗方案

①抗感染治疗：HAP初始的抗菌药物选择见表6-30，初始抗菌药物选择的注意事项：不适当的初始经验性治疗可以增加抗生素耐药性、HAP病死率和医疗费用，延长住院时间；对MDR病原菌，初始必须接受联合治疗，以保证广谱覆盖和减少不适当初始经验性抗生素治疗可能性；所有治疗都必须根据当地抗生素的耐药情况来选择药物，建立自己的“最佳经验治疗方案”；如果患者接受了适当的初始抗生素方案，临床反应好，应努力将抗生素的疗程从传统的14～21d缩短为7～8d，以避免导致新的细菌寄殖，但铜绿假单胞菌、不动杆菌等非发酵菌感染例外，后者疗程过短容易复发；如果患者采用的联合治疗方案中包括了氨基糖苷类，只要患者有反应，可以在5～7d后停用氨基糖苷类。

特殊病原体感染的抗菌药物治疗方案推荐如下：a. 铜绿假单胞菌。推荐联合治疗，主要是使用β内酰胺类联合氨基糖苷类，可替代后者的是氟喹诺酮类，主要为环丙沙星或左氧氟沙星。b. 不动杆菌属：最有效的药物是碳青霉烯类、舒巴坦、多黏菌素E和多黏菌素B及替加环素。c. 产ESBLs肠杆菌科细菌：避免使用第三代头孢菌素单药治疗，尤其肠杆菌属细菌应避免使用第三代头孢菌素，最有效的药物是碳青霉烯类。d. MRSA可选用万古霉素或去甲万古霉素，有肾功能不全的患者或正在接受其他肾毒性药物，可以优先考虑利奈唑胺。

②其他药物治疗：HAP治疗时应使痰液变得稀薄以容易咳出，根据HAP的严重程度，可口服或静脉给予氨溴索、溴己新、乙酰半胱氨酸等进行化痰治疗。

6. 治疗管理

(1)疗效监测：对HAP进行初始抗生素治疗后，应密切观察患者对治疗的反应，应包括与感染相关的体征及检查指标改善情况的评估，如体温、咳痰能力、血常规、CRP、微生物培养结果以及影像学结果等，一旦获得血或呼吸道分泌物培养结果，或患者对治疗无反应，应及时对经验性抗生素治疗进行调整。

(2)不良反应管理：根据患者具体选择的药物种类常见不良反应进行监测，HAP治疗过程中常用的抗菌药物包括酶复合制剂和碳青霉烯素类，其不良反应监测应包括①酶复合制剂，如哌拉西林/他唑巴坦，用前应进行青霉素皮试，可引起皮疹等过敏反应；②碳青霉烯类，如亚胺培南，可引起癫痫等不良反应，原有癫痫患者避免使用，菌群失调引起抗菌药物相关性腹泻等不良反应。

(3)用药教育：包括住院和出院的用药教育，告知患者正确的用药方法、可能的不良反应、相互作用及饮食的注意事项等。比如患者出院后继续口服喹诺酮类药物，用药教育内容详见“社区获得性肺炎用药教育部分”。

三、感染性心内膜炎

1. 定义和流行病学　感染性心内膜炎(IE)是心脏瓣膜或其他心内组织的细菌感染，通常发生在心脏结构缺欠的基础上。依据感染的部位及是否存在心内异物IE被分为以下4种类型：左心天然瓣膜IE、左心人工瓣膜IE、右心IE和植入装置相关IE(包括发源于起搏器或除颤器电线，可伴或不伴随瓣膜累及)。也可根据感染来源分为社区获得性IE、医疗相关性IE(院内感染和非院内感染)，颈静脉药物滥用者IE。

IE的年发病率为3～10/10万。以往多见于年轻心脏瓣膜病(风湿性心脏病为主)患者，目前多见于无明确瓣膜疾病、与医疗活动有关的老年患者及人工心脏瓣膜置换者。随着年龄增长，其发病率逐渐增加，并在70－80岁时达到最高，约为14.5/10万。男、女比例为2∶1。女性患者预后差、接受瓣膜置换术的概率相对小。

2. 致病菌及发病机制　自身瓣膜心内膜炎的病原菌入侵，与患者经受拔牙、皮肤损伤、泌尿生殖系统手术或操作时发生的暂时性菌血症有关；人工瓣膜心内膜炎早期发病(距心血管手术时间≤2个月)者，与手术时或术后病原菌自患者伤口、留置导管等装置及周围环境入血导致菌血症有关，迟发病者(>12个月)则与自身瓣膜心内膜炎的发病情况相仿，因此病原菌分布亦相似。3～12个月发病者病原菌分布介于早期发病及迟发病者之间，见表6-31。

在正常情况下，自不同途径进入血循环中的致病微生物可被机体的防御机制所清除。当有心血管器质性病变存在时，血流由正常的层流变为涡流和喷射，血小板、红细胞、白细胞和纤维蛋白积聚，从而为病原微生物的侵入创造了条件。反复发生的菌血症可使机体循环中产生抗体如凝集素，有利于病原体在损伤部位黏附而与上述的各种成分一

表 6-31　感染性心内膜炎的主要病原菌*

自身瓣膜心内膜炎	人工瓣膜心内膜炎(发病距心血管手术时间)		
	≤2 个月	3～12 个月	>12 个月
草绿色链球菌	表葡菌等凝固酶阴性葡萄球菌	表葡菌等凝固酶阴性葡萄球菌	与自身瓣膜心内膜炎病原菌相仿
金黄色葡萄球菌	金黄色葡萄球菌		
其他链球菌	肠杆菌科、铜绿假单胞菌	金黄色葡萄球菌	
肠球菌属	肠球菌	肠球菌属	
肠杆菌科、铜绿假单胞菌	念珠菌属等真菌	链球菌属	
念珠菌属等真菌	棒状杆菌	念珠菌属等真菌	
	链球菌		
表葡菌等凝固酶阴性葡萄球菌		肠杆菌科细菌	
		铜绿假单胞菌	

*. 各列中病原菌由多至少排列

起形成赘生物。赘生物成为细菌的庇护处,其内的细菌受到保护,不受宿主防御机制的作用。感染的赘生物通过血小板-纤维素聚集而逐渐增大,使瓣膜破坏加重;当赘生物破裂时,碎片脱落导致栓塞,细菌被释放入血流中产生菌血症和转移性播种病灶。

3. *临床表现*

(1)发热:约 90%的病人表现为发热,并经常伴随寒战、食欲缺乏和体重减轻等全身症状。老年人、严重衰弱、充血性心力衰竭、慢性肾衰竭及少数凝固酶阳性葡萄球菌所致患者可无发热或仅轻微发热。

(2)心脏杂音:85%病人发现有心脏杂音,表现心脏听诊除了原有基础心脏病的各种杂音外,最具特征性的表现是新出现的病理性杂音或原有杂音的明显改变,如变得粗糙、响亮或呈音乐样。

(3)周围体征:多为非特异性,近已不多见,包括瘀点、指(趾)甲下线状出血、Roth 斑、Osler 结节和 Janeway 损害。

(4)动脉栓塞:30%病人可发生大脑、肺或脾栓塞。

4. *治疗原则*　治疗本病的关键在于杀灭心内膜或心瓣膜赘生物中的病原菌,主要治疗原则如下。

(1)尽早进行病原学检查,在给予抗菌药物前即应送血培养,获病原菌后进行药敏试验,按药敏试验结果调整抗菌治疗。

(2)根据病原选用杀菌剂,应选择具协同作用的 2 种抗菌药物联合应用。

(3)应采用最大治疗剂量。

(4)静脉给药。

(5)疗程宜充足,一般 4～6 周;人工瓣膜心内膜炎、真菌性心内膜炎疗程需 6～8 周或更长,以降低复发率。

(6)部分患者尚需配合外科手术治疗。

5. *药物治疗*

(1)治疗药物分类:感染性心内膜炎的治疗主要侧重抗菌药物治疗,根据致病菌,常见抗菌药物治疗包括青霉素类如青霉素,糖肽类如万古霉素以及主要用于念珠菌性心内膜炎的抗真菌药物,如卡泊芬净、两性霉素 B 等。

(2)药物治疗方案:感染性心内膜炎应注重足量、足疗程的静脉用抗菌药物治疗,根据具体病原菌进行经验性或目标治疗,常见的病原治疗宜选的抗菌药物,见表 6-32。

6. *治疗管理*

(1)疗效监测:对 IE 进行初始抗生素治疗后,应密切观察患者对治疗的反应,一旦获得血或瓣膜赘生物培养结果,或患者对治疗无反应,应及时对经验性抗生素治疗进行调整。

(2)不良反应管理:根据早期患者选择的药物常见不良反应进行监测,比如早期选用了万古霉素注射液,则应关注患者肾功能肌酐水平、血小板计数及是否存在静脉炎以及"红人综合征"等万古霉素常见的不良反应。

(3)用药宣教:病人出院后应告知患者 IE 应进行充足的抗菌药物静脉治疗疗程(一般 4～6 周),应该对 IE 还能复发保持警觉,新发的发热、寒战或其他感染征象要求立即就医告知医师。建议在完成治疗后第1年的第1、3、6个月,及12个月时进

表 9-32　感染性心内膜炎的病原治疗

病　原	宜选药物	可选药物	备　注
草绿色链球菌	青霉素＋庆大霉素等氨基糖苷类	头孢噻吩或头孢唑啉＋庆大霉素等氨基糖苷类	有青霉素类过敏性休克史者不可选头孢菌素类
金葡菌或表葡菌 甲氧西林或苯唑西林敏感	苯唑西林＋庆大霉素等氨基糖苷类	头孢噻吩或头孢唑啉＋庆大霉素等氨基糖苷类或磷霉素钠＋氨基糖苷类	同上
甲氧西林或苯唑西林耐药	万古霉素或去甲万古霉素＋磷霉素钠	万古霉素或去甲万古霉素＋利福平	
肠球菌属	青霉素或氨苄西林＋庆大霉素等氨基糖苷类	万古霉素或去甲万古霉素 万古霉素或去甲万古霉素＋庆大霉素等氨基糖苷类	仅在必要时应用万古霉素或去甲万古霉素＋氨基糖苷类，此时应监测两药的血药浓度，联合用药不宜>2周，用药期间应严密随访肾、耳毒性
肠杆菌科或铜绿假单胞菌	哌拉西林＋庆大霉素等氨基糖苷类	第三代头孢菌素或β内酰胺类/β内酰胺酶抑制剂＋氨基糖苷类	
念珠菌属等真菌	卡泊芬净，或米卡芬净，或两性霉素B，或两性霉素B脂质体，或两性霉素B脂质体＋氟胞嘧啶		

行临床评估，包括血样抽取（白细胞数，C-反应蛋白）及心脏超声检查。

四、脓毒症

（一）定义和流行病学

脓毒症（sepsis）是指由感染引起的全身炎症反应综合征（systemic inflammatory response syndrome，SIRS），临床上证实有细菌存在或有高度可疑感染灶。按脓毒症严重程度可分为脓毒症、严重脓毒症（severe sepsis）和脓毒性休克（septic shock）。严重脓毒症，是指脓毒症伴有器官功能障碍、组织灌注不良或低血压。脓毒性休克，是指严重脓毒症给予足量的液体复苏后仍然伴有无法纠正的持续性低血压，也被认为是严重脓毒症的一种特殊类型。

脓毒症发生率高，全球每年有超过1800万严重脓毒症病例，美国每年有75万例脓毒症患者，并且这一数字还以每年1.5%～8.0%的速度上升。脓毒症的病情凶险，病死率高，全球每天约14 000人死于其并发症，美国每年约21.5万人死亡。据国外流行病学调查显示，脓毒症的病死率已经超过心肌梗死，成为重症监护病房内非心脏病人死亡的主要原因。近年来，尽管抗感染治疗和器官功能支持技术取得了长足的进步，脓毒症的病死率仍高达30%～70%。

（二）致病菌及发病机制

脓毒症可以由任何部位的感染引起，临床上常见于肺炎、腹膜炎、胆管炎、泌尿系统感染、蜂窝织炎、脑膜炎、脓肿等。其病原微生物包括细菌、真菌、病毒及寄生虫等（表6-33），但并非所有的脓毒症患者都有引起感染的病原微生物的阳性血培养结果，仅约45%的脓毒性休克患者可获得阳性血培养结果。

脓毒症的根本发病机制尚未明了，涉及复杂的全身炎症网络效应、基因多态性、免疫功能障碍、凝血功能异常、组织损伤以及宿主对不同感染病原微生物及其毒素的异常反应等多个方面，与机体多系统、多器官病理生理改变密切相关，脓毒症的发病机制仍需进一步阐明。

（三）临床表现

1. SIRS是指具有2项或2项以上的下述临床表现：①体温>38℃或<36℃；②心率>90/min；③呼吸

表 6-33 脓毒症的主要病原菌及其伴随情况

病　原	感染源及可能的入侵途径、诱因	发病场所	备　注
表葡菌等凝固酶阴性葡萄球菌	静脉留置导管，体内人工装置	医院	多为甲氧西林耐药株
金黄色葡萄菌球	外科伤口，蜂窝织炎，疖，烧伤创面感染	医院或社区	医院内获得者多为甲氧西林耐药株
肠球菌属	尿路感染，留置导尿管、腹膜透析伴腹膜炎，泌尿生殖系统手术或操作后	医院或社区	
肺炎链球菌	社区获得性肺炎	社区	
大肠埃希菌	尿路感染，腹腔、胆道感染，生殖系统感染	社区多于医院	
肺炎克雷伯菌等克雷伯菌属	下呼吸道感染，腹腔、胆道感染	医院多于社区	医院感染者耐药程度高
肠杆菌属、柠檬酸菌属、沙雷菌属等肠杆菌科细菌	下呼吸道感染，人工呼吸装置，泌尿生殖系统、腹腔、胆道感染	医院多于社区	医院感染者耐药程度高
不动杆菌属、铜绿假单胞菌	医院获得性肺炎，人工呼吸装置，复杂性尿路感染，留置导尿管，烧伤创面感染	医院	
脆弱拟杆菌	腹腔、盆腔感染	社区或医院	
念珠菌属	免疫缺陷（如中性粒细胞减少症），广谱抗菌药物，免疫抑制剂应用，静脉留置导管，严重烧伤创面感染	医院	

频率＞20/min 或 $PaCO_2$＜32mmHg；④外周血白细胞计数＞12×10^9/L 或＜4×10^9/L 或未成熟细胞＞10%。

2. 脓毒症患者一般都会有 SIRS 的一种或多种表现。最常见的有发热、心动过速、呼吸急促和外周血白细胞增加。但 2001 年“国际脓毒症专题讨论会”认为 SIRS 诊断标准过于敏感，特异性不高，将脓毒症的表现总结为 3 类：①原发感染灶的症状和体征；②SIRS 的表现；③脓毒症进展后出现的休克及进行性多器官功能不全表现。

（四）治疗原则

为了更好地落实脓毒症治疗指南，规范严重脓毒症和脓毒性休克的治疗，目前推荐将脓毒症治疗指南的重要措施进行组合，形成一套措施，即早期目标指导性治疗和集束化治疗。

1. 早期目标指导性治疗（EGDT）是指一旦临床诊断严重脓毒症合并组织灌注不足，应尽快进行积极的液体复苏，并在出现血流动力学不稳定状态的最初 6h 内达到以下目标：中心静脉压（CVP）8～12mmHg；中心静脉氧饱和度（$ScvO_2$）≥70%；平均动脉压（MAP）≥65mmHg；尿量＞0.5 ml/(kg·h)。

2. 早期集束化治疗（sepsis bundle）包括早期血清乳酸水平测定；在应用抗生素前获取病原学标本；急诊在 3h 内、ICU 在 1h 内开始广谱抗生素治疗；执行 EGDT 并进行血流动力学监测，在 1～2h 内放置中心静脉导管，监测 CVP 和 $ScvO_2$；控制过高血糖；小剂量糖皮质激素应用；机械通气平台压＜30mmHg 及小潮气量通气等肺保护策略；有条件可使用重组人类活化蛋白 CrhAPC。

（五）药物治疗

1. *药物治疗分类*　根据脓毒症的集束化治疗策略，其治疗药物种类包括：①抗菌药物，如碳青霉烯类、糖肽类等抗菌药物；②液体复苏药物，包括晶体溶液和胶体溶液，如复方氯化钠溶液（林格液）、白蛋白及羟乙基淀粉等；③血管活性药物和正性肌力药物包括去甲肾上腺素、多巴胺、肾上腺素和多巴酚丁胺等；④糖皮质激素，如氢化可的松、甲泼尼龙等；⑤其他治疗药物，包括应用 H_2受体阻滞药或质子泵抑制药预防上消化道出血以及使用重组人类活化蛋白 C(r hAPC)等。

2. *药物治疗方案*

(1)抗感染治疗：抗感染治疗为脓毒症的主要环节，其治疗主要事项应包括①在发生脓毒性休克和尚无休克的重症脓毒症的最初 1h 内，应尽可能早的静脉输注抗生素，使用抗生素前应进行适当的细菌培养，但不能因此延误抗生素治疗；②初始的经验性治疗，应包括 1 种或多种抗生素，应对可能病原体有效（表 6-34），且在可能的感染部位达到足

表 6-34　脓毒症的病原治疗

病　原	宜选药物	可选药物	备　注
金黄色葡萄球菌、表葡菌等凝固酶阴性葡萄球菌			
甲氧西林或苯唑西林敏感	苯唑西林或氯唑西林	头孢唑啉等第一代头孢菌素，头孢呋辛等第二代头孢菌素，克林霉素，磷霉素钠	有青霉素类抗生素过敏性休克史者不宜选用头孢菌素类
甲氧西林或苯唑西林耐药	万古霉素或去甲万古霉素联合磷霉素钠或利福平	复方磺胺甲噁唑，异帕米星，阿米卡星	氨基糖苷类不宜单用，需联合用药
肠球菌属	氨苄西林或青霉素＋氨基糖苷类	万古霉素或去甲万古霉素	
肺炎链球菌	青霉素	阿莫西林，头孢噻吩，头孢唑啉，头孢呋辛，红霉素，克林霉素	肺炎链球菌系青霉素敏感株，该菌对红霉素或克林霉素耐药者多见，需注意药敏试验结果。有青霉素类抗生素过敏性休克史者不宜选用头孢菌素类
大肠埃希菌	氨苄西林/舒巴坦或阿莫西林/克拉维酸	头孢噻肟，头孢曲松等第三代头孢菌素，氟喹诺酮类，氨基糖苷类	菌株之间对药物敏感性差异大，需根据药敏试验结果选药，并需注意对氟喹诺酮类耐药者多见
肺炎克雷伯菌等克雷伯菌属	第三代头孢菌素	氟喹诺酮类，氨基糖苷类，β内酰胺类/β内酰胺酶抑制药	菌株之间对药物敏感性差异大，需根据药敏试验结果选药
肠杆菌属、枸橼酸菌属，沙雷菌属	头孢吡肟或氟喹诺酮类	氨基糖苷类，碳青霉烯类，β内酰胺类/β内酰胺酶抑制药	同上
不动杆菌属	氨苄西林/舒巴坦	氨基糖苷类，头孢哌酮/舒巴坦，碳青霉烯类，氟喹诺酮类	同上
铜绿假单胞菌	头孢他啶、头孢哌酮、头孢吡肟、哌拉西林等抗假单胞菌β内酰胺类＋氨基糖苷类	头孢哌酮/舒巴坦，哌拉西林/三唑巴坦，环丙沙星等氟喹诺酮类＋氨基糖苷类，碳青霉烯类＋氨基糖苷类	同上，一般均需联合用药
脆弱拟杆菌	甲硝唑	氯霉素，克林霉素，碳青霉烯类	
念珠菌属	两性霉素 B	氟康唑，氟胞嘧啶	氟胞嘧啶宜联合用药

够的血药浓度；③对已经或可能由假单胞菌感染引起的重症脓毒症患者应该联合使用抗生素；④重症脓毒症患者经验性使用抗生素的时间不宜超过3～5d，一旦获得药敏试验结果，应该尽快降级治疗，改用最有效的单药治疗；⑤抗生素治疗的疗程一般为3～7d。对于临床反应较慢、感染灶无法引流或免疫缺陷（包括中性粒细胞减少症）的患者可能需要延长疗程；⑥如果证实目前的临床症状是由非感染因素引起，应该立即停止使用抗生素，以尽可能减少感染耐药病原体或发生药物相关不良反应的可能性。

（2）其他药物治疗：包括①液体复苏治疗，对可疑低血容量的病人可以先快速补液：30 min内输入晶体液500～1000 ml或胶体液300～500 ml，并判断病人对液体复苏的反应（血压增高及尿量增多）及耐受性（有无血管内容量过负荷的证据），从而决定是否继续扩容；②血管活性药物与正性肌力药物治疗，对于感染性休克患者，血管活性药物首选去甲肾上腺素或多巴胺，在去甲肾上腺素或多巴胺效果不明显时，可选用肾上腺素；③糖皮质激素治疗，只用于液体复苏和血管活性药物治疗不敏感的患者，使用剂量为氢化可的松每日不大于 300 mg，疗程为使用到停用血管活性药物为止，地塞米松不推荐用于感染性休克患者的治疗；④应用 H_2受体阻滞药或质子泵抑制药预防上消化道出血以及使用重组人类活化蛋白 C(r hAPC)等。

(六)治疗管理

1. 疗效监测

(1)抗菌药物疗效监测：每日监护反映感染的各项指标，如体温、血常规、CRP、微生物培养结果等，以及感染部位的影像及引流处理情况，根据上述指标判断是否需要调整用药。

(2)液体复苏药物与血管活性药物：监测患者的血压、中心静脉压、平均动脉压、尿量以及静脉血氧饱和度是否达标，根据上述指标调整用药。

2. 不良反应管理

(1)抗菌药物：如万古霉素注射液，关注患者肾功能肌酐水平、血小板计数及是否存在静脉炎，以及“红人综合征”等万古霉素常见的不良反应。

(2)液体复苏药物：使用胶体液时，如羟乙基淀粉，应监护羟乙基淀粉是否引起过敏，以及对肾功能、凝血功能的影响。

(3)血管活性药物：如去甲肾上腺素，监护患者的心率和心律、尤其是大剂量使用时，可引起心律失常。

(4)糖皮质激素：监护患者消化道分泌物颜色、血糖、血钾水平等，如大便黑色或胃肠引流液咖啡色，则提示消化道出血的可能。

五、脑膜炎与脑膜脑炎

脑膜炎与脑膜脑炎系指由某种病原体(包括病毒、细菌、真菌、寄生虫等)通过各种渠道进入颅内引起脑实质和脑膜病变的感染性疾病。以化脓性脑膜炎、病毒性脑炎、隐球菌脑膜炎和结核杆菌脑膜炎最为常见。因为感染部位防御系统缺乏且抗菌药物穿透性差，临床治疗较为棘手。

(一)化脓性脑膜炎

1. 定义和流行病学　系由各种细菌感染引起的脑膜炎症。常见于小儿尤其是婴幼儿。近几年，因为流感嗜血杆菌疫苗和流脑疫苗的接种，化脓性脑膜炎总发生率有所下降，但其病死率、致残率高。脑膜炎双球菌脑膜炎(流脑)因独特的临床与流行病学特点，在我国属于乙类法定传染病，本节不予介绍。

2. 病因及病原学　化脓性脑膜炎通常是从血行播散发展而来，血行播散通常来自于脑脊膜的周围感染(如中耳炎、鼻窦炎等)。另外一种常见的病因是通过创伤或手术，致病菌直接种植在感染部位。

化脓性脑膜炎的致病菌因不同的年龄、人群与身体状况而有所区别。在我国，社区获得的化脓性脑膜炎，以肺炎链球菌感染居多，其他还有脑膜炎双球菌和流感嗜血杆菌；伴有中枢神经系统术后和开放式脑损伤的脑膜炎患者，主要的病原菌是革兰阴性杆菌(多数为大肠埃希菌和肺炎克雷伯菌)、金黄色葡萄球菌、铜绿假单胞菌及凝固酶阴性葡萄球菌。学龄前儿童和闭合性脑损伤患者流感嗜血杆菌感染发生率较高，新生儿主要有 B 族溶血性链球菌感染和大肠埃希菌感染。

3. 临床表现　一般有发热等全身中毒症状，头痛、呕吐等颅内压增高症状，颈抵抗等脑膜刺激征，细菌感染性的外周血象改变，脑脊液可见化脓性改变。

4. 治疗原则　化脓性脑膜炎的抗菌治疗宜遵循及时、强效、足量、足疗程的原则(疗程一般 10～14d)，选药时需考虑药物的脑脊液浓度及其抗菌谱覆盖可能的致病菌。经验治疗应根据患者的年龄、地区及全身状况加以推测致病菌。细菌学检查对本病的诊治具有重大的临床价值。此外，同时给予降颅内压、抗休克及解热等对症治疗，重症患者可予亚冬眠疗法。一般认为短期应用地塞米松可减轻神经系统的并发症，尤其是可以降低听力损伤的发生率。

5. 药物治疗

(1)抗菌药物的选择：表 6-35 所列的是化脓性脑膜炎常见致病菌的经验性抗感染建议，需要指出的是我国幅员辽阔，病原菌对抗菌药物的耐药率并不一致，而且各地区化脓性脑膜炎的致病菌流行病学分布也有所不同，表中的治疗建议仅是原则性的，须结合具体情况进行选择。

(2)抗菌药物治疗的注意事项：对于危重患者，经验治疗宜联合用药，如头孢曲松＋万古霉素＋磷霉素或利福平，哌拉西林他唑巴坦＋万古霉素＋磷霉素或利福平。

中枢神经系统 MRSA 感染首选万古霉素，如单用效果不佳，推荐联合利福平，在常规治疗剂量无效的情况下，可以考虑连续、大剂量的静脉持续应用万古霉素。用万古霉素时，血浆谷浓度应维持

表 6-35　成年患者化脓性脑膜炎经验性抗感染建议

致病菌	推荐治疗	备选治疗
肺炎链球菌	青霉素(仅对青霉素敏感菌株)、头孢噻肟、头孢曲松	万古霉素＋头孢噻肟、
脑膜炎奈瑟菌	青霉素	头孢噻肟、头孢曲松
李斯特菌	氨苄西林、青霉素＋庆大霉素	美罗培南
金黄色葡萄球菌	万古霉素	替考拉宁±利福平
流感嗜血杆菌	头孢噻肟、头孢曲松	头孢吡肟、美罗培南
大肠埃希菌	头孢噻肟、头孢曲松	美罗培南、头孢吡肟、氨曲南

在 15～20 ng/ml。如果静脉给药效果不好，可考虑使用万古霉素鞘内注射。应用万古霉素时需注意滴注时间应不少于 60min。

碳青霉烯类抗菌药物如亚胺培南可诱发癫痫，因此不宜用于治疗化脓性脑膜炎。美罗培南体外抗菌谱广，并且较少引起癫痫，可应用于青霉素高耐的肺炎链球菌引起的脑膜炎，产超广谱 β 内酰胺酶的革兰阴性杆菌和高产 β 内酰胺酶的其他细菌(如肠杆菌属、枸橼酸杆菌属或沙雷菌属)引起的脑膜炎。

(3)糖皮质激素的应用：一般给予地塞米松 1 次 0.15 mg/kg，每 6 小时 1 次，持续 2～4d。第 1 次地塞米松在应用抗菌药物前 15min 给药。地塞米松可能的不良反应有消化道出血、神志改变、血糖异常、血压升高等，应予以关注。过长时间应用获益不大。

6. *治疗管理*

(1)疗效管理：化脓性脑膜炎的预后与治疗密切相关，故应严格掌握停药指征，即在完成疗程时症状消失、退热 1 周以上，脑脊液细胞数少于 20×10^6/L，均为单核细胞，蛋白及糖恢复正常(流脑除外)。一般情况下，完全达到这些标准，少则需 8～10d，多则需 1 个月以上，平均 2～3 周。

(2)不良反应管理：万古霉素对肾功能有一定的损害，故应监测肾功能。因有耳毒性，不能与其他具有耳毒性的药物一起使用。其他不良反应有可逆性的中性粒细胞减少、静脉炎及过敏反应等。

应用美罗培南时易引起菌群失调，应注意口腔白斑及腹泻等。本类药物可使丙戊酸钠的血药浓度下降，应予以注意。

(3)用药教育管理：包括住院和出院的用药教育，告知患者可能的不良反应和药物相互作用。如出现任何上述的不良反应，需及时告知医师或药师。

(二)结核性脑膜炎

1. *定义和流行病学*　结核性脑膜炎是结核杆菌引起的脑膜炎症，为常见的颅内感染之一，多发于冬春季，好发于儿童，近年来老年人的感染率有逐渐上升趋势。

2. *病因及病原学*　结核性脑膜炎多由结核分枝杆菌感染所致。当人体感染了结核杆菌而体内的巨噬细胞量不足时，结核杆菌就通过淋巴管、血液循环播散，可在肺、肾和中枢神经系统等多部位形成感染。结核杆菌到达蛛网膜下腔，引起变态反应性炎症，可波及软脑膜、蛛网膜及部分脑实质，引起脑神经损害，若阻塞脑脊液循环可引起脑积水。

3. *临床表现*　起病较缓，常有低热、盗汗、乏力、食欲缺乏等一般结核毒血症状。有脑膜刺激征及颅内压增高的表现，部分有脑神经障碍表现，严重者意识障碍、瘫痪或癫痫发作。

4. *治疗原则*　宜早期给药、合理选药、联合用药和系统治疗。异烟肼(isonicotinyl hydrazide，INH)、利福平(rifampicin，RFP)、吡嗪酰胺(pyrazinamide，PZA)、乙胺丁醇(ethambutol，EMB)和链霉素(streptomycin，SM)是最常用的药物，儿童因乙胺丁醇的视神经毒性作用、孕妇因链霉素对听神经的影响而尽量避免使用。WHO 建议应至少选择 3 种药物联合治疗。一般的治疗方案是：早期病例，初治 H＋Z＋E(异烟肼＋吡嗪酰胺＋乙胺丁醇)，4 个月后改 H＋R＋E(异烟肼＋利福平＋乙胺丁醇)，1 年后巩固期 H＋E(异烟肼＋乙胺丁醇)；病重或耐药患者，H＋Z＋R＋S(异烟肼＋吡嗪酰胺＋利福平＋链霉素)，治疗 18～24 个月。除了及时合理地给予抗结核药外，还要降颅内压，给予一定量的激素和保证充足的营养、水及电解质平衡。要防止呼吸道和皮肤感染。对于脑疝和脑积水患者可给予手术治疗。

5. *药物治疗*

(1)抗结核药物

①异烟肼：是细胞内外杀菌药，容易通过血-脑脊液屏障。700～900mg，每日 1 次口服；危重者

600mg，每日1次静脉滴注，14～30d病情控制后改口服；2～3个月病情好转后，300mg，每日1次口服维持。

②利福平：是细胞内外杀菌药。450～600mg，每日1次口服；重症者500～1000mg，每日1次静脉滴注，14～30d改口服。

③吡嗪酰胺：常用量0.5 g口服，每日3次或1.0 g口服每日2次，总疗程4个月。在酸性环境中杀菌作用较强，能杀灭酸性环境中缓慢生长的吞噬细胞内的结核杆菌，对中性和碱性环境中的结核杆菌几乎无作用。

④乙胺丁醇：常用量750mg，口服每日1次。对生长繁殖状态的结核杆菌有作用，对静止状态的细菌几乎无影响。

(2)糖皮质激素：一般使用地塞米松5～10 mg，静脉滴注每日1次，至结核中毒症状消失后改成口服泼尼松，口服量每隔1周减量2.5～5 mg，总疗程6～8周，不宜超过3个月。

(3)降颅内压药物：20%甘露醇1～2 g/kg静脉滴注，根据情况每6小时1次至每日1次使用，必要时交替使用甘油果糖或呋塞米。

6. *治疗管理*

(1)疗效管理：临床症状缓解后，还需继续服药，直至疗程结束。其治愈的标准是①临床症状、体征完全消失，无后遗症；②脑脊液检查正常；③疗程停止后随访视察2年无复发。

(2)不良反应管理：异烟肼主要不良反应有引起精神症状、周围神经损害及肝损害，如有明显黄疸则应减量或暂停药或改用其他抗结核药。由于中国人为异烟肼快速代谢型，成年患者每日剂量可加至900～1200 mg，但应注意保肝治疗，防止肝损害并同时服用维生素B_6以预防该药导致的周围神经病。利福平单独应用易产生耐药性。主要不良反应有肝毒性、过敏反应、急性肾衰竭、红色尿等。应用时需应注意药物的相互作用，跟患者解释唾液和尿液变红的原因，以消除患者的恐慌。吡嗪酰胺主要不良反应有肝损害、关节酸痛、肿胀、强直、活动受限、血尿酸增加等。乙胺丁醇主要不良反应有视神经损害、末梢神经炎、过敏反应等。因有视神经的毒性，儿童一般不宜选用。链霉素主要不良反应有耳毒性和肾毒性。

(3)用药教育管理：告知患者正确的用法用量，可能的不良反应和药物相互作用，要求患者必须定期检查肝功能。对于服用利福平的患者，须告知其服用利福平后可导致尿液或唾液会变红，以消除患者的恐慌。提醒患者注意利福平与其他药物的相互作用。鼓励患者多饮水，给予高热量、高蛋白、高维生素及高钙饮食。

(三)隐球菌性脑膜炎

1. *定义和流行病学* 新型隐球菌是真菌中直接侵犯中枢神经系统最常见的一种真菌，一般存在于泥土、鸽粪、水果、牛奶等处，鸽子饲养者患隐球菌感染比一般人群高数倍。本节以新型隐球菌性脑膜炎为代表来介绍真菌性颅内感染的治疗。

2. *病因及病原学* 隐球菌为条件性致病菌，仅在宿主免疫力降低时才会致病，30%～50%隐球菌病患者同时患有其他慢性消耗性疾病或全身免疫缺陷性疾病，呼吸道常为其入侵门户。

3. *临床表现* 常有发热、渐进性头痛、精神和神经症状。随着病情进展可能出现脑神经麻痹和视盘水肿，甚至出现运动、感觉障碍，小脑功能障碍，癫痫发作和痴呆等临床表现。多伴有颈项强直。

4. *治疗原则* 抗真菌治疗一般采取分期治疗的方式进行，分为初始诱导治疗阶段和维持阶段。除此之外，降低颅内压、对症治疗、营养支持和防治各类并发症也很重要。

5. *药物治疗* 在初期的诱导治疗中，联合应用两性霉素B(AmB)和氟胞嘧啶、氟康唑作为后续治疗，不能耐受氟康唑者可选用伊曲康唑注射液或伏立康唑。根据宿主条件为HIV感染者、器官移植宿主、非HIV感染非移植患者剂量和疗程有所不同(表6-36～表6-38)。

6. *药物管理*

(1)疗效管理：隐球菌脑膜炎的治疗目标是消除或减轻临床症状，如发热、头痛、精神症状、脑膜刺激征、颅内高压及脑神经异常，清除脑脊液中隐球菌，预防后遗症，如脑神经瘫痪，听力丧失和失明。脑脊液隐球菌菌体计数的逐渐降低是治疗有效的一个重要的指标。

(2)不良反应管理：两性霉素B不良反应大，静脉滴注过程中或静脉滴注后发生寒战、高热、严重头痛、食欲缺乏、恶心、呕吐，有时可出现血压下降、眩晕等；几乎所有患者在疗程中均可出现不同程度的肾功能损害，由于尿中排出大量钾离子，导致低钾血症；静滴时易发生血栓性静脉炎；除此之外还有血液系统毒性、肝毒性、过敏反应等；静滴过快时可引起心血管系统反应，鞘内注射还有神经系统毒性。

表 6-36　HIV 感染者隐球菌脑膜炎的抗真菌治疗

方案	疗程	证据
诱导治疗		
AmBd[0.7～1.0 mg/(kg·d)]联合氟胞嘧啶[100 mg/(kg·d)]	2 周	A-Ⅰ
AmB 脂质体[3～4 mg/(kg·d)]或 ABLC[5 mg/(kg·d)]联合氟胞嘧啶[100 mg/(kg·d)]	2 周	B-Ⅱ
AmBd[0.7～1.0 mg/(kg·d)]或 AmB 脂质体[3～4 mg/(kg·d)]或 ABLC[5 mg/(kg·d)],(用于氟胞嘧啶无法耐受)	4～6 周	B-Ⅱ
备选的诱导方案		
AmBd 联合氟康唑		B-Ⅰ
氟康唑联合氟胞嘧啶		B-Ⅱ
氟康唑		B-Ⅱ
伊曲康唑		C-Ⅱ
巩固治疗:氟康唑(400 mg/d)	8 周	A-Ⅰ
维持治疗:氟康唑(200 mg/d)	≥1 年	A-Ⅰ
备选的维持治疗		
伊曲康唑(400 mg/d)	≥1 年	C-Ⅰ
AmBd(每周 1.0 mg/Kg)	≥1 年	C-Ⅰ

AmBd. 两性霉素 B 去氧胆酸盐;ABLC. 两性霉素 B 脂类复合物

表 6-37　器官移植受者隐球菌脑炎治疗方案

方案	疗程	证据
诱导治疗		
AmB 脂质体[3～4 mg/(kg·d)]或 ABLC[5 mg/(kg·d)]联合氟胞嘧啶[100 mg/(kg·d)]	2 周	B-Ⅲ
备选诱导治疗		
AmB 脂质体[5 mg/(kg·d)]或 ABLC[5 mg/(kg·d)]	4～6 周	B-Ⅲ
AmBd[0.7 mg/(kg·d)]	4～6 周	B-Ⅱ
巩固治疗:氟康唑(400～800 mg/d)	8 周	B-Ⅱ
维持治疗:氟康唑(200-400 mg/d)	6 个月至 1 年	B-Ⅱ

AmBd. 两性霉素 B 去氧胆酸盐;ABLC. 两性霉素 B 脂类复合物

表 6-38　非 HIV 感染,非器官移植受者隐球菌脑膜炎治疗方案

方案	疗程	证据
诱导治疗		
AmBd[0.7～1.0 mg/(kg·d)]联合氟胞嘧啶[100 mg/(kg·d)]	≥4 周	B-Ⅱ
AmBd[0.7～1.0 mg/(kg·d)]	≥6 周	B-Ⅱ
AmB 脂质体(3～4 mg/(kg·d)]或 ABLC[5 mg/(kg·d)]联合氟胞嘧啶	≥4 周	B-Ⅲ
AmBd[0.7～1.0 mg/(kg·d)]联合氟胞嘧啶[100 mg/(kg·d)]	2 周	B-Ⅱ
巩固治疗:氟康唑(400～800 mg/d)	8 周	B-Ⅲ
维持治疗:氟康唑(200 mg/d)	6 个月至 1 年	B-Ⅲ

AmBd. 两性霉素 B 去氧胆酸盐;ABLC. 两性霉素 B 脂类复合物

用药时应注意给药前给予解热镇痛药和抗组胺药，同时滴注激素。一般推荐两性霉素B剂量为0.5～0.7 mg/(kg.d)，初始3 d剂量分别为1mg、3mg、5 mg，加入5%葡萄糖注射液500 ml内6～8h缓慢静脉滴注(不能选用氯化钠作为溶媒)，若无严重不良反应，第4日起剂量每日增加5 mg，直至每日最高剂量1mg/kg。严密监测血尿常规、肝肾功能、电解质及心电图，并且需及时补钾。本品宜缓慢避光滴注，每剂滴注时间至少6h。脂质体上述不良反应较少，但也应注意滴注一般不少于2h。因本品可致局部刺激，药液静脉滴注时应避免外漏。此外，该药易氧化，故应新鲜配制。

(3)患者用药教育：告知患者正确的用法用量，可能的不良反应和药物相互作用。使用两性霉素B的患者应提醒其定期检查肝、肾功能及电解质。对于使用氟康唑的患者还需提醒氟康唑与其他药物的相互作用。

(四)病毒性脑炎

1. 定义和流行病学　病毒性脑炎是指由各种病毒引起的急性中枢神经系统感染，病毒种类很多，其中单纯疱疹病毒性脑炎(HSE)最为常见，占已知病毒性脑炎的20%～68%，占全部脑炎的5%～20%，有很高的病死率，幸存者常有精神神经系统后遗症。

2. 病因及病原学　Ⅰ型单纯疱疹病毒(HSV-1)是大多数疱疹病毒性脑炎的病原体，Ⅱ型单纯疱疹病毒(HSV-2)是新生儿疱疹病毒脑炎的常见病原。Ⅰ型单纯疱疹病毒主要引起非生殖器部位的皮肤、黏膜和器官感染，大多数感染后病毒潜伏于三叉神经半月节内，于机体免疫功能降低时，潜伏的病毒再激活，沿轴突入脑，发生脑炎。Ⅱ型单纯疱疹病毒主要感染性器官，子宫内感染致胎儿畸形，或新生儿于产道内受感染，经血行传播而致脑炎。

3. 临床表现　任何年龄都可发病，急性起病，前驱期可有呼吸道感染、发热、乏力、头痛、呕吐，轻度行为、精神或性格改变，持续数天。伴有神经系统症状及脑膜刺激征，重者有抽搐发作及意识障碍。发热、头痛、嗜睡和定向力障碍是疱疹性脑炎的常见特征。

4. 治疗原则　抗病毒治疗越早越好。一旦确诊，可早期、大量、短程使用激素。同时可根据病情采取降温、抗痉、降颅内压等对症处理，预防并发症。

5. 药物治疗

(1)抗病毒药物：阿昔洛韦，每次5～10mg/kg静脉滴注，8h 1次，疗程14～21d。阿糖腺苷，每日15 mg/kg缓慢静脉滴注每日1次，给药10d，浓度不超过700 mg/L，滴注时间不少于12h。

(2)糖皮质激素：地塞米松为首选，一般15～20 mg稀释后静脉滴注每日1次，10～14d后逐渐减量。

6. 药物治疗管理

(1)疗效管理：本病缺乏特异性治疗。但由于病程自限性，急性期正确的支持与对症治疗，是保证病情顺利恢复、降低病死率和致残率的关键。

(2)不良反应管理：肾毒性是阿昔洛韦静滴时较为严重的不良反应，5%～10%的患者可见血尿素氮和血清肌酐值的升高。其他常见的不良反应包括胃肠道反应及神经紊乱症状，包括嗜睡、震颤、意识紊乱幻觉和抽搐等。在肾功能受损的患者中，神经系统毒性的发生更为常见。肾功能损害一般可逆。静脉滴注阿昔洛韦还可引起静脉炎和注射部位的疼痛。皮肤瘙痒和荨麻疹也时有发生。因此，使用阿昔洛韦时需要严密监测肾功能，包括尿素氮、血清肌酐值和尿量；应充分补液，尤其是在静脉滴注后2h；每次静脉滴注的时间不能少于1h，注意输液浓度不高于7mg/ml；成年人每日剂量不宜超过30 mg/kg；伴有急性或慢性肾功能不全者不宜静脉滴注阿昔洛韦。

(3)患者用药教育：告知患者正确的用法用量，可能的不良反应和药物相互作用。提醒患者定期监测肾功能，同时加强营养，注意休息。嘱咐患者在用药期间宜多饮水，有任何不适联系医师。

六、急性胆囊炎与急性胰腺炎

急性胆囊炎及急性胰腺炎是常见的腹腔感染性疾病，故本小节以这两类疾病为代表，阐述腹腔感染的药物治疗。

(一)急性胆囊炎

1. 定义和流行病学　胆囊炎是细菌性感染或化学性刺激(胆汁成分改变)引起的胆囊炎性病变，为胆囊的常见病，急性发作者通常称为急性胆囊炎。在腹部外科中急性胆囊炎发病率仅次于阑尾炎，多见于35—55岁的中年人，女性发病较男性为多，尤多见于肥胖且多次妊娠的妇女。

2. 病因和病原学　急性胆囊炎通常为细菌感染。正常情况下，胆汁是无菌的，病理情况下，致病细菌可进入胆道系统引起感染。胆汁排泌受阻是导致胆道感染的重要诱因。胆道感染的致病菌主要为革兰阴性杆菌，最常见者为大肠埃希菌，其次为克雷伯菌属，其他较常见的致病菌还包括肠杆菌属、变形杆菌、铜绿假单胞菌、葡萄球菌、肠球菌等。15%以上的胆道疾病患者胆汁中可培养出厌氧菌，老年患者厌氧菌的检出率更高，且大多为需氧菌与厌氧菌的混合感染，这可能与老年人胃酸偏低、胃肠功能紊乱、肠道厌氧菌易于逆行感染有关。脆弱类杆菌是胆道感染中最常见的厌氧菌，其他较常见的厌氧菌还包括梭状芽胞杆菌、产气荚膜杆菌等。

3. 临床表现　急性胆囊炎的临床表现差别较大，有的只有轻度不适感，有的则发展为难以遏制的脓毒血症。患者主要表现为右上腹持续性疼痛、阵发性加剧，可向右肩背放射；常伴发热、恶心呕吐，但寒战少见，黄疸轻。腹部检查发现右上腹饱满，胆囊区腹肌紧张，有明显压痛、反跳痛。

4. 治疗原则

(1)胆道感染时，胆汁培养的阳性率较高，条件允许时，应尽量获得胆汁的细菌培养和药敏试验结果，以指导抗菌药物的选择。如难以获取胆汁标本进行细菌学检查，应争取通过反复的血培养来明确致病菌，并获得相应的药敏信息。

(2)尽早开始抗菌药物的经验治疗。经验治疗需选用能覆盖肠道革兰阴性杆菌、肠球菌属等需氧菌和脆弱拟杆菌等厌氧菌的药物。控制胆道感染应注意选择在胆汁中浓度较高的药物，如头孢曲松、头孢哌酮和头霉素类药物。对于伴有败血症的患者，还需考虑药物血清浓度。

(3)必须保持病灶部位引流通畅。有手术指征者应进行外科处理，并于手术过程中采集病变部位标本做细菌培养及药敏试验。

(4)初始治疗时需静脉给药；病情好转后可改为口服或肌内注射。

(5)营养支持治疗。

5. 药物治疗

(1)胆囊炎的抗菌药物病原菌治疗：见表 6-39。

(2)经验性抗菌药物治疗

①轻中度急性胆道感染：哌拉西林或美洛西林适宜作为轻中度急性胆道感染的一线治疗药物。当存在铜绿假单胞菌或肠杆菌属感染危险时，联合应用氨基糖苷类抗菌药物和酰脲类青霉素是合理的。大肠埃希菌或克雷伯杆菌属对酰脲类青霉素的耐药率较高，可用哌拉西林/三唑巴坦来代替单纯的酰脲类青霉素。国内氟喹诺酮类的对肠杆菌科细菌耐药率高，喹诺酮类药物并不适宜作为胆道感染治疗的一线抗菌药物。此外，就抗菌活性和药物分布特点而言，第三代头孢菌素如头孢哌酮、头孢曲松等也适用于胆道感染的治疗。

②重症胆道感染：常用的抗菌治疗方案为三联方案，即联合使用 β 内酰胺类抗菌药物、氨基糖苷和硝基咪唑类药物。考虑产酶菌感染(尤其是产 ESBLs 菌感染)时也可选用的酶抑制药复合剂，如哌拉西林/他唑巴坦、头孢哌酮/舒巴坦等，重危病

表 6-39　胆囊炎的病原菌治疗

病原菌	宜选药物	可选药物	备注
大肠埃希菌、变形杆菌属	哌拉西林，氨苄西林/舒巴坦，阿莫西林/克拉维酸	第二代或第三代头孢菌素，氟喹诺酮类，氨基糖苷类	菌株之间对抗菌药物敏感性差异大，需根据药敏试验结果选药；大肠埃希菌对氟喹诺酮类耐药者多见
克雷伯菌属	第三代头孢菌素	氟喹诺酮类，氨基糖苷类，β 内酰胺类/β 内酰胺酶抑制药复合剂	
肠杆菌属	头孢吡肟或氟喹诺酮类	氨基糖苷类，碳青霉烯类，β 内酰胺类/β 内酰胺酶抑制药复合剂	同上
肠球菌属	氨苄西林或青霉素＋氨基糖苷类	万古霉素或去甲万古霉素	
拟杆菌属等厌氧菌	甲硝唑	氯霉素，克林霉素，头霉素类，β 内酰胺类/β 内酰胺酶抑制药复合剂，碳青霉烯类	

人可考虑选用碳青霉烯类抗菌药物。氨基糖苷类抗菌药物中以阿米卡星和奈替米星较为常用，与其他同类药物相比，肾毒性相对较小。硝基咪唑类药物可选用甲硝唑或替硝唑，对厌氧菌均有很好疗效。

③老年患者胆道感染：老年患者的胆道感染以厌氧菌与其他需氧菌的混合感染较为常见，其经验性的抗菌药物治疗应常规包含抗厌氧菌的药物在内(如甲硝唑、替硝唑等)。β内酰胺类抗菌药物中，酰脲类青霉素及其相应酶抑制药复合剂的肾毒性较小，可优先选用。应尽量避免使用肾毒性较大的氨基糖苷类药物，如果必须使用此类药物，应酌情减量或延长给药间歇时间。

6. *治疗管理*

(1)疗效管理：对胆囊炎进行初始抗菌药物治疗后，应密切观察患者对治疗的反应，一旦获得血或胆汁等标本培养结果，或患者对治疗无反应，应及时对经验性抗菌药物治疗进行调整，选择敏感的和在胆汁中浓度较高的抗菌药物。此外，肝功能障碍及胆道梗阻也会影响胆道感染抗菌药物治疗效果。

(2)不良反应监测：根据早期患者选择的药物常见不良反应进行监测，比如选用了头孢哌酮/舒巴坦，则应关注患者的凝血功能，使用氨基糖苷类药物则应注意患者的肾功能等常见的不良反应。

(3)用药教育管理：包括住院和出院的用药教育，告知患者正确的用药方法、可能的不良反应、相互作用以及饮食的注意事项等。告知患者饮食要节制，禁止暴饮暴食，少吃高脂肪和富含胆固醇的食物，注意饮食卫生等。

(二)急性胰腺炎

1. *定义和流行病学*　急性胰腺炎是指多种病因引起的胰酶激活，继以胰腺局部炎症反应为主要特征，伴或不伴有其他器官功能改变的疾病。临床上发病率逐年升高，多数患者的病程呈自限性，20%～30%的患者临床经过凶险，总体病死率为5%～10%。

2. *病因*　胆石病(包括胆道微结石)、高三酰甘油血症、乙醇、胆源性胰腺炎是我国急性胰腺炎的主要病因。另还有壶腹乳头括约肌功能不良、药物和毒物、外伤性、高钙血症、血管炎、先天性、肿瘤性(壶腹周围癌、胰腺癌)、病毒感染性、自身免疫性、手术源性等其他病因。

3. *临床表现*　腹痛是急性胰腺炎的主要症状，位于上腹部，常向背部放射，多为急性发作，呈持续性，少数无腹痛，可伴有恶心、呕吐。发热常源于全身性炎症反应、坏死胰腺组织继发细菌或真菌感染。发热、黄疸者多见于胆源性胰腺炎。

临床体征方面，轻症者仅表现为轻压痛，重症者可出现腹膜刺激征、腹水、GreyTurner 征、CUllen 征。

4. *治疗原则*

(1)手术治疗：在急性胰腺炎早期阶段，一般不建议外科手术治疗。在急性胰腺炎后期阶段，若合并胰腺脓肿和(或)感染，应考虑手术治疗。胆源性急性胰腺炎于住院期间可行 ERCP 治疗。对于伴感染或具有穿刺引流的指征时可予微创引流治疗。

(2)抗感染治疗：对于非胆源性急性胰腺炎不推荐预防使用抗菌药物，对于胆源性急性胰腺炎或伴有感染的中度、重度急性胰腺炎应常规使用抗菌药物。胰腺感染的致病菌主要为革兰阴性菌和厌氧菌。抗菌药物的应用应遵循“降阶梯”策略，选择抗菌谱为针对革兰阴性菌和厌氧菌为主、脂溶性强、能有效通过血胰屏障的药物。全身合并菌血症或脓毒症者时，应根据药物敏感试验结果调整抗菌药物，要由广谱抗菌药物过渡至使用窄谱抗菌药物，要足量足疗程使用。要注意真菌感染的诊断，临床上无法用细菌感染来解释发热等表现时，应考虑到真菌感染的可能，可经验性应用抗真菌药，同时进行血液或体液真菌培养。

(3)对症治疗及支持治疗：注意营养支持疗法，纠正水、电解质紊乱，防止局部及全身并发症，维护脏器功能和内环境稳定。

5. *药物治疗*

(1)对于胆源性急性胰腺炎或伴有感染的中度、重度急性胰腺炎应常规使用抗菌药物，根据感染的病原菌选药，抗菌药物选择请详见胆囊炎的病原治疗(见表 6-39)。

(2)经验治疗推荐方案：碳青霉烯类；青霉素＋β-内酰胺酶抑制药；第三代头孢菌素＋抗厌氧菌；喹诺酮＋抗厌氧菌，疗程为 7～14d，特殊情况下可延长应用时间。

(3)对症治疗及支持治疗：①蛋白酶抑制药，如乌司他丁、加贝酯，能够广泛抑制与急性胰腺炎发展有关胰蛋白酶、弹性蛋白酶、磷脂酶 A 等的释放和活性，还可稳定溶酶体膜，改善胰腺微循环，减少急性胰腺炎并发症，主张早期足量应用。②生长抑素及其类似物，如奥曲肽，可以通过直接抑制胰腺外分泌而发挥作用，对于预防 ERCP 术后胰腺炎也有积极作用。③H_2 受体拮抗药或质子泵抑制药，可通过抑制胃酸分泌而间接抑制胰腺分泌，还可以预防应激性溃疡的发生。发生全身炎症反应综合征时应早期应用乌司他丁或糖皮质激素。④中药制剂，通过降低血管通透性、抑制巨噬细胞和中性粒细胞活化、清除内毒素达到治疗功效。单味中药(如生大黄、芒硝)，复方制剂(如清胰汤、柴芍承气汤等)被临床实践证明有效。⑤疼痛剧烈时考虑镇痛治疗，在严密观察病情下可注射盐酸哌替啶。不推荐应用吗啡或胆碱能受体拮抗药，如阿托品、山莨菪碱(654-2)等，因前者会收缩 Oddi 括约肌，后者则会诱发或加重肠麻痹。

6. 治疗管理

(1)疗效管理：对于胆源性急性胰腺炎或伴有感染的中度、重度急性胰腺炎进行初始抗菌药物治疗后，应密切观察患者对治疗的反应，一旦获得血或胰液等标本培养结果，或患者对治疗无反应，应及时对经验性抗菌药物治疗进行调整。

(2)不良反应监测：根据早期患者选择的药物常见不良反应进行监测，比如早期选用了碳青霉烯类，应关注二重感染，注意监测口腔白斑和腹泻情况；注意中枢神经系统反应、肝肾功能异常、过敏反应与胃肠道反应等常见的不良反应。

(3)用药教育管理：包括住院和出院的用药教育，告知患者正确的用药方法、可能的不良反应、相互作用及饮食的注意事项等。

七、尿路感染

1. 定义和流行病学　尿路感染(Urinary Tract Infection，UTI)是肾、输尿管、膀胱和尿道等泌尿系统各个部位感染的总称。按感染发生时的尿路状态分类的方法可分为单纯性尿路感染(单纯下尿路感染和单纯上尿路感染)、复杂性尿路感染(包括导管相关的感染等)、尿脓毒血症和男性生殖系统感染(前列腺炎、附睾炎、睾丸炎、精囊炎等)。

限于篇幅，本书仅介绍单纯性和复杂性尿路感染。尿路感染是仅次于呼吸道及消化道的感染性疾病。在我国尿路感染占院内感染的 20.8%～31.7%。尿路感染是人类健康所面临的最严重的威胁之一。

2. 致病菌和发病机制　尿路感染病原菌主要为大肠埃希菌(70%～95%)、腐生葡萄球菌(5%～19%)，偶见奇异变形杆菌、肺炎克雷伯菌属、枸橼酸菌属及肠球菌属等。细菌进入膀胱引起膀胱炎后，可影响膀胱输尿管连接处的功能，导致膀胱输尿管反流，促使感染尿液逆流而上。细菌释放的内毒素可作用于输尿管平滑肌，使其蠕动减退，致输尿管尿液淤滞，管腔内压力升高，形成生理性梗阻。最后细菌可逆行而上进入肾盂。细菌在膀胱壁上形成生物膜，导致对抗菌药物敏感性差、常规细菌培养困难及病程延长和容易复发。细菌致病性与宿主的防御机制有关，尿路梗阻、留置尿管等情况下会削弱宿主的防御机制，更容易导致感染的发生或疾病迁延。

由于抗菌药物应用的不规范，细菌的耐药性逐渐增强。国内资料显示大肠埃希菌临床分离株对氟喹诺酮类、庆大霉素和哌拉西林的耐药率近 50%或以上，对阿莫西林/克拉维酸和复方磺胺甲噁唑的耐药率分别为 31%和 71%。国外报道有 50.1%和 22.1%的革兰阴性杆菌对氨苄西林和复方磺胺甲噁唑耐药，而对左氧氟沙星和环丙沙星的敏感性较高达到 91.9%。对氟喹诺酮类药物耐药的革兰阴性杆菌在长期应用抗菌药物的患者中较为普遍存在，革兰阳性球菌对万古霉素和呋喃妥因有很高的敏感性。复杂的尿路感染致病菌更容易产生耐药现象。

3. 临床表现

(1)急性单纯性膀胱炎：发病突然，女性患者发病多与性活动有关。临床表现为尿频、尿急、尿痛、耻骨上膀胱区或会阴部不适、尿道烧灼感。尿频程度不一，严重者数分钟排尿一次或有急迫性尿失禁，但应排除妇科疾病或膀胱激惹的可能。尿浑浊、尿液中有白细胞，常见终末血尿，有时为全程血尿，甚至有血块排出。一般无全身症状，体温正常或仅有低热。

(2)急性单纯性肾盂肾炎：①泌尿系统症状，包括尿频、尿急、尿痛、血尿、排尿困难，患侧或双侧腰部胀痛，肋脊角有明显的压痛或叩击痛等；②全身症状，寒战、高热，体温可上升到 39℃以上，伴有头痛、恶心、呕吐、食欲缺乏等，常伴血白细胞计数升高和红细胞沉降率增快。

(3)无症状菌尿(asymptomatic bacteriuria，ASB)：ASB 是一种隐匿性尿路感染，多见于老年女性和妊娠期妇女，发病率随年龄增长而增加，患者无任何尿路感染症状。

(4)复杂性尿路感染：伴或不伴有临床症状(如尿急，尿频，尿痛，排尿困难，腰背部疼痛，肋脊角压痛，耻骨上疼痛和发热）。临床表现差异很大，可从严重梗阻性急性肾盂肾炎并发危急的尿脓毒症，到留置导尿管相关的术后尿路感染。复杂性尿路感染的后遗症较多，最严重和致命的情况包括尿脓毒症和肾衰竭。肾功能受损可以是急性的，也可以是慢性的，可以是永久的，也可以自行恢复。肾功能不全和尿路梗阻是易患因素，这些患者有可能形成脓肿。

4. 治疗原则

(1)一般治疗：对症治疗、多饮水及生活方式的调整等。

(2)给予抗菌药物前留取清洁中段尿，做细菌培养及药敏试验。初治时按常见病原菌给药；获知药敏试验结果后，必要时调整用药。

(3)急性单纯性下尿路感染初发患者，治疗宜用毒性小、口服方便，价格较低的抗菌药物，疗程通常为 3～5d。

(4)急性肾盂肾炎伴发热等全身症状明显的患者宜注射给药，疗程至少 14d，一般 2～4 周；热退后可改为口服给药。反复发作性肾盂肾炎患者疗程需更长，常需 4～6 周。

(5)对抗菌药物治疗无效的患者应进行全面尿路系统检查，若发现尿路解剖畸形或功能异常者，应给予矫正或相应处理。在适当时机针对感染病灶或引起感染的病因实施相应的手术治疗。

5. 药物治疗

(1)急性单纯性膀胱炎的药物治疗：一般采用短程抗菌药物疗法包括单剂疗法和 3d 疗法 2 种方式。药物治疗选择见表 6-40。

(2)非妊娠妇女急性单纯性肾盂肾炎的药物治疗：急性肾盂肾炎常累及肾间质，有发生菌血症的危险性，应选用在尿液及血液中均有较高浓度的抗菌药物。对于轻、中度患者可通过口服给药。而对于重度患者则应首先通过注射给药，待病情缓解后，可转为口服敏感抗菌药物治疗 1～2 周。其治疗原则是①控制或预防全身脓毒症的发生；②消灭侵入的致病菌；③预防再发。针对肾盂肾炎的药物治疗见表 6-41。

(3)无症状菌尿(ASB)的药物治疗：①不推荐对绝经前非妊娠妇女的 ASB 进行治疗；②对老年人 ASB 者应用抗菌药物治疗并不能使复发率或病死率减低，而且 ASB 也不影响老年人的预期寿命，所以不推荐对老年人 ASB 进行治疗。

(4)复杂性尿路感染的药物治疗：为了避免细菌产生耐药性，推荐根据尿培养和药敏试验结果选择敏感抗菌药物。只有患者病情危重，才考虑行经验性的抗菌药物治疗。进行经验性治疗时，需要了

表 6-40　急性单纯性膀胱炎的药物治疗

疾　病	病　原	宜选抗菌药物	可选抗菌药物	其他药物治疗
绝经前非妊娠妇女急性单纯性膀胱炎	大肠埃希菌	呋喃妥因，磷霉素氨丁三醇	头孢氨苄，头孢拉定，复方磺胺甲噁唑，氟喹诺酮类*	口服碳酸氢钠或枸橼酸钾碱化尿液，黄酮哌酯盐或抗胆碱能类药物
	腐生葡萄球菌	头孢氨苄，头孢拉定	呋喃妥因、磷霉素	
	肠球菌属	阿莫西林	呋喃妥因	
绝经后女性急性单纯性膀胱炎		同绝经前非妊娠妇女急性单纯性膀胱炎		加用雌激素替代疗法（口服或阴道局部使用雌激素霜剂）

*. 大肠埃希菌对本类药物耐药株在 50%以上，必须根据细菌药敏试验结果选用

表 6-41　急性单纯性肾盂肾炎的药物治疗

疾　病	病　原	宜选抗菌药物	可选抗菌药物
急性单纯性肾盂肾炎	大肠埃希菌等肠杆菌科细菌	氨苄西林/舒巴坦，阿莫西林/克拉维酸	氟喹诺酮类*、第二代或第三代头孢菌素
	克雷伯菌属	第二代或第三代头孢菌素	氟喹诺酮类
	腐生葡萄球菌	头孢唑啉，头孢拉定	头孢呋辛
	肠球菌属	氨苄西林	万古霉素或去甲万古霉素
	铜绿假单胞菌	环丙沙星、哌拉西林±氨基糖苷类	头孢他啶或头孢哌酮+氨基糖苷类
	念珠菌属	氟康唑	两性霉素 B

解可能病原体抗菌谱和当地细菌耐药性的流行状况，并评估泌尿系解剖功能异常和潜在疾病的严重程度(包括肾功能评价)。需根据临床反应和尿培养结果随时进行修正(表 6-42)。

表 6-42 复杂性尿路感染经验治疗的抗菌药物选择

推荐用于初始经验治疗的抗菌药物
· 氟喹诺酮类
· 氨苄西林/舒巴坦或阿莫西林/克拉维酸
· 第二代或第三代头孢菌素
· 氨基糖苷类
推荐用于初始治疗失败后或严重病例经验治疗的抗菌药物
· 氟喹诺酮类(如果未被用于初始治疗)
· 哌拉西林/他唑巴坦
· 第三代头孢菌素
· 碳青霉烯类
· 联合治疗
—氨基糖苷类＋ 氨苄西林/舒巴坦或阿莫西林/克拉维酸
—氨基糖苷类＋氟喹诺酮类
不推荐用于经验治疗的抗菌药物
· 氨基青霉素，如阿莫西林，氨苄西林
· 甲氧苄啶－磺胺甲基异噁唑(仅用于病原体的药敏已知时)
· 磷霉素氨丁三醇

6. 治疗管理

(1)治疗效果评估：①急性单纯性膀胱炎疗程短，主要观察泌尿系统症状是否改善。②急性肾盂肾炎进行初始抗菌药物治疗后，应密切观察患者对治疗的反应，包括复查尿常规、血常规、尿涂片镜检细菌。如果治疗有效，则继续使用。如果用药后48～72h 仍未见效，则应根据药敏试验选用有效药物治疗。治疗后应追踪复查，如用药 14d 后仍有菌尿，则应根据药敏试验改药，再治疗 6 周。③复杂性尿路感染因含有耐药细菌的可能性较大，在治疗结束后 5～9d 及 4～6 周必须进行尿培养和药敏试验。

(2)药物不良反应管理：见表 6-43。

(3)患者教育：①包括住院和出院的用药教育，告知患者正确的用药方法，注意观察上述的不良反应的症状，如有应告诉主诊医师或药师。②增加液体摄入，维持足量尿液。包括饮用酸性水果汁酸化尿液。③养成良好的排尿习惯。一旦有初始尿意，就不要再等待，立即排尿。在性交前后排尿。避免便秘。④女性排便后，从前向后擦肛门。

表 6-43 常见药物不良反应管理

治疗药物	药物不良反应	监护措施
磺胺类药物	溶血性贫血、皮疹和发热、结晶尿	监测血常规；观察或询问患者是否有皮肤瘙痒、皮疹、发热等症状；多饮水，维持足量尿液
TMP	TMP 叶酸缺乏	监测血常规、血生化
硝基呋喃	胃肠道不良反应、局限性肺炎、神经毒性	观察或询问患者是否有恶心、呕吐等消化道不适症状；观察或询问患者是否有呼吸困难、咳嗽、喘息等症状，并常规肺部听诊；询问患者是否有手、足麻木无力症状，定期进行神经反射检查，对严重肾功能损害患者不能应用硝基呋喃类

八、手术部位感染

在外科领域，合理应用抗菌药物预防手术切口感染占有重要地位。要掌握好预防用抗菌药物指征，有针对性地选择抗菌药物和适当的用药时机，并坚持短程用药的原则，避免滥用。

1. 手术部位感染的定义和诊断标准　手术部位感染(surgical sitei infection，SSI)是指围术期(个别情况在围术期以后)发生在切口或手术深部器官或腔隙的感染，如切口感染、脑脓肿、腹膜炎。它包含了手术曾经涉及的器官和腔隙的感染；不包括那些发生在手术后不同时期，但与手术操作没有直接关系的感染，如肺炎、尿路感染等。国家卫生部 2001 年颁布的《医院感染诊断标准(试行)》中的手术部位感染诊断标准见表 6-44。

2. 手术切口的分类　SSI 的发生与在手术过程中手术野所受污染的程度有关。国家卫生部《外科手术部位感染预防和控制技术指南(试行)》根据外科手术切口微生物污染情况，将外科手术切口分为以下几类。

表 6-44　手术部位感染的诊断标准

1. 表浅切口感染
仅限于切口涉及的皮肤和皮下组织，感染发生于术后 30d 内，并具有下述 2 条之一者
①表浅切口有红、肿、热、痛，或有脓性分泌物
②临床医师诊断的表浅切口感染；病原学诊断在临床诊断基础上细菌培养阳性
2. 深部切口感染
无置入物手术后 30d 内、有置入物（如人工关节等）术后 1 年内发生的与手术有关并涉及切口深部软组织（深筋膜和肌肉）的感染，并具有下述 4 条之一者
①从深部切口引流出或穿刺抽到脓液，感染性手术后引流液除外
②自然裂开或由外科医生打开的切口，有脓性分泌物或有发热≥38℃，局部有疼痛或压痛
③再次手术探查、经组织病理学或影像学检查发现涉及深部切口脓肿或其他感染证据
④临床医生诊断的深部切口感染。病原学诊断在临床诊断基础上，分泌物细菌培养阳性
3. 器官（腔隙）感染
无置入物手术后 30d、有置入物手术后 1 年内发生的与手术有关（除皮肤、皮下、深筋膜和肌肉以外）的器官或腔隙感染，并具有下述 3 条之一者
①引流或穿刺有脓液
②再次手术探查、经组织病理学或影像学检查发现涉及器官（或腔隙）感染的证据
③由临床医师诊断的器官（或腔隙）感染。病原学诊断在临床诊断基础上，细菌培养阳性

（1）清洁切口（Ⅰ类切口）：手术未进入感染炎症区，未进入呼吸道、消化道、泌尿生殖道及口咽部位。

（2）清洁一污染切口（Ⅱ类切口）：手术进入呼吸道、消化道、泌尿生殖道及口咽部位，但不伴有明显污染。

（3）污染切口（Ⅲ类切口）：手术进入急性炎症但未化脓区域；开放性创伤手术；胃肠道、尿路、胆道内容物及体液有大量溢出污染；术中有明显污染（如开胸心脏按压）。

（4）感染切口（Ⅳ类切口）：有失活组织的陈旧创伤手术；已有临床感染或脏器穿孔的手术。

按上述方法分类，不同切口的感染率有显著不同：据 Cruse 统计，清洁切口感染发生率为 1%，清洁-污染切口为 7%，污染切口为 20%，感染切口为 40%。因此，切口分类是决定是否需进行抗菌药物预防的重要依据。

3. *手术切口感染常见病原菌*　最常见的病原菌是葡萄球菌（金黄色葡萄球菌和凝固酶阴性葡萄球菌），其次是肠道杆菌科细菌（大肠埃希菌、肠杆菌属、克雷伯菌属等）。皮肤携带的致病菌多数是革兰阳性球菌，但在会阴及腹股沟区，皮肤常被粪便污染而带有革兰阴性杆菌及厌氧菌。手术切开胃肠道、胆道、泌尿道、女性生殖道时，典型的 SSI 致病菌是革兰阴性肠道杆菌，在结直肠和阴道还有厌氧菌（主要是脆弱类杆菌）。在任何部位，手术切口感染大多由葡萄球菌引起。

4. *手术部位感染（围术期）抗菌药物预防用药原则*

（1）预防性应用抗菌药物的适应证：①清洁大手术，手术时间长，创伤较大，或涉及重要器官、一旦感染后果严重者，如开颅手术、心脏和大血管手术、门体静脉分流术或断流术、脾切除术、眼内手术等；②Ⅱ类清洁-污染切口及部分Ⅲ类（污染）切口手术，主要是进入胃肠道（从口咽部开始）、呼吸道、女性生殖道的手术；③使用人工材料或人工装置的手术，如心脏人工瓣膜置换术、人工血管移植术、人工关节置换术、腹壁切口疝大块人工材料修补术；④病人有感染高危因素如高龄（>70 岁）、糖尿病、免疫功能低下（尤其是接受器官移植者）、营养不良等。

此外，经监测认定在病区内某种致病菌所致 SSI 发病率异常增高时，除追究原因外应针对性预防用药。

一般的Ⅰ类即清洁切口手术，如头、颈、躯干、四肢的体表手术，无人工置入物的腹股沟疝修补术、甲状腺腺瘤切除术、乳腺纤维腺瘤切除术等，原则上不需预防使用抗菌药物。已有严重污染的多数Ⅲ类切口及Ⅳ类切口手术（如陈旧开放创伤、消化道穿孔等），以及术前已存在细菌性感染，例如化脓性腹膜炎、气性坏疽截肢术等，应根据需要在手术前后应用抗菌药物，不属于预防用药范畴。

(2)预防性应用抗菌药物的方法:①给药时机,应在术前0.5～2h内,或麻醉开始时首次给药,以保证在发生细菌污染之前血清及组织中的药物已达到有效浓度(>MIC 90)。如使用万古霉素、克林霉素等抗菌药物,为减少快速滴注给药可能发生的不良反应,应在术前2h给药。②给药方法,静脉给药,30 min内滴完,不宜放在大瓶液体内慢慢滴入。血清和组织内抗菌药物有效浓度必须能够覆盖手术全过程,如手术延长到3h以上,或失血量超过1500 ml,应补充一个剂量,必要时还可用第3次。③用药持续时间,一般应短程使用,择期手术结束后不必再用。若病人有明显感染高危因素,或应用人工置入物,或术前已发生细菌污染(如开放性创伤)时,可再用1次或数次到24h,特殊情况可以延长到48h。手术中发现已存在细菌性感染,手术后应继续用药直至感染消除。

5. 常见外科手术围手术期抗菌药物预防用药推荐 《卫生部办公厅关于抗菌药物临床应用管理有关问题的通知》(卫办医政发〔2009〕38号)文件推荐了常见外科手术围术期抗菌药物预防用抗菌药物品种(表6-45)。

6. 预防手术部位感染的其他措施 控制SSI的发生率,须采取综合预防措施。

(1)尽量缩短手术前住院时间,减少医院内固有致病菌定植于病人的机会。

(2)做好手术前准备工作,使病人处于最佳状态,如控制糖尿病、改善营养不良状况、积极治疗原有感染等。

(3)在毛发稀疏部位无须剃毛。在毛发稠密区可以剪毛或用电动剃刀去毛。必须用剃刀剃毛时(如开颅手术),应在手术开始前在手术室即时剃毛。

表6-45 常见手术预防用抗菌药物表

手术名称	抗菌药物选择
颅脑手术	第一、二代头孢菌素;头孢曲松
颈部外科(含甲状腺)手术	第一代头孢菌素
经口咽部黏膜切口的大手术	第一代头孢菌素,可加用甲硝唑
乳腺手术	第一代头孢菌素
周围血管外科手术	第一、二代头孢菌素
腹外疝手术	第一代头孢菌素
胃十二指肠手术	第一、二代头孢菌素
阑尾手术	第二代头孢菌素或头孢噻肟;可加用甲硝唑
结、直肠手术	第二代头孢菌素或头孢曲松或头孢噻肟;可加用甲硝唑
肝胆系统手术	第二代头孢菌素,有反复感染史者可选头孢曲松或头孢哌酮或头孢哌酮/舒巴坦
胸外科手术(食管、肺)	第一、二代头孢菌素,头孢曲松
心脏大血管手术	第一、二代头孢菌素
泌尿外科手术	第一、二代头孢菌素,环丙沙星
一般骨科手术	第一代头孢菌素
应用人工置入物的骨科手术(骨折内固定术、脊柱融合术、关节置换术)	第一、二代头孢菌素,头孢曲松
妇科手术	第一、二代头孢菌素或头孢曲松或头孢噻肟;涉及阴道时可加用甲硝唑
剖宫产	第一代头孢菌素(结扎脐带后给药)

①Ⅰ类切口手术常用预防抗菌药物为头孢唑啉或头孢拉定。②Ⅰ类切口手术常用预防抗菌药物单次使用剂量,即头孢唑啉1～2 g;头孢拉定1～2 g;头孢呋辛1.5 g;头孢曲松1～2 g;甲硝唑0.5 g。③对β-内酰胺类抗菌药物过敏者,可选用克林霉素预防葡萄球菌、链球菌感染,可选用氨曲南预防革兰阴性杆菌感染。必要时可联合使用。④耐甲氧西林葡萄球菌检出率高的医疗机构,如进行人工材料置入手术,也可选用万古霉素或去甲万古霉素预防感染。⑤氨基糖苷类抗生素具有耳、肾毒性,不是理想的预防药物。喹诺酮类在国内革兰阴性杆菌耐药率高,一般不宜用作预防

(4)严格遵守手术中的无菌原则,细致操作,爱护组织,彻底止血。切口的感染与失活组织多、残留有异物、血块、无效腔(死腔)等关系密切。

(5)可放可不放的引流物尽量不放,能用密闭式引流的不用开放式引流,不起作用的引流物尽早拔除。

(6)局部用生理盐水冲洗创腔或伤口有助于清除血块、异物碎屑和残存细菌,但抗生素溶液冲洗创腔或伤口并无确切预防效果,不予提倡。

7. *手术切口感染的管理*

(1)手术切口感染的监控:住院患者可通过手术医师、受过训练的护士巡员或感染控制人员直接肉眼观察手术部位(按照"手术部位感染的诊断标准")或者通过感染控制人员对病人实验室检查结果、病历记录的复习以及与首诊医护人员的讨论来确定 SSI。

出院或门诊患者可通过复诊中对病人伤口的直接检查或者通过邮件或电话对病人进行随访来确定 SSI。

(2)手术切口感染监测指标:①手术部位感染率;②各类手术切口感染率,观察期间各类手术患者中手术切口感染发生的频率;③不同危险指数手术部位感染率;④外科手术医师感染率。

(3)围术期预防用抗菌药物监测指标:①Ⅰ类切口手术患者预防使用抗菌药物使用率;②某类切口手术患者预防使用抗菌药物使用率;③Ⅰ类切口手术预防用抗菌药物人均用药天数;④Ⅰ类切口手术 0.5～2.0h 内给药百分率。

九、病毒性肝炎

1. *定义和流行病学* 病毒性肝炎是由肝炎病毒引起的以肝损害为主的全身性疾病,可表现为急性或慢性病程。根据病原学的不同,病毒性肝炎分为甲型、乙型、丙型、丁型、戊型 5 型。甲型与戊型经消化道传播,有季节性,可引起暴发流行,无慢性与病毒携带者;乙型、丙型、丁型主要经血传播,无季节性,多为散发,可转变为慢性。

2. *病因及病原学* 5 种不同病毒引起肝病毒感染,分别为甲型、乙型、丙型、丁型病毒及戊型病毒,以主要侵犯肝并以肝疾病为主要表现。病毒的血清学检测是诊断感染的主要标准标志。

3. *临床表现*

(1)急性肝炎:①急性黄疸型肝炎。乏力、消化道症状、黄疸,少数有上呼吸道感染症状。②急性无黄疸型肝炎,无黄疸、症状轻。

(2)慢性肝:炎消化道症状有食欲不振、恶心、呕吐、腹胀、腹泻等;神经症状有乏力、头晕、失眠等;可有肝区痛表现。部分患者有低热或出血现象,甚至有肝外器官损害。查体可有肝掌、蜘蛛痣、毛细血管扩张、肝病面容,肝脾大等。

(3)重型肝炎:出现极度乏力,黄疸急剧加深,消化道症状明显,迅速出现Ⅱ度以上肝性脑病,凝血酶原活动度低于 40%,明显的出血倾向及水肿、腹水、肝肾综合征等。

(4)淤胆型肝炎:起病类似急性黄疸型肝炎,但自觉症状较轻。表现为轻度消化道症状及肝内胆汁淤积性黄疸,如皮肤瘙痒、灰白便、肝大。

4. *治疗原则* 病毒性肝炎的治疗主要有护肝治疗和抗病毒治疗。抗病毒治疗是慢性乙型肝炎和丙型肝炎治疗的根本措施。减轻肝炎症,促使肝细胞修复和功能恢复,是治疗病毒性肝炎的重要措施。

(1)急性肝炎:以一般措施及护肝支持疗法为主。早期卧床休息,给予清淡、富含营养且易消化吸收的饮食,注意蛋白质及维生素的摄入。进食量过少者可由静脉补充葡萄糖及维生素。可选用 1～2 种护肝药物。

(2)慢性肝炎:主要采取抗病毒治疗、护肝治疗及其他支持治疗。

(3)重型肝炎:综合治疗为主,促进肝细胞再生,积极防治各种并发症,维持内环境稳定。

(4)淤胆型肝炎:使用退黄药物,如熊去氧胆酸、腺苷蛋氨酸、糖皮质激素等。

5. *药物治疗*

(1)抗病毒治疗

①干扰素-α:我国已批准的有普通干扰素-α(IFN-α)和聚乙二醇干扰素 α(2a 和 2b)[PegIFN-α(2a 和 2b)]。慢性乙型肝炎患者的干扰素治疗见表 6-46。治疗慢性丙型肝炎的抗病毒药物一般为应用 Peg IFN 联合利巴韦林。

②核苷类似物:目前已应用于临床的抗乙型肝炎病毒(HBV)核苷(酸)类药物有 5 种,我国已上市 4 种(表 6-47)。疗程依据治疗前的 HBeAg 的状态及治疗效果而定。

(2)护肝退黄治疗:①缓解炎症药物,如甘草酸二铵,每日 30ml,静脉滴注;②护肝药物,如水飞蓟素、还原性谷胱甘肽、多烯磷脂酰胆碱等;③降酶药物,如联苯双酯、双环醇等,降 ALT 作用快,需较长

表 6-46　慢性乙型肝炎患者的干扰素治疗

干扰素	HBeAg(+)慢性乙型肝炎患者	HBeAg(-)慢性乙型肝炎患者
普通 IFN α	3～5MU,皮下注射,每周 3 次(或 qod)×6 个月	3～5MU,皮下注射,每周 3 次(或 qod)×1 年
Peg IFN α-2a	180μg,皮下注射,每周 1 次×1 年	180μg,皮下注射,每周 1 次×1 年。
Peg IFN α-2b	1～1.5μg/kg,皮下注射,每周 1 次×1 年	1～1.5μg/kg,皮下注射,每周 1 次×1 年

表 6-47　慢性乙型肝炎患者的核苷酸类药物抗病毒治疗

核苷(酸)类药物	剂量	单位	频率	给药方式
拉米夫定	100	mg	QD	口服
阿德福韦酯	10	mg	QD	口服
恩替卡韦	0.5	mg	QD	口服
替比夫定	600	mg	QD	口服

期服用,停药需逐渐减量;④退黄药物,如门冬氨酸钾镁、腺苷蛋氨酸、糖皮质激素等。

(3)免疫调节治疗:主要为胸腺肽,进口胸腺素α,每支 1.6mg,肌内注射或皮下注射,每周 2 次,疗程 6 个月,本药耐受性好,少见毒副作用,不能耐受干扰素治疗者,仍可使用。

6. *治疗管理*

(1)疗效管理:IFN 治疗中需监测①血常规,开始治疗后的第 1 个月,每 1～2 周检测 1 次,以后每个月检测 1 次,直至治疗结束;②生化指标,包括 ALT 和 AST 等,治疗开始后每个月检测 1 次,连续 3 次,以后随病情改善可每 3 个月检测 1 次;③病毒学标志,治疗开始后每 3 个月检测 1 次 HBsAg、HBeAg、抗 HBe 和 HBVDNA;④其他:每 3 个月检测 1 次甲状腺功能、血糖和尿常规等指标,如治疗前就已存在甲状腺功能异常或已患糖尿病者,应先用药物控制甲状腺功能或血糖,然后再开始 IFN 治疗,同时应每个月检查甲状腺功能和血糖水平;⑤应定期评估精神状态,对出现明显抑郁症和有自杀倾向的患者,应立即停药并密切监护。

使用核苷类似物抗病毒治疗过程中相关指标应定期监测:a. 生物化学指标,治疗开始后每个月 1 次、连续 3 次,以后随病情改善可每 3 个月 1 次;b. 病毒学标志,主要包括 HBVDNA 和 HBeAg、抗 HBe,一般治疗开始后 1～3 个月检测 1 次,以后每 3～6 个月检测 1 次;c. 根据病情需要,定期检测血常规、血清肌酐和肌酸激酶等指标。

(2)耐药管理

①严格掌握抗病毒药物治疗适应证:对于肝炎症病变轻微、难以取得持续应答的患者(如 ALT 正常、HBeAg 阳性的免疫耐受期),特别是当这些患者<30 岁时,不宜开始抗病毒治疗,尤其是不宜使用核苷(酸)类药物治疗。

②谨慎选择核苷(酸)类药物:如条件允许,开始治疗时宜选用抗病毒作用强和耐药发生率低的药物。

③关于联合治疗:对合并 HIV 感染、肝硬化及高病毒载量者,宜选用强效低耐药的药物,或尽早采用无交叉耐药位点的核苷(酸)类药物联合治疗。

④治疗中密切监测:定期检测 HBVDNA,以及时发现原发性无应答或病毒学突破。一旦发现耐药,尽早给予救援治疗。

⑤尽量避免单药序贯治疗:因对某一核苷(酸)类药物发生耐药而先后改用其他苷(酸)类药物治疗,可筛选出对多种核苷(酸)类耐药的变异株。

(3)不良反应管理

①干扰素:a. 流感样症候群,表现为发热、寒战、头痛、肌肉酸痛和乏力等,可在睡前注射 IFNα,或在注射 IFN 的同时服用解热镇痛药。b. 外周血细胞减少,或伴血小板减少,当中性粒细胞绝对值≤0.75×10^9/L 和(或)血小板计数<50×10^9/L,应减少 IFN α 剂量;1～2 周后复查,如恢复,则逐渐增加至原量。如中性粒细胞绝对值≤0.5×10^9/L 和(或)血小板计数<30×10^9/L,则应停药。对症治疗可选 G-CSF(粒细胞集落刺激因子)或 GM-CSF(巨噬细胞粒细胞集落刺激因子)治疗。c. 精神异常,可表现为抑郁、妄想、重度焦虑等精神疾病症状。对症状严重者,应及时停用 IFNα,必要时会同神经精神科医师进一步诊治。d. 自身免疫性疾病,一些患者可出现自身抗体,仅少部分患者出现甲状腺疾病(甲状腺功能减退或亢进)、糖尿病、血小板减少、银屑病、白斑、类风湿关节炎和系统性红斑狼疮样综合征等,应请相关科室如内分泌科或风湿病科医师会诊共同诊治,严重者应停药。

②核苷类药物:总体安全性和耐受性良好,但在临床应用中确有少见、罕见严重不良反应的发生,如肾功能不全、肌炎、骨骼肌溶解、乳酸酸中毒

等，应引起关注。对治疗中出现血肌酐、肌酸激酶或乳酸脱氢酶明显升高，并伴相应临床表现如全身情况变差、明显肌痛、肌无力等症状的患者，应密切观察，一旦确诊为尿毒症、肌炎、骨骼肌溶解或乳酸酸中毒等，应及时停药或改用其他药物，并给予积极的相应治疗干预。

(4)用药教育管理：包括住院和出院的用药教育，告知患者正确的用药方法、可能的不良反应、相互作用及注意事项等，提醒患者定期监测，出现任何异常及时告知医师或药师。同时建议足够休息、劳逸结合、合理饮食，预防并发症。对于肝性脑病防治，建议控制饮食蛋白的摄入，保持大便通畅。间断服用诺氟沙星等抑制肠道菌群药物，减少内毒素及氨的生成、吸收。服用双歧植菌三联活菌胶囊、地衣芽胞杆菌活菌胶囊等微生态制剂，防止肠道菌群失调。

（胥　婕　卢晓阳　姜赛平　马葵芬）

第十节　恶性肿瘤的药物治疗

一、概　述

恶性肿瘤是严重威胁人类健康的常见病、多发病，每年全世界的新发病例约为1090万，死亡病例约为670万，已经成为人类死亡的第一位或第二位原因。

恶性肿瘤的发病机制是涉及多个因素多个步骤的病理生理过程，是多种因素相互作用导致正常细胞恶变的结果。肿瘤的致病因素分为内源性和外源性两大类。外源性因素来自外界环境，包括化学因素、物理因素、致瘤性病毒、真菌因素等；内源性因素则包括机体免疫状态、遗传因素、激素水平等。

肿瘤的组织学诊断、了解病变的范围或者分期对治疗决策很重要，其中对肿瘤的仔细分期尤为关键。由美国癌症协会（AJCC）与国际抗癌协会（UICC）提出的实体瘤TNM分期（T：肿瘤原发灶情况，用$T_{1\sim4}$表示；N：区域淋巴结受累情况，用$N_{0\sim3}$表示；M：远处转移情况，用$M_{0\sim1}$表示）系统被广泛采用。准确的TNM分期有助于选择主要和辅助治疗手段，评估疗效和预后。确定TNM后即可以得出总分期，即Ⅰ期、Ⅱ期、Ⅲ期、Ⅳ期肿瘤。

目前恶性肿瘤尚无满意的防治措施，其治疗仍以手术切除、放射治疗、化学治疗和免疫治疗等方法结合的综合治疗。手术切除和放射治疗都属于局部治疗措施，目的在于清除肿瘤病灶。但恶性肿瘤还经常发生远处转移，因此还需进行全身治疗（或称系统性治疗）。肿瘤药物治疗是主要的系统治疗方法。

（一）肿瘤药物治疗发展概况

肿瘤的药物治疗有着悠久的历史。几乎是在医学史的开始年代，人类就已经开始应用药物来治疗肿瘤，如古埃及就有记载应用坤化物油膏治疗皮肤癌。我国古代的一些医学书籍如"周礼天官""内经"均有记载肿瘤的病状和治疗方法。肿瘤药物治疗作为较为系统的学科是从20世纪40年代逐步形成的。

抗肿瘤药物治疗经过50年的发展，已不仅仅是一种姑息疗法或辅助疗法，而经成为一种根治性的方法手段。目前约有50多种药物对不同种类的恶性肿瘤有效，至少有10种肿瘤单用药物治疗有治愈的可能，20种肿瘤可得到缓解。药物治疗已成为当前临床上抗肿瘤不可缺少的重要手段。目前抗肿瘤药物治疗应用主要有以下几方面。

1. 新辅助化疗　指对临床表现为局限性肿瘤，可用局部治疗，在手术或放疗前使用药物治疗。

2. 辅助化疗　指采取有效的局部治疗后，主要针对可能存在的微转移灶，为防止复发转移而进行的药物治疗。

3. 姑息化疗　指对已失去手术和放疗机会的晚期肿瘤，为缓解症状和延长生存所进行的药物治疗。

4. 根治性化疗　指单纯或主要通过细胞毒药物治愈肿瘤的治疗，用于化疗敏感性肿瘤或血液肿瘤。

肿瘤细胞耐药是肿瘤药物治疗的主要障碍。耐药性机制非常复杂，概括有以下几点，药物转运或摄取障碍；药物的活化障碍；靶酶质量的改变；分解酶的增加；修复机制的增加；特殊膜蛋白的增加，使细胞排出药物增多；DNA链间或链内交联减少；激素受体减少或功能丧失等。

肿瘤耐药分为原发性耐药和获得性耐药。一般来说，对一种抗肿瘤药物产生耐药，可能会对结构和功能相似的药物产生交叉耐药性，但对其他非同类型的药物则仍会敏感。而近年发现对某种抗肿瘤药物产生耐药的肿瘤，对其他结构无关，作用机制不同的药物也会产生耐药，这种现象称为多药耐药性(multi drug resistance，MDR)。多药耐药性的形成机制复杂，肿瘤细胞可以通过不同的途径导致MDR产生，甚至单个MDR细胞可同时存在多种MDR的形成机制。目前研究最多的MDR机制有mdr-1及由该基因编码的P-糖蛋白；谷胱甘肽解毒酶系统；DNA修复机制与DNA拓扑异构酶等。

(二)常用抗肿瘤药物的治疗机制

1. *干扰核酸合成* 这类药物分别在不同环节阻止DNA的合成，抑制细胞分裂增殖，也叫抗代谢药。根据主要干扰的生化步骤或抑制的靶酶不同，可进一步分类如下。

(1)二氢叶酸还原酶抑制药，又称抗叶酸制剂，如甲氨蝶呤(MTX)等。

(2)胸苷酸合成酶抑制药，又称抗嘧啶制剂，如氟尿嘧啶(5-FU)等。

(3)嘌呤核苷酸互变抑制药，又称抗嘌呤制剂，如巯嘌呤(6-MP)等。

(4)核苷酸还原酶抑制药，如羟基脲(HU)等。

(5)DNA多聚酶抑制药，如阿糖胞苷(Ara-C)等。

2. *干扰蛋白质合成*

(1)影响微管蛋白装配的，干扰有丝分裂中纺锤体的形成，使细胞停止于分裂中期，如紫杉类、长春新碱(VCR)、长春碱(VLB)、依托泊苷(VP-16)、秋水仙碱等。

(2)干扰核蛋白体功能阻止蛋白质合成，如三尖杉碱。

(3)影响氨基酸供应阻止蛋白质合成，如L-门冬酰胺酶。

3. *直接与DNA结合，影响其结构和功能*

(1)与细胞中的亲核基团发生烷化反应，引起密码解释错乱，如氮芥，环磷酰胺、塞替派等。

(2)破坏DNA的金属化合物，如顺铂、卡铂、奥沙利铂等。

(3)嵌入DNA碱基对，干扰转录过程，阻止mRNA形成，多为抗生素，如多柔比星(阿霉素)、表柔比星(表阿霉素)、柔红霉素、米托蒽醌等蒽环类化合物。

(4)通过抑制拓扑异构酶使DNA不能修复，如喜树碱类化合物。

4. *改变机体激素平衡* 人们早已意识到乳腺癌、前列腺癌、甲状腺癌、宫颈癌、卵巢癌及睾丸癌等均与相应激素失调有关。因此应用某些激素或拮抗药，改变失调状态，可以抑制这些肿瘤的生长，如雌激素、雄激素、他莫西芬、依西美坦、泼尼松龙等。

5. *抑制肿瘤特异性受体或分子靶点* 单克隆抗体是利用基因技术所产生的，通过对肿瘤特异性受体的高选择亲和性，通过抗体依赖性的细胞毒作用进行治疗的药物，常用的单克隆抗体有曲妥珠单抗、利妥昔单抗、西妥昔单抗、贝伐珠单抗等。

小分子靶向药物是利用肿瘤细胞与正常细胞之间分子生物学上的差异，针对肿瘤细胞所具有的特异性蛋白质分子、核苷酸片段或基因产物作为靶点进行治疗的药物，常用的分子靶向抗肿瘤药物有吉非替尼、索拉非尼、厄洛替尼等。

(三)抗肿瘤药物对细胞增殖的影响

肿瘤组织主要由增殖细胞群和非增殖细胞群组成，绝大多数细胞毒素型的抗肿瘤药对增殖周期中的各期细胞有不同的影响。增长迅速的肿瘤(如急性白血病等)，对药物最敏感，药物疗效较好；增长慢的肿瘤(如多数实体瘤)，对药物敏感性低，疗效较差。即使同一种肿瘤，在进展期细胞增殖较快，药物疗效也较好。根据各期肿瘤细胞对药物敏感性的不同，将抗肿瘤药物分为两大类。

1. *细胞周期特异性药物* 仅对增殖周期中的某一期具有较强的作用，也可能同时对几个时相同时发挥作用。常用的细胞周期特异性药物有以下方面。

(1)G_1期特异性药物：门冬酰胺酶、肾上腺皮质激素等。

(2)S期特异性药物：阿糖胞苷、吉西他滨、氟尿嘧啶、甲氨蝶呤、替加氟、巯嘌呤、羟基脲等。

(3)G_2期特异性药物：博来霉素、平阳霉素等。

(4)M期特异性药物：长春花生物碱、长春新碱、长春瑞滨、紫衫类、多西紫杉醇等。

周期特异性药物的杀伤作用慢而弱，需要一定的时间发挥作用，在影响疗效的C(浓度)与T(时间)的关系中，T是主要因素。为使药物发挥最大的功效，周期特异性药物宜缓慢静滴、肌内注射或口服。

2. *细胞周期非特异性药物* 主要杀灭增殖细胞群中各期细胞，对非增殖细胞也有较强的杀灭作用。常用的细胞周期非特异性药物如下。

(1)抗肿瘤抗生素:多柔比星、表柔比星、柔红霉素、放线菌素D、丝裂霉素等。

(2)烷化药:环磷酰胺、白消安、氮芥、异环磷酰胺等。

(3)亚硝脲类:司莫司汀、卡莫司汀、洛莫司汀等。

(4)其他:顺铂、卡铂、奥沙利铂、达卡巴嗪等。

周期非特异性对癌细胞的杀灭作用强而快,能迅速杀死癌细胞,剂量增加一倍,杀灭效果可能增加数倍至数十倍,在C和T的关系中,C是主要因素。为使药物发挥最大功效,周期非特异性药物宜静脉一次注射。

(四)抗肿瘤药物治疗原则

1. *联合用药* 联合化疗可以增强疗效,由于联合用药中单药剂量较低,可以提高机体耐受性,并能减少肿瘤耐药发生。联合用药基本原则为:①药物毒性不重叠;②应包括2类以上作用机制不同的药物;③周期非特异性药物与周期特异性药物配合;④药物合用应协同,不拮抗;⑤各个药物使用按照合理的顺序。

2. *剂量强度* 剂量强度是指单位时间内所给的药物剂量,一般以mg×(m^2)×周。相对剂量强度指实际剂量强度与预期标准剂量强度之比,反映预期剂量强度的实施情况。剂量强度的基础是剂量-反应曲线为线性关系,剂量愈大疗效愈高。一般认为在患者可耐受的情况下,为保证疗效,应尽量选用最大剂量强度。

3. *治疗周期* 一个治疗周期一般主张至少应包括几个细胞增殖周期。研究证明在一个增殖周期内反复应用抗肿瘤药物2～3次,其疗效明显增强,以此来安排疗程。因此,增殖周期时间短的肿瘤可以大量杀伤肿瘤而对正常细胞毒性不大,但对于增殖周期与正常细胞相近的肿瘤,疗程安排相对比较困难,难以避免毒性。

4. *给药途径* 抗肿瘤药物一般采用静脉、肌内或口服给药。在某些情况下可以改变给药途径增效减毒,具体包括有腔内给药、鞘内给药、动脉插管化疗、局部注射。

对于每一个药的给药方式,以往大多基于经验,或遵从第一位从事I期临床研究的学者所指定的方法。目前则大多通过在临床上再探索,从而改进给药方法。以环磷酰胺为例,作为一种细胞周期非特异性药物,瞬时高浓度十分重要,因此最初每日给药一次的方法已被摒弃,取而代之的是间断大量给药,只有在以免疫抑制为主要目的时才给予连续小剂量给药。

5. *个体化用药* 由于患者机体状况不同,肿瘤的异质性,个体化治疗是肿瘤药物治疗的基本原则之一。传统化疗药物的选择及剂量确定主要参考患者的肿瘤负荷、骨髓和肝、肾功能及临床经验。随着肿瘤药物基因组学及药动学的发展,根据关键基因的状态(突变或表达水平)选择敏感药物,根据药物浓度时间曲线下面积具体计算患者合适剂量,已成为临床个体化用药重要手段,从而达到最大疗效和最低的毒性。

(五)抗肿瘤药物治疗评价

1. *疗效评价*

(1)肿瘤病灶的种类:①可测量病灶,包括临床或影像学可测双径的病灶,如皮肤结节、浅表淋巴结、肺内病灶(X线胸片至少≥10mm×10mm,CT检查至少≥20mm×20mm)、肝内病灶(CT或B超测量占位病灶,至少≥20mm×10mm);②单径可测病灶,如肺内病灶、腹块或软组织肿块,仅可测1个径者;③可评价,不可测量病灶,细小病灶无法测径者,如肺内;④不可评价病灶,如成骨性病灶;胸腔、腹腔和心包积液;曾经放射过的病灶且无进展者,为不可评价病灶。但原放射野内如出现新病灶,则可认为是可测量或可评价病灶,然而不得作为唯一可测得病灶;⑤皮肤或肺内的癌性淋巴结炎。

(2)近期疗效指标:①完全缓解(complete remission,CR)。所有可测病灶完全消失,而且病灶完全消失至少维持4周后复测证实者,评定为CR。②部分缓解(partial remission,PR)。双径可测病灶,各病灶最大两垂直径之乘积总和减少50%以上,并在至少4周后复测证实。单径可测病灶,各病灶最大径之和减少50%以上,并在至少4周后复测证实者。在多病灶时,PR的标准以上述"总和"的消退为标准,并不要求所有病灶均缩小50%。然而任何病灶不得增大,也不得出现新病灶,否则不能评为PR。③无变化或稳定(stable disease,SD)。双径可测病灶,各病灶最大两垂直直径之总和增大<25%,或减少<50%,并在至少4周后复测证实。单径可测病灶,各病灶直径的总和增大25%,或减少<50%,并在至少4周后复测证实。然而必须无新病灶出现,并至少经2周期治疗,才能评定为SD。④进展(progression,PD)。至少有1个病灶,双径乘积或在单径可测病灶时单径增大25%以

上，或出现新病灶。新出现胸腔积液、腹水、且癌细胞阳性，也评定为PD。必须经6周以上治疗才能评为PD，如在6周内出现病情进展，则称为早期进展。脑转移的出现，如新出现脑转移，即使其他部位病灶有缩小时，也应认为肿瘤进展。

(3)远期疗效指标：①缓解期。自出现达PR疗效之日起至肿瘤复发不足PR标准之日为止为缓解期，一般以月计算，也有以周或日计算。②生存期。从药物治疗开始之日起至死亡或末次随诊之日为止的时间为生存期或生存时间，一般以月或年计算。③生存率，如5年生存率＝生存5年以上的病例数/随诊5年以上的总病例数×100％

2. *不良反应评价* 抗肿瘤药物引起的不良反应有500多种，包括骨髓抑制、消化系统反应、心脏毒性、口腔炎及药物外渗引起的静脉炎或严重组织坏死等。抗肿瘤药物的不良反应评价与疗效评价同等重要，其严重程度可从无临床表现的轻微型至危及生命的严重型，在化疗过程中应密切监测药物毒性，给予及时评价。抗肿瘤药物不良反应程度分级一般有Karnofsky分级、WHO分级或ECOG分级。其中WHO分级较为常用，如表6-48。

3. *生活质量评价* 近年肿瘤药物治疗后病人的生活质量受到了极大重视。对早期病例，治疗目的不仅要提高生存率和治愈率，并要提高生活质量。对晚期病例，在延长生存期的同时，提高生活质量也非常重要。生活质量通常以一般状况评分或体能评分来表达，通常的评分方法和标准，如表6-49，表6-50。

表6-48 WHO不良反应分级

项目	0度	1度	2度	3度	4度
血液学					
血红蛋白(g/L)	≥110	95～109	80～94	65～79	＜65
白细胞(×10^9/L)	≥4.0	3.0～3.9	2.0～2.9	1.0～1.9	＜1.0
粒细胞(×10^9/L)	≥2.0	1.5～1.9	1.0～1.4	0.5～0.9	＜0.5
血小板(×10^9/L)	≥100	75～99	50～74	25～49	＜25
出血	无	瘀点	轻度失血	明显失血	严重失血
消化系统					
胆红素	≤1.25×N	1.26～2.5×N	2.5～5×N	5.1～10×N	＞10×N
SGOP/SGPT	≤1.25×N	1.26～2.5×N	2.5～5×N	5.1～10×N	＞10×N
AKP	≤1.25×N	1.26～2.5×N	2.5～5×N	5.1～10×N	＞10×N
口腔	正常	疼痛，红斑	红斑、溃疡	溃疡，只进流食	不能进食
恶心呕吐	无	恶心	短暂呕吐	呕吐需治疗	难控制的呕吐
腹泻	无	短暂(＜2d)	能耐受(＞2d)	不能耐受，需治疗	血性腹泻
肾					
尿素氮	≤1.25×N	1.74～2.5×N	2.6～5×N	5.1～10×N	＞10×N
肌酐	≤1.25×N	1.74～2.5×N	2.6～5×N	5.1～10×N	＞10×N
蛋白尿	无	＋	++～+++	++++	肾病综合征
血尿	无	镜下血尿	严重血尿	严重血尿＋血块	泌尿道梗阻
药物热	无	＜38℃	38～40℃	＞40℃	发热伴低血压
变态反应	无	水肿	支气管痉挛，无须注射治疗	支气管痉挛，需注射治疗	过敏反应
皮肤	正常	红斑	下肢脱皮、瘙痒	慢性皮炎、溃疡	剥脱性皮炎，坏死
头发	正常	少量脱发	中等斑片脱发	完全脱发，但可恢复	不能恢复的脱发
感染	无	轻度感染	中度感染	重度感染	重度感染伴低血压

N. 正常值上限

表 6-49　卡氏评分(KPS 评分)

评分	特征
100 分	能进行正常活动,无症状和体征
90 分	能进行正常活动,有轻微症状和体征
80 分	勉强可以进行正常活动,有一些症状和体征
70 分	生活可自理,但不能维持正常生活和工作
60 分	有时需人扶助,但大多数时间可自理
50 分	常需人照料
40 分	生活不能自理,需特殊照顾
30 分	生活严重不能自理
20 分	病重,需住院积极支持治疗
10 分	病危,临近死亡
0 分	死亡

表 6-50　ZPS 评分

评分	特征
0 分	能正常活动
1 分	有症状,但几乎可完全正常活动
2 分	有时卧床,但白天卧床时间不超过 50%
3 分	需要卧床,白天卧床时间不超过 50%
4 分	卧床不起
5 分	死亡

(六)治疗管理

1. 毒性管理

(1)骨髓抑制的管理:骨髓抑制是抗肿瘤药物最常见的毒性反应,可见白细胞、血小板的减少,甚至全血细胞的减少,严重威胁患者健康。因此,应做好患者用药宣教工作,及时检测血象。一般认为Ⅰ～Ⅱ度毒性反应是可以接受的,必要时处理;Ⅲ～Ⅳ度骨髓抑制则应给予重视,进行积极处理。

首先在心理上,患者要克服焦虑、恐惧心理,支持患者,鼓励患者诉说,耐心倾听。因骨髓抑制患者多存在顾虑,使用升血药物、成分输血治疗费用较高,对血象降低认识不足,对不可预知的情况及危险存在恐惧,因此应每天查房询问,使患者觉得自己受重视,并根据血象降低情况及时做好各方面的健康宣教与指导。其次,进行升血治疗的同时,应关注药物不良反应,如肌肉、关节酸痛不适等。要求患者多卧床休息,减少不必要的活动。给予营养食物补充造血原料。

做好预防感染非常重要。当发生Ⅳ度骨髓抑制时,就有发生感染的风险。当粒细胞计数低于 0.1×10^9/L 时,患者 100%在 1 周内会发生严重感染。因此,当发生Ⅳ度骨髓抑制时,应采取保护性隔离,住单间,保持空气新鲜,每天紫外线照射病房 2 次,限制探视,坚持吃熟食。

血小板减少时要注意。当血小板计数低于 50×10^9/L 时,应密切注意有无出血倾向。嘱咐患者避免剧烈活动及碰伤,保护皮肤完整性。用软毛牙刷刷牙,电动剃须刀剃胡须,避免挤压鼻子,观察大、小便颜色,若患者出现视物模糊、头晕、头痛、呼吸急促、昏迷等,应警惕有颅内出血的可能性。

(2)神经毒性的管理:作用于微管的药物主要引起外周神经毒性,呈剂量依赖性,通常在停药后就能恢复。顺铂可以引起耳鸣和听力衰减,严重可致耳聋。异环磷酰胺和氟尿嘧啶可出现小脑共济失调,可能与产生大量脱氯乙基化代谢物有关。

奥沙利铂引起的周围感觉神经异常包括急性和累积性。急性症状十分常见,发生率可达 85%～95%,通常是非剂量限制性,可因寒冷或接触冷物体而激发或加剧。累积性症状则为剂量相关、可逆转的周围神经毒性,主要表现为肢体感觉迟钝、感觉异常,同样遇冷可诱发或加重。在累积剂量达到 850mg/m^2 以上时尤为明显,停止治疗后数月可以恢复,平均在终止用药后 12～13 周逐渐恢复,可能与奥沙利铂所致电压门控性钠离子通道的改变有关。因此,使用奥沙利铂期间,应叮嘱患者勿进冷食、冷饮及勿接触冰冷物品,或在给予奥沙利铂前后输注钙镁合剂。其他可预防改善神经毒性症状的药物有维生素 B_6、维生素 B_1、烟酰胺、苯妥英钠等。

(3)恶心、呕吐的管理:一系列因素会影响化疗药物所致的恶心、呕吐,包括化疗呕吐史、饮酒史、年龄、性别、焦虑、体力状况、饮食等等。化疗所致呕吐一般分为 3 种,急性呕吐为化疗后 24h 内发生的呕吐;延迟性呕吐为化疗后 24h 以后至 5～7d 发生的呕吐;先期性呕吐为化疗前 24h 内发生的呕吐,主要和患者心理因素有关。恶心、呕吐以止吐药来治疗,须注意以下几点。①用最低有效剂量的止吐药;②提倡联合用药,如 5-HT_3 拮抗药联合地塞米松;③所有 5-HT_3 拮抗药的效果基本相同;④治疗先期宜采用松弛疏导的方法配合,或视不同情况给予抗焦虑和抗抑郁药;⑤治疗延迟性呕吐应在化疗结束后 2～3d 内继续用地塞米松等,可显著降低延迟性呕吐的发生率。

2. 给药管理　化疗可有不同的给药方法。通常采用静脉给药，其他还包括口服、肌内注射、腔内注射、腔内注入、椎管内注入、动脉插管、局部外敷等。部分给药方法有相关注意事项如下。

(1)静脉给药：一般刺激性药物使用直接推注法或静脉冲入法，也可以选用小壶冲入给药的方法。

(2)腔内给药：注射后协助病人更换体位，使药液扩散。

(3)肌内注射：注射前须制定计划，轮换注射部位。

3. 患者心理管理 肿瘤病人通常存在恐癌、怀疑、悲观失望的情绪反应、化疗药物的依赖、抗药心理等。由于各种心理反应，导致病人情绪低落，意志消沉，丧失与疾病作斗争的信心。因此，应根据不同的心理，及时给予病人心理疏导和行为干涉，努力消除患者的不良心理，分析和发掘患者的正性心理反应，如强烈的生存欲望，对社会亲人的眷念及对事业的追求等，这些正性心理反应是一种积极的心理状态和行为方式，持续和加强这种心理反应，能提高机体的抗病能力，帮助患者度过药物治疗关，对提高治疗效果具有重要意义。

4. 化疗防护 随着肿瘤药物治疗的发展，特别是新的化学药物和高新技术应用，医务工作者在对患者实施化疗的同时，可能会通过皮肤接触、呼吸道吸入，甚至饮食吞入细胞毒性物质，若不加强化疗防护，容易造成污染和损伤。因此，在药物治疗过程中加强化疗防护非常必要，具体如下。

(1)提高医务人员的操作技能：执行化疗的医务人员必须经过相应专业培训，强化化疗药物潜在危险的认识，提高防范意识和针对性，切实将危险系数降到最低限。

(2)做好配制化疗药物的环境准备：设立化疗药物操作室（如静配中心），配备层流细胞毒安全柜，配备一次性口罩、帽子、防护衣裤、手套等，专用污物桶、一次性袋子和防护眼镜。

(3)规范抗癌药物的操作规程：配液操作应符合规范，具体详见后面章节。

(4)其他：加强化疗后医疗垃圾的安全处理。

二、非小细胞肺癌

(一)定义和流行病学

肺癌又称原发性支气管癌，指的是源于支气管上皮的恶性肿瘤。根据生物学特征，肺癌可分为非小细胞肺癌和小细胞肺癌。非小细胞肺癌占所有肺癌病例总数的80%～85%，小细胞肺癌占15%～20%。本节主要介绍非小细胞肺癌的药物治疗。

(二)病因及发病机制

非小细胞肺癌的病因至今尚不完全明确。大量资料表明，肺癌的危险因子包含吸烟（包括二手烟）、石棉、电离辐射、多环芳香化合物等。

1. 吸烟 肺癌的主要危险因素，长期吸烟可引致支气管黏膜上皮细胞增生。在所有的肺癌死亡中，85%可归因于吸烟。除了主动吸烟的危害外，被动吸烟患肺癌的相关危害也在增加。

2. 大气污染 包括室外空气污染和室内空气污染。工业废气和汽车尾气含有致癌物质，尤以苯并芘的致癌作用最明显。室内装饰材料如甲醛和氡气也是肺癌发生的危险因素。

3. 职业因素 长期接触双(氯甲基)乙醚、多环芳香烃、铬、镍、有机砷化合物等其他致癌物均可诱发肺癌。石棉是一种已知的能致癌的无机化合物，暴露于空气中的石棉纤维会增加人们尤其是吸烟人群患肺癌的风险。

4. 肺部慢性疾病 肺、支气管慢性炎症及肺纤维瘢痕病变在愈合过程中可能引起鳞状上皮化生或增生，在此基础上部分病例可发展为癌肿。

5. 基因突变 癌基因、抑癌基因突变被认为同肺癌的发生有关。

6. 其他因素 家族遗传史、免疫功能低下、体内代谢活动异常及分泌功能失调等。

(三)临床表现和分期

非小细胞肺癌的临床表现与其部位、大小、类型和发展阶段、有无并发症或转移有密切关系，有5%～15%的患者发现肺癌时无症状。主要症状包括以下几方面。

1. 原发肿瘤引起的症状 包括咳嗽、咯血、喘鸣、胸闷、气急等。

2. 肿瘤局部压迫引起的症状 包括胸痛、呼吸困难、胸闷、声嘶、上腔静脉阻塞、Horner 综合征、膈肌麻痹等。

3. 肿瘤远处转移引起的症状 包括锁骨上、颈部淋巴结大、偏瘫、癫痫、背痛、下肢无力、膀胱或胃肠功能失调等。

4. 肿瘤作用于其他系统引起的症状 包括肥大性肺性骨关节病、分泌促性腺激素分泌异常、神经肌肉综合征、高钙血症等。

非小细胞肺癌的临床分期，见表6-51。

表 6-51 非小细胞肺癌的临床分期

分期	肿瘤原发灶	区域淋巴结	远处转移
隐性癌	Tx	N_0	M_0
0 期	Tis	N_0	M_0
I 期	T_1	N_0	M_0
	T_2	N_0	M_0
II 期	T_1	N_1	M_0
	T_2	N_1	M_0
IIa 期	T_1	N_2	M_0
	T_2	N_2	M_0
	T_3	N_0,N_1,N_2	M_0
IIIb 期	任何 T	N_3	M_0
	T_1	N_0,N_1,N_2	M_0
IV 期	任何 T	任何 N	M_1

(四)治疗原则

尽管多年来人们试图通过综合治疗提高 NSCLC 的治愈率,但成功的经验不多。目前多认为Ⅰ～Ⅲa 期采用以手术为主的综合治疗,$Ⅲ_b$ 期采用以放疗为主的综合治疗,Ⅳ期则以化疗为主。

(五)药物治疗

1. 晚期($Ⅲ_b$/Ⅳ期)非小细胞肺癌的一线治疗

晚期 NSCLC 的一线化疗已有了共识:与最佳支持治疗相比,含铂类的化疗方案可以延长生存期,改善症状控制,提高生活质量;在 PS 较好的患者中,长春瑞滨、吉西他滨、紫杉醇、多西紫杉醇等联合铂类化疗的疗效达到较稳定的水平,没有哪种新药联合铂类的化疗方案能优于其他方案。只有 PS≤2 的患者才能从含铂治疗方案中获益,PS 较好的老年患者应给予适当治疗;化疗时限一般为 4～6 个周期。

最新研究表明,EGFR 突变患者对小分子 TKI 药物,如吉非替尼、厄洛替尼治疗更敏感,有效的概率比传统含铂双药方案高出 1 倍,也可以作为晚期 NSCLC 的一线治疗方案。而东方民族老年人、女性、不吸烟的腺癌患者更是 EGFR 突变的优势人群,具有更高的获益概率。

方案Ⅰ:NC 方案

药物	剂量及途径	时间及程序
长春瑞滨 (vinorelbine)	$25mg/m^2$,静脉	每周 1 次
顺铂 (cisplatin)	$100mg/(m^2)$,静脉	第 1 天,第 29 天之后,每 6 周 1 次

方案Ⅱ:GP 方案

药物	剂量及途径	时间及程序
吉西他滨 (gemcitabine)	$1250\ mg/m^2$,静脉	第1、8 天,每 21 天重复,4 周期
顺铂 (cisplatin)	$100\ mg/(m^2)$,静脉	第 1 天

方案Ⅲ:PC 方案

药物	剂量及途径	时间及程序
紫杉醇 (paclitaxel)	$135mg/m^2$,CIV	第 1 天,每 21 天重复,4～6 周期
顺铂 (cisplatin)	$75mg/(m^2)$,静脉	第 1 天,每 21 天重复,4～6 周期

方案Ⅳ:DC 方案

药物	剂量及途径	时间及疗程
多西他赛 (docetaxel)	$75mg/m^2$,静脉	第 1 天,每 21 天重复,4～6 周期
顺铂 (cisplatin)	$75mg/(m^2)$,静脉	第 1 天,每 21 天重复,4～6 周期

方案Ⅴ:吉非替尼单药方案

药物	剂量及途径	时间及疗程
吉非替尼 (gefitinib)	250mg/d,口服	每日 1 次,连续服用

2. 晚期(Ⅲb/Ⅳ期)非小细胞肺癌的维持治疗

维持治疗是一个新的概念,主要是指在一线治疗后进行序贯治疗或巩固治疗以维持疗效,达到提高生活质量和延长生存期的目的。因为有较好的生活质量而 OS 这一实质性的指标又得到明显延长,FDA 于 2009 年 7 月正式批准培美曲塞可以用于非鳞状细胞癌性 NSCLC 一线治疗后的维持治疗。

培美曲塞在非鳞状细胞癌维持治疗中大幅度(>50%)提高生存期的事实提示对亚群、个体化或特异性研究的重要性。只有这样才能陆续将具有相同特点的亚群带到更高的治疗境界,最终完成对整个群体的提升。

3. 晚期(Ⅲb/Ⅳ期)非小细胞肺癌的二线治疗

方案Ⅰ:培美曲塞单药方案

药物	剂量及途径	时间及疗程
培美曲塞(pemetrexed)	500mg/m², 静脉, 10min(配合地塞米松口服,-1,1 2d)	第1天,每21天重复,直到肿瘤进展或不可耐受为止
叶酸	350～1000μg,口服	每日1次,开始于用培美曲塞前的1～2周,结束于培美曲塞后的3周
维生素 B_{12}	1000μg,肌肉	开始于用培美曲塞前的1～3周,并每9周1次贯穿全疗程

方案Ⅰ:多西他赛单药方案

药物	剂量及途径	时间及疗程
多西他赛(docetaxel)	75 mg/m²,静脉地塞米松预处理	第1天,每21天重复,6周期

方案Ⅱ:培美曲塞单药方案

药物	剂量及途径	时间及疗程
培美曲塞(pemetrexed)	500 mg/m²,静脉,10 min(配合地塞米松口服,-1,1 2d)	第1天,每21天重复,3周期
叶酸	350～1000μg,口服	每日1次,开始于用培美曲塞前的1～3周,并贯穿全疗程
维生素 B_{12}	1000μg,肌内注射	开始于用培美曲塞前的1～3周,并每9周1次培美曲塞贯穿全疗程

方案Ⅲ:吉非替尼单药方案

药物	剂量及途径	时间及疗程
吉非替尼(gefitinib)	250 mg/d,口服	每日1次,直到肿瘤进展或不可耐受

方案Ⅰ:NP 方案

药物	剂量及途径	时间及疗程
顺铂	75 mg/m²,静脉	第1天,共化疗4周期,每28天重复
长春瑞滨	25 mg/m²,静脉	第1,8天

方案Ⅱ:EP 方案

药物	剂量及途径	时间及疗程
顺铂	100 mg/m²,静脉	第1天,共化疗4周期,每28天重复
依托泊苷	100 mg/m²,静脉	第1,8天

方案Ⅲ:GP 方案

药物	剂量及途径	时间及疗程
顺铂	75 mg/m²,静脉	第1天,共化疗4～6周期,每21天重复
吉西他滨	1250 mg/m²,静脉	第1,8天

方案Ⅳ:DP 方案

药物	剂量及途径	时间及疗程
顺铂	75 mg/m²,静脉	第1天,每21天重复
多西他赛	75 mg/m²,静脉	第1天

方案Ⅴ:PP方案

药物	剂量及途径	时间及疗程
顺铂	75 mg/m², 静脉	第1天,共化疗4周期,每21天重复
培美曲塞	500 mg/m², 静脉	第1天(用于腺癌、大细胞癌和组织学类型不明确的NSCLC)

4. Ⅰ～Ⅲa期非小细胞肺癌术后的辅助化疗 只有Ⅱ期和Ⅲ期的非小细胞肺癌术后辅助化疗的获益是明确的,而含铂的治疗方案仍是辅助化疗的主要选择,详见如下。

(六)治疗管理

1. 疗效监测 在正式开始治疗前应做全面的全身评估,建立基线。治疗期间嘱咐患者定期做影像学、肿瘤标志物、血常规等疗效评价,监测肿瘤发展情况,若发现进展或疗效不佳应考虑停药,更换治疗方案。治疗全部结束后,应嘱咐患者定期(一般为每月1次,或每3个月1次,视临床具体决定)复查,若发现有复发或进展,应积极考虑重新开始下一线的治疗。

2. 不良反应管理 详见概述“治疗管理-毒性管理”。

3. 用药宣教 嘱咐患者在化疗期间切勿擅自服用其他药物(包括中药),这可能会对细胞毒性药物产生干扰,影响疗效,增大毒性。任何需要加服其他药物都需告知医师或药师。饮食保证适量,营养分配合理,无特别禁忌。

三、乳腺癌

(一)定义及流行病学

乳腺癌是女性排名第一的主要恶性肿瘤。美国2011年预计将有逾23万例女性罹患乳腺癌,占女性新发恶性肿瘤的30%,排名女性恶性肿瘤发病率第1位。我国北京、上海等大城市的统计显示,乳腺癌同样是我国女性最常见的恶性肿瘤之一,且发病率呈逐年上升趋势。目前乳腺癌的治疗手段主要是手术治疗、放射治疗、化学治疗、内分泌治疗等。

(二)病因及发病机制

乳腺癌的发病机制是多因素的。主要包括以下几点。

1. 雌激素 初潮早、绝经晚及绝经后的雌激素替代治疗,均导致雌激素暴露时间延长。据报道,绝经后雌激素替代治疗患者发生乳腺癌概率为非替代治疗患者的1.3倍。

2. 妊娠 妊娠后期,催乳素和人绒毛膜促性腺激素对乳腺导管、小叶和腺泡结构的促生长作用可预防乳腺癌发生。哺乳对乳腺癌也有预防作用。

3. 乳腺良性疾病 乳腺良性疾病可增加罹患乳腺癌风险。乳腺小叶增生或纤维瘤患者发生乳腺癌概率为正常人的2倍。

4. 遗传因素 有1个乳腺癌一级亲属,乳腺癌发病概率增加2倍。更多的乳腺癌一级亲属,将使乳腺癌发病风险进一步增加。既往乳腺癌患者,对侧乳腺癌发病率增加2～4倍。

(三)临床表现和分期

1. 临床表现

(1)乳房肿块:一般都为单发,质地较硬,增大较快,可活动。如侵及胸肌或胸壁则活动性差或固定。乳房肿块常为患者首发症状。

(2)皮肤橘皮样改变和乳头内陷:为癌侵及皮肤和乳头的表现。

(3)乳头溢液:可为血性或浆液性,此时可涂片做细胞学检查。

(4)区域淋巴结转移:常见腋窝和锁骨上淋巴结大。

(5)血行转移:多见于肺、肝、骨和脑转移。

(6)炎性乳腺癌:表现为乳房皮肤呈炎症性改变。

2. 病理分类

(1)非浸润性:导管原位癌和小叶原位癌。

(2)早期浸润性癌:即非浸润性癌开始突破基底膜。

(3)浸润性癌:非特殊性乳腺癌,包括浸润性导管癌、硬癌、单纯癌等;特殊性乳腺癌,包括乳头状癌、腺样囊性癌和黏液性癌等。

3. 临床分期 根据TNM国际分期,可将浸润性乳腺癌分为Ⅰ期、Ⅱa期、Ⅱb期、Ⅲa期、Ⅲb期和Ⅳ期。

(四)治疗原则

Ⅰ期:做根治性手术,多做改良根治术,亦可做保留乳房的保留手术和术后根治性放疗。一般不需做辅助放化疗。

Ⅱ期:做根治性手术,多做改良根治术,术后4周内先做辅助化疗,其后再做放疗。

Ⅲ期:先做术前化疗,做根治性手术或做乳腺单纯切除加腋窝淋巴结清扫术。术后行化疗、放疗及内分泌治疗。

Ⅳ期：以化疗和内分泌治疗为主。需要时做局部放疗或姑息性局部切除手术。

(五)药物治疗

1. 术后辅助化疗方案

(1)不含曲妥珠单抗可选择的辅助方案：①TAC(多西他赛/多柔比星/环磷酰胺)；②密集 AC(多柔比星/环磷酰胺)→密集紫杉醇；③AC(多柔比星/环磷酰胺)→紫杉醇；④TC(多西他赛/环磷酰胺)；⑤AC(多柔比星/环磷酰胺)。

(2)含曲妥珠单抗可选择的辅助方案：①AC→T+曲妥珠单抗(多柔比星/环磷酰胺→紫杉醇加曲妥珠单抗，多种方案)；②TCH(多西他赛、卡铂、曲妥珠单抗)；③新辅助方案为，T+曲妥珠单抗→CEF+曲妥珠单抗(紫杉醇加曲妥珠单抗→环磷酰胺/表柔比星/氟尿嘧啶加曲妥珠单抗)。

(3)注意事项：Her-2 阳性、腋窝淋巴结阳性的乳腺癌患者应考虑含曲妥珠单抗的辅助化疗；淋巴结阴性、肿瘤≥1cm、Her-2 阳性的患者也应考虑曲妥珠单抗治疗。曲妥珠单抗可以与 AC→T 方案中的紫杉醇同时开始使用，也可以作为化疗结束后的治疗。考虑到心脏毒性，曲妥珠单抗不可与蒽环类药物共用。

2. 复发或转移性乳腺癌首选化疗方案

(1)首选单药：包括①蒽环类，多柔比星、表柔比星和脂质体多柔比星；②紫杉类，紫杉醇、多西他赛及白蛋白结合的紫杉醇；③抗代谢类，卡培他滨和吉西他滨；④其他微管抑制药物，如长春瑞滨；⑤其他单药包括环磷酰胺、米托蒽醌、顺铂、依托泊苷、长春碱及氟尿嘧啶持续静脉滴注。

(2)首选联合用药方案：①CMF(环磷酰胺/甲氨蝶呤/氟尿嘧啶)；②CAF/FAC(氟尿嘧啶/多柔比星/环磷酰胺)，FEC/CEF(环磷酰胺/表柔比星/氟尿嘧啶)，AC(多柔比星/环磷酰胺)，EC(表柔比星/环磷酰胺)；③AT(多柔比星/多西他赛，多西他赛/紫杉醇)；④GT(吉西他滨/紫杉醇)；⑤XT(卡陪他滨/多西他赛)。

辅助治疗未用过蒽环类和紫杉类化疗患者，如 CMF 辅助治疗失败患者，首选 AT 方案；部分辅助治疗用过蒽环类或紫杉类化疗患者，但临床未判定耐药或治疗失败患者也可以用 AT 方案。蒽环类辅助治疗失败患者，推荐 XT 和 GT 联合化疗方案。紫杉类辅助治疗失败患者，可考虑卡培他滨、长春瑞滨、吉西他滨和铂类单药或联合治疗。

(3)其他可选的用药方案：与曲妥珠单抗联合使用的推荐治疗方案为(HER-2 阳性的转移性乳腺癌)紫杉醇+卡铂；多西他赛；长春瑞滨；卡培他滨。使用过曲妥珠单抗的 HER-2 阳性患者的推荐治疗方案为拉帕替尼+卡培他滨；曲妥珠单抗+其他一线化疗药物；曲妥珠单抗+卡培他滨；曲妥珠单抗+拉帕替尼(不含细胞毒性药物方案)。与拉帕替尼联合使用的首选化疗方案(HER-2 阳性的转移性乳腺癌)卡培他滨。与贝伐珠单抗联合使用的化疗药物，如紫杉醇。

3. 初始内分泌治疗

(1)绝经前患者首先采用他莫昔芬治疗 2～3 年，如仍未绝经，再继续他莫昔芬治疗满 5 年，此后无论是否绝经，不再进行进一步内分泌治疗，而则采用芳香化酶抑制剂持续治疗 5 年。另一种情况为，当患者在他莫昔芬治疗 2～3 年发生绝经，则在继续他莫昔芬治疗满 5 年后，改用芳香化酶抑制药治疗 5 年。

(2)患者在治疗时已处于绝经状态，则采用以下 3 种方案：①芳香化酶抑制药治疗 5 年；②他莫昔芬治疗 2～3 年改服芳香化酶抑制药 2～3 年，共 5 年；③患者有芳香化酶抑制药禁忌证或拒绝接受芳香化酶抑制药，或不能耐受芳香化酶抑制药的，可以服用他莫昔芬 5 年。

4. 复发或转移性乳腺癌的内分泌治疗

(1)可选择的治疗药物：①芳香化酶抑制药，如阿那曲唑、来曲唑、依西美坦；②氟维司群；③他莫昔芬或托瑞米芬；④孕激素，如醋酸甲地孕酮、甲羟孕酮。

(2)选择原则：①尽量不重复使用辅助治疗或一线治疗用过的药物；②他莫昔芬辅助治疗失败的绝经后患者首选芳香化酶抑制药；芳香化酶抑制药治疗失败可选孕激素或氟维司群；③非甾体类芳香化酶抑制药(阿那曲唑或来曲唑)治疗失败可选甾体类芳香化酶抑制药(依西美坦)、孕激素或氟维司群；④既往未用抗雌激素治疗者，仍可使用他莫昔芬或托瑞米芬。

(六)治疗管理

同“肺癌”。

四、结直肠癌

(一)定义及流行病学

结直肠癌包括结肠癌和直肠癌，是常见恶性肿瘤之一，发病部位依次为直肠、乙状结肠、盲肠、升结肠、降结肠、横结肠。随着年龄的增长发病率有所增高。近几十年来，由于生活条件和生活习惯的改变，人类寿命延长，老龄患者愈来愈多，结直肠癌的发病率及死亡率呈上升趋势，尤其在大、中城市。在我国结直肠癌为恶性肿瘤死因的第5位。

（二）病因及发病机制

结直肠癌的病因尚未完全清楚，目前认为发病因素主要与环境因素和遗传因素关系密切，其他因素亦有影响，为多因素共同作用的结果。

1. 环境因素　世界不同地区结直肠癌发病率差别较大，根据结直肠癌流行病学资料，都说明大肠癌具有明显的地理分布性。结直肠癌的发病和环境、生活习惯，尤其是饮食方式有关。一般认为高脂肪饮食与食物纤维不足，即所谓“西方化饮食”是主要发病原因，特别是左半结肠癌的发病关系较密切。此外，蔬菜能明显降低结直肠癌发病率的危险性，水果、维生素A、维生素C、维生素E及硒、钙对降低结直肠癌发生率也有一定作用。

2. 遗传因素　6%～10%的结直肠癌与遗传有关，同一家族中有多个结直肠癌患者的文献报道屡见不鲜。从遗传学观点可将结直肠癌分为遗传性（家族性）和非遗传性（散发性）。前者的典型例子如家族遗传性非息肉病性结直肠癌和家族性结肠息肉综合征。后者主要有环境因素引起基因突变。

3. 其他高危因素　包括大肠息肉（腺瘤性息肉）、炎症性肠病、血吸虫病、放射性损害等。另外，输尿管乙状结肠吻合术后病人结直肠癌发生率比一般人群高100～500倍，胆囊切除后的病人，结直肠癌特别是右半结肠癌发生率明显增加。

（三）临床表现和分期

1. 症状和体征　结直肠癌起病隐匿，早期无明显症状，常仅见粪隐血阳性，随后出现下列临床表现。

（1）大便性状改变：包括便血、黏液便和脓血便以及大便形状改变。肿瘤与粪便摩擦容易出血。低位结直肠癌中，粪便较干硬，故便血多见。几乎所有的肛肠肿瘤发生出血时粪便检查都不是单纯的血便，粪便中混有脓细胞和黏液是最常见的表现。肛肠肿瘤在生长到一定大小时常使大便形状改变，表现为大便变细变形。

（2）排便习惯的改变：常是最早出现的症状，肿瘤本身分泌黏液及继发炎症改变刺激肠蠕动，使排便次数增多，粪便不成形或稀便。

（3）腹痛和腹部不适：是肛肠肿瘤的常见症状。原因有肿瘤局部侵犯、肿瘤所致的肠道刺激及肠梗阻穿孔等。

（4）腹部肿块：结直肠癌腹部肿块的发生率为47%～80%。当肿瘤局限于肠壁，与其他器官或组织无粘连时，肿块可推动或随体位有所变化；当肿瘤向外侵犯并与其他组织粘连时，肿块常较固定。

（5）急慢性肠梗阻：肿瘤生长致肠腔狭窄甚至完全堵塞，可引起完全性或不完全性肠梗阻表现，约10%的患者可表现为急性肠梗阻而就诊或虽已有慢性肠梗阻症状，但未引起病人重视。特点是常呈进行性加重，非手术方法可以缓解。

（6）慢性消耗性表现：随着疾病的进展，患者可出现消耗性表现，如贫血、消瘦乏力、低蛋白血症等。晚期患者可呈恶病质状态。

（7）肿瘤转移引起的临床表现：肿瘤局部如直肠癌盆腔有广泛浸润时，可引起腰部及骶部的酸痛、坠胀感；当肿瘤浸润或者压迫坐骨神经、闭孔神经根时刻出现坐骨神经和闭孔神经痛。

（8）肿瘤血道播散引起的症状：距肛门6cm以下的直肠，其血管浸润的机会比上段直肠及结肠高7倍，血道转移最常见的部位是肝、肺、骨，临床上可出现相应的症状。

2. 病理和分型　结直肠癌多为单发性，肿瘤发病部位在我国约50%位于直肠，1/5位于乙状结肠，其余依次为盲肠、升结肠、降结肠、横结肠。

（1）大体类型：大肠癌根据肿瘤累及深度可分为早期癌与进展癌。早期结直肠癌指癌局限于结直肠黏膜或黏膜下层，一般无淋巴结转移。早期癌可分为以下4型，即扁平型、息肉隆起型（Ⅰ型）、扁平隆起型（Ⅱa型）、扁平隆起溃疡型（Ⅲ型）。进展期结直肠癌分为以下4型，即隆起型、溃疡型、浸润型和胶样型。

（2）组织学类型：结直肠癌最主要的组织学类型为腺癌，占全部结直肠癌的90%～95%。根据肿瘤细胞的组成及其组织结构特点，结直肠腺癌可分乳头状腺癌、管状腺癌、黏液腺癌、印戒细胞癌、未分化癌、小细胞癌、腺鳞癌（也称腺棘细胞癌）、鳞形细胞癌及类癌。

（3）临床病理分期：结直肠癌Dukes分期法。A期，癌瘤局限于肠壁，浸润深度为穿出肌层，且无淋巴结转移。B期，癌瘤已侵及肠壁外，穿出深肌层，可侵入浆膜层、浆膜外或结直肠周围组织，但无淋巴结转移。C期，癌瘤伴有淋巴结转移。根据淋巴结部位不同分为C1和C2期。C1期癌瘤有肠旁及系膜淋巴结转移；C2期癌瘤有系膜动脉根部淋巴结转移。D期，癌瘤伴有远处器官转移，或因局部广泛浸润或淋巴结广泛转移而致切除后无法治愈或无法切除者。

(四)治疗原则

结直肠癌的治疗原则是以手术为主，应根据肿瘤不同部位、肿瘤大小及肿瘤生物学特性等选择相应的手术方式，术后总的5年生存率均在50%左右，如病变限于黏膜下层，根治术后5年生存率可达90%，反之如有淋巴结转移，则在30%以下。对中、晚期病变，术前或术后辅以放射治疗和(或)药物化疗等综合治疗。

结肠癌应尽可能手术切除，病变局限于黏膜、黏膜下层，淋巴结未发现转移，术后定期观察；病变侵及肌层以外，或淋巴结转移者，术后应进行辅助化疗。

直肠癌也应尽可能手术切除，当病变侵犯直肠旁组织可根据情况选择术前放疗；术后若发现病变侵及深肌层或有淋巴结转移，应进行术后放疗，放疗后定期化疗。对晚期不能切除的结直肠癌病人，或切除术后有复发转移的病人，则选择应用化疗、中医中药、生物反应调节药、介入治疗、局部放疗等手段综合治疗。结直肠癌出现肝转移时，也应尽可能对转移灶进行手术切除，不能手术但病变较局限者，可选择肝动脉栓塞化疗。

(五)药物治疗

1. *结肠癌的辅助化疗*　见表6-52。

2. *局部晚期直肠癌的新辅助化放疗*　局部晚期直肠癌(Locally advanccd rectal canccr，LARC)是指侵及肌层或邻近组织或发生淋巴结转移但尚未发生远处转移者，难以常规切除，需进行多学科综合治疗。该肿瘤占原发直肠癌的6%～10%。从理论上看，术前同步放、化疗能使患者早期接受有效的全身治疗及提高局部控制率，尤其能提高R0切除率并争取降期后的保肛机会。LARC新辅助/辅助治疗可以降低局部复发率，方式包括术前放疗、术前放化疗、术前放疗加术后化疗、术前放化疗加术后化疗或放化疗等。

(1)接受术前放化疗的患者术后辅助化疗：常见方案，见表6-53。

(2)未接受术前治疗的患者术后辅助治疗：①5-FU/ LV 1周期，然后同期放化疗(方案见下述)，然后5-FU/LV 2周期。LV 500mg/m^{2}静脉注射2h，注射一半时静脉推注5-FU 500mg/m^2，每周1次，共6周，3周期(1周期指6周化疗，休息2周)。②5-FU/ LV 2周期，然后同期放化疗(方案见下述)，然后5-FU/ LV 2周期。放疗前5-FU 425mg/(m^2·d)＋ LV 20 mg/(m^2·d)，第1～5天、第29～33天；放疗后5-FU 380 mg/(m^2·d)＋ LV20 mg/(m^2·d)，第1～5天，每28天1周期，2周期。③FOLFDX4方案或mFOLFOX6方案(2B类)。④卡培他滨(2B类)：2500 mg/(m^2·d)，第1～14天，每3周重复，共24周。

(3)同期放化疗方案：①放疗＋5-FU持续输注，每天225 mg/m^2，放疗期间每日24h，每周7d维持。

表6-52　结肠癌常见辅助化疗方案

方案	药物	剂量及方法	间隔及总周期数
5-FU/LV	LV 5-FU	200 mg/(m^2·d)静脉滴注2h 500mg/(m^2·d)或425 mg/(m^2·d)静脉注射	每8周重复×4周期
卡培他滨	卡培他滨	1250 mg/m^2，口服，每日2次，第1～14天	每3周重复×8周期
FOLX	奥沙利铂 LV 5-FU	85 mg/m^2，静脉滴注，第1、3、5周 500 mg/m^2，静脉滴注，每周1次×6周 500 mg/m^2 IV，每周1次×6周	每8周重复×3周期
FOLFOX-4	奥沙利铂 LV 5-FU	85 mg/(m^2·d)　静脉滴注2h，第1天 200 mg/(m^2·d)　静脉滴注2h，第1,2天 400 mg/(m^2·d)　IV bolus，第1天 600 mg/(m^2·d)　CIV 22h，第2天	每2周重复×12周期
UFT＋CF	UFT LV	300 mg/(m^2·d)，口服每日3次 90mg/d，口服每日3次	第1～28天 休息7d重复
XELOX	奥沙利铂 卡培他滨	130 mg/m^2，静脉滴注2h，第1天 800～1000 mg/m^2，口服每日2次，第1～14天	每3周重复×8周期

表 6-53　接受术前放化疗的患者术后辅助化疗常见方案

药物	剂量及方法	间隔及总周期数
LV 5-FU	20 mg/m² 静脉滴注，第 1～5 天 380 mg/m² 静脉滴注，第 1～5 天	每 4 周重复 1 次 ×4 周期
LV 5-FU	500 mg/5m²，静脉滴注 2h 500 mg/m²，LV 开始 1h IV，每周 1 次×6 周	每 8 周重复 1 次 ×3 周期

②放疗＋5-FU/LV：放疗第 1、第 1 周、5 周给 5-FU400 mg/(m²·d)，静脉推注＋LV 20 mg/(m²·d)静脉推注，第 1～4 天。③放疗＋卡培他滨(2B 类)放疗 5 周，期间卡培他滨 825 mg/m²，每日 2 次，每周 5～7d。

(4)晚期或转移性结直肠癌化疗方案：见表 6-54。

表 6-54　晚期或转移性结直肠癌常见化疗方案

方　案	药　物	剂量及方法	间隔时间
FOLFOX-4	奥沙利铂 LV 5-FU	85 mg/m²，静脉滴注 2h，第 1 天 200 mg/m²，静脉滴注 2h，第 1，2 天 400 mg/m²，静脉推注，第 1 天 600 mg/m²，CIV 22h，第 2 天	每 2 周重复
mFOLFOX-6	奥沙利铂 LV 5-FU	85 mg/m²，静脉滴注 2h，第 1 天 200 mg/(m²·d)，静脉滴注 2h，第 1～2 天 400 mg/(m²·d)，静脉推注，第 1 天 1200 mg/(m²·d)，CIV 46～48h	每 2 周重复
XELOX	奥沙利铂 卡培他滨	130 mg/m²，静脉滴注 第 1 天 825 mg/m²，口服，每日 2 次，第 1～4 天	每 3 周重复
FOLFIRI	伊立替康 LV 5-FU	180 mg/m²，静脉滴注 30～120min，第 1 天 200 mg/(m²·d)，静脉滴注，第 1～2 天 400 mg/(m²·d)，静脉推注，第 1 天 600 mg/(m²·d)，CIV 22h，第 2 天	每 3 周重复
	伊立替康 LV 5-FU	180 mg/m²，静脉推注 30～120min，第 1 天 400 mg/(m²·d)，静脉推注，第 1 天 400 mg/(m²·d)，静脉推注，第 1 天 1200 mg/(m²·d)，持续泵推 46～48h	每 2 周重复
贝伐单抗＋含 5-FU 方案	贝伐单抗 5-FU/LV 或 FOLFOX-4 或 FOLFIRI	5 mg/kg，静脉滴注 30～90min 见前	每 2 周重复
贝伐单抗＋XELOX	贝伐单抗 XELOX	7.55 mg/kg，静脉滴注 30～90min 见前	每 3 周重复
卡培他滨	卡培他滨	1000～1250 mg/m²，口服，每日 2 次，第 1～14 天	每 3 周重复
伊立替康	伊立替康	25 mg/m²，静脉滴注 30～90min，第 1、8、15、22 天 或 300～500 mg/m²，静脉滴注 30～90min，第 1 天	每 6 周重复 每 3 周重复
西妥昔单抗＋伊立替康	西妥昔单抗 伊立替康	400 mg/m²，IV 2h(首次，化疗前) 250 或 500 mg/m²，静脉注射 1h(以后每次) 125 mg/m²，静脉滴注 30～90min，第 1、8、15、22 天 或 300～500 mg/m²，静脉滴注 30～90min，第 1 天 或 180 mg/m² 静脉滴注，第 1、15 天	每 2 周重复 每 6 周重复 每 3 周重复 每 6 周重复
帕尼单抗	帕尼单抗	6 mg/kg，静脉滴注≥60min	每 2 周重复

3. 晚期(转移性)结直肠癌的治疗　见表 6-55。

表 6-55　晚期(转移性)结直肠癌常见治疗方案

方　案	药　物	剂量及方法	间隔时间
FOLFIRI	伊立替康 LV 5-FU	150～180 mg/m²,静脉滴注 30～90min 200 mg/(m² · d),静脉滴注 2h 400 mg/(m² · d),静脉推注	每 2 周重复
FOLFOX-4	奥沙利铂 LV 5-FU	85 mg/(m² · d),静脉滴注 2h 200 mg/(m² · d),静脉滴注 2h 400 mg/(m² · d),静脉推注 600 mg/(m² · d),持续泵推 22h	每 2 周重复
XELOX	奥沙利铂 卡培他滨	130 mg/m²,静脉滴注 2h 800～1000 mg/m²,口服,每日 2 次	每 3 周重复
FOLFOXIRI	伊立替康 奥沙利铂	150～180 mg/m²,静脉滴注 30～90min 85 mg/m²,静脉滴注 2h	每 2 周重复
卡培他滨单药	卡培他滨	2500 mg/m²,口服	每 3 周重复
FOLFIRI+ Bevacizumab	FOLFIRI 贝伐单抗	见前 5 mg/kg,静脉滴注 30～90min	每 2 周重复 与 FOLFIRI 配合
FOLFIRI+ Cetuximab	FOLFIRI+ 西妥昔单抗	见前 400 mg/m²,静脉注射 2h(首次,化疗前) 250 mg/m²,静脉注射 1h(以后每次)	见前 每周重复,化疗前用抗组胺药预处理

(六)治疗管理

治疗管理同“肺癌”。

五、胰腺癌

(一)定义和流行病学

胰腺癌(pancreatic cancer)主要指胰外分泌腺的恶性肿瘤,发病率占恶性肿瘤的 1%～2%,近年来,在世界范围内,发病率和病死率有明显增加趋势。在我国,该肿瘤的发病率原来很低,但近年来也在逐年增多,据上海、天津统计,胰腺癌死亡率在 15 年前占第 10 位,而近年来升到第 5 位。胰腺癌的特点为病程短,进展快,病死率高,中位生存期 6 个月左右。

(二)病因及发病机制

胰腺癌的病因尚不明确,与饮食高脂肪、高动物蛋白、吸烟、饮酒、胰腺炎、糖尿病等有关。

1. *吸烟*　吸烟是胰腺癌最明确的危险因素,长期给动物烟草特异性亚硝胺或亚硝基化合物,可以诱发动物的胰腺恶变。长期、大量吸烟与胰腺癌危险增加有量效关系,戒烟 10 年以上,患胰腺癌危险较持续吸烟者减少将近 30%。

2. *饮食因素*　一般来说,过多摄入脂肪和肉类会增加患胰腺癌的危险,而富含水果和蔬菜的饮食则减少患胰腺癌的危险。

3. *慢性胰腺炎*　慢性胰腺炎被认为是胰腺癌的危险因素,国际胰腺炎研究组的研究结果指出胰腺癌和慢性胰腺炎的长期风险可能与乙醇(酒精)消耗、吸烟及选择偏差相关。

4. *其他*　大部分胰腺癌患者血糖升高。职业性暴露于化学药品中,如 β-萘胺和联苯胺与胰腺癌风险增加相关。

(三)临床表现和分期

1. *症状和体征*　胰腺癌最常见的症状、体征包括黄疸、上腹痛和上腹部肿块等。

(1)黄疸:梗阻性黄疸是胰腺癌的常见症状,尤其胰头癌发生更早,黄疸为进行性、无痛性。

(2)上腹胀及疼痛:是胰腺癌的重要症状,初期痛较轻,病期愈晚则疼痛愈重,可向背部放射,疼痛严重可使病人无法入睡。

(3)食欲缺乏、消瘦和体重减轻。

(4)上腹固定包块,腹水,甚至远处出现转移等。

2. *病理和分型*

(1)胰腺癌的部位类型:①胰头癌,较常见,占胰腺癌之 2/3 以上;②胰体、胰尾部癌,约占胰腺癌之 1/4;③全胰腺癌,约占胰腺癌的 1/20。

(2)组织学类型：①导管细胞癌，最常见，约占胰腺癌的90%；②腺泡细胞癌；③其他，如多形性腺癌、纤毛细胞腺癌、黏液表皮样癌、鳞状细胞癌、鳞腺癌、乳头状囊腺癌及胰岛细胞癌等均较少见。

(3)临床病理分期：胰腺癌采用TNM分期法，Ⅰ期，癌瘤局限于胰腺，或已侵及十二指肠、胆管或胰腺周围组织，且无淋巴结转移；Ⅱ期，癌瘤已侵及胃、脾、结肠或附近大血管，但淋巴结转移；Ⅲ期，癌瘤伴有淋巴结转移；Ⅳ期，癌瘤伴有远处器官转移，或因局部广泛浸润或淋巴结广泛转移而致切除后无法治愈或无法切除者。

(四)治疗原则

胰腺癌的首选治疗方法为手术切除，因多数不能早期发现而切除率低，但近年来由于诊断技术的进步、手术技术的提高，术前术后处理的改进，辅助治疗的开展等，使切除术后5年生存率由3.5%提高到21%，手术死亡率则由20%下降至5%或更低。

胰腺癌属放射不敏感肿瘤。但由于局限晚期病例约占40%，可进行局部放疗，治疗后有30%～50%可缓解疼痛，可一定程度抑制肿瘤发展。胰腺癌对化疗药亦表现抗拒，使化疗的有效率较低。

胰腺癌的治疗原则为以手术切除为主的综合治疗。经检查可以手术者，尽量争取开腹探查，行根治术，必要时术前、术中放疗，术后辅助化疗和(或)放疗。不能切除者，可行姑息手术(如胆管减压引流或胃空肠吻合术等)，以缓解黄疸梗阻等症状，术后放疗、化疗等综合治疗。病变虽局限，但已不可能行探查术，则采用放疗及化疗等药物综合治疗。病变广泛，以化疗、中医中药、生物反应调节药等药物治疗为主，必要时局部放疗。晚期，一般情况差的，则不宜化疗，以支持治疗，对症处理及其他药物治疗，有疼痛则镇痛处理。

(五)药物治疗

1. 晚期胰腺癌的化疗　晚期胰腺癌基本治疗目的是减轻症状和改善生存。NCCN推荐吉西他滨(gemzar，GEM，健择)单药(吉西他滨1000 mg/m^2，第1,8,15,28天为1个周期)为转移性胰腺癌患者一线方案。吉西他滨是30年来首次被美国FDA批准(1996)为治疗晚期胰腺癌的药物，已经取代5-FU成为一线标准抗胰腺癌药物。迄今为止，尚无任何二联方案能够在生存期上超过吉西他滨单药。吉西他滨必须磷酸化才具有抗肿瘤活性，临床研究证实吉西他滨按固定剂量10mg/(m^2·min)给药，可使细胞内磷酸化的吉西他滨浓度达到最高。

NCCN专家组推荐吉西他滨联合顺铂或氟尿嘧啶，是一般状况好的局部晚期或转移性胰腺癌患者合理的选择。

吉西他滨联合靶向药物(贝伐单抗、西妥昔单抗、厄罗替尼)的Ⅱ期临床试验结果令人鼓舞，然而只有吉西他滨联合厄罗替尼的Ⅲ期临床试验生存率提高。美国食品药品管理局批准厄罗替尼联合吉西他滨作为无法手术切除的局部晚期或转移性胰腺癌的一线治疗方案。

2. 晚期胰腺癌的二线化疗　吉西他滨目前是晚期胰腺癌一线治疗的金标准，一旦失败，还没有二线治疗的标准方案。已有一些Ⅱ期研究显示，卡培他滨单药、卡培他滨联合奥沙利铂对吉西他滨治疗失败后的病例可能有效。NCCN胰腺癌实践指南上推荐患者参加新药临床研究，或者应用奥沙利铂联合卡培他滨或5-FU姑息治疗。

3. 可切除性胰腺癌的辅助化疗　可切除性胰腺癌胰十二指肠切除后辅助化疗可延长中位生存时间。NCCN专家组推荐对临床分期为可能切除胰腺癌患者，初始治疗为术前放化疗。东部肿瘤协作组(ECOG)的一项前瞻性Ⅱ期临床试验，评价了可能切除胰腺癌患者，术前吉西他滨/RT(放疗)术后吉西他滨化疗，与吉西他滨/5-FU/顺铂化疗，随后5-FU/RT术后吉西他滨化疗比较两组切缘阴性的百分率。临床研究结果可见，对可切除性胰腺癌病人，用放疗加化疗综合治疗，能延长生存期。

(六)治疗管理

治疗管理同“肺癌”。

六、胃　癌

(一)定义和流行病学

胃癌指发生于胃上皮组织的恶性肿瘤，在我国的发病率和病死率居各种恶性肿瘤的首位。任何年龄均可发生，以50—60岁居多。其主要治疗手段为手术治疗、放射治疗及化学治疗等。

(二)病因及发病机制

胃癌的病因至今仍不十分明确，但普遍认为以下几点为胃癌发生的主要原因。

1. 饮食因素　以往保存食物采用烟熏、腌制等方法，食品中含有相当高的致癌物，如苯并芘、亚硝胺等，而高盐食物也被认为是促癌物质，均可增加胃癌发病率。吸烟和饮酒也可增加罹患胃癌风险。

2. 幽门螺杆菌感染　幽门螺杆菌感染是胃癌发生的重要因素之一。世界卫生组织已经将幽门螺杆菌定为人类胃癌发生的一级致癌物。有学者认为,幽门螺杆菌感染可能是胃癌的协同致癌因子。

3. 遗传因素　遗传因素在胃癌病因中的作用比较肯定,有明显家族聚集倾向。一般认为胃癌病人亲属的胃癌发生率比对照组高 4 倍。

4. 慢性胃炎　胃癌与慢性胃炎,尤其是萎缩性胃炎之间有密切关系。由于萎缩性胃炎,黏膜结构与功能性异常,胃液游离酸减少,胃液内细菌增加使亚硝基化合物的合成增加,而亚硝基化合物已被证明可致胃癌发生。

(三)临床表现和分期

1. 临床表现　胃癌早期多无明显症状,随着病情发展而出现各种症状。

(1)上腹痛:多为钝痛。当病变扩展,穿透浆膜,侵犯胰腺、腹膜后淋巴结转移时,疼痛持续加剧,并向腰背部放散。

(2)上腹包块:肿瘤增大时,腹部可出现包块,质地坚硬,活动或固定。

(3)便血:肿瘤出现溃疡时可出现上消化道出血,但出血并不一定为肿瘤晚期。

(4)食欲缺乏、乏力、消瘦和贫血:常为晚期表现。

(5)腹水:腹膜转移时出现。

(6)呕吐:为幽门梗阻的表现。

2. 病理分类

(1)早期胃癌:有隆起型、平坦型和溃疡型。

(2)中晚期癌:有息肉样癌溃疡型癌、溃疡浸润型癌和弥漫浸润型癌。

3. 组织学分类　有腺癌、黏液腺癌、低分化腺癌、未分化癌、黏液细胞癌,其他还有腺鳞癌、鳞状细胞癌和类癌等。

4. 临床分期　根据 TNM 国际分期,可将胃癌分为Ⅰa 期、Ⅰb 期、Ⅱa 期、Ⅱb 期、Ⅲa 期、Ⅲb 期、Ⅲc 期和Ⅳ期。

(四)治疗原则

Ⅰ期,做根治性手术;Ⅱ期、Ⅲ期,做根治性手术,术后辅助化疗,或做术前、术中化疗;Ⅳ期,主要是化疗,必要时做姑息性手术或放疗。

(五)药物治疗

1. 晚期转移性胃癌的化疗方案　见方案Ⅰ～Ⅳ。

2. Her-2 阳性晚期胃癌的治疗　见方案Ⅰ。

3. 区域局部性胃癌的辅助治疗

方案Ⅰ:ECF 方案

药物	剂量及途径	时间及程序
表柔比星	50 mg/m², 静脉滴注	第 1 天,每 3 周重复,8 周期
顺铂	60 mg/m², 静脉滴注	第 1 天,每 3 周重复,8 周期
氟尿嘧啶	200 mg/(m²·d),持续泵推 24h	第 1 天至第 21 天,最多 24 周

方案Ⅱ:DCF 方案

药物	剂量及途径	时间及程序
多西他赛	75 mg/m², 静脉滴注	第 1 天,每 3 周重复
顺铂	75 mg/m², 静脉滴注	第 1 天,每 3 周重复
氟尿嘧啶	750 mg/(m²·d),24h 静脉滴注	第 1 天至第 5 天,每 3 周重复

方案Ⅲ:EOX 方案

药物	剂量及途径	时间及程序
表柔比星	50 mg/(m²·d),静脉滴注	第 1 天,每 3 周重复,8 周期
奥沙利铂	130 mg/(m²·d),静脉滴注	第 1 天,每 3 周重复,8 周期
卡培他滨	1250 mg/(m²·d),口服,每日 2 次	第 1 天至第 5 天,每 3 周重复,8 周期

方案Ⅳ:SOX 方案

药物	剂量及途径	时间及程序
替吉奥	40～60 mg/ m², 口服, 每日 2 次	第 1 天至第 14 天, 每 3 周重复
奥沙利铂	100 mg/m², 静脉滴注	第 1 天

方案Ⅰ: TCF 方案

药物	剂量及途径	时间及程序
曲妥珠单抗	首次 8 mg/kg, 静脉滴注, 以后 6mg/kg	第 1 天, 每 3 周重复, 至进展
顺铂	80 mg/m², 静脉滴注, 2h	第 1 天, 每 3 周重复, 6 周期
氟尿嘧啶	800 mg/(m² · d), 持续泵推 24h	第 1 天至第 5 天, 每 3 周重复, 6 周期
卡培他滨	1000 mg/m², 口服, 每日 2 次	第 1 天至第 14 天, 每 3 周重复, 6 周期

方案Ⅰ: LF+放疗方案

药物	剂量及途径	时间及程序
亚叶酸钙	20 mg/(m² · d)	第 1～5 天, 第 93～97 天, 第 121～125 天
氟尿嘧啶	425 mg/(m² · d)	第 1～5 天, 第 93～97 天, 第 121～125 天
放疗	180 cGy/d, 每周 5d, 共 5 周, 4500 cGy	第 29～63 天

第 29～32 天, 第 61～63 天加用 LV 20 mg/(m² · d), 5-FU 400/(m² · d), 静脉用药

(六)治疗管理

治疗管理同"肺癌"。

(张幸国　陈　建　叶子奇　洪　昀)

第十一节　其他疾病的药物治疗

一、精神障碍

精神活动及精神现象由认知、情感和意志行为3个部分组成,内容包括感觉、知觉、注意、记忆、思维、情感、意志、行为、个性特征和倾向性等方面。精神病学是临床医学的一个分支学科,是研究精神疾病病因、发病机制、临床表现、疾病发展规律及治疗和预防的一门学科。

(一)定义和流行病学

精神障碍指的是大脑功能活功发生紊乱,导致认知、情感、行为和意志等精神活动不同程度障碍的总称,是一类具有诊断意义的精神方面的问题。常见的有心境障碍、精神分裂症、脑器质性精神障碍、神经症等。致病因素有多方面:先天遗传、个性特征及体质因素、器质因素、社会性环境因素等。许多精神障碍患者有妄想、幻觉、错觉、情感障碍、哭笑无常、自言自语、行为怪异、意志减退,绝大多数重症病人缺乏自知力,不承认自已有病,不主动寻求医师的帮助。

近年来,随着我国经济和社会的迅速发展,社会竞争增强与生活节奏加快,精神障碍的种类、特点、患病率发生了明显的变化。20 世纪 80～90 年代,我国先后开展 2 次全国精神疾病流行病学调查,结果显示,80 年代我国 15 岁及以上人群中精神障碍患病率为 10.54‰～12.69‰,90 年代的相应数据有所上升,为 11.18‰～13.47‰。各地区在相同时期或不同时期的患病率结果有差异且差异很大。这主要在于诊断工具、诊断标准、调查方法、调查对象、调查员构成等不同。随着调查方法、诊断标准和诊断工具的改进,更多的调查对象被诊断为精神障碍,这可能是患病率上升的一部分原因。21 世纪以来,由于调查方法和调查诊断的不断改进,调查中纳入的病种范围更加广泛,精神疾病的疾病谱发生很大的变化,患病率显著升高。精神疾病流行病学调查显示常见的精神疾病为乙醇(酒精)使用障碍、重性抑郁障碍、焦虑障碍、精神分裂症。

(二)病因及发病机制

精神障碍的病因目前仍不清楚,通常认为,生

物学、心理、社会因素的综合作用是导致精神疾病发生的主要因素。生物学的因素又包括内因(遗传因素)和体因(躯体因素);心理社会因素指婚姻恋爱、人际关系、生活事件等。这 2 种因素可以互为影响,也可以单独致病。精神障碍的传统病因已经过大量研究结果证实,对这些危险因素及时加以防范,对于精神障碍的防治和康复均有好处。

在精神疾病发病机制方面,中枢神经递质假说与精神状态的关系是研究最多、成就最显著的领域,目前已被广泛认可。目前一致公认几种递质有多巴胺(DA)、去甲肾上腺素(NE)、5 羟色胺(5-HT)、乙酰胆碱(ACh)、氨酪酸(γ-氨基丁酸)、谷氨酸(Glu)等。相信,随着神经科学的发展,尤其是神经影像学、基因组学的发展,精神疾病的发病机制会取得很大的进展。

(三)临床类型

根据中国精神疾病分类方案和诊断标准第 3 版(CCMD-3),精神障碍分为 10 类,主要包括器质性精神障碍(如阿尔茨海默病、脑血管病所致精神障碍、脑部疾病所致精神障碍)、精神分裂症和其他精神病性障碍(如分裂症、偏执性精神障碍、急性短暂性精神病)、心境障碍,又称情感性精神障碍(如躁狂发作、双相障碍)等。

阿尔茨海默病(Alzheimer disease,AD),又称老年性痴呆,是一种中枢神经系统变性病,起病隐袭,病程呈慢性进行性,是老年期痴呆最常见的一种类型。主要表现为渐进性记忆障碍、认知功能障碍、人格改变及语言障碍等神经精神症状,严重影响社交、职业与生活功能。AD 一般在老年前期和老年期起病,起病隐袭,早期不易被发现,病情逐渐进展。核心症状表现为日常生活能力降低、精神行为异常、认知能力下降等 3 部分。典型的首发征象为记忆障碍,早期以近记忆力受损为主,远记忆力受损相对较轻,表现为对刚发生的事、刚说过的话不能记忆,忘记熟悉的人名,而对年代久远的事情记忆相对清楚。早期常被忽略,被认为是老年人爱忘事,但逐渐会影响患者日常生活。精神症状和行为障碍,包括抑郁、焦虑不安、幻觉、妄想和失眠等心理症状;踱步、攻击行为、无目的徘徊、坐立不安、行为举止不得体、尖叫等行为症状。日常生活能力的逐渐下降,表现为完成日常生活和工作越来越困难,简单的财务问题也不能处理,日常生活需要他人照顾,最后完全不能自理。

精神分裂症是一种病因未明的常见精神疾病,具有感知、思维、情感、意志和行为等多方面的障碍,以精神活动的不协调或脱离现实为特征。通常意识清晰,智能完好,可出现一些认知功能损害。患病期患者自知力基本丧失(自知力是指患者对自身精神状态的认识能力,即能否判断自己有病和精神状态是否正常,能否正确分析和识辨,并指出自己既往和现在的表现与体验中,哪些属于病态,是精神科用来判断患者是否有精神障碍,精神障碍的严重程度,以及治疗效果的重要指标之一),也就是说,精神分裂症的病人否认自己有精神病,并拒绝治疗。精神分裂症常见临床类型包括单纯型、青春型、偏执型、紧张型及混合型等,其中混合型又称未定型,是难以归类为其他 4 型的精神分裂症患者,此型目前最多见,占精神分裂症的 50%以上。

(四)治疗原则

一般主张精神障碍患者早期发现,早期治疗,大部分精神障碍需要较长时间的巩固维持治疗。治疗主要包括 3 个方面:药物治疗、心理治疗和社会康复治疗。

(五)药物治疗

1. *抗阿尔茨海默病药物*　AD 是老年人常见的神经系统变性疾病,目前已广泛应用的抗 AD 药主要有:乙酰胆碱酯酶抑制药,N-甲基-D-天(门)冬氨酸(NMDA)受体拮抗药等。本节简要介绍目前常用的多奈哌齐、卡巴拉汀、石杉碱甲、美金刚等代表药物。

(1)多奈哌齐:适用于轻度或中度阿尔茨海默病痴呆症状。注意事项包括①轻中度肝功能不全者宜适当调整剂量。②病态窦房结综合征或其他室上性心脏传导阻滞,消化道溃疡者,哮喘、慢性阻塞性肺病者慎用。孕妇及对本品过敏者禁用。不良反应常见感冒症状、食欲缺乏、腹泻、呕吐、恶心、皮疹、瘙痒、幻觉、易激惹、攻击行为、晕厥、眩晕、失眠、胃肠功能紊乱、肌肉痉挛、尿失禁、头痛、疲劳、疼痛、意外伤害;少见癫痫、心动过缓、胃肠道出血、胃、十二指肠溃疡、血肌酸激酶浓度的轻微增高;罕见锥体外系症状、窦房传导阻滞、房室传导阻滞、肝功能异常(包括肝炎)、潜在的膀胱流出道梗阻。开始时每日睡前服用 5 mg,如需要,1 个月后可将剂量增加到最大为每日 10 mg。

(2)卡巴拉汀:适用于治疗轻、中度阿尔茨海默型痴呆的症状。注意事项包括①轻、中度肝功能不全者宜适当调整剂量;②病态窦房结综合征或其他心脏传导阻滞，消化道溃疡、尿路梗阻、癫痫发作、哮喘病史或其他阻塞性肺疾病需慎用。常见不良反应包括疲劳、虚弱、眩晕、头痛、困倦、恶心、呕吐、腹泻、食欲缺乏、激动、失眠、精神错乱、出汗增多、体重下降、震颤。开始时1次1.5 mg，每日1次或2次，一般为3 mg，每日2次，最大剂量每日12 mg。

(3)石杉碱甲：适用于良性记忆障碍，对痴呆患者和脑器质性病变引起的记忆障碍也有改善作用。注意事项包括①心动过缓、支气管哮喘者慎用。②治疗应从小剂量开始，逐渐增量。癫痫、肾功能不全、机械性肠梗阻、心绞痛者禁用。偶见头晕、恶心、胃肠道不适、乏力、视物模糊不良反应。1次0.1～0.2 mg，每日2次，最大剂量每日0.45 mg。

(4)美金刚：适用于中度至重度阿尔茨海默病。注意事项包括①肌酐清除率在10～60 ml/min者，应减量至每日10 mg，建议肌酐清除率小于每分钟10 ml的患者应避免使用本品。②动物研究发现可能出现胎儿宫内发育迟缓，故孕妇慎用。③癫痫患者、惊厥史患者慎用。常见便秘、高血压、头痛、眩晕、嗜睡；少见呕吐、血栓、意识模糊、疲倦、幻觉、步态异常；罕见癫痫、胰腺炎、精神病、抑郁和自杀倾向等不良反应。起始剂量为每早5mg，每周增加5 mg，达最大剂量为1次10 mg，每日2次；一旦剂量超过每日5 mg，则应分2次服用。

2. *抗精神病药* 抗精神病药主要用于精神分裂症和其他具有精神病性症状的精神障碍。这类药物在通常的治疗剂量并不影响患者的智力和意识，却能有效地控制患者的精神运动兴奋、幻觉、妄想、敌对情绪、思维障碍和异常行为等精神症状。目前常用的第一代抗精神病药主要有氯丙嗪、奋乃静、氟哌啶醇等，第二代抗精神病药有氯氮平、利培酮、齐拉西酮、阿立哌唑等。

(1)氯丙嗪：适用于各类有幻觉、妄想、行为紊乱、兴奋吵闹患者。一般从小剂量开始逐渐加量，1次25mg每日2～3次，治疗量一般400～600 mg/d。药物不良反应与剂量呈正相关，常见不良反应为锥体外系反应，老年人、儿童使用剂量酌减，长期大剂量使用，对心、肝、肾、血液系统等有一定影响，对孕妇及胎儿有致畸报道。

(2)氯氮平：不作为临床一线药物。对阳性症状幻觉妄想、行为紊乱、阴性症状、难治性精神疾病均有较好的效果，镇静作用最强。因其对血液系统有影响，可导致粒细胞缺乏，故应定期复查血象，出现白细胞下降、粒细胞缺乏等应立即停药，对症处理。长期大剂服用，对心血管系统影响明显可致癫痫、直立性低血压、晕厥、EKG改变、T波低平、S-T下移、猝死等发生。常用剂量每日300 mg左右。剂量与药物不良反应呈正比，有临床研究证明，每日300 mg与每日600 mg临床疗效基本相同，但每日600 mg不良反应尤心血管副作用明显上升。老年人、青少年、有心血管疾病者尽量不选用。可导致体重上升，血糖异常等发生。

(3)利培酮：20世纪90年代上市，系第1个在我国上市使用的第二代抗精神病药，可用于精神分裂症、情感障碍、分裂情感性精神病、偏执性精神病、老年性精神病等疾病，对阳性症状、阴性症状均有较好的效果。镇静作用不明显，无明显心血管方面、肝、肾功能方面的不良反应。主要不良反应有催乳素升高、静坐不能等，可导致闭经、月经紊乱等现象。该药有普通片剂、胶囊、口崩片、口服液及针剂等多种剂型，可根据患者的不同情况分别选用。一般口服每日3～6 mg，分1～2次口服。对老年患者，躯体疾病所致的精神障碍患者剂量可酌减至1～2 mg。国内有儿童精神障碍使用该药疗效满意的临床经验介绍。

(4)齐拉西酮：适应证同上。特点为对阳性、阴性症状均有效，对体重几乎无影响。口服剂量每日80～160 mg，分2～3次服用。餐后立即服药可增加生物利用度。剂量稍大时应定期复查EKG，有服药后导致Q-T间期延长的报道。

3. *抗抑郁药* 抗抑郁药主要用于治疗抑郁症和各种抑郁状态。目前抗抑郁药类型主要包括单胺氧化酶抑制药、三环类药物及选择性5-羟色胺再吸收抑制药。常见的有阿米替林、氟西汀、帕罗西汀、舍曲林、氟伏沙明、西酞普兰等。

(1)阿米替林：适用于抑郁症、焦虑症、强迫症、分裂症后抑郁、躯体疾病所导致的情绪低落、焦虑不安等症状。剂量每日50～250 mg，分2～3次服。抑郁症、焦虑症、强迫症治疗剂量稍大，躯体疾病所致的焦虑抑郁状态剂量酌减。常见不良反应为过度镇静、直立性低血压、口干、便秘、视物模糊等抗胆碱能不良反应。

(2)舍曲林：适应证同前，与药物间的相互作用少安全性高，老年患者，有心血管疾病者应谨慎选用。常用剂量每日50～200 mg，早餐后顿服，剂量大可分2次服用。常见不良反应为胃肠道反应、头痛、失眠、焦虑、性功能障碍。镇静作用较强。

(3)西酞普兰:用于治疗抑郁症、惊恐障碍、躯体形式障碍等。与其他药合用时相互作用少,安全性高。常用剂量每日 20～60 mg,常见不良反应有恶心、腹泻、勃起障碍、失眠等。

4. 心境稳定药

(1)碳酸锂:本品具有稳定心境作用,其作用机制尚未阐明。可能系锂影响 5-HT 摄取、合成、代谢和释放,使脑内 5-HT 功能明显增强,而发挥抗抑郁和抗攻击作用。开始口服每次 0.25 g,每日 3 次。根据血锂浓度和效应,逐渐增加剂量。治疗剂量每日 1.2～1.5g,分 2～3 次服。症状控制后减为维持量每日 0.75～1.0g,分 2～3 次服用。常见胃肠道反应有恶心、呕吐、腹痛、腹泻、厌食、口渴等,神经系统反应有双手细微震颤、无力、反应迟钝、失眠、头痛、头晕、记忆减退,以及心电图异常等,长期应用可出现甲状腺肿及肾功能降低。如胃肠道症状加剧,震颤加重,出现癫痫样发作,应考虑锂中毒,严重者可出现意识障碍,呈急性脑器质性综合征。服药期间可适当增加盐分摄入,或淡盐水送药。

(2)卡马西平:作用机制可能系由于本品作用于神经元钾、钠离子通道,降低高频重复放电,作用于突触和突触后传导。开始剂量为每日 100～300 mg,分 2～3 次服。逐渐递增剂量,治疗剂量每日 1000 mg,分次服用。常见不良反应为神经系统眼震、眩晕、视物不清、复视、共济失调、头痛等,并可出现嗜睡、不安、激惹、活动增多,胃肠道症状如恶心、呕吐、口干、便秘、肝功能异常等。心血管系统不良反应有房室传导阻滞、窦性心动过缓、窦房传导阻滞,低钠血症等。

(六)治疗管理

1. 精神障碍药物使用注意事项　精神障碍是一类病情相对复杂、病程相对较长的疾病,其药物使用注意事项也相应较多,主要包括以下内容:病情一旦确诊,即开始药物治疗,通常以单一用药、小剂量开始,逐渐加至治疗量或最低有效剂量,务必足量、足疗程治疗,长期维持治疗,但注意用药个体化。

特殊人群使用精神障碍药物尤其需谨慎,老年人用药时需要考虑药物代谢慢、排泄慢、易产生不良反应等问题;儿童使用精神药物原则上要低于成年人常规剂量;孕妇和哺乳期患者原则上避免使用精神药物,如必需用药物干预,应告知患者和家属药物治疗对胎儿和婴儿的危害,做到知情同意。有严重心血管疾病者应禁用及慎用第一代抗精神病药三环类药及齐拉西酮。急性肝炎、严重肾病、肾功能不全者禁用及慎用第一代抗精神病药。血液病、造血功能不良者禁用氯氮平及第一代抗精神病药物,使用氯氮平期间要定期复查血象。对于有各种躯体疾病的患者,在治疗躯体疾病的同时,使用精神药物时需要注意药物之间的相互作用,药物代谢的相互影响。

2. 常见精神药物不良反应及处理　常见精神障碍药物的不良反应包括以下几个方面。

(1)镇静过度:常见于初次用药者、老年人、体质瘦弱、有躯体性疾病及脑器质性障碍者。应对处理措施主要为治疗前评估患者,从小剂量开始则可避免,发生后可适当减少剂量或暂时停 1 次药。

(2)直立性低血压:轻症将病人放平,取平卧或头低位,即可恢复,须应用升压药,严重或反复低血压反应者,要考虑减药或更换影响血压较小的药物。严重病例,应立即选用有效的升压药,可用去甲肾上腺素 1～2mg,加入 5%葡萄糖溶液 200～500ml,静脉滴注。可告诫病人,服药后卧床 1h,起床宜缓慢,站立前至少等待 1min。改变体位时,若感觉头晕,应当尽快躺下。直立性低血压者禁用肾上腺素升压。

(3)锥体外系反应:锥体外系症状是典型抗精神病药物在治疗中最常见的不良反应,绝大多数患者在使用抗精神病药物达到一定剂量和时间后会发生,含氟结构的药物更易发生,如氟哌啶醇、三氟拉嗪、五氟利多等,氯丙嗪、舒必利、利培酮的锥外系反应较轻,氯氮平、奥氮平、喹硫平等则较少发生锥外系反应。常见的锥体外系反应有急性肌张力障碍、静坐不能、帕金森综合征、迟发性运动障碍等多种表现形式。

此外,还可发生皮疹,主要表现为药疹,接触性皮炎,光敏反应,剥脱性皮炎(属于严重的不良反应),一旦发生过敏,应停用抗精神病药物,同时使用抗过敏药物;肝功能损害,主要是中毒性肝炎,常为无黄疸性肝炎,主要是谷丙转氨酶和乳酸脱氢酶的异常,多发生在用药后的第 1 个月内。应积极给予护肝药物对症治疗。一些抗胆碱能药物还可产生胃肠道不良反应,常见口干、鼻塞、出汗、恶心、呕吐、胃部不适、便秘、腹泻、尿潴留等。通常这些不良反应可以耐受,严重者可以对症处理,或换其他抗精神病药物。

二、自身免疫性疾病

自身免疫性疾病是指机体对自身抗原发生免疫反应而导致自身组织损害所引起的疾病。许多疾病相继被列为自身免疫性疾病，值得提出的是，自身抗体的存在与自身免疫性疾病并非2个等同的概念，自身抗体可存在于无自身免疫性疾病的正常人，但此抗体并无致病作用，是一种继发性免疫反应。

（一）类风湿关节炎

1. *定义和流行病学* 类风湿关节炎是一种以慢性侵蚀性关节炎为特征的全身性自身免疫性疾病。类风湿关节炎的病变特点为滑膜炎，以及由此造成的关节软骨和骨质破坏，最终导致关节畸形。如果不经过正规治疗，约75%的患者在3年内出现残废。类风湿关节炎分布于世界各地，不同人群患病率为0.18%～1.07%，其发病具有一定的种族差异，印第安人高于白种人，白种人高于亚洲黄种人。我国总患病人数逾500万。类风湿关节炎在各年龄中皆可发病，高峰年龄在30－50岁，一般女性发病多于男性。

2. *病因及发病机制* 类风湿关节炎的发病原因尚不明确，一般认为与遗传、环境、感染等因素密切相关。遗传因素是罹患类风湿关节炎的重要原因。类风湿关节炎患者1级亲属中患病的风险较普通人群高1.5倍。孪生子研究结果显示，与类风湿关节炎相关的各种因素中，遗传因素占50%～60%。与类风湿关节炎发病相关的易感基因包括HLA-DR、PADI4和PTPN22等。某些病毒和细菌感染可能作为始动因子，启动携带易感基因的个体发生免疫反应，进而导致类风湿关节炎的发病。与类风湿关节炎发病相关的病原体包括EB病毒、细小病毒B19、流感病毒及结核分枝杆菌等。类风湿关节炎发病率男女之比为1∶2～4，提示性激素可能参与发病。另外，女性类风湿关节炎患者在怀孕期内病情可减轻，分娩后1～3个月易复发，提示孕激素水平下降或雌-孕激素失调可能与类风湿关节炎的发病有关。

其他与类风湿关节炎发生相关的因素还包括吸烟、寒冷、外伤及精神刺激等。

3. *临床表现* 常根据起病的缓急程度或发病时受累部位分类。根据起病缓急程度可分为隐匿性、亚急性和突发性起病；根据发病时受累关节数可分为多关节、少关节、单关节及关节外表现起病。

类风湿关节炎的主要病理改变为滑膜炎，表现为滑膜增生和炎性细胞浸润。类风湿关节炎的滑膜改变可分为炎症期、血管翳形成期和纤维化期。血管翳形成是类风湿关节炎滑膜的重要病理特征，在类风湿关节炎软骨和骨破坏过程中发挥重要作用。关节外表现的主要病理基础为血管炎。类风湿结节是其特征性表现，结节中心为类纤维素样坏死组织，周围有“栅状”排列的组织细胞，成纤维细胞及巨噬细胞等。

4. *药物治疗* 目前类风湿关节炎的治疗药物主要为改善症状，如抗风湿药，包括非甾体消炎药、糖皮质激素、慢作用抗风湿药、免疫抑制药等。

（1）非甾体消炎药（NSAIDs）：这类药物主要通过抑制环氧合酶（COX）活性，减少前列腺素合成而具有消炎、镇痛、解热及减轻关节肿胀的作用，是临床最常用的类风湿关节炎治疗药物。非甾体消炎药对缓解患者的关节肿痛，改善全身症状有重要作用。其主要不良反应包括胃肠道症状、肝功能和肾功能损害及可能增加的心血管不良事件。

根据现有的循证医学证据和专家共识，非甾体消炎药使用中应注意以下几点：注重非甾体消炎药的种类、剂量和剂型的个体化；尽可能用最低有效量、短疗程；一般先选用一种非甾体消炎药，应用数日至1周无明显疗效时应加到足量，如仍然无效则再换用另一种制剂，避免同时服用2种或2种以上非甾体消炎药；对有消化性溃疡病史者，宜用选择性环氧合酶-2抑制药或其他非甾体消炎药加质子泵抑制药；老年人可选用半衰期短或较小剂量的非甾体消炎药；心血管高危人群应谨慎选用非甾体消炎药，如需使用，可选择非选择性环氧化酶抑制药类非甾体消炎药；注意定期监测血常规和肝、肾功能。

（2）改善病情抗风湿药（DMARDs）：该类药物较非甾体消炎药发挥作用慢，需1～6个月，故又称慢作用抗风湿药（SAARDs），这些药物可延缓或控制病情的进展。常用改善病情的抗风湿药包括甲氨蝶呤、来氟米特、柳氮磺吡啶、羟氯喹等。

临床上，类风湿关节炎患者应强调早期应用改善病情抗风湿药。病情较重、有多关节受累、伴有关节外表现或早期出现关节破坏等预后不良因素者应考虑2种或2种以上抗风湿药的联合应用。主要联合用药包括甲氨蝶呤、来氟米特、羟氯喹及柳氮磺吡啶中任意2种或3种联合。应根据患者的病情及个体情况选择不同的联合用药方法。

(3)生物制剂：生物制剂是目前积极有效控制炎症的主要药物，可减少骨破坏，减少激素用量和骨质疏松。治疗类风湿关节炎的生物制剂主要包括肿瘤坏死因子(TNF)-α拮抗药、白细胞介素(IL)-1和IL-6拮抗药、抗CD20单抗以及T细胞共刺激信号抑制药等。

(4)糖皮质激素：糖皮质激素能迅速改善关节肿痛和全身症状。在重症类风湿关节炎伴有心、肺或神经系统等受累的患者，可给予短效激素，其剂量依病情严重程度而定。针对关节病变，如需使用，通常为小剂量激素(泼尼松≤7.5mg/d)仅适用于少数类风湿关节炎患者。

(5)植物药制剂：①雷公藤对缓解关节肿痛有效，是否减缓关节破坏尚缺乏研究。一般给予雷公藤总苷30～60 mg/d，分3次饭后服用。主要不良反应是性腺抑制，一般不用于生育期患者。其他不良反应包括皮疹、色素沉着、指甲变软、脱发、头痛、食欲缺乏、恶心、呕吐、腹痛、腹泻、骨髓抑制、肝酶升高和血肌酐升高等。②白芍总苷常用剂量为600 mg，每日2～3次。其不良反应较少，主要有腹痛、腹泻、食欲缺乏等。

(6)外科治疗：类风湿关节炎患者经过积极内科正规治疗，如病情仍不能控制，为纠正畸形，改善生活质量可考虑手术治疗。但手术并不能根治类风湿关节炎，故术后仍需药物治疗。常用的手术主要有滑膜切除术、人工关节置换术、关节融合术及软组织修复术。

对于少数经规范用药疗效欠佳，血清中有高滴度自身抗体、免疫球蛋白明显增高者可考虑免疫净化，如血浆置换或免疫吸附等治疗。但临床上应强调严格掌握适应证及联用改善病情抗风湿药等治疗原则。

5. *治疗管理* 类风湿关节炎的主要治疗原则包括以下几个方面：控制关节炎症，缓解症状；保持关节功能，防止畸形；促进关节修复，改善关节功能；早期诊断，早期治疗；联合用药；功能锻炼等。

患者的预后与病程长短、病情程度及治疗有关。对具有多关节受累、关节外表现重、血清中有高滴度自身抗体和HLA-DRI/DR4阳性，以及早期出现骨破坏的患者应给予积极的治疗。大多数类风湿关节炎患者经规范内科治疗可以临床缓解。

类风湿关节炎无有效的预防方法，重在早期诊断、早期治疗，以免延误病情。一旦确诊断为类风湿关节炎，应减少或避免加重因素。

类风湿关节炎患者应戒烟，避免受凉，要适当的锻炼，最大程度的改善和保存受累关节的功能，降低残疾的发生。用药过程中要密切监测病情变化，定期复查血常规、肝肾功能。

(二)系统性红斑狼疮

1. *定义和流行病学* 系统性红斑狼疮(SLE)是一种病因未明、自身免疫介导、炎症性结缔组织病。由于病人体内产生多种自身抗体，可损害各个系统、各个脏器和组织。

SLE的流行病学研究显示，世界各地SLE均有发生，不同国家和地区差异明显，我国患病率较高，呈逐年上升趋势。SLE患者多见于育龄期女性，男、女之比约为1∶9，幼年和老年性SLE的男、女之比约为1∶2。全球的患病率为30～50/10万人，我国的患病率约为70/10万人。但各地的患病率报道有明显差异。SLE的发病有一定的家族聚集倾向，SLE患者的同卵双生兄妹发病率为25%～50%，而异卵双生子间发病率仅为5%。尽管SLE的发病受遗传因素的影响，但大多数为散发病例。

2. *病因及发病机制* SLE是一种复杂的、多因素的自身免疫性疾病，以出现各种自身抗体为特征，可以侵及全身各个系统，其发病机制至今尚未完全阐明。目前的研究表明，其发病与遗传、免疫、感染、环境、激素及其受体等多种因素有关，是在遗传、环境等多种因素作用下，因机体免疫功能紊乱造成。SLE的发病机制十分复杂，由多种因素参与并且相互作用所引起。虽然目前对其发病机制的研究取得了一定的进展，但至今仍未明确。

3. *临床表现* SLE的一般临床症状主要表现为全身不适、疲乏、食欲缺乏、发热等。常见的类型有2种：一种是长期的低热，大多数是作为亚急性发病的表现；另一种是弛张型高热，很少有寒战。发热很可能是SLE活动的表现，但应除外感染因素。疲乏是SLE常见但容易被忽视的症状，也是狼疮活动的先兆。

SLE的皮肤症状是全身症状的一部分，常在早期出现，包括面部皮疹、皮肤血管炎、黏膜损害及盘状红斑等。蝶形红斑是SLE所特有的症状，皮损以鼻梁为中心在两颧部出现红斑，两侧分布如蝶状，境界一般比较清楚，扁平或因局部浸润轻度隆起。严重者可见有局部水肿，甚至出现水疱。

SLE的最常见临床症状还包括心血管系统，如心包炎，发生率可达30%；中枢神经系统方面可表现为轻偏瘫、抽搐、癫痫、复视、视网膜炎精神病及其他人格障碍;血液系统方面贫血最常见。SLE 的临床表现复杂多样,自然病程多表现为病情的加重与缓解交替。其多样性体现在轻型病人可以隐匿起病,长期稳定在亚临床状态或轻型狼疮。可以由轻型逐渐加重,也可以由轻型突然变为重症狼疮,甚至以狼疮危象为起病方式。

4. *治疗原则* 由于系统性红斑狼疮的临床表现复杂,治疗上强调早期、个体化方案及联合用药的原则。根据患者有无器官受累及病情活动选择不同的治疗方案。对重症患者应积极用药治疗,病情控制后给予维持治疗。

5. *药物治疗* 系统性红斑狼疮的病因不明,目前尚没有特效药,而且各患者的具体表现不一样,故治疗应个体化。下面介绍几种常用于治疗系统性红斑狼疮的药物。

(1)非甾体消炎药:如布洛芬、吲哚美辛、双氯芬酸钠等都属于此类药,用于发热、关节肿痛、肌肉痛等症状的对症治疗,但有较严重的不良反应,主要引起胃肠道和肾损害,还可导致转氨酶升高和血细胞减少,有消化道溃疡的患者禁用。目前此类药有一些新药,如美洛昔康、塞来昔布等,可减少上述一些不良反应的发生,但肾的毒性作用并未减少。

(2)糖皮质激素:此类药物仍是治疗 SLE 的主要药物,目前口服用的最多的是泼尼松(5 mg/片),静脉常用的有甲泼尼龙。激素药适用于急性活动性病例,特别是急性暴发性狼疮、急性狼疮性肾炎、急性中枢神经系统狼疮及合并严重的贫血、白细胞及血小板减少。由于激素有许多副作用,应强调在控制疾病活动的情况下尽量减少用量,但不能突然停药,以免病情加重。

(3)抗疟药:是 SLE 的基础用药之一,主要有氯喹和羟基氯喹,对于控制皮肤损害(蝶形红斑、盘状红斑)、光过敏、关节炎很有效,但起效慢,需较长时间服药。此类药有导致视网膜病变的副作用,用药前及用药期间应定期查视野及眼底。

(4)免疫抑制药:对于单纯使用糖皮质激素不能控制病情的患者及有较严重的肾损害、神经系统损害的患者均应考虑应用免疫抑制药。目前最常用的是环磷酰胺,每天口服或每月静脉冲击 1 次,但有骨髓抑制、降低免疫功能、性腺抑制等副作用,用药时注意复查肝功和血常规。其他可选择的免疫抑制剂有硫唑嘌呤、甲氨蝶呤、来氟米特、沙利度安、吗替麦考酚酯等。

(5)中医药治疗:中西医结合治疗有利于提高疗效,使用较多的中成药有雷公藤总苷,但有较严重的副作用,特别是性腺抑制,长期可引起女性停经,男性不育。其他中草药可在中医医师的指导下服用,但建议服用中药期间不要擅自停用激素,以免加重病情。

6. *治疗管理* 系统性红斑狼疮的病因复杂、发病机制不清,在疾病的发展过程中,预防疾病的复发及并发症的发生尤为重要,应注意以下因素。

(1)避光及消除疲劳:疲劳是 SLE 最常见的表现,是多因素作用的结果,解除疲劳还需要依赖潜在病因鉴别。光过敏也可导致患者疲劳,常规的遮光伞和防晒乳以及防护服非常重要。

(2)预防感染:由于 SLE 患者体内的免疫功能紊乱及免疫抑制药的长期应用,合并感染十分常见,对于不能解释的发热应积极就医,而不要立即想到是狼疮复发。合理的应用糖皮质激素和免疫抑制药并及时调整剂量和用药时间可减少感染的风险。

(3)适当休息与锻炼:SLE 患者的另一突出特征是久坐的生活方式、疾病的慢性过程、精神压抑及纤维肌痛等可使 SLE 患者的运动明显减少。有氧运动,如水疗法和散步等锻炼是 SLE 患者非药物治疗方案的一部分。重症活动期患者应卧床休息,缓解期及轻症患者可适当运动或从事非体力性工作。锻炼有助于防止长期类固醇激素治疗造成的肌肉萎缩及骨质疏松。

戒烟、减轻体重、适当的锻炼、血压控制以及血脂监测均可以减低系统性红斑狼疮的心血管疾病的风险。长期应用糖皮质激素的患者常见骨质疏松,应适当补充钙剂、维生素 D 及双磷酸盐等预防和治疗骨质疏松。

三、急性中毒

(一)定义和流行病学

大量毒物短时间内经皮肤、黏膜、呼吸道、消化道等途径进入人体,使机体受损并发生功能障碍,称之为急性中毒(acute intoxication)。临床上根据毒物种类将急性中毒分为化学性中毒、植物性中毒和动物性中毒。其中,导致化学性中毒的毒物包括药物、农药、有害气体、有毒化合物、重金属等。

随着我国经济的飞速发展,人们接触各种药物、化学品的机会日益增多,引起中毒的物质种类也趋于多样化,中毒现象屡有发生。各类中毒的发生与处理已成为急诊科医师主要的诊治疾病之一。

急性中毒病例中，毒物种类分别为药物(26.49%)、乙醇(22.80%)、一氧化碳(14.94%)、食物(10.90%)、农药(10.71%)为主。自杀是常见的中毒原因(占57.87%)，80.77%为口服中毒。急性中毒病死率为2.06%，死亡患者的中毒以农药(26.74%)、毒蕈(12.30%)为主。急性中毒也是儿科的常见急症之一，儿童以口服中毒最多，年龄常见于1—5岁。年龄<5岁的中毒群体虽发病率较高，但大多属于无意中毒，而青少年患者有相当部分在精神抑郁或心理障碍情况下自伤性服毒，其服毒剂量通常较大，病死率相对较高。

(二)常见药物中毒

1. 阿片类药物中毒

(1)中毒机制：阿片类药物过量使用可致中毒，主要激动体内阿片受体，对中枢神经系统先兴奋后抑制，以抑制为主。吗啡可抑制大脑皮质的高级中枢，继之影响延脑，抑制呼吸中枢和血管运动中枢，兴奋催吐化学感受区；或兴奋脊髓，提高平滑肌及其括约肌张力，减低肠蠕动。大剂量吗啡可促进组胺释放，使周围血管扩张，导致低血压和心动过缓，使脑血管扩张，颅内压升高。

(2)临床表现：阿片类轻度中毒临床表现为头痛、头晕、恶心、呕吐，兴奋或抑制、幻觉、时间和空间等感知综合障碍。重度中毒时出现昏迷、瞳孔缩小(如针尖大小)和严重呼吸抑制三大体征。患者可有惊厥、牙关紧闭和角弓反张；呼吸变浅变慢，继之出现叹息样呼吸或潮式呼吸，常并发肺水肿。急性中毒12h内多死于呼吸衰竭。

(3)治疗原则：迅速清除中毒药物；维持生命体征；使用特效解毒药及生理拮抗药 治疗。

(4)药物治疗：临床常用纳洛酮和烯丙吗啡治疗。但纳洛酮和烯丙吗啡会诱发成瘾者出现戒断症状。

口服中毒患者尽快洗胃及导泻。禁用阿扑吗啡催吐。应用利尿药或高渗葡萄糖注射液促使毒物排出体外。呼吸抑制可用阿托品刺激呼吸中枢，并保持呼吸道通畅，吸氧。尽早使用纳洛酮解毒，0.4～0.8 mg肌内注射或静脉注射，给药3～4次，必要时可以0.8～1.2 mg静脉滴注维持。如反复注射纳洛酮至20 mg仍无效，则应考虑缺氧、缺血性脑损伤，或合并其他药品、毒品中毒。也可用烯丙吗啡每次5～10mg静脉注射，必要时每隔10～15min重复注射，总量不超过40 mg。严重中毒时每次剂量可酌情增加。

2. 苯二氮䓬类药物中毒　苯二氮䓬类(BDZ)药物具有镇静、催眠、抗焦虑、抗惊厥和中枢性肌肉松弛作用，也称弱安定药物。

(1)中毒机制：苯二氮䓬类药物被吸收后大部分与血浆蛋白结合，主要作用部位可能在脑干网状结构和大脑边缘系统，能增强GABA神经传递功能和突触抑制效应，促进GABA与GABA受体结合，氯通道开放的频率增加，使神经细胞超极化，产生抑制效应。苯二氮䓬类药物使大脑皮质的兴奋性降低，产生镇静、催眠的作用，也与人的情绪、记忆密切相关。大剂量中毒可抑制中枢神经系统，导致呼吸缓慢，甚至呼吸衰竭；抑制心血管系统，减慢心率，或降低血压。

(2)临床表现：有嗜睡、眩晕、恶心、呕吐、运动失调、乏力、记忆力减退，偶有中枢神经兴奋，锥体外系障碍及一时性精神错乱。严重中毒者可有昏迷、腱反射消失、心动过速或过缓、血压下降、呼吸困难、抽搐，甚至发生休克、呼吸、循环衰竭，甚至心搏骤停。

(3)治疗原则：迅速清除中毒药物：立即催吐、洗胃、导泻，减少药物吸收。输液、利尿以促进药物排泄；应用特异性解毒药；对症支持治疗；中枢神经兴奋药的应用：对于深昏迷和呼吸表浅或不规则者，可适当应用。

(4)药物治疗：氟马西尼是苯二氮䓬类选择性拮抗药，作用于脑BDZ受体，阻滞BDZ受体而并不产生BDZ药物的作用。但是使用氟马西尼作为解药时要注意癫痫发作和心脏节律障碍。对于深昏迷和呼吸表浅或不规则中毒患者，可适当应用中枢神经兴奋药，如贝美格。对于出现呼吸抑制的中毒患者，可给予洛贝林。

3. 酒精中毒

(1)中毒机制：酒精代谢产生大量的自由基O^{2-}、OH^-、H_2O_2、$C_2H_5O^-$，以及乙醛($C_2H_5OH^-$)等，可破坏铜锌超氧化物歧化酶活性中心金属配位场，引起酶受损，清除自由基能力下降，当自由基数量超过机体清除能力时就会造成组织损伤。当酒精量或其毒性产物乙醛超过肝清除能力时，大量生成的蛋白质加成物使酶失活，削弱了DNA修复能力，使氧利用发生障碍，谷胱甘肽生成减少，肝细胞膜脂肪过氧化，损伤线粒体。酒精也可直接作用于神经细胞膜，使其发生变性，导致髓鞘形成障碍。

(2)临床表现：急性酒精中毒主要表现为消化系统和神经系统症状，如恶心、呕吐、消化道出血、腹痛、神志异常，兴奋或抑制、共济失调、昏睡、昏迷等。临床表现分为3个阶段，第一阶段兴奋期，眼部充血、语言增多，自控力降低；第二阶段失调期，动作不协调、步态不稳，身体难以平衡；第三阶段昏睡、昏迷期，沉睡不醒，甚至昏迷。

(3)治疗原则：及时给予基础治疗。首先，保持呼吸通畅，避免呕吐物阻塞呼吸道或吸入引起窒息；吸氧。深度昏迷者，确定1h内且无呕吐，洗胃；如有呕吐则不需洗胃。其次，大量补液。补充维生素及电解质，加用利尿药促进分解代谢，维持水电解质、酸碱平衡。之后根据症状对症治疗。

(4)药物治疗：纳洛酮可以拮抗急性酒精中毒时增高的β-内啡肽对中枢神经系统的抑制，可以缓解中毒症状，且有缩短神志异常时间、加快患者恢复、不良反应少等特点。胃黏膜保护药如质子泵抑制药奥美拉唑，可保护胃黏膜屏障。利尿药和脱水药作用于肾，增加电解质和水的排出从而加速酒精排泄，防止脑水肿。

(三)有害气体和化学物质中毒

1. 一氧化碳中毒　一氧化碳(CO)中毒主要是通过呼吸道吸入所致，如冬季在密室内烧煤、烧木炭取暖，煤气管道或灶具或热水器漏气等。

(1)中毒机制：吸入的一氧化碳可与血液中的血红蛋白(Hb)和血液外的肌红蛋白形成可逆性结合。CO与Hb的亲合力比O_2与Hb的亲合力大300倍，而碳氧血红蛋白(HbCO)的解离却比氧合血红蛋白缓慢3600倍。因此，CO与Hb一旦结合就不易离解，而与O_2争夺血红蛋白，使大部分血红蛋白变成HbCO，导致缺氧。溶解在血液中的CO在浓度较高时，可直接进入细胞线粒体内与还原型细胞色素氧化酶的二价铁结合，直接抑制细胞内呼吸，引起缺氧中毒，其中大脑皮质、苍白球、心肌等重要脏器最容易受损。

(2)临床表现：病情严重程度主要与吸入气中CO的浓度及吸入时间的长短有关。测定血液中HbCO含量，有利于判断中毒的程度及其预后。

轻度中毒：HbCO含量在10%～20%，出现头痛、头晕、颈部搏动感、眼花、恶心、呕吐、胸闷、乏力、行动不便，甚至有短暂意识不清。

中度中毒：HbCO含量在30%～40%，除上述症状外，尚有颜面及口唇呈樱红色，出汗、心率加快、步态蹒跚、表情淡漠、嗜睡、有时躁动不安或出现昏迷，血压开始升高，然后下降。

重度中毒：HbCO含量在50%以上，可出现昏迷。昏迷初期，四肢肌张力增加或伴有阵发性痉挛、呼吸表浅而频速、脉快、体温升高、大小便失禁；深昏迷时面色苍白，口唇发绀，周身大汗，瞳孔缩小、不对称或扩大、对光反射迟钝，肌张力降低，脉细弱，血压下降，有时呈潮式呼吸。此时往往出现严重的并发症，如脑水肿、肺水肿、心肌损害、酸中毒及肾功能不全、休克等，有的并发肺部感染而发生高热、惊厥。

晚发神经中毒：少数重度中毒患者脱离昏迷后可出现遗忘症。少数患者神志恢复后，又出现急性CO中毒的神经系统后发症。

(3)治疗原则：脱离中毒现场，呼吸新鲜空气或氧气。若患者心肺停止，应立即进行现场心肺复苏。及时给予高浓度吸氧或高压氧治疗；促进脑细胞功能恢复；对症和支持治疗。

(4)药物治疗：药物治疗的目的主要是减轻或消除脑水肿，防治并发症。使用20%甘露醇或呋塞米，并加用肾上腺皮质激素如甲泼尼龙、氢化可的松或地塞米松等。如因脑缺氧、脑水肿导致抽搐，可用地西泮等镇静药。对于昏迷10～20h以上、伴高热中毒患者应给予头部降温为主的冬眠疗法。

2. 氰化物中毒

(1)中毒机制：氰离子可迅速与细胞线粒体内氧化性细胞色素氧化酶的三价铁结合，阻滞三价铁还原为二价铁，阻断细胞氧化呼吸过程的电子传递，使组织细胞不能利用氧，导致细胞窒息。中枢神经系统最先受损，尤其以血管运动中枢为主。

(2)临床表现：吸入高浓度氰化氢气体或吞服大量氰化钠(钾)可引起猝死。氰化物中毒分为4期。①前驱期，眼和上呼吸道刺激症状、头痛、头晕、恶心、呕吐、震颤、大便急迫感等；②呼吸困难期，胸闷、心悸、呼吸困难、瞳孔先缩小后逐渐扩大、有恐怖感、意识逐渐模糊甚至昏迷；③痉挛期，阵发性或强直性痉挛，严重者角弓反张、牙关紧闭、大汗淋漓、大小便失禁、血压下降，晚期可出现肺水肿；④麻痹期，意识完全丧失，痉挛停止，瞳孔散大，反射消失，呼吸循环中枢麻痹死亡。

(3)治疗原则：脱离中毒环境，催吐、洗胃；立即应用解毒药；对症治疗。

(4)药物治疗：氰化物中毒患者可采用亚硝酸钠-硫代硫酸钠解毒。亚硝酸盐或亚甲蓝(疗效较差)可促进高铁血红蛋白的形成，高铁血红蛋白可竞争与细胞色素氧化酶三价铁结合的氰离子，形成氰化高铁血红蛋白。然后给予患者硫代硫酸钠，在硫氰酸酶的参与下，氰离子与硫结合成低毒的硫氰酸盐从尿中排出体外。

中毒者应立即脱离中毒环境；呼吸、心搏骤停者立即进行心肺脑复苏术，复苏后立即吸氧；经上述处理后进行催吐、洗胃。

3. 亚硝酸盐中毒

(1)中毒机制：亚硝酸盐使血液中血红蛋白氧化成高铁血红蛋白，失去输送氧能力。亚硝酸盐还对中枢神经系统尤其是血管舒缩中枢和呼吸中枢有麻痹作用，并直接作用于周围血管平滑肌，使血管扩张、血压下降，引起循环衰竭。

(2)临床表现：中毒患者主要表现为缺氧和发绀。轻度中毒时表现为头痛、头晕、乏力、恶心、呕吐、手指麻木、耳鸣、视物模糊，有时可有腹痛、腹泻、心悸、呼吸困难、明显发绀。重度中毒时血压下降，惊厥、昏迷。

(3)治疗原则：催吐、洗胃、导泻、给氧；尽快给予特效解毒药；对症治疗。

(4)药物治疗：低浓度亚甲蓝是治疗亚硝酸盐中毒的特效药。维生素C也有类似作用，但起效缓慢，仅用于轻症患者。中毒较重时，应立即给予亚甲蓝1～2 mg/kg，1h后青紫未退可重复上述剂量，并给予高渗葡萄糖和维生素C。用药期间应严格控制亚甲蓝的剂量和注射速度，否则会使病情加重。

对症治疗过程中，血压下降或剧烈休克患者可使用间羟胺等缩血管药物；呼吸衰竭患者可给予尼可刹米等呼吸兴奋药；惊厥时给予镇静药治疗。

(四)农药中毒

1. 有机磷农药中毒　有机磷农药毒性大，往往因生产、运输、保管、使用中不遵守操作规程或防护不当，或误服而频频发生中毒事件。有机磷杀虫药可分为磷酸酯类，如敌敌畏、美曲膦酯(敌百虫)、久效磷、磷胺等；硫代磷酸酯类，如1605、1509、倍硫磷、氧化乐果等；二硫代磷酸酯类，如3911、乐果、马拉硫磷等；磷酰胺类，如早胺磷、甲基硫环磷等。

(1)中毒机制：有机磷农药可经皮肤、黏膜、呼吸道、消化道吸收而引起中毒。有机磷进入机体后，主要在肝氧化分解，绝大多数以最终产物对硝基酚形式从尿中排出。有机磷农药的磷酸根能与胆碱酯酶活性部分相结合，使酶失去活性，造成组织中乙酰胆碱积聚，先引起胆碱能神经过度兴奋，而后则转入抑制，从而出现一系列毒蕈碱样和烟碱样症状、体征。

(2)临床表现：临床上，急性有机磷中毒，按病情轻重可分为3度。轻度，患者头晕、头痛、恶心、呕吐、出汗、流涎、瞳孔缩小、视物模糊等，全血胆碱酯酶(CHE)活力在70%～50%；中度，除上述症状加重外，尚有肌束震颤、轻度呼吸困难，瞳孔明显缩小，血压可升高，步态不稳，意识轻度障碍，全血CHE活力在50%～30%；重度，除上述症状外，患者有呼吸极度困难、肺水肿、发绀、呼吸麻痹、瞳孔极度缩小、抽搐、昏迷等，全血CHE活力在30%以下。

(3)治疗原则：脱离毒源，促进毒物排出：彻底清洗污染部位，美曲膦酯中毒时，忌用碱性液冲洗。硫代磷酸酯类中毒时忌用高锰酸钾冲洗。口服中毒者，应立即催吐、洗胃。洗胃后灌入50%硫酸钠和药物碳，吸附肠道内残留农药。忌用油类泻药和硫酸镁导泻。

尽早给予特效解毒药；积极防治并发症，即休克、肺水肿、脑水肿，用抗生素预防合并感染；对症治疗。

(4)药物治疗：常用解毒药物是阿托品和胆碱酯酶复活剂，如碘解磷定和氯解磷定。

应用阿托品解救有机磷中毒应尽早、足量、反复应用。阿托品首次参考用量为轻度中毒2～4 mg，中度中毒4～10 mg，重度中毒10～20 mg。当患者出现阿托品化的指征后，及时改为0.5 mg。当患者全血CHE活力恢复至正常值的50%～60%以上，或红细胞CHE恢复至正常值的30%以上，可停药观察；使用阿托品的同时，胆碱酯酶复活剂也需要早期、足量给药。参考剂量为，轻度中毒0.4～0.8 g，中度0.8～1.6 g，重度1.6～2.8 g。足量的指标是：用药后烟碱样中毒症状如肌颤、呼吸肌麻痹消失，全血CHE或红细胞CHE活性分别恢复至正常值的50%～60%或以上。

对症治疗包括输液促排：大剂量维生素C静脉滴注，必要时加用利尿药，同时注意纠正水、电解质和酸碱平衡紊乱。有痉挛时，用10%水合氯醛灌肠或使用地西泮，用药时注意观察呼吸变化。危重患者应及早使用抗生素防治感染。中枢性高热者，可用物理降温，还可使用细胞色素C、辅酶A、ATP、维生素B_1、维生素B_6、维生素C等促进脑细胞功能恢复的药物。

(5)治疗管理：使用阿托品治疗有机磷中毒需要密切关注阿托品停药指征，使用过量可造成阿托品中毒。一旦发生阿托品中毒，立即减量或停用阿托品，并开始对症治疗；早期用安定或巴比妥类，必要时用毛果芸香碱，但禁用新斯的明、毒扁豆碱等胆碱酶抑制药。

2. 杀鼠剂中毒　灭鼠药种类较多，加之从各种途径来的灭鼠药成分不明，给抢救带来很大困难，加之灭鼠药中毒的真正有效解毒药少之又少，因此治疗的关键是生命支持治疗。目前，临床常见发生中毒的杀鼠剂药是敌鼠（双苯杀鼠酮）。

（1）中毒机制：敌鼠通过肝微粒体酶羟基化，在体内通过与维生素 K 的竞争作用取代生物酶中维生素 K，影响凝血酶原和Ⅱ、Ⅶ、Ⅸ等凝血因子合成和Ⅹ前体中谷氨酸转变为 γ-羟基谷氨酸，从而降低血液的凝固性，使凝血时间及凝血酶原时间延长。此外，敌鼠可直接损伤毛细血管壁，使其通透性和脆性增加，造成内脏和皮下出血，严重者可致死亡。

（2）临床表现：敌鼠中毒潜伏期较长，一般在中毒后 1～3d 出现恶心、呕吐、腹痛、食欲缺乏、精神萎靡等症状，以后出现鼻出血、齿龈出血、咯血、皮肤紫癜、便血、血尿、关节痛和低热等。严重时导致贫血、血压下降，甚至休克。一次误服小量或数次连续口服，引起亚急性中毒，多在数日乃至 15d 发病。蛛网膜下腔出血时，可出现头痛、呕吐、颈项强直，腰椎穿刺可见颅内压增高及血性脑脊液。眼底出血时，视物模糊甚至失明。女性可有阴道出血。上述症状如不及时治疗可持续数月。少数病人有低热及肝损害。

（3）治疗原则：清除毒物，应立即催吐、洗胃、导泻；解毒治疗；对症及支持治疗。

（4）药物治疗：维生素 K_1 对敌鼠钠盐中毒者有显著疗效。使用肾上腺皮质激素能改善毛细血管通透性及血管张力。轻者口服，重者可用甲泼尼龙、氢化可的松，或地塞米松，静滴。应用大剂量维生素 C 和芦丁，注意保护肝、肾功能。输注新鲜冷冻血浆或凝血酶原复合物，可迅速止血。注意维持水、电解质的平衡。

（五）动植物毒素中毒

1. 蛇毒中毒　蛇毒毒素由多种酶、非酶蛋白和多肽组成。

（1）中毒机制：蛇毒按性质分为神经毒、血液循环毒和混合毒 3 类。神经毒主要影响突触后膜上乙酰胆碱受体或抑制突触前乙酰胆碱释放，阻断神经与神经、神经与肌肉间的传导，引起骨骼肌麻痹，进而导致呼吸衰竭死亡。血液循环毒包括凝血毒、抗凝血毒、纤维蛋白溶解毒、溶血毒、出血毒、磷脂酶 A2 和蛋白水解酶等，可引起凝血、出血、溶血、毛细血管损伤、心肌变性坏死等；混合毒包含神经毒和血液循环毒成分。

（2）临床表现：①神经毒表现，患者被咬伤 1～6h 出现全身中毒症状，发展迅速。视物模糊、眼睑下垂、声音嘶哑、言语和吞咽困难、流涎、共济失调和牙关紧闭等，严重者肢体迟缓性瘫痪、昏迷、休克、呼吸麻痹，如不及时抢救有生命危险。②血液循环毒表现，局部红肿、剧痛，迅速向肢体近心端蔓延，常伴有出血、水疱和组织坏死。重症患者可出现全身广泛出血及溶血，血压下降、心律失常、少尿或无尿，最后因循环衰竭、急性肾衰竭死亡。③混合毒表现，均出现上述 2 类表现，但不同的蛇毒侧重表现不同。混合毒常见于眼镜蛇、眼镜王蛇、蝮蛇的蛇毒。眼镜蛇毒以神经毒为主，蝮蛇以血液循环毒为主。

（3）治疗原则：防止毒液扩散吸收：伤口近心端，伤口肿胀部位上侧缚扎，切口，冲洗、吸毒，使用胰蛋白酶加普鲁卡因或注射用水稀释，做局部封环。尽早应用特效解毒药、破伤风抗毒素，并给予抗生素防治伤口感染。对症支持治疗，防治休克、肾衰竭、呼吸衰竭等。

（4）药物治疗：蛇毒的特效解毒药是抗蛇毒血清，有单价和多价 2 种。单价抗蛇毒血清对同类毒蛇咬伤有效，多价抗毒谱广，但疗效相对较差。

受伤初步处理后，及时使用抗蛇毒血清，受伤 2h 内疗效最佳，一般应该在受伤 24h 内使用。注射前需做皮肤过敏试验，有过敏反应的患者要脱敏注射。

在对症治疗过程中，凡被神经毒类及混合毒类毒蛇咬伤的患者，忌用中枢神经抑制药（如吗啡、氯丙嗪、苯海拉明等）及骨骼肌溶解抑制药（箭毒）。被血液循环毒类咬伤的患者，忌用肾上腺素和抗凝血药（香豆素和枸橼酸钠）。

2. 毒蕈中毒

（1）中毒机制：毒蕈碱是类似乙酰胆碱的生物碱，毒性极强，作用于胆碱能 M 受体，兴奋胆碱能节后纤维引起一系列中毒症状。毒蕈溶血素可引起机体溶血。毒蝇碱、蟾毒素等毒素可引起幻觉及精神异常等神经精神症状。毒肽和和毒伞肽可引起肝、肾、心、脑损害，其中肝损坏最严重，可导致中毒性肝炎。

（2）临床表现：一般均出现胃肠道症状，如腹痛、腹泻水样便甚至便血，易发生水和电解质紊乱，严重者休克。毒蕈碱中毒主要表现为副交感神经兴奋症状，可发生多汗、流涎、瞳孔缩小、脉缓等症状。毒蕈溶血素可引起贫血、黄疸、血尿、肝大，严重的有生命危险。神经精神毒素可引起幻觉、谵妄、昏睡、精神错乱、四肢麻木、感觉和运动障碍等周围神经炎症状。出现多脏器损伤以肝、肾为主。肝大、转氨酶升高，可出现肝坏死，严重者死于急性重症感染；肾损害出现少尿、无尿、血尿、甚至尿毒症。

(3)治疗原则：立即清除毒物，洗胃、导泻、补液、利尿等方法促进毒素排泄；对症治疗，如兴奋、谵妄、精神错乱患者可给予镇静药治疗；纠正水和电解质紊乱；使用解毒药。

(4)药物治疗

毒蕈碱样症状治疗：中毒后立即皮下注射或肌内注射阿托品 0.5～1mg，每 30 分钟注射 1 次，必要时加大剂量或静脉注射。病情好转后，阿托品减量或延长给药间隔。若患者表现阿托品样症状，则不宜使用抗胆碱药进行治疗。

内脏损害症状治疗：巯基螯合药可与造成内脏损害的毒伞肽结合，破坏其分子中的硫巯键，降低其毒性。糖皮质激素具有消炎、稳定溶酶体及细胞膜、抗毒素等多重作用，对溶血反应、中毒性心肌炎、中毒性脑炎、严重肝损害均有治疗作用。临床上，给予二巯丁二钠静脉注射，或二巯丙磺钠溶液肌内注射，同时使用氢化可的松或地塞米松静脉滴注。

溶血症状治疗：给予大剂量甲泼尼龙治疗。

对症治疗：中毒引起的胃肠炎应积极纠正水、酸中毒及电解质紊乱。有肝损害的患者进行保肝治疗。出现精神症状或惊厥患者给予镇静或抗惊厥治疗。急性肾衰竭患者进行透析治疗。

四、移植排斥

器官移植经历了半个世纪的发展后，已经成为治疗器官终末期病变的有效方法，各种脏器的移植受者长期生存率和生存质量都有不同程度的提高。但是，器官移植的排斥反应依然是严重影响受者预后的因素，并且目前尚无有效的诱导免疫耐受的方法，因此免疫抑制药的应用仍是器官移植成功的关键措施之一。如何合理应用免疫抑制药也是目前广泛关注的焦点问题。

1. 定义及发病机制　同种异基因器官移植后，由于供、受者之间的组织相容性抗原不同，从而刺激相互的免疫系统，引起排斥反应。排斥反应主要分为宿主抗移植物反应和移植物抗宿主反应 2 种，其中前者即为我们通常认为的器官移植排斥反应。

(1)宿主抗移植物反应(HVGR)：宿主抗移植物反应分为超急性排斥反应、急性和加急排斥反应和慢性排斥反应。

超急性排斥反应：是在移植物血液循环恢复后数分钟或数小时内发生的排斥反应，其产生原因是宿主体内存在抗供者同种异型抗原(如 HLA 抗原、ABO 血型抗原和血小板抗原等)的抗体。在移植术后，这些抗体与移植物细胞表面相应抗原结合，激活补体，导致移植的血管内凝血和血栓形成，造成移植器官栓塞、坏死。反复多次输血、多次妊娠、长期血液透析或有同种异基因移植史的个体体内易存在抗供者同种异基因抗原的抗体。

急性和加急排斥反应：出现于器官移植后 7d 左右，主要由 T 细胞介导，被排斥的移植物周围有大量单核细胞与淋巴细胞浸润。术后 1～5d 出现 T 细胞介导的加急排斥反应，其原因多是宿主在接受组织或者器官移植之前已被供者细胞致敏(如输血或者妊娠等)，手术后在短时间内发生针对供者 HLA 的排斥反应，避免或者减少急性与加急排斥反应的主要措施之一是 HLA 配型。供者与宿主 HLA 的匹配程度对移植物在宿主体内存活的时间明显相关：吻合度越高，移植物存活时间越长。

慢性排斥反应：慢性排斥反应属于迟发型变态反应，发生于移植后数月甚至数年之后，是器官移植失败的主要原因之一，但其机制尚不清楚。慢性排斥反应表现为进行性移植器官的功能减退直至丧失；病理特点是血管壁细胞浸润、间质纤维化和瘢痕形成，有时伴有血管硬化性改变。

(2)移植物抗宿主反应(GVHR)：移植物抗宿主反应多发生于同种骨髓移植者，也可见于肝、脾、胸腺和小肠移植中；在宿主免疫功能低下的情况下，来自供者的淋巴细胞将对宿主体内的同种异型抗原(尤其是 HLA 抗原)发生免疫应答，产生移植物抗宿反应甚至移植物抗宿主病。GVHR 分为急性与慢性两型。急性型多见，多发生于移植后 3 个月以内，患者出现肝脾大、高热、皮疹和腹泻等症状；虽是可逆性变化，但病死率较高；慢性型由急性型转来，患者呈现严重的免疫失调，表现为全身消瘦，多个器官损害，以皮肤和黏膜变化最突出，病人往往因严重感染或恶病质而死亡。

2. 免疫抑制药　免疫抑制药是20世纪末在器官移植、肿瘤化疗、免疫病理学和临床免疫学等多学科研究基础上发展起来的一种新的药剂类别，是一类可抑制机体异常免疫反应的药物，主要包括了多种化学合成药物和生物制剂，在临床上主要用于防止器官移植时的排斥反应及自身免疫性疾病的治疗。

(1)钙调蛋白抑制药(CNI)：主要包括环孢素(CsA)和他克莫司(TAC)，目前绝大多数移植中心都采用以CNI为主的联合免疫抑制方案。

环孢素是从真菌酵解产物里提取的含11个氨基酸的环形多肽，通过干扰淋巴细胞活性，阻断参与排斥反应体液和细胞机制，从而防止排斥反应的发生。由于具有良好的免疫抑制作用，成为器官移植抗排斥药发展的里程碑。但它在强力免疫抑制同时，也导致了过度免疫抑制所致的并发症，如机会性感染、肿瘤等，同时CsA自身也有一定的肝、肾毒性，对心血管系统也有一定影响。

他克莫司(又名FK506)是1984年从土壤放线菌发酵产物中分离出的一种具有强大免疫抑制作用的大环内酯类免疫抑制药，与环孢素有相似的免疫作用机制：通过抑制混合淋巴细胞反应和细胞毒性T细胞来发挥强大的免疫抑制作用，但其免疫抑制作用强度为环孢素的10～100倍，肝毒性却较环孢素小。广泛应用于心脏、肾和肝等实体器官移植。

(2)mTOR(哺乳动物雷帕霉素靶蛋白)抑制药：雷帕霉素(又名西罗莫司，SRL)，1999年美国FDA批准上市，是一种大环内酯类免疫抑制药，与他克莫司结构相似，但作用机制不同，通过抑制mTOR的活化，抑制p70S6激酶活性，阻止淋巴细胞G1期向S期转变，可同时抑制T细胞和B细胞的增殖，雷帕霉素不引起肾小球滤过率减少及肾功能损害，并且具有抗肿瘤增殖作用。目前临床上常把雷帕霉素作为替代CNIs的备用方案。SRL的免疫抑制强度不如CNIs，但至少与霉酚酸酯(MMF)相当，与CsA、FK506和MMF等均有良好的协同作用。

依维莫司是一种具有抗肿瘤特性的新型免疫抑制药，为雷帕霉素的衍生物，其体外免疫抑制活性低于雷帕霉素，但体内活性与雷帕霉素相当，生物利用度更好，可口服给药。依维莫司临床上主要用于预防肾、肝、心脏等移植术后的排斥反应。

(3)抗代谢药：硫唑嘌呤(AZA)是巯嘌呤的前体药物。通过抑制DNA、RNA及蛋白合成，抑制淋巴细胞增殖反应。AZA因其非选择性地抑制机体细胞嘌呤核苷酸的合成而被归为第一代免疫抑制药。其主要不良反应以肝功能损害、造血系统损害和感染为主。

霉酚酸酯(MMF)是霉酚酸(MPA)的酯类衍生物，是一种高效、选择性、非竞争性、可逆性的次黄嘌呤核苷磷酸脱氢酶(IMPDH)抑制药，可抑制鸟嘌呤核苷酸的经典合成途径。主要用于对AZA禁忌证患者或作为抗代谢药物的首选药。MMF一般不单独使用，常需与CNIs和糖皮质激素联用，可明显降低急性排斥反应的发生率，减少CNIs和糖皮质激素的用量和不良反应。此药没有肾毒性和神经毒性，不引起高血糖和高血压。

(4)糖皮质激素：糖皮质激素是最早应用于免疫抑制治疗的非特异性消炎药，目前仍是基础免疫抑制方案中的一线用药。移植患者常用的糖皮质激素类免疫抑制药主要是甲泼尼龙(MP)和泼尼松(Pred)。MP一般用于免疫诱导和急性排斥反应的冲击治疗，而Pred则主要用于移植术后的联合排异方案。但由于糖皮质激素的不良反应多，且能增加肝癌和病毒性肝炎的复发率，故术后应逐渐减量，甚至尽早停用。

(5)生物免疫抑制药(抗体制剂)：代表性的有抗胸腺细胞免疫球蛋白、抗淋巴细胞免疫球蛋白、抗CD3单克隆抗体和白细胞介素2受体抗体。其中白细胞介素2受体抗体因不良反应小，临床应用广泛，包括巴利昔单抗和达利珠单抗2种。抗体制剂目前主要用于围术期的诱导治疗、预防急性排斥反应以及治疗激素抵抗型排斥反应。

(6)其他及新型免疫抑制药：其他常用免疫抑制药还包括环磷酰胺、来氟米特、雷公藤和雷公藤总苷、贝拉西普等。

3. 治疗原则　联合用药原则是器官移植后免疫抑制药应用抗排斥反应的共识，事实证明无论采用何种联合方式，均有单一用药无可替代的优势。个体化治疗方案是理想的临床治疗方法，通过分析包括血药浓度在内的检查结果，并结合患者自身状态，决定患者药物治疗方案中联合用药的组合和具体剂量。

联合用药的方法有多种，目前尚没有一致公认的最佳方法。通常以钙神经蛋白抑制药为基础，联合其他药物，包括麦考酚酸酯、糖皮质激素、硫唑嘌呤、单克隆抗体、多克隆抗体等。具体用药方案应根据药物的作用机制、不良反应大小、各地区的用药习惯并结合患者的经济条件来确定。联合用药过程中，有时也可能因为抗排斥效果不佳或药物副作用大而对方案进行修改。

4. 药物治疗

(1)常用的联合用药方案

二联用法：钙神经蛋白抑制药＋糖皮质激素，也可采用钙神经蛋白抑制剂＋单克隆抗体或多克隆抗体。

三联用法：钙神经蛋白抑制药＋麦考酚酸酯(或硫唑嘌呤)＋糖皮质激素。三联用药方案目前最流行，国内器官移植术后多采用该方案。

四联用法：钙神经蛋白抑制药＋霉酚酸酯(或硫唑嘌呤)＋ 糖皮质激素＋单克隆抗体或多克隆抗体。

(2)诱导期的联合用药治疗：抗体诱导治疗是指在移植术后7～10d应用单克隆抗体或多克隆抗体。钙神经蛋白抑制药暂停使用或仅用最小剂量，直至抗体诱导治疗结束前2～3d，然后接着用以环孢素为主的二联用法或三联用法。

(3)维持用药方案

二联用法：国内多采用钙神经蛋白抑制药＋泼尼松方案，国外多采用钙神经蛋白抑制药＋霉酚酸酯或抗体。

三联用法：采用三联维持用药可减少各药物的用量，从而降低其副作用，通常选用对肾毒性较小的药物，常用钙神经蛋白抑制药＋霉酚酸酯(或硫唑嘌呤)＋泼尼松。

5. 治疗管理

(1)移植术后服药注意事项：移植后药物的应用要非常谨慎，有些药物会增加免疫抑制药的血药浓度，而有些药物则会降低免疫抑制药的血药浓度，另外一些药物本身就有肾或肝毒性，应该避免使用，所以移植后药物的使用一定要在医师的导下进行。

可增加免疫抑制药的血药浓度的药物有如红霉素、交沙霉素、酮康唑、维拉帕米、甲氧氯普胺、口服避孕药、甲睾酮等。

可降低免疫抑制药的血药浓度的药物有苯巴比妥、苯妥英钠、利福平、异烟肼等。

应该避免使用的药物有庆大霉素、卡那霉素、新霉素、多黏霉素、呋喃妥因、万古霉素等。

(2)按时服药：移植器官作为一个外来物，时刻处于受者免疫系统的监视之下，一旦免疫抑制作用减弱，机体免疫系统就会对移植器官发起攻击，也就是排斥反应发生。有时这种排斥反应很微弱，可能没有临床症状，但器官的损害已经发生。因此，按时、按规定服药，使机体的免疫机制处于一种稳定的免疫移植状态，减少排斥的发生率，延长移植器官的存活期就显得非常重要。

(3)血药浓度检测：在免疫抑制治疗中，患者体内必须达到一个稳定的药物浓度才能获得治疗效果。而各种免疫抑制药物的有效治疗浓度和中毒浓度之间差距很小，而且不同个体对药物的吸收和代谢差异很大，因此，需要定期检测血药浓度，既要达到治疗效果，又要防止药物中毒。

(4)定期、规律的随访：术后短期内，随着器官功能的恢复，机体的各个方面将发生很大的变化，器官功能的改善，食欲和营养状况的好转，体重就会增加。体重变化，免疫抑制药物的剂量就需要作一定调整。器官功能恢复后，高血压、心脏病等也会得到一定的改善，这些都需要医师对患者治疗方案作出调整。器官移植术后的一定时间内，病情逐渐稳定，药物剂量也要作一定的调整，而药物剂量的调整相当复杂，必须由移植医师根据病情结合血药浓度进行。因此，器官移植术后，患者必须进行定时、规律的随访。

五、肠内外营养支持治疗

营养支持是指经口、胃肠道或肠外途径为患者提供较全面的营养素。包括肠内营养(enteral nutrition，EN)和肠外营养(parenteral nutrition，PN) 2种营养支持方式。

(一)肠内营养

肠内营养(EN)是指需少量消化过程或不需消化过程就能吸收的营养液，通过消化道置管(或造口)或少量多次口服的方法，为患者提供所需的营养素。EN是一种相对简便、安全、经济和有效的营养支持方法，国内外专家的共识是“当肠道有功能且能安全使用时就应用它”。根据中华医学会肠外肠内营养学分会的指南推荐：肠内营养是首选的营养支持方法。

1. 肠内营养支持的适应证和禁忌证

(1)适应证：①意识障碍及昏迷患者，如老年痴呆不能经口进食和精神失常或不愿经口进食的患者；②吞咽困难和失去咀嚼能力的患者；③严重创伤、大面积烧伤、多发性骨折及各种原因所致的严重感染等患者；④适宜用肠内营养的胃肠道瘘患者;⑤适宜用肠内营养的溃疡性结肠炎及克罗恩病患者;⑥消化吸收不良患者,如慢性胰腺功能不全及短肠综合征的患者;⑦营养不良(营养不足)的患者,如恶性肿瘤或慢性消耗性疾病;⑧器官衰竭患者,如心力衰竭、肝衰竭、胃肠功能衰竭、肾衰竭及多器官衰竭等。对这类患者的肠内营养支持应慎重;⑨特殊患者营养支持,如有并发症的糖尿病、急性放射病、器官移植等;⑩家庭肠内营养支持患者。

(2)禁忌证:麻痹性和机械性肠梗阻、消化道活动性出血及休克均是 EN 的禁忌证。严重腹泻、顽固性呕吐和严重吸收不良综合征也应当慎用。

2. 肠内营养支持的方法

(1)肠内营养管饲途径:管饲途径的选择原则包括以下几个方面内容,即满足肠内营养的需要;置管方式尽量简单、方便;尽量减少对患者损害;患者舒适和有利于长期带管。肠内营养的管饲途径分为 2 大类:一是无创的置管技术,主要是指经鼻胃途径放置导管,根据病情需要,导管远端可放置在胃、十二指肠或空肠中;二是有创的置管技术,根据创伤大小,再分为微创(内镜协助,如 PEG)和外科手术下的各类造口技术。

(2)肠内营养输注泵:肠内营养输注泵是一种由电脑控制输液的装置,以精确控制肠内营养液的输注。肠内营养中,输液速度的过快或过慢,一方面可引起患者血糖水平的明显波动,不利于营养物质的吸收和利用,甚至发生高渗非酮症性昏迷或低血糖反应及其他严重的代谢性并发症;另一方面,可能造成或加重患者的胃肠道不适。而采用持续性肠内营养输注泵喂养,可有效减少胃和食管不适的发生,并且可以为吸收能力受限的患者提供最大程度的营养支持。

3. 肠内营养制剂　肠内营养制剂按氮源分为 3 大类:氨基酸型、短肽型(前 2 类也称为要素型)、整蛋白型(也称为非要素型)。上述 3 类又可各分为平衡型和疾病适用型。此外,还有组件式肠内营养制剂。

(1)氨基酸型肠内营养制剂:氨基酸型肠内营养制剂主要为低脂的粉剂,可减少对胰腺外分泌系统和消化液分泌的刺激,无渣,不需要消化液或极少消化液便可吸收利用。临床上应用的氨基酸型肠内营养制剂含有甘氨酸、丙氨酸、精氨酸等 18 种氨基酸,其中必需氨基酸含量超过 40%,特别是含有谷氨酰胺和精氨酸,有益于维护肠黏膜屏障功能和改善免疫功能。氨基酸型肠内营养制剂主要适用于肠道功能减退的患者,如胰腺炎、消化道瘘、短肠综合征(小肠的长度短于 60 cm)、炎性肠病(如克罗恩病、溃疡性结肠炎)等;也可用于诊断和手术前的肠道准备,以及其他需要肠内营养的患者。

(2)短肽型肠内营养制剂:短肽型肠内营养制剂所含的蛋白质为蛋白水解物,人体小肠有运输低聚肽的体系,营养液中的低聚肽可经小肠黏膜刷状缘的肽酶水解后进入血液,容易被机体利用;具有低渣、仅需少量消化液和排粪便量少的特点。主要成分为人体必需的营养要素,如水、麦芽糊精、乳清蛋白水解物、植物油、矿物质、维生素和微量元素等。

主要应用于部分胃肠道功能的患者,包括:①代谢性胃肠道功能障碍 如胰腺炎、肠道炎症疾病、放射性肠炎和化疗、肠瘘、短肠综合征;②危重疾病,如大面积烧伤、外科大手术、脓毒血症等;③营养不良患者的手术前后营养支持及术前肠道准备。

(3)整蛋白型肠内营养制剂:该类肠内营养制剂以整蛋白或蛋白质游离物为氮源,渗透压接近等渗,口感较好,适于口服,亦可管饲。适于胃肠功能较好的患者。这类制剂又进一步分为:①平衡型,按照是否含有部分特定营养素成分,可分为含膳食纤维或不含膳食纤维型;含中链脂肪乳(MCT)或不含 MCT 等。按照剂型可分为液体制剂和粉剂。②疾病特异型,包括糖尿病型营养剂、肿瘤病型营养剂、肺疾病型营养剂、烧伤型营养剂、肝疾病型营养剂和肾疾病型营养剂。

(二)肠外营养

肠外营养(PN)是指通过中心静脉或周围静脉插管的途径,输入包括葡萄糖、氨基酸、脂肪乳、电解质、微量元素、水溶性及脂溶性维生素等静脉营养液的一种方法。肠外营养分为完全肠外营养和部分补充肠外营养。患者在不能或不能完全充分由胃肠道摄取营养的情况下,使蛋白质、热量、电解质、维生素的补充仍能达到较满意的程度。

1. 肠外营养支持的适应证和禁忌证

(1)适应证:肠外营养的基本适应证是胃肠道功能障碍或衰竭者,也包括需家庭肠外营养支持者。

(2)禁忌证:①胃肠功能正常、适应肠内营养或 5d 内可恢复胃肠功能者;②不可治愈、无存活希望、临终或不可逆昏迷病人;③需急诊手术、术前不可能实施营养支持者;④心血管功能或严重代谢紊乱需要控制者。

2. 肠外营养的输注途径　用于肠外营养输注的静脉置管途径可分为周围静脉导管(PVC)与中心静脉导管(CVC)。中心静脉置管又可分为经外周穿刺置入中心静脉导管(PICC)、直接经皮穿刺中心静脉置管、隧道式中心静脉导管(CVTC)、输液港(Port)。选择何种输注途径,需考虑以下因素:患者以往静脉置管病史,静脉解剖走向,出凝血功能,预计 PN 持续时间,护理环境,潜在疾病等。中心静脉置管(CVC)的应用越来越普遍,包括肠外营养液输注,血制品输注等。应用 CVC 可显著减少周围静脉穿刺次数。但不可避免的,也导致一些并发症发生。因此,必须由经培训的专门人员置管和维护,操作时必须严格遵守无菌操作规则。

3. 肠外营养制剂

(1)糖类制剂:糖类制剂是最简单、有效的 PN 制剂,可提供机体代谢所需能量的 50%～60%,葡萄糖是 PN 最常选用的能量制剂,临床上常配制成 5%、10%、25%、50%等规格的注射液。此外,70%葡萄糖注射液专供肾衰竭患者使用。临床常用制剂还有果糖、麦芽糖及糖醇类(如山梨醇和木糖醇)。但这些制剂均不能长期大量应用,否则会引起高乳酸血症、高胆红素血症、高尿酸血症等代谢紊乱。目前已不主张单独应用葡萄糖制剂,而应与脂肪乳剂合用,以减少葡萄糖用量,避免糖代谢紊乱的发生。另外,在大量输注葡萄糖时,需补充适量胰岛素以弥补内源性胰岛素的不足,每日葡萄糖用量不宜超过 400 g。

(2)脂肪乳剂:脂肪乳剂适用于需要高热量的病人(如肿瘤及其他恶性病)、肾损害、禁用蛋白质的病人和由于某种原因不能经胃肠道摄取营养的病人,以补充适当热量和必需脂肪酸。包括结构脂肪乳剂、长链、中链脂肪乳剂及富含 ω-3 脂肪酸的脂肪乳剂等。长期使用,应注意脂肪排泄量及肝功能,每周应做血常规、血凝、红细胞沉降率等检查。若血浆有乳光或乳色出现,应推迟或停止应用。严重急性肝损害及严重代谢紊乱特别是脂肪代谢紊乱脂质肾病、严重高脂血症病人禁用。

(3)氨基酸制剂:根据氨基酸成分和含量的不同,分为平衡氨基酸和专用氨基酸。平衡氨基酸含有人体所需的大多数氨基酸,包括必需氨基酸和非必需氨基酸,生物利用度高,适用于肝、肾功能正常的病人。疾病专用氨基酸主要指肝病、肾病、创伤和婴幼儿用的氨基酸。肝病氨基酸富含支链氨基酸,能够调节血浆支链氨基酸/芳香族氨基酸的比例,用于肝硬化、重症肝炎和肝昏迷的治疗。肾病氨基酸由 8 种必需氨基酸和组氨酸构成,用于纠正因肾病引起的必需氨基酸不足。创伤型氨基酸富含支链氨基酸,用于手术前后、严重创伤、烧伤和骨折等。幼儿用氨基酸能提供足量的必需氨基酸(约占氨基酸总量的 40%),同时富含婴幼儿体内不能合成的酪氨酸、胱氨酸(或半胱氨酸)、精氨酸和组氨酸。

(4)维生素制剂:维生素是 PN 不可缺少的组分之一,有水溶性和脂溶性制剂,主要维持人体正常代谢和生理功能。用于 PN 的维生素多为复方制剂。应用维生素时要注意用量,以防过量蓄积后中毒。

(5)微量元素:微量元素主要参与氧的储存和电子传递,参与遗传和自由基的调节。PN 中常加入的微量元素有铬、铜、铁、锰、钼、硒、锌、碘、氟等。

(6)电解质制剂:电解质是维持人体水、电解质和酸、碱平衡,保持人体内环境的稳定,维护各种酶的活性和神经、肌肉的应激性以及营养代谢正常的一类重要物质。临床多应用单一性制剂,如 0.9% NaCl 溶液、10% NaCl 溶液、KCl 溶液、$MgSO_4$ 溶液、$NaHCO_3$ 溶液等,必要时也应用谷氨酸钾、谷氨酸钠等。

(张幸国　饶跃峰　李　茜　陈亚玲)

参考文献

[1] 姜远英. 临床药物治疗学. 3 版. 北京:人民卫生出版社,2011.

[2] 程德云,陈文彬. 临床药物治疗学. 4 版. 北京:人民卫生出版社,2012.

[3] Mary Anne Koda-Kimble 著. 王秀兰,李强,张淑文主译. 临床药物治疗学. 8 版. 北京:人民卫生出版社,2007.

[4] 中国高血压防治指南修订委员会. 中国高血压防治指南. 2 版. 2011.

[5] 中华医学会心血管病学分会,中华心血管病杂志编辑委员会. 中国心血管病预防指南. 中华心血管病杂志,2011,39(1):3-10.

[6] 王秀兰,临床药物治疗学:心血管疾病. 8 版. 北京:人民卫生出版社,2007.

[7] 陈维洲,许玉韵,吕俊升. 心血管病治疗学. 杭州:浙江科学技术出版社,2001.

[8] 闫西艴,陈灏珠. 高血压与相关疾病. 郑州:郑州大学出版社,2003.

[9] European Society of Hypertension (ESH) and of the European Society of Cardiology (ESC), 2013 ESH/ESC Guidelines for the management of arterial hypertension. Journal of Hypertension,2013,31:1281-1357.

[10] 中华医学会心血管病学分会,中华心血管病杂志编辑委员会.不稳定型心绞痛和非ST段抬高心肌梗死诊断与治疗指南.中华心血管病杂志,2007,35(4):295-304.

[11] 中华医学会心血管病学分会,中华心血管病杂志编辑委员会.急性ST段抬高心肌梗死诊断与治疗指南.中华心血管病杂志,2010,38(8):675-690.

[12] 姬尚义,沈宗林.缺血性心脏病.北京:人民卫生出版社,2002.

[13] 邵耕,胡大一.现代冠心病.2版.北京:北京大学医学出版社,2006.

[14] 杨新春,那开宪,陈瑾.心力衰竭临床与实践.北京:人民卫生出版社,2008.

[15] 万峰,王京生.现代心力衰竭外科治疗学.北京:中国协和医科大学出版社,2008.

[16] 张建,华琦.心力衰竭的诊断与治疗.北京:人民卫生出版社,2006.

[17] Terry L著.陈东生主译.临床药物治疗学病例分析.北京:人民卫生出版社,2008.

[18] Pleskot M,Babu A,KajzrJ,et al. Characteristics and short-term survival of individuals without-of-hospital cardiac arrests in the East Bohemian region. Resuscitation,2006(68):209-220.

[19] 卢才义.临床心律失常学.2版.北京:科学出版社,2006.

[20] 闫素华.心律失常基础与临床.济南.山东大学出版社,2008.

[21] 徐叔云.临床药理学.3版.北京:人民卫生出版社,2005.

[22] 宋文宣,李德爱.实用心血管药物学.北京:人民卫生出版社,2010.

[23] GOLD Executive Commitee. Global Strategy for Diagnos, Management, and Prevention of Chronic Obstructive Pulmonary Disease. 2013, http://www.goldcopd.org.

[24] 王秀兰,贺正一,刘颖.临床药物治疗学.北京:人民卫生出版社,2007.

[25] 中华医学会呼吸病学分会慢性阻塞性肺疾病学组.慢性阻塞性肺疾病诊治指南(2013年修订版).中华结核和呼吸杂志,2013,36(3):255-264.

[26] 蔡卫民,吕迁洲.临床药学理论与实践.北京:人民卫生出版社,2012.

[27] 中华医学会呼吸病学分会哮喘学组.支气管哮喘防治指南(支气管哮喘的定义、诊断、治疗和管理方案).中华结核和呼吸杂志,2008,31(3):177-185.

[28] 王河,汪安江,朱萱.胃食管反流病药物治疗进展.世界华人消化杂志,2011,19(16):1711.

[29] Mary Anne Koda-Kimble著.王秀兰主译.临床药物治疗学(消化性疾病).8版.北京:人民卫生出版社,2007.

[30] 李兆申.现代消化病药物治疗学.北京:人民军医出版社,2005.

[31] 李大魁,张石革.药学综合知识与技能.北京:中国医药科技出版社,2013.

[32] 中华内科杂志编委会.急性非静脉曲张性上消化道出血诊治指南.中华消化内镜杂志,2009,26(9):449-452.

[33] 程德云、陈文彬.临床药物治疗学.4版.北京:人民卫生出版社,2012.

[34] 姜远英.临床药物治疗学.3版.北京:人民卫生出版社,2012.

[35] 姜远英.临床药物治疗学.2版.北京:人民卫生出版社,2010.

[36] Mary Anne Koda-Kimble著.王秀兰,李强,张淑文主译.临床药物治疗学-血液病.8版.北京:人民卫生出版社,2007.

[37] 英国血液学标准化委员会.成人、儿童及孕妇特发性血小板减少性紫癜诊治指南.国外医学.输血及血液学分册,2004,27(4):289.

[38] 英国血液病学标准化委员会.获得性再生障碍性贫血诊治指南.国外医学:输血及血液学分册,2005,28(2):97.

[39] 中华医学会血液学分会.急性早幼粒细胞白血病中国诊疗指南(2011年版).中华血液学杂志,2011,32(12):885.

[40] 中华医学会血液学分会.成人急性髓系白血病(非急性早幼粒细胞白血病)中国诊疗指南(2011年版).中华血液学杂志,2011,32(11):804.

[41] Aslinia F,Mazza J J,Yale S H. Megaloblastic anemia and other causes of macrocytosis. Clinical Medicine & Research,2006,4(3):236.

[42] Kaferle J, Strzoda, CE. Evaluation of macrocytosis. American Family Physician,2009,79(3):203.

[43] Mark H Beers主编,王卫平主译.默克诊疗手册.18版.北京:人民卫生出版社,2009.

[44] 中华医学会糖尿病学分会.中国2型糖尿病防治指南.2010年版.北京:北京大学医学出版社.2010.

[45] 姜远英.临床药物治疗学.3版.北京:人民卫生出版社,2011.

[46] Mary Anne Koda-Kimble著.王秀兰,洪旭,张淑文主译.临床药物治疗学.8版.北京:人民卫生出版社,2007.

[47] 孙淑娟,康东红.内分泌疾病药物治疗学.北京:化学工业出版社,2010.

[48] 中华医学会风湿病学分会.原发性骨质疏松症诊治指南(2011年).中华骨质疏松和骨矿盐疾病杂志,2011.

[49] 中华医学会风湿病学分会.原发性痛风诊断和治疗指南(2011年).中华风湿病学杂志,2011.

[50] Dinesh Khanna,John D. Fitzgerald,Puja P. Khanna, et al. 2012 American College of Rheumatology Guidelines for Management of Gout. Part 1 Systematic nonpharmacologic and pharmacologic therapeutic approaches to hyperuricemia. Arthritis Care & Research,2012,64(10):1431-1446.

[51] Dinesh Khanna,John D. Fitzgerald,Puja P. Khanna, et al. 2012 American College of Rheumatology Guidelines for Management of Gout. Part 2 Therapy and Antiinflammatory Prophylaxis of Acute Gouty Arthritis. Arthritis Care & Research,2012,64(10):1447-1461.

[52] 王吉耀.内科学.北京:人民卫生出版社,2005.

[53] 金有豫主译.Goodman & Gilman's The Pharmacological Basis of Therapeutics. 10版.北京:人民卫生出版社,2004.

[54] Koda-Kimble,Mary Anne.临床药物治疗学(肾脏疾病).北京:人民卫生出版社,2007.

[55] 黎磊石,刘志红.中国肾脏病学.北京:人民军医出版社,2008.

[56] 袁伟杰.现代肾脏病药物治疗学.北京:人民军医出版社,2001.

[57] 王海燕.肾脏病学.3版.北京:人民卫生出版社,2008.

[58] 血管紧张素转换酶抑制剂在肾脏病中正确应用的专家协作组.血管紧张素转换酶抑制剂在肾脏病中正确应用的共识.中华肾脏病杂志,2006,22

(1):57-58.
[59] 姚小丹,王文荣,朱丽晶.肾性贫血的诊治原则——简介 K/DOQI 及其相关临床实践指南(上).肾脏病与透析肾移植杂志,2001,10(5):463-467.
[60] 姚小丹,王文荣,朱丽晶.肾性贫血的诊治原则——简介 K/DOQI 及其相关临床实践指南(下).肾脏病与透析肾移植杂志,2001,10(6):554-559.
[61] 中华医学会肾脏病学分会.重组人促红细胞生成素在肾性贫血中合理应用的专家共识.中国血液净化,2007,6(8):440-443.
[62] -酮酸制剂在肾内科应用专家协作组.慢性肾脏病蛋白营养治疗共识.中华肾脏病杂志,2005,21(7):421-424.
[63] 吴江.神经病学.北京:人民卫生出版社,2005.
[64] 董为伟.神经系统疾病治疗学.北京:科学出版社,2007.
[65] 中华医学会编著.临床诊疗指南-癫痫病分册.北京:人民卫生出版社,2007.
[66] 中华医学会神经病学分会脑血管病学组急性缺血性脑卒中诊治指南撰写组.中国急性缺血性脑卒中诊治指南2010.中华神经科杂志,2010,43(2):1-8.
[67] 中华医学会神经病学分会脑血管病学组缺血性脑卒中二级预防指南撰写组.中国缺血性脑卒中和短暂性脑缺血发作二级预防指南2010.中华神经科杂志,2010,43(2):154-160.
[68] 中华医学会神经病学分会帕金森病及运动障碍学组.中国帕金森病治疗指南.(2版).中华神经科杂志,2009,42(5):352-355.
[69] 美国心脏协会卒中委员会和心血管护理委员会.自发性脑出血治疗指南(美国心脏协会/美国卒中协会对医疗卫生专业人员发布的指南).国际脑血管病杂志,2010,18(8):561-580.
[70] 卫生部合理用药专家委员会.国家抗微生物治疗指南.北京:人民卫生出版社.
[71] 社区获得性肺炎诊断和治疗指南[J].中华结核和呼吸杂志,2006,10:651-655.
[72] American Thoracic Society, Infectious Diseases Society of America. Guidelines for the management of adults with hospital-acquired, ventilator-associated, and healthcare-associated pneumonia. Am J Respir Crit Care, 2005,171(4):388-416.
[73] The European Society of Cardiology 2009. Guidelines on the prevention, diagnosis, and treatment of infective endocarditis (new version 2009), European Heart Journal doi: 10.1093 /eurheart j /ehp285.
[74] 卫生部.抗菌药物临床应用指导原则.卫办医政发[2004]285号.
[75] Dellinger RP, Levy MM, Rhodes A, Annane D, et al. Surviving Sepsis Campaign: international guidelines for management of severe sepsis and septic shock, 2012. [J], Intensive Care Med, 2013,39(2):165-228.
[76] Clinical practice guidelines for the management of cryptococcal disease: 2010 update by the Infectious Diseases Society of America Clinical Infectious Disease, 2010,50:291-322.
[77] 孙燕.内科肿瘤学.北京:人民卫生出版社,2001.
[78] 储大同.当代肿瘤内科治疗方案评价.3版.北京:北京大学医学出版社,2010.
[79] 张鉴,李军.肿瘤药物治疗学.北京:化学工业出版社,2010.
[80] The National Comprehensive Cancer Network. NCCN clinical practice guidelines in oncology version, 2013. Availabe at www.NCCN.com.
[81] 姜远英.临床药物治疗学.3版.北京:人民卫生出版社,2011.
[82] 任引津,张寿林,倪为民,等.实用急性中毒全书.北京:人民卫生出版社,2003.
[83] 廖震华,丁丽君,温程.我国60年精神障碍流行病学调查研究现状.中国全科医学,2012,15(10):1160.
[84] 龙友明,胡学强.神经系统自身免疫性疾病发病机制与治疗研究进展.中国现代神经疾病杂志,2010,(1):49.
[85] 李圣楠,黄慈波.系统性红斑狼疮的诊断治疗进展.临床药物治疗杂志,2010,(1):6.
[86] 何磊英,陆峥.非典型抗精神病药物用于精神分裂症长程治疗的研究进展.世界临床药物,2010,31(7):438.
[87] 黄楠,陆峥.精神分裂症急性期的药物治疗进展.世界临床药物,2010,31(4):216.
[88] 侯宗银,江永华.精神分裂症治疗指南对抗精神病药物使用的影响.精神医学杂志,2010,23(3):217.
[89] 陈兴,侯天文,李玮,等.我国急性中毒流行病学现状分析.医学综述,2008,15:2374-2376.
[90] 陈江华,何强.《KDIGO 临床实践指南:肾移植受者的诊治》免疫抑制部分对我们的启示.中华移植杂志,2010,4(3):1-4.
[91] 江家骥,陈靖.肝移植免疫抑制的进展.中西医结合肝病杂志,2011,21(1):1-3.
[92] 傅志仁,施晓敏.肝移植术后免疫抑制剂的选择与注意事项.肝胆外科杂志,2010,18(3):167-170.
[93] 肖序仁,敖建华,卢锦山.不同免疫抑制方案对肾移植受者和移植肾存活的影响.中华移植杂志,2009,3(2):7-10.
[94] 高宏君.肾移植术后感染的免疫监测.器官移植,2013,4(1):52-54.
[95] Dooley MA, Jayne D, Ginzler EM, et a1. Mycophenolate versus azathioprine as maintenance therapy for lupus nephritis. N Engl J Med, 2011, 365: 1886-1895.
[96] 李彦芹.肠内营养制剂的特点和应用选择.临床药物治疗杂志,2009,7(6):33-35.
[97] 周旋,于锋.国内外肠内营养最佳组成的研究进展.药学与临床研究,2012,20(5):435-438.
[98] 管清海,张长习,陈强谱.免疫营养制剂的临床应用.临床药物治疗杂志,2013,02:32-36.

第7章

临床药师与医、护、患的沟通

第一节 概 述

临床药师是指以系统药学专业知识为基础，并具有一定医学和相关专业基础知识与技能，直接参与临床用药，促进药物合理应用和保护患者用药安全的药学专业技术人员。他们运用丰富的现代药学知识与医师一起为患者提供最安全合理、经济的用药方案，协助医师为患者在最佳时期选择正确的药物及剂量，避免药物相互作用的不良反应，在临床合理用药中发挥关键作用。错误处方和药物的不良反应给许多患者及家庭、社会带来了沉重的负担，在大量药物中选择优化方案的需要促成了临床药学的形成与发展。20世纪60、70年代，美国首先建立了临床药学这一新兴学科，把过去传统的药学教育重点由“药”转向“人”。由于我国目前的药学教育传承了西方20世纪70年代以前，尤其是前苏联的教育模式，整个教育体系在人才培养目标中主要注重对药物的研制、生产和销售，培养的是药品供应人才，而不是全程药学服务人才，忽视药品存在和发展的最终目的对患者的人文关怀；传授的专业知识以化学知识为主，而对如生物医学等专业知识和实践技能缺乏训练，忽视对临床药物治疗方案的选择和评价能力的培养，从而出现了知识结构的欠缺。而在我国传统药师的工作中，是以药物为工作中心，缺少与患者及医护人员关于合理用药的沟通，从而导致了药师沟通困难。据报道，2006年我国国家不良反应监测中心收到的药品不良反应报告达到369 000例，2007年收到药品不良反应报告达到547 000例，比2006年增长48.11%，却仍未达到平台期。2012年，国家药品不良反应监测网络共收到药品不良反应/事件报告120万余份。原因之一是由于我国的不良反应监测制度不健全，而药师未与患者及医护人员进行良好的沟通也是导致不良反应发生而被忽略的重要原因。

1987年，我国卫生部批准了12家重点医院作为全国临床药学试点单位。2002年1月，国家卫生部和国家中医药管理局颁布了《医疗机构药事管理暂行规定》，明确“临床药学工作应面向患者，在临床诊疗活动中实行医药结合。临床药学专业技术人员应参与临床药物治疗方案设计，建立重点患者药历，实施治疗药物监测，逐步建立临床药师制”。此前，药师的主要工作是药品调剂，因此，医师普遍认为药学人员的主要工作应该是药品供应。有学者对临床药学服务认知度做过调查，发现医师对临床药学服务的认知度比较低，61.7% 的医师认为药师的工作内容应该是调剂，或者应该“为医师提供最新的药物信息”（占78.4%），认为需深入临床参与查房者仅占21.3%。这种认知状态，使从事临床药学服务的药学人员受到医师排斥，开展工作可能会遇到一些困难。2006年我国卫生部公布了第一批临床药师试点培训基地。各基地学员在接受了1年的培训后，完成了一项关于临床药师在实际工作中所遇到困难的问卷调查，调查显示：列第一位的困难是临床相关医学知识缺乏，占到90%；第二位的困难是与医护、患者的沟通困难，占到80%。药师沟通在国外已被学者们研究了数十年。2001年的一个统计中显示，当时美国已有75%的药学院开设了药师沟通技巧的课程。而在理论体系上，大致有布鲁斯·伯格和罗伯特·贝尔德斯里等2种。布鲁斯·伯格认为药师沟通在于与患者及医护人员建立良好的合作关系，在这种关系中，交换信息，才能通过恰当的药物治疗来优化患者服务。罗伯特·贝尔德斯里等认为沟通是以患者为中心的服务的基础，沟通技巧的发展是一个复杂的过程，需要长期投入去提高和练习。对于药师沟通的概念化及衡量，国外在过去几十年中涌现出了大量的研究。他们建立各种模型，通过邮件调查、电话访问、非参与性的观察等方式收集数据，以研究药师沟通中的各个环节问题。患者模拟法也成为高校药学教育工作者在沟通技巧培训课程中一个基本的手段。由此可见，药师沟通在国外是临床药学教育中一个必不可少的课程模块，是临床药学研究的一个重要组成部分。因此，现在临床药师除了完成药品的供应分发等工作外，还要加强与医师、护士、患者的沟通，协助临床医师参与患者用药方案的制定，并对患者进行用药指导，以提高用药依从性、增加药物疗效、降低毒副反应的发生率。

沟通是人们在互动过程中通过某种途径或方式将一定的信息传递给接受者，并获得理解的过程。临床药师应努力学习和探索与患者沟通的技巧，提高沟通能力，从而促进双方的心理沟通，最终达到增进患者身心健康的目的。临床药师的工作职责中包含着与不同的对象(医师、护士、患者、其他人员)进行沟通。在这些过程中，沟通能否顺利进行，就取决于临床药师自身是否具备沟通的技巧。例如在对患者进行服药指导时，患者因为患病而容易产生情绪波动，有的患者会对治疗药物有抵触情绪，尤其是儿童，对药物一般采取抗拒态度。面对这种情况，临床药师如果没有一定的交流技巧，患者不但不能积极配合治疗，甚至会产生相反的效果，耽误治疗。另外，沟通可发生在不同的情况下，有时非常紧急，例如在急诊时临床药师参与诊断和治疗，在这种情况下如何选择沟通的时机，沟通内容的多少和准确性等各方面都是临床药师所需沟通技巧中非常重要的。如果没有一定的技巧，整个医疗服务的效果都会受其影响。临床药学通常应用的沟通模型有以下几种类型。

1. *用药指导模型*　该模型主要指临床药师就药物的用法、用量及注意事项等对患者进行指导，同时包括一些用药常识介绍、合理用药知识宣传、板报或期刊之类的普及性教育工作。该模型的特点是临床药师相对主动，患者被动接受指导。

2. *用药咨询模型*　患者主动向临床药师咨询用药有关的一些问题，该模型的特点是患者相对主动，临床药师根据患者的疑问进行解答。优点是针对性较强，沟通围绕患者的提问进行。

3. *互动沟通模型*　临床药师和患者在特定的场合下，以平等的地位进行的双向的信息交流和沟通。在这种模式下，临床药师本着为患者服务的思想，不仅关心患者的生理状况，同时关注其心理和精神状况，患者把临床药师视为可信赖的朋友，愿意向其倾诉自己的感受和与药物有关的问题。沟通的内容不仅涉及药物的用法用量、不良反应、禁忌、药物相互作用、患者的用药史、过敏史、疾病史、生理状况等药学内容，还可能涉及患者的家庭、隐私、心理状况、经济情况等社会内容。该模式是药患沟通的理想模型。良好的互动沟通可提高患者的用药依从性，促进患者合理用药，从而改善患者的生活质量。

4. *临床药师参与查房模型*　临床药师定期到住院病房查看患者病历，了解患者用药情况，直接与患者面对面交流，关心其疾病控制状况及用药感受，对重点病例发表用药意见，解答医师提出的用药问题，参加危重症患者的救治和病案讨论，协助医生设计用药方案并对药物进行鉴别和遴选，对重点患者建立药历，深入开展药物不良反应监测和重点药物血药浓度监测工作。该模型主要的优点是整个沟通过程是围绕患者的疾病状况、用药史及目前的治疗方案开展，医师与患者的沟通有了临床药师的参与使内容更加全面而详细，使得治疗方案更加完善。

(贾继东)

第二节　临床药师的沟通技巧

一、临床药师与医师的沟通

1. *临床药师对改善临床合理用药的作用*　临床药师主要的职责是协助临床医师选药和合理用药，参与临床药物治疗方案设计与实施，承担医院临床药学教育和对药师、医师、社区医师进行培训，并进行临床药学研究，提供科学的监测或实验数据，将临床药学的科学数据(如血药浓度、尿药浓度)和药学理论知识相结合，使患者不受或少受用药有关的损害，帮助医师减少用药风险，提高临床药物治疗水平。临床药师同医师的合作应明确以患者的利益为中心，他们进入临床，参与医师查房，建立用药药历，与医师讨论的问题可涉及药物治疗、疾病诊断、实验室数据分析等方面的内容，同时可以向医师介绍和推荐更适合某种疾病的新药，使医师及时了解其治疗领域药物的最新动态，最后以建议和讨论的方式向医师提供药物治疗方案。临床药师还应配合医院相关科室，对治疗窗窄的药品进行事前、事中、事后3个阶段的监控，并对其是否合理用药进行评估。随着药学事业的不断发展，新药、新剂型、新品种日益增多，临床医师不可能完全掌握这些药物的特点，因此，临床上的处方错误及不合理用药现象时有发生。一个系统性评价显示，7%的医嘱可出现处方错误，但大部分错误医嘱在使患者出现损害之前可通过临床药师的干预来纠正。当审核处方发现不妥时，临床药师可以请医师前来修改或亲自请医师修改错误处方，并耐心给患者解释，提高处方合理性。

2. 临床药师与医师沟通的原则与内容

(1)临床药师与医师沟通的原则：临床药师如何让沟通达到目的，也需要遵守以下几条原则。

①沟通时注意场合和时机。临床药师在临床参与药物治疗时，药师人员只是团队中的一员，医师应该是主体，药师只是起到助手作用，不是指导者而是合作者。临床药师不宜过度参与临床用药工作，更不能顶替医师的工作，切忌过度以帮助者的姿态交流。平常的临床药物试验等，药师是主要执行者，临床药师和医师可以就试验的结果进行讨论。

临床药师在选择与医师沟通的时机一定要适宜，临床药师协助医师或是护士时，不能打断或是耽误别人的工作，不可选择在医师抢救患者或进行疾病检查时进行沟通，不可选择在患者床边就患者的用药问题尤其是存在争议性较大的问题进行沟通。这样做不但达不到沟通的效果，而且还影响了医师的工作，甚至引起不必要的医疗纠纷。在不同的场合下采用不同的沟通方式，不能颠倒。

②沟通内容需专业、准确。临床药师与医师的交流中可以尽可能地采用专门的、准确的医学术语，保证沟通内容的准确性。我国的临床药师大多都是药剂化技术型人才，在相关的学校学习的知识绝大多数是以化学作为主要学科的药学教育，因此大部分的临床药师缺乏治疗学、临床药理学、病理学、病理生理学等方面的临床医学知识。当临床药师经过在校的培训和学习走向工作岗位以后，临床药师的工作仍以医院药物的制备、检验及供应等为主，这就导致临床药师在进行药物治疗的实际工作中缺乏临床经验，也造成了临床药师与医师进行交流时，存在沟通障碍。因此，临床药师一方面要不断加强药学知识和临床知识的学习，另一方面要真正走入临床实践，比如在参加患者药物治疗前应预先查看患者病历，了解疾病的诊断和相关检查，不懂之处应虚心请教。因为只有在实践经验的基础上才能详细了解临床的需要，只有这样，临床药师与医师的沟通才能准确、专业。

③以患者为中心。药物的使用关系到患者的健康，因此，临床药师如果发现医务人员工作中的失误会影响到治疗的顺利进行并威胁到患者的健康，这时要果断地与相关人员进行沟通，或是委婉地“劝解”，或是直截了当地点名，不可因为任何原因对患者健康造成伤害，这也是对一名临床药师沟通技巧的最低要求。

(2)临床药师与医师沟通的内容

①药物的治疗方案：《医疗机构药事管理规定》中规定临床药师应全职参与临床药物治疗工作，评价药物治疗的适应性，根据患者的病理生理情况选择最适给药剂量，积极预测、预防发现、处置药物不良反应，对药物临床使用的安全性、有效性和经济性进行监测、分析、评估，实施处方和用药医嘱点评与干预，避免各药物之间由于药效学和药动学的相互影响而增加不良反应，防治错误用药的发生，减少药品损害事件。

在专科用药上，临床药师切忌与专科医师争辩，医师对于不同患者的用药剂量、疗程、不良反应预判等都有丰富的用药经验，临床药师若有不同的看法，可通过文献检索验证自己的看法，在合适的时候与医师讨论。临床药师还可根据患者实验室数据和病情的变化，向医师主动介绍药物在该患者体内可能发生的吸收、分布、代谢、排泄等情况，用科学的数据帮助医师进行决策。临床药师与医师在合理用药上沟通的成功，取决于医师对临床药师专业水平的认可程度和信任程度。因此，要解决这个问题，临床药师必须熟练掌握专科药物的基本特性、及时了解专科疾病的药物治疗进展、熟练掌握专科疾病其他并发症的药物治疗方案、熟练掌握药物不良反应的处理方法。

对于医师违反处方原则、药物说明书要求以及国家法律法规等规定的，药师应坚持原则、实事求是、依法办事。但是，对不合理用药进行干预，既要达到安全用药的目的，又不能损害医师的自尊心；不能将医师视为对立面，而是要视医药护为一个团队。因此，当发现医师用药有不妥之处应该采取请教的方式、探讨的态度与其沟通。若临床用药使用范围或剂量出现超出药品说明书的情况时，临床药师可首先查阅文献或指南，明确超说明书用法是否有足够的文献支持，是否对患者利大于弊。如果是，将该用法上报药事管理和药物治疗委员会，并让患者知情同意，如若不是，临床药师应首先劝说医师修改用药方案，要指出药品说明书是通过国家有关行政管理部门批准，是具有法律效力的，只要不与《中华人民共和国药典》(2010 版)及配套的《用药指南》相矛盾，就必须依照执行。药物手册或教科书不具法律效力，只能作为用药参考，而药品说明书的法律效力远高于一般的药物手册和教科书。同时，临床药师应考虑临床医师的专业意见，考虑是否有超出说明书应用的必要性，寻找用药的循证医学证据，结合临床药物治疗实践，进行药物临床应用研究；开展药物利用评价和药物临床应用研究。临床药师发现药品不良反应、药品损害事件后，应当积极救治患者，立即向有关部门报告，并做好观察与记录。

②药物信息咨询服务：为医师提供高质量的药物信息咨询服务，可以展示出药学服务的价值，使药师对自己的能力更有信心。为与医师建立良好的沟通关系，首先应将提供药物最新信息由间接的远距离服务改变为直接的面对面服务，将药品供应由被动转变成主动解决用药难题。并且，医师需要新上市药品、新进口药品、医院以前未使用药品品种的相关信息，临床工作中不断了解新药的治疗评价和使用安全知识，满足临床需求。临床药师要利用专业期刊、信息系统、学术交流、临床实践等，多种渠道做好药学信息的收集、整理和评价工作，向医师介绍医院用药信息和权威的用药资料，宣传用药知识和药物的合理利用，介绍新药和药物的不良反应等信息。

临床药师的药学知识面广、药物信息量大，适时向医师提出用药建议可取得良好的沟通效果。医师有时遇到用药难题会询问临床药师，有的问题若不能立即回答，应大胆承认自己知识的不足，并及时查阅有关文献资料，给医师明确的答复，最好给予医师几种可供选择的方法，在此过程中努力提高自己的专业知识，这样既赢得了医师的信任，又真正成为了"医师助手"。

3. 临床药师与医师沟通的策略

(1)增加沟通频率：临床药师应考虑定期与医师会面，可以通过书信、传真电话咨询甚至是组织有关药物信息或共同感兴趣的研讨会增加沟通。

(2)处理矛盾：药师与医师的合作过程不可避免的总是出现矛盾，药师需要解决矛盾和协商的技巧，在给医师提出建议时避免产生矛盾的方法包括用清晰简洁的语气来报道真实信息；表现得通融并承认自己的理解不足；避免批评同事；提倡反馈以确定他人是否理解并鼓励他们提问和评价；患者是所有医疗专业人员共同关注的目标，药师提出任何建议都是有利于患者治疗，这样可以减少医师对药师个人行为的注意力，从而减少对抗和争论。

(3)移情：临床药师通过让他人知道自己已经理解他的观点，可以减少紧张关系，从而以一个更加平等的合作关系来解决问题。

(4)保持自信：药师的自信态度也有助于与医师发展更好的合作关系，可以让医师知道他的意见得到了同样的关注。要达到这个效果，还是需要将沟通的焦点放在患者的问题上。保持自信的态度既给予了对方足够的尊重，也会获得对方的尊重，从而产生双赢的效果。

二、临床药师与护士的沟通

1. 临床药师与护士沟通的意义　护理人员是临床药学治疗的直接操作者，也是药物作用结果和不良反应的第一见证人。临床药师通过与护士的沟通交流，可统计临床用药物过程中发现的不良反应、不当配伍等问题，并结合药学理论知识加以总结。同时，这种沟通交流可使护士掌握常用的药学知识，有利于护士在执行医嘱时，第一时间提醒医师更改不适当的医嘱，阻止一些不良反应事件的发生。临床药师通过与护士的沟通，让护士理解医嘱，从而会严格执行医嘱，例如抗菌药物每 8 小时给药 1 次，应严格执行，而不是白天分 3 次全部滴完，保证护士在做用药交代或回答患者关于药物方面问题时知识的准确，促进临床安全、合理用药。

2. 临床药师与护士沟通的内容

(1)药品储存：住院患者用药从中心药房领出后，由病房护士负责管理。一些化学药品与生物制品对储存条件有特殊要求，否则会影响药品的药效，甚至变性。但是由于护士的药品专业知识有限，病房护士在药品的管理中对一些药品的特殊要求不够重视，并与无特殊要求的药品混放储存，没有根据有效期、批号、剂型、生产商等进行分类保存。因此，临床药师有必要根据他们的需要定期开展有关合理用药方面的讲座，及时提供新理论和新知识应用信息。

（2）药物分类与作用机制：临床护士了解药品分类，但是对于各类药物的化学特点及作用机制并不是十分清楚。临床药师可以结合临床用药案例向护士介绍各类药物的化学特点、主要作用机制及所引起的不良反应，这样不但可以帮助护士理解地记忆工作中需要的知识，同时也有助于理解各类新上市药品的主要化学特点，起到举一反三的作用。

（3）患者出院带药：病房每天都要面临着许多患者康复出院，医师会针对患者的具体情况开具某些口服药或针剂让患者带回，护士根据处方将医嘱输入电脑，患者结账完毕至药房凭处方取药。临床药师发药过程中会遇到各种问题需与护士沟通交流，比如药品不仅是品种多，同一成分的药品商品名、剂型也很多，护士在录入医嘱时有时会混淆录错，临床药师应及时、耐心的与护士沟通，确保患者正确安全用药。

（4）药物信息咨询服务：护士在注射药物配置过程中，因对药物的理化性质、酸碱性及药物的配方知识相对匮乏，一些常用的注射药物禁忌表，又查不到相关的知识，临床药师可运用药学知识给予答复。临床药师通过了解临床用药情况，结合实际查阅相关文献，再对护士进行介绍，可以有效避免机械地根据药品说明书用药，防止不良反应发生。

3. 临床药师与护士沟通的策略

（1）把握各自的位置和角色：虽然工作的对象、目的相同，但临床药师和护士工作的侧重面和使用的技术手段不尽相同。临床药师主要的职责是直接参与临床药物治疗工作，审核用药医嘱或处方，指导护士做好药品请领、保管和正确使用工作，掌握与临床用药有关的药物信息，为医务人员和患者提供及时、准确、完整的用药信息及咨询服务。护士的职责是能动地执行医嘱、做好躯体和精神护理，向患者解释医嘱的内容，取得患者的理解和合作。在临床工作中，临床药师要认真指导护士做好药品请领、保管和正确使用工作，对护士提出的问题要虚心接受，并引起重视。临床药师与护士沟通对时机及场所的选择非常重要，临床药师不可在患者、医师面前责备护士操作不当，而当对某些比较严重的问题，仅通过电话进行简单交流或在护士正在进行操作时沟通等都会影响沟通效果。

（2）真诚合作、互相配合：临床药师和护士在医院为患者服务时，只有分工不同，没有高低之分。药护双方的关系应相互尊重、相互支持、真诚合作而不是不发号施令与机械执行的关系。该合作关系有赖于临床药师和护士双方面的磨合与相互理解，减少抱怨和指责，在工作中真诚合作，共同为医疗安全负责。药护双方要充分认识对方的作用，承认对方的独立性和重要性，支持对方工作，在专业上要相互学习，在工作中取长补短，形成一个相互理解、相互支持的合作氛围。临床药师尤其要尊重护士，理解其辛勤劳动，重视护士提供的患者情况，及时修正治疗方案。

三、临床药师与患者的沟通

临床药师不仅需要与医师合作，还应同患者直接接触，开展患者用药教育。临床药师作为“帮助者”的作用已经被很多药学组织明确定义了，1991年药学实践联合会声称：“药学实践的任务是帮助人们最好的使用药物。”临床药师与患者沟通的诸多好处可以用1990年美国DHHS政府办公室报告中的一句话来概括“临床药学服务提高了患者监护的价值，不仅提高了临床治疗效果和患者依从性，而且减少了与药物不良反应相关的健康监护的支出费用”。临床药师与患者沟通的目标有如下几条：与患者建立信任的关系；关心和关注患者；帮助患者处理他或者她的用药；帮助患者适应他或者她的疾病；预防或者减少不良反应，以及现在或者将来的不坚持用药问题；提高患者处理这些问题的能力；帮助患者和其他医疗专业人员在制定治疗方案方面的合作。在成年人的教育中，老师和学生会形成一种帮助性的关系，这种关系以教学活动中的互动性为其特征。所以，药师必须让患者参与进来共同解决关系到其自身疾病和药物使用方面的问题。

1. 临床药师在改善医患关系中的价值　医患关系是医疗实践活动中人际关系的核心，和谐的医患关系是实现以患者为中心，减轻患者心身痛苦，促进医患间理解与支持，创造最佳心身状态的需要。临床药师对改善医疗关系有重要作用。近年来，我国医患矛盾突出，医患之间缺乏信任。有数据显示，全国73.3%的医院都曾发生过患者及其家属使用暴力殴打、威胁、辱骂医护人员的现象，59.3%的医院发生过因患者对治疗结果不满而扰乱医院正常诊治秩序、威胁医务人员人身安全，

61.48%的医院发生过患者去世后，患者家属在医院内摆设花圈、烧纸和设置灵堂的不和谐事件。这种现象发生的主要原因包括药品处方不合理、医疗费用高、患者健康意识的提高但缺乏医药知识导致误解等。临床药师协助医师制定最佳治疗方案，进行处方监督（内容可包括药品品种、数量、价格），减少处方中过多的药品数量，并为医师提供不断更新的药品目录，尽可能从国家基本药物目录中选择药品，这种对不合理药物处方的干预还可大大减少医疗支出，稍微缓解患者“看病贵”的问题。

临床药师与患者的沟通的另一个好处是缓解医患之间的压力。由于面对患病的人群，临床药师和医师的工作是充满压力的。临床药师在与患者的沟通中，了解患者的情况，并且获得他们的合作，最终可减轻患者和医师、药师3方面的压力。

临床药师与患者的沟通也可使患者增加医药知识，缓解医患关系紧张局面。药学查房时，药师在与患者的交谈中应注意言辞，不诋毁医师，不否定医师的用药方案，可以作一些双方均可接受的解释，即使是医师有错也应事后与医师沟通。比如，一风湿性心脏病患者拟进行心脏瓣膜置换术，临床药师在查房时患者及家属非常气愤，认为入院都1个星期了，医师仍不做手术，会耽误病情。此时，临床药师根据自身经验询问患者是否长期服用阿司匹林，得到肯定回答后，告知术前应停用阿司匹林1周，否则手术容易大出血。患者听后表示了对医师的理解。临床药师不制造矛盾，并将新矛盾化解，为改善医患关系提供帮助。

2. 临床药师应了解患者的需求　临床药师应判断患者最感兴趣的、想要知道的及可理解的信息量，从而为他提供适当的信息或指导。所有的药学服务工作都需要药师和患者有效沟通，在患者愿意接受药师服务的情况下进行。因此，药师在进行药学服务过程中一定要关注患者的用药心理，做好与患者的沟通。临床药师与患者沟通时需留意3个方面：留意沟通对象的教育程度、情绪状态及对沟通的感受；留意沟通对象对病情的认知程度和对交流的期望值；留意自身的情绪反应，学会自我控制。同时临床药师还应注意4个避免：避免使用刺激对方情绪的语气、语调、语句；避免压抑对方情绪、刻意改变对方的观点；避免过多使用对方不易听懂的专业词汇；避免强求对方立即接受医师或者药师的意见。总之，针对不同类型及不同疾病的患者，临床药师应使用不同的技巧、多种方法以达到沟通的目的。

提供药学服务的临床药师，必须从患者疾病的角度思考，而不是医学上界定的症状。因为每个人在不同社会条件下，其对症状的感知、评价及所采取的行动可能有所不同，例如每个人可能对疼痛的注意不同，对疼痛的定义不同，寻求帮助、向他人倾诉、调整自己的状态以适应疾病的程度也各不相同。比如，当一个肺炎患者需要接受抗生素治疗，他不仅是一个“肺炎”患者，还是一个不得不推掉1周工作并希望得到家庭成员同情的患者。还有患者可能认为对他来说高血压不是什么大不了的事情，他无论如何也不相信药物有益，因此他也不会按时服用降压药。这对药师来说，意味着每次沟通必须以开放的心态处理，尊重患者本人对疾病和药物治疗的认识。

另外，在与患者沟通时，临床药师还需考虑个人对疾病的情绪反应。个体可能经历的情感有沮丧、恐惧、焦虑、受伤害、愤怒、依赖、内疚、抑郁及自尊丧失的感觉。大多数人日常生活都有一定规则，但往往会被不同程度的疾病破坏。比如高血压患者会被嘱咐限盐、戒烟、不能吃喜欢吃的食物。这种情绪可能使患者表现出对药师不尊重或愤怒，从而不坚持用药。虽然临床药师不能消除导致沮丧情绪的原因，但他们可以鼓励患者找到替代的乐趣，帮助患者如何使疾病或治疗带来的不便降低到最小。患者很可能会因为疾病所带来的一些真实或假想的问题而感到恐惧，比如担心疾病对身体产生的影响（疼痛、致残、死亡等）、病情是否会继续恶化、治疗的副作用或疾病对其社交的影响（如朋友或家人的震惊、厌恶、恐惧等）。这时患者会出现神经质的反复提问、渴望得到关注、需要一再的保证。所以当临床药师发现患者的恐惧、担心、抑郁时，需要表达自己认识到并接受这些感觉，也可以鼓励患者讨论这些问题，把患者的疾病可能产生的后果解释给他们，适当的时候也可以做出保证，让他们把担心转换成正确对待疾病的观点，这样可以帮助他们减轻忧虑，必要时指导患者寻求专业的心理辅导。有些患者在患病期间可能变得非常依赖，或者拒绝别人。虽然依赖在一定程度上是必要的，但应鼓励患者自力更生，依靠自己。长期或严重的及由此产生的对他人的依赖可能会导致明显的丧失自尊。药师应具备确定这种情绪的警惕性，并通过一些方式帮助患者改善自尊。比如药师可以让患者参与治疗的选择，教他们如何监测症状，让他们来决定是想要片剂还是针剂，使患者觉得自己能控制自己的疾病或治疗。药师通过关注、关心患者，使患者重新找回自信。

不同病情的患者可能对药物治疗有不同看法，不同患者群体也可能对信息和咨询有不同的需求和愿望。患者用药有各种各样的原因：一是实用，用药可以控制症状、缓解不适；二是心理，可以减少担心；三是希望通过药物过上"正常生活"。同时，长期使用药物对患者来说是有病的一个符号，代表自己和他人是不同的，甚至是不如别人。因此，患者不断地对是否吃药及以何种方式吃药做出独立的决定。当患者从医疗专业人员那里得到信息和建议时，结合自己以往的信息、经验和偏见，对是否改变其健康行为再做出决定。药师普遍认为患者主要是想了解如何服药及怎样储存药物等信息，但其实患者最想了解的是药物的不良反应和相互作用的信息，但是临床药师如何口头说明和解释不良反应是很困难的，如果使用了"很常见"或"很罕见"这样的用语，人们往往会高估了不良反应发生的可能性，而使用数字化的描述（如百万分之一）会更好。但患者获得越多的信息，就越降低了他们对信息的理解能力。因此，药师应采用更简单的方式来描述可能发生的风险，比如可以将药物治疗的风险和日常生活中每天可能发生的风险（如道路交通事故）来进行比较，这种方式可以帮助患者理解。

临床药师在考虑患者对疾病和用药的感受时，还应该考虑疾病和药物对患者生活质量（简称QOL）的影响。比如，对1名需要长期服用降压药的高血压患者来说，血脂、尿蛋白等实验室检查其实对患者来说意义不大，而患者可能更关注的是药物不良反应带来的不适、健康感觉的下降、医药费用的增加和活动受限等，这时患者的生活质量实际已经降低了。这样的负面影响可能会导致患者不坚持用药，使他们降低对医师和药师的信心，病情会继续恶化，出现恶性循环。因此，临床药师可通过如下几条改善药物对患者生活质量的影响。

(1)与患者讨论治疗是否有可能干扰其生活的重要方面。

(2)向患者解释治疗可以得到的效果及尚不能达到的效果，帮助患者权衡成本和利益。

(3)为患者提出建议，如何减少由于治疗而带来的对患者QOL的负面影响。

(4)准备解答患者有关药物不良反应的问题。

(5)与医师交流患者的药物不良反应，并向医师提供备选方案。

(6)将患者生活方式的特点记入医疗文书之中。

3. 临床药师应做好用药指导，提高患者用药依从性 临床药师深入病房、门诊的患者，开展随机问卷咨询调查，掌握不同层面对不同药物不良反应的个体性差异并建立其相关数据库。随着新药品种的增加和国产药品说明书的过于简单，患者很难对药品有正确的认识，只有通过掌握药物知识的临床药师进行用药咨询，才能使患者预防错误的发生并纠正可能已发生的错误，减少医患纠纷。在回答药物反应异常时（治疗反应异常或出现不良反应），可针对患者的疑虑、恐惧心理加以解释，适当提出处理办法，避免使用复杂的治疗方案，应使用通俗易懂的语言，表现自信可以增加患者对药物治疗的信心，让患者觉得药师是在认真的倾听，让患者感觉被重视，激发患者进一步沟通的需求，提高依从性。近年国外还有通过网络的方式随访患者，为患者提供用药指导。有学者对778例高血压患者进行为期1年的随访，发现与单纯进行家庭血压监测的高血压患者相比，有临床药师网络随访指导用药的高血压患者血压控制的更好（收缩压下降13.2mmHg，$P<0.001$；舒张压下降4.6mmHg，$P<0.001$；RR＝3.32，$P<0.001$），提示临床药师对患者疾病管理起着关键的作用。

依从性是指个体行为（如服药、调节饮食或改善生活方式）和医疗或健康指导一致的程度。不坚持用药是指可危害患者用药结果的漏服药物或错误服药。有研究显示，50%的高血压患者在诊断明确1年后中断药物治疗，40%在服用降压药10年后停药。不坚持用药可导致多种不良后果，包括疾病状态的延长或加重，导致住院治疗，甚至出现极端的情况-死亡。不仅处理不坚持用药所导致的不良后果需要费用，所浪费的药物、所损失的工作日对于社会以及卫生保健系统来说也是巨大的花费。临床药师本身应对治疗结果负有责任，所以理解导致不坚持用药的因素并采取行动来解决这个问题就显得十分重要。

首先，临床药师应认真对待不坚持用药的患者。每次患者取药时，药师与患者沟通的一个重要部分就是辨别不坚持用药的问题。举例如下。

例1：王女士拿着一张氢氯噻嗪的处方再次来药房取药。药师查看患者的病历时，注意到离上次开处方的时间是正好的，于是开始与患者谈话。

药师：您好，您的处方写好了，看起来您的病情正在好转，您觉得自己好些了吗？

患者：是的，但是感觉有点乏力。

药师：可能是低钾，以前告诉过您每天要喝橙汁或吃香蕉，您做了吗？

患者：（不好意思承认自己忘了）哦，是的，有时。

药师：好，以后尽量记得。3 个月后再来复诊开药吧。

患者：好的。

由于患者的病历并未显示出问题，这位临床药师并没有打算和患者探讨坚持用药的问题。临床药师虽然评价了药物的效果，但询问方式过于简单。当用药的一个问题已经显现，临床药师没有追问以进一步弄清这个问题或试着用有效的方式去解决它。

例 2：

药师：您好，您今天感觉怎么样？

患者：还好，就是感到乏力。

药师：哦，我知道这种感觉。您坐下，我们来讨论一下您的用药情况，确定您的药是不是发挥了最好的作用。

患者：哦，这当然好了。

药师：我看您用氢氯噻嗪有一段时间了，您觉得效果怎样？

患者：是有用的吧，血压确实能降低，但晚上总得上厕所，弄得总是睡不好觉。

药师：是的，睡不好觉确实很让人觉得很累。

患者：我真的很累。有时我会停几天，这样我才能歇一歇，但血压又升高了，所以我又开始吃。

药师：哦，我明白了。您多长时间像这样停药 1 次？

患者：或许几周 1 次。如果我的脚肿了，我又会多吃几粒补上。

药师：这样吃药方法可不太好。这么说您的问题是感到疲劳，晚上不得不起来上厕所？

患者：是的。

药师：看看怎么能解决您的问题。您每天什么时候吃药呢？

患者：早上起来服。

药师：多数人会有忘记吃药的情况，您会有这种情况吗？

患者：1 周有好几次，有时候早上忘记吃，等想起来的时候吃可能已经是晚上了。

药师：规律服药是很重要的。如果忘了吃，体内液体就会蓄积，上厕所就比平常多了，另外晚上服药也增加了晚上起来上厕所的可能性。所以您尽量每天服药，把它作为早上起床的第一件事。我会给您 1 个日历和 1 个服药提示包装，帮您记住规律用药。

患者：哦，好的，我确实需要规律服药。

药师：另外，您觉得乏力可能是起夜次数太多造成的，也可能是氢氯噻嗪引起的低钾引起的。以前我提到过服这种药物时为了补钾，需要每天喝 1 杯橙汁或吃香蕉，我也知道记住这些事情挺难的。

患者：是的，我根本就没那么做。

药师：好的，可能这就是问题所在了，我建议您看医师，我会告诉他您的感觉，也会告诉他您没有喝橙汁、吃香蕉等，医师可能会帮您查血钾，如果低，她可能会给您补钾。

患者：好，我今天会去看医师的。

药师：还有什么问题吗？

患者：没有，我回家会坚持服药，最好也多吃点含钾的食物。

药师：很好，几天后我会给您打电话，看您做的怎么样了，也了解一下医师的建议。

患者：嗯，再见。

这次，临床药师与患者进行了一次完整的沟通，药师问了适当的问题以发现不坚持用药的情况，包括细节和影响因素。但药师没有评论患者的健忘和对用药的缺乏理解，使得患者感觉自然，这才能充分了解患者不坚持用药的问题。药师和患者一起发现了解决不坚持用药问题的最好办法，然后征得患者同意可以和医师讨论。最后，药师安排了随访，以监测不坚持用药问题的解决是否成功，之后记录了她的干预。

为了鼓励和帮助患者坚持用药，临床药师应把每个患者看做是潜在不依从者。为了建立预防不坚持用药的计划，药师应思考坚持的理由和坚持的困难。药师在与患者的沟通中，应注意以下 3 点。

（1）和患者的沟通方式：临床药师应在沟通过程中关注患者，避免使用专业术语，直接询问患者是否在服药中感到困难，尽可能让患者参与互动及制定治疗决策（如何按时服药、推荐的剂型）；切忌坚持让患者服从，取而代之是给患者提供帮助；说服患者坚持用药会使他们获得最大的好处；不要用可能出现的不良后果吓唬患者，或威胁患者考虑不坚持用药的风险；尽量发现患者可能会考虑的成本和效益问题，在患者想到这些问题之前对药物进行说明；鼓励进一步的交流，提示患者在将来遇到任何问题或产生疑虑时可以打电话讨论；在患者再次取药时，发现患者对其疾病和治疗是否存在信念和认识的变化。

(2)通过和患者适当的沟通，临床药师能确定何种信息能更好地预防不坚持用药并如何提供这些信息。提供信息可能对态度和行为有影响，并可随之对依从性产生影响。患者需要知道关于自身状况的信息以及药物预期的起效方式。比如对于需长期服用氨氯地平的高血压患者，临床药师需告知药物有助于维持血压平稳，但初始服用氨氯地平可能需要5～7d才能达到药物的最大效果，药效可维持30余小时，因此需每天坚持服用，1周后降压药的最大效果趋于稳定。换句话说，这些信息可以让患者知道何时能够感受到治疗效果，这样可以防止患者对疾病状况或药物疗效产生误解，防止“按需”间断用药情况的发生。另外，临床药师还应告知药物可能发生的常见不良反应及如何预防或减轻不良反应。药师应强调这些反应非常少见，但一旦这些反应发生，能够识别它们是很重要的，这样才能早期得到干预。

(3)由于不坚持用药是一种行为，临床药师预防不坚持用药的策略有如下几种：和医师一起简化治疗方案，包括减少药物种类、减少用药频次、调整用药方案以使其更好地和患者的日常生活融合；提供药物治疗备忘录和集成容器，如带有提示功能的药盒；通过电话或电子邮件提醒患者坚持用药；争取患者配偶或其他家庭成员的支持，帮助和鼓励患者服用药物。这些方法不仅有助于预防由于服药困难导致的不坚持用药，并且也有助于改变患者的态度和信念。

4．临床药师应重视药物信息服务，扩大药物信息传递面　随着生活水平提高、健康意识增强，人们对疾病和诊疗也更加重视，然而大多患者缺乏医学专业知识，对医疗工作的高风险和局限性理解不够，对医疗的期望值过高，药物治疗的局限性与可能导致的不良反应不能客观认识，最终导致医患关系紧张的局面。药学服务是药师应用药学专业知识，向公众(包括医护和患者)提供直接的、负责的与药物应用有关的服务，它要求药师在从事药学服务时要以患者为中心，要对患者用药结果负责，要致力于改善患者预后和提高生活质量。

当临床药师考虑对患者进行教育及提供用药信息，他们一般会想到口头教育的方式或者是提供书面资料，然而药师可能只是利用这些现有的资料来迎合患者的各种需要，他们通常不会考虑患者是否有接受这些信息的能力，也不会考虑用不同的方法传授知识或者通过不同途径帮助患者利用哪些知识来改变行为。因此针对不同的患者，临床药师可以使用各种各样的信息提供方法。

(1)授课：这是信息陈述的传统方式，患者是被动的接受信息，药师不可能针对每个患者的理解能力进行干预，因此这种方式更适用于大的群体，比如社区等。授课不仅能提升药房及临床药师个人在社区里的专业形象，也能帮助药师树立与患者交谈的信心。由于授课内容比较枯燥，所以加入个人经历的描述及特殊病例的讨论，会使听众更好的理解讲述的内容甚至可能影响他们的行为和态度。

(2)对话：虽然对话这种沟通方式比授课更为耗时，但对于改善患者用药理解及态度更为有效。然而患者对于口头信息的理解及记忆能力也是有限的。疼痛、不适、压力会干扰患者的注意力和记忆力，由于这些因素，患者往往在就诊后会立即遗忘50%以上的信息。患者忘记或忽视医师口头医嘱的原因很多，可能是因为焦虑或是无法记住，也可能是难以理解过于专业的医学术语。对于冗长的药物信息，临床药师不要尝试一次性地提供太多的信息，最好是分多个时间点与患者交流。对话不一定要面对面的交流，还可以通过电话或网络进行。电话沟通尤其适用于那些不能到达药房、在药房咨询不能获得隐私保护的患者，这种方式可以减少用药依从性相关的问题，提高患者的满意度。网络教育可能比其他教育方法更为有效。比起与人面对面的交流，患者会更倾向于网络的虚拟沟通，因此，临床药师对患者的健康评估及病史采集能更隐私的完成。临床药师与患者的对话还可以加入患者的家庭成员或有相似问题的其他患者作为共同学习者。这样患者的家属可以给患者更多的支持，患者之间的讨论也可以改变他们的用药态度和行为。

(3)书面信息：美国食品与药品监督管理局要求2006年前药品制造商在药品的包装中都插入说明书，以让95%的患者能获得有用的书面信息，并建议所有处方药在发放时都附带一张信息插页。虽然临床药师经常向患者提供书面信息，但并不经常提及。单独使用书面资料不能提高患者用药的依从性，反之，若患者曲解了书面资料上本不明确的语言，反而会需要临床药师更多的解释。因此，书面信息可以作为对话的辅助，在与患者进行对话沟通时同时使用书面信息会比单纯的口头交流更有效。对于接受能力较弱的人群比如老年人，可以将书面资料带回家，如果有不懂之处，可以在随后与药师的对话中进行沟通。书面资料可以通过多种途径提供给患者，比如小册子或者是袖珍书籍。临床药师应该仔细检查给患者的任何资料，以确保其能够反映并强调口头信息的内容，并且这些信息应尽可能根据患者的病情来制定以免造成误解，例如男性或老年女性患者没必要了解妊娠期用药注意事项。

(4)视听信息：图片和视频能促进患者对药物使用的理解。比如哮喘患者看了别人正确使用药物吸入器的视频后，不仅知道了正确用药的方法，还能增加自己正确合理使用的信心。让患者看到与他们相似的患者能够解决与他们相似的用药问题，比临床药师给他们专业信息更有说服力。虽然这些资料最初可能需要较大的成本来制作，但一旦重复使用，就会成为一种性价比较高的沟通方式，因为它可以节约药师或医师的时间。与评价书面信息一样，临床药师还需评价视听资料是否合适患者。

(5)技术示范：当某种药物需要特殊的给药技术时，如吸入或注射，那么由药师或录像带演示的操作是一种有效方法，它比单纯的口头指导更容易让人理解。如果患者能在药师的指导下发现某些潜在的错误，就可以立即更正。

(6)其他方法：临床药师还可以提供给患者一本日记以监测他们的用药情况及疾病演变进展，通过记录每日的症状来反应药物是否起效。通过药师与患者之间口头或书面的契约也能帮助患者提高用药依从性。24h公众医疗服务热线进行的电话咨询也为患者教育和咨询提供很大的方便，适用于提供急救治疗和用药问题。虽然大多数服务最初是由护士回答患者的问题，但现在很多药师参加到了这种服务之中，指导患者进行合理药物治疗。社区小组也是有效的健康教育团体，临床药师作为沟通的主导者，也可以帮助推动社区志愿者的服务，更适用于老年患者和低文化水平的女性患者。

也许没有哪一种单一的策略能在任何场合对所有患者有效，但临床药师只要为患者提供了药学信息，患者就会对药师有积极正面的印象。药师与患者的沟通同样对药师的职业有好处。药师在技术上和机械上的作用在将来会被轻松取代。近年来药学领域有着许多改变，比如摆药机、计算机的自动分发等，同时，护士已经发挥提供药学服务和患者咨询的作用，计算机可以帮助医师选择药物和确定药物相关问题。如果临床药师不能与患者进行良好的沟通，不能为患者进行药物信息服务，那么临床药师实际上只扮演技工的角色，久而久之，这种职业地位将消失。所以说，与患者进行沟通，不仅是法律和职业的需求，也是临床药师个人的需求。逐步减少的职业地位影响了临床药师的自我价值和对工作的满意度。总而言之，临床药师认为为患者进行药物信息服务是获得工作满意度的最好途径，这是用他们多年学习而获得的知识给药师提供一个机会来证明他们的专业能力。

四、临床药师与其他相关人员的沟通

1. 临床药师与其他人员沟通的作用　在医院工作中，临床药师除了要与医师、护士、患者沟通外，还要经常与其他健康工作者沟通。其他健康工作者包括医技辅诊、后勤服务等间接为患者服务的人员。由于临床药师与这些人员的工作职责、工作性质和工作环境不同，受教育的程度、看问题的角度和处理问题的方法也不同，所以，在人际交往中可能产生不同的交往心理和矛盾，影响相互的协助关系。要处理好这些关系，交往双方必须树立全面观念，相关尊重、相互理解、相互支持、相互配合。

2. 临床药师与其他人员沟通的内容与策略　随着临床药学的不断深入临床发展，临床药师不但要掌握过硬的药学知识，还要熟悉相关的疾病知识，及实验室检验指标、影像学知识等，因此，临床药师应加强与相关医技辅诊科室的沟通。以谦虚的态度向别人请教不懂的知识，不能不懂装懂，同时，当其他医技辅诊人员向自己请教问题时，要耐心解答。

(1)与医技辅诊人员的沟通：由于医技辅诊科室如检验科、影像学科等所包含的专业类别与药学专业的区别较大，独立性更强，临床药师一般不太了解医技辅诊人员的工作内容，医技辅诊人员也不太了解临床药师的工作特点，因此容易造成工作中不能相互支持和相互配合，一旦出现问题，还容易产生互相推诿或互相埋怨的现象。临床药师与其他医技人员虽然专业不同，职责不同，但工作目标相同，没有谁轻谁重以及高低贵贱之分，都是为患者的健康服务，都应得到他人的尊重和理解。在与其他医技人员的交往中，临床药师应注意体现自身良好的职业道德和个人修养，利用多种方式与不同知识层次、不同专业类别的人沟通。如果在沟通中因为临床药师的原因导致沟通障碍，临床药师应主动承担责任，多做自我批评和自我检查。如果因为对方的原因造成一时的工作被动，也不要一味地指责埋怨，而应根据情况采取对方能够接受的方式提出自己的意见和看法，并主动帮助对方做好善后工作，将失误的不良影响降低到最低的程度。同时，与其他医技人员之间保持良好的支持与配合关系，在工作中不仅要考虑自身的工作困难，也应设身处地地为对方着想。如果对方工作安排困难时，临床药师在不影响患者疾病治疗的情况下，主动调整工作方案，尽可能为对方提供方便。

(2)与后勤人员的沟通：医院后勤部门是维持医院良好运行的重要支持部门。后勤人员能够为临床药学提供环境、生活、物资、安全等各种保障，其工作内容与临床药学工作中的生活服务内容关系密切，因此临床药师离不开后勤人员的支持与理解。但有的临床药师对后勤人员的劳动并不尊重，认为他们不是专业人员，工作技术性不强，不能直接为医院创造经济效益。因此，在与后勤人员的交往中，常以命令的口气要求他们给予帮助，对后勤人员支持和鼓励少，挑剔和指责多。而后勤人员则由于缺少他人的理解与鼓励，也对自己的工作岗位不重视，不愿为临床一线工作主动提供服务，有时甚至故意拖延时间，导致临床药学工作不能正常进行，从而影响临床药师与后勤人员的关系沟通。因此，临床药师应理解、尊重、体谅后勤人员的劳动，加强对公共设施的保护，用平等、和蔼的语气与后勤人员进行沟通。

（袁 洪 文友民 刘 星 严 谨）

参考文献

[1] Hepler CD, Strand LM. Opportunities and responsibilities in pharmaceutical care[J]. Am J Hosp Pharm, 1990, 47: 533-543.

[2] Lewis PJ, Dornan T, Taylor D, et al. Prevalence, incidence and nature of prescribing errors in hospital inpatients: a systematic review[J]. Drug Saf, 2009, 32: 379-389.

[3] Dornan T, Ashcroft D, Heathfield H, et al. An in depth investigation into causes of prescribing errors by foundation trainees in relation to their medical education-EQUIP study[J]. London: General Medical Council, 2009.

[4] 钟丽婵. 探讨药师在用药咨询和用药指导的作用[J]. 中华医药杂志, 2004, 4(7): 51-52.

[5] 邹旋. 医疗改革过程中非营利性医院医患关系研究[D]. 上海：复旦大学, 2009.

[6] Campbell F, Karnon J, Czoski-Murray C, et al. A systematic review of the effectiveness and cost-effectiveness of interventions aimed at preventing medication error(medicines reconciliation) at hospital admission[J]. Report for the National Institute for Health and Clinical Excellence as part of the Patient Safety Pilot, 2007.

[7] 杨彩萍, 甄海源. 如何提高医院药学服务质量[J]. 中外医学研究, 2011, 9(2): 101.

[8] Green B B, Cook A J, Ralston J D, et al. Effectiveness of home blood pressure monitoring, web communication, and pharmacist care on hypertension control[J]. JAMA: the journal of the American Medical Association, 2008, 299(24): 2857-2867.

[9] 王楠, 倪江洪, 谢学建, 周晓东. 临床药师在参与临床药物治疗中如何与医师沟通[J]. 药事组织, 2011, 20(4): 59-60.

[10] 柳青, 蓝天. 有效沟通技巧[M]. 北京：中国社会科学出版社, 2003: 4.

[11] 兰托斯, 段京莉. 药剂师与患者沟通指南[M]. 北京：人民军医出版社, 2012.

[12] 张书全. 人际沟通[M]. 北京：人民卫生出版社, 2008.

[13] 都宏. 谈临床药师的沟通技巧[J]. 药事管理, 2010, 7(29): 112-113.

[14] 刘颜, 刘新. 沟通技巧在临床药学教育中的重要性[J]. 中国实用医药, 2010, 5(7): 254-256.

[15] 宋倩华. 沟通技巧[M]. 北京：机械工业出版社, 2012.

[16] Borrelli S, De Nicola L, Stanzione G, et al. Resistant hypertension in nondialysis chronic kidney disease[J]. International journal of hypertension, 2013.

第 8 章

静脉药物治疗的实践与技能

第一节 静脉药物治疗概述

静脉药物治疗是将有治疗预防和营养支持作用的药物，如电解质液、抗菌药物、细胞毒药物、血液、血液制品、代血浆制剂、中药注射剂、营养物质等通过静脉注射方式或加入于载体输液中静脉滴注，使人体体液容量、成分、渗透压维持或恢复正常，机体需要的营养物质得到补充，疾病得以缓解、好转或痊愈，是临床药物治疗的重要方式之一。静脉药物治疗也称为静脉输液治疗，是治疗学的分支学科。

根据药物动力学原理，静脉输注途径给药，从药物进入人体到发挥治疗作用共分 3 个阶段。首先，药物进入体内后随血液分布至各脏器组织，到达病灶部位，使病灶部位药物达到有效浓度并维持一定时间直至消除，这是药动学时段；其次药物到达相应的脏器组织或病灶部位，通过与组织细胞内受体结合，发挥其药理作用，这是药效学时段；最后，药物作用于病灶部位或疾病的病理过程，转变为治疗效应，产生治疗作用，即治疗学阶段。

一、静脉药物治疗发展史

(一)国外发展史

静脉药物治疗是一项高度专业的技术，涵盖肠道外输液、临床营养支持、静脉用药调配、给药与输液治疗技术等。

静脉输液技术的发展经历了近 500 年的曲折历程，在 20 世纪逐渐形成一套完整的体系，成为最常用、最直接有效的临床治疗手段。William Harvey 于 1628 年提出血液循环理论，为后人开展静脉药物治疗奠定了理论基础，被称为静脉药物治疗的鼻祖。1656 年，英国医师 Christopher 和 Robert 将药物以羽毛管为针头注入狗的静脉内，开创了静脉治疗的先河。1665 年，Richard Lower 在动物间进行了输血。1667 年，John Baptiste Denis 将羊血输给病人，但导致病人死亡。1831 年，霍乱肆虐欧洲之际，苏格兰人 Thomas Latta 用煮沸灭菌的 Latta 液注入患者静脉，补充因霍乱呕吐、下泻而丢失的体液获得成功。由此，Thomas Latta 被认为是第一位成功奠定人体静脉药物治疗模式的医师，随后人体静脉输液进入了快速发展时期。1874 年，Fagg 用 0.9%NaCl 液治疗糖尿病昏迷病人，获得成功。1883 年，Stadelmann 用自制的 Stadelmann 液治疗糖尿病昏迷病人，获得良好疗效，开创了输注高张液的新纪元。1892 年，Cantani 将其配制的 Cantani 液救治霍乱病人。1907 年，捷克人 John Jansky 确定 ABO 血型系统，使静脉输血成为安全且有效的急救手段，为人类输血奠定了生理学基础。但静脉药物治疗导致的感染和热原反应一致困扰着人们。1910 年，Sydney Ringer 以 0.9% NaCl 液为基础研制成林格液，即 1L 林格液含 Na^+ 147mmol、K^+ 4mmol、Ca^{2+} 2.25mmol、Cl^- 155.5mmol，渗透浓度 309 mOsm/L。1911 年，Kasch 给病人输入葡萄糖液作为供能物质。1914 年，Hustin 将枸橼酸钠葡萄糖液用作血液抗凝血药获得成功，为临床输血与血液储存奠定了基础。同年，Henriques 和 Anderson 将水解蛋白输给动物。1920 年，Yamakawa 将脂肪作为供能物质输给病人。1923 年，Florence Seibert 在蒸馏水中发现热原，为阐明输液热原反应奠定了病理生理学基础。1930 年前，静脉输液仅用于急症患者，且规定护理人员只能协助准备静脉输液所需要的材料，而真正执行静脉穿刺操作的为医师，所有输液用液体均为医院自行制备。1931 年，美国人 Dr. Baxter 与同事在改造后的汽车库内生产出世界上第一批工业化输液产品 5%葡萄糖注射液，并在第二次世界大战期间被大量应用于伤、病员的抢救，为推广静脉输液治疗创造了条件。1932 年，Alexis Hartmann 改进了林格液，研制成 Hartmann 液，即乳酸钠林格液：1L 乳酸钠林格液含 Na^+ 130mmol、K^+ 4mmol、Ca^{2+} 1.5mmol、Cl^- 109mmol，乳酸盐$^-$ 28mmol，渗透浓度 273mOsm/L。因其电解质成分、含量、渗透浓度近似血浆，又被称为平衡液，是截至目前仍被临床广泛应用的细胞外液补充剂。1940 年，Carl Landsleiner 和 Alexander Weiner 在人红细胞内发现了 Rh 阳性抗原，为推广输血治疗拓宽了道路。1946 年，Darrow 研究制成高钾液，1L 中含 K^+ 35mmol。1950 年，百特公司开发出输血、输液用塑料软袋，为实施密闭式输血、输液创造了条件。1960 年，塑料袋装的静脉输液剂投入市场，使密闭式输液得到广泛应用。同年，Wretlind 研制成脂肪乳剂，为静脉营养治疗提供了高热能输液剂。1967 年，Dudrick 确立了中心静脉营养疗法。至此，静脉药物治疗作为独立的治疗技术已趋于成熟，并发展为治疗学的分支学科。

（二）国内发展史

1. *新中国成立前*　20 世纪 20 年代以后，特效化疗药物、抗菌药物及疫苗相继问世，感染性疾病防治研究日益广泛，注射给药方式逐渐用于临床，中国也开始接触并使用注射药物。但由于当时具备条件的医院及合格诊治资格的医师极少，即使比较发达的大城市也大都将输液作为一种纯盈利的治疗方法，注射 1 剂盐水即需索洋 10 元，其本质是以追求金钱为目的，输液治疗只是手段。

2. *新中国成立初期*　在中华人民共和国建立初期，由于长期战争的破坏、制药工业落后和国外的封锁，缺医更少药，政府要求医院药学部门和药师千方百计解决、保障预防和治疗药物需求，医院制剂在此背景下应运而生并得到了迅速发展，相继研究、开发并生产了大量的口服、外用制剂和注射剂，为当时的我国医疗卫生事业作出了重要贡献。我国的静脉输液，在 20 世纪 50 年代初、中期也首先由医院药剂科和医院药师研究配制。当时条件十分困难，输液瓶为三角烧瓶，瓶盖为油纸加纱布，再用棉线绳包扎，药液过滤用的是精制棉及滤纸加上减压过滤装置，但生产了可供临床使用的静脉输液，极大推动我国临床输液治疗的发展，尤其是治愈和挽救了很多抗美援朝受伤的伤病员和患者。

3. *改革开放后*　医疗机构的管理体制随改革开放开始转型，国家财经拨款逐年减少，医疗机构生存的外部环境有了很大的变化，医疗资源供求矛盾开始显现乃至突变。我国制药工业的快速发展和外企的大量进入，药品供应迅速改善，大多数药品供大于求。制药企业间出现了无序的恶性竞争，医务人员合理用药知识的不足也越加明显，加之医务人员与患者对医疗观念认识的变化，过度静脉输液问题日益凸显，静脉滴注葡萄糖注射液成为一般疾患的普遍治疗方式，也导致抗生素、解热镇痛药、维生素及激素等注射药物的过度使用。

与此同时，由于患者大量增加，医院人流密度也大大增加，静脉药物调配环境条件差的问题也变得突出，基本上都是由护士在治疗室样的开放环境中进行。更值得重视的是，社会和政府管理部门对药学部门的定位和药师的作用普遍缺乏正确认识，使得药师有责但无实质的用药干预权。医院药师成了药品数量、金额的管理者与分发者，促进医院安全、有效使用药物的职能长期缺位。因此，在药物尤其是抗菌药物和输液过度使用的背景下，给药不正确、不适宜等用药状况无人干预，静脉药物治疗给患者造成的危害远比其他药物严重得多。同时，医院因用药尤其是应用静脉输液药物而引起的纠纷时有发生，也加剧了医患矛盾。

4. *规范静脉药物治疗*　我国《医疗机构药事管理规定》于 2002 年 1 月颁布实施，其中特别指出，医疗机构要根据临床需要逐步建立全肠外营养和肿瘤化疗药物等静脉液体调配中心，实行集中调配和供应。静脉用药调配中心（室）由省级卫生行政部门按照《静脉用药集中调配质量管理规范》进行审核、批准。为加强医疗机构药事管理，规范医疗机构临床静脉用药调配中心（室）的建设和管理，保障医疗质量和医疗安全，2010 年 4 月 20 日正式出台了《静脉用药集中调配质量管理规范》和《静脉用药集中调配操作规程》，要求医疗机构遵照执行。

我国第一家静脉药物调配中心于 1999 年在上海诞生。10 多年来，在上海、北京、山东、江苏、福建、广东、云南、陕西等许多省（市）的数百家医院陆续建立了静脉用药调配中心（室）。由于没有现成的标准可参照，各医院只能根据自身实际情况建立静脉用药调配质量标准和操作规范，开展静脉用药配伍、相容性、稳定性等研究。规范、权威的国家级

《静脉用药集中调配技术标准》尚在制订过程中。

(三)静脉输液系统发展史

输液也被称为静脉药物溶媒或载体溶液，输液容器演变过程与静脉药物治疗技术的发展同步，经历了玻璃瓶、塑料瓶、PVC软袋、非PVC软袋的变革。静脉输液系统随着相关理论和技术的发展经历了3个阶段。

1. *第一代静脉输液系统*　20世纪50年代之前，由广口玻璃瓶和天然橡胶材质制造的输液管路所组成的全开放式静脉输液系统。

2. *第二代静脉输液系统*　为半开放式静脉输液系统，由玻璃或硬塑料容器与带有滤膜的一次性输液管路构成。第二代静脉输液系统改进了输液管路，减少了污染机会，溶液生产更集中，工业化程度更高，质量和安全性得到极大提高。

3. *第三代静脉输液系统*　又名全密封静脉输液系统，将玻璃或硬塑料输液容器改为塑料材质软袋。在重力滴注过程中软袋受外界大气压力逐渐扁瘪，不再用进气针使袋内外气体连接。软袋一次成型，进针和加药阀均为双层结构，可避免溶液与外界或橡胶直接接触，因而具有非常优越的防止污染作用。同时由于为封闭系统，无外界空气进入，避免了玻璃和硬塑料容器输液滴注时必须导入空气而引起的污染。

20世纪30年代前，静脉输液多在药房调配。30年代至50～60年代，随着制药工业的发展，药房调配减少，工业化生产的静脉输液直接用于临床，但仍有一些患者因特殊情形需要单独调配。因此，1969年，世界上第一个静脉用药调配中心于美国俄亥俄州州立大学医院建立。随后，美国及欧洲各国医院纷纷效仿建立。迄今为止，美国93%的营利性医院和100%的非营利性医院，以及欧洲、澳大利亚和日本的医院也大多建有相应的静脉药物调配中心(室)，实施规模不等的静脉药物治疗。

二、静脉药物治疗的临床意义

(一)静脉药物治疗的适应证

下列情形，适用于静脉药物治疗。

1. 分子量较大不易经胃肠道吸收，或在胃液中不稳定的药物。

2. 皮下或肌内给药引起疼痛和创伤的药物。

3. 浓度高，或强刺激性，或输入药量大，不宜采用其他注射方法给药的药物。

4. 需使药物持续发挥较强作用情形。

5. 由于静脉给药无“首关效应”，直接入血，起效迅速，常用于危急重患者静脉营养支持，以实现迅速发挥疗效的目的。

6. 静脉注入药物或造影剂，用于诊断、试验、摄片如造影、CT、磁共振等。

7. 快速补充体液和输血。

8. 静脉给药可更好控制给药速率，延长药物作用时间。

9. 静脉给药速率可调可控，如出现异常或过敏反应，可立即终止给药。

(二)静脉药物治疗的局限性

1. 多种药物加入同一载体输液剂可能不相容，即存在配伍禁忌。

2. 有发生过敏性休克的潜在危险。

3. 可能发生血管刺激或注射部位肿痛。

4. 药物一旦进入血液，发生的危害难以逆转。

(三)静脉药物治疗的特点

1. 可快速进入人体达到治疗有效浓度，起效迅速。

2. 可克服肌内注射或皮下注射引起的局部刺激。

3. 可迅速补充身体所丧失的体液或血液，调节体液或血液酸碱平衡。正常人的体液保持着一定的H^+浓度，以维持正常的生理和代谢功能。当各种致病因素，如失血、脱水、离子紊乱、酸碱平衡失调等导致人体体液正常的容量、分布和电解质浓度发生改变时，机体可通过泌尿系统及呼吸系统进行调整，保持内环境稳定。当致病因素持续存在，机体无法代偿时，则可导致各种疾病的发生，甚至危及生命。静脉药物输注可及时纠正水、电解质紊乱和酸碱平衡失调，恢复机体的正常生理功能。

4. 可为不能进食的患者，补充必需的营养素、电解质、水分和热量。静脉用营养药物通过静脉途径为患者提供机体必需的糖类(如葡萄糖)、脂肪、氨基酸、维生素及微量元素等营养素，使不能正常进食或消耗性疾病患者仍能维持良好的营养状态，帮助术后或危重患者渡过危机，获得继续治疗的机会。

5. 未按规范操作，导致静脉药物污染则可能产生全身性感染，也可能产生输液反应。

6. 滴注过量或滴速过快，易产生不良反应，甚至危及生命。

7. 持续过量输注，易造成循环负荷过重或电解质失衡。

8. 医源性疾病的增多。

9. 错误的静脉用药易产生严重的医疗后果。

所以在选择静脉用药时，一定要权衡利弊，根据病情选择适宜的药物、适宜的输液溶媒和适宜的用量，设计合适的给药方案。静脉用药调配中心(室)应严格遵守操作规范，确保患者用药安全、有效。需要指出的是，医院药师是静脉药物安全使用中的一个必不可缺少的重要角色。

(四)我国静脉药物治疗的现状

静脉输液是临床常用的给药方式。西方发达国家医院输液比例约占住院患者50%，而我国医院住院患者静脉输液的比例高达80%，有些医院的比例甚至高达90%。毫无疑问，我国为全球最大的输液国家。专家认为，许多静脉用药并无必要，或可通过口服给药途径代替。

我国静脉输液用量大，与民众的心态有关，有的患者以为输液能使病好得快，医师也愿意使用输液，但往往忽略了静脉输液给药本身的风险。

静脉输液治疗应十分谨慎。凡能口服的尽量口服，除非重病或紧急抢救等确有静脉给药指征。而我国即使是一般感冒、发热、腹泻，患者也要求、医师也给予静脉输液。认识上存在误区，静脉输液治疗的益处被夸大。开展合理用药和安全用药宣传教育，有助于正确选择防治方式。

(张　健　金　岚)

第二节　静脉药物治疗的分类与原则

一、静脉药物治疗分类

按照给药途径静脉药物治疗分为静脉滴注和静脉推注2种主要方式。静脉滴注给药药物不经吸收过程直接从静脉输入人体循环系统，再经血液循环到达机体各器官和组织。静脉滴注给药是一种十分重要的给药途径，是临床药物治疗的重要措施。静脉滴注给药可有效用于重症患者的抢救，预防和纠正内环境紊乱，供给患者必要的营养，促进组织修复。静脉滴注给药速度快，不受消化道吸收影响，直接进入血液循环，迅速达到预期血浓度，快速发挥作用，是胃肠给药的一种可靠的替代治疗手段。静脉滴注，常将1种或数种药物溶解于适当体积载体输液中给予。静脉推注时，药物通过注射器给予。混合在一起的药物品种越多、浓度越高，发生配伍禁忌或相互作用的概率越大。

给药方式不同，药物起效时间和药物作用的持续时间也不同，可根据患者疾病治疗需要选择。

静脉药物治疗按照药物的种类分为全静脉营养治疗、细胞毒药物治疗、抗菌药物治疗、普通输液药物治疗和中药注射剂静脉输液治疗等。

二、静脉药物治疗原则

静脉输注药物广泛用于脱水、循环血容量的急性丧失和休克、体液中电解质成分浓度异常，如高(低)钠血症、高(低)钾血症及酸碱平衡异常的治疗，热量和营养(如"全合一"营养液)补充，为抗菌药物及化疗药物等静脉给药的载体。静脉药物治疗起效迅速，剂量易控，作用可靠，尤其适合不能口服的患者或不能口服给药的药物，被广泛用于临床急救及危重患者的治疗。

虽然静脉药物治疗有着其他给药途径无可替代的优势，但与此同时，也带来许多问题。如不方便，用药期间患者不能随意行动；有创伤性，如局部疼痛、静脉炎、空气栓塞、漏液伴生的皮下组织红肿和炎症等；输液本身或药物配伍产生的微粒会引起输液反应，甚至产生肉芽肿等；药液灭菌不彻底、配液环境或操作污染可能产生热原反应；静脉输液中往往加入多种治疗药物，这些药物的理化配伍和药效学相互作用较其他给药途径更为复杂、更加难以预料。最后，静脉药物治疗往往要消耗更多的医疗资源，与口服给药途径相比不符合药物经济学原则。因此，进行静脉药物治疗必须掌握下述原则。

1. 严格掌握静脉用药适应证，尽量首先选择口服给药途径，能口服不注射，能肌内注射不静脉注射。

2. 尽量采用序贯疗法，病情危急时采用静脉给药方法，病情缓解后立即换用口服序贯治疗。

3. 加强无菌观念，规范操作规程，减少由于处置和操作不当引起的药物污染不良事件。

4. 合理控制滴速，防止流速过快或过慢引起的药物不良反应。

5. 加强输液监护，注意观察患者对静脉输液治疗的反应，做好发生输液反应的应急准备。

三、内科系统疾病静脉药物治疗原则

分析讨论胃肠、肝胆、胰腺等消化系统疾病、糖代谢失衡及心肾功能衰竭等内科系统疾病的静脉药物治疗原则。

（一）消化液丢失患者静脉输液治疗原则

胃肠液丢失是水及电解质失衡的常见原因。呕吐、腹泻、胃肠减压、肠瘘、引流管引流等均可引起胃肠液丢失。此外，任何影响液体经胃肠道吸收的因素，都会造成水、电解质失衡。幽门梗阻、急性胃扩张、胃减压吸引及反复呕吐致使胃肠液大量丢失的病人，应采用复方电解质葡萄糖 M3A 注射液治疗。因严重腹泻、小肠吸引及小肠造口术致肠液丢失的病人，应采用乳酸钠林格液治疗。由于上述 2 种情况丢失的体液均为等渗的细胞外液，可根据低血容量所产生的临床症状，以及血细胞比容升高情况确定补液量。一般血细胞比容每升高 1%，提示细胞外液欠缺 500ml，其中血管腔欠缺 100ml，组织间隙欠缺 400ml。补液后，如临床症状消失，排尿量及中心静脉压（centrol venous pressure，CVP）恢复正常，提示欠缺的液体量已补足。

（二）急性肠梗阻患者静脉输液治疗原则

急性肠梗阻是指“肠管内容物通路发生急性通过障碍”，导致肠管本身功能损害和全身体液功能紊乱。补充水和电解质以及纠正酸碱平衡是非手术治疗肠梗阻极为重要的措施，即使准备手术的病例，也应有一段时间充分补充水和电解质，纠正酸碱平衡，从而降低手术并发症和死亡率。欲维持有效循环血容量，应精确计算病人体液的丢失量，尤其应正确估计腹腔、肠腔内积液量，根据 CVP、平均动脉压（mean artery pressure，MAP）、每小时尿量、皮肤黏膜充盈情况、心率（heart rate，HR）、脉压和实验室检查（血细胞比容和 BUN）等补充体液欠缺。预防性应用抗菌药物对急性单纯性肠梗阻的预后无特殊影响，但可明显降低绞窄性肠梗阻并发症发生率和病死率。故当疑似绞窄性肠梗阻时，应常规应用预防性抗菌药物。抗菌药物可抑制肠道内细菌繁殖，减轻肠壁破坏，延缓毒素扩散和吸收，推迟全身性中毒症状的发生。常用的抗菌药物有头孢菌素类和喹诺酮类药物，厌氧菌常用甲硝唑和替硝唑等。其他对急性肠梗阻有作用的药物还包括肾上腺皮质激素和生长抑素。因绞窄性肠梗阻导致全身性感染、中毒时，可在足量有效抗菌药物保护下给予肾上腺皮质激素。

（三）急性胆道感染与胆囊炎患者静脉输液治疗原则

胆囊每天持续分泌胆汁约 600～1000ml，经胆道流入十二指肠，帮助脂肪消化及脂溶性维生素的吸收。胆汁中的阳离子主要是钠和钾离子，阴离子主要是碳酸氢根和氯离子，胆汁酸、胆固醇和磷脂是胆汁中主要成分。胆道及胆囊疾患时，尤其是重症急性胆管炎时，胆汁大量丢失，可引发致死性的水、电解质和酸碱失衡。扩容治疗和应用血管活性药是急性胆道感染和胆囊炎的治疗原则。重症急性胆管炎、胆囊炎初期治疗为纠正脱水及电解质失衡。液体选择主要为平衡盐液及复方电解质葡萄糖 R4A 注射液，轻度代谢性酸中毒者可选用平衡盐液纠正，较重者应考虑碳酸氢钠液治疗。感染性休克时，需迅速扩充血容量，早期输入部分胶体溶液可更有效地将液体保留在血管内，以迅速改善低血容量及休克表现。然后再以平衡液维持，避免过量输液所致的组织水肿及肺功能不全。

（四）急性胰腺炎患者静脉输液治疗原则

根据病理变化和严重程度，急性胰腺炎可分为轻型急性胰腺炎和重症急性胰腺炎。胰腺坏死程度与全身症状密切相关。重症急性胰腺炎病死率可达 30%以上。静脉药物治疗包括液体复苏，纠正酸中毒和电解质紊乱，防治肾功能不全，应用血管活性药物、肾上腺糖皮质激素、抗菌药物，营养支持治疗及给予其他对急性胰腺炎有作用的药物。急性胰腺炎常因局部和腹腔内大量炎性渗出液及呕吐和肠腔内液体潴留，导致血容量明显减少，严重时可发生休克。故治疗的首要步骤是大量补液，恢复有效循环血量。补液时，可参考心率、血压、液体出入量、CVP 及四肢末梢循环情况，根据血气和生化结果，纠正水、电解质及酸碱失衡，一般用乳酸钠林格液。凝血功能异常和低蛋白血症患者，可适当补充新鲜冷冻血浆和人血白蛋白。重症胰腺炎患者患病初期，每天补液量多超过 5～6L，有时甚至可超过 10L。补液应以胶体溶液为主，以提高血浆胶体渗透压，减少毛细血管渗漏。如果液体需要量少，可以补充等渗的电解质溶液，或高晶体、高胶体混合液，使组织间液迅速向血管内转移，产生强心利尿作用。伴有严重蛋白丢失时，应补充血浆与人血白蛋白。急性胰腺炎病人易发生代谢性酸中毒，监测乳酸盐水平不仅可反应病情严重程度，且可作为判断疗效及预后的指标。目前，常用的纠酸药物为 5%碳酸氢钠，根据监测的血气和乳酸盐数据调整用量。对伴有肾功能不全的急性胰腺炎病人，应及时纠正血容量不足、低血压、组织低灌流等。充分补液后仍有肾功能不全表现时，可适当应用呋塞米利尿。急性胰腺炎休克类似于早期脓毒性休克，充分补液后休克仍无明显改善时，则应给予儿茶酚胺类药物（多巴胺或去甲肾上腺素）治疗，以增加外周血管阻力，提高血压，增加静脉回流，减少血液淤滞，改善心肌供血。急性胰腺炎病人伴严重中毒症状，呼吸困难或已发生急性呼吸窘迫综合征，有肾上腺皮质功能减退、休克加重表现者，应给予大剂量肾上腺糖皮质激素短期冲击治疗，以稳定溶酶体膜，降低毛细血管通透性，减轻组织水肿，有利于胰腺炎症消退。但是，应在足量、有效的抗菌药物保护下应用激素，以免感染扩散。且激素不宜用于有弥散性血管内凝血表现、疑有应激性溃疡或已有消化道出血表现、有严重细菌或真菌感染患者。激素本身也可引起胰腺炎，故无明显指征一般不宜应用。急性胰腺炎病人选择抗菌药物的原则是能通过血-胰屏障、在胰腺组织内达到有效浓度、可有效抑制引起胰腺感染的致病菌。常用的抗菌药物有头孢噻肟、头孢拉定、氧氟沙星、环丙沙星的左旋制剂、甲硝唑等。禁食可减少急性胰腺炎患者胰腺的内分泌和外分泌，使胰腺处于休息状态，是胰腺炎的基础治疗措施。因为食物可以促使胃、十二指肠和胰腺分泌，所以，必须禁食期间应给予胃肠外营养，以脂肪和葡萄糖作为基础供能物质，同时补充氨基酸保证正氮平衡。其他对急性胰腺炎有效的药物治疗包括抑制胰腺外分泌、抑制胰酶活性、改善胰腺微循环的药物和血管活化因子拮抗剂等。

（五）糖尿病患者静脉输液治疗原则

糖尿病患者静脉药物治疗原则包括：首先，尽快补充因低血糖所致的细胞外液和相关电解质离子丢失。因为，当血糖水平下降时，水分将从细胞外液转移到细胞内液，使细胞外液量进一步下降；其次，补充从尿中不断丢失的电解质和水。再适当补充细胞内液欠缺的水和电解质离子，因糖原与蛋白质再合成过程需消耗电解质和水，且其过程比较缓慢。静脉药物治疗应因人而异，根据病人血糖异常的病因、体液和电解质欠缺量、合并心血管疾病情况，制定相应的静脉输液治疗方案。

（六）其他疾病患者静脉输液治疗原则

伴有明显贫血症状的慢性贫血病人（Hct＜18%，Hb＜60g/L）可根据治疗需要适当补充全血；低蛋白血症患者，可适当补充人血白蛋白。扩容治疗如不能迅速恢复血流动力学时，则应给予血管活性药，如多巴胺、多巴酚丁胺、肾上腺素等。多巴酚丁胺有较强的正性肌力作用，与多巴胺合用可改善心功能，升高血压。当病人出现低排高阻和心力衰竭等表现时，则应给予血管扩张药及利尿药。

（张　健　刘海涛　田怀平）

第三节　静脉药物治疗集中调配医嘱审核

静脉药物治疗集中调配医嘱审核是保证医嘱准确执行的重要环节，涉及《医疗机构药事管理条例》《处方管理办法》中药品调剂的相关内容，包括人员资质、软件和流程管理等。审方人员应为具有药师以上专业技术职称任职资格的人员，审核结果应由审核药师签名或加盖专用签章，签名或者专用签章式样应当在本医疗机构留样备查。

一、静脉药物治疗医嘱审核

（一）静脉药物治疗医嘱的规范性和合法性

1. 医嘱（包括电子医嘱）中病人识别信息是否清晰完整，包括病区、姓名、性别、年龄、床位等识别信息。患者识别信息都是在住院登记时记录完成的，不可避免地存在多种原因导致的记录错误。如人口流动日益频繁，国外患者或者少数民族地区患者日益增加，加之许多家长给孩子取名喜好标新立异，由此引起的姓名难写难记。

一般住院登记时发生的患者识别信息错误，多在患者入院后由护士更改，临床会出现患者识别信息发生变化的情况。当然，换床位、换病区的情况也常见于临床。所以，要求药师在审核需要集中调配的医嘱时，一定要仔细辨别患者的识别信息。

需要指出的是，患者信息识别的准确性也是我国医疗机构评审标准中有关“患者安全”的首条要求。

2. 药品名称、规格是否完整清晰、易于识别。药品名称应使用通用名，如氯化钾注射液，市售制剂有2种规格，10ml∶1g和10ml∶1.5g，但临床常见“氯化钾注射液 10ml 1支”，无法判断10ml的规格是指1g含量还是1.5g含量。

3. 用法用量是否完整清晰。漏写用法或用量，只写数量不写单位。如“注射用头孢西丁钠 0.5g

3”，无法判断是3g还是3瓶。注射用头孢西丁钠的规格是每瓶0.5 g，而3g与3瓶剂量整差1倍。

4. 输液成组划定是否清晰，组内药品给药频次是否一致。输液成组不清晰，给药频次前后不一致可见于手写医嘱和电子医嘱。见于手写医嘱的情况，可因医嘱书写不规范引起，如临时医嘱或增加药物，但又未说明。因此，医嘱单上容易出现先开的药成组且用法一致，而增加的药成组模糊、无法调配。见于电子医嘱系统，则由于缺乏静脉配置中心运行经验。以往，这种情况多由在配置输液打输液卡时由护士发现并得到避免。而静脉药物集中调配时，则由药师在审核医嘱时发现并予以纠正。

5. 成组输液中应开具或药品自带溶媒。初次运行静脉药物集中调配的医疗机构，常出现医嘱中不开具溶媒的情况。多与医师习惯有关，如习惯于溶媒与治疗药物分成2个医嘱开出，或口头医嘱护士进行配置。

静脉药物配置中心是集中药物调配，再由中心药房集中发药。药师应及时与医师沟通，并拒绝调配没有溶媒的医嘱。

6. 医嘱应有医师的有效签字。药师应拒绝调配已经被停止执行或废止的医嘱，拒绝调配无行医资质医师包括实习、进修医师开具的医嘱。

7. 附加用药是否易于理解，无歧义，可执行。有些医疗机构出于多种原因，允许患者自行外购自费、价格昂贵或供应紧张的药品，而在医嘱上会以“自备”字样区别于医院内药品。对于静脉配置中心，上述医嘱则是无法执行的医嘱。意味着静脉配置中心将调配不完整的静脉输液交由病区，再由病区加入自备药物。这种操作潜藏着极大的医疗风险，且一旦发生不良事件难以追究责任。

静脉药物集中调配中心的药师应仔细审核医嘱的附加要求，及时发现并拒绝调配无法执行，或如果执行易发生医疗风险的医嘱。

（二）静脉药物治疗医嘱的适宜性与可操作性

1. 必须做皮试的药物，应注明过敏试验及阴性试验结果。

2. 医嘱用药与临床诊断的相符性。我国绝大部分二级以上医院病历首页的临床诊断项均采用ICD-10编码，手术使用ICD-9编码，静脉配置中心药师应熟悉相应编码，熟悉病区、医师特点和临床诊断，准确及时判断医嘱用药与临床诊断的相符性。

3. 剂量、用法的正确性。超剂量使用，如抗菌药物和支持药物（如氨溴索、维生素C粉针）的超剂量使用是静脉配置中心常见不合理医嘱，应及时发现，并予以纠正。

4. 选用剂型与给药途径的合理性。

5. 是否有重复给药现象。

6. 是否有潜在临床意义的药物相互作用、配伍禁忌、溶媒禁忌。药物相互作用、配伍禁忌常见于静脉配置中心运行初期，以后逐步减少，而溶媒禁忌则长期存在，且逐步上升。因为溶媒选择不仅关乎配伍，还关乎药物浓度及滴定速度，而后者与药物的治疗效果和不良反应密切相关。临床上常见以下几种情况。

（1）说明书明确指定可用和不可用溶媒时，仍选择不可用溶媒。如头孢曲松钠不宜选用林格液含钙溶媒；多烯磷脂酰胆碱严禁选用0.9%氯化钠溶液、林格液等电解质溶液，而只能选用不含电解质的葡萄糖注射液。

（2）说明书明确指定可用溶媒，但未说明其他溶媒是否可使用。如某些中药注射液均要求选择5%葡萄糖注射液或0.9%氯化钠注射液500ml作为溶媒，输液反应最少，其他溶媒则未置可否。250ml容量则因浓度过高，常发生输液反应。

（3）说明书推荐了溶媒，但其他溶媒也未发生任何问题。这意味着每个未遵循说明书选择溶媒的病例，实际也在验证其新医嘱组合中溶媒的安全性。

（4）说明书无选择溶媒的特别说明，但患者病理生理状况需要慎重选择合适的溶媒。如糖尿病患者，选择葡萄糖溶媒时应当更加谨慎。

（三）静脉药物治疗医嘱的有效性和安全性

1. 静脉药物治疗禁忌，包括妊娠禁忌、交叉过敏、禁忌证、年龄禁忌。静脉药物集中调配前，须结合患者病史审核医嘱中潜在的交叉过敏。直接过敏物质易被发现，而交叉过敏则易被忽略。妊娠患者或潜在妊娠患者，均应重点审核使用药物的FDA安全级别。同时，也应仔细审核来自儿科病房的儿童、新生儿患者的医嘱。

2. 应及时动态掌握国家或地方医药卫生管理部门发布的药物使用警示信息，并按警示要求审核含警示药物的医嘱。国家食品药品监督管理局加强了重点药物事件的及时披露和药企召回药品信息的及时发布，如鱼腥草注射液事件。这就要求药师一定要及时关注国家发布的重要警示信息，及早发现问题药品医嘱，及时干预药物调配。

3. 药师应对临床抗菌药物的使用进行有效跟踪及医嘱审核，及时发现并纠正无指征使用、超剂量超疗程使用、超权限使用、不合理联合使用、频繁换药或其他不符合《抗菌药物使用管理办法》的事项。

4. 药师应结合患者病历，对特殊人群，包括老年人、儿童、新生儿、妊娠者的医嘱进行针对性审核。对肝、肾功能障碍或不全患者，或含肝、肾毒性较大的药物的医嘱，动态结合患者肝、肾功能状况，审核药物剂量和安全性。

需要指出的是，药师对肝、肾功能的评估和药物使用的评价，不仅仅在患者初始入院阶段，而应贯穿于患者整个住院期间，全程掌握患者肝、肾功能变化，并根据变化情况审核医嘱，包括已经执行的医嘱。

5. 应动态审核抗肿瘤药物医嘱执行情况，应结合患者化疗方案及体表面积审核化疗药物剂量和周期，并审核医嘱的适宜性。

6. 对于为保证疗效或输注安全而规定滴速的药物，药师应审核溶媒容量，以及患者每日输液总量的合理性。护理技术操作规范建议，成年人静脉滴速一般为 40～60 滴/min，心肺功能障碍患者应适当减速。有些药物说明书也相应规定滴定速度和配置浓度。半衰期较短的药物（如青霉素），溶媒量过大势必增加滴定时间，将严重影响药物治疗效果。为达到安全有效的用药目的，应选择适宜的溶媒容量配置成合理药物浓度，在安全的滴速范围内静脉滴注。

药师审核静脉滴注医嘱时，应注意药品说明书规定的安全滴速，审核溶媒容量，如注射用门冬氨酸鸟氨酸说明书要求最终溶液浓度不超过 2%。

（四）处方集与计算机辅助医嘱审核

1. 应建立全处方集，分析医师医嘱习惯，收集总结审方结果，解释并及时对外发布，或与医师进行交流。有条件的医疗机构应开展验证性试验，将试验结果作为药师医嘱审核的临床依据。

2. 药师应加强专业知识的学习，不断补充新药使用、新的临床发现等相关知识，做到知识的常审常新。应鼓励静脉用药集中调配中，使用相关计算机程序辅助医嘱审核。

（1）计算机辅助医嘱审核有助于提高医嘱审核的效率，维持审核标准的一贯性，提高医嘱审核结果的传递速度。有条件的医疗机构应推广使用计算机辅助医嘱审核技术。

（2）但应当注意，计算机辅助医嘱审核技术，不能替代药师审核医嘱的法律地位和法律责任，医嘱审核的结果必须由药师发布并签字备查。

3. 医疗机构应建立、健全组织结构，定期召开会议，审定计算机辅助医嘱审核的项目及数据库标准，并授权指定药师按照静脉药物调配医嘱审核标准及时更新数据库。

二、特殊人群静脉药物治疗医嘱审核

（一）老年人静脉药物治疗医嘱审核

老年人用药医嘱审核首先需要了解老年人的药动学和药效学特点，掌握老年人用药原则，严格控制老年人的用药剂量，以保证老年人的用药安全。

1. *老年人药动学特点*　老年人胃酸分泌少，胃排空时间延长，肠蠕动减弱，血流量减少，血浆蛋白含量随年龄增长逐渐降低。因此，老年人与血浆蛋白结合的药物减少，而游离型药物浓度明显增加。随着年龄的增长，肝质量占全身质量的百分比减少约 30%（80 岁），肝血流量减少约 40%（65 岁），微粒体酶活性降低，功能性肝细胞减少，使药物在肝中的代谢减慢。老年人肾体积缩小，肾小球及肾小管细胞数量减少，肾功能随之衰减，80 岁的老年人肾功能下降约 50%。肾血流量减少及肾小球滤过率的降低，使药物清除率减低，血浆浓度增高，消除半衰期延长，从而老年人更易发生与剂量相关的不良反应。

2. *老年人药效学特点*　老年人对大多数药物敏感性增加，作用增强，不良反应发生率增高。老年人对中枢抑制药敏感性的增加，可使影响内环境稳定的药物作用增强。老年人对肝素及口服抗凝血药、对肾上腺素及耳毒性药物更敏感，更易引起听力损害，增加药物变态反应发生率。由于多种内分泌受体数目均随增龄增长而减少，老年人对作用于内分泌受体的相关药物如类固醇、胰岛素及 β 肾上腺素受体兴奋药敏感性下降，效应降低。

老年人患有多种疾病，同时应用多种治疗药物时，用药依从性差，从而影响药物疗效。用药依从性是指患者遵照医嘱服药的程度，遵照医嘱服药是治疗成功的关键。老年人用药依从性降低可能与老年人记忆力减退、反应迟钝、对药物不了解、忽视按医嘱服药的重要性、漏服、忘服或错服、多服药物有关。用药依从性降低可影响药物疗效，引起无效治疗和不良反应。

3. 老年人用药的原则

(1)明确诊断，明确用药指征。老年人不宜盲目对症治疗，对症治疗不利于疾病的进一步检查和诊断。老年人应尽量减少同服药物的种类，避免使用老年人禁忌或慎用的药物，不滥用滋补药及抗衰老药，不随意合用中药和西药，注意饮食对药效的影响，使用新药要慎重，选择药物前应询问并明确用药史。除急症或器质性病变外，老年人一般应尽可能选用最少种类的药物和最低有效量。药物种类应控制在不超过 3～4 种，作用类型相同或不良反应相似的药物合用更容易引起老年人不良反应。抗抑郁药、抗精神病药、抗胆碱药、抗组胺药均有抗胆碱作用，各药作用可相加，极易产生不良反应，出现口干、视物模糊、便秘、尿潴留和各种神经精神症状。镇静药、抗抑郁药、血管扩张药、利尿药均可引起老年人直立性低血压，不宜合用。

(2)《中国药典》规定老年人用药量为成年人量的 3/4；80 岁以上老年人，最好不要超过成年人剂量的 1/2。一般来说，老年人初始用药应从小剂量开始，开始用成年人量的 1/4～1/2，然后根据临床反应调整，逐渐增加到最合适的剂量，每次增加剂量前至少要间隔 3 个血浆半衰期，直至出现满意疗效而无不良反应为止。

(3)合理选择常用药物。老年人体内水分少，肾功能差，给予成年人剂量易引起与血浓度增加所致的有关毒性反应。应尽量不用可导致肾和中枢神经系统毒性的抗菌药物，如链霉素、庆大霉素。对于此类药物，更不可联合应用。

(二)小儿静脉药物治疗医嘱审核

了解小儿的生理特点及药动学特点，掌握小儿用药原则，准确计算小儿用药剂量，是小儿用药医嘱审核的重点，有利于保证小儿合理安全用药。

1. 小儿药动学特点　新生儿胃酸浓度低，胃排空时间长，肠蠕动不规律，肌肉量少，末梢神经不完善。婴幼儿脂肪含量较成年人低，脂溶性药物不能充分与之结合。婴幼儿体液及细胞外液容量大，水溶性药物在细胞外液被稀释，血浆游离药物浓度较成年人低，而细胞内液药物浓度较高。婴幼儿的血浆蛋白结合率低，游离型药物多，且体内存在较多的内源性蛋白结合物，如胆红素等。因此，与血浆蛋白结合力强的药物，如苯妥英钠、磺胺类药物等，可与胆红素竞争结合蛋白，使游离型胆红素浓度升高，出现高胆红素血症甚至核黄疸。此外，新生儿的血-脑脊液屏障尚不完善，多种药物均能通过，可增加药物发生神经毒性的可能性。

新生儿肝酶系统不成熟，出生 8 周后，酶活性方达正常成年人水平。因此，新生儿出生后 8 周内，不宜使用经微粒体代谢酶系统灭活的药物。新生儿还原硝基和偶氮的能力及葡萄糖醛酸、甘氨酸、谷胱甘肽结合反应能力很低，不宜使用经结合反应灭活的药物。另外，新生儿大量注射氯霉素有可能引起中毒反应，导致灰婴综合征。

肾功能随年龄增长而变化。儿童尤其是新生儿肾血流量低，仅为成年人的 20%～40%，出生后 2 年接近成年人水平；肾小球滤过率，按体表面积计算，4 个月时只有成年人的 25%～50%，2 岁时接近成年人水平；肾小管排泄量在出生后 1 个月内很低，1—5 岁接近成年人水平。此外，肾小管泌酸能力低，尿液 pH 高，影响碱性药物的排泄。因此，新生儿及儿童在应用经肾排泄的药物时，可能导致药物消除减慢(如庆大霉素)，易发生蓄积中毒。所以，在医嘱审核时，应注意新生儿月龄、药物剂量及给药间隔。

2. 小儿用药的基本原则与审核要点　选择合理药物、合适剂量。许多药物未提供小儿专用剂量，常需根据成年人剂量折算小儿剂量，常用的换算方法如年龄、体重或体表面积折算法。对于毒性较大的药物，应按体重或体表面积法折算。这些方法各有优缺点，可根据具体情况及临床经验进行合理选择。联合用药时，应注意是否存在与单独用药比较的药物浓度改变。

(1)年龄折算法：年龄折算法是较常用的一种方法，适于剂量范围大且不需十分精确的药物，具体计算公式如下。

1 岁以内用量＝0.01×(月龄＋3)×成年人剂量

1 岁以上用量＝0.05×(年龄＋2)×成年人剂量

该方法简单，如表 8-1 所示．

表 8-1　小儿剂量及体重的计算

年龄	按年龄折算剂量(折合成年人剂量)	按年龄推算体重(kg)
新生儿	1/10～1/8	2～4
6 个月	1/8～1/6	4～7
1 岁	1/6～1/4	7～10
4 岁	1/3	1 周岁以上体重可按下式计算：实足年龄×2＋8＝体重(kg)
8 岁	1/2	
12 岁	2/3	

(2)体重折算法：该法临床应用最广，但需要记住每种药物的剂量和小儿体重，计算公式如下。

小儿的药量(每天或每次)＝每千克体重药量(每天或每次)×小儿体重(千克)

此法算出的药量较准确，但记忆较难，不易掌握。年长的儿童按体重折算药量时，如药量超过成年人量，则以成年人量为上限。每日药量计算后，应按具体要求分次给药。

对于2岁以上的小儿，体重折算法可简化法如下。

小儿药量＝成年人剂量×小儿体重(kg)/成年人体重(50kg或60kg)

简化的体重折算法更简便易行，但存在对于年幼儿童求得的剂量偏低、年长儿童求得的剂量偏高的特点。医师应根据临床经验对折算的结果进行适当增减，如所得剂量超过成年人剂量时，可按成年人剂量或略低于成年人剂量应用。

(3)体表面积折算法：此法与基础代谢、肾小球滤过率等生理活动关系更为密切，比按年龄、体重计算更为准确。用每平方米体表面积表达药量，适用于各年龄小儿，也适用于成年人。新生儿体重、体表面积和身高分别为成年人的1/21、1/9和1/3.3，如果按体重折算易致用量偏低，按身高折算易致用量偏高。对于大多数药物而言，采用体表面积计算用量更接近临床实际用量。按体表面积计算小儿用量的公式为：

小儿用量＝成年人剂量×某体重小儿体表面积(m^2)/1.7

其中，1.7为成年人(70kg)的体表面积。

小儿体表面积可根据体重推算，公式如下：

＜30kg小儿体表面积(m^2)＝体重(kg)×0.035＋0.1

30～50kg小儿体表面积(m^2)应按体重每增加5kg，体表面积增加0.1 m^2计算；60kg小儿体表面积(m^2)为1.6m^2，70kg小儿体表面积(m^2)为1.7 m^2。

小儿体表面积也可根据小儿身高、体重计算求得，计算公式为：

表面积(m^2)＝0.0061×身高(cm)＋0.0128×体重(kg)-0.1529

以上3种小儿剂量折算方法在实际应用时，应根据具体情况，灵活掌握。小儿有胖有瘦，所患疾病有轻有重，不能生搬硬套公式。一般主张胖或病重的患儿，可取年龄组药量的高限，反之取低限。有些药物，小儿和成年人用量相似，如维生素类。还有一些药物，如苯巴比妥、异丙嗪和阿司匹林类解热药、泼尼松等激素类药物及利尿药等，小儿的耐受性较好，按每千克体重剂量折算较好，按年龄折算往往偏小。

(三)妊娠期静脉药物治疗疾嘱审核

妊娠期是一个特殊时期，妊娠期用药关系胎儿的生长发育和孕妇自身健康，一旦选药不慎重、不恰当、不合理，不仅会给孕妇本人造成伤害，还会危及胚胎、胎儿，引起胎儿生长受限，胎儿体表或脏器、器官畸形，甚至发生流产、死胎、新生儿死亡等不良后果。所以，在对妊娠期用药医嘱审核时，应重点关注孕妇和胎儿的安全性，保证用药的安全有效。

1. 药物对不同孕期胚胎的影响

(1)细胞增殖早期：受精卵着床于子宫内膜前为着床前期(受孕后2周)。此期，胚胎虽然对药物高度敏感，但如受到药物严重损害，其结果往往是导致胚胎死亡，流产或仍能存活而发育成正常个体。药物的致畸作用几乎不见于此期。

(2)器官发生期：受精后3周至3个月，胎儿心脏、神经系统、呼吸系统、四肢、性腺、外阴相继发育。此期，胚胎如接触药物最易发生先天畸形。此期为药物致畸的敏感期。

(3)胎儿形成期：妊娠3个月至足月，是胎儿发育的最后阶段。此时，器官已形成，除中枢神经系统或生殖系统可因有害药物致畸外，一般不引起其他器官畸形，但可能影响胎儿的生理功能和发育成长。

2. 美国FDA药物对胎儿危险性等级标准分类　1979年起，美国FDA根据药物对胎儿产生危害性的等级制定并颁布了药物胎儿危害等级标准，分为A、B、C、D、X类共5类。此后，多数药物妊娠期危险性级别均由药厂根据美国FDA标准拟定。随着新药的不断问世，分级药品不断增多。

(1)A类药物：已有妊娠妇女对照研究证实，在妊娠前、中、后期未能证明药物对胎儿具有危险性，且几乎无出现胎儿损害可能性。

(2)B类药物：指动物研究未证明药物对胎儿有危险性，但未曾进行合适的妊娠妇女对照研究；或指动物研究显示药物对胎儿具有某些危险性，但妊娠妇女对照研究未能证明药物对胎儿具有危险性。

(3)C类药物：动物研究显示药物具有致畸性和胚胎毒性效应，但无充分的妊娠妇女对照研究；或无动物与妊娠妇女研究资料可供应用。此类药物仅在权衡对胎儿的利大于弊时给予。

(4)D类药物：已存有该药物对胎儿危险性证据，但在某些情况下(例如威胁生命时或严重疾病状态下且无安全性药物可供使用)，虽有阳性证据存在，但仍可应用于妊娠妇女。

(5)X类药物：该药物的动物实验和人类研究均已证实可造成胎儿异常，或基于人类经验具有胎儿危险性证据，且其危险性明显地超过任何可能的效益，该药物禁用于妊娠或可能妊娠的妇女。

3. 妊娠期用药医嘱审核要点

(1)没有一种药物对胎儿的发育是绝对安全的，孕期应尽量避免不必要的用药，特别是孕期的前3个月，可推迟的治疗尽量推迟到此期以后。

(2)必须使用药物治疗时，应选用对母体、胎儿无损害，而对孕妇所患疾病有效的药物，尽量选用已经临床验证的A、B类药物。孕期前3个月不应使用C、D类药物。

(3)能用一种药物治疗就避免联合用药，能选择效果确切的老药就避免使用对母体、胎儿影响不明的新药，能用小剂量药物就避免使用大剂量药物。

(4)一般情况下，整个孕期都不应使用D类药物。如病重或抢救等特殊情况下，必须使用C、D类药物，也应在权衡利弊后，确认利大于弊时方能使用。

(5)在必须使用C、D类药物时，应进行血药浓度监测，以减少药物不良反应，如万古霉素、磺胺类、氟胞嘧啶(C类)、氨基糖苷类(D类)。

(6)很多中药及中成药在妊娠期是禁用或慎用的，必须予以重视。

(7)整个妊娠期中，如使用各种疫苗，则应十分谨慎，因大部分活病毒疫苗孕妇禁用。

三、全静脉营养液医嘱审核

药师参与医疗机构肠外营养小组活动是有效审核全静脉营养医嘱的重要机制。医疗机构通常采用协定营养处方规划患者的肠外营养支持。肠外营养协定处方或由营养科主导制订，或营养师主导、药师参与制订，或由各科室自行协定。肠外营养医嘱或由营养医师开具、药师审核，也有相当一部分由非营养医师开具。全静脉营养药或有直接采用制药企业预制的“三腔袋”，或由药物静脉配置中心或营养科自行配置。鉴于此，依据中华人民共和国卫生部2007年2月14日颁布施行的《处方管理办法》所定义的药师职责，已建立静脉药物配置中心的医疗机构，药师应参与审核肠外营养医嘱，参与肠外营养方案制订，利用药师的药学专业技能，参与制订、审核、配置对各种适应证、患者人群的个性化全静脉营养液。

(一)正常人体所需的营养物质

正常人体所需的营养物质主要包括可提供能量的糖类、蛋白质、脂肪、水，以及电解质、维生素、微量元素。其中，糖类、蛋白质、脂肪又称为宏量营养素，是维持人体生命存在和机体环境的最重要营养素。

1. 能量　机体的能量需求以非蛋白热量计算，主要来源于糖类和脂肪。临床上通常用Harris-Bendeict公式计算机体基础能量消耗值(BEE)：

男性：BEE(kcal/d)＝66.4730＋13.7513W＋5.0033H-6.7750A

女性：BEE(kcal/d)＝655.0955＋9.5634W＋1.8496H-4.6756A

(W. 体重，Kg；H. 身高，cm；A. 年龄，年)

临床实践表明，根据Harris-Benedict公式计算的结果比我国正常成年人实际测量值高10%左右，在估算正常人体能量消耗时需要注意。1985年，WHO推荐使用Schofield公式计算基础代谢值(BMR)，我国人群的结果约为该值的95%。

正常人体，通过食物摄入糖类，经代谢最终以血液中单糖(主要是葡萄糖)形式提供人体每日35%～70%的热量，正常成年人，每日葡萄糖最低需要量为100～150g。最大摄入量不应超过7g/kg[4.8mg/(kg·min)]。

脂肪的主要生理功能是提供能量，构成身体组织，供给必需脂肪酸，并携带脂溶性维生素等。脂肪所提供能量占总能量的30%～50%。脂肪每天的适宜摄入量为1～1.5g/kg，最大不应超过2g/kg。临床常用的脂肪乳剂除提供脂肪外，尚提供必需脂肪酸，包括必需脂肪亚油酸和亚麻酸，分别为每日能量推荐值的0.5%～1.0%和3%～5%。

需要着重指出的是，肠外营养支持应避免过度摄入葡萄糖，给予葡萄糖和脂肪乳双能量来源，即必须由糖和脂肪共同提供能量。

2. 蛋白质　蛋白质主要参与各种细胞组织的多种生理功能及氧化供能，维持细胞组织生长、更新和修复。蛋白质在人体内最终水解为人体直接吸收的基本物质氨基酸，是提供机体最直接、最有效的氮源。肠外营养每日蛋白质基础需求量为0.8～1.0g/(kg·d)，相当于氮量0.15g/kg。考虑到个体差异，个别患者可达到2.0g/(kg·d)。

疾病状态下，机体对能量及氮的需求增加，但非蛋白质热量(kcal)与氮量比值应保持在100～150∶1。另外，不同疾病对氨基酸的需求不同，如创伤状态下谷氨酰胺的需要量明显增加，肝病时则应增加支链氨基酸，肾功能不良个体则以提供必需氨基酸为主等。

3. 水　水是器官、组织发挥正常功能和代谢的递质，占体重的50%～70%。美国胃肠外和经肠营养学会(American Society for Parenteral and Enteral Nutrition，ASPEN)推荐的每日水需求量，见表8-2。

表8-2　不同人群每日水需求量

人　群	每日水的需求量
小儿(体重)	
<1500g	120～150ml/kg
1500～2000g	110～130ml/kg
2.5～10kg	100ml/kg
10～20kg	1000ml/10kg+50ml/kg(超过10kg部分)
>20kg	1500ml/20kg+20ml(超过20kg部分)
成年人	20～40ml/kg

4. 电解质　电解质具有重要的生理功能。钠离子参与维持和调节渗透压，有助于增强神经肌肉和心肌的兴奋性。钾离子参与糖、蛋白质和能量代谢，是多种生物酶系的组成部分，维持细胞外液的渗透压和酸碱平衡，以及神经肌肉的兴奋性和心肌功能。镁离子是激活ATP酶和其他多种酶的金属辅酶，参与多种代谢反应。钙离子则是多种酶的辅酶，是形成和维持骨骼、牙结构、参与凝血过程的重要阳离子。磷是机体所有细胞核酸的组成成分及构成细胞膜的必需物质，也是物质代谢反应及骨骼体液构成等不可缺少的成分。氯离子参与体内胃酸的合成，可激活唾液淀粉酶，帮助淀粉的消化。

表8-3为2000年中国营养学会和2002年ASPEN在肠内外营养杂志发布的成年人电解质日摄入量参考值。

5. 微量元素　临床上常提及的必需微量元素有9种，即铁、铬、铜、氟、碘、锰、硒、钼和锌，为人体必需营养素，与机体多种代谢酶和辅助因子密切相关，具有重要的生理作用。人体无法自身合成微量元素，需要每天补充。表8-4分别为2000年中国营养学会颁布和2002年ASPEN在肠内外营养杂志发布的正常成年人每日微量元素需要量参考值。

6. 维生素　维生素是维持机体正常代谢所必需的营养素，不能于体内合成或合成量不足，必须由外源性补充。维生素分为水溶性维生素和脂溶性维生素。水溶性维生素包括维生素C、维生素B_1、维生素B_2、维生素B_6、维生素B_{12}、烟酸、叶酸、泛酸、生物素，脂溶性维生素包括维生素A、维生素D、维生素E、维生素K。表8-5分别为2000年中国营养学会颁布和2002年ASPEN在肠内外营养杂志发布的正常成年人每日维生素需要量参考值。

表8-3　正常成年人电解质日摄入参考值

电解质	中国营养学会RNIs* 或AIs**	ASPEN(肠外)
钠	51mmol(2000mg)	1～2mmol/kg
钾	95.6mmol(2200mg)	1～2mmol/kg
镁	14.6mmol(350mg)	4～10μmol/kg
钙	25mmol(1000mg)	5～7.5μmol/kg
磷	23.3mmol(700mg)	20～40μmol/kg
氯	——	满足维持酸碱平衡的量

*.RNIs-推荐营养素摄入量；**.AIs-适宜摄入量

表8-4　正常成年人微量元素需要量参考值

微量元素	中国营养学会RNIs* 或AIs**	ASPEN(肠外)
铁	15mg	不需常规添加
碘	150μg	无确切标准
锌	11.5mg	2.5～5mg
硒	50μg	20～60μg
铜	2.0mg	0.3～0.5mg
氟	1.5mg	无确切标准
铬	50μg	10～15μg
锰	3.5mg	60～100μg
钼	60mg	不需常规添加

表 8-5 正常成年人维生素日需要量参考值

维生素	中国营养学会 RNIs* 或 AIs**	ASPEN(肠外)
维生素 A	800μgRE(M)700μgRE(F)	1000μg
维生素 D	10μg	5μg
维生素 E	14mgα-TE*	10mg
维生素 K	——	1mg
维生素 B_1	1.4mg(M)1.3mg(F)	3mg
维生素 B_2	1.4mg(M)1.2mg(F)	3.6mg
维生素 B_6	1.2～1.5mg	4mg
维生素 B_{12}	2.4μg	5μg
维生素 C	100mg	100mg
泛酸	5.0mg	15mg
叶酸	400μg DFE**	400μg
烟酸	14mg NE** (M)13mg NE** (F)	40mg
生物素	30μg	60μg

*. TE 为 α-TE 生育酚当量；**. DFE 为膳食叶酸当量；***. NE 为叶酸当量；M. 男性；F. 女性

(二)肠外营养医嘱审核

肠外营养医嘱审核应包括肠外营养医嘱的规范性、适应证、禁忌证及合理性。

1. 肠外营养医嘱的规范性　由医疗机构具有资质的专业营养医师开具且应遵循相应流程，如图 8-1 所示。

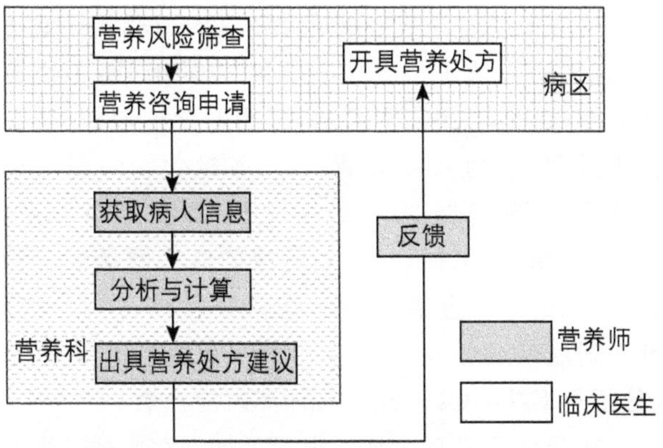

图 8-1　肠外营养医嘱流程(设计肠外营养方案、开具肠外营养医嘱)

2. 肠外营养的适应证

(1)危重疾病、重度营养风险或蛋白质-能量营养不良，经口或经肠道营养素严重摄入不足，且短期内(10～14d)无法恢复正常的进食者。

(2)围术期或术后患者。

(3)胃肠道功能障碍患者。

(4)肠梗阻、短肠综合征、胃肠道瘘患者。

(5)胰腺炎患者。

(6)活动期肠炎，包括克罗恩病(Crohn disease，CD)和溃疡性结肠炎患者。

(7)外伤性脑损伤患者。

(8)恶性肿瘤终末期患者。

(9)其他具有肠内营养禁忌证患者。

3. 肠外营养的禁忌证

(1)胃肠功能正常、适应肠内营养或 5d 内可恢复胃肠功能患者。

(2)严重水、电解质、酸碱平衡失调患者。

(3)休克、器官功能衰竭终末期患者。

(4)心血管疾病不常规推荐使用肠外营养患者。

4. 肠外营养方案的合理性

(1)能量补充应以保持体重而非增加体重为目的，且须糖和脂肪同时使用。

葡萄糖来源的热量，尤其对于糖尿病患者，应遵循"允许性低摄入方案"提供，其余不足的部分通过脂肪乳提供。建议脂肪乳所提供的热量应占非蛋白热量的 25%～50%。

临床上在使用肠外营养液时，还使用其他治疗药物，其中很多药物以葡萄糖注射液作为溶媒。所以，在制定肠外营养方案时，营养医师应掌握患者肠外营养支持每日葡萄糖溶液的摄入量，以便药师向临床医师提出调整溶媒的建议。

每克葡萄糖氧化后可产生 16.7kJ(4 kcal)热量，10%脂肪乳注射液(C14～24)提供 4602kJ(1100kcal)热量，10%中/长链脂肪乳注射液(C8～24)每 100ml 含 442.7kJ(105.8kcal)热量。药师应掌握脂肪乳制剂的热量参数数据。此外，选择脂肪乳还应考虑长链脂肪乳所提供的脂肪亚油酸和亚麻酸含量高于长链或短链脂肪乳，如必须补充亚油酸和亚麻酸，须将此差异考虑在内。

(2)葡萄糖依赖胰岛素代谢，所以肠外营养医嘱往往包括适量的胰岛素，两者比例根据血糖或尿糖指标决定，一般为按糖∶胰岛素＝(4～20)g∶1U计算，从10 g∶1 U开始，随着机体的适应和内源性胰岛素分泌增加，则可停用外源性胰岛素。PVC输液袋对胰岛素有吸附作用。胰岛素尽量避免加入PVC营养液袋中，无法避免时应加大胰岛素剂量。

(3)补充氨基酸时，应选择含氨基酸种类齐全的平衡氨基酸溶液。相同脂肪乳制剂，不同氨基酸制剂，氨基酸种类和含量不同，药师也应熟悉各种市售复方氨基酸制剂的营养参数。复方氨基酸注射液(18AA)氨基酸种类和含量(表8-6)。

表8-6 复方氨基酸注射液(18AA)氨基酸种类和含量

氨基酸种类	每250ml含	每500ml含
L-脯氨酸	0.250 g	0.500 g
L-丝氨酸	0.250 g	0.500 g
L-丙氨酸	0.500 g	1.000 g
L-异亮氨酸	0.880 g	1.760 g
L-亮氨酸	1.225 g	2.450 g
L-门冬氨酸	0.625 g	1.250 g
L-酪氨酸	0.062 g	0.125 g
L-谷氨酸	0.188 g	0.375 g
L-苯丙氨酸*	1.332 g	2.665 g
L-精氨酸盐酸盐	1.250 g	2.500 g
L-赖氨酸盐酸盐*	1.075 g	2.150 g
L-缬氨酸*	0.900 g	1.800 g
L-苏氨酸*	0.625 g	1.250 g
L-组氨酸盐酸盐	0.625 g	1.250 g
L-色氨酸*	0.225 g	0.450 g
L-甲硫氨酸	0.562 g	1.125 g
L-胱氨酸	0.025 g	0.050 g
甘氨酸	1.900 g	3.800 g
总氨基酸	12.5 g	25 g
含氮量	1.81 g	3.63 g

*必需氨基酸

必需氨基酸为人体自身不能合成或合成量不能满足人体需要，必须从食物中摄取的氨基酸。亮氨酸、异亮氨酸和缬氨酸分子中含有分支侧链，又称为支链氨基酸。

肝功能不全的患者应选用富含支链氨基酸的氨基酸溶液，肝性脑病患者应选用复方氨基酸注射液(3AA)，慢性肾功能不全患者应选用以必需氨基酸为主要成分专用氨基酸制剂，如复方氨基酸注射液(9AA)。

鉴于谷氨酰胺对于免疫、胃肠道功能的重要性，在肠外营养液，尤其外科术后患者，常需外加谷氨酰胺双肽。

(4)补充电解质时须考虑需求量和营养液渗透压。每日人体电解质需求量，可参考中国营养学会颁布的RNI(推荐量)和AIs(适宜量)。

溶剂透过半透膜进入溶液的自发过程称为渗透现象。而阻止不同浓度的2种溶液通过半透膜产生渗透现象的最小压力为渗透压，以毫渗透量浓度毫渗量·升、mmol·L或mOsm·L表示，为溶液中能产生渗透作用的溶质的粒子(分子或离子)总浓度。

人血浆含低分子晶体物质，如氯化钠、葡萄糖和碳酸氢钠等和高分子胶体物质，如蛋白质。其渗透压是晶体物质和胶体物质所产生渗透压的总和，由低分子晶体物质产生的渗透压称为晶体渗透压，由高分子胶体物质产生的渗透压称为胶体渗透压。血浆总渗透压绝大部分来自低分子晶体物质。

血浆总渗量浓度正常范围是280～320mOsm·L。毫渗透量浓度处于该范围以内的溶液，为血浆等渗溶液；低于此范围的溶液，为低渗溶液；高于此范围的溶液，为高渗溶液。0.9%氯化钠注射液的毫渗透量浓度为308mOsm·L，属于等渗溶液。5%葡萄糖(无水葡萄糖)注射液的毫渗透量浓度为278mOsm·L，也属于等渗溶液。目前，市售葡萄糖注射液葡萄糖含量是含1分子水的含水葡萄糖(分子量$C_6H_{12}O_6 \cdot H_2O$)，计算时应注意。

在肠外营养液中加入电解质时，必须考虑葡萄糖、氨基酸、脂肪乳等物质对总渗透压的贡献。

(5)肠外营养溶液的稳定性。肠外营养液是由多种物质调配而成的复杂载体，多种物质具有发生潜在相互作用的可能性，如肠外营养制剂成分间、器皿材料与制剂间、油性制剂与水性制剂配置顺序可能产生的配伍禁忌等，最终可导致pH和渗透压的改变。因此，需药师认真计算甚至进行实验论证。

5. 肠外营养医嘱审核内容　大部分肠外营养医嘱均按照营养预案和规范流程执行，但仍不能避免偶然、意外的不合理、不规范营养医嘱的出现。所以，药师应在集中调配前，仔细审核肠外营养医嘱。审核内容如下。

(1)是否符合营养医嘱的开具资质和流程的规定。

(2)是否存在不符合适应证或存在禁忌证情形。

(3)是否存在重复使用肠外营养物质情形，如以葡萄糖溶液作为溶媒。

(4)是否存在单独使用脂肪乳或复合氨基酸溶液的情形。

临床上，尤其是未明确营养医嘱资质规定的医疗机构，极易出现不规范的肠外营养医嘱，如单独使用复方氨基酸的情况。由于蛋白质也能提供能量，如在使用氨基酸制剂时，不同时补充支持能量的制剂，极易出现蛋白质被作为能量来源消耗，而不能发挥其重要的生理功能的现象。

(5)是否存在禁忌证、交叉过敏相互作用等情况。药师应审核肠外营养液成分和患者病历资料，及时发现营养成分间的物理的、化学的配伍禁忌，以及患者过敏史等信息。

6. 肠外营养液配制辅助软件管理系统　医嘱审核整理软件的应用可规范肠外营养液医嘱产生、审核的流程，包括营养筛查和肠外营养支持申请，制定营养支持方案，医嘱审核与实施等。

软件系统所构建的肠外营养制剂全营养参数数据库可为营养方案制订、调整和医嘱形成提供快捷的换算和准确的验算，并可及时发现具有潜在临床意义的相互作用、配伍禁忌等。

（张　健　刘海涛　田怀平）

第四节　静脉用药集中调配的操作规程

静脉用药集中调配涉及静脉用药医嘱（处方）的信息传递、接受、审核、标签生成、打印、排药、贴签、核对、无菌配置、核对、包装、分发等多个环节。

一、静脉用药医嘱(处方)接受、审核的操作规程

(一)静脉用药医嘱(处方)接受与审核

1. 医嘱的信息传递流程图(8-2)　临床医师根据患者病情开具用药医嘱（处方），静脉用药医嘱（处方）按组开具，每组为可混合静脉用药品。上级医师审查后确认，临床医师或护士将医嘱输入计算机系统，每个输入人需登录自己的用户信息以便跟踪、确认，另一临床医师或护士核对输入的医嘱内容并确认无误后发出，并输入确认人信息。

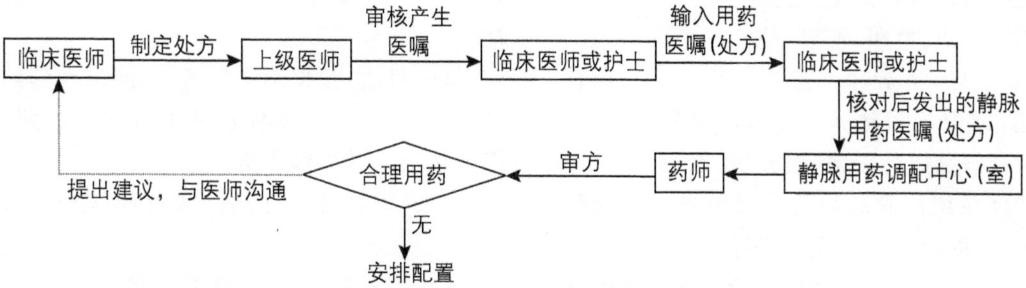

图 8-2　医嘱的信息传递流程

计算机系统将自动对处方进行分类，静脉使用的药物处方直接发送至静脉用药调配中心（室），并自动生成标签；非静脉用的药物处方将发送至相应药房。

静脉用药的配置信息若是长期静脉用药医嘱，则多数医嘱应在用药前一天的中午 13:00 时前，通过计算机网络传送至静脉用药调配中心。

2. 医嘱的接受　配药信息通过医院信息系统（HIS）发送至静脉用药调配中心（室），由审核岗位的主管药师以上药学人员接受医嘱。

3. 医嘱的审核　药师主要审核并确认静脉用药医嘱（处方）的正确性、适宜性、合理性与完整性，前节已有详细叙述。主要包括以下内容。

(1)形式审核：静脉用药医嘱（处方）内容应当符合《处方管理办法》《病例书写基本规范》的有关规定，应书写正确、完整、清晰，无遗漏信息。应包括患者姓名、性别、病区、疾病诊断，所用药品的药名、规格、剂量、数量、给药途径、用药时间及调配批

次等。

(2)内容审核：审核临床诊断与所选用药品的相符性，以免治疗错误；审核药品种类、规格、给药途径、用法、用量的合理性，防止重复给药；审核单一药品与溶媒或多种静脉药品间或与溶媒间配伍的适宜性、相容性和混合后的稳定性，防止物理的或化学的相互作用发生；审核注射剂，包括溶液剂、粉针剂、溶媒与直接或间接包装材料，以及静脉输液成品的完整性，防止因运输、转移、配制过程等发生的破损或配伍改变；审核存在过敏反应药品的敏感性试验结果、药品本身存在的严重或特殊不良反应等重要信息，防止因疏忽对患者造成伤害。

4. 医嘱的拒绝调配　对于存在疑点，或未确定，或错误的用药医嘱(处方)，应与开具用药医嘱(处方)的医师沟通并提出用药建议，进行调整，并签名备查。否则，药师应拒绝调配。

因患者病情等需要的超剂量、超疗程、超说明书等特殊用药医嘱(处方)，医师应告知患者，并签署知情同意书后签名确认。否则，药师应拒绝调配。

此外，药师还应拒绝调配不能保证成品药液质量的用药医嘱(处方)。

药师确认静脉用药配置信息无误后，根据静脉用药时间和配置顺序进行定批次。定批次方法和规则由各医疗机构自行确定，安排配置。

(二)标签生成、打印、管理

1. 标签的生成与打印　静脉用药品一旦混合配制完成后，即应该明确标注其内含成分，以确保其合理使用。静脉用药医嘱(处方)经审核无误，计算机信息管理系统按静脉用药医嘱组自动生成静脉用药标签，并以病区为单位，打印。

2. 标签要求　标签设计应符合《处方管理办法》规定，各岗位人员签名位置齐全，字迹简明、清晰、规范，大小适宜、没有缩写或其他易混淆的术语、数据准确、完整、无误，并以给药时便于阅读、辨别、以及易粘贴在输液袋或针筒上，但也要考虑成本。

3. 标签内容　标签内容应包含患者静脉用药的必要信息，且易于追溯，包括从医嘱接受、审核、摆药、混合配制、核对、病区分发的各个环节。

(1)患者姓名：可表明该药液是该患者专用，如果无患者姓名，该药液有可能被其他患者使用而出现差错。因同姓、同名的情况时而发生，患者姓名必须为全名。

(2)患者所在病区、床号：可确保药品准确、无误地运送。

(3)所有所加的药物名称、规格、剂量(溶液以ml表示，固体以g或mg标示)：名称必须完整、准确、易辨识，能够减少潜在错误的商品名也可同时备注使用，而且所用数量、规格必须标准且容易明白。

(4)溶媒或混合溶液的名称和体积：可使标签信息更完整。由于有的药品在某溶媒中不稳定或存在配伍禁忌、有的药品需一定体积的溶媒才能完全溶解、有的药品需一定的浓度才有效等情况，故必须明确标注溶媒或混合溶液的药品名称及体积。

(5)临时或长期标治：可以提醒药师及时安排排药，临时医嘱则应该尽快配置并送到病区，长期医嘱则当天备药、隔日配置使用。

(6)混合液全部体积的估计：如有效含有500ml药液的软袋中最多再加150ml液体，一定量的药物需与一定体积的混合液配制，才能确保该药物的有效浓度；TPN中的钙离子浓度测算等。

(7)给药时间：它可提示护士有计划地根据药动学特点为病人给药，确保治疗的有效、安全。例如，每日2次抗菌药给药时间确定为2次相隔12h，避免用药无规律、遗漏或药品失效。

(8)给药途径：它可提示并帮助护士进行正确用药。例如，有些药品只能静脉滴注而不能静脉推注。

(9)批次：根据不同病区、不同患者的给药时间规律设定，它可以确保药品被有序地送到各病区，保证护士及时为病人给药。

(10)审核者，排药者，核对者，配制人，执行人等。

(11)皮试情况：青霉素等可致过敏反应的药品，患者在使用前，必须经皮肤敏感性试验且结果为阴性时，才可使用。

(12)共几页第几页：某些肠外营养制剂中需混合配制的药品较多，需多页标签。此时，每一页标签均应标注页码信息。

(13)配制日期和时间、失效时间：确保药品在有效时间范围内使用。

(14)给药速率(以ml/h表示)：有些药品的输注速度需要严格控制，不能太快或太慢，则需在标签上明确给药速率。

(15)储存条件：有些药液需储藏在2～10℃的冰箱中或避光等，否则可失效或变质。

(16)警示系统：非单剂量、避光药物等标记。可提示配置或给药时需注意事项，减少差错发生。

(17)静脉用药标签还应注明需要特别提示的事项：包括含有过敏性药品或成分或含某些特殊药物时，标签应有明显标识，如青霉素类、细胞毒药物标记等；涉及浓度换算、非整瓶（支）使用药品的实际量等用药标记；特别注意的事项如避光、特殊用药监护等。

将静脉用药标签按静脉用药处方性质和用药时间顺序排序，放置于不同颜色（区分批次）的容器，以方便有序调配操作。

标签不仅是排药的依据，也是成品静脉用药的标识，更是明确责任、溯源复核的文书。

4. 标签使用　标签贴于输液袋（瓶）或注射器上，输液软袋正贴，输液瓶倒置贴，注射器上贴成“插旗”，不能将标签上任何字覆盖，便于配置和使用时阅读。

5. 标签类型　根据各医院情况，标签可在计算机网络中设置不同状态，便于了解静脉药品的配制情况。

(1)接受标签：标签上显示“接受”，则表示该标签已被静脉用药调配中心药师接受，可进行排药。

(2)申请退标签：标签上显示“申请退”，则表示该标签已被病区认作不需要，不能再配制。

(3)作废标签：标签上显示“作废”，则表示该标签经病区申请退，药师统一退，即没有配置。

(4)确认标签：标签上显示“确认”，则表示该标签已配置完成，并收取标签上药品费用，同时减去静脉用药调配中心库存。

6. 标签的管理　标签应符合《静脉用药集中调配质量管理规范》的有关规定，可采用电子处方系统，也可采用同时打印备份静脉用药标签方式。一份静脉用药标签贴于静脉用药袋（瓶），另一份静脉用药标签随调配流程，由各岗位操作人员依据标签执行调配操作，并签名或盖签章，保存 1 年备查。

二、摆药、贴签、审方、核对操作流程

(一)摆药前的准备

摆药前应仔细阅读、核查静脉用药标签是否准确、完整。如有信息错误或不全，应告知医嘱（处方）审核药师，并及时校对纠正。

按静脉用药标签所列批次顺序药品（按组）摆备药品，注意所取药品与配置单上药品相一致，将静脉用药标签整齐地贴在输液袋（瓶）上，但不得覆盖原有信息。按静脉用药成组（标签含有的药品）、不同用药时间，分批次将药品放置于不同颜色的容器内。

摆药时，需检查药品的品名、剂量、规格等是否与标签内容一致，注意药品的完好性及有效期，签名或者盖章备查。

(二)摆药注意事项

1. 确认同一患者所用同一种药品的批号相同。

2. 遇有药品变质、过期、失效的药品不得使用，如对药品有疑问，需核实无误后再行排药。

3. 摆好的药品擦拭清洁后，方可传递入洁净室，但不应去掉粉、针剂西林瓶盖。

4. 对用过的容器进行整理、擦洗、消毒，以备下次使用。

(三)摆药室药品的补充

1. 每日完成摆药后，应及时补充摆药准备室短缺的药品，并应有 2 人校对。

2. 补充的药品应在专门区域拆除外包装，同时查看药品的生产企业、生产批号、药品质量等，如有尘埃，需擦拭清洁，并严防错误发生。

3. 补充药品时，应注意药品有效期，遵循先进先用、近期先用的原则。

4. 对氯化钾注射液等高危药品，应当有特殊标识和固定摆放位置。

(四)摆药核对的操作规程

1. 排药药师将药品配齐后，需将静脉用药标签贴在输液袋或瓶上并盖章，将备有药品和静脉用药标签的不同颜色容器一起交给复核药师核对。

2. 复核药师根据静脉用药标签仔细校对摆备药名、规格、数量、质量、配伍情况等，确信正确无误后盖章。

3. 将摆有药品与贴有标签的输液袋（瓶）按批次、按病区、药品种类通过传递窗送入相应洁净区，待配置。

三、退药的操作流程

静脉用药医嘱（处方），通过医院信息系统传递到静脉用药调配中心（PIVAS）。当天接收，并分批次。临时静脉用药医嘱当天配置，长期静脉用药医嘱隔天配置。由于长期静脉用药医嘱为提前 1d 摆备药品，如医生修改医嘱或调整用药方案，则可能发生退药。频繁的退药不仅耗时，且增加差错的发生，影响静脉用药调配的工作秩序及患者及时安全

用药。为了避免退药而引发的用药差错或药品浪费，应根据医院实际情况制定退药的具体规则和操作流程。

(一)静脉用药退药的管理

由于PIVAS配置静脉药物流程的特殊性，即按用药医嘱(处方)治疗时间、批次、病区分批配置。退药即应及时、有序，应有符合相关管理、操作流程的规定。

1. *预留充足的退药操作时间* 由于退药和重新排药需要一定的操作时间，因此，必须与临床约定退药的提前时间，超过规定时间无法做退药处理。

2. *设定可退药的默认时间* 长期静脉用药医嘱常需提前1d摆备药品，退药程序应根据医疗机构实际情况，根据不同的治疗时间或批次设定可退药时间，如长期静脉用药医嘱(处方)在其混合调配前可退药。

3. *预出院的处理* 住院患者在约定出院时间的前1d需办理预出院手续，以方便财务结算。实际工作中，往往会发生患者已做预出院处理，但未及时停止长期静脉用药医嘱的情况。为避免发生医患纠纷，可将预出院之后的用药全部作退药处理。

4. *紧急情况* 可根据临床或病人需要作特殊处理。

(二)静脉用药退药的操作流程

1. *退药单的接受*

(1)病区按可退药规则在医院HIS系统申请退药，或将填写好的申请退药单(一式二份)送达静脉药物调配中心。

(2)每次退药操作应全部病区一次提取完成，以防止遗漏病区。

(3)接受退药单，找出并取回尚未开启内包装冲配的需退药品。

(4)在HIS系统中确认接受退药申请。

2. *退药的具体方法* 通常PIVAS工作人员要进行多次退药操作，且需尽快在已经排好的排药容器内找到需要做退药处理的药物。为提高效率，可采取以下方法。

(1)以不同的颜色区分不同批次，按病区、批次设置顺序号，分组存放。

(2)退药单除包含患者床号、姓名、药品等信息外，还应包含组号和顺序号信息。

(3)在医院HIS系统设置退药查询功能，以便查询退药处理的历史记录、补打退药单。

四、成品输液的核对与配送

(一)成品输液的核对

静脉药品配制完成后，配制者、药学人员或护理人员对其进行再次核对，包括药名、规格、数量等信息，确认无误后盖章，传出配制室。

成品输液复核是对已经配置的成品输液在发往病区前的最后一次核对。成品输液复核药师的工作职责如下。

1. 从配制者处接收已配制完成的静脉用药品。

2. 检查成品输液的外观(有无裂纹、沉淀、变色、异物等)。

3. 用力挤压成品输液，观察有无渗漏，尤其是加药处。

4. 仔细核对药篮内的空安瓿和或西林瓶与标签上标识的药品名称、剂量、数量是否一致。

5. 核对非整瓶(支)用量患者的用药剂量与标记的标识用量是否相符。

6. 核对各岗位操作人员签名是否齐全，如果一切无误，在静脉用药标签上签字并放行。

7. 交于工勤人员、打包、通知外送。

8. 将任何可多次重复使用的西林瓶，如胰岛素，放回准备区的冷藏柜中，尽可能缩短其放置于室温的时间。

9. 复核完成后，空安瓿等废弃物按相关规定集中处理。

(二)成品输液的配送

1. 核对无误的成品输液，用专用塑料袋包装，按病区分别整齐放置于有病区标记的密闭容器内，送药时间及数量应记录在送药登记本。危害药品和高危药品的外包装上应有醒目标示。

2. 将密闭容器加锁或加封条后由配送工人送至各病区。如加锁送达，则钥匙由静脉药物调配中心和病区分别保存，由病区护士开锁后逐一清点核对。无误后，在送药登记本上签名备查，同时注明交接时间。

3. 交接记录本应整册保存备查。

(杨婉花 郭 菁 张 蓉)

第五节 静脉用药的无菌调配

无菌技术是根据生产或操作要求所采取的一系列控制微生物污染的方法或措施，如空气的生物净化技术、灭菌技术等。无菌技术是一套完整、系统的操作体系，包括无菌环境设施、无菌设备器材及人员的无菌操作等。静脉用药调配的药品将通过静脉给药方式进入人体，因此必须保证药品配置过程中的每一个环节都不会受到微生物的污染，为静脉用药品的安全提供无菌保证。

一、无菌调配前注意事项

1. 无菌操作前准备

(1)操作环境应清洁、宽敞、定期消毒；物品布局合理；无菌操作前30min应停止清扫操作，减少走动，避免飞尘或漂浮物。①清洁过程必须从最清洁的区域向门外进行，从无菌区域到前室；②所有的清洁设备均应专用和每日消毒，使用后应彻底冲洗、消毒；③用低棉纺抹布和稀释的消毒液，清洁所有的仪器设备、层流台的外表面等，一旦有证据表明细菌已对所用消毒液产生耐药性，则应立即更换消毒液。

(2)工作人员均应经过培训、考核合格。在进入洁净室前，应佩戴帽子、口罩，修剪指甲并洗手，穿着相应洁净服、戴无菌手套。

(3)当药品和物料从非控制室运送到洁净室前进行清洁和消毒，注意防止污染。

2. 无菌操作过程

(1)工作人员应面向无菌区，手臂应保持在腰部或操作台台面以上，不可跨越无菌区，并避免面对无菌区谈笑、咳嗽、打喷嚏。

(2)用无菌持物镊取用物品；无菌物品一经取出，即使未用，也不可放回无菌容器内；一套无菌物品仅供一次操作使用，以避免交叉感染。

(3)无菌操作整个过程中，一旦发现无菌物品疑有污染或已被污染，应予以立即更换并重新灭菌。

3. 无菌物品保管

(1)无菌物品必须与非无菌物品分别放置。

(2)无菌物品不可暴露于空气中，应存放于无菌包或无菌容器，无菌包外须标明物品名称、灭菌日期，并按失效期先后按顺序排放。

(3)定期检查无菌物品的灭菌日期及保存情况。无菌包在未被污染的情况下保存期一般为7d，如过期或受潮应重新灭菌。

二、静脉用药无菌调配操作规程

1. 调配操作前准备

(1)在调配操作前30min，按操作规程启动洁净间和层流工作台净化系统，并确认其处于正常工作状态，操作间室温控制于20～25℃、湿度在70%以下、室内外压差应符合规定，操作人员记录并签名。

(2)早班工作人员先阅读交接班记录，对发现问题应及时处理。

(3)按更衣操作规程，进入洁净区操作间，首先用75%乙醇的无纺布从上到下、从内到外擦拭层流洁净台内部的各个位置。

(4)将摆好药品容器的药车推至层流洁净操作台附近相应的位置。

2. 调配前的校对 调配药师(士)或护师(士)按静脉用药标签核对药品名称、规格、数量、有效期等，确保准确无误和药品完好后，进入加药混合调配操作程序。

3. 静脉用药调配操作流程

(1)选用适宜的一次性注射器，拆除外包装，旋转针头连接注射器，确保针尖斜面与注射器刻度处于同一方向，将注射器垂直放置于层流洁净台的内侧。

(2)用75%乙醇消毒输液袋(瓶)加药处，放置于层流洁净台的中央区域。

(3)除去西林瓶盖，用75%乙醇消毒安瓿瓶颈或西林瓶胶塞，并在层流洁净台侧壁打开安瓿，应避免正对高效过滤器打开，以防药液喷溅到高效过滤器上。

(4)抽取药液时，注射器针尖斜面应朝上，紧靠安瓿瓶颈口抽取药液，然后注入输液袋(瓶)中，轻轻摇匀。

(5)溶解粉针剂时，用注射器抽取适量静脉注射用溶媒，注入于粉针剂的西林瓶内，必要时可轻轻摇动(或置震荡器上)助溶。全部溶解混匀后，用同一注射器抽出药液，注入输液袋(瓶)内，轻轻摇匀。

(6)调配结束后，再次核对输液标签与所用药品名称、规格、用量，准确无误后，调配操作人员在输液标签上签名或者盖章，记录调配时间，并将调配好的成品输液和空西林瓶、安瓿与备份输液标签及其他相关信息一并放入筐内，以供检查者核对。

(7)通过传递窗将成品输液送至成品核对区，进入成品核对和包装程序。

(8)每完成一组静脉用药调配操作，应立即清洁配制场所、台面，用清水或75%乙醇的无纺布擦拭台面，除去残留药液，移走与下批输液调配无关的药物、余液、注射器和其他物品。

每天调配完毕后，按调配操作规程规定的清洁消毒操作程序进行清洁消毒处理。

4. 静脉用药调配操作注意事项

(1)不得进行交叉调配操作。

(2)静脉用药调配所用的药品，如果非整瓶(支)用量，则必须在静脉用药标签上明显标识实际用量，以便校对。不影响质量、可多次重复使用的剩余药品，如正规胰岛素，应按照药品说明书要求，置于准备区冷藏柜内存放，尽量缩短其室温存放时间。

(3)若2种以上粉针剂或注射液需加入同一输液时，必须严格按药品说明书要求和药品性质顺序加入；肠外营养液、高危药品和某些特殊药品的调配，应遵守相关的加药顺序操作规程。

(4)调配过程中，输液出现异常或对药品配伍、操作程序有疑问时，应停止调配，查明原因，或与处方医师协商调整医嘱；发生调配错误应及时纠正，重新调配并如实记录。

5. 危害药物调配操作要点　危害药物调配时应拉下生物安全柜防护玻璃，前窗玻璃不可高于安全警戒线，以确保负压。

危害药物调配完成后，必须将留有危害药物的西林瓶、安瓿等单独置于适宜的包装内，与成品及静脉用药标签副联或者审方单(明细单)一并送出，以供核查。

调配危害药物用过的一次性注射器、手套、口罩及检查后的西林瓶、安瓿等废弃物，统一放置于专用塑料袋内，待当日调配工作结束后，封口，按规定统一处理。

危害药物溢出处理按照相关规定执行。

(杨婉花　郭　菁　张　蓉)

参考文献

[1] 李文硕，王国林，于永浩. 临床液体治疗. 北京：化学工业出版社，2007.

[2] 王羽. 临床静脉用药调配与使用指南. 北京：人民卫生出版社，2010.

[3] 吴永佩，焦亚辉. 临床静脉用药调配与使用指南. 北京：人民卫生出版社，2010.

[4] 刘皈阳，孙艳. 临床静脉用药集中调配技术. 北京：人民军医出版社，2011.

[5] 蔡卫民，袁克俭. 静脉药物配制中心实用手册. 北京：中国医药科技出版社，2005.

[6] 中华医学会编著. 临床诊疗指南——肠外肠内营养学分册. 北京：人民卫生出版社，2008.

[7] Lubos Sobotka. 主编. 蔡威译. 临床营养基础. 3版. 上海：复旦大学出版社. 2007.

[8] 吴永佩，焦雅辉. 临床静脉用药调配与使用指南. 北京：人民卫生出版社，2010.

第9章

药物安全事件的防范与管理

第一节　药物治疗的风险

一、概　述

药物是把双刃剑，人类在使用药物治疗疾病的同时，也有被药物伤害的风险。在药品获准上市时，仅在较少的受试者中进行过试验。因此，在药品获准上市时很难发现发生率低、潜伏期长、与其他因素相互作用引起的及仅在某疾病患者亚群中发生的不良反应。在医疗机构，多种原因均可导致发生药物治疗错误，如：处方错误、发错药物、给错药物等。药物治疗风险指药物治疗过程中患者面临可导致伤害或损失等不测事件的可能性。

药品不良反应（adverse drug reaction，ADR）是指合格药品在正常用法用量下出现的与用药目的无关的有害反应。药品不良事件（adverse drug event，ADE），世界卫生组织将不良事件定义为不良感受，指药物治疗过程中发生的任何不幸的医疗卫生事件，这种事件不一定与药物治疗有因果关系。从药物治疗的角度看，药品不良事件是指与药物相联系的机体损害。药品不良事件包括 2 要素：一是不良事件的发生是由上市药品引起的；二是产生的结果对人体有害。用药差错（medication error，ME）指医务人员、患者或消费者支配药品时，出现的任何可以防范的可能引起或导致不恰当地应用药物或伤害患者的事件。此类事件可能与专业工作、医疗用品、操作程序和系统相关，包括：处方，处方传递，产品标签、包装和命名，审方、调配、校对、发药交代，流通，执行医嘱，教育，监测和使用等。

公众对药品安全的需求日益增长，发达国家在现代化、城市化和工业化的长期进程中分阶段出现的安全风险，在我国现阶段集中出现，我国正处于药品安全风险高发期。药品风险组成分两部分，分为天然风险和人为风险。天然风险包括药品不良反应（已知的和未知的），人为风险包括不合理用药、药品质量问题、用药差错、社会管理因素、认知局限等。临床药物治疗风险主要源于下列因素：药品不良反应；假劣药品所致的临床意外伤害；药物治疗差错；临床药物滥用；药品与化学品、其他药品及食物的不良相互作用；药品在扩大临床用药适应证条件下的非预期不良反应；无效药品的临床应用等。

二、药物治疗风险管理

（一）风险管理

药品是一种高风险商品，其使用涉及广大人民群众的生命安全。药品质量风险管理是一个长期且艰巨的工作，需要医师、药师、护士、患者之间的沟通与合作，加强宣传教育，以提高公众的认知度，提升综合监管效应。风险管理是研究风险发生规律和风险控制技术的一门管理科学，是人们识别、分析、评估和处理风险的过程，并在此基础上优化组合各种风险管理技术，对风险实施有效地控制和妥善处理风险导致的后果，以期达到以最小的成本获得最大安全保障的目标。药物治疗的风险管理应是在全面、主动地应用科学的方法来发现、评估、交流和最小化药物治疗风险的基础上，建立并维持有利于患者受益/风险比的方案。

对药品使用进行风险管理，要求医疗机构主动发现并干预药物治疗的安全问题，应从平时药物治疗管理中寻找问题，制定风险管理计划，而不是等待不良事件发生后再去补救。药品治疗风险管理体系包括 3 部分：预先评估和发现风险；风险发生后的处置，防止危害蔓延和重复发生；检视现有的机制和制度，分析存在的漏洞，及时予以弥补。风险管理的目的是使风险最小化，最佳的风险管理是将风险消除于未形成之前。通过对风险的识别、衡量和控制，以最低成本将风险造成的损失降低至最低程度，通过有效利用各种相关技术有效防范并控制风险，妥善处理风险所致损失，确保以最低成本，获得最大安全保障。

（二）风险管理程序

药物治疗的风险管理，不是发生药物不良事件后的补救措施，而是主动从药物治疗管理中发现问题，主动论证并干预医疗机构药物治疗的安全问题。基本程序包括风险识别、风险评估、风险干预、风险信息交流、风险管理活动评价。

风险识别是风险管理的第一步，对已知的风险与潜在的风险，进行判断、归类和鉴别。然后进行风险评估，分析风险的性质、特点、频度和严重程度，明确在一定的社会经济背景下医疗机构可接受的风险水平。再采取一些减轻、防范、回避、转移和接受风险的措施或方法，对产生的风险因素进行风险干预。进一步针对药物治疗风险信息进行交流，在药物治疗的整个过程中，医务人员之间、医务人员与患者及医务人员与其他社会阶层都应当进行风险信息交流，同时确保交流的风险信息确实为对方所理解。最后对风险管理活动进行评价，评价风险管理活动的有效性，以实施效果来检查和评判风险管理的前 4 个环节是否符合风险管理目标，这是保证风险管理顺利开展并趋向预定目标的重要环节。

（三）构建药品风险管理指引框架，实施风险最小化计划

药物治疗风险管理是一项系统工程。药品治疗风险涉及药品使用机构、药品监督管理部门及广大民众；风险管理是“反复评价”“不断完善”的过程；风险管理应有相应的风险管理技术标准与规范。辨别药品风险性质，明确药品风险责任，努力建立我国药品治疗风险管理的新模式。

首先，通过完善我国现行药品管理法规和规范来对药品治疗风险进行宏观管理；其次，对于药品上市后的风险管理，制药企业作为产品责任人，应定期向药品监管部门报告新药监测期内新药生产工艺、质量、稳定性、疗效及不良反应等监测情况；同时，国家实行的 ADR 报告制度是药品上市后治疗风险管理的基础。药品监管部门以制药企业的监测报告及 ADR 报告信息为依据，再评价药品上市后的风险/效益比，据此与医药工作者及患者进行药物风险信息交流，形式包括寄发医药工作者信函、发布不良反应信息、改变药品标签、包装及使用注意事项和收集患者用药反馈信息等。风险干预措施包括发布药品警示信息、更改标签说明书、限制使用范围、药品召回或撤市及其他有关药品管制办法。

药品风险管理重点监测安全信号包括：药品说明书未标明的不良反应或已标明不良反应的严重程度明显增加；严重不良事件；药品与药品及食物间的不良相互作用；识别尚未认知的高危人群；药品名称、标签、包装和使用上的混乱。依据药品临床研究或上市后监测的安全信息、已知风险人群用药的风险/效益比、药品 ADR 性质、可预防程度及可能获得的药品效益等因素，实施风险最小化计划。建立动态链接系统，对少数有价值的高风险药品，实行使用、检测相关信息链接，保证医药工作者正确处方、正确调剂、合理用药，发挥药品最大效益，实现风险最小化。建立备忘系统，包括对药品调剂、医师处方、患者用药的登记，医师对新药知识的认知，患者对药品说明书认知的确认记录，以减少不合理用药及用药差错风险。开展药品安全普及教育，提高医务人员合理用药水平。

（四）药物治疗风险的管理措施

1. *制定药品相应管理制度，对药品进行分类管理*　完善药品分类管理，根据药品使用具体情况，制定药品相应管理制度。药品购进、储存、养护等应有相应的管理制度，严格按照相关制度管理和使用药品。

2. *严格药品的购进、验收贮存和养护管理，保证药品质量*　药品风险包括药品不良反应、不合理用药及药品变质等，任何药品都可能存在风险。药品作为一种特殊商品，既能治病也能致病，医疗机构是使用药品的场所，购进并使用合格药品是药物治疗安全的前提，也是降低医院药物治疗风险的先决条件。购进合格的药品，若储存不当也会使原本合格的药品变质失效，增加药物治疗风险。有效期内药品的质量与药品的储存条件密切相关。医院药库、各药房及病区小药柜和药品配置间均应设立岗位责任制，专人负责对药品进行养护。

3. *药品信息的管理和维护*　药品信息实行数

字化管理，可以提高药学人员的工作效率，减少人为因素造成的药品管理和使用错误，降低用药差错与风险。医疗机构应制定《处方集》，加强对医务人员合理用药知识的培训；进行处方点评以规范临床用药行为；建立临床药师制为医师提供药学帮助，查阅并提供药学相关资料和最新研究进展。

4. *药品调剂管理* 药剂科应将药名书写相似、读音相似及包装相似的药品分开陈列，并有醒目标示；组织药品调剂人员进行业务学习、技能培训和考核；严格制定排班表，合理安排人员，避免因工作疲劳而造成的差错；调剂人员实行一发药一审核，严格执行"四查十对"，做好用药交代，保证药品调剂环节准确无误。

加强高危药品管理，提高用药安全性。首先，确立医院高危药品种类和目录，限定高危药品管理使用责任人，采用色标管理法对高危药品进行统一色标标示管理，专柜存放，制定高危药品使用警示提示；其次，设立高危药品计算机医嘱输入电子屏障，建立从领取、储存、调配到临床使用等一系列安全操作流程，每个环节均需严格核对，确保药物治疗安全。

5. *用药指导与药学监护* 患者用药后，医务工作者需对其进行追踪，加强药学监护。严格执行ADR报告制度，对重点药品进行用药前评估、用药中监护、用药后评价。

6. *强化合理用药意识，减少药品治疗风险* 从处方到药品调剂，从处方执行到用药监护，风险贯穿在药物治疗的整个过程中。医疗机构应建立临床合理用药监测软件，加强合理用药管理。加强药物不良反应监测，开展临床合理用药评价。对医嘱处方的合理性进行连续监控，一旦发现药物配伍禁忌、超剂量用药、超时用药和特殊人群用药禁忌等时，应及时提出警告，发现原因，及时调整。充分利用现代信息化技术，加强医务人员的药品知识培训，提高业务素质，加强合理用药宣传；对患者实施健康教育和安全用药教育，告知患者发现问题后应及时通知医护人员，让患者在整个药物治疗过程中，参与药物治疗风险防范，提高用药安全。

（五）医疗工作者在药物治疗风险中的管理

医院应结合临床路径及药事管理相关法律法规，制定专业的用药规范及合理用药相关管理办法，规范医疗行为，抵制不正当风气，对不合理用药和超说明书用药进行整顿和管理，增强医师责任心，规范处方和医嘱的书写，规避处方风险；实行临床药师制度促进临床合理用药。医师应纠正不良用药习惯，尤其是对待特殊患者或使用特殊药品时，应熟练掌握用药特点，明确用药原则，做到个体化给药。医师应不断学习，熟知并掌握药品说明书，及时更新药品知识；同时，临床药师需配合临床提供用药咨询，积极开展药学服务，通过各种文献书籍及时将最新药学信息、用药规范等传达给医师。医师联合临床药师与护士，密切观察患者的用药情况，进行用药监护。

护士应该加强责任心，严格执行"三查七对"，按时执行医嘱。用药中应严格遵循说明书，按要求存放药品，给药时避免配伍禁忌。对有疑问的医嘱或处方一定要核实清楚，与医师或临床药师及时交流。主动对患者进行健康教育和用药教育，保证患者获得正确的药品信息。同时，发挥临床药师的作用，加强对护士合理用药知识的指导教育，保证临床用药的安全性。

药师应该提高风险防范意识，建立管理制度和岗位技术操作规程，规范药师行为，提高药师工作质量。药师定期对处方进行检查，提高处方质量，促进合理用药。药师应积极参与临床药物治疗，完善沟通交流能力，提高业务技能，真正融入医疗团队；针对临床用药方案或潜在问题，药师应及时向医护人员提出建议和说明，为医护人员和患者提供药学信息和合理用药咨询服务；针对特殊患者，采取个体化药学服务。此外，药师应主动参与业务培训和学习，更新药学知识储备，尤其注意对特殊人群的用药调整及特殊药物的用药原则，做到全面、专业、细致。

医务人员应树立良好的职业风范，避免因自身过失导致的用药风险。通过开展用药咨询、药物知识宣传手册、社区用药指导等活动，为患者讲解用药方案和注意事项，普及安全用药观念；将治疗的预期结果、可能出现的不良反应和采取的措施等准确地传达给患者，与患者建立良好的关系，获得患者的信任和配合，提高用药依从性；保证健康教育贯穿于患者门诊、住院及出院后整个医疗过程。

药物风险管理是一项系统工程，涉及药品研制、生产、经营、使用等诸多环节。因此，药品研制、生产、经营、使用机构及药品监督管理部门应积极承担相应责任。在发现、评估、认识和防范药物治疗风险管理工作中，医务人员承担着对药物有效性和安全性的"评价"和"再评价"及权衡"药品效益与风险比"的责任；在药物使用环节，承担着制定用药指南、规范用药行为的重任。《药品不良反应报告和监测管理办法》的规定，旨在了解药物在临床使用过程中发生的不良反应，研究不良反应发生特征、严重程度、发生率而开展的药物安全监测活动。药品生产企业为落实这一责任，必须依靠医药卫生机构，与医药工作者密切合作。为实行药物治疗风险管理、加强药物警戒，医药工作者责无旁贷。在药品生命周期的不同阶段，药品研制、生产、经营、使用机构及药品监督管理部门都应针对自身责任，制定并实施相应风险管理技术标准与规范。各相关部门更应密切合作，从而实现药物治疗风险管理的共同目标，保障广大民众生命健康。

（刘皋林　于爱平　李　琴）

第二节　药品不良反应

一、概　述

（一）药品不良反应的概念

1. 药品不良反应　广义的药品不良反应是指因用药引起的任何不良情况，其中包括超剂量给药、意外给药、蓄意给药、药物滥用、药物的相互作用所引起的各种不良后果。

我国《药品不良反应报告和监测管理办法》排除了无意或故意的超剂量误用、药物滥用及不按规定使用药品等情况，规定药品不良反应是指合格药品在正常用法用量下出现的与用药目的无关或意外的有害反应。包括药物的副作用、毒性作用、继发反应、撤药反应、后遗效应、药物依赖、过敏反应、特异质反应、致癌作用、致畸作用和致突变作用等。

2. 药品不良事件　药品不良反应是指因果关系已经确定的反应，而药品不良事件是指因果关系尚未确定的反应。指治疗期间所发生的任何不利的医疗事件，它不一定与该药有因果关系。

3. 新的药品不良反应　指药品说明书中未载明的不良反应。说明书中已有描述，但不良反应发生的性质、程度、后果或者频率与说明书描述不一致或者更严重的，按照新的药品不良反应处理。

4. 药品严重不良反应　指因使用药品引起以下损害情况之一的：引起死亡；危及生命；致癌、致畸、致出生缺陷；导致显著的或者永久的人体伤残或者器官功能的损伤；导致住院或住院时间延长；导致其他重要医学事件，如不进行治疗可能出现上述所列情况的。

5. 群体不良事件　是指同一药品在使用过程中，在相对集中的时间、区域内，对一定数量人群的身体健康或者生命安全造成损害或者威胁，需要予以紧急处置的事件。

（二）药品不良反应的分类及发生机制

1. 药品不良反应的分类　经典的分类是将药品不良反应与药理作用有无关联作为依据，将药品不良反应分为A型和B型。

（1）A型药品不良反应：又称剂量相关的不良反应，为药理作用过强所致，通常呈剂量依赖性，可根据药物的药理学特性预知，发生率高而死亡率低，如苯二氮䓬类引起的嗜睡，抗凝血药所致的出血等。

（2）B型药品不良反应：又称剂量不相关的不良反应，是一种与正常药理作用无关的异常反应，一般和剂量无关联，难于预测，发生率低而死亡率高，如氟烷引起的恶性高热，青霉素引起的过敏性休克等。

2. 药品不良反应的发生机制

（1）A型不良反应的发生机制

药动学方面的原因

①药物的吸收：大多数药物口服后，主要在小肠被吸收，药物分子通过巨大的小肠黏膜表面和血液循环，弥散和穿透小肠细胞的脂蛋白膜而进入血液。非脂溶性药物的吸收不完全，个体差异大，如胍乙啶在治疗高血压时的剂量范围，可为3%～27%。药物到达循环量主要与口服的剂量有关，但也受到许多因素的影响，如药物的制剂、相互作用、胃肠道蠕动、胃肠道黏膜的吸收能力及首过消除等。

②药物的分布：药物在循环中分布的量和范围取决于局部血液量和药物穿透细胞膜的难易。有些情况下，心排血量对药物分布和组织灌注速率也发挥决定性作用。例如，经肝代谢的利多卡因，主要受肝血流的影响。当心力衰竭、出血或静脉滴注去甲肾上腺素时，由于肝血流量减少，利多卡因的消除率也随之降低，易发生不良反应。

③药物血浆蛋白的结合：循环中药物与血浆蛋白结合的多少，对药效有重要影响。药物如与血浆蛋白的结合减少，则可增加游离的药物浓度，使药

效增强，以至发生 A 型不良反应。

④药物与组织结合：药物与组织结合是引起 A 型不良反应的原因之一。例如，氯喹对黑色素有高度亲和力，可蓄积在含黑色素的眼组织中，引起视网膜变性。

⑤肾排泄：婴儿、老年人、低血容量性休克及肾病患者，由于肾小球过滤减少，服用主要经肾排泄的药物则易发生 A 型不良反应。

⑥药物的生物转化：药物在肝进行生物转化的速率主要取决于基因遗传，个体间有很大差异。例如，每天给予苯妥英钠 300 mg，血药浓度范围可为 4～40μg/ml，超过 20μg/ml 易发生 A 型不良反应。另外，药物与肝药酶抑制药合用时，也可因药物的生物转化作用减弱，导致药物在体内蓄积，出现严重的 A 型不良反应。

由于靶器官敏感性增强

靶器官敏感性增强可致 A 型不良反应。例如，乙诺酮能增加华法林与肝受体部位的亲和力而加强后者的抗凝血作用，出现 A 型不良反应。

(2)B 型不良反应的发生机制

①药物的因素：药物的分解产物、药品辅料以及化学合成中产生的杂质等均可引起不良反应，如四环素储存过程中的降解产物可引起范可尼综合征。

②病人的因素：由于病人本身原因而引起的 B 型不良反应，主要与病人的特异性遗传变异有关，如红细胞葡萄糖-6-磷酸脱氢酶(G-6-PD)缺乏、遗传性高铁血红蛋白血症等。此外，因病人因素而引起的 B 型不良反应还涉及免疫学(药物过敏性反应)、致癌及致畸等多个方面。

(三)药品不良反应工作的任务

1. 药品不良反应的预防　只要是药品，就有可能存在不良反应；只要使用药品，就有发生不良反应的可能性。由于药品不良反应可以对人类健康造成极大的危害，因此，如何预防与减少药品不良反应的发生，是药品不良反应工作的首要任务。

2. 药品不良反应的报告与监测　《中华人民共和国药品管理法》第七十一条及《药品不良反应报告和监测管理办法》第二条均规定：国家实行药品不良反应报告制度。药品生产企业、药品经营企业、医疗卫生机构应按规定报告所发现的药品不良反应。因此，药品不良反应报告与监测制度是一项国家法定的强制性制度。

3. 药源性疾病的防治　药源性疾病又称药物诱发性疾病，是药物作为致病因子，引起人体功能或组织结构损害，并具有相应临床经过的疾病，是药品不良反应在一定条件下产生的后果。

药源性疾病如果发现早、治疗及时，则绝大多数患者症状可减轻或痊愈；如未能及时发现与治疗，或治疗抢救措施不力，有些药源性疾病可造成不可逆性损害，甚至致残或致死，给患者和社会带来不堪设想的后果。因此，做好药源性疾病的防治工作，是药品不良反应工作的重要任务。

4. 药品不良反应的研究　药品不良反应的研究主要包括流行病学研究、药品不良反应机制研究，以及药物安全性的临床前研究与药物临床试验。

二、药品不良反应的报告与监测

(一)药品不良反应报告与监测的国内外概况

1. 药品不良反应报告和监测　药品不良反应报告和监测是指药品不良反应的发现、报告、评价和控制的过程。其主要内容有：

收集药品不良反应信息，对药品不良反应的危害情况做进一步的调查，及时向药品监督管理部门报告，提出对有关药品如何加强管理的意见、建议。及时向药品生产企业、经营企业、医疗卫生机构和社会公众反馈药品不良反应信息，防止药品不良反应的重复发生，保护人民的用药安全。

2. 国外药品不良反应报告与监测概况　自"反应停事件"发生后，西方发达国家纷纷着手在本国进行针对药品安全性的监测体系建设。至 21 世纪初，西方发达国家的药品不良反应报告体系已日臻成熟。美国早在"反应停事件"前，就针对个别药品建立了药品不良反应登记报告制度，如美国医学会在 20 世纪 50 年代初期建立的氯霉素不良反应登记报告制度。1961 年后，将该制度扩大至对所有药品不良反应的收集。1962 年，美国国会通过了《联邦食品、药品及化妆品法》的修正案，规定药品不良反应在继续执行自愿报告制度、鼓励卫生专业人员报告的同时，制药企业必须报告与本企业产品有关的药品不良反应。同时，规定所有药品不良反应必须报告美国食品药品管理局(FDA)。1987 年，FDA 对企业报告进一步作出了规定，即所有严重的、药品使用说明书上未注明的药品不良反应，无论发生在国内或国外，药品生产企业必须在 15d 内报告给 FDA。对于程度不严重、说明书上已经列入且报告率未呈明显增加的药品不良反应，药品生产企业也必须定期提供汇总报告。新药批准后的前3年，应每季度1次报告1次；3年后，每年报告1次。FDA不仅收集药品在正常使用情况下的药品不良反应，而且收集药品过量使用情况下的药品不良反应。当药品疗效较差时，也被认为是不良事件。

3．我国药品不良反应报告和监测发展概况　1983年，我国卫生部专家起草了《药品不良反应监测报告制度》。1984年，我国第一部《药品管理法》颁布，规定药品管理部门、卫生行政部门、药品生产企业、药品经营企业和医疗单位要经常考察并组织调查药品质量、疗效和不良反应。1988－1990年，国家卫生部药政局在北京、上海、湖北等省市组织了药品不良反应报告制度的试点工作，随后在试点工作总结中提出了设立药品不良反应重点监测医院的设想。1992－1995年，全国首批推荐104个医院，作为药品不良反应重点监测医院。试点期间，国家药品不良反应监测中心共收集6000多份药品不良反应病例报告，涉及350余种药品。通过20余年的努力，我国药品不良反应报告和监测工作已由起步阶段逐步迈入快速发展阶段。目前，我国药品不良反应报告和监测体系的构建已初步完成。

（二）我国药品不良反应报告与监测体系

国家食品药品监督管理局主管全国药品不良反应报告和监测工作，各省、自治区、直辖市人民政府食品药品监督管理局主管本行政区域内的药品不良反应报告和监测工作，各级卫生主管部门负责医疗卫生机构中与实施药品不良反应报告制度有关的管理工作。全国的药品不良反应监测专业技术机构由国家药品不良反应监测中心，各省、自治区、直辖市药品不良反应监测中心和基层药品不良反应监测机构组成。

1．我国药品不良反应的报告制度

（1）药品生产、经营企业和医疗机构应当主动收集药品不良反应，获知或者发现药品不良反应后应当详细记录、分析和处理，填写《药品不良反应/事件报告表》并应当通过国家药品不良反应监测信息网络报告或通过纸质报表上报所在地药品不良反应监测机构。

（2）新药监测期内的国产药品应当报告该药品的所有不良反应；其他国产药品，报告新的和严重的不良反应。进口药品自首次获准进口之日起5年内，报告该进口药品的所有不良反应；满5年的，报告新的和严重的不良反应。

药品生产、经营企业和医疗机构发现或者获知新的、严重的药品不良反应时，应当在15d内报告，其中死亡病例须立即报告；其他药品不良反应应当在30d内报告。有随访信息的，应当及时报告。

（3）药品生产企业应当对获知的死亡病例进行调查，详细了解死亡病例的基本信息、药品使用情况、不良反应发生及诊治情况等，并在15d内完成调查报告，上报药品生产企业所在地的省级药品不良反应监测机构。

（4）个人发现新的或者严重的药品不良反应，可以向经治医师报告，也可以向药品生产、经营企业或者当地的药品不良反应监测机构报告，必要时提供相关的病历资料。

（5）设区的市级、县级药品不良反应监测机构应当对收到的药品不良反应报告的真实性、完整性和准确性进行审核。严重药品不良反应报告的审核和评价应当自收到报告之日起3个工作日内完成，其他报告的审核和评价应当在15个工作日内完成。

（6）省级药品不良反应监测机构应当在收到下一级药品不良反应监测机构提交的严重药品不良反应评价意见之日起7个工作日内完成评价工作。

（7）药品生产、经营企业和医疗机构获知或者发现药品群体不良事件后，应当立即通过电话或者传真等方式报所在地的县级药品监督管理部门、卫生行政部门和药品不良反应监测机构，必要时可以越级报告；同时填写《药品群体不良事件基本信息表》，对每一病例还应及时填写《药品不良反应/事件报告表》，通过国家药品不良反应监测信息网络报告。

医疗机构发现药品群体不良事件时，应当积极救治患者，迅速开展临床调查，分析事件发生的原因，必要时可采取暂停药品的使用等紧急措施。药品经营企业发现药品群体不良事件时，应当立即告知药品生产企业，同时迅速开展自查，必要时应当暂停药品的销售，并协助药品生产企业采取相关控制措施。药品监督管理部门可以采取暂停生产、销售、使用或者召回药品等控制措施。卫生行政部门应当采取措施积极组织救治患者。

（8）医疗机构有下列情形之一的，由所在地卫生行政部门给予警告，责令限期改正；逾期不改的，处3万元以下的罚款。情节严重并造成严重后果的，由所在地卫生行政部门对相关责任人给予行政处分：①无专职或者兼职人员负责本单位药品不良反应监测工作的；②未按照要求开展药品不良反应或者群体不良事件报告、调查、评价和处理的；③不配合严重药品不良反应和群体不良事件相关调查工作的。

2. 医疗卫生机构药品不良反应监测工作模式

(1)结合自身情况，建立药品不良反应监测制度，制定具体实施办法。

(2)成立药品不良反应监测领导小组，由院长或负责医疗工作的副院长任组长，医务科、药剂科、护理部主任任副组长，成员由各临床、医技等科室主任和护士长组成。

(3)建立药品不良反应监测专门机构(如监测站、组等)，配备专(兼)职人员，负责药品不良反应监测具体工作。可根据自身具体情况，将监测机构设在药剂科临床药学部或相应部门。

(4)建设医院药品不良反应监测网络，各监测点的成员由各临床、医技科室负责人或学术带头人、总住院医师、护士长、责任护士等组成，带动全体医护人员参与。

(5)医护人员积极填写药品不良反应报告表并进行初步评价，由专职人员收集监测站(组)对收集的不良反应报告进行整理、完善和初步分析评价后，按《药品不良反应报告和监测管理办法》的要求，及时将向当地药品不良反应监测机构报告。同时向原报告人(单位)反馈有关信息，提醒用药者注意药品不良反应的危害性，向医生和患者提供药品安全性方面的资料及用药注意事项。

(6)大力开展药品不良反应监测宣传、教育、培训，是医疗机构药品不良反应监测的日常性工作可通过印发学习资料、办学习班、办《药讯》(不良反应专刊)等、把药品不良反应监测列入医院再教育计划等方式进行。

(三)药品不良反应的监测方法

药品不良反应监测主要方法有以下几种：自发呈报系统、义务性监测、处方事件监测、集中监测系统、分析流行病学(包括病例对照研究和队列研究)、自动记录数据库(包括记录链接和记录应用)等。

1. 自发呈报系统　最为常用，目前大多数国家的药品不良反应监测报告制度均采取自发呈报制。自发呈报系统是一种自愿而有组织的报告系统，医务工作人员在医疗实践中发现药品不良反应后填表报告监测机构、制药厂商或通过医药学文献杂志进行报道，监测机构将报表分析整理后反馈，以提高临床安全、合理用药水平。

2. 义务性监测　主要收集严重的、致死的和说明书上尚未列入的药品不良反应为主。并且在自愿报告制度的基础上，要求医师报告所发生的每一例属于上述范围的不良反应，从而发展成为义务性监测报告制度，使药品不良反应报告率大为提高。

3. 处方事件监测　处方事件监测最初是在反应停事件后，由英国统计学家 David Finney 于 1965 年首先提出，强调对药品不良事件而非药品不良反应的报道。所谓处方事件监测，就是利用现在的处方体系，对用某种新药的病人予以分组，并通过专科医师对同属一组病人的事件进行监测的方法。凡确认为不良反应的症状及怀疑为不良反应的症状或因发现症状而到医院就诊等，都包含在处方事件中。

4. 集中监测系统　集中监测系统是指在一定时间(如数月、数年)、一定范围(某一地区、几个医院或/及几个病房)内根据研究的目的，详细记录药物和药品不良反应的发生情况，以探讨药品不良反应的发生规律。包括 2 个主要组成部分，分别为重点医院监测与重点药品监测。

5. 分析流行病学　分析流行病学又称分析性研究，即对所假设的病因或流行因素进一步在选择的人群中探寻疾病发生的条件和规律，验证所提出的假设。主要包括 2 种：从疾病(结果)开始去探寻原因(病因)的研究方法叫病例对照研究。从时间角度分析，病例对照研究是回顾性的，所以又称回顾性研究；从有无可疑原因(病因)开始去观察是否发生结果(疾病)的研究方法，称为队列(或群组)研究。从时间角度分析，因队列研究具有前瞻性特点，又称为前瞻性研究。

6. 自动记录数据库　随着对药品不良反应研究的进一步深入，对药物与药品不良反应因果关系的判断，已大量引入了流行病学的方法进行评价，从而发展为广义的药物流行病学。新药上市前，一些潜在发生率较低的药品不良反应，难以从小样本人群中观察到。所以，对于药物与药品不良反应因果假设的检验，常需借助于大型的记录数据库。用于药物流行病学研究的数据库分 3 种：通过记录链接方法建立的大型自动记录数据库；收集潜在药源性疾病信息的数据库，如出生缺陷、恶性肿瘤、毒性中心的数据库；记载用药史的数据库，如在荷兰由药房储存的病人用药史数据库。

(四)药品不良反应报告的评价

开展药品不良反应因果关系的评价，是药物安全性监测管理中一项十分重要而复杂的工作。药品不良反应因果关系的评价及其评价信号的可靠程度，是药品不良反应监测工作的重要内容，也是药品不良反应监测中最关键和最具挑战性的问题，至今仍无统一的国际性评价标准。药品不良反应因果关系的评价，大体上可分微观评价和宏观评价。所谓微观评价，是指具体对某一不良事件与药物间的因果关系的判断，即个案因果关系判断；所谓宏观评价，是指运用流行病学的研究手段和方法，来验证或驳斥某一不良事件与药物间的因果关系的假说。

1. 因果关系评价准则

(1)时间方面的联系：即报告表不良反应分析栏中“用药与不良反应的出现有无合理的时间关系”。除了先因后果这个先决条件外，原因与结果的间隔时间也应符合已知的规律，如氰化物中毒死亡仅需数秒；青霉素引起的过敏性休克或死亡在用药后数分钟至数小时发生；吩噻嗪类引发肝损害一般为服药3～4周或以后出现。另外，还应注意先因后果的先后关系不完全等同于因果关系，而因果关系则必须有先后关系。

(2)生物学上的合理性：与现有资料是否一致，即从其他相关文献中已知的观点看因果关系的合理性，如动物实验的数据、病理生理学的理论、其他有关问题的研究成果等；另外，以往是否已有对该药不良反应的报道和评述(即相当于报表不良反应分析栏中“反应是否符合该药已知的不良反应类型”)。例如，苯丙醇胺是一种合成的拟交感神经药，化学结构与收缩血管的胺类(如肾上腺素、麻黄碱等)及兴奋中枢神经的药物(如安非他明)相似，药理实验也已证明该药可收缩血管、升高血压。这些资料都明确了苯丙醇胺引起出血性卒中，具有生物学合理性。

(3)是否具有联系的一贯性：科学研究的特点之一即是可重现。如果某一项发现是真实的，则该项发现应可以以不同的研究方式、不同的时间地点或不同的人群中重复出来，如肺癌与吸烟的联系已在多个不同地点、多种不同研究方式中得到证实。

(4)联系的特异性：有因必有果、有果必有因这一命题，在生命科学领域并不总适用。例如，氯霉素可引发再生障碍性贫血，但不是所有服氯霉素者都会发生再生障碍性贫血。该准则对于发生率低的不良反应更难适用，如虽已证明苯丙醇胺与出血性卒中有关联，但在日常生活中却很难见到因使用含苯丙醇胺的制剂而导致出血性卒中的病例。然而当有病例符合时，则说明该联系可能具有极强的因果关系。

(5)联系强度：即发生事件后撤药的结果和再用药的后果(相当于报表不良反应分析栏中“停药或减量后反应是否消失或减轻”及“再次用药是否再次出现同样的反应”)。①联系程度的大小 相互联系程度大，往往说明其间有因果性。因研究设计等原因，程度小的联系也不能完全排除其因果性。一般认为，相对危险度在2.0以下的为弱联系。吸烟与肺癌的相对危险度是10.0～30.0，属于强联系。②剂量-反应的强度，如果有剂量-反应或持续时间-反应的关系存在，则说明联系具有因果性。剂量-反应的关系对流行病学和临床药理学都是极为重要的概念。③研究的类型方式，采用不同的研究方式，得出结果的因果联系强度可不同。

(6)有否其他原因或混杂因素：如合并用药、原患疾病及其他治疗的影响。

2. 因果关系评价方法 目前，国际上对药品不良反应因果关系的评价有多种方法，如Karach和Lasagna方法、计分推算法以及贝叶斯不良反应诊断法等。其中，Karach和Lasagna方法被各种评价方法视为基本准则。各种评价方法根据其采用的逻辑推理的原理，可分别归属于不同的范畴，如推理法、总体评价法、计分推算法、概率法等。目前，我国使用的药品不良反应因果关系的评价方法属于WHO乌普萨拉监测中心建议使用的方法。

(1)五条评定准则：①时间方面的联系，开始用药的时间和不良反应出现的时间有无合理的先后关系；②过往史，所怀疑的不良反应是否符合该药已知的不良反应类型，以往是否已有对该药反应的报道和评述；③混杂因素，所怀疑的药物是否可用合用用药的作用、病人的临床症状或其他疗法的影响来解释；④撤药后的结果，停药或减量后，反应是否消失或减轻；⑤再次用药的结果，不良反应症状消除后再用药是否出现同样的反应。

(2)五条分级标准：该法将因果关系的程度分为肯定、很可能、可能、怀疑和不可能共5级。①肯定。用药以来的时间顺序是合理的；该反应与已知的药品不良反应相符合；无法用合并用药、病人的疾病进行合理解释；停药后反应停止；重新用药，反应再现。②很可能。时间顺序合理；反应与已知的药品不良反应相符合；无法用合并用药、病人的疾病进行合理解释；停药后反应停止；没有重复用药。③可能。时间顺序合理；与已知药品不良反应符合；患者疾病或其他治疗也可造成相同结果。④可疑。时间顺序合理；不能合理地以合并用药和患者疾病进行解释。⑤不可能。仅能以合并用药和病人的疾病进行解释；不符合上述其他各项标准。

3. 评价步骤和内容　药品不良反应因果关系的评价一般分为2步，即个例评价与集中评价。

(1)个例评价：即运用药品不良反应因果关系的评价准则，对每一份报表进行评价。主要内容有①与药物警戒目的相关性，未知的、严重的、新的、报告次数多的，或有科学价值或教育意义的药品不良反应；②报告的质量，数据是否完整，包括药品不良反应表现过程、重点阳性体征、转归和有关临床检验结果等；③可疑药品的信息，厂家、批号、剂型、用法和用量及用药原因；④不良反应分析与关联性评价，关联性评价由地区和国家药品不良反应监测中心对报表审核后作出。

(2)集中评价：又称数据集中后评价，即收到一批同类报表后经系统研究和分析后的统一评价，可产生信号及采取措施等。集中评价同样需遵循药品不良反应因果关系评价的基本准则。集中评价的方法与个例评价有较大区别，通常采用药物流行病学、医学统计学等研究手段和方法进行。

集中评价的程序①相关资料(个例报告)的选择与信号(假设)的酝酿；②文献检索；③检查已有资料，辨认遗漏数据与存在问题；④收集遗漏数据(随访病例，组织查询)；⑤与药厂联系，研究药品注册资料；⑥向其他药品不良反应监测中心、国家中心乃至WHO国际药物监测合作中心咨询；⑦根据信号评价标准，评价或再评价所有获取的资料(包括完整的报告)；⑧ 写报告，内容包括概要、原始数据、附加资料、讨论不同观点、结论及深入研究的建议。

三、药品不良反应的防范与管理

药品不良反应的发生与多种因素相关，其临床表现多种多样，对身体器官的损害程度可轻可重。根据世界卫生组织(WHO)统计，全世界住院患者ADR的发生率为10%～20%，其中有5%的患者可因严重的ADR而死亡。据此推算，我国每年住院患者发生ADR的人数有250万～750万，其中死亡约19万人，从而增加医药费40亿人民币。药品不良反应的危害已经越来越引起全社会的重视，国家已经建立药品不良反应报告与监测制度，以期尽量避免和减少药品不良反应给人们造成的各种危害。有些药品不良反应是很难避免的，有些是可以通过各种防范措施予以避免，这需要临床医师、药师、护士和患者的共同努力。

(一)临床医师

临床医师是临床药物治疗的主要决策者，对于药品不良反应的防范承担重要责任。对于临床医师而言，不仅需要掌握药物的适应证、禁忌证，而且需要熟悉药物的常见不良反应及不良反应的防范措施。临床医师在开立处方或医嘱时，把握以下的原则可预防或减少药品不良反应的发生。

1. 变态反应的防范

(1)用药前应询问患者是否有药物过敏史，避免使用既往过敏的药物或其同类药物，以防止出现交叉过敏反应。例如，对于既往有青霉素类药物过敏性休克病史的患者，应避免使用头孢菌素类抗菌药物，因为两者之间存在部分交叉过敏反应；对于既往有磺胺类药物过敏的患者，应避免使用格列齐特等磺脲类降糖药和塞来昔布。

(2)对于规定需做皮试的药品必须按规定操作，结果阴性时方可使用。但应注意，对过敏体质的患者而言，皮试本身即可使机体致敏，因此做皮试时应备有急救药品。

(3)一旦出现过敏现象，应立即停用可疑药品。如发生过敏性休克等严重不良反应时，需及时、积极组织抢救，确保患者的生命安全。

(4)确定致敏药品后，应向患者或家属明确交代以后应避免再次使用同种或类似药品，并将该致敏药品记录于患者的病历或就诊手册的首页。

2. A型不良反应的防范

(1)药物的剂量：该类不良反应与药物的剂量相关，降低剂量可避免或减轻药品不良反应。因此，用药时应在保证疗效的前提下，尽量选择最小有效剂量。例如，治疗单纯性下尿路感染时，由于多数药物的尿药浓度远高于血药浓度，则可选择较小剂量(治疗剂量范围低限)；心力衰竭的病人对洋地黄、地高辛和毛花苷C等强心苷类药物的敏感性以凌晨4时最高，如此时给予强心苷类药物，则一定要慎重选择常规剂量，可适当降低剂量，避免发生中毒反应。

(2)药物的给药途径：静脉注射给药一直是临床用药的较高风险因素。国家食品药品监督管理局发布的药品不良反应监测年度报告显示，2012年全国药品不良反应监测网络收到的过敏性休克导致患者死亡病例中，85%以上为静脉给药。因此，在一般情况下，凡是口服可以有效控制病情的就不需注射给药，能够肌内注射的就不应静脉注射，即遵循"能口服不注射，能肌内注射不静脉注射"的给药原则。

(3)药物的给药时机：机体的昼夜节律可改变药物在体内的药动学和药效学参数，使药物的血药浓度、生物利用度、代谢和排泄等出现昼夜节律性的变化。对于某些药物根据机体自身的节律变化，选择合适的用药时机，可得到用最小剂量达到最佳疗效的效果，并且将药物的毒性降至最小。例如，①糖皮质激素：糖皮质激素长期治疗时，需要选择最佳的给药时间。因为人体内糖皮质激素的分泌呈昼夜节律性变化，分泌的峰值出现在早晨7～8时，将每日剂量于上午7～8时给药，可减轻对下丘脑-垂体-肾上腺皮质系统的负反馈抑制，从而降低肾上腺皮质功能减退，甚至皮质萎缩的风险。②抗肿瘤药物：临床研究表明，与上午给药相比，顺铂在下午16时至20时静脉输注，药物毒性更低，耐受性更好。文献报道奥沙利铂、氟尿嘧啶和亚叶酸钙联合治疗结直肠癌时，采用时辰治疗的方案(10时到22时静脉输注奥沙利铂，22时到第2日10时输注氟尿嘧啶和亚叶酸钙)，其严重黏膜毒性约为恒速输注方案的1/5，周围神经损害为后者的50%。③免疫增强剂。若上午用药，易出现发热、寒战和头痛等不良反应；晚上用药，不良反应少，且疗效不变；④噻嗪类利尿药：早晨服用时，可排出的钠离子和钾离子的比值增大，从而减少低血钾的发生。⑤其他，如特拉唑嗪、多沙唑嗪等α受体阻滞药因易引起直立性低血压，故常需睡前给药；嗜睡是抗组胺药的常见不良反应，建议患者尤其是驾驶员、高空作业人员宜在睡前服用该类药物，避免因嗜睡而出现安全事故；对于阿司匹林、二甲双胍等容易导致胃肠道不良反应的药物，可采用餐后给药的方式以减轻该类不良反应。

对于某些药物特定的不良反应，通过恰当安排给药时机，可避免或减少药品不良反应。

(4)药物相互作用：治疗方案中的用药品种应合理，避免不必要的联合用药，还需了解患者自用药品或保健品的情况。确需联合用药时，应尽量减少药品品种，适当调整药物剂量，并加强用药后的监测。因为服用品种越多，毒性反应就越大，药物间发生相互作用的可能性越大。服用2种或以上药物时，发生相互作用的可能性为6%；服用5种以上药物时，发生相互作用的可能性增至50%；服用8种以上药物时，则发生相互作用的可能性高达100%。

药物相互作用可通过药效学和药动学的改变，增加不良反应的发生。例如，红霉素和阿司匹林均有一定的耳毒性，各自单独应用时毒性不明显。联合用药时，则毒性增强，容易导致耳鸣、听力减退等不良反应，临床使用时应尽量避免联合使用，确需联合用药时必须加强监测。应用降糖药时，常因发生低血糖而出现心悸、出汗等症状。如同时使用普萘洛尔，可掩盖低血糖症状，而且β受体阻滞药可抑制肝糖原的代偿性分解而使血糖降至更低，加重低血糖程度。心脏选择性β受体阻滞药(阿替洛尔、美托洛尔等)抑制肝糖原分解的作用虽较轻，但也仍有掩盖低血糖症状的作用。因此，该类药物应慎用于使用降糖药的患者。

2种以上的药物联用时，可相互竞争血浆蛋白的结合部位，结合力强的药物可从蛋白结合部位取代结合力弱的药物，使后者游离型药物浓度增加，导致药效和不良反应同时增强。竞争血浆蛋白只有发生与蛋白结合率较高的药物分子间时，才有临床意义。例如，华法林的血浆蛋白结合率达99.4%，游离型药物仅为0.6%。当结合率降至97%，游离型即可升至3%，即血中游离型药物浓度增加约4倍。此时，药效可显著增强，出血风险增加。实际工作中，当使用华法林的患者需加用非诺贝特时，需注意非诺贝特可竞争血浆蛋白，将华法林置换出来，增加游离型华法林的浓度，增加出血的危险性。因此，在用非诺贝特治疗期间和停药8d后，需要对INR进行更频繁的检查和监控，及时调节口服华法林的剂量。

某些药物具有抑制药物代谢酶的作用，可使其他药物的代谢受阻，消除减慢，血药浓度增加，增加不良反应的发生风险。例如，环丙沙星和红霉素分别是细胞色素P450CYP1A2和CYP3A4的抑制剂，当其与茶碱类药物联合使用时，可导致茶碱类药物的肝清除明显降低，消除半衰期延长，血药浓度升高，发生茶碱中毒症状，如恶心、呕吐、震颤、不安、激动、抽搐、心悸等。所以，环丙沙星和红霉素需与茶碱类药物联合应用时，应测定茶碱血药浓度以便及时、适当地调整茶碱的剂量。对于前体药物，如联合酶促药物可使其加速转化为活性产物而加强作用，增加不良反应风险。例如，苯巴比妥可促进环磷酰胺的代谢，使其加速转化为活性产物磷酰胺氮芥，增加环磷酰胺的急性毒性，两者同时使用时应加强监护。

(5)老年人用药：肾是药物排泄的主要器官，随着年龄的增长，肾组织可出现玻璃样变、动脉硬化及间质纤维化等形态改变，使老年人的肾血流量、肾小球滤过率、肾小管的分泌和排泄功能降低，上述变化可极大影响药物自肾的排泄，使药物的血浆半衰期延长、延缓药物的消除，血浆浓度增高，使得老年人更易发生不良反应。

老年人肝重量减轻，功能性肝细胞数量减少，肝血流量下降，营养不良时肝合成蛋白的能力下降，易出现低蛋白血症，可使血中结合型药物减少，游离型药物增多，导致药效及毒性反应增强。因此，当老年人使用哌替啶、吗啡、地西泮、氯丙嗪、洋地黄毒苷、华法林等血浆蛋白结合率较高的药物时，尤其是需同时使用几种药物时，由于竞争性结合作用，可导致药物消除延缓、血浆浓度增高，而出现更多的不良反应。此外，老年人的对药物代谢的能力也下降。例如，代谢茶碱的功能比青年人低35%，阿普唑仑、利多卡因等的代谢率亦随增龄而明显降低，使药物半衰期延长，药物易在体内蓄积而增加不良反应。因此，老年人应用经肝代谢或血浆蛋白结合率较高的药物时，应减少剂量。临床医师医嘱上述药物时应慎用，并注意监测药品不良反应。

由于老年人的中枢神经系统和心血管系统等器官功能衰退，且对作用于这些系统药物的耐受性降低，所以对60岁以上的老年人用药，一般需按成年人剂量适当酌减1/4。

总之，老年人用药应按照最大疗效和最小不良反应的原则，选择最佳治疗方案，使用较小的起始剂量；用药种类宜少不宜多，以避免药物相互作用的发生；不得不合并服用的药物，应注意可能的不良反应和相互作用；尽量选择每日只服用1～2次的药物，交代清楚服药方法，提高老年患者的服药依从性；密切观察老年患者的临床表现，定期测定肝、肾功能及血浆电解质等实验室检查；在用药中，一旦出现不良反应，应及时停药、减量或换用其他药物。

(6)小儿用药：小儿正处于全身各器官发育阶段，肝、肾、中枢神经系统发育尚不完全，对许多药物均极为敏感。所以，儿科用药时应按新生儿期、婴幼儿期和儿童期3个阶段正确选择药物，合理使用，以保证用药安全，减少药品不良反应的发生。

新生儿皮肤、黏膜面积相对较成年人大，皮肤角化层薄、黏膜娇嫩，局部用药吸收速率快而作用强，尤其皮肤有炎症或破损时，吸收则更多，引起一些药物（如硼酸、水杨酸、糖皮质激素）发生不良反应甚至中毒。新生儿肾的有效循环血量及肾小球过滤率较成年人低30%～40%，很多药物可因新生儿的肾小球过滤低而影响排泄，导致半衰期延长，血浆药物浓度高。例如，早产儿和新生儿因对氯霉素的生化转化缓慢，而易发生灰婴综合征。

婴幼儿血脑屏障发育尚未完善，患病后常伴有烦躁不安、高热、惊厥等反应，可适当加用镇静药。对于镇静药的用量，年龄愈小，耐受力愈大，剂量可相对偏大。但是，婴儿对吗啡、哌替啶特别敏感而易导致呼吸抑制，使用氨茶碱后易出现过度兴奋等中枢不良反应。

儿童正处于生长发育阶段，新陈代谢旺盛，对一般药物的排泄比较快。但儿童对水及电解质的代谢功能尚较差，如需长期或大量应用酸碱类药物时，应注意预防水、电解质紊乱；儿童对利尿剂特别敏感，应用后可出现水盐代谢障碍或中毒，故应间歇给药，且剂量不宜过大。

(7)妊娠期妇女用药：妊娠期妇女服药率较高，据统计，有90%的妊娠期妇女在妊娠期曾服用过至少1种药物，服用过至少10种的占4%。某些药物可以通过胎盘屏障，胎儿可通过胎盘吸收和排泄药物，其对胎儿的毒性与胎儿所处的发育阶段、药物的数量以及时间的长短有关。一般来说，妊娠期母体的血浆白蛋白，可因血容量的扩大而降低，导致游离型药物浓度增大，其通过胎盘进入胎儿的游离型亦增加。胎儿血浆蛋白含量低，故胎儿血中游离型药物浓度为成年人的1.2～2.4倍。母亲使用药物的时间越长，对胎儿的影响也越大。

胎儿暴露于药物时，胎儿所处的发育阶段十分关键。卵子受精后2周及孕卵着床前后，药物对胎儿的影响表现为“全”或“无”现象。受精后3～8周是“致畸高度敏感期”，这个阶段胎儿各部分开始定向发育，主要器官均在此时期内初步形成。如果母亲在这个时期用药，可能对将发育成特定器官的细胞发生伤害，而使胎儿的发育停滞、畸变。受精后的第9周至足月妊娠，胎儿各个器官继续发育，但神经系统、生殖系统及牙齿仍在不断发育，神经系统的分化持续到胎儿成熟，直至新生儿时期仍在继续。

孕期使用对乙酰氨基酚可导致胎儿肾损伤，使用可待因、吗啡等阿片类药物可使新生儿出现戒断症状、呼吸及中枢抑制，使用普萘洛尔可致胎儿发生心动过缓、低血糖、宫内生长延缓等，使用右美沙芬可使胎儿出现呼吸抑制及戒断症状，使用西咪替丁可使胎儿出现性功能异常。因此，妊娠期妇女用药需把握以下原则：①妊娠早期（妊娠12周内）尽量不用药；②妊娠期用药应该参考目前美国FDA的分类标准；③在多种药物可供选择的情况下，选用上市时间更长且疗效稳定的药物，以增加用药的安全性；④用药时应尽量选用单一制剂，尽量不用复合制剂，以免增加不良反应。

（8）哺乳期妇女用药：哺乳期妇女因某种疾病治疗需要使用某些药物时，可通过哺乳间接进入婴儿体内。虽然有文献显示，哺乳期妇女用药后仅有1%的药量最终进入母乳进而被婴儿摄入体内，但因婴儿的各器官生理功能发育尚不完善，对药物的解毒及排泄能力较低，易引起中毒，故哺乳期妇女用药应十分谨慎。药物分泌到乳汁的量取决于药动学因素，如药物的血浆蛋白结合率、药物相对分子量、脂溶性、半衰期、乳药血药比及乳汁pH等。此外，乳汁中药物对婴儿的安全性还与药物通过乳汁进入婴儿消化系统后的吸收情况有关。

哺乳期妇女若能在医师指导下正确用药，则可降低药物对婴儿的损害。医师需把握以下原则：①首先应考虑哺乳期妇女用药的必要性。若用药的风险大于获益则应尽量避免使用；能局部给药则应避免全身给药；若用药则应选择相对分子量大、脂溶性低、半衰期短、乳药血药比低、pH低的药物。例如，对于哺乳期妇女感染的治疗，可选择半衰期短的β内酰胺类抗菌药物，避免使用半衰期长的大环内酯类药物。②若为口服药物，服药时间应该在哺乳后30min至下一次哺乳前3～4h，避开血药浓度高峰。③如果哺乳期妇女须长期用药而药物对婴儿有较高风险时，则应考虑暂停哺乳。如果仅为短期用药，则应尽可能缩短用药疗程，一旦病因消除应立即停药。④如果哺乳期妇女用药期间停止哺乳，则可在停药5个半衰期后恢复哺乳。依据药动学理论，在最后一次给药达峰值的5个半衰期后，血药浓度可降至峰值的3%左右，此时乳药浓度已极微量。

（9）肝、肾功能不全的患者用药：绝大部分的药物均在肝发生氧化、还原、水解、结合等化学反应，然后不同程度地被代谢，最终以代谢物的形式排出体外。肝功能不全时，药物代谢必然受到影响，药物的生物转化减慢，血中游离型药物增多，从而影响药物的效应并增加毒性。因此，为减少药品不良反应的发生，对肝功能不全患者用药应遵循以下原则：①避免或减少使用肝毒性较大的药物；②注意药物相互作用，特别应避免肝毒性药物合用；③肝功能不全而肾功能正常的病人可选用对肝毒性小，可通过肾脏排泄的药物；④初始用药宜小剂量，必要时进行血药浓度监测，实施个体化给药方案，定期监测肝功能，及时调整治疗方案。

肾功能损害时，主要经肾排泄的药物消除减慢，血浆半衰期延长，药物在体内蓄积而作用加强，甚至产生毒性反应。例如，地高辛、普鲁卡因胺、氨基糖苷类药物主要经肾小球滤过而排出体外，对于急性肾小球肾炎和严重肾缺血患者，其肾小球滤过率下降，上述药物排泄减慢，易出现药物不良反应；普鲁卡因胺的代谢产物N-乙酰卡尼85%经肾排泄，对于肾功能不全患者，其半衰期可从正常人的6h延长至45h。

为减少药物的毒性作用，对于肾功能不全患者用药应遵循以下原则：①避免或减少使用对肾毒性较大的药物；②注意药物相互作用，特别应避免肾毒性药物的联合使用；③肾功能不全而肝功能正常的病人可选用双通道排泄的药物；④必要时进行血药浓度监测，实施个体化给药方案，严密随访肾功能，及时根据肾功能情况调整治疗方案。

（10）特定药物不良反应的预防：对于一些特定药物的不良反应，需要依据循证医学的原则给予相应的预防措施。例如，抗肿瘤药物最常见的不良反应是恶心、呕吐等消化道反应，此类严重的不良反应可对患者的治疗依从性产生不利的影响。因此，对于使用抗肿瘤药物的患者，需要依据患者的呕吐风险分级和其他特征使用相应的止吐药物。

对比剂肾病已成为医院获得性肾病的第三大病因，在使用碘对比剂的人群中，尤其是存在肾功能不全的患者中发生率更高。因此，针对具有高危因素的患者需要采取预防措施：①给患者补充足够的液体，按推荐的方法对患者进行水化治疗。天气炎热或气温较高的环境，根据患者液体额外丢失量的多少，适当增加液体摄入量。②停用肾毒性药物至少24h后，再使用对比剂。③尽量选用不需要含碘对比剂的影像检查方法或其他有效的非影像检查方法。④避免使用高渗对比剂及离子型对比剂。

⑤如果确实需要使用碘对比剂，建议使用最小有效剂量。⑥避免短时间内重复使用诊断剂量的碘对比剂。如果确有必要重复使用，建议2次使用碘对比剂的间隔时间不小于7d。⑦避免使用甘露醇和利尿药，尤其是襻利尿药。

抗血小板药物阿司匹林广泛用于冠心病、脑血管疾病和外周动脉疾病的治疗，但是长期使用可损伤消化道黏膜，导致溃疡形成和出血，极严重时可致患者死亡；其他抗血小板药物如氯吡格雷也能加重消化道损伤，联合用药时损伤更为严重。因此，为减少抗血小板药物的消化道损伤，临床医师应规范使用药物，按流程对高危患者进行评估和筛查；高危因素包括年龄＞65岁、有消化道溃疡或出血病史、合并幽门螺杆菌感染、联合抗血小板治疗或抗凝血治疗，联合使用NSAIDs、糖皮质激素类药物治疗等。建议长期服用抗血小板药物的患者，应筛查并根除幽门螺杆菌；对于高危患者，还应同时给予有效的抑酸药物或胃黏膜保护药，首选质子泵抑制药；严格掌握长期联合应用抗血小板药物的适应证，并调整至最低有效剂量。

（二）护士

护理人员身居临床第一线，是医嘱和给药的执行者，是直接接触药品不良反应患者的第一人，加强护士临床操作的规范性，提高护士对药品不良反应的认识及敏感性，注重对药品不良反应的观察与监护，对保障用药安全有效、预防药品不良反应具有十分重要的意义。

1. *给药注意事项* 护士给药对于住院患者而言，是整个用药过程中的最后一个环节。如果护士在药物品种、药物配伍、给药途径、给药速度、给药技术等方面发生失误，就可能对患者的身体产生有害的作用。因此，护士在临床工作中需要应熟悉以下注意事项。

（1）给药前应了解患者有无过敏史和药品不良反应史。核对床号、姓名、药名、规格、用法用量，注意药品的外观。对于有药物过敏史或过敏体质的患者，在给药后需要严密观察，一旦出现过敏反应，应及时上报医师并积极救治患者。

（2）掌握各种药物最佳服用时间及服用方法，指导患者正确服药，减少药品不良反应的发生，使疗效更优。例如，缺铁性贫血患者用铁剂治疗时，空腹服较易吸收。但是，铁剂可对胃肠道产生刺激性，治疗量即可致恶心、呕吐、上腹部疼痛、腹泻等不良反应。因此，宜指导患者在饭后服用。骨质疏松症的患者使用阿仑膦酸钠治疗时，为了降低药物对食管的刺激，需指导患者早晨空腹时用一满杯水吞服药物，并且在至少30min内及在当天第1次进食之前不要躺卧，告知患者不应咀嚼或吮吸药片，以防口咽部溃疡。此外，还需特别指导患者在就寝前或清早起床前，不要服用本品。

（3）掌握临床常见的药物配伍禁忌，避免因药物不当配伍后发生效价降低或增加不良反应的发生风险。

（4）静脉给药时，严格控制滴速和药物浓度，减少不良反应的发生。大多数抗菌药物静脉滴注时，如果浓度过高或滴速过快常可导致静脉炎，表现为注射部位的疼痛和静脉变硬。例如，万古霉素浓度过高可导致血栓性静脉炎，滴速过快可发生红斑样或荨麻疹样变态反应皮肤发红（称红人综合征）。

2. *给药后观察* 在及时发现药品不良反应中，护士可发挥重要作用。护士应加强对药品不良反应的认识和职业敏感性，培养观察能力，可对患者用药后出现的反应做出正确的判断，能识别药物的副作用、毒性反应、变态反应、后遗效应、药物依赖性等。一旦发现，应及时上报。

3. *宣教用药知识* 在以患者为中心的整体护理过程中，护士有责任随时指导患者合理用药。在用药前，应向患者讲解药物名称、用药目的、不良反应及处理措施等。例如，硝酸甘油静脉滴注给药时，要控制滴速，需特别关照患者或家属不能随意加快，以免发生血压骤降的严重后果。

（三）药师

医院药师应该提供以病人为中心，以合理用药为核心的药学专业技术服务，确保病人用药有效、安全和经济，在药品不良反应预防工作中，药师承担重要职责。

第一，药师需要严格执行药品调剂的标准操作规程，认真审核处方和医嘱，做到核对准确、无误后发出药品，并交代注意事项和用药后可能出现的不良反应。

第二，临床药师需要积极参与临床用药咨询和临床药物治疗方案设计，对老年人、肝肾功能不全的患者、孕妇等特殊人群实施治疗药物监护，避免或减少治疗药物方案不当导致的药品不良反应。

第三，药师可针对一些高危药物、易引起不良反应的药物等，对患者开展各种形式的用药教育或用药指导，增加患者对药品不良反应的认识，使其了解相应的应对措施，降低药品不良反应带来的损害。

第四，药师应积极收集临床药物安全信息，并进行分析整理，对产生预警信号的药物做进一步的调研，对其利弊作出科学评价并及时反馈临床；第五，药师应主动为临床提供有关药物治疗方案、正确用药、药物性损害防治的信息与建议，积极宣传安全用药知识，从而在医院内形成合理用药的氛围。

（四）患者

为预防药物不良反应，对于患者而言，在就医、药品购买、使用过程中，应注意以下几方面。

1. 消费者自行到药店购买非处方药时，尽量依据医师的处方或由药店药师针对其症状选择有效药物，避免盲目用药。

2. 要牢记自己药物过敏的经历，在就医或药店购药时告知医师或药师过敏史和药品不良反应史。

3. 服药前要仔细阅读药品说明书，了解药品不良反应和禁忌证，避免因不当用药造成损害。

4. 严格按照规定的用法、用量服用药品。不可随意增加或减少药品剂量，也不应随意延长疗程或突然停药。

5. 患者应提高自我保护意识，用药后如出现异常的感觉或症状，应及时就诊，由临床医师诊断治疗。

四、药品不良反应研究的发展趋势

（一）上市前的药物安全性研究

新药上市前，必须完成非临床研究和临床试验，并通过国家食品药品监督管理总局的审批。新药评价包括安全性评价和有效性评价，对于药物的研究、注册和应用来说，药物的安全性评价与有效性评价一样，都具有同样的决定性地位。《中华人民共和国药品管理法》规定："研究新药，必须按照国务院药品监督管理部门的规定如实报送研制方法、质量指标、药理及毒理试验结果等有关资料和样品。"

1. *药物安全性的非临床研究*　药物非临床研究包括药物的安全性研究和有效性研究两部分。新药非临床安全性研究对决定新药能否通过审评进入人体临床研究和预测新药在临床研究中对人体危害的大小具有非常重要的作用，是药物安全性研究与评价的重要组成部分。安全性研究必须执行《药物非临床研究质量管理规范》。通过对药物的安全性研究为临床研究提供科学、真实、准确的实验依据，保证临床用药安全有效，这就是新药非临床安全性研究的目的和意义。药物临床前安全性评价主要包括在实验条件下，对动物进行的各种毒性实验，包括单次给药的毒性实验、反复给药的毒性实验、生殖毒性实验、遗传毒性实验、致癌实验、局部毒性实验、免疫原性实验、依赖性实验、毒动学实验及与评价药物安全性有关的其他实验。要保证实验数据的科学性、重复性和可靠性，其难度很大。对动物种属的确定、指标的选择、剂量设计及检测技术和分析评价等，都有严格要求。在实施新药安全性研究中，必须严格遵循原则，最大限度地减少人为误差。

（1）药物全身毒性试验：药物从用药部位吸收进入人体后，可发挥全身性药理作用，也可产生全身性毒性作用。对于药物全身毒性作用的监测，主要通过急性毒性试验和长期毒性试验完成。其基本要求是选择合格的受试动物，合理的药物剂量，正确的给药途径，适当的试验周期，全面的观测指标，血药浓度检测与停药后恢复期的观察等。

（2）药物特殊毒性试验：包括药物致突变、致畸和致癌 3 种实验（简称"三致实验"）。系根据细胞遗传学的原理和方法，对受试药潜在的致癌、致畸、致突变的作用进行研究。自"反应停"事件以来，国际上普遍对新药临床前"三致实验"的重要性达成了共识，规定所有创新药物都需进行特殊毒性实验，以保证新药的安全性。

（3）药物依赖性试验：部分药物存在中枢神经系统作用，在连续用药的情况下，可导致机体对药物的依赖性。而一旦停药，易出现戒断反应。所以，对于这一类具有中枢神经系统作用的药物，需要进行药物依赖性试验，以发现可能存在的药物依赖性，这对受试新药的临床安全应用至为重要。一个合格的非临床安全性研究报告应能回答下列问题：受试药的安全剂量范围；引起毒性反应的剂量；毒性反应的临床体征和检测指标的变化；毒性反应的起始、持续和达峰时间；毒性反应是否可逆；中毒的靶器官；严重毒性反应的拮抗、救治措施。

临床前研究的局限性：人与实验动物间不可避免地存在对药物反应的种属差异。临床前药理和毒理研究中，应重视合理选择动物模型、周密进行实验设计，旨在提高临床前的安全性评价对预测药物人体反应的实际价值。通过药物临床前的科学评价，可获得药物药理学和毒理学的基本信息，初步形成药物可能用于人体的前提条件。但药物的临床前安全性评价有其固有的局限性：人与实验动物的种属差异，导致药动学规律和药物反应性的差异；对药物的主观感觉反应为人类所特有，动物实验难以观察；药物可能导致人体的皮肤反应呈高敏现象及迟发反应，均难以在动物毒性实验中观察到；人体的特有的疾病因素可影响药物的反应；临床前评价中有限的实验动物数不可能检测出罕见的不良反应。

2. *新药安全性的临床研究* 新药临床试验是指新药开发中以人（病人或健康受试者）为试验对象，针对安全性和有效性进行系统性研究，以证实或者揭示试验药物对人体的作用、药品不良反应、药动学特点等。

新药临床试验分为Ⅰ、Ⅱ、Ⅲ期和Ⅳ期，其中Ⅰ、Ⅱ、Ⅲ期为上市前研究，Ⅳ期为上市后研究，前期小规模研究的信息，可用于支持更大规模、目的性更强的后续研究。经国家食品药品监督管理总局批准的情况下，有些药品可仅进行Ⅱ期和Ⅲ期临床试验或者仅进行Ⅲ期临床试验。各期临床试验的目的和设计是不同的，所以，各期临床试验对药品安全性的研究也不同。

（1）Ⅰ期临床试验：是药物初步的临床药理学及人体安全性评价试验。它的内容包括初始人体安全性和耐受性评估、药动学研究、药效学评价、药物活性的早期测定。Ⅰ期临床试验应解决以下几个问题，即研究人体对受试药物的最大耐受剂量，并建议Ⅱ期临床试验的剂量；描述所有与药物有关毒性反应的严重性及连续性，包括急性毒性、长期毒性；估算出受试药物的临床药理学特征和药动学参数。Ⅰ期试验应得到以下结果，即了解人体可耐受的药物剂量范围，为Ⅱ期临床试验的剂量选择提供依据；了解该药物在人体内吸收、分布、消除的动力学规律和特点，为Ⅱ期临床确定给药频率及给药时间提供依据；了解预期药品不良反应的性质及剂量范围。

（2）Ⅱ期临床试验：是药物治疗作用的初步评价阶段。其目的是初步评价药物对目标适应证患者的有效性和安全性，也包括为Ⅲ期临床试验研究设计和给药剂量方案的确定提供依据。Ⅱ期临床试验的研究设计可以根据具体的研究目的，采取多种形式，如随机盲法对照临床试验，其最低病例数（试验组）要求是100例。Ⅱ期临床试验的目的是确定药物是否安全有效；与对照组比较有多大的治疗价值；通过试验确定适应证；找出最佳的治疗方案，包括治疗剂量、给药途径与方法、每日给药次数等；评估可能发生的不良反应及危险性，提供防治方法。此期中的探索研究，包括探索药物对特定适应证的疗效、安全性，以及探索新的适应证，如肿瘤的瘤种探索。

（3）Ⅲ期临床试验：为有效性和安全性确证阶段，其目的是进一步验证药物对目标适应证患者的有效性和安全性，评估利益与风险关系，最终为药品注册申请的审核提供充分的依据。对于预计长期使用的药物，药物的长期暴露试验通常在Ⅲ期进行。本期试验一般应为具有足够样本量，设立阳性对照药物的随机盲法对照试验，其最低病例数（试验组）要求为300例，试验结果能够回答所提出的问题。

Ⅲ期临床试验的特点是在Ⅱ期临床试验基础上，为进一步验证药效的试验，其适应证相对固定，治疗方案相对确定。为验证药效及评价安全性，需要更广泛、足够的病例数，且预计长期使用药物的长期暴露试验需在Ⅲ期进行。因此，相对于Ⅰ、Ⅱ期试验来说，Ⅲ期临床试验在病例增多及用药时间延长的基础上，能相对更多地发现一些较迟发或发生率较低的药物不良反应，为药物的安全性评价提供更为全面的信息。同时，可为药品使用说明书的最终确定，提供大量必要的信息。

（4）局限性：上市前的临床试验存在其固有的局限性，故其研究结论并不能充分、准确地回答药品上市后可能在临床遇到的大量复杂、多变的实际问题。药品上市后，随着应用范围不断扩大，一些新的药品不良反应才可能被陆续发现和认识。造成药物临床试验安全性评价结论局限性的原因主要包括上市前药物临床试验的病例数较少；上市前药物临床试验新药疗程一般较短，观察期也相应较短，故一些需要经过长期应用才发生或停药后发生的不良反应不能被发现；进行Ⅰ期临床试验时，一般要求将老年患者、孕妇、婴幼儿及18岁以下的少年患者，以及合并严重肝、肾功能损害的患者排除在外，故上市的新药并不具备在这些特殊患者人群中使用的实际经验；对照性临床试验的观测指标只限于实验设计规定的内容，尚未列入观察要求的临床现象则可被疏漏，导致对其观察的疏忽和认识程度不足；上市前临床试验可能因盲法对照设计不严谨等原因，以致可能在结果中引入了药物研制单位或研究人员的偏倚，使药物安全性评价失实。这一现象虽然是非正常现象，但在药物临床试验管理规范实施不完善的情况下，仍有可能出现。

（二）上市后的药品不良反应研究

一种药物被批准上市前，虽然已进行过严格的临床试验或验证，但是由于使用对象和使用时间受到一定客观条件的限制，药品的不良反应并不可能已完全表现出来。在批准生产上市后，药品在临床使用中仍会遇到各种各样的复杂情况，包括长期用药、合并用药、用药对象广泛（小儿、老年人、孕妇、具有合并症或特殊疾病的患者）的情况，这些都是在新药批准上市前的药物临床试验中所不包含的内容。对于药品的远期疗效观察和一些慢性反应的发现，需要一定的暴露时间。例如，阿司匹林上市应用 39 年后，才最终确认阿司匹林可导致胃出血；同样，氨基比林上市 47 年后，才发现其有严重的骨髓毒害作用。对于上市后药品不良反应的研究，是对上市前研究的补充与扩展。加强上市后药品的管理，可极大促进药品的安全使用。

新药上市后的不良反应研究方法主要包括Ⅳ期临床试验、药物流行病学、数据发掘或信号、药物警戒、不良反应与基因组学研究、不良反应监测方法学研究等方面。

1. *Ⅳ期临床试验* 新药Ⅳ期临床试验的内容主要是药品上市后监测，对药品在更大范围内使用情况的调查和评价，获得该药在大范围人群中有效性（包括药物长期效应，发现新的适应证）和不良反应（包括发病率较低的不良反应和一些迟发的不良反应等）。同时，也可以发现在临床实践中常见的药物间的相互作用等问题。本期试验的目的是考察在广泛应用条件下时，药品的疗效和不良反应；评价药品在普通或者特殊人群中使用的利益与风险关系；调整给药剂量。同时，根据进一步了解的药效、适应证与不良反应情况，指导临床合理用药。Ⅳ期临床试验可包括以下内容。

（1）扩大临床试验：针对主要适应证进行临床试验，积累科学资料，为新药的安全性和有效性提供进一步的评价报告。Ⅳ期临床试验一般可不设对照组，但应在多家医院进行，观察例数通常不少于 2000 例。进行Ⅳ期临床试验时，应注意对不良反应、禁忌证、长期疗效和使用时注意事项等的考察，以便及时发现可能发生的远期不良反应，并对其远期疗效加以评估。

（2）特殊对象的临床试验：新药上市前的临床试验，按相关规定并未将小儿、孕妇、哺乳期妇女、老人及肝、肾功能不全的患者作为受试对象。但以上这些对象，也同样需要医疗保健，应该为这部分患者提供合理的治疗方法。新药上市后，在前期安全性和有效性基本确定的条件下，可针对以上特殊对象的不同情况，设计临床试验方案，并用已知有效药物作为阳性对照的随机对照试验，对新药在以上特殊对象中的安全性及有效性做出评价。

（3）补充临床试验：对于上市前临床试验考察不全面的新药，在试生产期应按新药审批时提出的要求，完成补充临床试验、补充临床试验的重点各有不同，有的重点为对补充适应证的安全性和有效性进行观察，有的重点则为对不良反应进行扩大再观察。

（4）不良反应考察：药品不良反应发生率有高有低。对于一些发生率较低的药品不良反应，不易在新药的Ⅱ、Ⅲ期临床试验中被发现，而需要在Ⅳ期临床试验期间继续进行考察，并且在Ⅳ期临床试验结束后，需继续纳入药品不良反应监测计划内，进行长期的监测。换一个角度说，新药Ⅳ期临床试验的内容包括 2 个方面。首先，在接近实际临床应用的条件下，研究一种新药的药效和不良反应，以及影响其药效和不良反应出现的特殊条件，这些特殊条件包括疾病（适应证、并发症）和其他影响因素（药物制剂、治疗方案、患者年龄和生理状态、食物）；其次，在预定条件下评价一种药品对所有因素（包括潜在、现实的因素）的影响。理想的状态是可分别评价其长期和短期的影响，并可鉴别有利和有害的影响。

事实上，新药Ⅰ、Ⅱ、Ⅲ、Ⅳ期临床试验的研究内容通常难以仅凭临床试验分期进行严格区分。不同分期的药物临床试验，通常是互相穿插、互相渗透的。

2. *药物流行病学研究* 药物流行病学（pharmacoepidemiology）是近年来临床药理学与流行病学 2 个学科相互渗透、延伸而发展起来的新的医学研究领域，也是流行病学的一个新分支。药物流行病学是在以往沉痛的药害事件经验教训中建立，应用流行病学方法研究药物相关人群效应的一门应用学科。药害事件的严重性与普遍性，使医药界认识到药物上市前临床试验的局限性，必须建立新的、系统的，可在人群中研究药物效应的理论和方法。20 世纪 70 年代早期，波士顿大学药物流行病学研究机构成立。1980 年，英国成立药物监测研究部门，即现在的药物安全性研究权威部门南安普顿大学的前身，成立了药物流行病学研究室。1984年，药物流行病学一词首次正式出现。1989年10月，国际药物流行病学学会成立，标志着药物流行病学已经成为了一个新兴的毒理学学科。

药物流行病学学科成立初期，主要是对药物不良反应时间进行探究、分析和控制。但是，随着对使用医药手段进行疾病防治等认识的不断发展，现已逐渐向指导医生处方行为、指导国家制定宏观医药政策与战略等方向延伸，应用到药物效应对人类寿命和生活质量影响的研究，以及药品生产、药品管理和药物的经济学评价等各个方面。

药物流行病学的研究内容包括：药物的安全性研究，药物利用研究，药物经济学研究，生命质量评价。其中，与药品不良反应主要相关的是药物的安全性研究。

作为流行病学的一个分支，药物流行病学可以根据研究目的使用流行病学的各种研究方法，如描述性研究、分析性研究和实验性研究。当然，所有的研究方法并不是孤立、分割的，尤其是在药品上市后监测和重大药害事件的调查中，往往同时包含了个案调查分析、病例对照和队列研究等，必要时还需进行实验研究。

(1)描述性研究：包括病例报告、生态学研究、纵向研究(ADR监测)、横断面研究。

①病例报告是指药品上市后引起罕见不良反应的初次报道，多来自临床医师的病例报告。病例报告的优点是能发现可疑的ADR，缺点是缺乏对照，不能进行因果关系推论。过度报告是指一旦对某种药品的怀疑被公布，常可引起医生和患者的过度报告，导致偏倚性结论。病例报告难以发现少见或迟发的药品不良反应。

②生态学研究是描述某种疾病和具有某些特征者(如服用某种药物者)在不同人群、时间和地区中所占的比例，并利用这2类群体的数据以分析某种疾病是否与某种药物有关，为进一步确定药品不良反应原因提供研究线索。

③纵向研究(ADR监测)包括自愿报告制度、义务性监测、重点医院监测、重点药物监测、速报制度等。横断面研究，则在药物利用研究领域的应用更普遍。

(2)分析性研究

①病例对照研究是以一组发生ADR的患者和一组或几组未发生ADR的患者(对照)作为研究对象，比较他们与既往某个或某些因素的暴露是否有关，或暴露程度与ADR发生是否有关。该方法的优点是可适用于少见ADR的原因研究，所需样本量小；适用于潜伏期较长的疾病，短期内可得到结果；可同时研究一种ADR和多种因素的关系；研究周期短，费用低。该法的缺点是容易产生偏倚，不能计算率和率比。本研究的关键在于进行病例对照时，要具有科学、合理的试验设计并能对结果进行正确解释。研究中需注意下列问题。a. 正确选择研究因素。研究是否成功，取决于是否能将真正的原因涵盖进来。所以，应尽可能多选择相关的影响因素。b. 病例选择。医师对疾病的诊断必须准确无误。c. 对照组的选择。要考虑到均衡性，如年龄、性别、职业、习惯等是否一致。d. 资料收集。应注意调查表的设计应简洁而全面，调查员是否能胜任该项工作；可通过直接交谈、电话沟通等通讯手段，直接从研究对象处获得资料，也可利用检索各种记录如病例，死亡登记等。e. 结果分析和解释。利用计算机程序处理数据，进行数据的统计分析，对结果进行合理的分析和解释。

②前瞻性队列研究是按照人群是否暴露于某因素，将人群划分为暴露组和非暴露组。随访观察一段时间后，比较此期间2组人群发生不良反应情况及发生率，研究暴露和不良反应间是否相关和相关程度。该法的优点是可收集到所有的资料；患者随访可持续进行；可估算相对和绝对危险度；假设可产生，亦可得到检验。其缺点是资料可能发生偏倚；易遗漏；当药品不良反应发生率较低时，为获得足够的统计学分析病例数，需增加病例数量或延长试验时间，加大了研究难度；费用较高。

(3)试验性研究：将人群随机分为试验组与对照组，将研究者所控制的措施给予试验人群组后，随访并比较2组人群的结局，以判定控制措施的效果。主要包括临床试验、现场试验、社区干预试验等。

药物流行病学的应用，推进了药物安全信息的公开交流和公共健康政策的发展，为药物警戒、药物利用度研究、效益比较研究、风险管理等方面的管理提供了支持。

3. **药物警戒** 药物警戒(pharmacovigilance)是指对药物应用于人体后不良作用及任何涉及用药问题和意外(包括用药差错、调剂差错和药品质量等)的发现，对因果关系的探讨和对应用安全性的全面分析评价，是对发现、评价、认识和预防药品不良作用或其他任何与药物相关问题的科学和活动。药物警戒不仅对药品不良反应进行监测，还包括了对可能发生的所有不良作用，中毒、药源性疾病等，也包括了对由于医疗、调剂工作等引发问题的调查了解和研究，并在全面分析的基础上做出药物安全性评价。

药物警戒是药物流行病学的一个分支，药物警戒的研究范围已远远超出了药品不良反应"合格药品在在正常用法、用量下"的概念，它是上市药品在广大人群实际应用条件下的案例分析，在药物流行病学范畴中研究药品不良事件或不良反应。

药物警戒的目的是尽早获取药物安全问题信号，为药品监督管理提供依据，向卫生专业人员及时传递信息，以减少药品不良反应的影响和范围，最终达到安全、合理的使用药物。

药物警戒的目的可通过以下途径实现：早期发现未知不良反应和药物相互作用；检测到已知不良反应发生率的增高；确定风险因素，探索不良反应发生机制；对药品风险/效益进行定量评价和分析，并将相关信息进行反馈，以改进处方、药品发放、完善药品相关法律法规。

（刘皋林　林勍翃　石卫峰　高君伟　文冰亭）

第三节　静脉用药的不良反应及其防范

静脉用药由于没有"首过效应"，一般认为其吸收率为100%，作用快而直接，常用于危急重患者，以求迅速发挥疗效。据统计，80%以上的住院患者需要接受静脉用药治疗，已成为非常重要的治疗途径，但其危险性也较大，不良反应发生率较高。据国家食品药品监督管理局发布的《2012年药品不良反应监测年度报告》统计显示，2012年药品不良反应事件报告中，注射剂占56.7%；严重药品不良反应事件报告中，注射剂占77.6%；按给药途径分布统计，所有药品不良反应/事件中，静脉注射给药占53.5%，其他途径注射给药（如肌内注射）仅占2.7%。

一、静脉用药常见的不良反应

（一）静脉用药不良反应的定义

静脉用药的不良反应是指正常剂量和用法的药物在静脉输注中所出现的有害、与用药目的无关的反应。因该反应系因输液而引起或与输液相关，常称为"输液反应"。

静脉给药可使药品直接进入血液，充分发挥药效。但由于选择静脉用药时，机体缺少消化道及其他防御系统的屏障作用，以及静脉用药品可能存在的内毒素、pH、渗透压、微粒等直接诱因，使其引起不良反应的可能性极大增加。因此，对于同已种药物不同的给药途径，口服、肌内及皮下给药的安全性均大于静脉用药。

（二）静脉用药不良反应的主要临床表现

静脉用药的不良反应包括过敏反应、用药局部反应、运动系统反应、消化道反应、呼吸系统反应、中枢及周围神经系统反应等，多表现为过敏性休克、畏寒发热、局部组织渗漏、发红、水疱、坏死、腹泻、腹痛、恶心、呕吐、疼痛、头晕、胸闷、听神经损害等症状。

（三）静脉用药的常见不良反应

1. 过敏反应　是指静脉输入含有过敏原的液体（药物）后，引起血管神经性水肿或过敏性休克反应。过敏反应多发生于药品静脉输注10min至1h，患者可出现皮肤过敏反应，如荨麻疹、瘙痒，突然感到胸闷、气短、面色苍白、出冷汗、发绀、头晕、眼花、烦躁不安、抽搐、血压下降、意识丧失、排便和排尿失禁等，重者发生喉头水肿，呈濒死状态。

静脉用药发生过敏反应的原因是由于静脉输液过程中过敏原进入静脉系统所致。进入人体后，过敏原可通过免疫球蛋白作用于肥大细胞和嗜碱粒细胞，使之释放组胺、5-羟色胺等活性物质，引起血管扩张、通透性增加、血浆渗出等一系列变化，直至引起血管神经性水肿、过敏性休克。

一旦患者出现过敏反应，应立即更换药液及输液管，改用5%葡萄糖注射液维持输液，以便抢救用药。立即注射异丙嗪25mg、地塞米松5mg，严重者同时给予吸氧、肌内注射肾上腺素1mg，有过敏性休克者需按抗休克处治。密切观察病人的病情变化，直至症状完全消失才可离院。

有些过敏体质的患者，一旦接触过敏原（如青霉素）即可发生过敏反应或过敏性休克；而有些患者，则是在用药一段时间后，才发生过敏反应。过敏反应如及时发现，多数情况是可以救治的。少数过敏性休克患者，因其病情发展迅速，可在数分钟甚至数秒内发作，且非常严重，可因抢救不及时而死于严重的呼吸困难和循环衰竭。所以，临床需皮试的药品，如停药超过 3d 或改换批号，则必须重新做皮试。

2. 发热反应　是指静脉输入含有致热原、杂质、污染物的液体（药物），或输入温度过低或浓度过高的药物及输液速度过快等因素引起的不良反应。患者可表现为畏寒、寒战、面部和四肢发绀，继而发热，体温可升至 41～42℃。同时，患者还可伴恶心、呕吐、头痛、头晕、烦躁不安、谵妄等反应，严重者可有昏迷、血压下降，出现休克和呼吸衰竭等症状而导致死亡。发热反应发生的早晚及严重程度，与致热原等进入机体内的量、性质及患者的个体耐受性有关，多数发热反应经救治后可迅速好转。

发热反应在输液反应中较常见。除少数药品本身即具有致热反应外，静脉用药所致发热反应的主要原因是因输入致热物质（致热原、死菌、游离的菌体蛋白）、输液瓶清洁消毒不合格或再次被污染、输入液体消毒或保管不善变质、输液管表层附着硫化物等所致，也可因静脉用药品不纯或药品间存在配伍禁忌所致。患者因静脉用药而出现发热反应时，对于程度较轻的患者可减慢滴注速度、注意保暖；重者应立即停止输液，对症处理，如物理降温。必要时，应给予抗过敏药物或激素治疗。对伴有胸闷、憋气和呼吸困难的患者，应立即给予氧气。

3. 静脉炎　由于物理、化学、感染因素对血管壁的刺激，可导致血管壁发生炎症反应，主要包括机械性静脉炎、化学性静脉炎、细菌性静脉炎、血栓性静脉炎。患者主诉常为穿刺部位有发热、紧绷及胀痛感，医师可见患者沿穿刺部位的血管产生条索状的红线，触诊有发热、发硬的感觉。轻度静脉炎者，一般无全身症状，仅有局部不适感；严重者，局部针眼处可挤出脓性分泌物，有时尚伴有畏寒、发热等全身症状。

(1)机械性静脉炎：因选择血管靠近活动的关节部位，穿刺针固定不牢靠，随患者活动刺激血管内膜，静脉穿刺技术水平不高，同一部位反复穿刺等原因导致。

(2)化学性静脉炎：因输注 pH 过高或过低液体、高渗性液体（如 TPN）、刺激性药物（如化疗药）刺激血管壁等原因导致。

(3)细菌性静脉炎：因输液操作时，局部消毒不规范，操作中针头被污染或加注药物时污染等原因导致。

(4)血栓性静脉炎：是指发生静脉血管腔内急性非化脓性炎症的同时，尚伴有血栓形成。因长期输注高渗葡萄糖液体和可刺激血管内膜的药物、液体（药物）中不可见的各种微粒（如玻璃屑、橡皮屑及其结晶物质等）、留置针或静脉导管型号与血管粗细不匹配、留置针或静脉导管封管方法不正确等原因导致。

出现静脉炎时，应及时安慰病人消除其紧张情绪，更换注射部位；抬高患肢并制动，局部用 95％的乙醇或 50％的硫酸镁行湿热敷；外用如意金黄散外敷；进行超短波理疗等。

4. 急性肺水肿　因短期内输入液体过多、过快，使循环血容量急剧增加，心脏负担过重所致。其原因为血管内液体过量，改变了肺内压力，电解质和血浆蛋白得以稀释，使渗透压降低，水分渗透到组织间隙致肺间质水肿，各脏器组织间水肿，致心肺负荷过重。发病时，患者突然感到呼吸困难、心慌气促、口唇发绀、大汗、剧烈咳嗽、咳泡沫血痰、烦躁不安、脉搏细弱无力、四肢厥冷，可诱发心力衰竭而致患者死亡。听诊两肺可出现干、湿啰音，心音弱速。对于原有心脏疾病者、心功能不全者、肺功能不全者、老年人、体弱者及儿童，输液时应特别注意。

当患者出现肺水肿症状时，应立即停止输液，并通知医师。患者行端坐位，两下肢下垂，以减少静脉回流，减轻心脏负担。按医嘱予舒张血管、平喘、强心等对症处理。

5. 空气栓塞　因输液时输液管空气未排尽，连接不紧密、有漏缝，加压输液、连续输液时接瓶不及时又未注意重排空气等情况下，使空气进入静脉所致。如进入静脉的空气量较少时，可被右心室压入肺动脉，并分散至肺小动脉内，最后运行至毛细血管，损害较少；如空气量较大，则进入静脉的空气，首先被带到右心房，再进入右心室，阻塞右心室肺动脉口，妨碍血流进入肺内，反射性引起冠状动脉痉挛，导致急性心力衰竭，患者出现休克样反应，引起严重缺氧，而致病人死亡。发生空气栓塞时，患者可出现眩晕、皮肤苍白、胸闷、呼吸困难、后背痛或严重发绀等反应，听诊心前区可闻及响亮的“水泡声”，心电图可表现为心肌缺血和急性肺心病的改变。

当患者发生空气栓塞时，应立即嘱其行左侧卧、头低足高位以减少空气进入肺动脉口。同时，给予氧气，严密观察患者的全身反应，必要时对症处理。

6. *血管迷走性晕厥*　即俗称的“晕针”。主要表现为患者注射后很快出现头晕、眼前发黑、面色苍白、出冷汗、手足冷、恶心、继而晕厥、意失丧识、血压下降、脉搏缓慢。其原因多因患者机体抵抗力低下，情绪紧张、焦虑，静脉穿刺刺激，室内温度过高，体位不适(如坐位)等而致外周血管阻力急骤降低，周围血管扩张且不伴随心脏搏血量的增加，脑部暂时性供血不足所致。临床工作中，当患者体质虚弱、饥饿、疲劳、高度紧张、痛阈较低时，易发生该反应。

当患者发生晕针反应时，应立即减慢输液速度或暂时停止输液。患者可行平卧位，按压人中穴或太冲穴，一般经数分钟多可好转。当患者的心率缓慢低于 40/min 时，可立即肌注阿托品 0.5mg 并给予吸氧治疗。

7. *胃肠道反应*　常表现为反酸、恶心、呕吐等症状。该反应与药物本身的不良反应、药液浓度及输液速度、病人是否空腹输液有关。因药品经血管随血液循环进入胃肠道，刺激胃黏膜，导致胃液分泌过多。此时，若胃肠道中无食物，易引起返酸、恶心、呕吐等反应。当患者出现恶心、呕吐等反应时，应立即减慢输液速度或暂停输液；可嘱患者先适当进食，再酌情能否继续输液。对于症状较严重者，应立即停止输液并按医嘱给予止吐治疗。对于某些易发生胃肠道反应的药物，如喹诺酮类药物，静脉用药时要注意药物的浓度和输液的速度，同时明确告知患者不可自行调节滴速。

8. *疼痛*　表现为输液中出现肢体局部的疼痛、肿胀等现象。当刺激性较强、高浓度、大分子药物在短时间内大量快速地进入血管时，可使血管内膜受到刺激，引起局部疼痛或沿静脉走向发生疼痛。护理人员如穿针不当或输液时间过长，也可引起疼痛反应。发生疼痛反应时，应减慢滴速。

(四)抗菌药物常见不良反应

静脉用抗菌药物具有剂量准确、显效快、作用可靠、适于急症抢救等优点。抗菌药物可发生毒性反应和变态反应，可引起人体菌群失调导致二重感染、病原微生物对药物产生耐药性等。与口服抗菌药物比较，静脉用抗菌药物更易发生不良反应，严重时可致残或致死。因此，临床选择静脉用抗菌药物治疗时，应对其不良反应给予足够的重视。常见的不良反应如下。

1. *过敏反应*　此反应最严重或最常见，为抗原和抗体相互作用所致。临床常见：

(1)过敏性休克、支气管哮喘、即刻型荨麻疹和喉头水肿：多见于青霉素类，以青霉素所致的过敏性休克最为多见，发生率为 0.004%～0.015%，死亡率为 5%～10%；链霉素、庆大霉素等氨基糖苷类和头孢菌素类次之；磺胺类、四环素类、林可霉素类、大环内酯类、氯霉素、利福平等也偶可发生过敏性休克。青霉素类与头孢菌素类之间存在交叉过敏现象，虽发生率不高但仍需密切观察。

(2)溶血性贫血、白细胞减少和血小板减少：青霉素类与某些头孢菌素类抗菌药可引起该反应，但较少见。

(3)血清病样反应和药物热：以青霉素类最多见，链霉素、新生霉素、多黏菌素 B、氨苄西林次之，其他青霉素类、头孢菌素类、庆大霉素、四环素类也可引起。

(4)接触性皮炎：主要发生于经常接触青霉素、链霉素等抗菌药物的患者。

(5)光敏反应：四环素类、半合成四环素类及去甲金霉素类最常见，氟喹诺酮类也可发生，青霉素类、头孢菌素类、氨基糖苷类、氯霉素等也偶有所见。

2. *肝损害*　通常抗菌药物吸收后经肝代谢，抗菌药物所致的肝脏损害占药物不良反应的 24%～26%。临床表现主要有黄疸、上腹痛、肝大、转氨酶升高，重者可有全身出血倾向。引起肝损害的抗菌药物主要包括四环素类、红霉素酯化物、磺胺类、抗结核药(异烟肼、利福平等)、呋喃唑酮等；β-内酰胺类(青霉素类、头孢菌素类等)和两性霉素 B 类抗菌药物也可引起肝损害反应。

3. *肾损害*　大多数抗菌药物以原型或代谢物经肾排泄，药物在肾皮质内常可积聚至较高浓度，故肾极易受到损害。肾毒性的最初表现多为蛋白尿和管型尿，继而尿中可出现红细胞，发生尿量改变、pH 改变、氮质血症、肾功能减退等，肾损害常见于氨基糖苷类药物，与剂量和疗程有关；多粘菌素类、抗真菌类、两性霉素 B、万古霉素也有较强的肾毒性。抗菌药物所致的肾毒性大多可逆，停药后可逐渐恢复。

4. *神经精神系统损害*　发生于中枢神经系统、神经肌肉接头、周围神经系统，引起神经精神症状。氨基糖苷类对听力的损害已众所周知，青霉素全身用药剂量过大和(或)静脉注射速度过快时可致“青霉素脑病”，多黏菌素 B、两性霉素 B、亚胺培南西司他丁钠(泰能)、林可霉素、四环素和氟喹诺酮类药物也可引起不同程度的神经损害。

5. *血液系统损害*　可致贫血、白细胞和血小板减少、凝血机制异常。氯霉素最易引起再生障碍性贫血，两性霉素B可引发溶血，青霉素类、头孢菌素类等偶可引起溶血性贫血。

6. *二重感染*　是抗菌药物应用过程中由于敏感菌受抑制，使寄生在口腔、呼吸道、肠道、生殖系统等处细菌互相制约的平衡状态被破坏，而发生新的感染。发生率为2%～3%，一般出现在用药后3周内。常见的二重感染致病菌为金黄色葡萄球菌、革兰阴性杆菌及白色念珠菌等，这类感染因对抗菌药物耐药而较难控制，死亡率较高。多发生于长期应用广谱抗菌药物者、婴儿、老年人、有严重原发疾病者及进行腹部大手术者。

(五)中药注射剂常见的不良反应

中药注射剂是以中医理论为指导，采用现代科学技术方法，从天然药物(单方或复方)中经提取、分离、精制等步骤制成的灭菌制剂，它改变了传统的给药方式，临床应用日趋广泛，特别是在抗感染、心脑血管和抗肿瘤领域内应用更获得了广泛的认可。因中药注射剂组成成分复杂，缺乏科学的制备工艺，有效成分提取不纯，质量不稳定、临床使用与配伍不当等因素，导致其不良反应频发且较严重。临床常见的中药注射剂不良反应包括如下。

1. *过敏反应*　发生频率最高，其主要原因是中药材中含有抗原性或半抗原性的植物蛋白或生物大分子物质等。例如，双黄连注射液、清开灵注射液、鱼腥草注射液等品种均含有绿原酸，其具有半抗原性质，与人血清蛋白结合具有高致敏性。

2. *肝肾毒性*　肝、肾是机体的主要代谢和排泄器官，易产生药源性损害。中药注射剂滥用、不合理配伍、溶媒选择不当等都可导致肝、肾毒性的产生。常见的可导致肝肾毒性的中药注射剂包括复方丹参注射液、脉络宁、七叶皂苷钠等。

3. *发热*　中药注射剂中的不溶性微粒、杂质等，均可作为热原引起发热反应，如丹参注射液可致寒战、发热、头痛、全身发抖。

4. *胃肠道反应*　临床表现为恶心、呕吐、腹泻、腹痛等，如鱼腥草注射液、葛根素注射液、清开灵注射液、复方丹参注射液等均可引起此反应。

5. *心血管系统反应*　临床表现为胸闷、心绞痛发作并加重、脑栓塞、低血压、心律失常等心血管系统不良反应。常见的可引起心血管系统不良反应的中药注射剂包括双黄连注射液、参麦注射液、生脉注射液、川芎嗪注射液等。

6. *溶血和溶血性贫血*　药物进入体内后，由于免疫等因素可引起红细胞大量破坏，出现贫血、黄疸、酱油色尿等溶血现象。中药注射剂如葛根素注射液、黄芪注射液等，可引起该不良反应。

二、静脉用药不良反应发生的特点

(一)静脉用药不良反应具有多发性和高风险性

静脉用药是发生药品不良反应的主要给药途径。它采用静脉注射或静脉输液等方法，将液体药物直接注入体内血液循环，药物发挥作用迅速。在因其在用药过程中存在热原反应、过敏反应、微粒反应及病毒、细菌感染等风险，使得不良反应更易发生，临床表现也较重。2012年，国家药品不良反应中心监测年度报告显示，静脉用药是临床用药的较高风险因素，尤其是导致严重过敏反应的较高风险因素。2012年，全国药品不良反应监测网络共收到药品不良反应/事件报告120万余份，注射剂占56.7%；药品不良反应/事件的给药途径分布中，静脉注射给药占53.5%；严重药品不良反应/事件报告中，注射剂占77.6%；因过敏性休克导致患者死亡病例中，85%以上为静脉给药。由此可见，静脉用药不良反应具有多发性和高风险性。

(二)静脉用药不良反应临床表现呈多样性和复杂性，且以变态反应多见

由于用药种类的多样性和复杂性，导致静脉用药发生的不良反应的临床表现也呈多样性和复杂性。静脉用药不良反应可造成多系统、多器官功能损害，引起过敏反应、消化道反应、呼吸系统反应、中枢系统反应等，表现为过敏性休克、畏寒发热、局部组织渗漏、发红、腹泻、腹痛、恶心、呕吐、疼痛、头晕胸闷、听神经、肝肾功能损害等不良反应。而涉及最多的系统、器官是皮肤及其附件，表现以各类皮疹、瘙痒为主，临床变态反应发生率居首位，常见的有过敏性休克、寒战、发热、心悸。临床常用的抗菌药、中药注射剂、生物制品等均具有较强的抗原性，易引起变态反应。

(三)静脉用药不良反应的不可预知性和不确定性

很多药物(特别是新上市的注射药品、中药注射剂)由于缺乏系统的上市后临床安全性研究，其潜在的不良反应尚有待临床药物流行病学的研发，因而对其所致的不良反应存在不可预知性；对于可引起过敏反应的物质(尤其中药注射剂)是否能发

生过敏反应，存在不确定性，也不能通过预试验加以辨别。因此，静脉用药不良反应均有不可预知性和不确定性的特点。受原料药或中药材质量、制剂工艺技术和质量标准控制水平等多种因素的影响，不同企业生产的相同药品，其不良反应发生率也存在差异；而同一企业生产的不同批次中药注射剂，也可能发生不同类型的不良反应。

（四）静脉用药不良反应与用药时间的相关性

静脉用药不良反应通常在用药后10～30min，即出现不适症状，尤其是多发于给药后5min内。据统计，给药后24h内发生不良反应的比率为61.69%，且大多数为首次给药4h内发生，以过敏反应为主。因此，医护人员在患者用药初期应注意密切观察，备好抢救药品。抗菌药物及中药注射剂等不良反应的发生，不一定是在首次给药后，也有可能发生于连续给药或间隔给药数天后。

（五）静脉用药不良反应发生人群的特殊性

静脉用药不良反应在不同人群中的发生率存在差异。老年患者、幼儿因免疫功能低下或不健全，对细菌内毒素敏感性增强，输液反应发生比例偏高。研究发现，年龄段位于1个月至1岁的患儿，静脉给药时最易发生不良反应。随着年龄增长，患儿不良反应发生率逐渐降低，可能与患儿的生长发育及免疫力的不断增加有关。此外，静脉用药不良反应也多发生于年龄＞70岁的老年患者，这可能与老年患者体质相对虚弱，心脏功能负荷有限有关。当静脉滴注的药物刺激性较大、滴速控制不当时，老年患者易出现胸闷、气短、心率快等热原样反应，而伴有危重、高敏体质、心肺功能不良的老年患者尤为如此。老年人易同患多种疾病，常需同时接受多种药物的联合治疗，更易发生因药物相互作用所致的不良反应。因此，老人和婴幼儿是静脉用药不良反应高发的特殊人群。

（六）静脉用药不良反应与用药类别的相关性

在因静脉用药导致的不良反应中，抗菌药物所占的比例最高，其次是中药注射剂。2012年，国家药品不良反应监测年度数据显示，所有药品不良反应中，化学药占81.6%、中药占17.1%、生物制品占1.3%。化学药中，抗菌药的例次数居首位，占48.8%。按药品类别统计，报告例次数排名前5位的抗菌药依次是头孢菌素类、喹诺酮类、大环内酯类、青霉素类、硝基咪唑类。按品种统计，严重报告例次数排名前5位的抗菌药品种依次为头孢曲松钠、左氧氟沙星、青霉素、头孢哌酮舒巴坦、克林霉素。近年来，中药注射剂引起的不良反应也呈现增长趋势。2012年，全国药品不良反应监测网络收到的严重报告中，中成药例次数排名前20位的均为中药注射剂。中药注射剂严重报告例次数排名前5位的品种依次为清开灵注射剂、参麦注射剂、双黄连注射剂、血塞通注射剂、丹参注射剂。

（七）静脉用药不良反应的发生除客观原因外还与人为因素相关

药物浓度、pH、渗透压、内毒素、微粒、过敏物质等是引发静脉用药不良反应的直接诱因，与药物、输液器具、患者体质等因素相关。此外，人为因素也是引发静脉用药不良反应的主要因素，与医务人员和企业生产者的责任心、专业知识、操作技能等相关，如原辅料把关不严、环境污染、无菌操作不规范、不合理用药、用药过程不注意临床观察、应急措施不当等。

三、静脉用药不良反应的预防

静脉用药较口服给药具有高效、速效、可控制的特点。近年来，静脉用药被临床广泛使用且呈泛滥之势，而由此引发的不良反应也频频发生。从药品不良反应的定义可知，完全避免药品不良反应是不可能的，但如果掌握常见不良反应的发生原因，采取积极、有效的防范措施，则某些静脉用药的不良反应是可以避免和减少的。

（一）加强医务人员的学习与培训，提高安全用药意识

医务人员（医师、药师、护士）应定期参加药学专业知识、安全用药相关知识的培训与继续教育，熟悉所用药物的理化性质、药理作用、用法用量、不良反应及注意事项等。对于新药和不常用的药品，给药前一定要详细阅读药品说明书、查阅相关文献资料。药师应积极参与患者的药物治疗，为临床提供满意的药学技术服务。

（二）把好药品和输液器质量关

所有药品均应严格按照操作规程入库、验收，实行专人保管，储存环境要符合要求，先进先出。此外，在搬运、使用大输液时，应轻拿轻放，注意是否出现因玻璃碰撞而产生的细小裂纹或瓶盖松动，如出现上述情况可造成大输液漏气而致微生物污染。

输液器具使用前应进行严格检查，选择有信誉保证、质量可靠的厂家生产的产品，专人保管，存放于清洁干燥的环境中，避免受到污染；如发现过期、破损或其他质量问题，不得使用；使用密闭式、一次性、医用终端带有过滤网的输液器，输液器具不宜储存过久，同一批号尽量在短期内使用。使用非一次输液器具时，应按规定冲洗和灭菌，达到无菌、无热原要求。对于需连续 24h 输液的患者，要及时按规定更换新的输液用具。

消毒剂应存放在干燥，密闭的容器内，可使用小包装消毒剂，一般应在 1 周内使用完。每天均应更换治疗盘内的消毒剂，使用过程中注意及时盖严瓶口，以保证消毒剂的有效浓度。

(三)合理用药

1. *合理选择药物*　医师应当掌握患者病情、病史、用药史，根据诊疗规范、药品的适应证、药理作用、禁忌、不良反应和注意事项等合理选择药物，特别要重视高危药品、抗菌药物、中药注射剂的临床合理应用。

2. *选择合适的给药途径和方式*　应根据患者病情，选择合适的药物剂型和给药途径。如果患者病情轻微，一般宜采用口服用药；病情紧急或严重时，才宜选择静脉用药；尽量做到能口服治疗、肌内注射给药时，就不用静脉给药治疗，不可把静脉用药作为常规给药方法。例如，对于胃肠功能正常的患者如给予静脉输注葡萄糖或氯化钠等补充营养物质，既是没有必要的。静脉给药方式又分为静脉注射和静脉滴注，应严格遵循药品说明书规定的给药方式，保持药品的稳定性与疗效，如临床常见的不恰当给药方式有静脉滴注前列地尔(脂微球)和甲钴胺。

3. *合理选择药物溶媒*　考虑到药物与附加剂的溶解性、pH 等理化性质，选择溶媒时必须参照药品说明书、输液药物配伍变化表等相关资料。很多药物均明确规定只能选用一种特定的溶媒，如选择不当则会出现药液浑浊、沉淀、变色，使药物疗效降低或不良反应发生率增加。例如，青霉素类、肝素钠、苯妥英钠等药品，不宜用选择葡萄糖注射液做溶媒；而红霉素粉针，则不宜直接溶于氯化钠注射液；泮托拉唑的 pH 为 9.0，只能溶于 pH 近中性的氯化钠注射液中，因而不能选用偏酸性的 5% 葡萄糖注射液；水溶性维生素只能加入脂肪乳或无电解质的葡萄糖注射液中；多烯磷脂酰胆碱只能溶于不含电解质的葡萄糖注射液中，否则可形成沉淀。

4. *药物浓度适宜*　一些药物有明确的浓度要求，浓度不能太高，否则会引起不良反应。例如，静脉输液用的氯化钾浓度一般不超过 0.3%，钾离子浓度过高易刺激静脉而引起剧痛，严重者可导致心脏停搏；治疗低钾血症引起的严重快速型异位心律失常时，钾离子浓度可提高值 0.5%，特殊情况可达 1%，但静脉滴注的同时必须加强心功能监测。有些药物由于自身稳定性原因，需要在短时间输注。例如，青霉素及头孢菌素类药物的静脉滴注溶液一般为 1%～2%，输液量以 50～100ml 为宜，输注时间控制在 0.5～1h；如溶液量过大时(500ml)，可使溶液浓度过稀、输注时间延长，抗菌效果降低，降解产物及致敏机会增加。

5. *用法用量正确*　用药过程中既要考虑药物的有效性，又要关注安全性。正确、适宜的药物剂量、用法对防范不良反应十分重要。原则上，应严格按药品说明书用药。若需改变药品说明书中的用法、用量等，应有国内外权威机构的循证医学依据，切忌随意。药物应按规定剂量使用，非重症病例不应随意加大给药剂量，甚至用至药品极量，更不应超剂量用药。例如，七叶皂苷钠每日的最大用量为 20 mg，否则易导致急性肾衰竭。同时，还存在将每日多次给药的剂量合并为 1 次给药的错误习惯，造成单剂量过大，不能确保体内有效血药浓度，影响疗效，易引起不良反应，对于特殊人群，如老年患者，因其对药物的代谢和排泄功能降低，药物的耐受性较差，用药剂量一般应低于成年人量。输液过程中，控制输液速度也很重要。有研究指出，静脉滴注给药时随滴注速度加快，药品不良反应发生率也增加。临床以滴速为指标，正常情况下，滴速为每分钟 2～3 ml(20 滴/ml)。常用一次输液器的螺丝松紧不稳定，易改变滴速，引发不良反应。某些药物静脉推注或滴注速度过快时，可导致呼吸、循环衰竭，甚至死亡。例如，静脉滴注含 K^+、Ca^{2+}、Mg^{2+} 等离子的药物时，滴速过快可引起患者不适或病情恶化；使用氨基糖苷类、喹诺酮类、林可霉素类、氨茶碱、复合氨基酸、脂肪乳、维生素 K_1、甘露醇等时，也要注意控制输液速度。

6. *注意配伍禁忌*　2 种或 2 种以上药物在输液瓶或注射器内配伍发生相互作用，产生变色、浑浊、沉淀、结晶或效价降低和失效称为配伍禁忌。由于理化反应产生的微粒，易从静脉进入微血管，有可能造成栓塞，产生不良反应，应引起重视。输液中药物的加入、药物与输液、药液与药液之间都有可能发生配伍禁忌。随着药物种类越来越多，很多药物的配伍禁忌并无研究或报道。药物间的相互作用，在药物调配过程中即可发生。因某些药物混合后虽已发生了相互作用，但液体澄清度并未见明显改变，肉眼不能发现。对于这一类的相互作用，常不能及时发现，发现时可能已发现沉淀、浑浊或变色，极具危害性。有些药物间的配伍可致疗效或稳定性明显下降。例如，维生素 C 与胰岛素配伍使用是临床习惯用法，但其实两者间并不宜配伍使用。维生素 C 是酸性多羟基化合物，具有强还原性，与胰岛素混合后可发生氧化还原反应，致后者的药效和稳定性降低。在不了解药物理化性质、不能确定两药是否存在配伍禁忌时，应单独使用。例如，氨基酸、右旋糖酐-70 等不得与其他任何药物配伍，应单独应用。使用舒巴坦、氨溴索、溴乙胺等易发生配伍反应的药物时，在静注前后均应以少量生理盐水冲管，避免发生不良反应。

7. 联合用药事宜　2 种或 2 种以上药物同时应用或先后应用，有时会产生一定的相互影响，使药物药效增强或减弱、不良反应降低或者发生新的不良反应等。联合用药的结果使药物效应增强时，称为协同作用；若使药物效应减弱或对消，则称为拮抗作用。输液时，应严格控制无依据的多种药物混合，多种药物联用尽量采用小包装溶液分类输入，中成药尽量单独应用。输液时，多种药物联合使用，还会使药液中的内毒素累加，药物配伍禁忌风险增加。

8. 合理使用抗菌药物　抗菌药物临床应用广泛，不良反应发生率高，应遵循《抗菌药物临床应用指导原则》合理使用抗菌药物。

(1)掌握抗菌药物使用的适应证、禁忌证。

(2)尽早查明感染病原，根据病原种类及细菌药敏试验结果、药物作用特点、病人病情综合考虑用药。

(3)掌握抗菌药物预防应用的指征。

(4)掌握抗菌药物联合应用的指征。

(5)密切观察用药不良反应，及时调整用药方案。

(6)严格执行抗菌药物分级管理制度及相关规定。

9. 合理使用中药注射剂　中药注射剂是对传统中药剂型的创新，在某些治疗领域临床疗效好，但不良反应发生率也高。医务人员应按照《中药注射剂临床使用基本原则》、药品说明书等进行合理使用中药注射剂，遵循以下 48 字的中药注射剂临床合理使用规范：辨证用药，因人制宜；溶媒恰当，单独配制；性状检查，规范操作；严格剂量，控制速度；疗程合理，间隔洗脱；提倡皮试，输注监测。

(四)规范操作技术，提高护理质量

1. 认真执行查对制度　认真执行三查七对制度，输液前严格检查药品，包括药品名称、生产日期、有效期，液体瓶身有无裂缝、瓶口是否松动、药液有无浑浊、变色、变质等。

2. 掌握药物常识　对所使用的药物应掌握其适应证、不良反应、配伍禁忌、配制方法、配制顺序；在输液过程中，多与患者交流，告知注意事项。

3. 严格无菌操作　操作前洗手、戴帽子、口罩。穿刺前严格消毒穿刺部位皮肤，做到二次消毒，待消毒液干后再行穿刺。穿刺时注意针头不被污染，避免在炎症或皮损部位穿刺，针头在空气中暴露时间不宜过长，如穿刺失败需重新穿刺时，需更换针头，减少感染机会，避免针头长时间固定在同一部位。为其他患者输液前，须用手消毒液消毒手后进行操作，止血带消毒后方可使用，避免交叉感染。需要长期输液维持治疗的患者，每 24 小时需更换输液器；使用套管针时，应注明穿刺时间，定期更换，一般可 5～7d 更换 1 次。在输液过程中，如针头被凝血块阻塞，不可强行将阻塞血块挤入血管内，一定要重新更换针头。

4. 提高护理技能　穿刺前应认真检查输液管内的气体是否排净，选择合适的注射部位，提高一次穿刺成功率。对于血管活性药、刺激性强、渗透压高的药物及末梢循环差的病人，宜选择粗、直的静脉穿刺。发生药物外渗时，应立即停止输液，抬高患者患肢，积极采取相应措施。应用甘露醇时，可局部热敷或先提高药物温度，防止大分子物质沉积于血管壁，以利于减轻静脉刺激症状和损伤血管壁。加药时，避免使用大针头及多次穿刺瓶塞。

5. 注意临床观察、加强巡视　对年老体弱，过敏体质，严重感染，心、肺、脑、肾功能欠佳者，输液前可肌内注射异丙嗪 25mg 或静注地塞米松 5～10mg，可起预防作用。在输液过程中，要加强巡视。根据患者的病情、年龄、药物的性质、浓度，调整输液速度。由于体质、年龄、病理状态等不同，患者对药物作用的感受性也不一致，应加强对特殊人群(老年人、儿童、肝肾功能异常者等)的观察。

(五)保持环境整洁

输液配制室、治疗室等区域的环境要整齐洁净、保持适宜温度，采用湿式清扫，桌面地面每日消毒擦拭，拖把专用，避免长时间开窗，夏季避免使用电风扇，随手关门，禁止闲杂人员出入，治疗室内应严格区分无菌区及非无菌区，定期对环境和物品进行质量检测。

(六)防止热原污染

1. 热原

(1)概念：又称细菌内毒素，系指能引起恒温动物体温异常升高的致热物质，是微生物的代谢产物或尸体。其主要成分是脂多糖和磷脂、蛋白质组成的复合物，存在于细菌的细胞壁和细胞膜之间。

(2)性质：①耐热性，60℃加热1h无影响，100℃加热也不分解；但180℃ 3～4h，200℃ 60min或250℃ 30min～45min，才能彻底被破坏；②滤过性，体积小，直径1～5nm，故一般滤器均可通过。即使是微孔滤膜，也不能将其截留，但不能通过透析膜；③不挥发性，热原本身不挥发，但在蒸馏时可随蒸汽雾滴(未气化的小水滴)夹带进入蒸馏水，故应设法防止；④水溶性，易溶于水；⑤吸附性及能被强酸、强碱、强氧化药、超声波等破坏。在生产注射剂时，去除热原是极其重要的一项质量控制要求。

(3)污染途径：①输液生产过程中；②输液原料药；③输液器及各种接触的输液用具；④静脉输液调配过程；⑤输液滴注时操作不当。以上环节都有可能引入热原。

2. 热原反应

(1)概念：指输液中因热原进入人体，作用于体温调节中枢而引起的发热或寒战反应。热原反应作用的强弱，与输入的热原量有关。

(2)发病机制：外源性热原随输液进入人体后，首先激活血液循环内中性粒细胞和大单核细胞使其释放内源性致热原，促使前列腺素E分泌增多，进而刺激视丘脑下部的体温调节中枢。首先是交感神经兴奋，导致外周血管收缩，皮肤血流量减少，散热减少，皮温下降，易致寒战、畏寒、面色苍白、四肢厥冷；之后是外周血管舒张，散热增加，体温升高。

(3)临床症状：大致分为3期①寒战期，表现为畏寒、寒战、口唇发绀、面色苍白、四肢发冷、呼吸急促、脉搏细弱；②发热期，体温迅速上升，严重者体温可超过40℃，表现为面色潮红、头痛、恶心，甚至出现谵妄、抽搐，严重者可危及患者生命；③恢复期，体温迅速下降，大汗淋漓，疲乏无力。

(4)处置：静脉输液热原反应多数发生在用药20min左右，也有发生在2～4h内，一般持续0.5～1h。一旦发生，要及时进行适宜、正确的处置。①对反应轻者，减慢输液速度，密切观察；反应较重者，应立即停止输液，采取对症治疗措施。②对反应重者应立即停止输液，但不能撤除输液针或导管，要立即更换输液器。③对处于热原反应早期的患者，应选择肌注山莨菪碱10mg或静脉用药20～30mg(小儿每次0.3mg/kg)，可迅速缓解热原反应。青光眼患者禁用山莨菪碱，有消化道出血、胃幽门梗阻和肠梗阻、急腹症诊断未明、颅内出血、前列腺肥大等患者需慎用。上述患者，可静脉滴注地塞米松5～10mg(小儿0.25～0.3mg/kg)或肌内注射异丙嗪、苯海拉明，反应严重者可皮下注射0.1%肾上腺素0.2～0.5mg或用氢化可的松100～200mg加入0.9%氯化钠注射液150ml静脉滴注。对呼吸困难者，应给予吸氧；烦躁不安者，肌内注射镇静药地西泮或苯巴比妥。④寒战期给予保暖，饮热开水。⑤发热期患者肌注复方氨基比林2ml或安乃近0.25～0.5ml。物理降温与药物降温结合使用。⑥恢复期注意休息，多饮水。⑦注意观察患者体温、脉搏、呼吸、血压、神志及精神状况，根据病情变化采取其他应急措施。⑧发生静脉输液热原反应后，应认真查找原因，对输液器具及所输注的药液尽快进行热原检测及细菌学培养，并向有关部门报告本例不良反应。

3. 预防措施

(1)严把药品及输液器具质量关，确保输液器具及药品质量合格。

(2)对存放药品输液器具的环境应作定期空气消毒，保持环境清洁干燥。严防输液器具及药品污染、变质、发霉，在储运药品途中应特别小心谨慎，轻取轻放，严防碰撞，摔掷而致瓶口松动，瓶底破裂造成细菌污染等隐患。

(3)改善治疗室环境，定时做空气熏蒸或紫外线消毒，减少人员流动，防止空气中杂菌污染，有条件者最好做空气净化。

(4)护理人员须严格执行输液操作规程。输液前认真检查药液的质量，有无沉淀、浑浊、变质，出厂日期，检查瓶口有无松动，瓶身有无裂纹，发现细菌污染时及时更换。检查输液器具上的包装是否完整，有无漏气及灭菌日期。严格执行无菌操作，操作前应洗手、戴口罩、衣帽整洁，未经消毒的手不能直接触碰针头和药液。

(5)合理用药，避免不必要的联合用药。联合用药时，各药的致热物质叠加，进入体内的热原细菌内毒素达到一定量时，就有可能超过阈值而发生热原反应，故应尽量减少配伍的药物品种。

(6)发生热原反应后，需及时处理。如患者在输液中出现热原反应，反应轻者可减慢输液速度或停止输液，通知医师及时处理，注意观察体温变化；反应重者立即停止输液，并保留剩余溶液和输液器进行检测，查找反应原因，对高热者进行物理降温，遵医嘱给予抗过敏药物或激素治疗等相应对症措施。

(七)微粒的预防

1. 微粒的概念　静脉输液微粒是指存在于液体中的非故意加入的可流动的、不溶性的外源物质及可溶而未溶的药物，主要有橡胶塞屑、炭粒、碳酸钙、氧化锌、黏土、纸屑、纤维素、玻璃屑、细菌、药物微粒等。直径一般为 1～15μm，少数可达 50～300μm 或更大，50μm 以上的微粒肉眼可见。临床上常见的有橡皮微粒、玻璃屑微粒、棉纤维微粒、塑料薄膜微粒、细菌微粒、尘埃微粒、药物晶体微粒等。

2. 微粒的来源　静脉输液微粒主要来源于输液器具、药物、直接接触药物的包装容器、配液和输液操作、环境污染等。

(1)输液器具：临床上常用的一次性输液器中存在硅胶屑、黏合剂和其他一些不溶性微粒。

(2)药物：药物溶于溶媒时因溶解度、pH、药物配伍等理化性质发生改变，使药物未溶解完全或析出结晶；输液存放时间过长时，也可由瓶身、橡胶塞、薄膜等产生少量脱落物。

(3)包装容器：配液时橡胶塞带有的微粒；穿刺产生的橡胶屑、隔离膜碎片；割据安瓿带入的玻璃屑。

(4)配液和输液操作：操作不当、消毒不严、添加药物带入。

(5)环境污染：调配药液及患者输液过程中，瓶内产生负压，外界空气中的尘埃、细菌、纤维等可进入瓶内。

3. 热原样反应　微粒输注入人体后，超出患者个体耐受的超量微粒或某些异物可引起抗原作用，诱发炎症反应，患者会出现发热、寒战等输液反应，可称之为热原样反应。

4. 微粒对人体的危害　研究显示，微粒的粒径分布状态具有一定的规律性，即直径在 2～5μm 范围的微粒占全部微粒的 95.4%～98%。其余直径范围的微粒尽管比例较小，但微粒直径变化范围较大，为 0.54～4504μm。人体最小毛细血管的直径只有 4～7μm，微粒作为一种不溶性异物，一旦经静脉用药带入人体且不能被机体代谢吸收时，将产生潜在、持久、严重的危害。

(1)静脉炎：微粒进入人体血液循环后，可刺激并损伤血管内壁，使血管壁正常状态发生改变，变得不光滑，易引起血小板黏着，导致静脉炎。

(2)肉芽肿：微粒如滞留在机体某一部位组织中，可由巨噬细胞包围和增殖而形成肉芽肿，常见的有肺内肉芽肿。

(3)血栓：微粒较大或聚集时，难以通过血管形成血栓。

(4)出血：微粒碰撞血小板，造成血小板减少，引起出血。

(5)缺血、水肿和炎症：微粒阻塞血管，可引起局部供血不足、组织缺氧。

(6)过敏反应：微粒(药物、聚合物、降解产物及其他异物)在注射部位或静脉血管与组织蛋白发生反应，导致过敏反应。

(7)肿瘤癌症：输液中的微粒已成为致癌因素的怀疑对象。动物实验表明，不同的微粒，可使不同的动物产生各类癌症。

5. 预防措施

(1)保持环境洁净和严格无菌操作。减少操作场所人员流动，空气消毒。目前，采用空气净化技术，如设置层流罩或使用超净工作台进行静脉输液调配，是减少输液环境污染最有效的办法。

(2)检查药品及包装质量。配液前认真检查药品、输液瓶有无裂痕、瓶盖是否松动，观察药液颜色、澄明度、有无异物。一旦发现异常，应立即停止使用。

(3)针头的使用。配药时尽量选用小号针头，最好不用大号(16 号以上)针头配药。加药的注射器针头应避免反复使用，尽量减少对瓶塞的穿刺次数以减少微粒的引入。提倡使用一次性针头，有报道显示针头产生的微粒污染与针头使用的频率呈正相关。使用新型针头，如圆锥形针头，也可减少微粒的产生。

(4)正确抽吸药液。抽吸药液时安瓿不应倒置，主张抽吸药液时安瓿倾斜 45°左右，将针头置于安瓿中部抽吸药液。

(5)安装输液终端过滤器。一次性输液器安装有终端过滤器，可用于静脉滴注。静脉推注时如不安装过滤器，微粒则会直接进入血液循环。

(6)首选易折型安瓿。易折型安瓿颈端有割痕，不需用砂轮割锯，操作简便，微粒污染较少。

(7)冲洗输液管道。输液器具中的微粒大部分存在于最初流出的 30ml 药液中。

(8)输液过程中尽量减少液体瓶的晃动，这样较大微粒能平稳地沉积于瓶口周边，不易随输液进入人体。

(9)进行静脉输液的场所应尽量减少人员流动。

(10)控制联合用药种类。尽量采用单一用药方法。据报道，输液内多种药物的联合应用可增加微粒数目。另外，与注射液比较，加入粉剂针剂时可产生更多的微粒；同时，直径超过 25μm 的微粒也大大增加。

（黄红谦　张天花）

第四节　用药错误

一、用药错误的分类和原因分析

据报道，美国每年有 44 000～100 000 例住院患者死于医疗差错事件，位居死亡率的前 8 位，而其中包括 7000 人因用药错误死亡。在澳大利亚，每年约有 1%的患者由于用药错误而造成伤害。目前，世界上还没有任何一个国家和组织可以做到完全避免用药错误。“用药错误”已经成为一个普遍存在，并且影响和威胁到患者安全的重要问题。

(一)用药错误的概念和分类

1. 概念　用药错误(medication errors，ME)或称用药差错，是指在药物治疗过程中，医务人员、患者或消费者不适当地使用药物，造成患者损伤的可预防事件。该事件的发生和专业技术、医疗产品(药品、给药装置等)、操作程序以及管理体系等有关。用药是一个十分复杂的过程，用药差错可能发生在开处方、转抄医嘱、审核处方、调剂、配制、核对、分发、给药、保存、计算剂量、医嘱沟通、药品标签与包装、药品名称、用药指导、监测和使用等过程中。

2. 分类　用药差错可分为处方差错、配方差错、给药差错、患者依从性差错和监测差错。

(1)处方差错：在处方开具、转抄处方或医嘱、药物选择(适应证、禁忌证、过敏反应)、剂量、剂型、数量、频次、给药途径、浓度、滴速等方面发生差错。

(2)配方差错：调配错误的药物、剂量、剂型，配发变质、过期失效、储存不当的药品，不适当的标签、包装，药物溶解和稀释时出错或发生配伍变化。

(3)给药差错：给药差错在用药错误中发生率最高，常见的有①给错患者，将药物误给其他患者；②剂型差错，给患者药品的剂型与规定剂型不同，包括不经开处方者同意将片剂碾碎等；③剂量差错，给药剂量大于或小于规定剂量，或者对患者重复给药；④途径差错，用药途径不是处方规定的给药途径，或者途径正确但部位错误(如左、右眼滴错)；⑤速率差错，给药速率与规定速率不符，常见于静脉滴注；⑥时间差错，未按规定的给药时间、间隔时间给药；⑦操作错误，操作程序或技术不当，如输液泵操作失误；⑧误发变质药品，发出储存不当、变质、过期、失效的药品；⑨未授权的用药差错，未经开方医师的授权而给患者用药；⑩遗漏差错，未能将医嘱药物提供给患者。

(4)患者依从性差错：患者不按照开具的医嘱用药。

(5)监测差错：没有检查药物治疗方案是否适宜，未对患者使用药物的反应采用临床或实验室数据做出评价。

(二)用药错误的原因分析

由用药错误的定义可知，用药不是一个环节，而是一个过程。这个过程包括开处方、处方审核、调配、发药、用药等多个环节，同时牵涉到医务人员(医师、药师、护士等)、患者甚至医疗机构的管理系统，每一个环节都有可能出现问题。常见的错误原因可概括为 2 大类，即直接原因和系统原因。

1. 直接原因　差错可能是开具处方、药品的调配、配送和服药期间发生的事件，通常与个人(如：药师、医师、技术人员、护士)的责任心有关。

(1)沟通失误：从医师开具处方医嘱到传递至患者的过程包含了很多沟通步骤，每一步骤均有可能出现差错，如①处方或医嘱书写字迹潦草和模糊；②混淆相似药品名称(音似和形似)；③药品名称缩写不规范；④剂量或剂量单位写错；⑤小数点位置写错；⑥患者姓名混淆等。

(2)计算差错：计算剂量时，要特别关注儿童用药、静脉用药、化疗药物、激素及麻醉性镇痛药。发生计算差错可能是由于①计算能力差；②小数点错误；③计算方法错误；④药品标签浓度表示方法不当；⑤同种药物不同规格混淆。

(3)药品和相关药品设备:药品和相关药品设备也会导致一系列用药差错的发生,可能是由于①药品标签和包装缺陷;②药品包装外观相似;③药品设备(如输液泵、自动包药机等)使用不当或设备缺陷。

(4)给药错误:在医院,给药过程需由多个相关人员合作完成。因此,错误就可能发生,如①给错病人,这类错误容易发生在药师发药和护士给药的环节中,药师和护士通常在短时间内处理多个病人的发药和给药工作,流程的遗漏和个人疏忽都可能导致用错病人;②给错药物,医师开医嘱时不了解药物特性或患者的相关疾病特点可能导致医师开错药物或禁忌证用药,药师调配时看错药名、发错药品,护士对医嘱理解错误用错药等,都可对病人产生严重危害;③给错剂量,这类错误可发生于医师、药师、护士和病人的所有环节,计算错误、书写差错、转抄医嘱错误、理解错误等都是常见原因;④给错时间,处方医师没有清楚地交代,药师没有给予必要的书面及口头指导,护士不严格按时间给药,患者不了解按疗程治疗的重要性等,均可导致用药时间错误;⑤给错途径,医师、药师、护士及患者可能错误理解给药途径,医务人员不了解新药的剂型特点也是常见原因。

(5)缺乏患者用药教育:医师或药师与患者间缺乏沟通或者患者依从性差等因素,可导致很多用药差错事件的发生。患者可能对用药目的、时间、途径、剂量、疗程、药品储存条件等问题没有充分了解或误解,甚至自行选购或中断用药。

2. 系统原因　从药品生产到患者个人服药的过程中,可能产生系统失误的一系列途径,不单涉及个人,也涉及医疗卫生组织机构、政府审批部门和制药企业等。

(1)人为因素:包括个人的心理因素和生理因素。①心理因素,如厌烦、失意、焦虑、愤怒等情绪状态,过度劳累、人际关系、性格冲动及其他压力也可以导致差错的产生;②生理因素,如疲劳、睡眠不足、乙醇(酒精)作用、药物作用、疾病、饥饿都可能使药师注意力不集中导致发生差错。

(2)调剂过程与药品分发:药品调剂过程涉及很多工作环节,如药品保存不当、从药品存放位置拿错药品、计算机输入错误、清点错误等,从而导致差错的产生。

(3)工作时间与工作量:通常认为行事匆忙、过度劳累是造成不良事件发生的原因,而工作时间充裕但懒散也同样可引发差错。

(4)技术设计与技术设备:操作人员未接受培训、设备使用不当或维修不当则可以导致差错事件的发生,如计算机软件程序出错、单剂量摆药机故障等。

(5)环境:很多环境因素可以通过影响个人解决问题的能力和紧张程度而导致注意力分散或者造成人为差错,如工作区域布局不合理、办公场所杂乱、操作空间狭小、噪声、温度、光线、颜色不适,频繁被打扰等。

(6)组织机构:医疗组织管理机构如果对出现的各种问题不重视,不进行风险分析、找出差错来源,或者制度或计划存在缺陷等,也会导致或增加差错的可能性。

(7)药品开发环节:追本溯源,药品开发环节也可导致用药差错①同一公司生产的不同药品使用同色标签;②商品名命名类似;③药品包装相似;④药品剂量标注不清楚等。

二、用药错误的防范与管理

用药错误在临床实践中是客观存在的,它是威胁当前医疗安全的一个潜在危险因素,涉及临床医师、药师、护士、患者甚至药品供应商,还包括医疗工作流程和管理体系存在的某些缺陷。因此,有必要研究和探讨如何减少用药差错,从而提高患者用药安全。

(一)用药错误的防范

用药错误涉及整个用药流程,而不仅是用药过程的某一个方面。医疗机构的管理人员、医师、药师、护士、患者、制药商等,均应防范用药错误。

1. 针对医疗机构和管理部门的防范　应建立医院政策和程序来预防用药差错,此类政策和程序的制定过程涉及多部门或科室,包括药学、医学、护理学、医疗安全、质量管理、法律顾问和组织行政管理等。建议:①建立医院药事管理组织,可根据医院规模设置医院药事管理与药物治疗学委员会(成员由药学、临床医学、护理、医院感染、医疗行政管理等专业人员等组成),负责制定医院的药物评价、药物筛选和药物使用政策;②建立健全预防用药差错的管理制度,如处方管理制度、药品调配制度、高危药品管理制度、处方转抄查对制度、用药差错报告制度等;③对医务人员(医师、药师、护士)进行用药差错知识培训、指导、评价及继续教育,同时提供足够的药物使用信息;④配备足够的医务人员,保证其合理的工作量和工作时间，避免超负荷工作；⑤有合适的调配工作环境；⑥明确医院用药医嘱、调配和给药的职责范围和权限系统；⑦医务、药学和护理部共同制定和实施药物使用评价系统，建立持续的、系统的质量改进项目及同步审查制度；⑧药师和其他负责处理用药医嘱的人员能获取所需的患者临床信息；⑨保存所有患者的用药记录(住院患者和非住院患者)；⑩药学部门负责采购及供应医院内使用的所有药品：尽可能避免使用患者自带药品，根据临床需要建立静脉用药调配中心，集中调配供应静脉药品，定期对库存药品进行养护与质量检查以保证药品质量；⑪引入新技术和新设备：计算机医嘱录入、电子处方、条形码技术、无线射频识别、自动化调剂、排队叫号系统、自动分药机等，均可减少用药差错的发生；⑫收集、评估用药错误的报告制度，调查研究包括引起错误的原因，并制定能减少其发生的防范措施。

2. *针对开处方者(医师)的防范措施*　开处方是用药差错可能发生的早期阶段。建议：①应当根据医疗、预防、保健的需要，按照诊疗规范、药品说明书中的药品适应证、药理作用、用法、用量、禁忌、不良反应和注意事项等开具处方(医嘱)；②开具处方(医嘱)应规范、完整、清楚和明确；③收集完整的病史，确定适当的药物治疗方案，通过查阅文献、与药师沟通、参加继续教育等方法掌握最新知识动态；④应熟悉医院用药医嘱系统；⑤应尽可能多与患者或其他医务人员交流，解释开具的处方医嘱，说明需特别注意的事项，包括可能发生的不良反应；⑥除紧急情况外，应避免口头医嘱；⑦应对患者进行随访，并定期评估是否需要继续进行药物治疗。

3. *针对药师的防范措施*　药师在避免用药错误方面发挥着关键作用。建议：①调剂处方时必须做到“四查十对”(查处方，对科别、姓名、年龄；查药品，对药名、剂型、规格、数量；查配伍禁忌，对药品性状、用法用量；查用药合理性，对临床诊断)。②应当按照操作规程调剂处方药品，认真审核处方，准确调配药品，正确书写药袋或粘贴标签，注明患者姓名和药品名称、用法、用量，包装；向患者交付药品时，按照药品说明书或者处方用法，进行用药交待与指导，包括每种药品的用法、用量、注意事项等。③应参与治疗药物监测(包括治疗适用性评估、给药适用性评估；检查可能发生的药物相互作用；评估相关的临床和检验数据等)以及药物使用评价。④应通过查阅文献、与同行或其他医护人员讨论、参与继续教育项目等方式了解本专业领域的最新知识。⑤应向开处方者和护士提供有关药物治疗方案和正确用药的信息和建议。⑥应熟悉医院用药医嘱系统、药品管理制度和操作流程。⑦遇到有问题的处方时，应该在调配前联系开处方的医师；当发现严重不合理用药或者用药错误时，应当拒绝调剂并及时告知处方医师、做好记录、按照有关规定报告。⑧在调配药品时，药师应保持工作区域的整洁，每次只操作一个步骤，并尽可能避免工作被打断。⑨药师应尽可能将药物调配成可立即使用的剂量剂型，应最大限度地减少给药前护士的操作(如称量、重新包装和计算)，有条件的医院可使用单剂量药物分包系统。⑩药师应定期检查病区药物的实际使用情况，以确保遵守药物的调配和储存要求，并帮助护士提高患者用药的安全性，尤其是麻醉药品、高危药品、急救药品等应进行重点检查。⑪应保存完整的用药记录。

4. *针对护士的防范措施*　由于直接对患者提供看护和给患者用药，所以护士相对于其他医疗人员能更容易发现和报告用药错误。建议：①严格执行查对制度；②护士应熟悉用药医嘱和使用系统；③应该从预期治疗效果、重复治疗和可能的药物相互作用等方面检查患者的用药；④给药前应确认患者的身份，核对所有用药医嘱；⑤所有药品都应该按时给药，用药后，应立即做给药记录；⑥当没有药物的标准浓度或者剂量图表时，剂量计算、滴注速度和其他数学的计算应该由第 2 人(例如另一位护士或药师)核准；⑦应了解给药设备(如输液泵)的操作方法以及使用过程中的注意事项；⑧应当与患者或其看护人交流，以确定他们明白药物的用法、特殊注意事项或需观察的事项；⑨当患者存有疑问或拒绝服用某一特定药物时，护士在给药前应当倾听患者意见，解答疑问，并重新核查医嘱和调配的药品，确保不发生可预防的错误，如果患者拒绝服用处方上的药物，应做好记录，并告知开处方医师。

5. *针对患者及其看护人的防范措施*　患者(或患者的授权看护人或委托人)有权利知道关于治疗的所有信息，包括药物治疗。一般来说，患者医疗知识越丰富，对于治疗结果不确定性的担忧就越低。建议：①应告知医务人员(医师、药师、护士)其所有的已知症状、过敏史、当前的用药情况及影响服药的因素(如怀孕或哺乳期)；②应知道所使用药物的药品名称、剂量和用药方案，需要注意的不良反应、禁忌、药物相互作用等；③可随时对已接受的药物治疗和流程向医务人员（医师、药师、护士）咨询；④应按照医务人员（医师、药师、护士）的指导接受药物治疗；⑤如果发生了用药错误事件，要求合理解释，并寻求保证以彻查错误事件；⑥保留完整的用药记录。

6. *针对制药企业和审批机构的防范措施* 药品包装和标签设计不合理、药品命名用语不恰当，都可能误导医务人员从而发生严重的用药错误。建议：①药品说明书和标签的文字表述应当科学、规范、准确；②应当避免使用外观相似或者读音相似的商品名或通用名；③应当避免使用相似的包装和标签；④特殊的用药说明应在标签上醒目显示；⑤标签上的显著位置应写明与用药安全最密切相关的信息（如药品名称和浓度）；⑥除生产大包装产品外，应鼓励制药商生产单剂量产品和预充式剂型，以方便使用；⑦当药品剂型或剂量等发生改变时，制药企业必须通知医务人员等。

（二）用药错误的管理

1. *差错报告* 2012 年，我国建立了国际合理用药网络（INRUD）中国中心组临床安全用药监测网。这是基于我国目前的用药安全现状，构建的一套适用于全国范围内各医院的用药差错报告体系。该用药差错报告体系具有非惩罚性，并承诺对报告人或当事人的信息保密。开展用药差错报告，有利于预防和减少用药错误的发生。

（1）差错分级：根据美国用药差错报告系统的分级方法，用药错误按患者机体受损程度分为 9 级（A～I），其中 A 级无损害；B～H 级有损害；I 级死亡。分别为①A 级差错，未发生的用药差错，但环境或事件有可能造成差错的发生（如药物外观或标签相似）；②B 级差错，发生用药差错，但未累及患者（如处方或调配错误，但在服药前被发现或纠正）；③C 级差错，用药差错造成患者额外的治疗监测，但未改变其生命体征及造成伤害（如患者已服药，但未导致不良反应）；④D 级差错，用药差错造成患者额外的治疗监测，改变其体征，但未对患者造成伤害或需要增强检验进行监控（患者使用了错发的药物，但暂时未发现毒性症状，需要进行检测）；⑤E 级差错，用药差错导致患者短暂损害，需要进行另外一种治疗或干预；⑥F 级差错，用药差错导致患者短暂损害，需要住院或延长住院时间；⑦G 级差错，用药差错导致患者永久损害；⑧H 级差错，用药差错引起危及生命事件，如过敏性休克、心律失常；⑨I 级差错，用药差错造成患者死亡。也可简单分为无害差错（A、B、C 级）和有害差错（D、E、F、G、H、I 级）。

（2）差错报告内容：INRUD 中国中心组临床安全用药监测网用药差错报告的主要内容如下①差错情况，对差错进行描述，差错发生和发现的时间，事件经过和后果，所涉及人员及工作环境，差错是如何发现或避免的；②问题调查，差错内容、差错药品是否发给患者、患者是否使用了差错药品、差错级别、患者伤害情况、恢复过程、引发差错的因素、发生差错的场所、引起差错的人员及与差错相关的工作人员、发现差错的人员；③药品情况，差错相关药品的通用名与商品名，生产厂家，药品剂型、剂量或浓度，包装类型与容器大小，药品标签和处方；④患者情况，年龄、性别、诊断等。

2. *用药错误的管理* 所有医院都应建立用药错误报告管理制度和程序，以及对应的咨询、教育和干预措施。PDCA 循环法，同样可运用于用药错误的管理。

（1）PDCA 循环：是全面质量管理体系运转的基本方法，全面质量管理活动的全部过程，就是质量计划的制订和组织实现的过程，这个过程就是按照 PDCA 循环，持续、周而复始地运转。PDCA 循环是全面质量管理所应遵循的科学程序，近年来得到了广泛的应用。①P（Plan），计划。包括方针和目标的确定以及活动计划的制定。②D（DO），执行。执行就是具体运作，实现计划中的内容。③C（Check），检查。就是要总结执行计划的结果，分清哪些对了，哪些错了，明确效果，找出问题。④A（Action），行动（或处理）。对总结检查的结果进行处理，成功的经验加以肯定，并予以标准化，便于以后工作时遵循；对于失败的教训也要总结，以免重现。对于没有解决的问题，应提给下一个 PDCA 循环中去解决。

（2）用药错误管理：用药错误的风险管理包括医疗安全风险管理专家、律师和其他相关人员外，也应包括药师、医生和护士参与。建议①差错发生后，立即采取应急措施，为患者提供必要的纠正治疗和辅助治疗；②差错发生后，立即记录和报告；③差错涉及的主管和相关员工应研讨差错发生原因及怎样避免再次发生；④对于临床影响显著的差错，应立即收集证据和展开调查。医院药事管理组织应负责组织检查临床影响显著的差错报告和相关的纠正措施；⑤定期发布用药安全信息，可由相关专业学会组织临床医学和药学专家对差错报告的内容和危险因素进行研讨，评价差错事件与潜在伤害之间的因果关系，然后将信息向医务人员或公众进行专业指导性的宣传和培训；⑥用药错误应向INRUD中国中心组临床安全用药监测网报告，以便药师、护士、医生和患者能分享经验，帮助提高用药安全，并作为预防用药差错的教育资料；⑦将涉及用药错误记录的潜在产品和系统风险通知医疗卫生从业人员、监管人员和医药行业。

（黄红谦　符　青）

参考文献

[1] 吴永佩，张钧. 医院管理学药事管理分册. 北京：人民卫生出版社，2011.

[2] 赵喜荣，等. 我院药品风险管理经验及防范措施. 解放军医药杂志 2011，23(3)：51-53.

[3] 曾繁典. 我国药品风险管理与药物警戒实践. 药物流行病学杂志，2013，22(3)：140-143.

[4] 辛华雯，等. 药品使用的风险管理. 药物流行病学杂志，2013，22(4)：205-208.

[5]杨泽民，邓剑雄. 药品不良反应学. 北京：中国中医药出版社，2011：28-32.

[6]《药品不良反应报告和监测管理办法》(卫生部令第 81 号)，2011，5：4.

[7] 谢金洲. 药品不良反应与监测. 北京：中国医药科技出版社，2004. 114-125.

[8] 谢金洲. 药品不良反应与监测. 北京：中国医药科技出版社，2004：90-92.

[9] Lévi F，Zidani R，Misset JL et al. Randomised multicentre trial of chronotherapy with oxaliplatin, fluorouracil, and folinic acid in metastatic colorectal cancer. Lancet，1997，350(9079)：681-686.

[10] 黄巧彩，何伟珍. 时辰药理学与最佳给药时间. 海峡药学，2007，19(5)：104.

[11] 李少波. 心血管药物不良反应与防治. 北京：人民军医出版社，2011.

[12] 陈新谦，金有豫，汤光. 新编药物学. 第 17 版. 北京：人民卫生出版社，2011.

[13] 中国国家处方集编委会. 中国国家处方集/化学药品与生物制品卷. 北京：人民军医出版社，2010.

[14] 戴钟英. 妊娠期用药的基本原则. 实用妇产科杂志，2007，23(10)：581-582.

[15] 陈力，赵文艳，张伶俐等. 药物进入乳汁的机制及哺乳期妇女用药安全. 中华妇幼临床医学杂志(电子版)，201，8(5)：654-657.

[16] 中华医学会放射学分会，中国医师协会放射医师分会. 对比剂使用指南. 中华放射学杂志，2008，42(3)：320-325.

[17] 抗血小板药物消化道损伤的预防和治疗中国专家共识组. 抗血小板药物消化道损伤的预防和治疗中国专家共识. 中华内科杂志，2009，48(7)：607-611.

[18] 周来温. 重视护士在用药监护中的作用. 医药导报，2005，24(6)：551-552.

[19]《中华人民共和国药品管理法》

[20] 杨泽民，邓剑雄. 药物不良反应学[M]. 北京：中国中医药出版社，2011.

[21] 2013 年国家执业药师资格考试应试指南药学综合知识与技能[M]. 北京：中国医药科技出版社，2013：301-321.

[22] 吴永佩，焦雅辉. 临床静脉用药调配与使用指南. 北京：人民卫生出版社，2010.

[23] 孙淑娟，袭艳. 抗菌药物治疗学. 北京：人民卫生出版社，2008.

[24] 刘蓉. 静脉输液中发热反应原因分析及预防. 吉林医学，2012，33(34)：7606.

[25] 罗艳丽，李俊英，刁永书. 静脉输液治疗手册. 北京：科学出版社，2012.

[26] 杨新凤. 晕针常见输液不良反应原因分析及护理对策. 全国儿科护理学术交流会议论文汇编. 2012：628-629.

[27] 陈晓娜. 中药注射剂不良反应及原因分析. 临床合理用药，2010：3(2l)：84.

[28] 付艳萍. 中药注射剂不良反应特点、原因及临床应用对策. 当代医学，2011，17(9)，154-155.

[29] 任德权. 中药注射剂临床应用指南. 北京：人民卫生出版社. 2011.

[30] 张静. 42 例中药制剂不良反应报告分析. 黑龙江医药，2009，22(2)：1 97-198.

[31] 黄文英. 127 例输液不良反应的原因分析与安全管理. 中国护理管理，2011，11(10)：40.

[32] 李琦. 中药注射剂常见不良反应及防治. 世界临床药学，2008，28(9)：572.

[33] 孙秀颖. 静脉用药不合理使用情况及原因分析. 中国医院用药评价与分析，2012，12(2)：182-184.

[34] 马艳丽. 静脉输液速度与药物不良反应的关系. 中国现代药物应用，2011，5(17)：119.

[35] 周智. 静脉输液中的不安全因素及对策. 中国现代医生，2010，48(17)：69.

[36] 孙志琴. 静脉用药微粒的来源及防范措施. 全国静脉治疗护理学术交流会议论文汇编，2008，25(4)：413.

[37] 秦锁娣. 静脉输液微粒的来源、危害及防范措施. 哈尔滨医药，2011，31(5)：380.

[38] 林慧珠. 静脉输液中发生不溶性微粒的原因分析及对策. 中华现代护理学杂志，2008，5(17)：58.

[39] 曹双全，刘灵改，邢佳，等. 输液剂中不溶性微粒临床污染分析及控制对策. 临床荟萃，2010，25(14)：1282.

[40] 吴国明. 输液引起的不良反应. 医药导报，2000，19(6)：602

[41] 张波. 静脉给药的安全性. 医学信息，2010，9：2455.

[42] Ferner RE，Aronson JK. Medication errors, worse than a crime. Lancet，2000，355(9208)：947-948.

[43] Runchiman WB，Roughead EE，Semple SJ，et al. Adverse drug events and medication errors in Australia. Int J Qual Health Care，2003，15(Suppl 1)：i49-i59.

[44] National coordination council for medication error reporting and prevention. What is a medication error? [EB/OL]. http://www.nccmerp.org/aboutMedErrors.html，2012.

[45] Mirco A，Campos L，Falcao F，et al.

Medication errors in an internal medicine department. Evaluation of a computerized prescription system. Pharm World Sci, 2005, 27(4): 351-352.

[46] 李大魁. 药学综合知识与技能. 第2011年版. 北京: 中国医药科技出版社, 2011: 45-47.

[47] 胡雪梅. 用药差错的原因及防范. 中国现代药物应用, 2008, 21(2): 252.

[48] 冉图希. 临床用药安全指南. 北京: 人民卫生出版社, 2010.

[49] 蔡溱, 胡晋红. 美国医疗机构药师学会对医院预防药物治疗差错的指导原则. 药学服务与研究, 2005, 5(2): 206.

[50] Willian NK. Pharmacy contribution to adversemedication events. AM J Hed Lthsyst Pharm, 1995, 52(4): 385.

[51] 常明. 用药差错防范. 继续医学教育, 2006, 20(28): 44-47.

第10章

临床药学服务

第一节 概 述

药学服务是指药学专业技术人员应用本专业知识向公众(包括医护人员、患者及家属)提供的与药学技术相关的一些工作,以期提高药物治疗的安全性、有效性、经济性和适宜性,实现安全合理用药,促进和保障人民健康,改善与提高人民生活质量。药学服务一词在美国20世纪70年代就已经出现,其理念源自"为药物使用负责(drug-use control)"的思想,以区别于之前单纯的药品调配工作。随着我国社会化医疗保健制度的不断发展,农村合作医疗和城市社区服务中心的建立,药学服务不仅体现在医疗机构,也已逐渐走向社区和社会;药学服务技术不仅应用于临床诊断、治疗用药,还应用于预防性用药、保健用药。

在20世纪90年代初,中国药学界引入了药学服务(pharmaceutical care,PC)的概念,虽然翻译的词汇不同(包括药学保健、药学监护、药疗服务、药师照顾、药学关怀等),但其核心内涵是一致的。我国以临床药学学科为基础,鼓励并促进临床药师参与临床疾病诊断和治疗用药,则是开始于90年代后期。21世纪初,国内学者在学习、借鉴国外先进经验的基础上,结合我国国情对药学服务理念进行了完善和发展,提出了"全程化药学服务(integrated pharmaceutical care)"的理念。全程化药学服务是指以病人为中心,在整个医疗保健过程中,提供全程的药学专业技术服务和用药指导。而目前提出临床药学服务是指临床药师直接参与临床药物治疗活动,面对临床医师、护师和患者做好药学服务等各项与安全合理用药有关的工作,以提高临床药物应用的安全性、有效性、经济性和适宜性,促进合理用药。

一、临床药学服务工作内容

临床药学"以病人为中心"的服务模式,要求药师将工作重点放在药物临床合理使用的过程。临床药师是临床医疗治疗团队的主要成员之一,应与医师一样,坚持临床实践,发挥药学专业技术人员在药物治疗过程中的作用。在整个医疗过程中,药师要为医师、护士及患者提供药学技术服务,主要工作职责包括提高药物疗效、加强治疗药物监测、减少不良反应、识别发现已经发生或潜在与用药相关的问题并及时解决、减少用药过程中的药物损害等。

1993年,美国卫生系统药师协会(American Society of Health-System Pharmacists,ASHP)在圣安东尼奥会议上首次讨论并明确了药学服务的职能和提供药学服务的必要性。ASHP临床实践指南指出,药学服务标准化方法应包括收集和整理患者的信息;确定是否存在药物治疗问题;提出药物治疗目标;与患者及其他专业医疗工作人员协作,制定药物治疗方案及相应的监护计划;启动药物治疗方案;评价监护治疗方案的效果;修订药物治疗方案及监护计划;患者教育和药物咨询等内容。

2007年,我国卫生部发布的《临床药师制试点工作方案》对临床药师的工作内容作了明确阐述,其主要工作内容如下。

1. 深入临床了解药物应用情况,直接参与临床药物治疗工作,审核用药医嘱或处方,与临床医师共同进行药物治疗方案设计、实施与监护。

2. 参与日常性医疗查房和会诊,参加危重患者的救治和病案讨论，协助临床医师做好药物鉴别遴选工作。在实践中发现、解决、预防潜在或实际存在的用药问题。对用药难度大的患者，应实施药学查房、药学监护和书写药历。

3. 根据临床药物治疗的需要，进行治疗药物浓度的监测，并依据其临床诊断和药动学、药效学的特点设计个体化给药方案。

4. 指导护士做好药品请领、保管和正确使用工作。

5. 掌握与临床用药有关的药物信息，为医务人员和患者提供及时、准确、完整的用药信息及咨询服务；开展合理用药教育，宣传用药知识，指导患者安全用药。

6. 协助临床医师做好各类药物临床观察，特别是新药上市后的安全性和有效性监测，并进行相关资料的收集、整理、分析、评估和反馈工作。

7. 结合临床药物治疗实践，进行用药调查，开展合理用药、药物评价和药物利用的研究。

二、临床药学服务工作记录和资料

临床药学文档资料是指药师或临床药师在为病人提供药学服务过程中，以合理用药为目的，采集临床资料，通过综合、分析、整理、归纳而书写形成的完整的药学技术档案资料，如药历、查房记录、药物咨询记录、用药教育记录、处方、医嘱点评与审核评价记录、药学监护记录、个体化用药方案设计记录、临床用药会诊及病例讨论记录等。临床药学文档资料是为病人进行个体化药物治疗的重要依据，是开展药学服务的必备资料。

美国 ASHP 认为，药师为保证用药的安全有效而开展的影响病人预后结果的专业活动，必须书面记载于病人的病历中（patient medical record, PMR），具体有如下记录规定。

1. 药师所提供的临床药物治疗建议及依照此建议所实施的措施，必须记录在案，记录形式必须便于所有医务人员查看。

2. 药师的文书记录应符合以下标准：易懂、清楚、完整，尽可能使用通用的标准模式，并记录下药师的联系方式（如电话号码）。

3. 强调使用客观描述性的语言，注意避免使用带有责备（如差错、失误、不幸、疏忽等）或不符合标准（如有害的、无效、不当、不宜、错误、不足、缺乏、问题及不满意）的文字。

目前，国内临床药师的工作文书记录格式尚无统一标准。各医院可根据自身实际情况制定相应的标准，但应符合清晰、客观、完整的要求。

临床药师文档书写的基本原则和要求包括：书写内容应客观、真实、准确、及时、完整、规范。药历中的入院记录包括住院号、患者一般信息、临床诊断、现病史、既往用药史、过敏史、初始治疗计划、药学监护等，并应在 24h 内完成；药物治疗日志，一般需至少每 3 天书写记录 1 次，危重病人随时书写记录；药学查房记录、医嘱审核记录、药学监护记录、药物咨询记录、用药教育记录应在当日完成；会诊记录应在会诊结束后及时完成；各种记录必须按项目认真填写，无内容画“/或—”。书写应当使用中文和规范的医学术语，所有记录必须注明日期和时间，危重患者的记录需准确至分钟；在记录中，应注意保护患者的隐私和权益。药师应当将治疗方案中可能发生的严重不良后果以及可能出现的用药风险及防范措施等，如实告知医师、护士，必要时可告知患者或家属，得到患者或家属的知情同意，同时做好严重药品不良反应/事件的防治工作。

三、药学治疗的临床思维

临床药师的基本职能是直接面对患者服务，参与临床药物诊断和治疗，提高临床药物治疗水平，保证药品的合理使用。因此，临床药师必须具有临床思维方式。建立临床思维方式，要求临床药师改变之前单纯以药品管理供应为中心的思维模式，在参与临床治疗时，建立以药学和临床药学理论为基础，以药物治疗学为重点的全方位临床思维方式。临床药师的临床思维包括药学思维、临床药学思维和临床药物治疗思维。

药学思维是根据药物结构、理化性质、剂型特点、药理作用及人体药动学、药效学来理解药物的功能主治和正确的使用方法。临床药师还需了解患者情况，结合患者自身情况和药物的结构与剂型特点选择药物，针对药物的适应证、禁忌证、用法用量、常见不良反应与注意事项等，作出评估。临床药师需对药物有深刻的认识，掌握药物正确的使用方法。

临床药物治疗思维要求临床药师根据疾病的发病机制、性质、特点等正确选择药物。临床药物治疗学是将疾病与药物治疗有机结合的一门学科。疾病正确的治疗方案是根据患者病情依据循证医学、临床路径、治疗指南或专家共识等制定，以药品说明书为依据进行合理用药。对于所有超说明书用药，都必须经过医院药事管理和药物治疗学委员会审批，经医学伦理委员会批准后实施。注意关注所选药物的常见不良反应和药物之间相互作用等。只有理解临床治疗思维，临床药师在病例分析实践中，才能发现医师用药的问题、不足或错误，真正做到“发现、识别、预防已经发生或潜在的用药问题”。

临床药学思维是要求临床药师根据常见药物不良反应特点，判断某一症状体征是否因药物所致。临床药师需深入理解药品不良反应的发生机制、特点，了解其损害方式、程度、发生过程及相应的治疗方法。当病人接受药物治疗后出现某一症状时，临床药师可从药品不良反应和药物相互作用的角度考虑问题，而且还能从多种同服药物中分辨出该不良反应相互作用是何种药物所致。

药学思维的建立是后两者的基础，后两者是药学思维的升华和发展，临床药师逐渐建立上述 3 种思维是从事临床药学实践必然经历的过程。

临床药师临床思维的培养是一个长期、渐进的过程，不可能一蹴而就。临床实践是药师加强、巩固医学、药学知识，培养、提高临床技能的唯一途径。临床药师在参与临床实践中，需有意识地不断培养临床思维，不断地对所学成果加以分析、总结。临床药师应在充分掌握药理学、药效学、药动学的基础上，拓展相关的医学知识，积极参与临床实践并加以运用，不断巩固、丰富合理用药知识。通过理论和临床实践的结合和互动，临床药师可以不断提高自己的临床实践能力，完善知识积累，最终建立临床思维方式。

四、临床药学服务的工作评估

从 20 世纪 70 年代起，美国开展了临床药学服务价值的研究。一系列研究结果表明，药师参与临床药物治疗工作能够提高治疗效果，减少药品不良反应的发生，减少药物损害，保障医疗安全，降低治疗费用。目前，我国的临床药学工作正处于迅速发展阶段。由于各地区、各级医院的发展不均衡，其临床药学服务模式和内容也不尽一致，主要内容大致为药师参加临床查房、会诊、疑难病例讨论和危重症抢救工作，药品不良反应上报、血药浓度监测、药学信息等工作。以上各项工作的开展，展示了我国临床药学学科的发展水平，体现了我国药师的价值。然而，我国临床药学虽起步较早，但发展仍较缓慢，如何科学、客观地评估我国临床药学工作，评估临床药师的价值，提升临床药学服务的社会认可程度，是临床药学现阶段发展必须面临的课题。

在 2000 年世界卫生组织提出了对卫生系统绩效的界定和评估方法，该法促使各国普遍关注并重视卫生系统的绩效，现已被大多数医院广泛采用。目前，国内也对临床药学的绩效考核进行了有效的尝试。临床药学的绩效考核，总体上围绕所开展工作的数量、质量、效率等设立预期目标。大多数药学部门管理者，采用了一些可量化的考核指标，如查房次数、提供药学服务的次数等来评价临床药师的工作业绩，而对各项服务质量的评估则尚无统一标准可依。因此，设置较为客观的质量评价标准，准确评估临床药师业务能力水平，不同的工作质量对应相应的考核系数和绩效奖励，完善临床药师的绩效管理方式，能促进临床药师自身业务能力的提升，提高工作积极性，实现绩效管理的目的。一般来说，应结合本部门临床药师现有的工作能力和现阶段的发展目标，制订适宜的质量评价指标，选择合适的质量评价方法，使其既具有可实现性，也有一定的挑战性。

临床药学作为药学学科发展的新领域和医院药学发展的主要方向，不断推动着医疗机构药物治疗水平的总体提高。保障药物应用的安全性、有效性、经济性与适宜性，是临床药学的核心任务。造就一支高水平的临床药师队伍，规范临床药学服务制度，制订临床药学服务的评价体系与绩效考核，建立和完善临床药师权利与义务的法律规定，是临床药学可持续发展的基本要求。安全合理用药、提高医疗质量，降低医疗费用，保障医疗安全是临床药学实现的最终目标。

（陈　杰　陈　孝）

第二节　临床查房与药学查房

医疗质量是医院管理工作的首要内容，而查房则是医院最重要和最基本的医疗活动，是医疗质量保障体系中的关键环节。它不仅体现了医疗质量的水平，更是医患之间双方权利、义务的集中体现。依据相关法律法规，查房过程中，各级医务人员应自觉参加、严肃对待。查房过程中应做到准备充分、态度认真、记录详实，避免造成不利于患者康复的影响或伤害。

国家卫生部颁布的《医疗机构药事管理规定》与《临床药师培训试点工作方案》要求临床药师应当全职参与临床药物治疗工作，不仅要进入病区参与临床查房、病例讨论及用药方案制订，还应通过药学查房了解药物的疗效、不良反应，并对患者进行用药教育，指导患者安全用药。

一、查房前的准备

（一）临床查房

医师查房是临床医疗诊疗过程的重要内容之一，通过查房可以充分了解和分析病情，观察病情变化和诊疗情况，对当前的治疗方案做出评估并作为是否需要调整治疗方案的依据。临床药师参与临床医师查房目的在于了解临床医师的工作方法及治疗思路，掌握临床常见疾病的性质特点和治疗方法，常见疾病的临床治疗原则、临床常用辅助检查和生化检验知识以及各种指标变化的临床意义。

临床查房前的准备如下。

1. *知识储备*　熟悉本专业主要疾病的发病机制、临床诊断等临床知识；了解国内外最新诊治指南、指导原则、专家共识、循证医学；掌握常见疾病治疗原则；能正确阅读、理解和分析所参与的临床专业病历。

2. *熟知病情*

(1)参加临床查房：早交班临床药师需认真听取医师、护士交班内容，了解住院患者病情变化情况，重点关注危重症患者。评价药物治疗效果，分析与药物治疗的相关问题，必要时提出停药、换药、推荐用药、剂量调整或改变给药途径的意见或建议；了解新入院病人的一般病情，记录其姓名、床号，便于交班后查阅病历，审核、点评用药医嘱；了解拟出院患者的情况，便于进行出院带药的用药教育。

(2)查阅病历：对于新入院病人要关注以下几点①患者基本情况，包括此次入院的主诉、现病史、既往史、用药史、过敏史等；②要关注其目前的生命体征，体格检查中的异常情况，医师所做的初步诊断；③目前的用药情况。而对于住院病人，除查看昨夜至今晨其生命体征的变化外，还需查看检验报告单及其他检查结果，进一步了解病情变化或进展情况。

3. *掌握药物*　熟悉并掌握本专业的常用药物，前期一般不少于 50 种，扩展期应掌握 100 种为宜。熟知患者所用药物的药理作用、适应证、禁忌证、用法用量、药动学、相互作用与配伍禁忌、药品不良反应与注意事项、药物剂型和制剂特点等。

4. *工作能力*　主要有获取信息的能力、制定个体化给药方案能力、发现潜在用药问题的能力、用药经验积累能力等，并能将其用于系统分析，逐步达到在制定最佳优化治疗方案时，具有正确选择用药的能力。

在具备以上基础的情况下，临床药师参与医疗查房，听取医生对患者病情的分析，关注药物在患者个体使用的情况，包括疗效及不良反应，获得临床第一手资料，逐步培养临床药师在药物使用中发现问题的职业敏感性。临床药师在查房过程中参与临床药物治疗方案的制定，与医师、护师共同讨论患者用药的有关问题，将对患者用药治疗更加负责，提高临床合理用药能力。

（二）药学查房

药学查房是为了完成对患者药物治疗过程的追踪和监护，它是追踪和监护药物治疗过程的一种手段，是临床药学的重要内容。由于药学学科在医院的特殊性、药学科学的不断发展，药学所涵盖的知识面和信息量的不断扩增，临床合理用药越来越亟需临床药学的参与。因此，提高临床药师查房质量，为患者提供安全、有效、经济、适宜的用药方案具有极其重要意义。

药学查房前的准备如下。

1. *知识储备*　为了成功实施对患者的药物治疗，药学人员必须不断更新药学知识，获取最新的药物信息，掌握本专业常用药物的名称、规格、剂型、适应证、禁忌证、用法用量、不良反应与注意事项、药动学、药效学、配伍禁忌、药物相互作用及机制等知识。

2. *能力培养*　临床药学查房以临床药师为主，需要较强的交流与沟通能力，要具有一定的亲和力，以取得患者的信任和配合。药学查房时，尽量避免使用较难理解的医学和药学专业术语，应将其转换成通俗易懂的语言，更易使患者理解，便于交流。

3. *熟悉患者*　在参加临床医师查房时，临床药师应初步解了患者的病情；详细查看患者的病历和药历，着重关注患者疾病诊断与所用药物的选择是否适宜、用法用量及应用频率是否正确；静脉滴注药物的顺序与滴速是否合理；口服药物的服用时间、频次、服用方法是否正确；吸入药物的方法是否需要明确告知患者；有无药物、食物之间的配伍禁忌；及时发现已经发生或潜在的用药问题及严重药品不良反应。

4. 制定药学查房计划　依据患者的基本情况进行药学评估，提前做好患者的用药指导单，判断患者所需的药学服务方式，关注药品安全性和临床疗效，有针对性地对患者进行药学知识宣教，指导患者安全合理用药。

二、查房的内容

(一)临床查房

临床药师参与所在临床科室的三级医疗查房，关注患者在药物治疗过程中可能发生的药物相关问题。此外，临床药师还应特别重视患者疾病的变化、转归及治疗方案调整，提出对药物治疗的意见或建议，同时为临床医师提供药物相关信息。临床药师参与临床查房过程中，需要关注的主要内容如下。

1. 认真听取医生对患者病情的分析，并做好记录　对于新入院病人，重点关注其诊断结果及初始治疗方案，而对于在院病人，需关注其病情变化，对药物治疗效果进行评估。

2. 参与用药方案的制定　发现不合理用药，如重复用药、选药不合理、溶媒不合理、存在对心、肝、肾、脑或严重皮肤毒性等患者不适宜、药品用法用量错误等，及时向医师提出并共同商讨、制定解决方案。

3. 加强与护士的沟通　查房过程中，观察输液速度、溶媒及药液有无浑浊、沉淀、变色等异常。对溶媒、滴速或补液先后顺序有特殊要求的药物应特别关注，发现异常及时与护士联系并予以纠正。总结药品使用经验，归纳成书面材料并与护士分享，以加强合理用药的知识宣教。

4. 监测药品不良反应　为保证用药安全，在查房过程中，对患者病情的异常变化是否与用药有关做出判断，并初步考虑及确定由哪种药物引起，同时提出解决方案。

5. 查找资料，解答问题　查房中，尽量即刻、准确地解答医护人员或患者的提问，对于不能立即回答的疑问，务必详细记录，待查阅资料后予以解答。

(二)药学查房

药学查房是临床药师工作的一个重要组成部分。临床药师主要面向所在临床科室的患者，根据患者入院不同阶段制定药学查房计划，包括初入院药学评估，医嘱重整，初始药学教育；住院期间确定药物治疗方案，在方案更改时给予患者用药依从性教育和正确应用药物的指导；出院前用药交代；特需患者可延伸到出院后定期药学随访的全程药学服务；对危重病人实施药学监护；找准临床"切入点"，做好合理用药咨询；与医护人员加强交流合作并与医师共同参与药物治疗，制定用药方案，进行用药监护和不良反应监测。药学查房的主要内容有以下几方面。

1. 自我介绍　首次查房时，临床药师需先主动进行自我介绍，说明自己是临床药师，适时、简明地说明临床药学服务的目的、意义及对患者可能提供的帮助，以便患者及其家属了解临床药师，最大限度地获得患者及家属的认同、配合和参与。

2. 病史及用药　了解患者本次就诊的原因、病情、用药情况、对治疗的反应，有无不适及治疗前后的变化。通过询问，了解患者对自身使用药物的知情程度，必要时做补充、说明、辅导或更正。同时，临床药师要对患者使用的每一种药物可能出现的不良反应有充分的认识，并确定需要询问或观察的指标，如症状、体征及检验指标变化等。有时需要询问有无恶心、呕吐、食欲缺乏等症状，但是一般不应做诱导式提问。有时需要监测肝肾功能、血常规等指标。对于初诊患者，临床药师初次查房过程中应重点关注患者的基础疾病、既往用药史、过敏史及既往药品不良反应处置史，以及身高、体重、年龄等可能影响药物选择及用量的因素；对于特殊人群，如老年、妊娠、哺乳、新生儿、小儿患者，或重要器官心、肝、肾、肺、脑功能异常患者，应给予特别关注，必要时及时向临床反馈。

3. 关注药品相关性事件　在熟悉相关疾病及药品的基础上，了解患者治疗前后的变化、治疗过程中是否出现一些不适症状，如属于药品一般不良反应，对其进行针对性的用药教育，主要内容如下。

(1)关注患者用药依从性：由于受到医学知识水平的限制，患者对药品信息的了解时常是片面的，临床上由于患者对药品不良反应的恐惧而拒绝服药现象普遍存在。在查房过程中，当患者对用药医嘱产生质疑时，药师应积极与患者沟通，运用所掌握的医学和药学知识，尽量用通俗易懂的语言为患者解读，解除患者的疑惑与后顾之忧。此外，在临床药学实践中，临床药师可发挥自身优势以弥补医师在治疗方案制定、用药教育、用药方法指导等方面的不足，纠正护理人员在实施药物治疗过程中的错误，进而改善并提高患者的用药依从性。

(2)告知患者药物的使用方法和注意事项：目前，药品种类繁多，为了保障患者的用药安全，临床药师应积极发挥自己的专业特长，告知患者正确的用药方法和注意事项，以弥补医师可能出现的告知不足。例如，某 75 岁的老年男性患者，同时患有高血压、肺源性心脏病及心房纤颤等多种疾病。目前，因真菌感染，需口服伊曲康唑胶囊治疗。临床药师需告知患者伊曲康唑胶囊应与食物同时服用，以保证最大的吸收率。此外，因患者出院后需继续口服伊曲康唑，而伊曲康唑与地高辛等合用，可发生危及生命的心律失常；与非洛地平、硝苯地平等合用，可抑制这些药物的代谢，增加其毒性反应(头晕、头痛及周围性水肿等)。因此，患者出院时，应告知其出院后不要随意服用其他药物，如需服用，需先咨询医师或者临床药师。

(3)告知患者药物可能出现的不良反应及处理方法：例如，某 37 岁的男性患者，入院后予以利福平口服治疗。临床药师应告知患者服用利福平后，小便会变成红色，是正常的药物反应，不必担忧。服药时，最好空腹，即餐前 1h 或餐后 2h 服用会提高疗效。另一男性患者，73 岁，自诉服用班布特罗后出现手臂颤抖。临床药师分析其用药方案后，告知患者班布特罗减量或停药后症状通常可缓解，手臂颤抖的反应是服用班布特罗后可预期的不良反应，不必紧张。但是，在告知患者可能出现的不良反应时，应注意沟通技巧，避免出现患者因心理压力过大而拒绝使用药物的情况。

(4)提供出院用药指导：临床药师要对患者出院带药进行用药交代，对院外继续服用的药物进行用药指导，阐明使用方法、注意事项、不良反应、疗效监测方法及药量的调整指标等。通过电话、邮件、网络及复诊等方式，进行随访，确保收到完整信息，了解患者用药治疗情况，如病情发生变化嘱其速来诊治不得延误。

4. *查房后及时与医师沟通*　注意观察患者出现或亲属反映的用药问题，及时向医护人员反馈药物治疗信息，关注患者病情变化。在充分研究有关资料、掌握相关实验数据的前提下，以适当的方式与临床医师进行交流讨论，以解决临床治疗中的难题。

三、医嘱审核与合理用药

(一)合理用药

合理用药(rational use of drugs)是临床药学的核心任务，目的在于防止因药物过度使用、药物相互作用、药品不良反应、用药过量导致中毒等原因引发的伤害和药源性疾病，使得药物治疗达到预期、令人满意的结果。合理用药的目标是使患者获得安全、有效、经济、适宜的药物治疗。为实现合理用药，需要多学科医师、药师、护士等人员多方面的通力合作。随着医院药学的转型及学科快速发展，临床药师已逐步成为医院合理用药团队中的重要成员。合理用药贯穿在临床药学工作的始终，从药学查房了解病人用药史，到参与用药会诊提出用药方案；从面对病人的用药咨询，到面对医师的处方与医嘱审核等，都以实现安全、有效、经济、适宜的合理用药为目的。

(二)医嘱审核

临床医嘱审核是临床药师的基本工作之一，是促进合理用药，提高临床用药质量，保障医疗安全的重要手段。

1. *医嘱审核的定义*　通过纸质病历或医院电子病历系统，对临床医师的用药安全性、有效性、经济性、适宜性进行评价与监测，从而实现医嘱用药的事前干预。

2. *医嘱审核的标准*　参照药品说明书、临床诊疗指南、相关专业书籍、临床路径等。

3. *医嘱审核的一般策略*

(1)审核医嘱的范围：临床药师需审核所在病区的医嘱。静脉用药调配中心的临床药师需审核医院所需配制的长期医嘱和临时医嘱。

(2)综合评价医嘱合理性：临床药师从临床获取患者的详细信息(如年龄、性别、体重、病理状态和精神因素等)，结合药物方面的因素(如药理学特性、给药途径、剂型、理化性质、药物相互作用等)对用药合理性进行综合评估。

(3)及时向临床反馈：对现行医嘱存在的问题应当及时反馈给开具据医嘱医师，以便及时调整用药。

(4)记录、归档并写出审核报告：将每次审核存在的问题进行整理记录，分析并给出改进方案。

4. *医嘱审核的特点*

(1)突出药学专业技能：发挥药学人员的专业特长，以药动学、药物治疗学、药效学、药物制剂特点、药品使用要求等专业知识为基础，参与患者的药物治疗，促进合理用药。

(2)与临床医师沟通：在医嘱审核过程中发现的问题，可以通过电话、书面或当面方式与临床医师沟通，从药学专业角度提出意见或建议。

5. 医嘱审核的方式　分为纸质病历审核与电子病历审核。我国部分基层医疗机构尚未建立计算机医疗网络系统，可采用对病区现行病历进行用药合理性的审核。实现电子病历系统联网的医疗机构，可利用在线电子病历系统对医嘱进行审核，电子病历医嘱审核的优点包括能覆盖更多患者，能覆盖患者治疗全过程，可利用合理用药系统提高医嘱审核效率、达到实时监控。

6. 医嘱审核对临床药师的要求

(1)扎实的临床与药学专业知识：临床药师应掌握扎实的药学专业知识，凭借专业优势获得临床医师的认可；同时也要具备相应的临床知识，掌握诊断学、病理学和生理解剖学等知识，能够读懂常规检查报告单以及一些辅助检查结果，如肝肾功能检查、血和尿等常规检查等。

(2)良好的医护患沟通能力：能够与医师、护士和患者建立互相理解、信任的关系，达到良好的配合、沟通，使临床医师、护士更容易接纳临床药师的用药建议，使药师在医疗团队中能够更好发挥作用。

(3)一定的查阅文献与学习能力：临床药师除了可以当场提供简单的药学信息，复杂的问题往往需要通过查阅专业书籍、文献资料、用药指南或药品说明书来解答，以保证所提供信息的完整性和准确性。

(三)审核医嘱促进临床合理用药

1. 安全性　是药物治疗的前提，强调对患者的保护，防止因药品不良反应、药物不良配伍、药物过量导致中毒、药物过度使用等引发的伤害以及药源性疾病。当前，重视并提高临床药物的安全性具有深远的意义。临床过度使用抗菌药在国内外均相当普遍。据调查，在美国每天有1.5亿张的处方开具的药物中含有抗菌药物，而经专家分析后认为至少有50%的抗菌药物并非必须使用。在我国，这种情况更为严重。抗菌药的过度使用可使致病菌产生耐药性，造成不必要的经济浪费，甚至可导致严重的不良反应，如庆大霉素、链霉素可致耳毒性和肾毒性，头孢菌素类、青霉素类可致过敏性休克反应，红霉素可致肝毒性等。

用药安全性包括药物本身的安全性、药物用法的安全性和患者个体差异影响的用药安全性。

(1)药物本身的安全性评估，应以不良反应的监测为主：药品不良反应是指合格药品在正常用法用量下出现的与用药目的无关或意外的有害反应。不良反应的发现与上报是药师的重要工作内容。不良反应的发现需要药师、临床医师、护士、患者及时沟通，了解患者用药后的状况，及时作出判断。一旦确定严重不良反应已经发生或潜在发生，药师应及时与医师联系，建议立即停用相关药物，防止药物对机体的进一步损害并视病情采取相应的治疗措施。对患者不良反应及时处理后，按规定上报不良反应。

(2)药物用法的安全性：药物用法的安全性是临床药师的审核重点，如适应证、重复给药、遴选药物、联合用药、用法用量、禁忌证与配伍禁忌等。发现问题时，应及时与医师沟通。纠正不合理用药医嘱，应争取从源头上最大限度防止不安全用药。如确属不合理医嘱且沟通无效时，可建议调剂药师拒绝调配并将情况登记、汇总后定期在医院药事管理与药物治疗学委员会中进行讨论，将决议下发至临床，规范其用药行为。

(3)特殊人群用药安全性：特殊人群通常包括新生儿、婴幼儿、儿童、妊娠和哺乳期妇女、老年人以及肝、肾功能不全等慢性疾病患者。这部分人群常因为其生理、生化和病理状况与普通患者存在较大差异，其药动学和药效学也与普通患者不同。在用药时，则更易发生不良反应。因此，药师需根据其人群特点合理用药，从而确保用药安全性。临床药师在审核这一部分患者病历医嘱时，应熟悉各种因素对药物作用的影响，了解医师是否根据患者个体情况，选择适宜的药物或正确的用法用量，制定个体化用药方案。必要时，建议对患者进行血药浓度监测或基因型鉴定，提高个体化用药水平，将用药风险降至最低。

2. 有效性　是选择药物的重要标准。药学服务的最终目标是确保药物治疗获得预期、令人满意的结果。

(1)药物选择：临床药师审核处方或医嘱时，应审核患者有无使用该药的适应证、适应证是否适宜。目前，药品品种及剂型均较多，治疗同一种疾病可选择不同的药物，同一类药品也可以有不同疗效。这就需要临床药师在掌握药品说明书、专业书籍和相关指南的同时，还要综合评价患者的疾病现状和精神心理状况。

(2)用法用量:正确的用药方法和给药剂量是临床合理用药的基础和保障。临床药师需要关注的方面包括药物剂量、剂型、给药频次、溶媒选择和给药途径等几个方面。浓度依赖型药物需要保证给药剂量,从而维持有效血药浓度;而时间依赖型药物,则需要保证其给药频次。例如,β-内酰胺类为时间依赖型的抗菌药物,该类药物浓度在最低抑菌浓度(minimal inhibitory concentration,MIC)的4～5倍时,杀菌速率达饱和状态。同时,该类药物的杀菌活性与药物浓度超过MIC的持续时间长短有关。因病原菌的差异,药物浓度超过MIC的持续时间大于给药间隔的40%～50%时,多可达到最大抗菌作用。但由于某些病原菌,需大于给药间隔的60%～70%。以β-内酰胺类抗菌药为例,根据患者实际情况,确定给药频次为每6小时或每8小时1次时,可满足以上要求,而每日1次则达不到抗菌效果。

(3)药物配伍:住院患者联合用药的情况比较普遍,不合理的药物配伍可降低药物的疗效。例如,胰岛素＋葡萄糖酸钙、胰岛素＋维生素C、维生素C＋维生素K_1等配伍,均可导致药效降低。

3. 经济性　药物治疗的经济性是消耗最低的药物成本,达到最好的治疗效果。它主要体现在以下几个方面:控制有限药物资源的浪费与不合理配置;控制药物需求的不合理增长和盲目追求新药与高价药;控制被利益驱动的不合理和过度的药物治疗。用药经济性的审核,要从患者整个医疗过程的成本考虑,不仅包括药品费用,还要包括住院费、诊疗费以及治疗药源性疾病的医疗费用和非医疗费用。有些情况下,质量好的药品价格相对较高,但起效快、疗效好且不良反应较少,可极大提高患者的治疗效率,节省住院时间以及陪护成本,是符合用药经济性的一种选择。在中国,药品费用占卫生总花费的比例已高达50%,而美国、英国和日本的比例分别为7%、10%和30%。药品比例高的现状,与我国医疗体制特点和国家的经济水平密切相关。新的医改方案中已经将药物的经济合理性与药物的安全、效用和质量可控性共同纳入了药物评价系统,体现了国家对药品经济学的重视。该举措旨在改善目前临床上药物过度使用的现象,同时能指导合理用药,控制药品费用过度上涨,并在一定程度上可减少因药物过度使用带来的不良后果和耐药现象。药品经济学旨在于成本和收益之间寻求一个平衡点,以有限的医疗卫生资源实现公众健康状况最大限度的改善。因此,临床药师审核医嘱的经济性不是单纯比较药品的药价,而需从宏观角度综合分析效益比。

住院患者用药医嘱审核是临床药师的核心工作之一。以往,我国医院的处方审核工作一直以门诊处方为主,而住院患者用药医嘱审核的环节较为薄弱。临床药师应积极参加住院患者用药医嘱的审核工作,监控不合理医嘱,及时控制、纠正不合理用药,提出安全合理用药意见或建议,不断改进并提高合理用药水平。

四、常见问题处理

临床药师深入临床参与查房和医嘱审核等临床药学工作,使医、药、护三方相互协调紧密合作,更好地为患者服务,达到合理用药的目的,这些均为新时期临床药学工作者的使命。在开展临床药学服务过程中,会遇到一些问题。这里针对临床药师在临床工作中的常见问题进行探讨。

(一)如何找准临床切入点

如何找准切入点是临床药师参与临床治疗团队的最大难题。首先,设立专科临床药师是临床药师制的发展方向之一。作为一名临床药师,了解所有药物的作用、用法是其职责。但是,要做到精通所有药物在疾病状态下的正确应用却比较困难。临床药师不仅要掌握必备的药学知识,还要了解相关的医学、检验和特殊诊断知识,只有做到对某专科相关知识的了解甚至精通,才能更好地参与临床合理用药。开展治疗药物监测也是药师与临床结合的切入点,临床药师以实验室提供的实验数据为依据,建议调整临床药物治疗方案,从而科学指导临床合理用药。

(二)如何与患者沟通交流

药师面向患者提供药学专业技术服务,需要熟练掌握多个专业的技术与技能。其中,与患者的沟通交流技能是最重要却又是最易忽视的技能之一。药师与患者进行良好的沟通,其主要目的在于及时发现和处理所有与药物治疗相关的问题,从而提高患者用药的依从性,保证治疗方案的顺利实施。首先,临床药师要充分掌握住院患者的基本情况、病情、用药情况,并做好详细记录。查房时,到病床前与患者或其家属进行交流,了解疾病治疗前后的变化、治疗过程中是否出现不适症状等,获取药物疗效和不良反应的第一手资料。在沟通过程中,尽量使用患者易懂或能够理解的语言，尊重患者、态度真诚。避免使用模棱两可或比较含糊的语句；善用问句、引导话题，避免使用简单的“是”或“否”来回答，与患者互动交流获取更全面的信息；及时核实倾听到的信息，可以通过重复对方原话、将对方陈述中模糊或不完整不明确的语言提出疑问等方式，以取得更客观、具体、明确的答复。其次，临床药师在病房对患者进行用药教育时，应避免急于给患者“灌输”全部的用药信息，否则容易适得其反。患者由于医疗知识欠缺等原因，真正记住的信息很少或只记住一些信息的“碎片”而漏掉了关键的信息，因而临床药师一定不要急于求成，而要遵循学习规律，及时根据患者对信息的掌握程度，通过多次用药教育逐渐使患者增加认知，必要时写出书面指导材料，使患者能接受药物治疗方案，提高依从性。

（三）如何与医护人员和谐相处

药师到临床科室开展工作，首先要取得医护人员的信任。在与医护人员沟通时，要摆正自身位置，明确临床药师走入临床的目的是为临床提供药学技术服务。临床药师应多渠道向医师介绍和宣传临床药学理念、服务内容及工作程序；根据医师对临床药师的认知度，首先采取医师较易接受的“提供最新的药物信息”的方式来建立良好的协作或合作平台；及时解决临床急需药品的供应，以获得医师信任；努力学习医学知识，虚心请教用药经验，以具备交流的共同语言；为医师提供合理的药物治疗建议，尊重并维护医师的信誉。良好的沟通方式，使药师与医师有了沟通的桥梁，奠定与医师共同探讨药物治疗方案的基础，做好医师用药参谋和助手。在与护士合作中，由于护士负责落实具体的医嘱用药，需掌握药品的特性和用法。药师可以多与护理人员交流，指导他们按照要求控制好输液速度、关注药物配伍禁忌、用药先后顺序、特殊药物剂型的使用方法等，以临床药学知识为临床提供更多的帮助，获得护理人员的尊重和支持。药师在深入临床的过程中，要谦虚谨慎，尊重对方，团结协作，相互信任、支持工作，从而使医师、护士和药师真正实现在同一平台，共同为患者提供最佳的临床和药物治疗。

（四）与医师治疗意见不一致时

与医护人员保持良好关系，对临床药学工作者能够顺利开展工作起着至关重要的作用。药师在药物使用方面如果有自己的见解或发现医师用药可能有不妥之处时，应该有技巧地提出问题，既要体现自己的用药见解，又要使医师能够接受。同时，药师必须时刻牢记药师与医师同属一个治疗团队。在情况未明时，药师应避免随意对患者发表任何关于治疗方案的意见，更不可以武断绝对的语气加以批评，否则会激发医患矛盾。同时，也会增加医师对药师的抵触情绪。临床药师经与医师共同确认用药方案确实有误后，药师可以用委婉的语气提出更好、更恰当的用药建议。药师只有通过其良好的职业素养和熟练的药学专业技术能力，才能得到医师、护师和患者的尊重和信任，也会进一步增加患者对医院和医务人员的认可。

（五）遇到疑难问题时

在参与临床治疗过程中，临床药师可能随时需要提供药学服务。包括药品的基本信息，所在医院的基本药品供应目录、药品通用名、所属类别、药动学与药效学特点、配伍禁忌、常见不良反应等与药品相关的问题；也包括与药物治疗相关的深层次的技术服务，如特殊情况下药物的体内代谢过程及其对药物疗效的影响，少见的不良反应与不合理用药的关系，专业领域理论研究新进展等。临床药师提供的药物技术服务不同于仅提供可查到的基本信息服务，多需要经过专业知识和经验的判断和灵活运用。

作为临床药师，首先，应熟练掌握药学相关知识，在临床治疗工作需要时，应能及时给出准确的解答，并通过临床实践活动的经验积累，加强对药品作用、不良反应及药品相互作用的认识与理解，增强药学知识在临床的应用能力，并针对问题进行强化学习。其次，药师应结合临床实际情况灵活运用药学知识，这就要求临床药师在参与药物治疗时，应对患者的病情有充分的了解，包括病因和诱发因素、发病机制、病理生理及诊断的分型、分期、分度、并发症和转归等。同时，还应了解患者的其他病史，如家族史、过敏史、伴发疾病与合并用药等情况。第三，临床药师还应掌握相应的医学基础知识，能从医学的角度讨论病情，并结合药学知识帮助医师分析用药情况并选择药物。最后，临床药师除了在药物治疗中承担起应有的职责之外，还需要关注本专业的前沿进展，掌握专业相关的课题研究方向，及时向临床传递最新的药物信息，为临床治疗和科研提供帮助。

（秦玉花）

第三节 药学监护

药学监护也可称为药学保健或药学照顾，是医院药事管理与药物治疗的重要环节，也是21世纪医院药学工作模式改革的一个重要方面。药学监护的主要任务是为实现安全有效的药物治疗目标制定监护计划；评估患者药物治疗需要及其有效性；对治疗结果进行记录和评价。药学监护是以病人为中心，开展合理用药，安全用药监护；以全面提高医疗质量，提高药物治疗水平，改善患者的生活质量为目的。应用药学专业知识及技术为患者和医护人员提供与药物有关的建议和指导，使医院用药更加规范合理、安全有效，为患者提供更易于接受的医疗技术服务。在实施药学监护时，医师、护士与药师组成临床治疗团队，共同对患者治疗用药负责。

一、药学监护模式

药学监护在我国各医疗机构的开展水平尚不均衡，部分起步较晚，进步较慢。虽然借鉴了一些国外的先进经验，但是我国目前的药学监护仍待完善，监护效果有待实践检验。根据医改的要求及医院分级管理评定标准的规定，三级医院必须开展临床药学工作。许多医院已培养了一定数量的临床药师，并开展了药学监护。目前，较为常用的药学监护模式如下。

（一）参与临床交班与查房

临床药师参加病区每日医护交接班，及时了解住院患者状况，需特别关注危重症患者病情变化，评估用药后的疗效、不良反应，同时关注拟出院患者的出院带药，制定出院带药指导。

在临床查房过程中，临床药师应认真聆听医师对患者的问诊及患者的主诉。同时，仔细观察查体情况，做好记录。根据临床交班、查房、患者主诉及家属交谈所获得的疾病诊疗情况，分析用药，审核医嘱。必要时与医师共同讨论重新制定或修改患者的用药方案，保证临床用药安全有效，将治疗药物监护工作落到实处。

（二）建立药历，做好记录

对于危重症患者、特殊人群（如老年人、新生儿、儿童、孕妇、哺乳、免疫功能低下、心、肺、脑、肝、肾功能不全患者）、应用特殊药品或需要进行治疗药物监测的药物（如华法林、地高辛等）及多药联合治疗的患者，均应建立药历。记录患者的一般情况、现病史、家族史、过敏史及既往用药的品种、数量、疗程、疗效及不良反应等，制定用药监护方案并及时根据药物治疗方案的变化调整监护计划，观察患者疗效，监测不良反应。药历不仅是药师的工作记录，也体现了药师正确分析用药、获得临床用药经验的能力，促使药学监护工作不断完善提高。

（三）开展药学查房

在临床查房中，医师思路主要以疾病诊断为主，根据诊断制定药物治疗方案。在药学查房中，药师的思路主要是审核医嘱，对医师制定的药物治疗方案作出合理性评估。

由于患者病种、病情各异，使药物的选择也各有不同。通过药学查房，临床药师共同参与分析，可提出更合理的用药建议。患者应用多种药物联合治疗时，药学查房应重点关注其可能存在的药物相互作用与潜在的用药问题。问诊时应了解患者用药方法，告知其服药期间的注意事项并回答患者提出的用药问题。此外，药师通过在查房过程中的自我介绍，可让更多的人了解临床药师工作的重要性，进而获得患者的认同、配合与支持。

（四）医嘱审核

药师应认真审核患者用药医嘱的适宜性和合理性，主要包括：①规定必须做皮试的药品是否实施皮试，是否注明皮试结果；②医嘱药物是否与诊断相符；③选用剂型与给药途径是否合理；④用法、用量是否合适；⑤是否有重复用药现象；⑥是否有药物相互作用及配伍禁忌；⑦其他不适宜情况。

（五）加强与患者的沟通，做好用药教育

如果患者需要服用药物的种类较多，使用方法和禁忌证各有不同，临床药师应对患者进行用药教育，包括药品使用方法、注意事项、对于可能出现不良反应的防治措施。对于已经发生的药品不良反应，及时通报医师予以观察或处理；对于严重药品不良反应/事件，应及时发现并配合医师积极救治使损害降到最低。通过告知和用药教育，可极大提高患者用药依从性和有效性。患者出院带药时，药师也应对其进行用药交待，确保用药安全、有效。

（六）关注药品配制，及时与护士沟通

临床药师需要密切关注药品的储存、配制、给药时间、配伍禁忌等。通过与护士沟通，了解医嘱

的执行情况，将药物的合理使用信息传递给护士，使其能够理解药物使用的时间、剂量及给药途径对治疗效果的影响，从而认识到合理用药的重要性。另外，可以通过开展护理工作的相关讲座，将存在的共性问题向护士进行讲解以达成共识，借以提高临床合理用药水平，减少错误，提高治疗质量。

（七）治疗药物监测

做好治疗药物监测（TDM）工作需要涉及多学科的综合知识，包括药动学、药效学、药物分析、临床药理学、毒理学和实验室技术等。进行TDM后，临床药师应根据患者的血药浓度结果，结合患者自身状况及联合用药情况，进行结果分析，协助临床医师科学制定个体化给药方案。

（八）药品不良反应/事件监测

药师应关注药品不良反应/事件。一方面，指导患者及家属做好预防及护理，如预先提醒患者哪些不良反应是常见的、哪些不良反应需要密切注意，必要时，应及时告知医护人员。另一方面，认真观察、记录患者应用药物后出现的不良反应，并给予准确评估，使医护人员认识到临床药师的作用，体现临床药师的价值。但是，在告知患者可能出现的不良反应时，应注意沟通技巧，避免造成患者心理压力过大而拒绝服用药物，给临床治疗带来困难。

（九）接受医护人员及患者咨询

对于临床医师、护师及患者提出的用药问题，应及时、准确地回答。不能立即回答的，应留下咨询者的联系方式，查阅相关资料后再尽快回复。回答问题时，应有理有据，可参考药品说明书、中国药典、有关药品法律、法规规章、权威性的药品手册、各种指南、指导原则及专家共识等权威性资料，并及时填写咨询记录。

（十）患者院外随访

临床药师应定期对患者进行电话随访，准确评价药物的治疗效果。必要时，及时与临床医师沟通，调整治疗方案，保障患者院外药物治疗安全、有效。

二、药学监护记录与常见问题处理

在药学监护过程中，临床药师应做好工作记录，要求记录真实、资料完整、建立药历、保存完整的用药信息。医师需要将其对患者实施的诊治工作内容完整记录于病历，护士需要将其对患者实施的护理工作内容完整记录于护理工作记录。同样，临床药师作为治疗团队中的重要成员，其所提供服务的全部内容也需要有完整的记录。建立药历是治疗团队成员间交流患者治疗情况的原始材料，并可用于教学（如培训医药相关专业学生）、研究（如临床药物评价）、医疗质量评价（如考察医务人员对临床路径或指南的遵循情况）等方面。

药学监护在保证患者用药安全、有效、经济、适宜等方面均已发挥了不可替代的作用，无工作记录某种程度也等同于一切都未发生。目前，由于尚无法规要求，临床药师自身不重视工作记录或不知道如何记录，也使得临床药师在参与临床药物治疗过程中的作用常被忽视，不利于临床药师经验的积累及水平的持续提高。临床药师在工作过程中发现问题，做出判断并给予建议时，应完整书写并记录。ASHP建议，应将临床药师提出的重要建议写入医疗文书中。医院药学部门应制定相应的制度，以协助临床药师做好药学工作记录的书写工作。

ASHP列举了几种常见的临床药师需要在医疗文书中记录的信息，分述如下：①患者的既往用药史，包括药物过敏史且应详细记录过敏发生时的情况。②与患者药物治疗相关的治疗团队其他成员的意见。③药物的剂型、用法用量，以及给药途径的调整。④试验药物的应用。⑤需要密切监护已发生的或潜在的药源性问题。⑥监测药物治疗过程中涉及的问题，包括药物用法用量的合理性；治疗方案中有无重复给药；患者的依从性；已发生的或潜在的药物-药物、药物-食物、药物-实验室检查，以及药物-疾病相互作用；与所用药物有关的临床症状和实验室检查指标；已发生的或潜在的药物毒性和不良反应；提供与所用药物相关的用药教育及咨询服务。

除了上述这些记录外，我国临床药师的药学监护记录还包括查房记录、用药干预记录、临床路径监护记录、医嘱点评记录、药历、随访记录等。

随着我国临床药师制度的实施，我国临床药学发展必将会迎来前所未有的机遇，书写工作记录文件也应成为临床药师重要的工作内容。目前，我国对药学监护及其记录尚无法规上的明确要求，药学监护与药历书写文件等涉及法规的问题仍有待解决。

（一）药学监护记录的格式

临床药师工作记录文件格式目前缺少统一标准。其中，SOAP（subjective objective assessment plan）文件格式是美国芝加哥大学伊利诺分校在Pharm D教学中讲授并沿用至今的一种最为经典的文件格式。SOAP 文件主要包括 4 部分内容。

1. *主观性资料*(subjective) 患者或监护人口头陈述的症状,这些资料可以帮助医师或药师全面了解患者病情严重程度、功能障碍水平、疾病进展以及疼痛程度等。

2. *客观性资料*(objective) 医师或药师观察到的体征(生命征象、脉搏、体温、皮肤颜色和水肿),以及实验室检查结果(生化指标、血药浓度、影像学检查结果、病原学培养结果)等。

3. *评估*(assessment) 临床诊断以及对药物治疗过程的分析与评价,将涉及患者治疗存在的问题按轻重缓急进行排序。

4. *方案*(plan) 针对临床问题(包括药物治疗相关问题)进行处理的方案及执行步骤。具体内容可能包括提出的实验室或诊断学检查建议,药物治疗方案或生活方式方面的建议,针对特殊问题的说明,对进一步治疗安排的建议,患者自我监测方法指导,以及随访时间安排等。

另外,还有 TITRS[标题(title)、引言(introduction)、正文(text)、建议(recommendation)、签名(signature)],FARM[发现的问题(findings)、评估(assessment)、建议(recommendation)或提议(resolution)、处理(management)]等文件格式也比较常用。SOAP 侧重于药师干预内容的记录,TITRS 侧重于药物治疗评估内容的记录,FARM 则强调对药物治疗的监测。

(二)药学监护记录的保存方式

1. *与患者的病历、护理记录共同保存* 美国、加拿大等发达国家的多数医疗机构,临床药师的工作记录通常与临床医师书写的病历以及护士书写的护理记录共同保存。或者,临床药师将发现的药物治疗相关问题及所提合理用药建议,直接记录在患者病历中。医师、临床药师和护士甚至包括其他医疗专业人员(如检验师、营养师等)的所有相关医疗工作记录文件,完整地装订成一册,方便治疗团队所有成员间的相互信息交流,体现出临床多学科协作和信息资源多学科共享的特征。在国内,尽管在病历中记录药学监护工作内容是临床药师的职责,但临床医师在初期可能不习惯或不赞同这样的方式。因此,这种记录方式需要获得治疗团队其他成员(主要是医师)的支持,而且需要经过医疗机构有关部门的批准和授权。

2. *保存于药学部门* 由于国内目前没有法规要求药师在医疗病历中记录药学监护工作内容,临床药师工作记录通常由临床药师自行书写,在药学部门保存。虽然这些自行保存的记录文件对评价临床药师的工作非常重要,但这些资料未实现与医护人员信息共享与交流,在全面提高医疗质量方面未能发挥应有作用。

3. *电子记录文件* 随着计算机的广泛应用和信息技术的快速发展,国内外相继出现了一些用于记录临床药师工作内容的电子记录软件。这一类软件具有录入、查询、统计分析功能,适合临床药师记录工作内容、分析监测数据和总结用药经验。例如,美国的 TD-SHealthcare 4000、PharmCare 和 Care-Trak 等软件。目前,国内也有医院根据本单位工作特点开发了一些药历软件,如血药浓度药历管理软件及根据 SOAP 模式建立的药历软件,以电子文件形式记录的临床药师工作内容,通过院内局域网,促进治疗团队成员间的交流。

三、合理用药指导

临床药学是医学和药学相互结合、以指导合理用药为己任的一门新兴学科,其重要意义在于直接面向患者、以患者为中心研究与实践临床用药,提高药物治疗水平,从而最大限度地保障患者用药的安全、有效、经济、适宜。临床药学的核心是合理用药,合理用药指导是对药物的疗效、不良反应、药物治疗费用等诸多因素的优化,在已经确定了药物的安全性、治疗费用等因素的情况下,优化给药方案、充分发挥药物的疗效、减少耐药和不良反应的发生。作为一名合格的临床药师除具有充足的知识储备,还应具备良好的沟通能力,在完善的药学知识构架下不断提高自我。

在临床用药治疗中,用药剂量和所产生的药理效应受很多因素影响。

影响药物药效的因素如下。①药物剂型、剂量和给药途径:不同的制剂可能影响药物起效时间、作用强度和维持时间等诸多方面;另外,不同的给药途径可能产生不同的药效作用。②机体因素:年龄、性别、营养状况和饮食结构、遗传因素以及种族差异等均可影响药效,如婴幼儿的血-脑脊液屏障功能不完善,药物易进入中枢神经系统;高蛋白饮食可使氨茶碱代谢加快等。③病理状态:疾病状态可通过改变药动学或直接影响药物的作用,从而改变药物的效应。④长期给药引起机体对药物的反应性改变:反复、长期用药可能引起机体对药物的反应发生变化,常表现为耐受和依赖性等,停药后可能引起停药反应。⑤其他：心理因素。

临床用药选择除了考虑上述客观因素外，往往还需结合患者的经济承受能力等综合考虑并进行合理选择。临床药师与医师共同制定用药方案及参与合理用药讨论时，除了需要考虑不同药物的药理作用、机制及药动学特点外，还应考虑影响药效的其他相关因素。

临床药师最终服务的对象是患者，一定要关注特殊病人的安全用药需求，做好合理用药指导。

（一）妊娠期用药指导

妊娠期用药不仅考虑药效学，更要注意药物对胎儿的影响。某些药物能够透过胎盘屏障影响胎儿的生长发育，甚至畸形，故妊娠期用药应遵循以下原则。

1. 尽量使用疗效肯定，已知对胎儿影响小的经典药物。

2. 尽量避免使用尚未确定对胎儿是否有影响的新药。

3. 单药有效时避免联合用药。

4. 小剂量有效时不用大剂量。

5. 早孕期间不使用FDA孕妇安全用药分类中的C类、D类药物，若病情急重不得不使用肯定对胎儿有害的药物时应权衡利弊，充分告知，必要时需要终止妊娠。

6. C类、D类药物若确需使用，无药替代，必须向患者及家属详尽说明利弊，签署知情同意书后方可实施。

（二）老年人用药指导

由于老年人常患多种疾病，用药机会大、品种多、时间长，容易发生体内药物相互作用问题。此外，由于老年人记忆力减退等因素，对医师处方的依从性也较差。诸如此类的老年人用药问题，应值得关注。

1. 必须在诊断明确的前提下选择用药，严防滥用药物。

2. 选用的药品种类不宜过多，尽量减少联合用药的品种和数量。选择疗效肯定、能缓解症状、纠正病理过程或消除病因的药物，能少用就少用，能不用就不用，可用可不用的药应不用。

3. 老年人用药应从小剂量开始，逐渐增加至个体最合适且可获得满意疗效的治疗剂量。老年人一般常规剂量为成年人剂量的3/4。对于肝、肾功能有变化者，最好根据血药浓度监测结果与肝、肾功能情况调整剂量实行个体化治疗。

4. 根据具体情况选择合适剂型，如对于吞咽困难者，不宜选用片剂、胶囊剂，可选择液体制剂；必要时，采用注射给药。

5. 对老年人需进行反复的用药教育，特别是医嘱用药依从性的教育。

（三）儿童用药指导

按出生时间划分，出生至28d，称为新生儿；28d至1岁，为婴儿；1－3岁，为幼儿。儿童因机体生理情况与成人不同，其神经系统、胃肠道、肝肾功能和内分泌系统发育尚不健全，对药物代谢及药物效应变化较大。

1. *新生儿用药*　新生儿对药物的敏感性与成年人不同，其体重大部分是水，约占体重的80%，而且主要存在于细胞外液。因此，新生儿对于泻药、利尿药特别敏感，易导致脱水。此外，新生儿体内的脂肪量较少，应用脂溶性药物时，要特别注意血中的游离药物浓度增加引起不良反应。

2. *婴幼儿用药*　婴幼儿在药物代谢方面已较新生儿成熟，但由于自身特点，对其用药也应特别注意，包括注意选择合理剂型、口服药宜选择溶液剂或糖浆剂、病情危重时宜采用静脉用药途径等。一般婴幼儿，可按千克体重（mg/kg）或体表面积（mg/m^2）计算给药量。但此方法的原理是单纯将婴幼儿看成缩小的成年人，也欠科学，应根据患儿个体情况设计给药量。

针对儿童用药，应明确是否必须使用药物治疗。如需药物治疗时，选择何种药物、何种剂型及哪种给药途径最合适。另外，应注意微量元素与维生素等营养成分的补充问题，如儿童长期、过多使用鱼肝油或维生素D制剂时，致使体内维生素A、D浓度过高，则可能出现胃肠道不适、头痛、骨与关节压痛、高钙血症等慢性中毒症状。

（四）肝功能不全患者用药指导

肝是许多药物代谢的主要场所。当肝功能不全时，药物的代谢必然受到影响，药物生物转化减慢，血中游离药物增多，从而影响药物的效应并增加毒性。因此，必须减少给药剂量及用药次数，特别是给予肝毒性药物时更需谨慎。

肝功能不全患者用药原则：

（1）明确诊断、根据肝功能情况合理用药。

（2）避免或减少使用对肝毒性大的药物，选用对肝无毒性或毒性较小的药物。

（3）注意药物相互作用，特别应避免肝毒性药物的合用。

(4)开始用药时宜小剂量,必要时进行治疗药物监测,做到给药方案个体化。

(五)肾功能不全患者用药指导

肾是许多药物及其代谢物排泄的主要器官。当肾功能不全时,肾排泄药物的能力大为减弱,主要经肾排泄的药物消除减慢,影响药物的疗效并增加毒性。此时,必须酌减用药剂量及用药次数,特别是给予肾毒性药物时更需慎重。

1. 肾功能不全患者用药原则

(1)明确诊断、根据肾功能情况合理用药。

(2)避免或减少使用对肾毒性大的药物,应选用无肾毒性或肾毒性较小的药物。

(3)注意药物相互作用,特别应避免肾毒性药物的合用。

(4)肾功能不全而肝功能正常者可选用具有双通道排泄的药物。

(5)根据肾功能情况调整给药间隔,必要时进行血药浓度监测,设计个体化给药方案。

2. 肾功能不全时给药方案的调整方法

(1)减少给药剂量:肾功能不全时药物排泄减少,对于主要由肾消除的药物应减少剂量。可先给予正常的首次剂量,然后根据肾衰竭程度按正常间隔时间给予较小的维持量。按该法药物的有效血药浓度可维持较长的时间,药效优于延长给药间隔时间法,但该法不适合血肌酐浓度＞884μmol/L(10mg/dl)、肾功能严重损伤的患者。此时,即使每次给予较小的剂量,也可能达到中毒水平。

(2)延长给药间隔:对于主要经肾排泄的药物,每次用药剂量不变,只延长给药间隔时间也可以维持药效,此法给药间隔较长,药物血浓度波动较大,维持有效血浓度时间短而可能影响药效。

3. 根据群体药动学参数或血药浓度监测结果制定个体化给药方案　该法不适用于肾毒性较大的药物,如氨基糖苷类抗菌药、万古霉素等。

我国合理用药的定义是安全、有效、经济和适宜。合理用药是临床药学的技术核心,指导临床用药、制定个体化用药方案进行患者的用药教育都是以合理用药为目标。临床合理用药多建立在经验用药和目标用药基础之上,所以,合理用药是相对的而不是绝对的。合理用药工作是临床药学的重要任务,实现这一目标任重而道远。

四、药历的书写

药历是临床药师在临床药学实践中形成的患者药物治疗过程的记录,也是临床药师对患者进行药物治疗过程全面、客观的记录和评价,包括对患者进行与用药治疗有关的教育与指导,药师对药物治疗过程的干预及干预后治疗效果评价等。

(一)药历的基本内容

药历的内容主要来自于患者药物治疗过程的客观记录,同时要体现药师为保证用药安全、有效所提供的专业技术服务。其中对客观内容的记录可由病历直接采集转换,其余部分应由药师书写建立,包括药物治疗中药师的主观分析、判断、意见或建议等。

药历的基本内容应包括以下4部分。

1. 患者基本情况　姓名,性别,年龄,身高,体重,住址,不良嗜好,联系方式,过敏史(药品、食物、营养品、其他),药品不良反应及临床处理过程,既往病史,现病史及家族史,诊断,检查指标及结果等。

2. 药品治疗经过　药品名称,生产商、用法用量,给药方法及途径,时间间隔,起止时间,执行者,治疗药物监测结果分析及对临床方案的建议。

3. 药师指导管理　①药物治疗效果评价:患者主观症状改善,检查指标变化,预期治疗达标情况。②药物应用评价:药品不良反应,用药依从性,治疗方案特点等。③药师干预计划:对医师处方及给药方案调整建议,对患者用药相关的教育及指导。④干预效果随访:干预计划被临床采纳与否的结果,患者是否依从,治疗效果和安全性是否提高,以及药师对药物治疗方案的分析。

4. 其他　治疗费用情况,是否有医疗保险等内容。

(二)药历书写要求

1. 对重点药学监护患者书写药历。

2. 药历应如实记录患者药物治疗过程、临床药师对用药干预、评估及对患者用药指导等具体情况。

3. 药历书写应当客观、真实、准确、及时、完整。

4. 药历书写应当使用医学、药学术语。通用的外文缩写和无正式中文译名的症状、体征、疾病名称等,可以使用外文。药品应当使用通用名称。

5. 药历应当按照规定的内容书写,并由临床药师本人签名。实习、试用期临床药师书写的药历,应当经过认定的临床药师审阅、修改并签名。

6. 首次药历是指患者入院后的第一次药物治疗记录,应当在患者入院后24h完成。

7. 日常药物治疗记录是经常性、连续性的记录，病情有变化、药品品种及剂量有调整时均要及时记录。

8. 对于手术患者，要对其手术前、手术中和手术后应用的药物进行记录，内容包括手术时间、术中诊断、麻醉方式、手术方式，术前、术中及术后使用药物情况[如对术前预防性使用抗菌药物要记录药品名称（通用名）、剂量、溶媒、给药时间、给药速度]、记录用药特别注意事项等。

（三）药历书写对象

1. 特殊患者

（1）特殊生理阶段患者，如老年人、小儿、孕妇、哺乳期妇女。

（2）特殊病理状况患者，如心、肺、脑及肝、肾功能损害。

（3）过敏体质患者。

（4）有药品不良反应史的患者。

（5）病情危重的患者。

2. 可能存在用药问题的患者

（1）患有多种疾病，需要同时使用多种药物，药物治疗方案复杂。

（2）药物治疗效果欠佳。

（3）使用的药品有较严重药品不良反应。

（4）使用治疗窗较窄的药品。

（5）使用新上市的药品。

3. 其他　需要重点药学监护的患者。

（四）药历的书写模式

我国的临床药师工作尚处于起步阶段，因此药历作为一种新兴事物，其具体内容和格式缺少统一的规范和要求。国外的一些标准药历模式已逐渐被国内药师学习和借鉴，其中SOAP式药历是ASHP推荐的药历书写格式，也是美国大多数临床药师采用的一种格式。目前，国内一些临床药学工作开展较好的大医院已尝试应用此模式记录药历。

（五）教学药历与工作药历

1. 教学药历　由中国医院协会药事管理专业委员会编制的教学药历是针对初学者或刚开展临床药学工作的药师设计的，其格式类似于医师书写的大病历，要求书写内容全面，主要包括：患者基本情况，临床诊断、诊疗计划、实验室及辅助检查要点、现病用药史、药物治疗日志、药物治疗总结等。教学药历需要有药学带教老师和临床带教老师定期对药物治疗日志的点评，以及对药物治疗总结的评语等。各地区、各医院及不同临床专科的临床药师在应用教学药历中，可结合自身实际情况进行适当修订。另外，临床药师在药历中记录的信息还可以根据各类疾病的治疗指南与不同患者的疾病治疗特点有所侧重。

2. 工作药历　目前，由于国内医疗机构临床药师的数量有限，为节省时间和精力，对于有一定临床经验的药师可采用简化的药历格式作为日常工作药历。日常工作药历中，减免了大量的文字叙述，主要以治疗药物的使用情况包括时间，疗效评价，药品不良反应及药师干预情况等，作为主要记录内容。该药历风格简明，一目了然，是一种既全面又简单易行的药历模板。

（秦玉花）

第四节　患者用药教育

一、患者用药教育概述

患者用药教育（patient medication education，PME）是指对患者进行用药指导，为患者讲解安全合理用药知识，避免或减少药品不良反应，提高患者用药依从性，并降低用药错误的发生率。

疾病的成功治疗不仅取决于正确的诊断和药物治疗，而且还取决于患者的积极配合。若患者不能完全遵医嘱用药或依从性差，即使诊治水平再高，花费的金钱再多，成功的治疗也无从谈起。另外，药品不良反应和用药差错等也可导致药源性疾病，给患者带来严重的后果。通过用药教育，一方面，可提高患者的依从性，增强患者对治疗的信心，更好地配合临床治疗；另一方面，也可显著提高患者对疾病与药物的认识，帮助患者正确、安全地使用药物。这样，就可保证最大限度发挥药物的治疗作用，最大程度降低药物对患者的伤害，取得最佳的临床疗效。

在国外，患者用药教育最早源于19世纪中、后期。目前，美国等国家已建立了较完善的法律体系，保障用药教育的顺利开展。ASHP对用药教育内容作了详细规定，以便于医务工作者根据具体情况实施。国外用药教育的方法丰富多样，可根据患者人群特点有针对性地进行选择。

20世纪90年代后，我国的患者教育才在全国范围内逐步开展，起步较晚，尚未形成科学、有效的教育体系，缺乏完善的理论和体制保证是其薄弱环节。长期以来，中国多数患者患病后到医院求医问药，对医务人员的期望值较高，但对自身在疾病治疗中的作用认识不足。随着医学科学及社会的发展，医疗服务模式也发生了转变，医院开始为患者提供用药教育。目前，国内对用药教育的相关数据统计分析不足，对用药教育的研究缺乏统一标准，缺乏对患者用药教育实施过程中的具体成效总结。因而，尚无法对患者用药教育进行科学、可靠地效果评估。

随着患者用药教育需求的不断增加和社会信息化的迅速发展，特别是在新医改的形势下，用药教育已成为现代化医疗中不可缺少的环节。如何更好地为患者提供标准化的用药教育，通过用药教育可解决患者在接受药物治疗、尤其是长期的药物治疗中哪些重要且关键性的问题，是目前广大医务工作者在医疗实践中亟待研讨并解决的课题。借鉴国外用药教育经验，建立法律保障，统一学术标准，采取个性化用药教育方法并与日新月异的信息化技术紧密结合，为患者提供优质的、多样化的用药教育服务，是下一步用药教育发展的必然趋势。

二、患者用药教育的内容和方法

（一）患者用药教育的内容

用药教育的基本内容包括药品基本信息、治疗用途及使用方法、药品不良反应与注意事项、用药疗程的选择等多个方面，其内容贯穿于患者用药的各阶段。在治疗过程中，需对患者就治疗过程中的用药问题进行着重介绍。

1. *药品的基本信息*　由于药品存在一药多名、一品多规、给药途径繁多等特点，为临床合理应用带来一定困难，故为患者提供药品基本信息教育尤为重要。在药物临床应用中，必须告知患者其他市场销售的音似、形似等易混淆的药品，需注意分辨。

对于一药多名、药品名称不规范，商品名称各异的情况，应着重介绍其通用名或化学名。如两者的通用名或化学名相同，则属于同一药物，严禁同时使用。例如，必理通和百服宁是不同厂家生产的2种药品，但主要化学成分均为对乙酰氨基酚，故不能同时服用。

2. *药物的治疗用途及使用方法*　当临床医师为门诊患者开具药品后，通常会交代患者用法用量；当药师发药给患者时，也会再次和患者确认用法用量及注意事项。对于某些病情比较复杂的患者，往往不了解自己的治疗方案、每种药物的用途以及用药注意事项。因药品的品种、剂型较多，在临床治疗期间，临床药师需要对患者进行用药方案的告知及用药教育，让患者知晓正在使用或即将使用药品的具体用途及正确的使用方法，如高锰酸钾外用片该以哪种比例稀释、外用栓剂、喷雾剂的正确使用方法等。此外，临床药师在熟悉患者所有用药信息后，包括最佳用药时间、服药间隔、药物间的相互作用、药物与食物间的相互作用等，还应根据患者自身情况提醒患者其他用药的具体注意事项，如哪些药物需空腹服用、哪些药物必须饭后服用、哪些药物不能同服及哪些药物会因食物的影响而不利于吸收等。

（1）给药剂量：给药剂量的大小与药物作用、疗效和不良反应有密切关系。一定剂量的药物产生相应的预防和治疗作用，低于此剂量则可能无效；相反，超过此剂量可能发生不良反应。例如，常有患者因血压控制不佳而自行加大降压药的服用剂量，此时，应告知患者该做法是危险的。一定剂量的降压药可以控制血压，如剂量过大，则可能导致低血压，甚至休克。患者绝不可随意调整剂量，必须按医嘱服用，以保证用药安全、有效。血压控制不佳可能与多种因素有关，应及时就医诊治，在医师诊治后再进行调整。

（2）给药时间：告知患者给药时间与治疗效果关系密切。在确定最佳给药时间时，综合考虑了人体的生物节律和药动学/药效学特点，按照最优用药时机，可取得最适疗效或提高药物生物利用度、节约医药资源、减少药品不良反应发生、达到提高用药依从性和治愈率的目的。例如，每天24小时中，人的血压大多数呈“两峰一谷”的状态波动，即9～11时、16～18时出现2个高峰，从18时起开始缓慢下降，至次日凌晨2～3时最低。所以，高血压患者白天易发生出血性卒中，而夜间易发生缺血性卒中或猝死。一般降压药物的降压作用，多在服药后30 min出现，2～3 h后作用最强。因此，高血压患者服用降压药时，应考虑药物作用达峰时间宜与血压自然波动的2个高峰期吻合，此时效果较好。

（3）药物相互作用：在治疗过程中，需注意药物与药物、药物与食物、药物与疾病之间的相互作用，以达到治疗安全有效的目的。

①药物-药物之间相互作用。

由于药物与药物相互作用的联合效应，可表现为药效的增强或减弱，毒副反应也会相应变化。所以，在用药时，需提醒患者注意药物之间的相互作用，减少或避免药害事件的发生。例如，治疗小儿腹泻时常服用活性菌制剂(妈咪爱)及蒙脱石散(思密达)，由于蒙脱石散具有吸附作用，若2种药品同时服用，可使妈咪爱失效。因此，两者应至少间隔2h服用。

②药物-食物相互作用。药物与食物的相互作用是双相的，利弊相依。因此，应予以区别。例如，胃黏膜保护药在餐前服用可充分附着于胃壁，形成一层保护屏障；促胃肠动力药于餐前服用，有利于促进胃蠕动和食物向下排空，帮助消化；而抗骨质疏松药双磷酸盐，则应在餐后服用，以避免对食管和胃的刺激。所以，在服用上述药物时，需告知患者选择适宜的服药时机。此外，某些药物会因食物的影响而不利于吸收，如服四环素时应忌饮牛奶、豆浆等，以免产生严重不良反应。

3. *药品不良反应*　药品不良反应是指合格药品在正常用法用量下出现的与用药目的无关的或意外的有害反应。最早发现药物不良反应症状的，往往是患者自己。因此，不仅要向患者介绍药品的疗效，还应详细解释相关的药品不良反应和用药注意事项等信息，告诫其出现药品不良反应早期征兆时的应对方法，从而增强患者对药品不良反应和药源性疾病的防范意识。

4. *用药疗程的选择*　药物治疗疾病时，需满足一定的给药疗程，过早停药可导致疾病的复发。例如，抗结核药物治疗时，保证足够的疗程并坚持按医嘱服药，95%以上的患者可获得治愈；如果自行停药或间断服药，易产生耐药性，结核病就很难治愈，且容易复发。对于治疗精神性疾病的药物，则需严格控制用药疗程。长期用药则会造成药物蓄积中毒或治疗过度，甚至会造成药物的依赖性和成瘾性。故保证药物疗程和及时停药，是合理用药的基本措施。

5. *药品储存及已终止使用药品的处置方法的教育*

(1)药物储存条件：药品不同于其他商品，对其储存条件有严格要求。储存条件合格与否直接影响药品质量，而药品质量的优劣直接影响患者的用药安全，为确保用药安全和保证疗效，药师有责任向患者提供正确储存药品的方法，以确保药品质量符合药典规定，临床应用安全有效。例如，冷藏温度为2～8℃、冷冻温度为零度以下，室温为30℃以下，阴凉为20℃以下，避光、密闭的准确含义，药品开瓶后的储存方法，药品有效期、失效期的识别等，如遇热易失效变质的药品，有抗菌药注射剂，酶类注射剂，生物制品等，应按规定的温度条件储存；在炎热的季节，应加强阴凉避光保存措施。此外，提示患者药品需放置在安全的地方，避免儿童及其他认知能力不足的人员误服。

(2)药品过期或污染处置方法：在用药期间，应注意对药品效期的监测，禁止使用过期药品和被污染药品，并对此类药物按规定进行适当处理。如处理不当，不仅会危害人民健康，而且还会污染家庭及生态环境。

对于过期药品，最好交到当地食品药品监督管理局批准的定点回收部门做统一销毁处理。例如，少量的口服片剂、固体制剂、胶囊等，应破坏其外包装后按照垃圾分类放进垃圾桶里；对于液体药物，如眼药水、外用药水、口服液等，可以把液体分别倒入下水道冲走，不要混杂；如果有抗癌药、细胞毒药、易致敏药、毒性较大易污染环境等比较危险的药品，不要擅自处理，最好送回处方医院，按有毒垃圾管理。

6. *其他*

(1)漏服、错服药时应采取的措施：药物漏服、错服可直接影响治疗效果，甚至会引发严重不良事件。因此，在临床治疗中，须对患者及其家属进行必要的用药教育。

发生药物漏服的情况时，可根据不同药物和疾病特点，采取相应的补救措施，如可补服或少服1次。对于有特殊要求的药物，如口服避孕药，若漏服1次，则需在发现时立即补服；若漏服2次，则需在2d内连续加倍服药，然后按医嘱规定开始新的疗程；但对于地高辛等毒性较大的药物，如漏服后，不能补服，否则可能会导致中毒。

若不慎错服，则需尽快明确错服的药物名称、用量，迅速采取有效的解救措施。例如，错服巴比妥类镇静催眠药、抗焦虑药、抗精神病药、抗胆碱药等时，易造成中毒。一般需要多饮水促进排泄，同时必须注意观察病情变化。若出现错服一般毒性药品且剂量超出正常用量范围、错服患者具有过敏史的药品、或将外用药品内服等情况，应视反应程度给予有效解毒药，同时采取催吐、洗胃或灌肠等措施。必要时，可行血液透析以清除体内药物，同时采取对症支持治疗。

(2)药物与放射检查、实验室检查指标之间的关系：有些药物由于其药理学或毒理学的影响，进入人体后可引起人体生理、生化和病理方面的复杂变化(这些变化并非原发病所致)，从而影响临床检验结果；另一些药物，由于其物理化学性质可与检验试剂发生反应，从而干扰检验结果，出现假阳性、假阴性或多种无法解释的结果。例如，使用含碘造影剂后，因碘的半衰期特别长，故其在体内的残留量对甲状腺功能检验，产生“假阳性”结果的时间可长达数年。所以，临床药师与患者建立良好的沟通关系，帮助患者明确说出完整的用药史，以供临床更科学、更准确地解释和判断检验结果，对于正确选择用药，提高医疗质量、改进检验方法等均具有重要意义。

(3)特定药品的用药交代：特定药品主要指①使用不当会产生高度危害性的药物，如胰岛素、镇痛药、肝素、毒麻药、精神药品等；②拆零药品；③医院自配制剂。

由于特定药品易引发安全隐患，医务人员在发放过程中需特殊交代，特别是对高危害性药物的使用可通过提供药品标示单加以说明。其主要内容应包含患者姓名、性别、药品名称、药品单位含量与数量、用法与用量、调剂(或交付)日期、警示语等保证用药安全的必需信息。

(4)患者用药效果自评：医务人员应告诉患者所服药物的预期效应和起效时间，让患者学会自己评价治疗效果，以避免患者因去病心切，在用药疗程不足或药物起效前就加量或停药、换药，甚至反复到多家医院就诊，导致精力、费用的浪费和治疗的延误。

药物发挥药效的时间长短不一，如急救药品肾上腺素会即刻显效，而部分普通药品起效缓慢；另外，治疗同一疾病的不同药物，起效时间也不尽相同。例如，降糖药的作用可受饮食和内生血糖等因素的影响，强效降糖药格列本脲(优降糖)，患者初用时多于1d起效，3～5d血糖下降明显；中效降糖药格列齐特缓释片，血糖约从服药7d开始下降；短效降糖药瑞格列奈片、格列吡嗪片、格列喹酮片等，虽可即时降低餐后血糖，但血糖总体水平的下降需3d左右。因此，告知患者服药后预计起效的时间是非常必要的，如发现疗效不好，应及时就诊，以免延误治疗时机。

(二)患者用药教育的方法

目前，用药教育方法众多。药师进行患者用药教育时，可以使用药品的一般资料和信息，针对不同的患者，选择适当的教育方法，以便为患者提供优质的用药咨询和辅导。

1. *个例示范法*　用典型病例教育患者，将不合理、不适当用药导致的一般不良反应病例举例给病人，使其接受经验或教训避免重复发生。

2. *媒介传播法*　运用现代化的信息传播媒介和途径开展多方位、多层次的患者用药宣传教育，使患者能够在日常生活中潜移默化地了解并掌握药物知识，也可以使患者在就诊前后有针对性地了解、掌握就医、防病、用药的知识。

3. *座谈讨论法*　组织患者或其家属定期进行用药专门讨论，参与者可就自己的经历、体会、经验、教训启发他人，教育自己。目前，不少医疗单位建立的哮喘之家、糖尿病之家、癌症之家等活动，即为患者与患者间、患者与医师间的防病治病信息交流、患者用药过程中的经验交流，提供了便利。通过座谈讨论，患者在发现治疗过程中潜在不合理因素同时，还可相互鼓励，树立战胜自我、战胜疾病的勇气和信心，更好地提高生活质量。

4. *咨询法*　指患者针对自身所患疾病而进行的有关药物治疗信息的咨询。医师、护士、药师都可能成为被咨询的对象。而满意的咨询效果，不但取决于医护药人员的态度、责任心，更取决于对有关用药知识的掌握了解，用药经验的总结及专业水平能力。

5. *专题讲座法*　组织患者或其家属参与针对性强、浅显易懂的科普式专题讲座来实现对患者的用药教育。患者可通过专家的科普讲座，获得自己需要的医学信息。

6. *科普读物*　随着人们知识水平的提高及自我保健意识的增强，组织专家编写类似“家庭医师”、“家庭药箱”等科普读物，可最大限度地满足人们对医疗保健知识的需求。

7. *集中教育*　指完全投入的病患用药教育，是获得用药知识和有关技能的方法之一。时间以7～10d为宜，地点应选择舒适自然的场地，受教育者由病情、病种相似者组成。其目的是营造一种社交的娱乐氛围和“非治疗性”的环境，使参加者感到自由和独立。

在众多可用的教育方法中，药师必须为患者选择适宜的方法，选择过程中需充分考虑教育的场所、患者接受程度、患者个人的学习方式、患者的健康教育水平、患者的需求及身心状态。此外，可选择单一的教育方法，也可是多种教育方法相结合。在为有特殊需求的患者提供用药教育时，还需注意以下事项。

(1)为有理解障碍的患者提供用药教育：需通过简单的解释、避免使用难以理解的词汇、让家庭成员或社区服务者参与、应用各种教育方法和辅助工具等。

(2)为残疾患者提供用药教育：需注意到残疾患者的特征、保持尊重，给予额外的时间、强调非语言的沟通等。

(3)为重症患者提供用药教育：确定患者的需求，为患者提供疾病、治疗选择和治疗风险等相关信息，鼓励患者参与治疗，为患者家属及看护人员予以情感支持等。

(4)为老年患者提供用药教育：考虑患者对衰老的感觉和态度，有规律地进行药物综述并随时关注患者的用药问题，教育其进行自我监测，强调用药依从性，用药教育时需将患者的家属和社区保障纳入。

(5)为孕期、哺乳期患者提供用药教育：考虑到患者对此特殊时期的感觉和态度，教育患者进行自我监测、定期监测，提供隐私保护，为患者家属提供相关教育。

(6)为小儿患者提供用药教育：保持亲和的态度，减消患儿对医疗环境及医务人员的内心恐惧感，主要为患儿家长及亲属提供用药教育，加强患儿用药依从性。

三、特殊患者的用药教育

特殊患者是指生理状态不同于健康成年人的人群或处于特殊时期的健康人，一般包括老年人、小儿、妊娠及哺乳期妇女、肝肾功能不全及从事特殊职业等人员。这部分人群由于其自身的生理、病理变化往往会影响药物的吸收、分布、代谢和排泄，同时也影响药物的效应和不良反应。

(一)老年患者用药教育

我国老年人一般指年龄在60岁以上的人群。随着年龄的增长，老年人的解剖、生理、生化功能发生许多与成年人明显不同的变化。由于药动学差异和老年人的个体差异较大，药物的有效剂量可相差数倍甚至十数倍。老年人如使用成年人剂量的药物时，可出现较高的血药浓度，使药物作用与不良反应增加。为稳妥起见，老年患者用药量应该为成年人的3/4，一般宜从小剂量开始逐步增加至有效剂量。此外，随着老年人肝、肾功能的减退，用药后易产生蓄积。因此，应严格遵守剂量个体化原则。如使用治疗指数小且毒性大(如地高辛)、具有非线性动力学(如苯妥英钠)的药物，或多药联合应用时，应进行治疗药物监测。

老年人常同患多种慢性疾病，而且具有用药疗程长、药物种类多、治疗依从性差等特点。此类人群用药，需明确适应证，简化给药方案，减少药物种类，并注意药物间的或潜在的相互作用，避免使用老年人禁用的药物，分析利弊后谨慎选用慎用药物，尽量避免和减少药物伤害。

随着老年人听力、视力、记忆力等功能的减退，对药品音似、形似等易混淆药品的识别能力减弱。在对此类患者进行用药交代时，需着重强调并建议完好保存药品外包装。此外，老年人记忆力衰退、自理能力差、用药种类多及用药依从性差等原因，也容易引发药物错服或漏服。对于老年患者，住院期间护士要亲自照顾服药，出院后要交代患者的家属帮助患者按时服药。老年人常易有情绪烦躁、失眠、高血压等症状，有些老年人为了防止焦虑及失眠症，需要长期服用镇静药。该类药物的不良反应是可发生抑郁，老年患者如长期服药，会导致焦虑转为抑郁的可能，出现倦怠、反应迟钝、情绪低落等症状。

老年人发生药物不良反应的概率较高，后果较严重。例如，使用降血压、扩血管等药物时，易发生直立性低血压，造成跌倒骨折等严重不良后果，应告知患者及家属采取特别防护；当使用中枢抗胆碱药盐酸苯海索片时，即使小剂量也会发生精神错乱；有痴呆症的老年人使用左旋多巴，可引起大脑兴奋，从而加重痴呆。用药时，医务人员应告知患者及其家属，注意观察老年人认知、情感等方面的变化。此外，老年人用药存在着误区，如其他患者使用效果好的药自己无医嘱情况下，也随意使用；认为药越补越好、越新越好、越贵越好；容易相信各类广告、药商的宣传、盲从买药；症状控制不佳时，随意加药、换药，症状缓解即停药；漏服后，下次加倍补服等。对此，医务人员需对老年人患者及其家属做特殊的用药教育，避免由认知误区带来的不必要损害。

(二)小儿患者用药教育

小儿按年龄分为新生儿期、婴儿期、幼儿期、学龄前期、学龄期、少年期等不同的生长发育阶段。

小儿的药动学和药效学特征与成人相比差异显著，不仅存在着量的差别，更具有质的差别。有些适合成人的药物，小儿可能禁用。为保证用药安全、合理，应依小儿身体的特殊性及药物在体内的药动学和药效学特点合理用药。同时，在用药期间向患儿家长进行用药教育是必不可缺的。

目前，我国小儿专用药品数量严重不足，其使用成年人药品的现象较为普遍。因此，在选用药物时，应优先考虑小儿专用药品。一般要求是能口服给药的就不需要进行注射治疗，多选用水剂（糖浆剂）、颗粒剂、或临时将药片压碎用糖水溶化后再服。宜选择半衰期较长的药，减少用药次数。注意选择适合小儿口味和颜色的药物。小儿的用药剂量计算方法有 3 种，包括根据体重计算、根据体表计算及根据成年人折算。与成年人比较，许多药物在患儿身上的反应存在很大个体差异，如药物的敏感性增加、高铁血红蛋白症、神经系统毒性反应、灰婴综合征、生长发育障碍、牙色素沉着等。所以，除按上述方法获得小儿用药剂量外，还要注意药物的个体化给药，最好是进行血药浓度监测。在联合用药时，应注意药物浓度的改变，及时调整用量。

小儿所处的特殊时期，认知、判断、表达等能力较弱。在用药期间，需向患儿家长告知有可能发生的药品不良反应，并密切监测。例如，新生儿胆红素与白蛋白的亲和力易受磺胺类、阿司匹林和人工合成维生素 K 等药物的影响，服用此类药物的新生儿，血中可出现大量游离的胆红素，由于新生儿血-脑屏障不健全，易导致核黄疸。

（三）妊娠期和哺乳期妇女用药教育

由于妊娠期妇女产生一系列的生理变化，尤其是从胎儿胎盘的形成，到妊娠妇女因患疾病需要使用药物治疗期间，需考虑孕妇生理变化对药物作用的影响和药物对胎儿带来的可能损害。因此，为了实现妊娠妇女的安全用药，需了解妇女妊娠期药动学的特点，注意选择对胚胎、胎儿无损害性、而对孕妇所患疾病最有效的药物。医务人员在为妊娠期妇女选药时，应充分权衡药物对孕妇疾病的治疗与对胎儿可能导致的损害之间的利弊，可用可不用的药物尽量不用，必须用药时优先选择毒性小、对胎儿影响小的治疗药物。应教育患者及其家属在妊娠早期（3 个月以内）尽量避免使用任何药物，尤其是 C 级和 D 级药物（表 10-1）。若必须用药时，应有明确用药指征，且尽可能使用妊娠期间推荐使用的药品；同时需了解孕周数，最大限度的选择无致畸性的药品，并且宜采用单药品、低剂量、短疗程治疗。

表 10-1　美国 FDA 孕妇用药分级

分类	标准叙述
A 类	在有对照组的早期妊娠妇女中未显示对胎儿有危险（并在中、晚期妊娠中亦无危险的证据），可能对胎儿的伤害极小
B 类	在动物生殖实验中并未显示对胎儿的危险，但无孕妇的对照组，或对动物生殖实验显示有不良反应（较不育为轻），但在早孕妇女的对照组中并不能肯定其不良反应（并在中、晚期妊娠亦无危险的证据）
C 类	在动物的研究中证实对胎儿有不良反应（致畸或使胚胎致死或其他），但在妇女中无对照组或在妇女和动物研究中无可以利用的资料。药物仅在权衡对胎儿的利大于弊时给予
D 类	对人类胎儿的危险有肯定的证据，但尽管有害，对孕妇需肯定其有利，方给予应用（如对生命垂危或疾病严重而无法应用较安全的药物或药物无效）
X 类	动物或人的研究中已证实可使胎儿异常，或基于人类的经验知其对胎儿有危险，对人或对两者均有害，而且该药物对孕妇的应用，其危险明显的大于任何有益之处。该药禁用于已妊娠或将妊娠的妇女

对于哺乳期妇女，应当权衡用药的必要性和对乳儿可能造成的危害性，以决定取舍。应明确用药特征，选择进入乳汁最少，对婴幼儿影响最小的药物，尽量避免因哺乳用药而对乳儿造成危害。在用药期间，需指导哺乳期妇女注意用药和哺乳时间的间隔，可根据药物的半衰期长短调整用药和哺乳的最佳间隔时间。一般避免药物浓度高峰时受乳，或采取哺乳后用药，距离下一次哺乳最少间隔 4h 以上。当用药剂量过大或疗程过长时，为防止对乳儿产生不良影响，应监测乳儿血药浓度，特别是治疗指数低的药物，必要时暂停哺乳。此外，需防止发生妊娠期妇女需要进行药物治疗时，因担心药物对

胎儿产生影响而耽误用药，导致病情恶化，危及母儿生命的情况发生；或在用药时，忽视自己的月经史、未发现自己已受孕，而误用一些可能对胎儿有害的药物，造成不必要的损害。

(四)肝肾功能不全患者的用药教育

肝、肾是药物代谢与排泄的重要器官，肝、肾器质性病变会造成患者机体内环境和各系统脏器功能失调，一方面会使机体对药物的吸收、分布、代谢、排泄等发生变化，导致药动学改变；另一方面会使某些组织器官的受体数目和功能发生变化，改变机体对相应药物的反应性，导致药效学改变。对这类患者的用药教育应当引起重视。

对于肝功能不全的患者，尽量慎用经肝代谢且不良反应多的药物，改用主要经肾消除的药物；禁用或慎用可诱发肝性脑病、经肝代谢活化后方可起效的药物，如可的松和泼尼松等。同时，应注意降低剂量或延长给药间隔，从小剂量开始，谨慎逐渐加量。当必须使用有效血药浓度范围窄、毒性大或有肝毒性的药物时，应进行血药浓度监测及严密监护并评价应用药物的效益和风险。例如，肝衰竭并发弥散性血管内凝血(DIC)时，机体对抗凝血药(肝素、华法林等)的敏感性增高，剂量稍有不当，便可导致大出血。

对于肾功能不全的患者，避免选用毒性较大或长期使用有可能产生肾毒性的药物。仅在有明确用药指征时，选择使用较低浓度即可生效且毒性较低的药物、疗效或不良反应易判断的药物、经肾外代谢和排泄的药物。在必须使用有效血药浓度范围窄、毒性大、代谢产物在体内易蓄积的药物或对肾有毒性的药物时，应进行血药浓度监测，适当调整给药剂量。例如，选用经肾消除的药物时，应根据肾功能损害程度，调整给药方案。

对于此类人群，应告知患者严格遵医嘱用药，定期复查，做好随访，并将服药期间疾病发生的变化与不适及时与医师、药师反馈。

(五)慢性病患者

慢性病患者大多数需终身用药，而不同的慢性病根据疾病特点及所服药物特点的不同，患者用药教育的重点也不尽相同。因此，临床药师开展对于慢性病患者的用药教育具有重要意义。常见慢性病主要包括糖尿病、高血压、冠心病等30余种疾病，现以糖尿病患者用药教育为例。

抗糖尿病药物的种类繁多，各类胰岛素产品有十数种，患者极易混淆。药师应向患者说明所用治疗糖尿病药物的类别、作用特点、用药时间、作用时间，不同胰岛素的区分方法、可能发生的不良反应及减轻不良反应的措施等，以免患者用药错误引起不良事件，如曾有患者将短效胰岛素当长效胰岛素皮下注射后而引起低血糖反应。

治疗糖尿病药物的疗效易受患者饮食、运动、情绪、感染等多种因素影响，有必要向患者介绍影响血糖的可能因素，说明饮酒、吸烟与糖尿病药物间的相互作用。例如，盐酸二甲双胍与乙醇同服时，可增强盐酸二甲双胍对乳酸代谢的影响，易致患者出现乳酸性酸中毒，故服用盐酸二甲双胍时应尽量避免饮酒。

自我血糖监测(self monitor blood glucose，SMBG)是调整血糖达标的重要措施，也是减少低血糖风险的重要手段。糖化血红蛋白(HbAlc)是评价患者长期血糖控制水平的有效指标，也是指导医师调整临床治疗方案的重要依据之一。药师应向患者说明检测HbAlc的意义、标准的HbAlc检测方法及正常值范围、检测的间隔时间等信息。建议糖尿病患者开展自我血糖监测，明确血糖监测的目的、意义并辅导患者正确解读血糖监测的结果和应采取的相应措施等。

糖尿病患者需长期用药，家里一般备一定数量的药品。药品如保存不当，可变质、失效，甚至可能损害健康。药师应针对患者所用药物，向患者提供药品正确保存的条件、识别药品是否变质的方法，教育患者注意药品的有效期等。例如，胰岛素笔芯应储存在2～8℃的冰箱中，正在使用的药品应在室温下存放，启封后的胰岛素有效期为2～4周。

(六)从事特殊职业的人员

从事特殊职业的人员包括司机、高空作业者、精密仪器操作者、运动员等，此类人群的共同特点是需要高度集中注意力，运动协调，判断果断，反应灵敏，并有一定的预见性和应急处理能力。

由于药物潜在的安全隐患，使用后可能出现嗜睡、昏迷、眩晕、幻觉、视物模糊、辨色困难、多尿、平衡力下降等症状，都会影响人的反应能力。故对此类患者，选择治疗药物时应慎用以下药物：①可致困倦的药物，如部分抗感冒药、抗过敏药、镇静催眠药、抑酸药、抗偏头痛药；②可致眩晕或幻觉的药品，如部分镇咳药、非甾体抗炎药、抗病毒药、抗心绞痛药；③可致视物模糊或辨色困难的药品，如部分非甾体抗炎药、抗胆碱药、扩张血管药、抗心绞痛药、抗精神病药；④可致定向力出现障碍的药品，如部分镇痛药、抑酸药、避孕药；⑤可致多尿或多汗的药品，如利尿药、部分抗高血压药。

如果由于病情的需要而用药，应向患者说明服用方法、服用时间、可能产生的不良反应和注意事项，严禁自行随意用药。如司机服用含有中枢抑制作用的抗感冒药，应在睡前或休息 30min 前服用，2～4h 不能驾车，或选用对中枢神经抑制作用小的药物；患有糖尿病的司机，在使用降糖药物之后，血糖可一过性降低，影响判断力，应在服药后休息 1h 以上。如服药后出现身体不适等异常情况，应立即就诊，以免发生交通事故。

（张淑兰）

第五节　会诊工作

随着我国临床药学工作的深入开展，临床药师参与临床药物治疗，临床药师的作用日益受到临床重视，其受邀参加临床会诊的工作逐渐增多。临床药师参与会诊既是临床药师向医师学习临床思维的途径，也是临床药师为临床提供药学专业服务的方式。通过参与会诊工作，可提高临床药师参与临床药物治疗的临床思维能力，对医嘱用药合理性的分析评价能力，指导临床安全合理用药的能力。在临床会诊中，临床药师可利用药学专业知识技能及时发现问题，解决问题，通过参与会诊提出正确的用药方案，使患者受益，提高临床药物治疗水平。临床药师参与会诊工作，对临床药师的人才培养、促进临床药学工作的发展具有重要意义。

一、会诊的概念及其发展史

医师会诊(consultation of doctors)是由 2 个以上不同专科、有一定资历的医生共同诊断和治疗疑难病症的过程。药学会诊(drug consultation)是指药师利用自身药学专业知识，与临床医师、护理、检验、影像等卫生专业技术人员一起研究、讨论和解决临床中用药相关的问题，使患者用药达到安全、有效、经济、适当的目的。两者都是为了解决患者临床治疗问题。但药学会诊不包含诊断，它主要解决临床用药的相关问题，如药物遴选、用法用量、服药时间、给药间隔、用药疗程，以及与用药相关的临床监测项目及指标等内容。

药学会诊也是随着国内外临床药学的不断发展而形成的。美国的临床药学工作从 20 世纪 60 年代开始，70 年代出现了发展的一个分水岭。学者们开始研究药师为患者提供服务的效果，并进行经济学的比较和评价，出现了“生物-心理-社会医学”治疗模式。1990 年，提出了药学监护的概念，将临床药学的工作推向了新的高度。随着电子计算机的推广，临床药师应用计算机建立患者药历，监测药物相互作用，改进用药记录的存取，逐步开展药物咨询、药学会诊等工作。在美国，药物咨询与会诊并无严格区分。现代化的医疗体系中，临床药师可参与药物治疗，提供药学服务支持，如抗菌药物的应用、抗凝血药物的应用与监测、抗肿瘤药的使用及患者营养支持各成分的计算等，可在会诊过程中为医生提供合理用药的建议。

20 世纪 80 年代初，随着我国医药市场的开放和繁荣，药品管理的逐步规范，药动学、生物药剂学等新兴学科的设立，许多医院陆续开展了治疗药物监测，临床药师逐步开展药物咨询和会诊工作，临床药学学科在我国开始起步和发展。但在很长的一段时间内，我国的临床药学学科发展较慢，临床药师主要在实验室开展血药浓度监测，未直接参加临床药物治疗工作。2002 年 1 月，国家卫生部、中医药管理局联合发布的《医疗机构药事管理暂行规定》明确了临床药师的主要职责是“参与查房和会诊，参加危重患者的救治和病案讨论，对药物治疗提出建议，并设计个体化给药方案等”。2005 年，卫生部在全国设立了 50 家临床药师培训基地。2007 年，国家卫生部正式启动了医院临床药师制的试点工作。全国各地区三甲医院逐步将临床药师制纳入医院的核心制度，建立了临床药师参与临床会诊的制度。2011 年，国家卫生部颁布的《三级综合医院评审标准》提出了参加院内疑难重症会诊和危重患者的救治是临床药师重要的日常工作。2011 年 3 月，国家卫生部颁布的《医疗机构药事管理规定》明确提出了“医疗机构药师工作职责是参加查房、会诊、病例讨论和疑难、危重患者的医疗救治，协同医师做好药物使用遴选，对临床药物治疗提出意见或调整建议，与医师共同对药物治疗负责”。2012 年 4 月，国家卫生部颁布的《抗菌药物临床应用管理办法》(卫生部令第 84 号)也提出，“特殊使用级抗菌药物会诊人员由具有抗菌药物临床应用经验的感染性疾病科、呼吸科、重症医学科、微生物检验科、药学部门等具有高级专业技术职务任职资格的医师、药师，或具有高级专业技术职务任职资格的抗菌药物专业临床药师担任”，进一步以卫生部令的形式，明确了临床药师参与会诊的资格。近期，国家卫生部即将颁布的《临床药师管理办法》中明确了临床药师准入标准、工作模式、岗位责任和管理制度等，包括参与医疗团队的日常性医疗查房和会诊工作。在这些规定及政策的鼓励推动下，临床药师参与会诊将逐渐成为临床药师常态化的日常工作。

二、会诊分类

临床药学按会诊范围可分类为院内会诊（或科间会诊）、全院会诊、院外会诊等；根据患者病情急缓确定会诊时间，将会诊分为普通会诊和急会诊；按会诊形式可分类为现场会诊和远程会诊。

院内会诊：是由相关科室主管医师提出，填写会诊单，写明会诊要求和目的，经副高职称的上级医师同意，发出口头或书面邀请至药学部（药剂科）或临床药学室，一般需在48h内完成会诊工作。临床药师应按时参加会诊，可单独也可组成小组参加。单独参加会诊的临床药师，应具有高级专业技术职务的任职资格。但实际工作中，由于我国临床药学学科起步较晚，具有会诊能力的高级专业技术职称的临床药师较少。目前，国内各医院参与会诊的临床药师要求的技术职称级别，至少为资深的主管药师以上。

全院会诊：即多学科会诊。在现今学科越分越细的情况下，对一些疾病的诊断治疗往往不是一个科室能够完成或解决的，需要全院多学科合作、协作。通过高质量的全院大会诊，能提高诊断符合率、临床治愈率和抢救成功率。全院会诊一般由临床科室提出申请，病情疑难复杂且需要多学科共同协作的患者、突发公共卫生事件、重大医疗纠纷或某些特殊患者等应进行全院会诊。全院会诊由科室主任提出，报医务科决定会诊日期。会诊科室应提前将会诊病例的病情摘要、会诊目的和拟邀请人员报医务科，由其通知临床药师参加。会诊时，由医务科或申请会诊科室主任主持召开，业务副院长和医务科原则上应该参加并作总结归纳，应力求统一明确诊治意见。在临床各科室从诊断以及医学治疗方面提出建议时，临床药师从多学科的角度了解患者的疾病进展情况的条件下，需从药物在各个系统的作用机制和药动学方面为患者提供最佳的药物治疗方案。做好会诊记录，并由医师将会诊意见摘要记入病程记录。

院外会诊：由科室书写病情摘要，科主任同意，通过医务科请求院外临床药师会诊，应分别由相关大科主任或医务处安排会诊。院外大会诊，由医务科或医疗业务主管副院长或院长主持，由主持人归纳会诊意见，由提出会诊科室的主任组织实施。在一些基础较好的综合性医院，临床药师被邀参加院外药学会诊的机会较多，临床药师会诊完后可将一些典型案例带回本院并在科内进行学习和讨论，可丰富药学实践经验，提高临床药师能力。

急会诊：与普通会诊的差异在于处理急、危、重症病人。对于此类病人，经主治医师提出紧急会诊申请，并在会诊单上注明“急”字。急诊会诊可以电话或书面形式通知有关科室，在接到会诊通知后，相关人员应在10分钟内到位。药学急会诊常涉及各种危急病症的常用药品、特殊抢救药品、解毒对抗药品、抗菌药物，在透析情况下药物的调整，血液制品等特殊药品的推荐使用及其使用知识，危重症患者的营养支持治疗。会诊临床药师在签署会诊意见时，应注明到场时间并具体至分钟。

远程会诊：是一种临床药师利用电子邮件、网站、信件、电话、传真等现代化通讯工具，进一步确定治疗方案的会诊方式。20世纪50年代初，美国医疗界开始提出医疗服务个性化、人性化和家庭病床化的服务理念，为满足这些医疗服务需求，便诞生了医疗远程会诊服务。90年代初，临床药师远程会诊陆续开展起来。远程会诊使临床药师在无须患者到场的情况下，对患者的病情作出全面的、仔细的思考、总结和分析，从而制订科学、合适的用药方案，节省了时间。远程会诊诞生后，以其方便、快速、准确的服务特点，很快风靡美国医疗界并进一步扩展至整个欧洲。改革开放之后，我国逐渐开展了远程会诊医疗服务，但因我国医疗资源分布不均衡，大的医疗机构医师配备严重不足，工作压力巨大，任务繁重，影响了远程会诊的开展进度。临床药师远程会诊工作，也尚待开展。

三、临床药师参加临床会诊的步骤

1. *会诊前准备工作*　提前做好会诊前准备，切实提高会诊质量。接到医务科或临床科室的会诊通知，由药学部门负责人员或临床药学负责人员负责做好会诊前的准备工作，拟参加会诊药师应仔细阅读会诊单，重点了解患者病情报告与会诊目的，并通过医院信息系统（HIS系统），获取患者的住院病历，掌握病史资料，包括患者的一些辅助检查结果(生化、血常规及微生物药敏试验)。查阅相关资料，掌握与用药有关的信息，按照规定时间参加科室会诊。

2. *临床药师参与会诊过程*　临床药师应按时参加会诊。按照会诊流程，详细阅读病历，查看患者，参加会诊讨论，先仔细听取临床医师、护士对病情和疑难情况的介绍，病情评估及诊断，分析病情，了解药物治疗情况，评价治疗效果。在综合各专业科室的会诊意见后，及时发现用药治疗中最需要解决的问题，结合在会诊前的准备工作，客观、全面地提出对治疗用药的意见和建议。回答问题一定要谨慎有依据，对不确定的问题不能给出模棱两可的答案，防止因未综合考察整体情况或对问题理解不深入，对临床治疗产生误导。

临床药师会诊意见主要涉及用药相关问题，包括具体的药物选择与给药方案建议(剂量、给药方法、用药途径、给药间隔、疗程，主要不良反应与注意事项，药物相互作用与配伍禁忌等)、制定药学监护计划，对于特殊使用的药物如华法林，免疫抑制药环孢素、他克莫司等，临床药师要对患者进行用药教育，指导安全用药。

临床药师参加会诊所提出的意见，应如实记录于临床会诊单及药学会诊记录本上。无论是否被采纳，都需要对该患者的诊疗过程进行追踪，也可同时建立药历；如果发现药学会诊意见需要修改，应及时与相关医师联系，避免造成不良后果。

关于会诊意见的填写，一般由邀请会诊的临床科室填写会诊单，提交药学部主管部门，由参加临床会诊药师按照要求完成会诊。工作完成后在意见栏填写意见，然后签名交回邀请科室。国内外的临床药师对于会诊意见一般采用的书写方法是经过对患者主、客观资料进行全面总结分析，评估前期药物治疗效果，然后做出下一步的治疗计划。按照 SOAP 模式进行书写，可使初学者思路清晰，易于掌握。首先，需描述主观性资料，包括患者的主诉、病史、药物过敏史、药品不良反应史、既往用药史等；其次，选择适当的客观性资料，包括患者生命体征、临床各种生化检验值、影像学检查结果、血、尿及粪便培养结果、血药浓度监测值等；再次，药师通过对上述主、客观资料的了解，判断患者目前存在的主要问题，并分析前期药物治疗的效果，以便做出下一步合理用药决定；最后，制定治疗计划，明确写出对患者的进一步治疗意见，包括具体的药物选择与应用方案(剂量、给药方法、给药间隔、疗程)、检查项目、患者用药过程中应注意的事项及药学监护计划等。签上临床药师姓名，标注日期，必要时提供联系电话，以便于因病情变化需要讨论并修订下一步治疗方案。

3. *会诊后跟踪和随访*　会诊结束后，临床药师应对药学会诊相关内容进行补充和整理，包括临床专家对疾病的分析、判断、会诊中涉及的医药学知识、查阅的文献资料及药师对会诊患者疗效进行的跟踪情况。临床药师须与有关医师及患者保持联系，了解会诊时提供的药物治疗方案是否被采纳，疗效如何，有何不良反应等。此外，在这一过程中对患者的观察或修正会诊的意见等情况，也应进行记录写入药历，为以后可能遇到的类似情况积累经验。

四、会诊评价

我国的临床药学工作目前还处于起步探索阶段，相关的管理法规尚不健全，临床药学服务质量尚无统一的评价标准，对临床药师的管理无据可依。如何评价临床药师的会诊质量及其他的药学专业技术服务的质量，成为目前临床药师的管理体系中迫切需要解决的问题。临床药师接受临床邀请参与药学会诊及重症、疑难病患的用药方案制订，是临床对药师充分信任的体现，也是“以患者为中心”的“医、护、药”治疗团队合作模式中体现药师价值的重要行为。药学会诊考验临床药师解决实际问题的能力，需积累一定知识和经验的高年资临床药师才能承担此任务。药学会诊的结果，即患者的后续治疗结果，将直接体现临床药师的专业能力和实战能力。故对会诊质量进行及时的评价，有助于药师通过分析会诊质量，总结经验，进一步提升专业能力。必须通过多种形式对药学会诊进行评价，逐步建立科学的药学会诊评价体系，定期对药学会诊的内容设定指标进行回顾性分析。然而，目前的评价工作主要是在一定范围进行问卷调查，听取医护专家和患者的意见，同时进行一些自我评价。因此，仍需设计一套科学系统的方法，评价会诊质量和评估临床药师的会诊能力。

五、小　结

临床药师参与会诊工作还处于起始阶段，其思维方式、会诊意见的格式化、专业化、标准化、规范化、临床价值等，均有待进一步深入研究并加以制定和完善，会诊质量有待提高。随着临床药师制度的建立和逐步的健全，临床药师参与会诊，并与医师共同制订药物治疗方案将成为临床药学发展的主要方向。这就要求临床药师应重视临床药学知识和医学等相关专业知识的持续积累，不断提高临床药师技术能力和专业素质，具有挑战性的药学实践，在这一过程中不断总结，为患者安全、有效、经济、合理使用药物提供优良的药学专业技术服务。

（陈 杰 陈 孝）

参考文献

[1] 中国药学会医院药学专业委员会.中国药历书写原则与推荐格式[M].北京:人民卫生出版社,2012.

[2] Zierler-Brown S, Brown T. R, Chen D, et al. Clinical documentation for patient care: models, concepts, and liability considerations for pharmacists[J]. Am J Health Syst Pharm, 2007, 64(17). 1851-1858.

[3] ASHP guidelines on a standardized method for pharmaceutical care. American Society of Health-System Pharmacists[J]. Am J Health Syst Pharm, 1996, 53(14): 1713-1716.

[4] ASHP guidelines on pharmacist-conducted patient education and counseling[J]. Am J Health Syst Pharm, 1997, 54(4): 431-434.

[5] 胡晋红,蔡溱,孙华君.药学服务与全程化药学服务[J].药学服务与研究,2008,8(3):161-165.

[6] 李忠东,刘敏,赵志刚.临床药师建立"三种思维"的体会[J].药学服务与研究,2010,10(5):335-337.

[7] 卜书红,刘海涛,李平,等.我院临床药师药学服务质量评价体系的建立与实践[J].中国药房,2013,24(05):421-424.

[8] 卜书红,刘海涛,李莉霞,等.几类文档记录在临床药师工作中的应用[J].药学服务与研究,2008,8(6):468-470.

[9] 刘滔滔,钟小斌,陈龙英,唐双意,杨玉芳.临床药师药学服务考核评价系统初探[J].中国医院药学杂志,2008,28(19):1714-1716.

[10] 刘琦瑛,李艳艳.临床药师工作绩效化考核方法探讨[J].中国药业.2013.22(7):44-45.

[11] American Society of Health-System Pharmacists. ASHP guidelines on documenting pharmaceutical care in patient medical records[J]. Am J Health-Syst Pharm, 2003, 60(7): 705-707.

[12] 陈志东,陈燕.台湾的患者用药教育[J].中国药师,2011.14(11):1665-1666.

[13] 李瑶瑶.患者用药教育的探讨[J].内蒙古中医药,2012,3:42.

[14] 杨云珍.合理用药的健康教育[J].临床合理用药,2010,3(19):147.

[15] 余自成.药学监护中的药物咨询和患者用药教育[J].中国临床药学杂志,2007,6(S):318.

[16] 王璐.分析患者用药教育的内容和方法[J].中国中医药现代远程教育,2010,8(17):113-114.

[17] 杨世民.医院药事管理[M].北京:人民卫生出版社,2006.

[18] 吴杲,吴汉斌,曹尉尉,等.科学合理用药[M].北京:科学技术文献出版社,2013.

[19] 丁国华,高宏,孟松伟.合理用药评价[M].北京:化学工业出版社,2006.

[20] 刘治军、韩红蕾.药物相互作用基础与临床[M].北京:人民卫生出版社,2009.

[21] 冯端浩.药学服务沟通与实践[M].北京:人民军医出版社,2011.

[22] NaiduSjÖswärdK, AhlnerJ, etal. Metabolism of salbutamol differs between asthmatic patients and healthy volunteers. Pharmacol Toxicol, 2003, 92(1):27-32.

[23] HawkTL, Havrda DE. Effect of stress on international normalized ratio during warfarin therapy. Ann Pharmacother, 2002, 36(4):617-620.

[24] 李俊.临床药理学[M].4版.北京:人民卫生出版社,2011.

[25] 张石革.药学监护临床用药安全指南[M].北京:北京科学技术出版社,2012.

[26] 张为烈,王青山,尤兆雄.患者安全与合理用药[M].北京:人民军医出版社,2012.

[27] 姜远英,许建华,向明,等.临床药物治疗学[M].3版.北京:人民卫生出版社,2011.

[28] 张清志,樊德厚,等.护士必知的100个用药问题[M].北京:化学工业出版社,生物·医药出版分社,2010.

[29] 王育琴,常明,等.药学服务咨询[M].北京:北京科学技术出版社,2011.

[30] 张琳虹.药品储存管理条件的探讨[J].中国药物与临床,2009,9(10):967-969.

[31] 栾兆琳.如何处理过期药[J].大众健康,2012,7:51.

[32] 晨露.过期药品随处扔污染不亚于废电池[J].健康必读,2010:6.

[33] 董辉苒,苗瑞睿,苗健伟.药物对常用临床检验指标的影响[J].首都医药,2006(20):37-38.

[34] 侯佳勇.药物对常用临床检验指标的影响[J].海峡药学.2013,1(25):243-244.

[35] 孙秀芝.药物对检验结果影响机制与应对措施[J].中国保健营养.2012,11(13):453.

[36] 王怡,党丽娟,刘佐.医院门诊药房患者用药教育的实施探讨[J].中国药房.2007,18(22):1751.

[37] Melanie J. Rantycci 原著,段京莉主译.药剂师与患者沟通指南[M].2版.北京:人民军医出版社,2012.

[38] 蔡为民,吕迁洲.临床药学理论与实践[M].北京:人民卫生出版社,2012.

[39] 张礼菊.老年人的生理特点与合理用药[J].中国执业药师,2008,4(52):34-35.

[40] 高晨.老年人的生理特点与合理用药[J].继续医学教育,2006,20(28):15-17.

[41] 阚周密.小儿合理用药[J].中国实用乡村医生杂志,2006,13(1):52-53.

[42] 李焕德.临床药学[M].北京:人民卫生出版社,2012.

[43] 游泽山.孕产妇用药第一讲孕产妇用药原则[J].新医学,2002,33(2):110-111.
[44] 宋建国,乔海灵,明亮.临床药理学[M].郑州:郑州大学出版社,2005.
[45] 阮耀.肝功能不全患者的临床用药[J].中国现代药物应用,2009,3(15):136-137.
[46] 中华医学会糖尿病学分会.中国2型糖尿病防治指南[M].2010.
[47] 孙淑娟.国内外临床药师工作概况及SOAP模型在药师会诊中的应用[J].中国药物应用与监测.2010,7(05):309-311.
[48] 刘莉萍,颜涛,倪渊,等.药学会诊模式初探[J].中国药业,2010,19(14):57-58.

第 11 章

病例分析和用药实践

第一节　抗感染病例分析和用药实践

一、医院获得性肺炎病例

(一)病例介绍

1. *病史摘要*　患者女性，69 岁，体重 66kg，主因“发热伴咳嗽、咳痰 3d”于 2013 年 04 月 11 日入院。患者在我院干部科住院期间曾接触肺炎患者，出院 3d 后出现发热，体温 38℃，伴咳嗽、咳白色黏痰，自服“中药(羚羊粉)”1 次，当时体温降至正常，转天再次出现发热，自服“头孢类抗生素”1 次后，体温再次降至正常，1d 前患者体温升至 38.5℃，就诊于我院急诊。检血常规：白细胞计数 14.84×10^9/L，中性粒细胞比例 78.4%，胸部 X 线片示双肺纹理增粗，应用“头孢唑肟、注射用赖氨匹林”等抗感染及解热治疗后体温下降，患者仍有咳嗽、咳痰，为进一步诊治收入院，患者自发病以来，精神可，饮食尚差，睡眠可，大、小便无明显异常，体重无明显变化。既往“冠心病”“高血压病”多年，血压最高 180/100mmHg，长期口服“硝苯地平控释片”控制血压，自诉血压控制平稳；“抑郁症”病史多年，长期口服“西酞普兰、劳拉西泮及氟哌噻吨美利曲辛片”治疗，否认糖尿病病史，否认外伤史，否认输血史。

入院体检：体温 36.7℃，脉搏 88/min，血压 134/74mmHg，呼吸 16/min。两肺呼吸音粗，双肺可闻及广泛干、湿啰音。肾区无叩击痛，移动性浊音(－)。肠鸣音正常，双下肢不肿。

2. *入院诊断*

(1)肺炎。

(2)冠心病，心功能不全，心功能Ⅲ级。

(3)高血压病 2 级，很高危型。

(4)抑郁症。

3. *主要治疗药物*　见表 11-1。

表 11-1　主要治疗药物及使用情况

药理作用	药物名称	用法用量	用药时间
抗感染	哌拉西林钠他唑巴坦	4.5g，8h 1 次，静脉滴注	4 月 11～14 日
	左氧氟沙星注射液	0.5g，每日 1 次，静脉滴注	4 月 11～21 日
	亚胺培南西司他丁	0.5g，6h 1 次，静脉滴注	4 月 14～21 日
	头孢哌酮舒巴坦钠	3g，12h 1 次，静脉滴注	4 月 21～26 日
	氟康唑注射液	400mg，每日 1 次，静脉滴注	4 月 23～26 日
化痰	氨溴索注射液	30mg，每日 3 次，静脉注射	4 月 11～26 日
降血压	硝苯地平控释片	30mg，每日 1 次，口服	4 月 11～26 日
扩冠状动脉	单硝酸异山梨酯缓释片	30mg，每日 1 次，口服	4 月 11～26 日
抗血小板聚集	阿司匹林肠溶片	100mg，每日 1 次，口服	4 月 11～26 日
抗抑郁	西酞普兰片	20mg，每日 1 次，口服	4 月 11～26 日
	劳拉西泮片	0.5mg，每日 1 次，口服	4 月 11～26 日
	氟哌噻吨美利曲辛片	10.5mg，每日 1 次，口服	4 月 11～26 日

4. *主要治疗过程及转归* 患者入院后积极完善相关化验检查，初始给予哌拉西林/他唑巴坦针联合左氧氟沙星注射液广谱抗菌治疗3d，同时给予扩冠状动脉、降压、化痰、抗抑郁等对症支持治疗，患者仍存在发热，体温最高38.8℃，查C反应蛋白(CRP)97.2mg/L，病情无明显好转，痰培养回报为肺炎克雷伯杆菌，超广谱β内酰胺酶(ESBLs)阳性，对亚胺培南西司他丁、阿米卡星、头孢哌酮舒巴坦钠敏感，升级抗感染方案为亚胺培南西司他丁继续联合左氧氟沙星注射液治疗，患者体温逐渐降至正常，1周后患者病情稳定，降阶梯给予头孢哌酮舒巴坦钠治疗，4月23日患者痰培养回报有白色念珠菌生长，给予氟康唑抗感染治疗3d，复查血常规和肝、肾功能及CRP等，无明显异常，于4月26日出院。

(二)病例分析

1. *该患者肺炎的病因分类* 肺炎由于病原学检查阳性率低，培养结果滞后，病因分类在临床上应用较为困难，目前多按肺炎的获得环境分成社区获得性肺炎和医院获得性肺炎2类，有利于指导经验治疗。社区获得性肺炎(community acquired pneumonia，CAP)是指在医院外罹患的感染性肺实质(含肺泡壁即广义上的肺间质)炎症，包括具有明确潜伏期的病原体感染而在入院后平均潜伏期内发病的肺炎。而医院获得性肺炎(hospital acquired pneumonia，HAP)是指患者入院时不存在、也不处感染潜伏期，而于入院48h后发生的，由细菌、真菌、支原体、病毒或原虫等病原体引起的各种类型的肺实质炎症。该患者老年女性，基础抑郁症，为肺感染的易感人群，且曾在我院干部科治疗冠心病、高血压期间接触肺炎患者，出院3d后出现发热、咳嗽、咳痰，双肺听诊可闻及广泛干、湿啰音，血象升高，因此患者发病虽然在社区，但有医院获得性感染的接触史和潜伏期，仍应诊断为HAP。

2. *HAP的病原学及初始治疗方案的选择* 结合该患者一般情况尚稳定，为早发性发病，且未合并肝、肾等靶器官的损害，属轻中度HAP。常见的病原菌为肠杆菌科细菌、金黄色葡萄球菌，亦可为肺炎链球菌、流感嗜血杆菌、厌氧菌等。因此抗感染治疗需覆盖肠杆菌科细菌如肺炎克雷伯杆菌等，根据《医院获得性肺炎诊断和治疗指南(草案)》(以下简称指南)，推荐使用第二、三代头孢菌素、β-内酰胺类/β-内酰胺酶抑制药，如β-内酰胺类药物过敏可选择喹诺酮类。考虑到我院细菌微生物室反馈ESBLs(+)的肠杆菌科细菌约占50%以上，因此，给予哌拉西林/他唑巴坦针抗感染治疗，可以覆盖产ESBLs的肠杆菌科细菌。患者虽为HAP，但在社区发病，不完全排除同时合并社区获得性感染的因素，加用左氧氟沙星覆盖肺炎支原体等CAP常见的非典型致病菌。因此，初始给予哌拉西林钠他唑巴坦联合左氧氟沙星的治疗方案是合理的。

3. *抗感染治疗方案的调整* 患者经哌拉西林钠/他唑巴坦联合左氧氟沙星抗感染治疗3d，体温仍在38℃上下波动，且咳嗽、咳痰症状仍无明显改善，医师与药师分析不能除外医院获得性多重耐药革兰阴性菌的感染，4月14日痰培养回报为多重耐药的肺炎克雷伯杆菌，根据药敏试验结果升阶梯治疗给予亚胺陪南西司他丁抗感染治疗是恰当的。用药2d后患者体温降至正常，咳嗽、咳痰好转，听诊双肺可闻及少量湿啰音，治疗1周后，为防止亚胺培南西司他丁长期使用继发二重感染，参照药敏试验结果给予头孢哌酮钠舒巴坦降阶梯抗感染治疗是恰当的。

4. *抗感染治疗的疗程* HAP抗感染的疗程应个体化其长短取决于感染的病原体、严重程度、基础疾病及临床治疗反应等。指南中指出，流感嗜血杆菌10～14d，肠杆菌科细菌、不动杆菌14～21d，铜绿假单胞菌21～28d，金黄色葡萄球菌21～28d，其中MRSA可适当延长疗程。卡氏肺孢子虫14～21d，军团菌、支原体及衣原体14～21d。该患者痰培养明确为肠杆菌科的肺炎克雷伯杆菌感染，因此抗感染治疗的疗程应至少2周。

5. *氟康唑应用的合理性* 4月23日患者痰培养查见白色念珠菌，念珠菌是人体口腔、上呼吸道、肠道及阴道寄生的正常菌群，因此，痰培养查见白色念珠菌并不能作为侵袭性真菌感染诊断的依据。《2011年念珠菌病诊断与治疗的专家共识》中提到：念珠菌感染最常见的高危因素包括念珠菌定植、接受广谱抗菌药物治疗、使用中央静脉导管、全胃肠外营养、胃肠道或心脏外科手术、住院时间延长、入住ICU、烧伤、早产、中性粒细胞减少、全身应用糖皮质激素、HIV感染、糖尿病等。患者为老年，接受了11d的广谱抗菌药物治疗，仅具有1项高危因素，使用氟康唑的证据不足，可给予制霉菌素片口含及口腔护理等措施改善。但医师不能除外继发念珠菌感染的可能，主张使用氟康唑治疗3d后停药。

(三)药学监护

1. 患者存在发热、咳嗽、咳痰等肺感染的表现，应监测患者的体温、血白细胞及中性粒细胞变化、CRP等感染相关的指标，以及临床症状改善情况。

2. 临床药师应指导患者正确留取痰培养标本，于清晨清水漱口后，咳出深部痰及时送检，以提高标本培养的阳性率。

3. 患者有冠心病、高血压，应注意监测患者住院期间的血压及心电图变化，注意抗菌药物特别是喹诺酮类药物使用时对患者心率的影响。

4. 患者存在抑郁症，长期口服抗抑郁药物治疗，应注意抗抑郁药物不能擅自停药，否则会导致戒断症状。

5. 患者为在使用哌拉西林钠他唑巴坦治疗前应反复追问患者是否有药物过敏史，特别是β-内酰胺类药物过敏史，使用前应进行皮试，皮试阴性方可使用。

(四)总结

患者老年女性，该患者出院诊断为医院获得性肺炎、冠心病、高血压病3级，很高危型、抑郁症。应用抗菌药物指征明确，抗感染治疗方案基本恰当，用药剂量正确，用药时机及疗程均恰当，但在氟康唑使用的指征上，药师认为仍有不当之处。

二、复杂性尿路感染病例

(一)病例介绍

1. *病史摘要*　患者张XX，女，74岁，体重68kg，因“发热3d”于2012年12月21日入院。患者3d前在家无明显诱因下出现发热，未测体温，无畏寒寒战，无咳嗽咳痰，无胸闷气促，无恶心、呕吐，未就医，1d前患者午休时出现晕厥，晕厥时呕吐1次，为胃内容物，量较多，四肢稍冷，遂送我院急诊，测体温38.3℃，尿常规：白细胞卅/HP；血常规：白细胞计数10.20×10^9/L；中性粒细胞比例88.6%。考虑“感染性发热、尿路感染”，给予莫西沙星针及补液等治疗后患者神志清醒，体温稍有下降。发病以来，患者神志如上，精神一般，食欲缺乏，睡眠可，有尿频、尿急、尿痛，大便如常。体重无明显下降。既往高血压病病史6年，血压最高180/110mmHg，糖尿病史6年，冠心病病史7年，冠状动脉支架置入术7年，长期服用福辛普利、单硝酸异山梨酯缓释片、阿司匹林肠溶片、硫酸氯吡格雷片、阿卡波糖及瑞格列奈片等药物，未规律监测血压及血糖。

入院体检：体温36.7℃，脉搏84/min，血压127/57mmHg，呼吸20/min。两肺呼吸音清，未闻及啰音。肾区无叩击痛，移动性浊音(－)。肠鸣音正常。双下肢无水肿。

实验室检查(2012年12月21日急诊)：CRP>90.0mg/L；血常规示白细胞计数10.20×10^9/L，中性粒细胞比例88.6%；肾功能示肌酐130.4μmol/L；尿常规示尿蛋白卄，隐血卅，白细胞卅，镜下白细胞卅/HP；随机血糖17.9mmol/L。

2. *入院诊断*

(1)感染性发热(待查)：败血症？尿路感染？

(2)2型糖尿病。

(3)冠心病，心功能不全，心功能Ⅲ级。

(4)高血压病。

3. *主要治疗药物*　见表11-2。

表11-2　主要治疗药物及使用情况

药理作用	药物名称	用法用量	用药时间
抗感染	左氧氟沙星注射液	0.25g，每日1次，静脉滴注	12月21～24日
	美罗培南	0.5g，12h 1次，静脉滴注	12月24～31日
	哌拉西林钠他唑巴坦	4.5g，8h 1次，静脉滴注	12月31日～13年1月4日
降压	福辛普利片	20mg，每日1次，口服	12月21日～13年1月4日
稳定斑块	阿托伐他汀钙片	20mg，每日1次，口服	12月31日～13年1月4日
扩冠状动脉	单硝酸异山梨酯缓释片	60mg，每日1次，口服	12月31日～13年1月4日
抗血小板聚集	阿司匹林肠溶片	100mg，每日1次，口服	12月31日～13年1月4日
	硫酸氢氯吡格雷片	75mg，每日1次，口服	12月31日～13年1月4日
抑酸	泮托拉唑胶囊	40mg，每日1次，口服	12月31日～13年1月4日
降血糖	阿卡波糖片	50mg，每日3次(与三餐同服)，口服	12月31日～13年1月4日
	那格列奈片	60mg，每日3次(三餐前15min)，口服	12月31日～13年1月4日
	甘精胰岛素	14IU每日傍晚1次，皮下注射	12月31日～13年1月4日

4. *主要治疗过程及转归* 患者入院后在留取相关细菌学标本培养的同时，给予左氧氟沙星注射液初始经验性抗感染治疗3d，患者体温无明显下降，仍保持在38.5℃以上，尿路刺激症状无明显好转，12月24日尿培养回报为大肠埃希菌，ESBLs(＋)；亚胺培南西司他丁、美罗培南、头孢哌酮舒巴坦，头孢替坦敏感；头孢曲松，氨曲南，环丙沙星耐药。根据药敏结果调整抗菌药物为美罗培南继续抗感染治疗，患者于12月25日起体温逐渐下降，12月25日血培养回报为大肠埃希菌，ESBLs(＋)；亚胺培南西司他丁、美罗培南、头孢哌酮舒巴坦，头孢替坦敏感；头孢曲松，氨曲南，环丙沙星耐药。继续美罗培南抗感染治疗，患者于12月27日体温降至正常，尿路刺激症状好转，12月28日复查尿常规及肾功能均正常，于12月31日，停用美罗培南针，改为哌拉西林钠他唑巴坦4.5g，每8小时1次抗感染治疗。2013年01月04日因患者体温正常已10d，尿路刺激症状消失，连续2次复查血培养阴性，无其他不适而出院。

(二)病例分析

1. *复杂性尿路感染的治疗*

(1)复杂性尿路感染：指在以下情况基础上发生的尿路感染(①尿路有器质性或功能性异常，引起尿路梗阻，尿流不畅；②尿路有异物，如结石、留置导尿管等；③合并糖尿病)。复杂性尿路感染的并发症较多，最严重和致命的情况有败血症和肾衰竭。败血症的易患人群包括：老年患者、糖尿病、免疫抑制患者(例如器官移植受体)、接受化疗的肿瘤患者和接受皮质激素治疗的患者、艾滋病患者。尿脓毒血症的常见原因是尿路梗阻性疾病，如输尿管结石、尿路解剖异常、狭窄、肿瘤或神经源性膀胱功能障碍。

该患者有糖尿病史6年，高龄，突发高热，有尿频尿急尿痛，后出现晕厥，四肢稍冷，急诊查血白细胞明显增高，血CRP增高，尿常规示镜下白细胞卅/HP，胸腹部CT示：右肾小结石，尿培养及血培养均为大肠埃希菌，ESBLs(＋)，根据上述病史及检查结果，该患者为典型的复杂性尿路感染并发败血症。

(2)抗菌药物应用指征和时机：为了避免细菌产生耐药性，推荐一般情况先不使用经验性抗菌药物治疗，而要根据尿培养和药敏试验结果选择敏感抗菌药物。用于培养的检验标本必须在治疗开始之前获得。只有当患者病情危重，发生脓毒血症时，则应行经验性的抗菌药物治疗。抗菌药物的经验性治疗需根据临床反应和尿培养结果随时进行修正。因此，本例入院后采取血标本及尿培养后立即应用抗菌药物时机恰当。

(3)抗菌药物选择：尿路感染常见的致病菌为革兰阴性杆菌，其中最主要的是大肠埃希菌，约占门诊患者90％和住院患者50％，其次为副大肠埃希菌、铜绿假单胞菌、变形杆菌、克雷伯菌及其他杆菌。复杂性尿路感染的经验治疗推荐应用主要经肾排泄的氟喹诺酮类，也可选择氨基青霉素加β-内酰胺酶抑制药、第二代或第三代头孢菌素、或者氨基糖苷类(胃肠外治疗)。本例首选左氧氟沙星是符合指南要求的。但本例并发败血症，病情严重，加上急诊使用莫西沙星已3d，体温未明显下降，尿路刺激症状未减轻，应考虑容易发生少见或者耐药性更强的微生物感染，药师建议患者肾结石合并严重感染，可选用碳青霉烯类抗菌药物美罗培南覆盖产ESBL的肠杆菌科细菌感染。因此在左氧氟沙星治疗3d病情无明显改善后，医师采纳药师的建议给予美罗培南抗感染治疗。后来的尿培养及血培养也证实患者感染ESBLs＋的大肠埃希菌，对氟喹诺酮类药物不敏感。

患者应用美罗培南抗感染治疗后，病情明显好转，治疗1周，为防止美罗培南长期使用导致继发二重感染，根据药敏结果选择对产ESBLs的大肠埃希菌敏感的哌拉西林钠他唑巴坦继续足疗程抗感染治疗，治疗方案合理。

(4)抗菌药物的使用剂量：左氧氟沙星、美罗培南主要以原型经肾排泄，在应用临床使用时应根据肌酐清除率调整剂量。患者入院时于急诊查血肌酐值升高(Ccr＝35.90ml/min)，按照药品说明书，左氧氟沙星应给予250mg，每日1次的给药剂量，美罗培南应给予0.5g，12h 1次的给药剂量，在临床药师的协助下，患者给药剂量合理。

(5)抗菌药物应用疗程：根据指南，复杂尿路感染伴有下尿路症状的患者治疗时间通常为7d，有上尿路症状或脓毒症患者通常为14d。根据临床情况，疗程有时需延长至21d。结合该患者的病情，抗感染治疗的疗程应至少14d。

(6)复杂性尿路感染的预后：治疗的关键是要彻底，另外要注意复查。糖尿病患者肾盂肾炎痊愈后易复发，应注意外阴卫生，严格控制血糖，尿路感染经首次正确治疗后症状消失，应于停药后1～2d、第2周、第6周进行复查，以后也应定期复查。复查时，可先查尿常规，如尿沉渣检查异常则应做尿细菌培养。如果追踪期间尿菌落数≥10^5 CFU/ml 则需继续治疗。本例出院时，药师进行出院指导。

2. *糖尿病与尿路感染*　临床上发现，糖尿病血糖控制差者尿路感染的发生率高。通过控制血糖，不仅可以减少尿路感染的发生，而且，对于已感染患者可以提高机体的抵抗能力，改善尿路的内环境，使之有利于尿路感染的治愈。在用抗感染治疗的同时，应该监测血糖水平，评估患者糖尿病病情，必要时使用药物控制。血糖控制目标为：空腹血糖 6～7mmol/L，餐后 2h 血糖 8～9mmol/L，糖化血红蛋白＜6.5％。

（三）药学监护

1. 患者发热、尿频、尿急、尿痛，提示泌尿系统感染，同时不除外泌尿系统感染继发血流感染，需监护患者的体温、血白细胞变化、血培养、尿常规、尿培养的变化，及时根据细菌学培养调整抗菌药物治疗方案。

2. 患者泌尿系统感染，应指导患者正确留取清洁中段尿送尿培养，以提高细菌培养的阳性率，同时避免标本的污染。

3. 患者糖尿病，血糖控制不佳，入院时存在肾功能不全，临床药师计算了患者的肌酐清除率，并及时根据肌酐清除率调整抗菌药物的使用剂量。

4. 患者基础疾病较多，同时服用多种药物，需注意药物间可能存在的不良相互作用。

5. 患者老年女性，糖尿病合并泌尿系统感染，应密切监测血糖的变化，积极控制血糖，避免感染加重。

6. 患者应用双联抗血小板聚集药物治疗，医嘱为奥美拉唑片抑酸治疗以预防消化道溃疡的不良反应，临床药师提示医师因奥美拉唑可降低氯吡格雷的抗血小板作用，建议调整为与氯吡格雷无明显相互作用的泮托拉唑胶囊抑酸治疗。

（四）总结

患者老年女性，该患者出院诊断为尿路感染，败血症，2 型糖尿病，冠心病、心功能不全、心功能Ⅲ级，高血压。患者住院期间通过积极抗感染治疗，同时调整降糖方案积极改善血糖，以及降压、调脂、抗血小板聚集等对症支持治疗，尿培养转阴，血糖、血压控制基本平稳，准予出院。住院期间应用抗菌药物指征明确，选用抗感染药物基本合理，用药剂量正确，用药时机及疗程均恰当。

三、隐球菌肺炎病例

（一）病例介绍

1. *病史摘要*　患者男性，31 岁，BMI 21.1kg/m^2，因“咳嗽咳痰 20d，发热、气促 18d。”于 2012 年 06 月 14 日入院。患者于 20d 前疲劳后出现咳嗽、咳痰，痰为黄脓色，量较多，伴头晕，无鼻塞、流涕，无胸闷、气促，无胸痛、咯血，无畏冷、发热，无午后低热，无夜间盗汗，至当地医院就诊，给予“青霉素针、头孢曲松针”抗感染治疗后未见明显好转，18d 前患者咳嗽咳痰较前加重，伴发热（具体未测），伴胸闷、气促，伴畏冷、大汗淋漓，查胸部 X 线片示：“两肺感染性病变”，血白细胞 13.72×10^9/L；中性粒细胞 76.9％，CRP 43.6mg/L，抗菌药物先后改为“阿米卡星针、阿奇霉素针”抗感染治疗，仍未见好转，15d 前转至第二医院就诊，查血白细胞 11.67×10^9/L，CRP 70.5mg/L，CT 示“双上肺及右下肺感染”，先后给予“头孢呋辛针”，“头孢美唑针”及阿奇霉素针、莫西沙星片、左氧氟沙星针”等抗感染，“氨溴索”化痰等对症治疗后患者咳嗽较前好转，体温下降至正常，但气促无明显好转，复查 CT 提示病灶吸收不明显，停“头孢美唑针”改为“替考拉宁针”抗感染，患者自发病以来，神志清，精神可，睡眠及食欲佳，大、小便正常，近期体重下降 2kg 左右。患者既往体健，否认高血压、心脏病、糖尿病等慢性疾病，否认肝炎、伤寒、结核等传染病史，否认手术及外伤史，预防接种史随当地。

入院体检：体温 36.8℃，脉搏 96/min，血压 125/86mmHg，呼吸 20/min。无杵状指（趾），口唇和指端无发绀，叩诊右下肺音稍浊，胸壁无叩痛，听诊两肺呼吸音粗，右下肺可闻及吸气相细湿啰音。

辅助检查：①第二医院胸 CT 提示双上肺及右下肺感染；②血常规示白细胞计数 11.67×10^9/L，中性粒细胞比例 83.7％；③CRP 70.5mg/L。

2. *入院诊断*　肺部感染（待查）：细菌性肺炎？真菌性肺炎？肺结核？

3. *主要治疗药物*　见表 11-3。

4. *主要治疗过程及转归*　入院后给予完善相关检查，标准桃金娘油胶囊化痰等对症治疗，替考拉宁针 0.4g，静脉滴注，每日 1 次抗感染治疗，无明显好转。结核相关化验检查回报为阴性，为明确诊断，于 2012 年 06 月 18 日行经皮肺穿刺，术后病理示：隐球菌感染性肺肉芽肿性炎，于 6 月 20 日停用替考拉宁针，同时予氟康唑针 0.4g，静脉滴注，每日

表 11-3 主要治疗药物及使用情况

药理作用	药物名称	用法用量	用药时间
抗感染	注射用替考拉宁	0.4g,每日 1 次,静脉滴注	6 月 13～19 日
	氟康唑注射液	0.4g,每日 1 次,静脉滴注	6 月 20～27 日
化痰	标准桃金娘油丸	0.3g,每日 3 次,口服	6 月 13～28 日

1 次抗隐球菌感染治疗。6 月 21 日脑脊液穿刺送检脑脊液常规、生化无特殊,隐球菌(－)。6 月 27 日患者一般情况可,无诉咳嗽咳痰等不适,准予出院,出院后继续口服氟康唑胶囊 400mg,每日 1 次治疗。

(二)病例分析

1. *初始使用替考拉宁的合理性评价* 患者咳嗽、咳痰、发热伴气促 20d,血常规及 CRP 均明显增高,胸 CT 提示肺感染,外院应用多种广谱抗菌药物治疗 20d,病情略有好转,但胸 CT 提示肺部病灶吸收不明显,不完全除外合并耐甲氧西林金黄色葡萄球菌(MRSA)感染的可能,因此初始使用替考拉宁是合理的。但患者仍不除外合并真菌感染或肺结核,需继续完善结核相关检查化验等,必要时可行肺活检明确病理。

2. *肺隐球菌病的流行病学特点* 肺隐球菌病(pulmonary cryptococcosis)是由新生隐球菌感染所引起的亚急性或慢性深部真菌病。近年来,其发病率有逐渐增加的趋势,这除了人们对肺隐球菌病认识上的提高和诊断技术的改进外,也与抗菌药的广泛应用、恶性肿瘤的放疗、化疗、器官移植、获得性免疫缺陷综合征(AIDS)的流行、人群老龄化和糖皮质激素的使用增加密切相关。致病菌主要是新生隐球菌,该菌广泛存在于土壤与鸽粪中。隐球菌可以感染人体的任何组织和脏器,最常见的部位是中枢神经系统,其次为肺部和皮肤。目前,在免疫抑制患者中,隐球菌感染的发病率为 5%～10%,在艾滋病(AIDS)患者中,隐球菌的感染率可以高达 30%;而在免疫功能正常的人群中,隐球菌的感染率约为 1/10 万。

该患者为典型的新型隐球菌肺炎病例,劳累受凉后发热,咳嗽咳痰,有气促,在院外先后给予多种抗菌药物治疗,体温下降,但咳嗽咳痰症状改善不明显,后因 CT 示肺部病灶未见明显好转,结合患者院外多种抗菌药物用药史并结合患者中性粒细胞、CRP 偏高及肺部 CT 等资料,不排除肺部隐球菌感染合并细菌感染。可能是劳累导致肺部细菌感染,后免疫力低下造成的新型隐球菌肺部感染。询问患者生活史,患者家顶楼有人饲养鸽子,自家窗台有鸽子粪便。与鸽子亲密接触是隐球菌感染最主要的途径,造成了隐球菌在患者免疫力低下时致病。

由于新型隐球菌发病无特异性,且发病比率较低,容易受到忽略,常不能及时诊断,部分患者可引发隐球菌性脑膜炎等其他部位感染,尤其是隐球菌脑膜炎的病死率较高。该患者积极行腰椎穿刺排除了隐球菌脑膜炎。

3. *基于肺隐球菌病诊疗指南* 评估治疗方案 依据我国《隐球菌感染诊治专家共识》及 IDSA《肺隐球菌病治疗实践指南》(2010),免疫功能正常的患者,按照无症状、轻至中症状和重症患者以及合并隐球菌脑膜炎等病情严重程度分级来确定治疗方案。该患者既往体健,否认 AIDS、糖尿病、晚期肿瘤、系统性红斑狼疮(SLE)、器官移植等合并疾病,且入院后查 B 淋巴细胞、CD3、CD4、CD8 淋巴细胞亚群及补体 C3、C4、多种免疫球蛋白等免疫功能相关指标均在正常范围内。结合患者的症状体征,该患者属轻至中症状的肺隐球菌病患者,其治疗目的为治愈感染并预防感染播散至中枢神经系统。推荐首选氟康唑每日 0.2～0.4g,静脉或口服给药,疗程 6～12 个月;氟康唑不能耐受者,可考虑伊曲康唑溶液 200mg,口服,12h 1 次,或伏立康唑 200mg,口服,12h 1 次,或泊沙康唑 400mg,口服,12h 1 次,疗程均为 6～12 个月。

该患者 6 月 20 日给予氟康唑注射液,每日 0.4g,治疗后患者复查 CT 示肺部感染灶较前明显吸收,无咳嗽咳痰,遂给予带药出院。

(三)药学监护

1. 替考拉宁的给药方法。替考拉宁特点与万古霉素相似,但由于血清蛋白结合率高,需给予负荷剂量。常用的给药方法为负荷量 1 次 400mg,12h 1 次,共给药 3 次;维持量为 1 次 400mg,每日 1 次。由于患者在入院前已经使用替考拉宁治疗 3d,因此替考拉宁无须给予负荷剂量,给予 400mg,每日 1 次的维持剂量即可。

2. 替考拉宁为糖肽类抗菌药物,抗菌谱与万古霉素相似，肾毒性较万古霉素小。患者青年男性，既往体健，入院肾功能无明显异常，但用药过程中仍应监测患者的血肌酐变化。

3. 患者确诊隐球菌感染后，需足疗程使用氟康唑抗感染治疗，因此，应注意氟康唑与其他药物可能存在的不良相互作用。氟康唑为肝药酶 P450 的抑制药，可影响多种药物的代谢（如华法林、苯二氮䓬类药物、茶碱等），使药效增强，不良反应增加。因此应嘱患者在服用氟康唑期间，如需合并应用其他药物应在医师和药师的指导下使用，并仔细阅读药品说明书。

（四）总结

该患者诊断隐球菌感染明确，选用治疗药物合理，患者出院后需继续应用抗隐球菌药物氟康唑，鉴于肺部隐球菌病用药疗程的长期性和必要性，临床药师向患者强调长期正规治疗的重要性。此外，服药期间，应定期复查肝、肾功能，一旦发现有异常情况要及时就诊，以便及时处理。

（王春革　任海霞）

第二节　心血管疾病病例分析和用药实践

一、急性心肌梗死合并心房颤动病例

（一）病例介绍

1. *病史摘要*　患者男性，54 岁，身高 168cm，体重 70kg，因“心前区阵发性绞痛 10 年，持续性绞痛 10h”于 2013 年 01 月 15 日入院。患者 10 年前无明显诱因心前区阵发性绞痛，持续数分钟，未诊治。2 年前胸痛发作逐渐频繁，于本院心内科就诊，服用药物治疗（具体不详），症状缓解。2013 年 01 月 15 日凌晨，患者无明显诱因突发心前区持续性压榨样疼痛，伴大汗淋漓、双上肢乏力，立即到某市中医院就诊，心电图示快速房颤，ST 段下移，肌钙蛋白＜0.30ng/ml，诊断为“急性冠状动脉综合征，阵发性心房颤动”，给予氢氯吡格雷、阿司匹林、低分子肝素治疗，持续性胸痛未缓解，为进一步治疗收入院。既往高血压病史 5 年余，血压最高 165/100mmHg 左右，未服药控制，平时未监测血压。

入院体检：体温 36.5℃，心率 104/min，律齐，呼吸 20/min，血压 162/90mmHg，专科检查未见明显异常。辅助检查示血钾 4.07mmol/L，肌酐 94μmol/L，谷草转氨酶 117.9U/L，乳酸脱氢酶 268U/L，超敏肌钙蛋白 I 定量 16.56ng/ml，肌红蛋白定量 968.28ng/ml，肌酸激酶 1704U/L，肌酸激酶同工酶定量 122.46ng/ml。2013 年 01 月 15 日外院心电图示快速心房颤动，ST 段下移。本院心电图示：窦性心律，V_1～V_4 QS、ST-T 倒置双向。

2. *入院诊断*

(1)急性前壁心肌梗死，Killp Ⅰ级，阵发性快速心房颤动。

(2)高血压 2 级，极高危组。

3. *主要治疗药物*　见表 11-4。

表 11-4　主要治疗药物及使用情况

药物名称	用法用量	用药时间
阿司匹林肠溶片	100mg，每日 1 次，口服	第 1～10 日
氢氯吡格雷片	75mg，每日 1 次，口服	第 1～10 日
低分子肝素钠注射液	0.4ml，每日 1 次，皮下注射	第 1～5 日
奥美拉唑肠溶胶囊	20mg，每日 2 次，口服	第 1 日
泮托拉唑肠溶片	40mg，每日 1 次，口服	第 2～10 日
美托洛尔片	12.5mg，每日 2 次，口服	第 1～10 日
培哚普利片	5mg，每日 1 次，口服	第 1～10 日
阿托伐他汀钙片	40mg，每日 1 次，口服	第 1～10 日
胺碘酮注射液	900～1800mg，每日 1 次，持续微泵	第 2～5 日
胺碘酮片	200mg，每日 3 次，口服	第 4～10 日
呋塞米注射液	20mg，每日 1 次，静脉注射	第 4～7 日
去乙酰毛花苷注射液	0.2mg，每日 1 次，静脉注射	第 4～7 日

4. *主要治疗过程及转归* 患者2013年01月15日行急诊经皮冠状动脉介入治疗(简称PCI),于前降支近端置入1枚紫杉醇洗脱支架,术中血压偏低,心电监护示频发室性期前收缩。2013年01月16日08时30分心电监护示心房纤颤,心率170/min,为控制心室率将胺碘酮注射液300mg溶解到5%葡萄糖注射液44ml中,以15ml/h速度持续微量泵输注1.8g。23时患者诉右下肢静脉穿刺处疼痛,局部轻微红肿,予50%硫酸镁湿敷,并将注射部位换为左上肢。2013年01月17日心电图示心房纤颤,心率134/min,血压90/60mmHg,继续胺碘酮注射液持续微泵1.2g,10时20分患者诉穿刺部位疼痛伴轻微红肿,给予硫酸镁湿敷,临床药师建议将输注速度调至8ml/h。2013年01月18日心电图示心房纤颤,给予胺碘酮注射液0.9g,8ml/h输注,并给予盐酸胺碘酮片0.6g。16时30分患者出现胸闷气促、呼吸困难,双肺闻及少量湿啰音,心率150/min,给予呋塞米注射液20mg,去乙酰毛花苷注射液0.2mg,症状缓解。2013年01月19日心电图仍示心房纤颤,给予胺碘酮注射液0.9g,8ml/h输注,同时给予盐酸胺碘酮片0.6g。生化检查示:B型脑利钠肽前体5566pg/ml,血钾4.63mmol/L,继续给予呋塞米利尿,去乙酰毛花苷注射液控制心室率。患者仍诉穿刺部位疼痛,将输注部位改为右上肢,以8ml/h输注。2013年1月20日患者双侧手臂及右侧小腿均出现严重静脉炎,临床药师考虑为胺碘酮引起严重静脉炎,建议停用胺碘酮注射液,改用口服,并给予土豆片局部湿敷。心电监护提示患者仍有心房颤动、心房扑动,心率119/min,呼吸24/min,血压99/74mmHg。建议复查血钾,结果示血钾3.8mmol/L。建议补钾,给予口服10%氯化钾溶液30ml。2013年1月21日血钾4.39mmol/L。2013年1月24日患者双上肢和右下肢静脉穿刺部位红肿较前明显缓解。2013年01日25日出院。

(二)病例分析

该患者急性冠状动脉综合征,及时开通冠状动脉,给予血流灌注是治疗的关键,术后给予抗血小板、降低心率、降脂稳定斑块等治疗可以降低再入院率和死亡率,并改善预后。患者急性心肌梗死伴心房颤动,控制室率也是基本治疗之一,因此静脉应用胺碘酮减慢心率为专家推荐手段。

患者双联抗血小板治疗联合抗凝血治疗,患者为消化道出血的高危人群,是可以使用PPI护胃的。医师选择了奥美拉唑肠溶片,而奥美拉唑肠溶片是CYP 2C19的酶抑制药,与氢氯吡格雷存在相互作用。氢氯吡格雷需经CYP 2C19两步代谢得到活性代谢产物,与奥美拉唑合用将使活化的氢氯吡格雷大大减少,血栓风险相应增加。临床药师建议将奥美拉唑肠溶片改为泮托拉唑肠溶片,因为泮托拉唑肠溶片与CYP2C19亲和力较低,且具有二相代谢途径,当有其他药物与之竞争代谢酶时,它将通过另一条途径进行代谢,药物之间相互作用较少。医师接受建议。

患者在使用胺碘酮注射液的过程中出现了严重的静脉炎。胺碘酮注射液pH较低,且本身对血管具有一定的刺激作用,高浓度持续输注,且在输液操作上不加注意的话,易发生静脉炎。根据文献,静脉输注胺碘酮浓度>3mg/ml时,易引起外周静脉炎,如需静脉滴注超过1h,浓度不应高于2mg/ml,初始滴注速度不超过30mg/min,静脉滴注时间最好不超过3～4d。该患者胺碘酮注射液浓度为6mg/ml,给药速度为8～15ml/h(1.3～2.5mg/h),输注浓度较高,且连续静脉用药4d,时间较长。此外,选择下肢静脉和上肢较细小的静脉输注胺碘酮,也是发生静脉炎的原因之一。

该患者静脉连续使用胺碘酮注射液4d心房颤动未转为窦性心律,心率仍未达到控制目标,与未给予负荷剂量有一定关系。胺碘酮静脉使用必须给予负荷剂量,单纯使用小剂量静脉滴注不能在短时间内发挥作用,静脉给予负荷量能较早实现组织分布,这样能缩短起效时间,较快地控制心律失常,且在心律失常得到控制时体内胺碘酮蓄积小于单用口服负荷法。胺碘酮静脉注射负荷量为3mg/kg,然后以1～1.5mg/min静脉滴注维持,6h后减至0.5～1mg/min,每日总量1200mg,最大不超过2～2.2g;以后逐渐减量。该患者初始给药速度为15ml/h(1.5mg/min),未给予负荷量,如给予负荷量应为210mg,10min输注入体内,根据该患者使用的胺碘酮的浓度(6mg/ml),初始速度应调至210ml/h(21mg/min),微泵10min。接着可以10～15ml/h(1～1.5mg/min)微泵6h,再改为5～10ml/h(0.5～1mg/min)持续微泵。这样胺碘酮起效较快,可缩短静脉使用时间,减少静脉炎的产生。另外可用5%葡萄糖注射液稀释至1～2mg/ml后外周深静脉给药,给药方法为:首剂将210mg胺碘酮溶于5%葡萄糖注射液100ml,以600ml/h的速度微量泵静脉给药,10min内完成;再将胺碘酮注射液 900mg 溶于 5%葡萄糖注射液 500ml，浓度为 1.8mg/ml，另外 450mg 胺碘酮溶于 5%葡萄糖注射液 250ml（该给药方法 1d 内共给予胺碘酮约 1500mg）。前 6h 约 45ml/h 微量泵静脉给药，后 18h 后约 25ml/h 微量泵静脉给药。有研究显示，高浓度胺碘酮外周静脉泵入时间与静脉炎发生率呈正态分布关系，2h 之内几乎没有静脉炎发生，静脉炎发生率最高时段为 20～30h。故应尽量缩短静脉用药时间，减少静脉用药剂量，尽早加用口服胺碘酮（每日 3 次，每次 0.2g），故该患者应在第 1 天加用口服胺碘酮。

该患者产生静脉炎后，临床药师建议停用胺碘酮注射液，指导患者使用土豆片外敷治疗胺碘酮注射液所致的静脉炎，效果较好，5d 后红肿明显缓解。土豆片外敷的正确方法为：将土豆切成厚 3～4mm 的圆弧状，敷于红肿处，外敷面积稍大于红肿部位面积，30～60min 更换 1 次，每日 3～6 次。除此以外，对症状较轻者可用特定电磁波谱灯照射。Ⅱ级以上静脉炎治疗时可用甘油＋硫酸镁湿热敷。还可以用碘伏、桐油石膏、水胶体透明贴、多磺酸粘多糖乳膏或加微波治疗、冰片乙醇外敷、黄金散和三莨菪碱交替湿敷等。植物疗法除土豆片外敷，还有海带湿敷、芦荟外敷等。为减少药液水分蒸发，可在外敷药物上覆盖塑料薄膜，并包扎固定好，既有方便活动、固定的功能，又有防止浸湿衣被的作用。

（三）药学监护

1. *急性心肌梗死治疗方案监护*

（1）每日监护患者生命体征：体温、呼吸、脉搏、血压、心率以评估药物疗效和不良反应。患者血压达标应＜130/80mmHg，但收缩压不得低于 90mmHg，平静心率 60/min 左右但不得少于 55/min。如血压和心率下降，出现头晕等不适症状，应调整剂量以减缓血压和心率下降速度和幅度。

（2）每日观察并记录患者病情变化：是否有胸闷、胸痛症状，胸闷、胸痛发作性质、频度、强度、诱因、持续时间等，以评估药物疗效。若有胸闷症状应及时行心电图监测。检测心肌酶谱。

（3）每日监护是否有消化道不适和出血症状：每日观察患者是否有消化道不适症状，是否有黑粪，必要时复查粪隐血和血常规，观察血红蛋白的变化情况。还要注意询问患者是否有牙龈出血、瘀斑、血尿等其他出血表现。

（4）检查血脂水平，调整降脂方案：如患者出现肌肉压痛、酸痛，特别是伴有发热，深褐色尿的症状，需立即停药并复查肌酸激酶。

（5）评价患者多器官受损情况：患者有高血压病史 5 年，复查尿常规、尿蛋白肌酐比值或 24h 尿蛋白定量，血肌酐、尿素氮水平，评估是否合并肾损害；进行眼底检查，评估患者眼底动脉硬化程度。

2. *阵发性房颤治疗方案的监护*　患者急性心肌梗死伴快速心房颤动发作，给予胺碘酮注射液控制心室率，用药过程中需注意监测血压、心率和心电图；注意静脉炎、急性肝衰竭等不良反应的发生。胺碘酮是肝药酶抑制药，还应注意与其他药物之间的相互作用，如与洋地黄类药物合用时，可增加洋地黄类药物的血药浓度，注意减少洋地黄类药物用量；与排钾利尿药（如呋塞米、托拉塞米等）合用时，可增加低血钾所致的心律失常，注意监测血钾。

（四）总结

胺碘酮注射液由于本身对血管刺激性易引起静脉炎，但通过降低液体浓度，缩短使用时间，选择上肢较粗大血管或中心静脉微量泵输注，注意穿刺操作等措施可有效防止静脉炎的发生。同时，正确使用胺碘酮，如给予一个负荷剂量，能增加胺碘酮使用的效率，快速控制心律失常，防止患者病情恶化。

二、高血压合并糖尿病肾病病例

（一）病例介绍

1. *病史摘要*　患者男性，59 岁，身高 170cm，体重 73kg，体重指数 28.9。于 18 年前体检发现血压升高，最高 170/100mmHg，具体治疗不详，主诉平常血压控制在 150/100mmHg 左右。1 年前在我院中西医科诊断为“高血压 2 级，高血压肾病；2 型糖尿病，糖尿病肾病；脂肪肝”。入院后给予贝那普利降压、生物合成人胰岛素和二甲双胍降糖、碳酸氢钠和别嘌醇降低尿酸治疗，出院时血压达标。6 个月前因血压升高（不详）再次到当地医院就诊，换用比索洛尔 5mg，每日 1 次降压治疗。1 个月前在家中测血压发现血压 190/90mmHg，无头晕、头痛等特殊不适，2012 年 12 月 3 日为进一步治疗于心内科住院。患者既往有糖尿病史 7 年余，痛风史 3 个月余。

入院体检：体温 36.8℃；脉搏 73/min；呼吸 20/min；血压 186/92mmHg。

2. *入院诊断*

（1）高血压 3 级（很高危组）。

(2)2 型糖尿病。

3. 主要治疗药物　见表 11-5。

表 11-5　主要治疗药物及使用情况

药物名称	用法用量	用药时间
苯磺酸氨氯地平片	5mg,每日 1 次,口服	第 1～6 日
苯磺酸氨氯地平片	10mg,每日 1 次,口服	第 7～10 日
比索洛尔片	5mg,每日 1 次,口服	第 1～10 日
奥美沙坦片	20mg,每日 1 次,口服	第 3 日
奥美沙坦片	40mg,每日 1 次,口服	第 4～10 日
吡格列酮片	15mg,每日 1 次,口服	第 1 日
二甲双胍片	0.5g,每日 3 次,口服	第 1～2 日
格列苯脲片	2mg,每日 1 次,口服	第 1～2 日
那格列奈片	0.12g,每日 3 次,口服	第 2～10 日
阿卡波糖片	50mg,每日 3 次,口服	第 3 日
阿卡波糖片	100mg,每日 3 次,口服	第 4～10 日

4. 检查治疗经过　患者入院后给予苯磺酸氨氯地平片每次 5mg,每日 1 次;比索洛尔片每次 5mg,每日 1 次,降压。2012 年 12 月 5 日血压波动于 140～165/70～85mmHg,检查结果示血钾 4.11mmol/L;肾功能:尿素氮 11.1mmol/L,肌酐 144μmol/L,尿酸 668.4μmol/L;尿常规:尿 pH 5.5,尿蛋白(试带法初筛)阳性(++);尿微量白蛋白/尿肌酐 292.2mg/mmoL;加用奥美沙坦 20mg,每日 1 次,进一步控制血压。2012 年 12 月 6 日血压仍然控制不佳,波动于 150～180/70～90mmHg,且检查结果示尿微量白蛋白 3081mg/24h,尿白蛋白 2370mg/L,24h 尿蛋白定量 3.47g,患者存在大量尿蛋白,于是将奥美沙坦片剂量调整为 40mg,每日 1 次。2012 年 12 月 11 日患者血压波动于130～160/70～85mmHg,血压较前明显降低,但仍未能达到 125/75mmHg 的血压目标,将苯磺酸氨氯地平片的剂量调整为 10mg,每日 1 次。2012 年 12 月 13 日患者出院,出院时血压为 150/70mmHg,心率为 68/min。

患者其他检查结果示:

(1)肾动态+GFR 显像:①双肾显影略淡小,双肾内固定性稀疏区,考虑为囊肿所致;②双侧肾小球滤过功能近中度受损,GFR 50.88ml/min;③双侧尿路通畅。

(2)睡眠监测报告:①重度呼吸睡眠暂停低通气综合征;②重度睡眠低氧血症。

(二)病例分析

患者高血压病史 18 年余,糖尿病病史 7 年余,1 年前给予贝那普利降压治疗,血压控制可,而今给予苯磺酸氨氯地平、奥美沙坦和比索洛尔三药联合,血压仍然控制不佳,并出现大量尿蛋白,说明患者肾功能损害较前有所进展。而引起肾功能进一步损害的原因,考虑为高血压和糖尿病共同作用的结果。首先,患者肾功能进一步恶化是必然的结果,糖尿病肾病(DN)是糖尿病的主要微血管并发症,也是终末期肾病的最常见病因及心血管事件的独立危险因素之一,DN 患者一旦发生肾损害,出现持续性蛋白尿则病情常不可逆转,往往发展至终末期肾衰竭。再者,患者 6 个月前因血压升高(不详)再次到当地医院就诊,换用比索洛尔 5mg,每日 1 次,降压治疗,血压控制不佳而导致 1 个月前在家中测血压发现血压 190/90mmHg,说明患者 6 个月前肾功能已进一步恶化,且血压长期控制不佳。糖尿病和高血压促进了肾功能的损害,导致大量蛋白尿,而糖尿病肾病的进展同样能引起高血压的恶化,两者之间是相互作用,互为因果的。

1. 控制血压和尿蛋白　高血压能导致肾损害,良性高血压最常见的肾病理改变以肾小球硬化为主,表现为入球小动脉玻璃样变、小叶间动脉及弓状动脉肌内膜肥厚,从而导致出现微量蛋白尿,尿素氮、肌酐升高。血压与蛋白尿呈正相关,其中收缩压关系更为显著,蛋白尿>3.5g/24h 各组的平均收缩压显著高于蛋白尿<3.5g/24h 各组。高血压在肾衰竭进展过程中起着关键的作用,多项大型临床研究均证实了严格控制血压可延缓 DN 的发展进程。而尿蛋白既是肾小球病变的结果,同时也是导致肾小管间质损伤和促进肾脏病变慢性进展的关键因素;尿蛋白不但对肾小球系膜有直接的毒性作用,同时损害肾小管间质。因此,控制尿蛋白是延缓肾衰竭进程重要的一环。

关于治疗方案,临床药师认为可以选择血管紧张素转换酶抑制药(ACEI)和血管紧张素Ⅱ受体拮抗药(ARB)联合降压。根据《2010 年中国高血压指南》,高血压伴糖尿病的患者首选 ACEI 或 ARB,对肾有保护作用,且有改善糖、脂代谢上的好处。在干预 MAU 方面 ARB 类药物拥有充分证据,例如 LIFE 研究(氯沙坦)、MARVAL 研究(缬沙坦)、PRIME 研究(厄贝沙坦)及 ROADMAP 研究(奥美沙坦)等。这些随机化临床试验均有力证实了 ARB 对于高血压与糖尿病患者的微量白蛋白尿具有可靠的治疗作用。关于 ACEI 治疗微量白蛋白尿的临床试验也得到了理想结果，例如 MICRO-HOPE 研究（雷米普利）与 AIPRI 研究（贝那普利）等均证实 ACEI 类药物也可有效减少尿白蛋白排泄量、延缓肾病变的发展。该患者有大量尿蛋白，24h 尿蛋白定量 3.47g，为了快速控制尿蛋白，延缓糖尿病肾病的进程，可以给予 ACEI 与 ARB 联合应用。荟萃分析显示 ACEI 与 ARB 类联合治疗有更强大的抗蛋白尿效果，其优势表现为：有双重抑制 RAS 系统的作用，ACEI 和 ARB 能分别抑制血管紧张素Ⅱ的生成和抑制血管紧张素Ⅱ的Ⅰ型受体；血管紧张素Ⅱ的Ⅱ型受体的激活；额外的获益可能来自于缓激肽的活性；减少血管紧张素Ⅱ在组织中的水平；防止 ACEI 逃逸现象；防止血管紧张素 IV 的不利影响。

ACEI 和 ARB 抗尿蛋白的最佳剂量往往要大于常规推荐剂量，肾病患者增强的肾素-血管紧张素系统（RAS）活性和增加的血管紧张素Ⅱ受体密度可能可以解释需要更高剂量来完全抑制肾组织肾素-血管紧张素的原因。最佳剂量的选择具有个体差异，以能达到目的以及能耐受的最大剂量为准，一般来说 ACEI 的最佳剂量并没有大大超过推荐剂量，而 ARB 的最佳剂量往往大大超过推荐剂量。但无证据证明 ACEI＋ARB 可改善预后和生存率，且增加高血钾及肾功能恶化的风险，因此不宜长期使用，当尿蛋白显著降低后可减少其中一种 RAS 抑制药，使用期间需注意监测血压、血钾及肾功能。

2. *其他辅助治疗*　需对患者进行教育：适当的运动，保持理想体重，戒烟、酒，限制钠盐、饮食蛋白和高嘌呤食物。

（1）体重指数（BMI）：该患者 BMI 为 28.9，属于肥胖，根据 2007 年版 K/DOQI 糖尿病慢性肾病诊治指南，建议 DN 患者应该将体重指数控制在 18.5～24.9。此外，需纠正患者低氧血症，必要时进行手术治疗，解决因上气道阻力增高导致的睡眠呼吸暂停综合征。

（2）临床糖尿病肾病期应实施低蛋白饮食治疗：低蛋白饮食可减少尿素氮的合成，减轻肾负担，延缓肾功能的恶化。根据《2010 中国 2 型糖尿病防治指南》，肾功能正常的患者饮食蛋白摄入量为 0.8g/(kg·d)；在肾小球滤过率（GFR）下降后，饮食蛋白摄入量为 0.6～0.8g/(kg·d)，蛋白质来源应以优质动物蛋白为主，如鸡、鱼肉（白肉）等。但低蛋白饮食常不能保证营养需要和正氮平衡，而且加重慢性肾衰竭患者的氨基酸代谢紊乱，因此，如蛋白摄入量≤0.6g/(kg·d)，应适当补充复方 α-酮酸制剂。该患者 GFR 50.88ml/min，饮食蛋白摄入量应控制为 0.6～0.8g/(kg·d)，每天 250g 牛奶、1 个鸡蛋、50g 瘦肉。

（3）该患者忌食嘌呤含量高的食品：如动物内脏、啤酒、菇类、豆类（包括菜豆）、菠菜、芹菜等，以防止尿酸肾的发生，否则肾功能进一步损害将加重高血压。患者尿酸 668.4μmol/L，3 个月前曾痛风发作，需忌食高嘌呤食物，同时给予别嘌醇、苯溴马隆等降尿酸药物进行治疗，至于降尿酸药物选择抑制尿酸合成类还是促尿酸排泄类，可根据 24h 尿酸排泄率而决定。患者尿 pH5.5，需加用碳酸氢钠片碱化尿液，定期监测尿 pH，使之保持在 6.5 左右，同时每天饮水约 2000ml，保持一定尿量。

（三）药学监护

1. *降压方案监护*　每日监测体温、呼吸、脉搏、血压、心率。监护脉搏、血压、心率以评估药物疗效和不良反应，以便及时更改药物及药物剂量。患者降压目标为血压＜125/75mmHg，但收缩压不得＜90mmHg，平静心率 60/min 左右但不得＜55/min。如血压和心率下降过程中，出现头晕等不适应调整剂量以减缓血压和心率下降速度和幅度。

2. *降糖方案监护*　每日监测空腹血糖及餐后血糖，血糖控制的目标为：空腹 3.9～7.2mmol/L；非空腹≤10mmol/L；糖化血红蛋白＜7.0％。注意患者是否有心悸、头晕、大汗等低血糖的表现。如发生低血糖不能给予蔗糖，必须给予葡萄糖，因为阿卡波糖为 α-糖苷酶抑制药，能抑制多糖的分解利用。

3. *其他监护内容*　阿卡波糖需餐时嚼服。服奥美沙坦每 1 周复查血钾和肾功能，如血钾高于 5.5mmol/L 或肌酐升高 30％～50％或肌酐＞354μmol/L(4mg/dl)应停药。

（四）总结

对于伴糖尿病肾病的高血压患者，出现大量尿蛋白，在控制好血糖及生活方式调节的基础上，应在治疗初期以控制尿蛋白和血压为主，可给予 ACEI＋ARB 联用，如果降压效果不佳可加用其他类型的降压药物，如钙离子拮抗药、利尿药等。此外，还应积极控制其他继发疾病，兼顾心、脑、肾各器官的影响，以及监测一些可能发生的危险因素，以保证治疗方案安全、有效地进行。

三、心脏机械瓣膜置换术后合并心力衰竭病例

(一)病例介绍

1. *病史摘要* 患者,男,54 岁。身高 168cm,体重 64kg,体表面积 1.72m^2。5 年前心慌气喘,伴胸痛,于 2007 年 11 月 27 日外院查心脏超声示:风湿性心脏病,二尖瓣中度狭窄伴轻度关闭不全,三尖瓣轻、中度关闭不全,左心房及右心系统扩大,左心室收缩功能正常低限。近 1 年稍活动后或爬楼即感心悸气喘,伴胸痛,双下肢水肿,夜间阵发性呼吸困难,体力活动明显受限,2012 年 06 月 01 日为手术治疗入住我院心胸外科。

入院体检:体温 36.8℃,脉搏 85/min,血压 125/70mmHg,呼吸 16/min。双肺呼吸音清,未及干、湿啰音,心尖搏动点位于第 5 肋间左锁骨中线内侧 0.5cm,心率 90/min,心律绝对不齐,第一心音强弱不等,心尖部可及Ⅲ/6 级收缩期杂音及舒张期隆隆样杂音,双下肢明显凹陷性水肿。

2. *入院诊断*

(1)风湿性心脏病(二尖瓣狭窄伴关闭不全、三尖瓣关闭不全)。

(2)心功能Ⅲ级。

3. *主要治疗药物* 见表 11-6,表 11-7。

表 11-6 主要治疗药物及使用情况

药物名称	用法用量	用药时间
呋塞米注射液	20mg,每日 1 次,静脉注射	6 月 1~5 日
呋塞米片	20mg,每日 1 次,口服	6 月 6~12 日
螺内酯片	20mg,每日 1 次,口服	6 月 1~12 日
地高辛片	0.125mg,每日 1 次,口服	6 月 1~5 日
0.9%氯化钠注射液	100ml	
注射用头孢呋辛钠	1.5g,8h 1 次,静脉滴注	6 月 5~9 日
10%葡萄糖注射液	250ml	
中性胰岛素注射液	6U	
25%硫酸镁注射液	2.5ml	
10%氯化钾注射液	7.5ml,每日 1 次,静脉滴注	6 月 6~7 日
复方氨基酸(18AA-VII)注射液	200ml	
注射用水溶性维生素	1 支	
多种微量元素注射液	10ml,每日 1 次,静脉滴注	6 月 6~7 日
多潘立酮片	10mg,每日 3 次,口服	6 月 6~11 日
奥美拉唑肠溶胶囊	20mg,每日 1 次,口服	6 月 6~11 日
美托洛尔缓释片	23.75mg,每日 1 次,口服	6 月 7~12 日
培哚普利片	4mg,每日 1 次,口服	6 月 7~12 日

表 11-7 住院期间华法林应用情况:

日期	PT	INR	华法林剂量(mg)
6月6日	-	-	3
6月7日	12.6	1.10	3
6月8日	16.4	1.42	3.75
6月9日	19.5	1.68	3.75
6月10日	22.4	1.93	3.75
6月11日	30.1	2.56	2.25

4. *主要治疗过程及转归* 患者入院后给予地高辛强心,呋塞米利尿、螺内酯拮抗醛固酮受体,完善术前检查于 2012 年 06 月 05 日行"二尖瓣机械瓣置换术+三尖瓣成形术",术程 2.5h,手术顺利,术前 30min 给予头孢呋辛 1.5g 预防感染,术后继续给予地高辛、呋塞米、螺内酯抗心力衰竭治疗,同时加用琥珀酸美托洛尔缓释片、培哚普利片;奥美拉唑预防应激性溃疡产生;多潘立酮促进胃肠蠕动;另给予营养支持,极化液改善受损心肌细胞复极,防止心律失常等治疗;患者术后恢复良好,于 2012 年 06 月 12 日出院。

(二)病例分析

根据中华医学会 2007 版《慢性心力衰竭诊断治疗指南》描述,心力衰竭发生发展的过程,从心力衰竭的高发危险人群进展成器质性心脏病,出现心

力衰竭症状直至难治性终末期心衰可分成 A、B、C、D 4 个阶段，其中阶段 C 为临床心力衰竭阶段，即患者已有基础的结构性心脏病，以往或目前有心力衰竭的症状和(或)体征，如呼吸困难、乏力、水钠潴留，包括Ⅱ、Ⅲ级和部分Ⅳ级心功能患者。该患者稍活动后或爬楼即感心慌气喘，伴胸痛，双下肢水肿，夜间阵发性呼吸困难，体力活动明显受限，心功能Ⅲ级，符合心力衰竭表现 C 阶段，常规治疗应联合使用利尿药、ACEI、β 受体阻滞药，为改善症状可同时应用地高辛。大量的循证医学证据表明，ACEI 类药和 β 受体阻滞药能降低心力衰竭患者病死率，改善预后，但考虑其对于心率、血压的影响，故患者术前暂未使用，而在术后为抑制心室重构而长期应用。

国家卫生部颁布的《抗菌药物临床应用指导原则》中指出心脏瓣膜置换手术，可预防用抗菌药物，可选用一、二代头孢菌素，术前 0.5～2h，或麻醉开始时首次给药；手术时间超过 3h 或失血量＞1500ml，术中可给予第 2 剂；总预防用药时间一般不超过 24h，个别情况可延长至 48h。该患者术前 30min 使用头孢呋辛钠 1.5g，预防感染；手术顺利，术程 2.5h，术中未予加用，符合卫生部的要求。但患者术后并未发生感染，预防性使用头孢呋辛至术后第 4 天，显然时间过长。

心脏机械瓣膜置换术后需终身抗凝血，抗凝血药物不足及抗凝血药物过量均会造成严重的后果，抗凝血的并发症是机械瓣膜置换术后最常见的远期并发症。2012 年美国胸科医师协会发布了第 9 版《美国胸科医师协会抗栓与血栓预防的临床实践指南》(以下简称“ACCP 9”)，其中指出，对于所有机械瓣置换的患者，推荐长期华法林治疗(1B)，国际标准化比值(INR)范围为 2.0～3.0。目前我国尚无标准，相关研究显示依据国外的标准国人发生出血的概率增加，因此，许多学者提出国人的 INR 目标范围为 1.8～2.5。本院专家组制定的抗凝血治疗方案中提出，二尖瓣置换的患者 INR 控制在 2.0～2.5。该患者行人工机械二尖瓣置换，因此，临床药师将该患者华法林抗凝血治疗的目标范围确定为 2.0～2.5。患者体重 64kg，故临床药师建议给予患者的法华林初始剂量为 3mg，尔后根据 INR 值进行调整。华法林起效缓慢，一般需要 72h 才能发挥最大药效，达到治疗目标范围时间长，而低分子肝素皮下注射后起效迅速。因此，为减少血栓形成风险，ACCP 9 抗栓指南中提出，术后联合低分子肝素与华法林，待达到目标范围后停用低分子肝素。但该患者华法林服用初期 INR 值达标前未使用低分子肝素，存在“抗凝血真空期”，血栓形成风险较高。此外，该患者同时加用奥美拉唑及多潘立酮片，而多潘立酮因促进胃肠蠕动而影响华法林的吸收，使华法林血药浓度减少，抗凝血作用减弱；而奥美拉唑抑制胃酸分泌同时具有肝药酶抑制作用，可抑制华法林的代谢，增强华法林抗凝血作用，因此在调整药量时需要考虑这些药物的影响。

(三)药学监护

1. 抗心力衰竭方案监护　该患者人院后即使用“呋塞米注射液 20mg 静推＋螺内酯 20mg 口服”，应注意观察患者尿量，体重变化及双下肢凹陷的症状有无缓解。使用“地高辛 0.125mg”应注意监测心率，保证心率＞60/min，同时观察患者有无食欲缺乏、恶心、黄视等症状，一旦出现立即停药，监测血药浓度，使其介于 0.8～2.0ng/ml，否则应及时调整给药剂量。呋塞米、螺内酯、地高辛三药合用应密切监测患者血钾水平，对于该患者，应控制在 4.5～5.5mmol/L。患者术后停用呋塞米注射液及地高辛，加用琥珀酸美托洛尔缓释片及培哚普利片。琥珀酸美托洛尔缓释片患者使用 23.75mg，每日 1 次，属于较小剂量，会引起心率减慢，应注意监测心率；培哚普利片，应注意患者使用后有无出现无诱因持续性干咳，一旦出现立即停药；因两药均会造成血压下降，两药联用，应注意监测血压，防止低血压出现。

2. 抗凝血方案监护　该患者于术后常规服用华法林进行抗凝血治疗，每日监测国际标准化比值(INR)，以便华法林剂量的及时调整。华法林与许多药物或食物同服时会产生不良相互作用，不仅影响华法林的抗凝血作用，同时容易引发不良反应，因此用药期间需保持相对稳定的饮食结构，如需要增加或减少药物，调整前后需监测 INR 值，及时调整剂量，直至 INR 值稳定。整个抗凝过程应注意观察患者有无鼻出血、牙龈出血、皮肤瘀斑、血尿、便血等出血现象，术后早期未拔除胸腔引流管时，应观察引流液的体积、颜色、性状，以判断出血的发生。一旦出现出血现象应立即停用华法林，复查 INR 值，必要时可给予维生素 K 和(或)新鲜冰冻血浆、凝血酶原复合物等。

3. 其他　多潘立酮片有引起心律失常的报道，该患者为心脏病患者尤应注意，须监测心电图；胃酸分泌存在“夜间酸突破”，奥美拉唑肠溶胶囊应放

在晚上服用。

（四）总结

所有机械瓣置换的患者术后应长期进行华法林抗凝血治疗，华法林的理想治疗效果主要取决于是否将 INR 值维持在治疗窗内。而华法林起效缓慢，半衰期长，抗凝血不足和抗凝血过量均会造成严重的不良反应，由于华法林抗凝血作用受到药物、食物及个体差异等多种因素的影响，所以，常会出现抗凝血不足或者出血倾向，药师应积极开展药学监护，并做好患者出院教育，保证患者治疗的安全有效。

（陈　英　葛卫红　徐　航　陈晓宇　杨周生）

第三节　呼吸科疾病病例分析和用药实践

一、慢性阻塞性肺疾病合并吸入性肺炎病例

（一）病例介绍

1\. *病史摘要*　患者男性，63 岁，因“胸痛、咳嗽 2d”入院。患者入院前 2d 无明显诱因出现右侧胸痛，体温正常，伴咳嗽、咳痰、喘息，痰为黄色黏痰，量大，不易咳出，无咯血，可以平卧，活动后喘息明显，无夜间呼吸困难或端坐呼吸，无心悸，无黑矇，于家中自服“头孢克洛缓释片（375mg 口服，每日 2 次）”“盐酸氨溴索片（30mg 口服，每日 3 次）”等治疗后症状不缓解，为进一步诊治收入呼吸科。

既往史：既往 30 年前有过脑出血病史，脑梗死病史 3 年，遗留肢体活动不利，言语不利。风湿性心脏病、心功能不全病史 10 余年。肺心病、肺栓塞病史 3 余年，平素服用“拜阿司匹林肠溶片（0.1g 口服，每晚 1 次）”“氢氯吡格雷片（75mg 口服，每晚 1 次）”抗凝血；脑梗死、肺源性心病及心功能不全未规律服药。否认“高血压”“冠心病”“糖尿病”病史，否认外伤史、手术史。

入院体检：双肺呼吸音粗，双肺可闻及湿啰音。心律失常，第一心音强弱不等，心律 92/min，体温 36℃，脉搏 84/min，血压 140/80mmHg，呼吸 20/min。

2\. *入院诊断*

（1）肺栓塞。

（2）吸入性肺炎。

（3）慢性阻塞性肺疾病（COPD）。

（4）肺源性心脏病。

（5）风湿性心脏病心功能不全（NYHA 4 级）。

（6）陈旧性肺栓塞。

（7）脑卒中后遗症。

3\. *主要治疗过程及转归*　患者 63 岁男性，既往脑血管病变后遗症，饮食有呛咳导致吸入性肺炎，吸入性肺炎主要致病菌为厌氧菌、屎肠球菌、肠杆菌等，吸入性肺炎的初始经验治疗首选：注射用哌拉西林他唑巴坦钠 4.5g，每 8 小时 1 次，静脉滴注。入院第 9 日，患者受凉后出现发热，喘息加重，诊断为医院获得性肺炎（HAP），改用注射用亚胺培南西司他丁钠 1g，8h 1 次，静脉滴注以覆盖 HAP 常见肠杆菌科细菌。第 14 日，抗感染药物降阶梯为注射用头孢哌酮舒巴坦钠 3g，8h 1 次，静脉滴注，病情好转出院。

患者入院第 5 日主诉胸痛憋闷，患者既往心功能不全病史，加上此次呼吸道感染，易诱发心力衰竭。给予地高辛口服，第 14 日患者血钾 3.3mmol/L 降低，可能导致地高辛中毒，监测地高辛血药浓度为 0.8ng/ml，在 0.5～2.0ng/ml 有效血药浓度治疗范围内，并建议给患者补钾，患者胸闷症状好转。给予患者沙美特罗替卡松粉吸入剂，教授患者正确吸入方法及吸后漱口，患者憋喘症状缓解。

（二）病例分析

吸入性肺炎指吸入有致病菌定植的口咽分泌物或胃内容物引发的肺内感染过程，常见于老年患者，以脑梗死、痴呆、帕金森病居多，长期卧床、鼻饲、意识障碍较常见，平时多有进食呛咳、流涎、吞咽困难、咳痰不出、进食呕吐等，吞咽和咳嗽反射减弱及反流的表现，与该患者基本情况相符合。

吸入性肺炎一旦发生，就应根据社区或院内感染及时采用抗菌药物进行经验性治疗。吸入口咽分泌物是吸入性肺炎的主要原因，而厌氧菌是口咽部的优势定植菌群，应选用能覆盖厌氧菌的抗生素为宜。当病原学结果出来，应根据药敏选择抗生素。对老年危重患者应积极采用抗生素降阶梯疗法，尽早控制病情，挽救患者生命，以免延误治疗。老年吸入肺炎病原菌主要为铜绿假单胞菌、金黄色葡萄球菌、白色假丝酵母菌、大肠埃希菌、肺炎克雷伯菌。文献报道提示亚胺培南西司他丁钠、哌拉西林他唑巴坦钠、头孢哌酮舒巴坦钠在老年吸入性肺炎中有相对较好抗革兰阴性菌效果。真菌感染多是继发性的，可能与患者有多种疾病并存，机体免

疫低下、长期住院治疗、较长时间广泛使用抗菌药物，使体内正常菌群失调所致，强调应合理应用抗菌药物。老年吸入肺炎患者混和感染和二重感染均较非老年患者多见，且致病菌以条件致病菌比例高，多发生在严重感染者，预后不佳。

COPD是一种具有气流受限特征的可以预防和治疗的疾病，气流受限不完全可逆、呈进行性发展，与肺部对香烟烟雾等有害气体或有害颗粒的异常炎症反应有关。COPD主要累及肺，但也可引起全身(或称肺外)的不良效应。

主要治疗药物

(1)支气管舒张药：有β_2受体激动药、抗胆碱药及甲基黄嘌呤类药物，根据药物的作用及患者的治疗反应选用。

(2)激素：联合吸入激素和β_2受体激动药，比各自单用效果好，目前已有布地奈德/福莫特罗、氟替卡松/沙美特罗等联合制剂。对COPD患者不推荐长期口服激素治疗。

(3)其他药物：祛痰药，COPD气道内可产生大量黏液分泌物，可促使继发感染，并影响气道通畅，应用祛痰药似有利于气道引流通畅，改善通气，但除少数有黏痰患者获效外，总的来讲效果并不十分确切。常用药物有盐酸氨溴索、乙酰半胱氨酸等。

(三)药学监护

1. COPD及吸入性肺炎患者抗感染治疗的药学监护

(1)既往史：患者既往COPD病史、脑血管病变后遗症，饮食有呛咳，查阅相关COPD及吸入性肺炎指南，与医师共同参与病人抗感染方案的制定，提出药师的见解，对抗感染的疗效及时进行评价。

(2)监测血肌酐：患者血生化结果回报后，跟踪患者的血肌酐情况，及时计算肌酐清除率，并根据结果提出药物的正确合理给药方案，保证患者的用药安全。

(3)对抗菌药物疗效的评价：患者痰培养2次回报，查见酵母样真菌孢子及菌丝。医师决定加用抗真菌药伏立康唑片，在此时临床药师翻阅病人病历后提醒医师，患者在使用沙美特罗替卡松粉吸入剂，内含激素，是否应考虑为口腔正常定植菌，医师根据患者主诉痰不好吐、拉长丝等病情需要，未予采纳。同日下午患者受凉再次出现喘息加重，诊断为医院获得性肺炎(HAP)，医师决定注射用哌拉西林他唑巴坦钠联用注射用亚胺培南西司他丁钠进行抗感染治疗，此时临床药师查阅HAP常见致病菌，提醒医师是否可以单用注射用亚胺培南西司他丁钠抗感染，医师决定观察2d后再予决定，未予采纳。

2. 对吸入支气管舒张剂的药学监护　患者入院第5日、第7日，医师为缓解病人喘息症状，给患者加用长效β_2受体激动药沙美特罗替卡松及长效抗胆碱能药噻托溴铵粉吸入剂。临床药师监护计划：每天监测患者喘息、呼吸困难症状的改善及肺部哮鸣音的变化。药物安全性方面，监测患者心率、血钾变化，有无肌肉震颤、口干等症状，是否发生茶碱的消化系统及神经系统不良反应及药物相互作用，必要时应监测多索茶碱血药浓度。沙美特罗替卡松粉吸入剂中含有一定量的激素，全球哮喘防治建议(GINA)和我国的《支气管哮喘防治指南》提出慢性阻塞性肺病和哮喘患者在吸入糖皮质激素时应注意以下问题。

(1)吸入性糖皮质激素：为控制呼吸道炎症的预防性用药，起效缓慢，需连续规律应用2d以上方能发挥作用，嘱患者即使无症状仍应该常规使用。但吸入性糖皮质激素仅能起到较低程度的应急性支气管扩张作用，在哮喘急性发作时不应作为首选药。初始剂量宜小，维持量因人而异。当发生严重哮喘时应考虑全身性激素治疗。

(2)不良反应：长期、高剂量使用吸入性糖皮质激素时，可能发生全身反应，包括肾上腺皮质功能低下、骨内矿物质密度降低，虽然上述反应发生的可能性远远小于口服激素，但对长期接受吸入性糖皮质激素的患儿应监测身高。另外，从接受口服激素治疗转为吸入激素治疗的患者可能出现肾上腺功能减退，应定期监测肾上腺皮质功能。有发生声音嘶哑及口腔咽喉部念珠菌感染的局部不良反应的可能。

(3)注意事项：①患有活动性肺结核及肺部真菌、病毒感染者，儿童、妊娠期妇女及哺乳期妇女慎用吸入用糖皮质激素；②防止用药后发生声音嘶哑及口腔咽喉部念珠菌感染，吸入后应进行漱口；③根据药品说明书正确规范使用吸入剂，保证药品发挥作用。

3. 对治疗心功能不全洋地黄类药物地高辛的药学监护　地高辛是洋地黄类强心药，为临床上最常用的心脏正性肌力药，主要用于治疗慢性充血性心力衰竭和快速室上性心律失常，常易引起中毒，常见有消化道反应，如食欲缺乏、恶心、呕吐、腹泻等；视觉障碍，如黄视、绿视、视物模糊、畏光等；神

经系统症状，如眩晕、头痛、失眠、谵妄、精神错乱等；心脏反应，表现为与心脏病本身症状很难区别的各种心律失常，如室性期前收缩、阵发性室上性和室性心动过速、心房颤动及不同程度的房室传导阻滞等。特别是老年心力衰竭病人，更易发生中毒症状。在临床上需进行监护。

(1)地高辛安全范围小，个体差异大，易发生中毒，应监测地高辛血药浓度。

(2)监护患者电解质水平，地高辛通过对心肌细胞膜 Na^+-K^+-ATP 酶的抑制作用，使细胞内 Na^+ 水平升高，转而促进 Na^+-Ca^{2+} 交换，细胞内 Ca^{2+} 水平随之升高，而有正性肌力作用。在有低钾血症或低镁血症的患者中，毒性反应仍可能发生。监测患者血钾、血钙，及时纠正，未监测血镁水平，药师建议检查。

(3)地高辛不经肝代谢，肝功能不全患者使用本品不需调整剂量，主要以原型经肾排泄，肾功能不全患者使用本品需监护肾功能。

(4)地高辛药物相互作用较多，该患者未使用与之存在相互作用的药物。

(5)计算地高辛剂量应按照标准体重，因脂肪组织不摄取强心苷类。该患者体重 60kg，根据首剂量 5μg/kg，该患者首剂量应给予 0.3mg，维持剂量为 0.125～0.5mg。

(6)监护患者心电图、心率、B 型尿钠肽(BNP)、电解质。

4. *对抗真菌药物伏立康唑的药学监护*　伏立康唑的作用机制是抑制真菌中由细胞色素 P450 介导的 14α-甾醇去甲基化，从而抑制麦角甾醇的生物合成。具有广谱抗真菌作用。

(1)视觉障碍：与伏立康唑有关的视觉障碍在临床研究中很常见。出现视觉改变/增强，视物模糊，色觉改变或畏光。视觉障碍呈一过性，可以完全恢复。大多数在 60min 内自行缓解，视觉障碍一般为轻度，导致停药的情况罕见，没有长期后遗症。视觉障碍可能与血药浓度较高和(或)剂量较大有关。患者使用药物治疗期间应避免日光直射。

(2)监测肝功能：患者在伏立康唑治疗初及在治疗中发生肝功能检查异常时均必须常规监测肝功能，以防发生更严重的肝损害。监测应包括肝功能的实验室检查(特别是肝功能检查和胆红素)。如果临床症状体征与肝病发展相一致，应该考虑停药。

(四)总结

慢性阻塞性肺疾病(COPD)是一组气流受限为特征的肺部疾病，主要累及肺部，但也可引起肺外各器官的损害。吞咽困难是吸入性肺炎最常见危险因素之一，引起吞咽困难最常见原因是脑卒中，在治疗时应区别化学刺激性吸入性肺炎和感染性吸入性肺炎。所以参照指南选择正确的治疗方案及合理的疗程对于患者的后续治疗是非常重要的。

二、耐万古霉素肠球菌感染病例

(一)病例介绍

1. *病史摘要*　患者男性，74 岁，因“声音嘶哑半个月，咳喘加重 1 周”于 2012 年 12 月 18 日入住呼吸科。

既往史：患者 30 年前曾行阑尾切除术；“十二指肠球部溃疡”已痊愈 10 年；支气管哮喘、肺气肿病史近 10 年，发作时自行服用沙丁胺醇气雾剂治疗，平时家中服用沙美特罗替卡松粉吸入剂平喘；6 年前因膀胱肿瘤行经尿道膀胱肿瘤电切术(TUR-BT)；4 个月前诊断为“左肾积水、膀胱肿瘤复发伴淋巴结转移、左下肢深静脉血栓形成”。患者无药物过敏史，无烟酒等不良嗜好。

入院体检：患者发育正常，瘦弱体形，双肺呼吸音低，两肺可闻及爆裂音；心音有力，律不规整，瓣膜听诊区未闻及病例性杂音；双下肢不肿。体温 38.3℃，脉搏 102/min，血压 130/70mmHg，呼吸 21/min，胸部 X 线示双肺下叶斑片状阴影，慢性纤维空洞型肺结核，右侧胸膜钙化，纵隔淋巴结增大，主动脉及冠状动脉硬化。

实验室检查：血常规示白细胞计数 11.30×10^9/L，血红蛋白 107g/L，血小板计数：216×10^9/L，中性粒细胞比例(N%)：81.90%，红细胞沉降率 47mm/h，血生化示钾 3.81mmol/L，钠 139.30mmol/L，白蛋白 29.70g/L，谷草转氨酶(AST)18.00U/L，谷丙转氨酶(ALT)：15.40U/L，肌酐 89.00μmol/L。

2. *入院诊断*

(1)肺炎。

(2)慢性喘息性支气管炎急性加重。

(3)膀胱肿瘤复发伴淋巴结转移。

(4)左下肢深静脉血栓形成。

(5)膀胱癌术后。

3. *主要治疗过程及转归*　患者入院后完善相应检查，初始治疗方案为：头孢哌酮舒巴坦钠 3g 静脉滴注，12h 1次抗感染；盐酸氨溴索30mg，每日3次祛痰；多索茶碱0.2g静脉滴注，每日2次平喘；单硝酸异山梨酯60mg口服，每日1次扩冠状动脉；奥美拉唑20mg口服，每日1次，抑酸；氯吡格雷50mg口服，每日1次，抗血小板聚集等对症支持治疗。治疗后第4天患者憋喘未见好转，仍发热，加用左氧氟沙星注射液覆盖非典型致病菌，入院第5天患者出现精神兴奋、失眠而停用。入院第6天，痰培养查出曲霉菌，加用伏立康唑150mg口服，每日1次，抗真菌感染，治疗9d患者症状未见好转，予以停用。之后痰培养2次回报耐万古霉素肠球菌(VRE)，根据2次药敏结果加用利奈唑胺600mg静脉滴注，12h 1次，治疗16d后，患者病情好转，于2013年01日15日出院。

(二)病例分析

患者入住呼吸科主要需要明确导致此次肺炎、喘息性支气管炎急性加重的病原菌，给予抗感染治疗，同时结合患者症状给予止咳、平喘、化痰、抑酸保护胃黏膜、抗血小板聚集等对症支持治疗。

患者此次入院痰培养结果为耐万古霉素肠球菌。肠球菌属通常存在于人体肠道和女性生殖道中，而且常常存在于环境中，是仅次于葡萄球菌的重要院内感染致病菌，万古霉素常作为治疗肠球菌属感染的有效抗菌药物。在治疗过程中，肠球菌的自身代谢和结构发生改变，使细菌对万古霉素的敏感性下降，甚至出现敏感性完全丧失，若MIC≥64μg/ml则确认为肠球菌对万古霉素耐药。这类细菌称为耐万古霉素肠球菌(VRE)。

在我国，VRE感染的发生率呈逐年上升趋势，已成为医院感染的重要病原菌之一。目前常见的VRE感染发生相关的危险因素包括：严重疾病，长期住ICU病房的患者；严重免疫抑制，如肿瘤患者；外科胸腹腔大手术后的患者；侵袭性操作，留置中心静脉导管的患者。该患者于4个月前诊断为膀胱肿瘤复发伴淋巴结肿瘤，属于严重免疫抑制，所以存在感染VRE的危险因素。

近年来，包括肠球菌在内的革兰阳性球菌引起的临床感染日趋增加，已成为重症监护病房机械通气相关肺炎重要的致病菌之一。由于肠球菌细胞壁坚厚，对多种抗菌药物表现为固有耐药，对头孢菌素、林可霉素及复方磺胺甲噁唑等多种药物呈天然耐药。万古霉素曾是治疗肠球菌感染的最有效药物之一，但自20世纪80年代以来，VRE耐药率不断增加，这就意味着可有效治疗肠球菌感染的敏感药物的选择余地越来越小。

对于耐万古霉素肠球菌所致感染，目前基本的治疗方案有如下。

1. *β-内酰胺类抗生素* 大多数耐万古霉素的粪肠球菌和某些屎肠球菌菌株对氨苄西林敏感。因此，耐万古霉素的粪肠球菌和屎肠球菌感染仍推荐以氨苄西林或青霉素治疗。

2. *糖肽类抗生素* 肠球菌与糖肽类抗生素接触后极易产生对替考拉宁耐药，但若同时加用庆大霉素可望减缓替考拉宁耐药性的产生。

3. *氟喹诺酮类抗菌药物* 环丙沙星与氨苄西林体外联合用药对VRE有一定的杀菌作用，克林沙星抗VRE的作用较环丙沙星强，其与青霉素联合较单用的作用为强。

4. *奎奴普丁/达福普丁* 奎奴普丁/达福普丁虽不是杀菌药，但体外实验表明，多数屎肠球菌对其敏感，临床观察表明，奎奴普丁/达福普丁对包括腹膜炎和脑膜炎在内的严重VRE感染有效。

5. *利奈唑胺* 利奈唑胺为噁唑烷酮类抗感染药，其在体外对所有万古霉素敏感的肠球菌、葡萄球菌和链球菌的作用与万古霉素相当。而对VRE和MRSA，利奈唑胺的MIC范围均在0.5～4μg/ml，为所有试验动物中抗菌作用最强者。

该患者应用利奈唑胺注射液600mg静脉滴注，12h 1次治疗16d后，患者病情好转出院，药物选择合理有效。

(三)药学监护

1. *对抗感染治疗的药学监护* 结合患者入院查体、白细胞、肺部听诊及胸部X线检查结果，初步诊断该患者为社区获得性肺炎(CAP)，结合CAP临床诊断及指南，对于老年人及伴有基础疾病或需要住院的患者，其常见致病菌为肺炎链球菌、流感嗜血杆菌、需氧革兰阴性杆菌、金黄色葡萄球菌、卡他莫拉菌等等。常选用第二、三代头孢菌素、β-内酰胺类/酶抑制药、喹诺酮类或碳青霉烯类。于是静脉给予患者头孢哌酮/舒巴坦钠抗感染治疗，酶抑制剂舒巴坦克服了头孢哌酮的耐药性，从而提高了疗效。舒巴坦主要经肾排泄，由于患者老年且目前左肾积水，临床药师根据患者血肌酐及体重计算肌酐清除率为46.23ml/min，建议给药剂量为3g静脉滴注，12h 1次，并提醒患者在输注此药期间及停药后5d内不能饮酒及引用含乙醇饮品、食物、药物，以避免双硫仑样反应。

患者入院前几天痰培养均无阳性结果回报，直至入院第6天(12月20日)痰培养回报:查见曲霉菌,痰涂片找到霉菌孢子及菌丝。医师为患者加用伏立康唑片150mg口服,每日1次抗真菌感染,此时临床药师结合患者既往家中一直吸入沙美特罗替卡松粉吸入剂,吸入剂中的激素容易引发口腔局部真菌生长,尽管药师多次提示患者吸药后漱口,但依然存在痰标本污染的可能。药师和医师共同讨论后询问病人,病人主诉喘息严重,痰难咳出且拉丝,认为可加用抗真菌药伏立康唑片治疗真菌感染。药师根据患者体重,建议给患者伏立康唑400mg口服,12h 1次作为首剂量,24h后改为维持剂量200mg口服,12h 1次,因伏立康唑对肝脏的潜在影响,故应监护患者肝功能,尤其关注患者转氨酶及胆红素的变化情况。伏立康唑最常见的不良反应是视觉障碍,应密切观察病人症状,若出现此不良反应要及时调整给药方案。

患者入院第14天(12月31日)仍间断低热,憋喘症状未见好转,抗真菌治疗无效,医生停用伏立康唑,患者两次痰培养(12月31日、1月5日)均回报屎肠球菌,并对万古霉素耐药。临床药师和医师立即将患者转至隔离病房,并提示护士可用聚维酮碘将患者原来病房进行彻底消毒。

根据两次痰标本药敏结果,两次屎肠球菌均对万古霉素耐药,12月31日标本对替考拉宁敏感,但1月5日对该药却呈现耐药。2次标本均对利奈唑胺、奎奴普汀/达福普汀、四环素、替加环素敏感,从目前应用状况、不良反应及药品供应情况考虑,只能选用利奈唑胺注射液来治疗耐万古霉素的屎肠球菌感染。利奈唑胺是第1个应用于临床的新型噁唑烷酮类抗菌药物,主要用于治疗多重耐药的革兰阳性球菌感染。引起血小板减少的不良反应比较常见,发生率为13%,其机制还不明确,一般认为是骨髓抑制,患者同时使用氢氯吡格雷抗血小板聚集。药师提示临床监护该患者血小板情况,使用利奈唑胺后3d复查血小板为$234\times10^9/L$,与入院时的$251\times10^9/L$相比变化不大,在正常范围内。同时利奈唑胺注射液说明书及大多数文献均表明,老年患者常规使用量为600mg静脉滴注,12h 1次,不需根据肌酐清除率调整剂量。该患者老年且低体重,体重51kg,如果按照10mg/kg调整给药剂量应为510mg与600mg相差不大,可先按常规使用剂量给药,并密切关注患者病情变化。患者经过利奈唑胺注射液抗VRE治疗16d后,体温恢复正常,WBC恢复正常($8.6\times10^9/L$),无咳嗽、咳痰,喘息明显好转、出院。

在治疗期间,患者出现一例不良反应,治疗第4天滴注左氧氟沙星注射液24h,患者出现兴奋、夜不能寐,胡言乱语等不良反应。药师考虑其精神兴奋症状与左氧氟沙星注射液有关,建议停用该药。同时药师建议加用谷维素10mg口服,每日3次,联合维生素B_1 10mg口服,每日3次,营养神经,医师采纳。停用该药后12h患者精神兴奋症状消失。

2. *对平喘治疗的药学监护* 本例患者治疗过程应用多索茶碱0.2g静脉滴注,每日2次平喘,茶碱类药物具有舒张支气管平滑肌作用,并具有强心、利尿、扩张冠状动脉、兴奋呼吸中枢和呼吸肌等作用。但茶碱的治疗窗较窄,治疗剂量和中毒剂量接近,应监测其血药浓度,对于老年人应适当减量,该患者选用的多索茶碱是新型茶碱类药物,文献中该药与传统治疗药物茶碱相比,即使在远高于治疗剂量的浓度下也没有类似腺苷拮抗药的不良反应,治疗窗较氨茶碱大,安全范围大,对肺外其他系统如心脑血管系统、中枢神经系统以及消化系统的不良反应少,并具有茶碱所没有的镇咳作用。

3. *对药物相互作用的药学监护* 本例患者在治疗过程中曾同时应用奥美拉唑及伏立康唑,伏立康唑在体内经CYP2C19、CYP2C9、CYP3A4代谢,其中CYP2C19是其主要的代谢酶,同时该药是上述3种酶的抑制药,奥美拉唑在体内是CYP2C19抑制药,两药合用可以导致伏立康唑和奥美拉唑的血药浓度升高。临床药师建议停用质子泵抑制药,加用胃黏膜保护剂瑞巴派特片0.1g口服,每日3次,在使用伏立康唑过程中监护患者肝功能,医师采纳。治疗期间患者肝功能未见明显改变。

本例患者在治疗过程中同时使用氯吡格雷及奥美拉唑,氯吡格雷需经CYP2C19代谢为活性产物才能抑制血小板聚集,奥美拉唑既是CYP2C19的底物,又是CYP2C19的强抑制药,与氯吡格雷同服,可与氯吡格雷竞争性抑制CYP2C19,从而大大减少了氯吡格雷代谢为活性产物的比率,即氯吡格雷的血药浓度降低,抗血小板作用减弱。

(四)总结

近年来,由于第三代头孢菌素和氟喹诺酮类等抗革兰阴性杆菌药物在临床上的过度使用,导致多重耐药的肠球菌在医院内外迅猛蔓延。给临床控制感染带来了很大困难。相关文献报道,部分美国医院肠球菌所致重症监护病房患者感染中28%由

VRE 引起，临床药师与临床医师共同制定治疗方案，并对患者实施全程的药学监护，效果良好，患者感染治愈出院。

三、肺炎伴肾功能不全病例

(一)病例介绍

1. 病史摘要　患者男性，80 岁，体重 71kg，身高 175cm。主因咳嗽、咳痰伴喘憋 40 余天加重伴发热 2d 于 8 月 6 日入住我院呼吸科，8 月 17 日病情好转后出院，共住院 11d。患者于入院前 40 余天出现咳嗽，咳痰，黄色黏痰，伴间断性喘憋，无发热，就诊于天津市胸科医院，给予平喘、利尿、抗感染(头孢吡肟)等对症治疗后，患者咳嗽好转，8d 后复查尿常规发现血尿，生化检查血肌酐升高，并给予复方 α-酮酸片、包醛氧淀粉胶囊等对症治疗，血肌酐进行性升高，最高位血肌酐 239μmol/L，尿量正常，于我院肾内科诊治，考虑“急性肾损伤”，给予尿毒清颗粒排毒等治疗，患者血压、血糖高，积极控制血压、血糖，2 周前患者感冒后出现咳嗽咳痰加重，痰黏、拉丝不易咳出，伴喘憋明显，给予头孢哌酮钠/舒巴坦钠抗感染，多索茶碱平喘等治疗后缓解不明显，痰涂片发现丝状真菌菌丝，痰培养黄曲霉，G 试验阳性，停用头孢哌酮钠/舒巴坦钠，给予伏立康唑针抗真菌，利奈唑胺针、哌拉西林钠/他唑巴坦钠抗感染等治疗后喘憋有所减轻，但仍有间断喘憋发作，主要为活动后发作，2d 前出现发热，体温最高 38.3℃，为求进一步诊治收入院，患者精神可，睡眠及饮食差，大、小便正常。

既往史：既往慢性支气管炎病史 10 年，慢性肺源性心脏病 1 年，肺栓塞史 2 年，经溶栓抗凝血治疗后好转，发现血压及血糖升高 4 周，发现肌酐升高 4 周，我院肾内科诊断急性肾损伤，否认外伤史，否认手术史，否认药物、食物过敏史。否认毒物接触史，否认疫区牧区居住史。

入院体检：体温 38.0℃，脉搏 96/min，血压 120/70mmHg，呼吸 24/min。双肺呼吸音粗，双肺可闻及散在干鸣音，心音有力，律齐，心率 96/min。

实验室检查：血常规示白细胞计数 8.05×10^9/L，血红蛋白 84g/L、中性粒细胞比例 84.60%，总蛋白 55.2g/L，白蛋白 29.7g/L，钾 2.60mmol/L，尿素 17.54mmol/L，肌酐 416.60μmol/L，钙 2.00mmol/L。

胸部 X 线片：本院 2012 年 7 月 11 日胸部 CT，左肺下叶后基底段小结节，请随诊，右肺中叶炎症伴局限性不长，右肺中下叶炎症伴局限性不长，右肺中下叶部分支气管扩张，左侧下叶后基底段钙化灶，双侧胸膜增厚，主动脉及冠状动脉硬化，右侧第 10 肋陈旧性骨折，2012 年 7 月 18 日 X 线片示：右肺中下叶炎症较前略好转，余诊同前。

2. 入院诊断

(1)肺炎。

(2)肺部真菌感染。

(3)急性肾损伤，氮质血症期。

(4)慢性喘息性支气管炎急性发作。

(5)慢性肺源性心脏病。

(6)2 型糖尿病。

(7)高血压。

3. 主要治疗药物　见表 11-8。

4. 主要治疗过程及转归　初始给予二级护理，糖尿病饮食，哌拉西林钠/他唑巴坦钠针 4.5g，8h 1 次，利奈唑胺注射液 600mg，12h 1 次抗感染；伏立康唑注射液 200mg，12h 1 次抗真菌；乙酰半胱氨酸片薄膜衣片 200mg，12h 1 次化痰；多索茶碱注射液 0.2g，每 8 小时 1 次、孟鲁司特片 10mg，每晚 1 次、盐酸丙卡特罗片 12.5μg，12h 1 次平喘；甲泼尼龙片 12mg，每日 1 次消炎及雾化、扩冠状动脉、抑酸，保肾等治疗。入院第 2 天停用了利奈唑胺注射液。入院第 3 天调整抗生素用量为哌拉西林钠/他唑巴坦钠针 4.5g，12h 1 次；将伏立康唑注射液调整为伏立康唑片 200mg，12h 1 次。入院第 8 天停用哌拉西林钠他唑巴坦钠针，换用美罗培南注射液 500mg，12h 1 次。病人共住院治疗 11d，治疗过程中药物选用合理，用法用量正确。患者经治疗有效，病情好转出院。

(二)病例分析

急性肾损伤(acute kidney injury，AKI)是指病程在 3 个月以内，包括血、尿、组织学及影像学检查所见的肾结构与功能的异常。AKI 的预后很大程度上取决于对该病的早期诊断和防治。AKI 的发生与年龄明显相关，40－79 岁的中、老年人发病率最高。老年男性尤其易发生 AKI。其原因与以下因素有关：老年人药物毒性反应增加；肾血流减少，肾清除率下降；药物排泄速度下降，半衰期延长；各器官功能下降，使药物代谢受到影响；老年 AKI 患者糖尿病、高血压、冠心病、心功能不全、前列腺肥大等伴随疾病增多；基础疾病导致的肾功能下降，一些易感因素，如呕吐、腹泻、消化道出血、感染、心功能不全、休克等增加，导致中、老年人AKI发病

表 11-8 主要治疗药物及使用情况

药物名称	用法用量	用药时间
抗感染		
注射用哌拉西林钠他唑巴坦钠注射液	4.5g,8h 1 次,静脉滴注	8 月 6～8 日
注射用哌拉西林他唑巴坦	4.5g,12h 1 次,静脉滴注	8 月 8～13 日
注射用伏立康唑注射液	200mg,12h 1 次,静脉滴注	8 月 6～8 日
伏立康唑片	200mg,12h 1 次,口服	8 月 8～17 日
利奈唑胺注射液	600mg,12h 1 次,静脉滴注	8 月 6～7 日
美罗培南注射液	500mg,12h 1 次,静脉滴注	8 月 13～17 日
平喘		
多索茶碱注射液	0.2g,8h 1 次,静脉滴注	8 月 6～8 日
异丙托溴铵雾化溶液剂	500μg ,每日 3 次,雾化吸入	8 月 6～8 日
特布他林注射液	2.5mg,每日 3 次,雾化吸入	8 月 6～8 日
盐酸丙卡特罗片	12.5μg,12h 1 次,舌下含服	8 月 6～17 日
孟鲁司特钠片	10mg,每晚 1 次,口服	8 月 6～17 日
消炎		
甲泼尼龙片	12mg,口服,每日 1 次	8 月 6～8 日
化痰		
乙酰半胱氨酸薄膜衣片	200mg,12h 1 次口服	8 月 6～17 日
抑酸		
泮托拉唑钠肠溶胶囊	40mg,每日 1 次,口服	8 月 6～17 日
扩冠状动脉		
硝酸异山梨酯注射液	20mg,每日 1 次,静脉滴注	8 月 6～16 日
其他		
左卡尼丁注射液	2g,每日 1 次,静脉注射	8 月 6～16 日
福辛普利片	10mg,每日 2 次,口服	8 月 6～8 日
西洛他唑片	50mg,每日 2 次,口服	8 月 6～8 日

率高。近年大量新药、抗生素、血管紧张素Ⅰ转化酶抑制药、非甾体类消炎药、抗肿瘤药、造影剂等不断投入使用,这些都增加了药物 AKI 的发生。

药物是急性肾损伤的常见原因。药物性肾损害是指肾对治疗剂量药物的不良反应和因药物过量或不合理应用而出现的毒性反应,是由包括中草药在内的不同药物所致、具有不同临床特征和不同病理类型的一组疾病。近 10 年来药物性肾损伤发生率呈上升趋势,其中抗生素肾损害的发生率最高,达 36%。

临床上常见的引起药源性肾损害的抗菌药物主要有青霉素类、头孢菌素、氨基糖苷类(庆大霉素、阿米卡星)、喹诺酮类药物、磺胺类药物、红霉素、林可霉素、万古霉素、四环素类、两性霉素 B、抗结核药(利福平、异烟肼)等。

本例患者为 80 岁老年男性,入院前应用头孢吡肟和利尿药后出现血肌酐升高至 239μmol/L,入院第 2 天的血肌酐就已达到 416.60μmol/L,考虑与患者高龄器官老化、患有多种基础疾病和入院前应用的药物有关。

药物性肾损害的早期诊断,及时治疗是改善预后和治疗成功的关键。在用药过程中应密切观察药物不良反应,若患者出现肾功能异常时为多药联用,应从停止患者最近使用的药物开始,防止肾损害进一步加重,促进药物排泄,保护肾功能、支持治疗,纠正电解质和酸碱平衡、降低血压等。除了马兜铃酸的肾损害不可逆,大多数药物的肾损害都是可逆的。

(三)药学监护

1. 抗感染治疗的药学监护 患者咳嗽、咳痰、喘憋、发热,双肺呼吸音粗,双肺可闻及散在干鸣音,在肾内科痰涂片发现丝状真菌菌丝,痰培养黄曲霉,8 月 1 日于肾内科查 C 反应蛋白 106mg/L (10.6mg/dl)↑,应用伏立康唑抗真菌感染,哌拉西林他唑巴坦覆盖革兰阴性杆菌,革兰阳性球菌及厌氧菌,利奈唑胺注射液覆盖耐甲氧西林的金黄色葡萄球菌。药师向患者讲解伏立康唑可能会出现幻视的不良反应,输液时注意避光,可戴上墨镜或拉上窗帘。

转入呼吸科继续应用此 3 种药物抗感染 1d 后,考虑到无耐甲氧西林的金黄色葡萄球菌感染指征,停用利奈唑胺注射液;患者入院第 2 日,肌酐 416.60μmol/L,计算肌酐清除率 12.8ml/min,为重度肾功能不全，将哌拉西林钠他唑巴坦钠针减量为 4.5g，12h 1 次。患者白蛋白 29.7g/L↓，同时考虑应用伏立康唑针剂可发生赋形剂磺丁倍他环糊精钠（SBECD）的蓄积，药师建议停用伏立康唑注射液，改为伏立康唑片 200mg 口服，12h 1 次抗真菌。并嘱患者伏立康唑片在餐前 1h 或餐后 2h 服用，避免驾驶或操纵机器、避免强烈直接的阳光照射，患者用药后未出现幻视的不良反应。

用药第 3 日患者体温 37.8℃，痰培养为肺炎克雷伯菌亚种，药敏试验哌拉西林/他唑巴坦敏感，继续应用此药抗感染。用药 7d 后，患者体温 37.5℃，痰培养仍为肺炎克雷伯菌亚种，应用哌拉西林钠/他唑巴坦钠注射液抗感染治疗后仍有咳痰，体温仍高，根据药敏予美罗培南注射液治疗，依患者肌酐清除率计算，应用美罗培南注射液 500mg，12h 1 次。用药 5d 后，患者体温正常，未出现肝肾功能的进一步降低，血象正常，未出现抗生素相关性腹泻，症状好转后出院。

2. 肾功能不全的原因分析及药学监护　患者无肾病既往史，入院时急性肾损伤，药师怀疑与患者在院外使用头孢吡肟有关。头孢吡肟为第四代头孢菌素，抗菌活性高，对多数革兰阳性菌及革兰阴性菌均有抗菌活性。患者在院外曾给予过平喘，利尿，抗感染（头孢吡肟）治疗，头孢吡肟与强效利尿药同用，可加重肾毒性，诱发急性肾损伤。患者入院后均根据肌酐清除率调整了抗感染药物的用药剂量，药师考虑可加用保护肾的药物，减轻药物对肾的损害。

3. 糖皮质激素的药学监护　甲泼尼龙片为糖皮质激素，有较强的消炎作用，但本患者为老年患者，高血压且患有 2 型糖尿病且伴有真菌感染，在用药时可能引发电解质紊乱，诱发高血压，加重患者真菌感染，加重胰岛素和口服降糖药的需要。患者入院后血钾偏低，给予氯化钾缓释片 1g，每日 3 次，药师嘱患者注意限钠、补钾的饮食，可多吃香蕉，番茄等，注意监测血糖血压。用药第 3 日，患者咳嗽、咳痰、喘憋减轻，遂停用了甲泼尼龙。由于应用激素剂量不大，疗程未超过 7d，可以骤然停药，不会影响患者的肾上腺皮质功能。药师监护了患者的血糖、血压和电解质情况，血糖、血压均未出现明显变化，血钾有所升高。

（四）总结

本病例为一例怀疑急性药物性肾损伤的肺炎患者的住院治疗过程。药师在治疗过程中，对患者进行了全程的药学监护。分析了患者肾损伤的原因，并监测患者肝、肾功能，根据患者肾功能情况，计算患者肌酐清除率，对伏立康唑的剂型、哌拉西林钠/他唑巴坦钠和美罗培南的用量进行调整并向医师提出建议，医师予以采纳。通过给患者讲解药物的使用方法和作用机制，向患者讲解伏立康唑正确用药的方法和可能出现的不良反应，使患者对所应用药物有了更清楚地认识，增加了患者用药的依从性，减少了不良反应的发生。

AKI 患者并非都是以肾损伤为首要诊断入院的，相当多的患者肾损伤是伴随着感染、多脏器损伤等其他疾病发生、发展而来的，甚至有部分患者的肾损伤发生于入院后，这其中除了是由疾病本身的发展特点决定的以外，也有医源性因素的存在，应该引起临床医师的重视，并设法减少其发生率。

（王春革　王　屏）

第四节　内分泌和代谢疾病病例分析和用药实践

一、糖尿病合并窦性心动过速病例

（一）病例介绍

1. 病史摘要　患者，女，50 岁，身高 165cm，体重 60kg，体重指数 22.0。患者 1 年前，无明显诱因出现食量较前明显增多，易饥饿，时有心悸，体重减轻约 7.5kg，未做特殊处理。1 个半月前患者因心悸来院，心电图示“窦性心动过速”，空腹血糖 17.8mmol/L，餐后血糖 19.3mmol/L，诊断为“糖尿病”，给予二甲双胍、阿卡波糖口服（具体剂量不详），未控制饮食，血糖控制情况不详。现来院复查空腹血糖 16mmol/L，餐后血糖 18mmol/L，HbA1C 9.5%。糖尿病并发症筛查示无糖尿病并发症存在。母亲、姐姐均患有糖尿病。入院后查胰岛素抗体、胰岛细胞抗体、谷氨酸脱羧酶抗体均阴性，空腹胰岛素、空腹 C 肽均正常。

入院体检：体温 36.5℃，脉搏 102/min，呼吸 24/min，血压 130/79mmHg。

2. 入院诊断

(1)2 型糖尿病。

(2)心律失常（窦性心动过速）。

3. 主要治疗药物　见表 11-9。

表 11-9　主要治疗药物及使用情况

药品名称	用法用量	用药时间
二甲双胍片	0.25g，每日 3 次，口服	第 1～7 日
阿卡波糖片	50mg，每日 3 次(餐中)，口服	第 1～7 日
地特胰岛素注射液	16U，每日 1 次(睡前)，皮下注射	第 1～2 日
地特胰岛素注射液	20U，每日 1 次(睡前)，皮下注射	第 3～7 日
常规人胰岛素	8U，每日 1 次(早餐前)，皮下注射	第 1～4 日
常规人胰岛素	10U，每日 1 次(午餐前)，皮下注射	第 1 日
常规人胰岛素	6U，每日 1 次(午餐前)，皮下注射	第 2～4 日
常规人胰岛素	6U，每日 1 次(晚餐前)，皮下注射	第 1～4 日
瑞格列奈片	1mg，每日 3 次(三餐前)，口服	第 5 日
瑞格列奈片	1mg，每日 1 次(早餐前)，口服	第 6～7 日
瑞格列奈片	1mg，每日 1 次(午餐前)，口服	第 6～7 日
瑞格列奈片	0.5mg，每日 1 次(晚餐前)，口服	第 6～7 日
银杏达莫注射液	30ml，每日 1 次，静脉注射	第 1～7 日
0.9%氯化钠注射液	250ml，每日 1 次，静脉注射	
美托洛尔片	25mg，每日 3 次，口服	第 1～7 日
阿普唑仑片	0.4mg，每日 1 次(睡前)，口服	第 4～7 日

4. *主要治疗过程及转归*　入院后给予糖尿病教育、饮食运动指导，二甲双胍、阿卡波糖及每日 4 次胰岛素强化治疗及对症治疗，血糖控制理想。为增加患者依从性，改为每日 1 次注射基础胰岛素加三餐前口服降糖药物治疗。出院时患者空腹血糖波动于 5.2～7.5mmol/L，餐后 2h 血糖波动于6.0～10.5mmol/L，心率 70～90/min，病情好转出院。

(二)病例分析

根据《中国 2 型糖尿病防治指南 2010 年版》(简称指南)，糖尿病的降糖治疗包括饮食控制、合理运动、血糖监测、糖尿病自我管理教育和应用降糖药物等综合性治疗措施。该患者入院后即给予糖尿病教育，请营养科协助制定糖尿病患者营养餐，进行血糖监测。

药物治疗方面，由于该患者为初发糖尿病，结合患者发病年龄晚、有明确的糖尿病家族史、胰岛素抗体均为阴性以及空腹胰岛素、C 肽水平较高，考虑为 2 型糖尿病。该患者起始血糖值较高，空腹 17.8mmol/L，在未控制饮食前提下，应用二甲双胍、阿卡波糖治疗 1 个月余，血糖控制不佳，门诊复测空腹血糖 16mmol/L，餐后 2h 血糖 18mmol/L，HbA1C 9.5%。《指南》强调早期达标的重要性，指出初诊患者应首先在饮食、运动治疗的基础上加用口服降血糖药物，若仍未达标，则采用更积极地疗法。根据 2012 年 ADA(美国糖尿病协会)诊疗指南，对新诊患者，如果血糖偏高，可在开始的短时间内选用胰岛素治疗，改善高血糖所导致的胰岛素抵抗和 B 细胞功能下降，在高血糖得到控制和症状缓解后根据病情调整治疗方案，如改用口服药治疗或医学营养治疗和运动治疗，因此该患者入院后给予胰岛素治疗。

患者应用胰岛素期间，应监测空腹和餐后血糖，并根据血糖结果调整胰岛素用量。本例患者入院后应用了“三短一长”的强化治疗方案，即睡前注射一次长效胰岛素(地特胰岛素)作为基础胰岛素，加三餐前注射短效胰岛素(常规胰岛素)作为餐时胰岛素，可方便有效地调整用量，更好地控制血糖。该患者在应用长效胰岛素 16U 后空腹血糖 9.2mmol/L，且多次测量餐前餐后血糖，整体水平偏高，因此将基础胰岛素即地特胰岛素注射液用量增加至 20U。

瑞格列奈为非磺酰脲类短效口服促胰岛素分泌降糖药。促胰岛素分泌作用较磺酰脲类快，降餐后血糖亦较快，因此主要用于餐后高血糖。与二甲双胍合用对控制血糖具有协同作用。在用“三短一长”胰岛素的强化治疗方案后患者血糖得到有效控制，为增加患者出院后的依从性，改为每日 1 次地特胰岛素加瑞格列奈、二甲双胍、阿卡波糖联合控制血糖，效果较理想。

以交感神经兴奋和儿茶酚胺增高为主所致的窦性心动过速患者，可选用 β 受体拮抗药。普萘洛尔为常用的 β 受体阻滞药，用于窦性心动过速，但普萘洛尔能延缓使用胰岛素后血糖水平的恢复。美托洛尔为选择性的 β_1 受体阻滞药，对心脏有减慢心率、抑制心收缩力、降低自律性和延缓房室传导时间等。在该患者的治疗过程中选择性 β_1 受体阻断药美托洛尔干扰糖代谢或掩盖低血糖的危险性要小于非选择性 β 受体阻断药。

(三)药学监护

1. *降糖方案监护*　二甲双胍的主要药理作用是通过减少肝葡萄糖的输出和改善外周胰岛素抵抗而降血糖，国内外指南均推荐二甲双胍作为治疗 2 型糖尿病的一线用药。单独使用二甲双胍不发生低血糖，当与促泌剂或胰岛素联用时要注意监测血糖，避免低血糖发生。二甲双胍常见的不良反应为胃肠道反应，餐中服用、逐渐增加剂量可减少对胃肠道的刺激。双胍类药物罕见的严重不良反应是诱发乳酸性酸中毒，因此，双胍类药物禁用于肾功能不全、肝功能不全、缺氧性疾病、严重感染和外伤、重大手术、孕妇和哺乳期妇女等。需要应用含碘造影剂检查时，要暂停二甲双胍。该患者肝、肾功能正常，无缺血缺氧性疾病及糖尿病急性并发症，应用二甲双胍是安全的。但该患者同时还应用促泌药或胰岛素，有发生低血糖的风险，因此应加强血糖监测，定期检查肝、肾功能。

瑞格列奈为非磺脲类胰岛素促泌药，主要通过刺激胰岛素的早相分泌而降低餐后血糖，具有起效快、作用时间短的特点，嘱患者于餐前即刻服用。该药的主要不良反应是低血糖和体重增加，因此应密切监测患者血糖变化，尤其是餐后血糖，避免餐后及下一餐前低血糖发生。

阿卡波糖的主要作用机制是延缓糖类在小肠上段的吸收，适合以糖类为主食的患者，对血糖具有“消峰去谷”的作用。因此服用时需嘱患者在餐前即刻吞服或与第一口主食一起咀嚼服用。饮食成分中应有一定量的糖类，否则该药无法发挥作用。由于其具有延缓碳水化合物吸收的特点，因此腹胀、排气增多是该药最主要的不良反应。小量起始逐渐加量是减轻上述不良反应的有效方法。单独服用阿卡波糖通常不会出现低血糖，当与胰岛素促泌药或胰岛素联用时低血糖发生率大大增加。一旦出现低血糖反应，食用双糖或淀粉类食物效果差，应直接给予葡萄糖口服或静脉注射。该患者存在上述药物联用情况，需要监测血糖，避免低血糖发生。

2. *降心率治疗*　患者反复出现发作性心悸 5 年，多于夜间出现，心电图示“窦性心动过速”，自服美托洛尔后可缓解。入院后，继续给予美托洛尔降心率。患者 5 年间多于夜间出现心悸，住院期间注意测夜间及凌晨血糖以排除夜间低血糖导致的交感神经兴奋所致心悸，如有夜间低血糖发生，低血糖纠正后心悸症状应该缓解，可停用美托洛尔。美托洛尔属于 β 受体阻滞药，剂量过大时可出现心动过缓，因此需关注患者心率变化。常见中枢神经系统不良反应。如疲乏、眩晕、抑郁，其他有头痛、多梦、失眠等。

3. *其他*　银杏达莫用于改善患者微循环，医嘱中应用 30ml 该药物加入 0.9%氯化钠注射液 250ml 每日静脉滴注 1 次。应用的剂量、溶媒体积及频率均与说明书有出入。说明书中注明银杏达莫为复方制剂，每 5ml 中含银杏总黄酮 4.5～5.5mg、双嘧达莫 1.8～2.2mg，成年人 1 次 10～25ml，加入 0.9%氯化钠注射液或 5%～10%葡萄糖注射液 500ml 中，每日 2 次。本治疗方案中银杏达莫注射液的用药频率为 1 次，单次用药剂量增大，而溶媒体积较少，易出现局部刺激症状及其他不良反应，应建议医师修改医嘱，按照说明书减少银杏达莫用量，增加溶媒用量。

4. *饮食治疗*　糖尿病药物治疗配合饮食运动治疗，根据成年人糖尿病热能供给表计算患者所需能量，并给予具体的饮食运动建议，住院期间定制营养餐。如无低血糖发生尽量不加餐。

(四)总结

根据《2010 糖尿病防治指南》，在糖尿病病程中(包括新诊断的 2 型糖尿病患者)，出现无明显诱因的体重显著下降时，应该尽早使用胰岛素治疗。该患者为新诊断的 2 型糖尿病，而且近期体重下降明显，入院后尽早启用了胰岛素强化治疗，利于患者胰腺功能修复。出院后改为每日 1 次基础胰岛素加三餐前口服药的治疗方案，简便，患者依从性好，有利于血糖长期控制，减少并发症的发生。

二、甲状腺功能亢进症肝损害合并骨质疏松病例

(一)病例介绍

1. *病史摘要*　患者，女，54 岁，身高 170cm，体重 69kg，体重指数 23.88。患者 5 年前无明显诱因出现心悸、胸闷，全身乏力，伴双下肢水肿，活动后加重，怕热、易怒，在当地查甲状腺功能异常(具体数值不详)，肝功能、白细胞计数正常，心电图示：“窦性心

动过速,ST-T改变",诊断为"甲状腺功能亢进症",给予"甲巯咪唑,每次5mg,每日3次;美托洛尔,每次12.5～25mg,每日2次",定期复查甲状腺功能调整甲巯咪唑用量。3年前"甲巯咪唑每次2.5～5mg,每日2次"维持,一直未监测甲状腺功能。2年前出现全身水肿,以下肢为重,伴精神萎靡、全身乏力,查FT_3、FT_4减低(具体数值不详),诊断为"药物性甲状腺功能减退",遂停用抗甲状腺药物。1个月前患者无明显诱因再次出现心悸、胸闷,怕热、多汗、多食、易怒,全身乏力,伴双下肢水肿,手颤。来我院门诊就诊,查甲状腺功能示:FT_3 30.8pmol/L(3.5～6.5),FT_4 103.83pmol/L(11.5～22.7),TSH 0.00μU/ml(0.55～4.78),Anti-TG 88.4U/ml(0～60),Anti-TPO 423.2U/ml(0～60),TRAb 8.39U/ml(0～1.58)。肝功能示ALT 44U/L(0～40),AST 57U/L(0～40),心电图示心房纤颤。骨密度检查示骨质疏松,门诊以"甲状腺功能亢进症复发、甲状腺功能亢进症性心脏病、肝损害、骨质疏松症"收入病房。患者自发病以来无发热,睡眠欠佳,小便正常,体重无明显变化。

入院体检:体温35.8℃,脉搏90/min,呼吸21/min,血压130/85mmHg。中年女性,无突眼,甲状腺Ⅱ度肿大,质软,无压痛,未闻及血管杂音。心率99/min,律绝对不整,S1强弱不等,各瓣膜听诊区未闻及病理性杂音。双手水平震颤(+),双下肢轻度凹陷性水肿。

2. 入院诊断

(1)甲状腺功能亢进症(Graves病,甲状腺功能亢进症性心脏病)。

(2)肝损害。

(3)骨质疏松症。

3. *主要治疗药物* 见表11-10。

表11-10 主要治疗药物及使用情况

药物名称	用法用量	用药时间
拜阿司匹林	100mg,每日1次,口服	第1～9日
美托洛尔片	25mg,每日2次,口服	第1～9日
甲巯咪唑片	10mg,每日3次,口服	第1～9日
呋塞米片	20mg,每日1次,口服	第1～9日
多烯磷脂酰胆碱胶囊	456mg,每日3次,口服	第1～9日
丹参酮Ⅱa磺酸钠	40mg,每日1次,静脉滴注	第1～9日
0.9%氯化钠注射液	250ml,每日1次,静脉滴注	
骨化三醇胶丸	0.25μg,每日1次,口服	第7～9日
碳酸钙D_3片	1片,每日1次,口服	第7～9日

4. *主要治疗过程及转归* 入院后给予忌碘饮食、抗甲状腺功能亢进症药物、纠正心房颤动、保肝、治疗骨质疏松及对症处理,患者双下肢水肿消退,心悸、胸闷、乏力等症状改善,仍有手抖、怕热、多汗、多食、易激惹。心率波动于80～90/min。复查肝功:ALT 35U/L,AST 28U/L,病情好转出院。

(二)病例分析

针对甲状腺功能亢进症主要治疗有3种:抗甲状腺药物(antithyroid drugs,ATD)治疗,^{131}I和甲状腺次全切除手术。ATD治疗可以保留甲状腺产生激素的功能,但疗程长、治愈率低,总疗程一般为1～1.5年;复发率高,停药时甲状腺缩小及TSAb阴性者复发率较低,反之复发率较高。药物治疗的起始剂量、减量速度、维持剂量和总疗程均有个体差异,需根据临床实际定期复查。

常用的抗甲状腺药物有甲巯咪唑(Methimazole, MMI)和丙硫氧嘧啶(Propylthiouracil, PTU)。两药比较,丙硫氧嘧啶具有在外周组织抑制T_4转换为T_3的独特作用,因此发挥作用较甲巯咪唑迅速,所以甲状腺危象时首选丙硫氧嘧啶。但甲巯咪唑半衰期长,血浆半衰期4～6h,作用维持时间较长,可每天单次使用,丙硫氧嘧啶半衰期短,每天需6～8h给药1次。丙硫氧嘧啶可引起20%～30%的患者转氨酶升高,该患者在用药前即有轻度的转氨酶升高,因此应选用肝毒性小的甲巯咪唑。但仍需定期复查肝功能。该例患者同时应用了多烯磷脂酰胆碱进行保肝治疗。甲巯咪唑开始时每日30mg,可按病情轻重调节为每日15～40mg,病情控制后,逐渐减至维持量每日5～15mg。该患者开始用量为常规剂量,即每日3次,

1 次 10mg。

该患者诊断为“甲状腺功能亢进症性心脏病”5 年，且患者自觉心悸、胸闷，心电图示心房纤颤，需综合治疗改善心功能。首先给予 ATD 药物治疗，纠正甲状腺功能亢进症；其次给予利尿药呋塞米减轻心脏前负荷，β_1 特异性的受体阻滞药美托洛尔降低心率，进一步降低心脏负荷，拜阿司匹林预防血栓性并发症发生；最后应用丹参酮Ⅱa 磺酸钠增加冠状动脉血流量，改善缺血区心肌的侧支循环及局部供血，改善缺氧心肌的代谢紊乱，提高心肌耐缺氧能力。

（三）药学监护

1. *甲状腺功能亢进症治疗*　目前抗甲状腺功能亢进症药物有甲巯咪唑和丙硫氧嘧啶，该患者选用甲巯咪唑作为抗甲状腺功能亢进症治疗药物。甲巯咪唑的常见不良反应是皮疹、白细胞减少、肝功损害及药物性甲状腺功能减退症，应定期监测血常规、肝功能及甲状腺功能。初始用药 1 周后最好复查血常规和肝功能，如白细胞 $<3.0\times10^9$/L 或中性粒细胞 $<1.5\times10^9$/L 或转氨酶 $>$2.5 倍正常上限应立即停用甲巯咪唑，换用丙硫氧嘧啶或选择 ^{131}I 治疗。如患者在治疗中出现发热、咽痛要立即检查白细胞，以及时发现粒细胞缺乏。

2. *改善心功能*　拜阿司匹林为抗血小板药物，心房颤动患者应用可预防由于血栓脱落造成的缺血性心脑血管并发症，该药的主要不良反应是胃肠道刺激症状及增加出血风险，因此，应用时应经常询问患者有无腹痛、腹胀、牙龈出血及黑粪等症状，必要时行消化道内镜及凝血功能等检查。美托洛尔属于选择性 β 受体阻滞药，可减慢心房颤动患者的心室率，但剂量过大可出现心动过缓，使患者感觉疲乏、眩晕等，因此需关注患者心率变化和精神状态。对于甲状腺功能亢进症患者如无禁忌证，最好选用非选择性 β 受体阻滞药普萘洛尔，因为普萘洛尔除了控制心率外，还具有抑制 T_4 向 T_3 转化的作用，有利于甲状腺功能亢进症的控制。呋塞米为襻利尿药，存在明显的剂量-依赖关系，用以利尿消肿，减轻心脏前负荷，若患者体质敏感，尿量较多需警惕电解质紊乱的发生。

该患者应用丹参酮Ⅱa 磺酸钠注射液目的是增加冠状动脉供血，改善心肌代谢，以治疗甲状腺功能亢进症性心脏病。该药应尽可能单独使用，不可与盐酸氨溴索、西咪替丁、法莫替丁、盐酸甲氯芬酯、硫酸镁、盐酸克林霉素及甲磺酸帕珠沙星、甲磺酸培氟沙星等喹诺酮类抗菌药和硫酸依替米星、硫酸妥布霉素等氨基糖苷类抗生素配伍使用，禁与含镁、铁、钙、铜、锌等重金属的药物配伍使用。在溶媒的选择上，有文献提示，溶媒的 pH 对丹参酮Ⅱa 磺酸钠注射液的稳定性有直接影响，pH 在 4.2 以上稳定，在 4.0～4.2 部分出现浑浊，在 4.0 以下容易析出结晶。由于 0.9%氯化钠注射液的 pH 范围为 4.5～7.0，所以配制含丹参酮ⅡA 磺酸钠的输液宜选用偏中性的 0.9%氯化钠注射液，不宜选择偏酸性的 5%葡萄糖注射液，因此该患者选用了 0.9%氯化钠注射液作为溶媒，注射过程中应注意监测有无过敏反应、头晕、低血压及出血倾向。

3. *骨质疏松症治疗*　甲状腺功能亢进症患者常因甲状腺激素过高而导致骨量丢失，该患者为年龄 54 岁女性，未绝经，经骨密度测定诊断为骨质疏松症，判断为甲状腺功能亢进症继发性骨质疏松症。服用含维生素 D 的钙补充剂和活性维生素 D 作为基础治疗，用药过程中注意监测血钙、尿钙水平。

（四）总结

该患者甲状腺功能亢进症病史长，同时合并甲状腺功能亢进症性心脏病，应用甲巯咪唑后出现肝损害、粒细胞减少，若经保肝、升白治疗后白细胞 $>3.0\times10^9$/L 或中性粒细胞 $>1.5\times10^9$/L，转氨酶 $<$2.5 倍正常上限且无口服药物应用的其他禁忌证可继续口服药物治疗。当然，对于该患者选择 ^{131}I 治疗也是不错的选择，可以快速控制甲状腺功能亢进症，纠正甲状腺功能亢进症性心脏病，但 ^{131}I 治疗后要密切监测甲状腺功能，一旦功能减退，应及时替代治疗。

三、痛风病例

（一）病例介绍

1. *病史摘要*　患者，男，22 岁，身高 178cm，体重 80kg，BMI 25.5。患者于 9 个月前饮酒、进食海鲜后出现夜间突发右踝关节疼痛，伴红肿、皮温升高，活动后加重，其他关节无明显红肿热痛及功能障碍。曾到当地医院就诊，当时查尿酸升高（具体数值不详），诊断为“痛风”，给予“青霉素、先锋霉素”（具体剂量不详）等治疗，约 1 周后症状明显缓解。此后上述症状反复发生，2～3 个月发作 1 次。1 周前患者饮酒后出现双足背肿胀，第 1 跖趾关节红、肿、热、痛，双手中指及右手示指明显肿痛，左侧膝关节疼痛，活动后疼痛加重，无发热。2d前患者于当地诊所先后应用"青霉素800万U，头孢曲松4g，红花20ml，阿莫西林5g，每日1次静脉滴注"，用药后症状缓解。辅助检查：血常规示白细胞计数$20.6\times10^9/L$，中性粒细胞84.0%，红细胞计数$4.91\times10^{12}/L$；尿酸901μmol/L；红细胞沉降率46mm/h；抗"O"122.0kU/L，类风湿因子<10.10kU/L，C反应蛋白273.0mg/L。

入院体检：体温35.7℃；脉搏78/min；呼吸19/min；血压125/85mmHg。双足背肿胀，第1跖趾关节红肿痛，皮温高，双手中指及右手示指明显肿痛。

2. *入院诊断* 痛风。

3. *主要药物治疗* 见表11-11。

表11-11 主要治疗药物及使用情况

药品名称	用法用量	用药时间
左氧氟沙星注射液	0.4g，每日1次，静脉滴注	第1～6日
0.9%氯化钠注射液	250ml，每日1次，静脉滴注	
头孢米诺	2g，每日2次，静脉滴注	第1～6日
0.9%氯化钠	250ml，每日2次，静脉滴注	
碳酸氢钠片	1g，每日3次，口服	第1～7日
依托考昔片	120mg，每日1次，口服	第1～7日
苯溴马隆片	50mg，每日1次，口服	第1～7日

4. *主要治疗过程及转归* 入院后给予补液、鼓励患者多饮水、碳酸氢钠碱化尿液、苯溴马隆促尿酸排泄，非甾体类抗炎药对症处理，出院时患者手指、足趾红肿热痛缓解，复查血尿酸560μmol/L，病情好转出院。

(二)病例分析

治疗痛风急性期的药物有3类：非甾体类消炎药(NSAIDs)、秋水仙碱和糖皮质激素。非选择性NSAIDs多见胃肠道症状，而依托考昔为选择性环氧化酶-2抑制药，胃肠道反应少见。NSAIDs是有效缓解急性痛风症状的一线用药。经典的缓解痛风急性发作的药物为秋水仙碱，现因为其不良反应较大，已较少应用。疼痛特别厉害的年轻患者仍可加用。疼痛若已严重影响生活，也可考虑加用小量激素。

痛风发作的急性期，其关节疼痛为无菌性的炎症，关节腔为封闭的无菌的腔，若局部无波动感、患者无发热等全身症状，则无应用抗生素指征。该例患者体温35.7℃，入院前辅助检查示，白细胞计数$20.6\times10^9/L$，中性粒细胞84.0%；尿酸901μmol/L；红细胞沉降率46mm/h，C反应蛋白273.0mg/L。虽无发热或局部波动感，但白细胞升高，仍可给予抗菌药物。但本患者无联合用药指征，给予左氧氟沙星和头孢米诺联合用药属不合理应用。

本例患者应用的碳酸氢钠片可以碱化尿液，增加尿酸的排泄。苯溴马隆可以通过减少肾小管的重吸收而增加尿酸的排泄，苯溴马隆必须在痛风性关节炎的急性症状控制后方能应用本品。在痛风的急性发作期，目前多数学者主张不用降低尿酸的药物，因为血尿酸降低后，会使析出在关节内的尿酸结晶表面溶解，形成尖锐的小结晶，对关节的破坏更大，2011年中国医学会风湿病学分会对原发性痛风的诊断和治疗指南中建议，在间歇期和慢性期应用降尿酸药物控制血尿酸水平，降尿酸药物均应在急性发作平息至少2周后，从小剂量开始，逐渐加量。在该病例中，痛风急性期即开始应用降尿酸药物的方案有待商榷。另外，痛风患者是选用抑制尿酸合成的药物还是选用促进尿酸排泄的药物应根据24h尿酸排泄量来决定，如果24h尿酸排泄量减少则选用促尿酸排泄的药物，如苯溴马隆，反之应选用抑制尿酸合成的药物，如别嘌醇，因此，该患者痛风急性期过后如果能完善24h尿酸定量将会使下一步治疗更合理。

银杏达莫注射液为辅助用药，可以通过改善局部的微循环，增加局部氧供而减轻局部炎症。

(三)药学监护

1. *高尿酸血症的治疗监护* 苯溴马隆为促尿酸排泄药，服用过程中应嘱多饮水，该药物不良反应较少，主要是胃肠道不良反应、皮疹、肾绞痛等；碳酸氢钠片通过碱化尿液，促进尿酸排泄，应定期监测尿pH在6.5左右，因其与胃酸作用产生大量CO_2，胃溃疡患者慎用。碳酸氢钠片不宜长期大量应用，易引起碱血症、电解质紊乱等。需定期检测肾功能、血尿酸和尿尿酸的变化。

2. *消炎镇痛治疗监护*　依托考昔片为非甾体类消炎药，选择性环氧化酶(COX)-2 抑制药，胃肠道不良反应小且不影响血小板的功能，但其心血管危险性可能会随剂量升高和用药时间延长而增加，所以应尽可能缩短用药时间、使用每日最低有效剂量，并特别注意血压监测。关注患者疼痛缓解情况，根据对药物的反应情况和具体的耐受程度调整镇痛药物的药量。

3. *抗菌药物治疗监护*　患者应用左氧氟沙星，应避免阳光暴晒和突然的剧烈运动。喹诺酮类药物有光毒性和肌腱断裂等不良反应发生的可能性。

(四)总结

避免痛风急性发作有赖于长期血尿酸的良好控制，口服药物治疗是一方面，最重要的是严格的饮食控制，避免进食高嘌呤饮食，如动物内脏、贝类海鲜、沙丁鱼等。戒酒也是预防痛风急性发作的有效措施。

(赵家军　冯　丽　王　梅)

第五节　消化科疾病病例分析和用药实践

一、肝硬化病例

(一)病例介绍

1. *病史摘要*　患者，男，65 岁，因“反复呕血伴腹痛腹胀 7 个月余，复发 6d”入院。6d 前曾于当地医院就诊，给予生长抑素、奥美拉唑、止血药物治疗后，呕血停止，大便转黄，为求进一步诊治入院。

入院查体：体温 37.5℃，心率 60/min，呼吸 20/min，血压 110/65mmHg，神志淡漠，腹部膨隆，全腹软，轻压痛，无反跳痛，腹部未触及包块。肝肋下 1 横指，脾肋下 5cm，质稍韧，无压痛，移动性浊音阳性，扑翼样震颤阳性。辅助检查，7 个月前在外院胃镜检查示食管静脉曲张，腹部彩超示肝硬化，胆囊壁增厚，脾大；乙型肝炎标记物示“乙型肝炎大三阳”，乙型肝炎定量$<1\times10^3$ copies/ml；天冬氨酸氨基转移酶 104U/L；丙氨酸氨基转移酶 123U/L，胆红素、甲胎蛋白未见异常。我院急诊查红细胞计数 3.89×10^{12}/L，血红蛋白 84g/L，血小板计数 57×10^9/L，白细胞计数 2.9×10^9/L，中性粒细胞 80%；丙氨酸氨基转移酶 68U/L，白细胞计数 45U/L，胆红素、肾功能、电解质正常；凝血功能未见异常，血氨 22.8μmol/L。

2. *入院诊断*

(1)急性上消化道出血(食管静脉曲张破裂出血)。

(2)肝硬化失代偿期(乙型肝突后性 Child-Pugh B 级)。

(3)肝性脑病(待查)。

(4)脾大。

3. *主要药物治疗*　见表 11-12。

表 11-12　主要治疗药物及使用情况

药物名称	用法用量	用药时间
注射用奥美拉唑	40mg，12h 1 次，静脉滴注	第 1～14 天
血凝酶	1U，8h 1 次，肌内注射	第 1～2 天
卡络磺钠注射液	80mg，每日 1 次，静脉滴注	第 1～3 天
氨甲环酸注射液	1g，每日 1 次，静脉滴注	第 1～2 天
硫糖铝混悬液	10ml，每日 1 次，口服	第 1～14 天
还原性谷胱甘肽	1.2g，每日 1 次，静脉滴注	第 1～14 天
注射用门冬氨酸鸟氨酸	10g，每日 1 次，静脉滴注	第 1～10 天
乳果糖口服溶液	15ml，每日 1 次，口服	第 3～7 天
左氧氟沙星注射液	0.5g，每日 1 次，静脉滴注	第 1～2 天
注射用头孢唑肟	2g，12h 1 次，静脉滴注	第 3～8 天
生长抑素	6mg，250μg/h，微量泵	第 8～10 天

4. *主要治疗过程及转归*　入院后给予抑制胃酸、止血、保护胃黏膜、保肝、导泻、抗感染及补液支持治疗，入院后第8d行内镜下食管静脉曲张套扎术，术后给予生长抑素，继续抑酸、止血治疗后，患者无腹痛、腹胀，未呕血、黑粪，病情好转出院。

(二)病例分析

根据患者的检查结果及病历资料，该患者食管静脉曲张破裂出血，入院前在外院曾给予生长抑素、抑酸、止血治疗，本次入院时活动性出血停止，未再呕血、黑粪，故入院可给予一般的抑酸、止血、保肝治疗，但在止血药物的选择中应同时考虑患者情况及药物的特性。另外，患者处于肝性脑病Ⅰ期，在抗菌药物选择上也应特别注意。

1. *止血药物的选用*　根据我国《肝硬化食管胃静脉曲张出血指南》，对于肝硬化食管静脉曲张破裂急性出血的治疗，主要是纠正低血容量性休克、止血、防止胃肠道出血等相关并发症。首先恢复血容量，保持静脉通畅，以便快速补液、输血；然后以应用降低肝门静脉压力药物和抑酸止血药物为主。一般的止血药物对肝硬化食管静脉曲张出血的确切效果未能证实，不作为一线药物使用。

在该患者的止血治疗中，临床医生使用了氨甲环酸、血凝酶及卡络磺钠。药师根据患者的情况及各药物的特点分析了此次止血药物的使用，认为氨甲环酸、血凝酶的使用欠妥，建议医师停止使用。具体原因如下。

(1)氨甲环酸与纤溶酶原或纤溶酶的赖氨酸结合区有高度亲和力，故能竞争性抑制纤维蛋白的赖氨酸与纤溶酶结合，从而抑制纤维蛋白凝块的裂解，产生止血作用。氨甲环酸可用于纤溶亢进出血，对非纤溶亢进出血往往无效，且过量有形成血栓倾向。该患者入院时查凝血常规正常，没有纤溶亢进，故给予氨甲环酸止血治疗无实际效果。

(2)注射用血凝酶具有类凝血酶样作用，其主要作用是通过促进血管破损部位血小板聚集，并释放一系列凝血因子、血小板因子，使纤维蛋白单体交联聚合成纤维蛋白，在出血部位形成血栓而止血。其药理机制主要为作用于血小板，故使用前提是PLT在正常范围内($100\sim300\times10^9$/L)。该患者入院时检查PLT 57×10^9/L，且未进行血小板、凝血因子或新鲜血液的补充，故血凝酶的使用并不合理。

卡络磺钠主要是降低毛细血管通透性，增强受损毛细血管端收缩作用，从而缩短止血时间，对出血有一定疗效，故用于此患者是合适的。

2. *抗菌药物的选用*　根据我国《肝硬化食管胃静脉曲张出血指南》，肝硬化食管静脉曲张出血患者，发生严重细菌感染(自发性细菌性腹膜炎和其他感染)的风险很高。预防性使用抗生素有利于止血，并可减少出血及预防感染。但由于该患者处于肝硬化合并肝性脑病Ⅰ期、腹水，所以，抗生素的选用必须慎重，既需要考虑药物对肝、肾功能的影响，也要考虑所用药物可能造成神经毒性进而加重病情。一般来说，肝功能减退患者应慎用或避免使用在肝内代谢、经肝胆系统排泄或对肝有毒性的药物。肝性脑病存在中枢神经功能失调、意识障碍，所以，选用抗生素应注意药物导致的神经系统毒害。

该患者65岁，属于老年患者，同时肝硬化食管静脉曲张出血、肝功能受损，低热，血象稍高，且具有腹痛/腹胀等腹膜炎症状，故临床医师选用左氧氟沙星预防感染。但未考虑到左氧氟沙星为氟喹诺酮类抗菌药物，具有一定的脂溶性，可透过血-脑屏障，抑制脑组织内抑制性递质氨酪酸(γ-氨基丁酸)与其受体结合，不仅使氨酪酸(γ-氨基丁酸)从自主神经末梢减少，还竞争性抑制氨酪酸与突触后受体的结合，增加神经系统的兴奋性，引起精神异常。另外，喹诺酮类抗菌药物可诱发癫痫，有癫痫史、中枢神经疾病史者应慎用。而该患者恰处于肝性脑病Ⅰ期，故使用神经毒性药物左氧氟沙星并不合适。

肝硬化患者并发自发性腹膜炎，其致病菌以肠杆菌为多见，《肝硬化腹水处理指南》推荐自发性腹膜炎可经验性选用第三代头孢菌素。所以，药师结合患者肝、肾功能，建议医师使用第三代头孢菌素中主要经肾排泄的药物如头孢唑肟、头孢他啶等抗感染治疗，并送腹水进行培养。虽然头孢菌素也有引起神经精神系统的病例报道，但主要发生在肾功能不全患者，其原因主要为药物清除减少、血药浓度过高而引起，而该患者肾功能正常，所以药师建议使用常规剂量。

3. *治疗转归*　医师采纳药师建议，在药物治疗方案上停用了氨甲环酸及血凝酶，停药后患者无呕血、便血，未诉特殊不适。抗感染治疗上，调整为头孢唑肟2g静脉滴注，12h 1次，抗感染治疗6d，之后患者腹水培养阴性，体温正常，腹部无压痛及反跳痛，在院期间未发生感染。随后行内镜下食管静脉曲张套扎术，术后给予生长抑素，继续抑酸、止血治疗后，患者无腹痛、腹胀，未呕血、黑粪，病情好转出院。

(三)药学监护

1. 监测患者生命体征、呕血情况、大便情况及血常规，了解止血效果；观察患者腹痛、腹胀有无好转；定期进行肝肾功能、凝血等复查。

2. 关注患者是否继发感染，监测体温、血白细胞、中性粒细胞数目，以及腹水常规、生化、培养结果。

3. 静脉输注药物时，观察有无出现输液反应、静脉炎、头晕、头痛、神志改变等不良反应。

(四)总结

对于肝硬化食管静脉曲张破裂急性出血，治疗的一线药物主要是降低肝门静脉压力药物和抑酸药物。一般的止血药物对肝硬化食管静脉曲张出血的确切效果未能证实，不作为一线药物使用。在本病例中，药师根据药物的适应证及用药前提，判断止血药物的选用并不恰当。虽然最后患者没有出血、呕血，但是不恰当的药物治疗，不仅会带来药物的不良反应，还会加重患者的经济负担，都是需要避免的。另外，肝硬化食管静脉曲张出血患者，发生严重细菌感染的风险很高。短期抗生素预防应用不仅可减少细菌感染的机会，而且可以提高患者的生存率，但抗生素的选用需根据患者病情具体考虑。该患者伴有肝性脑病及肝功不全，抗生素选用时，除了主要针对革兰阴性杆菌并兼顾革兰阳性球菌外，还需考虑到药物对肝、肾功能及神经系统的危害。

二、消化性溃疡病例

(一)病例介绍

1. *病史摘要*　患者，男，36 岁。因“反复上腹部痛 21 年，反复黑粪 9 年，复发加重 1d”入院。患者 21 年来反复出现上腹部疼痛伴嗳气，每次疼痛约 1h，无恶心、呕血、黑粪等。曾诊断为“十二指肠球部溃疡”，给予雷尼替丁等治疗后缓解。9 年前、7 个月前分别出现大量黑粪，伴低循环血容量症状，诊断为“十二指肠球部溃疡”，给予多次多种方案正规抗幽门螺杆菌(H. pylori，Hp)治疗，效果不明显，既往曾用奥美拉唑、兰索拉唑、雷尼替丁、甲硝唑、克拉霉素、阿莫西林、左氧氟沙星等。1d 前患者上腹部轻度隐痛后出现水样黑粪，总量 500ml，伴恶心、乏力、出汗、心悸，为求进一步诊治入院。

入院查体：腹部外形正常，全腹软，中、上腹轻压痛，无反跳痛，腹部未触及包块，肝脾未触及。

辅助检查：急诊血常规示红细胞计数 4.0×10^{12}/L，Hgb 98g/L，血小板计数 186×10^{9}/L，白细胞计数 11.37×10^{9}/L。生化示血糖 7.62mmol/L，尿素氮 15.04mmol/L，余无特殊。凝血常规、腹部 B 超无特殊。胃镜检查见十二指肠球部溃疡，Hp(一)。

2. *入院诊断*　十二指肠溃疡伴出血。

3. *主要治疗药物*　见表 11-13。

表 11-13　主要治疗药物及使用情况

药品名称	用法用量	用药时间
奥美拉唑	40mg	
5%葡萄糖注射液	100ml，12h 1 次，静脉滴注	第 1～6 天
卡络磺钠	80mg	
5%葡萄糖注射液	250ml，每日 1 次，静脉滴注	第 1～6 天
硫糖铝混悬液	10ml，每日 3 次，口服	第 1～7 天
埃索美拉唑肠溶片	20mg，每日 2 次，口服	第 6～7 天
果胶铋	240mg，每日 2 次，口服	第 6～7 天
四环素	0.5g，每日 3 次，口服	第 6～7 天
呋喃唑酮	0.1g，每日 3 次，口服	第 6～7 天

4. *主要治疗过程及转归*　入院给予抑酸、止血及补液支持治疗，在治疗第 4 天患者一般情况良好，未再诉心悸不适，上腹部隐痛不适也逐渐好转，大便转黄。第 5 天查 C^{14} 尿素呼气试验(卄)，加用抗 Hp 四联方案治疗：埃索美拉唑 20mg，每日 2 次，果胶铋 240mg，每日 2 次，四环素 0.5g，每日 3 次，呋喃唑酮 0.1g，每日 3 次，疗程 14d。患者一般情况良好，未诉明显不适，病情好转，出院继续口服

药物治疗。

(二)病例分析

患者入院诊断为十二指肠球部溃疡伴出血,治疗上主要采用止血、促进溃疡愈合,尔后针对病因幽门螺杆菌感染进行根除治疗。

1. 止血、抗溃疡治疗　该患者为溃疡伴出血,为了有效止血,需通过抑制胃酸保持胃内 pH 在 6.0 以上。抑酸药能提高胃内 pH,既可促进血小板聚集和纤维蛋白凝块的形成,避免血凝块过早溶解,有利于止血和预防再出血,又可治疗消化性溃疡。我国《急性非静脉曲张性上消化道出血的治疗指南》推荐,对于诊断明确的十二指肠溃疡出血,推荐使用大剂量 PPI 治疗。该患者静脉注射奥美拉唑 40mg,每日 2 次以迅速提高胃内 pH,治疗恰当。

硫糖铝可以与损伤的溃疡组织结合,形成物理屏障抵抗侵袭因素的损害,还可增加前列腺素和胃碳酸氢盐的分泌,从而起到保护作用。所以硫糖铝联合抑酸药使用,对止血及溃疡修复都是有利的。

止血药卡洛磺钠通过降低毛细血管的通透性,增进毛细血管断裂端的回缩作用,增加毛细血管对损伤的抵抗力,而起止血作用。但其不作为一线用药,往往作为辅助止血用药。

经治疗后,患者未再出现黑色大便,未再诉心慌不适,上腹部隐痛不适也逐渐好转,治疗合理有效。

2. 根除幽门螺杆菌治疗　幽门螺杆菌(Hp)感染是消化性溃疡的重要病因,根除 Hp 可以治愈溃疡,还可以减少溃疡和出血复发率,该患者十二指肠球部溃疡,C^{13} 尿素呼吸试验示 Hp 阳性,所以需根除 Hp 治疗。

该患者此前多次运用多种方案进行抗 Hp 的正规治疗,曾使用甲硝唑、克拉霉素、左氧氟沙星,治疗效果不明显。据我国流行病学调查表明,推荐用于根除 Hp 治疗的抗菌药物中,甲硝唑耐药率达到 60%～70%,克拉霉素达到 20%～38%,左氧氟沙星达到 30%～38%,因此,该患者多次治疗失败可能与 Hp 对这些菌药物耐药有关。

根据《我国幽门螺杆菌感染共识意见》:对于多次 Hp 根除失败的患者,应采用个体化治疗,有条件者根据药敏试验结果选择有效抗生素,避免使用对 Hp 耐药的抗生素。所以此患者的治疗可采用补救治疗方案,即 PPI+铋剂+2 种抗菌药物,既往已使用过的抗生素均不宜再使用,选择耐药率相对较低,根除率较高的抗菌药物呋喃唑酮及四环素,同时延长疗程至 14d 以提高 Hp 根除率。

"共识"中也提到对于多次治疗失败者,可考虑停药一段时间(2～3 个月或 6 个月),使细菌恢复原来的活跃状态,以便提高下一次治疗的 Hp 根除率。

(三)药学监护

1. 监测患者生命体征,观察患者每日腹痛症状有无好转,有无呕血、黑便情况。定期检查患者血常规、肝功能、肾功能、电解质。

2. 观察患者输注药物期间后,有无出现恶心、眩晕及注射部位红、痛等症状。

3. 教育患者务必遵医嘱用药,正规、足疗程抗 Hp 治疗。在根除 Hp 疗程后,应继续使用抑酸药物 2～4 周抗溃疡治疗。在根除 Hp 治疗结束至少 4 周后,并且停用 PPI 至少 2 周,复查胃镜了解溃疡愈合情况及 Hp 根除情况。

4. 注意休息,作息合理,避免过度劳累和精神紧张;注意饮食规律,避免生硬、刺激性食物;慎用 NSAIDs 类药物。

(四)总结

消化性溃疡的治疗目的是消除病因、缓解症状、愈合溃疡、防止复发和防治并发症。治疗药物主要有抑酸药及黏膜保护药。其中,质子泵抑制药(PPI)作用于胃酸分泌最后阶段,其抑酸作用比 H_2 受体拮抗药(H_2RA)更强且作用持久,与 H_2RA 相比,PPI 促进溃疡愈合速度快、溃疡愈合率高,但 H_2RA 的价格较 PPI 便宜,可根据患者病情严重程度、经济情况进行选用。

Hp 感染是消化性溃疡的重要病因,根除 Hp 可促进溃疡愈合,防止复发。然而,Hp 的根除并不一定成功,导致失败的原因来自多个方面,包括 Hp 菌株本身的因素、宿主因素、环境因素、不同临床疾病以及治疗方法等,但主要原因是 Hp 对抗生素产生耐药性。

Hp 耐药菌株的产生明显降低根除治疗的疗效,给临床治疗带来困难,也加重患者经济负担。因此对于 Hp 阳性的患者,在初次给予时即应力争达到根除的效果,正规、足量足疗程治疗,提高患者的依从性,以减少继发耐药,提高治疗效果。所以需要:

1. 严格掌握 Hp 根除治疗的适应证。

2. 避免使用单一抗生素治疗,采取联合用药。

3. 避免使用 Hp 耐药的抗生素,在治疗前做药敏试验,将有利于减少耐药菌株的产生。

4. 治疗需要规范化，按照指南共识推荐的正规方案治疗。

5. 对于多次治疗失败者，可考虑停药一段时间(2～3 个月或 6 个月)，使细菌恢复原来的活跃状态，以便提高下一次治疗的 Hp 根除率。

三、急性胰腺炎病例

(一)病例介绍

1. *病史摘要* 患者，女，38 岁，因“上腹痛 1d，加重 10h”入院，患者 1d 前进食后出现上腹部疼痛，呈持续性绞痛，并逐渐加重，伴腰背部放射性疼痛，伴呕吐胃内容物，无发热、寒战等。

入院查体：体温 37℃，脉搏 88/min，呼吸 20/min，血压 140/85mmHg，神志清楚，急性病容，皮肤巩膜无黄染，腹部外形正常，全腹软，全腹明显压痛，中上腹反跳痛，腹部未触及包块，肝脾肋下未触及。

辅助检查：血常规示白细胞计数 12.1×10^9/L，中性粒细胞 81.3%；肝功能示丙氨酸氨基转移酶 242U/L，天冬氨酸氯基转移酶 369U/L，血红蛋白 25.3g/L，总胆红素 31.1μmol/L，直接胆红素 9.2μmol/L；肾功能示尿素氮 7.5mmol/L，肌酐 120μmol/L，血糖 9.66mmol/L，余正常；脂肪酶 2427U/L，淀粉酶 1562U/L。腹部彩超示胰腺不均匀长大，胆固醇沉积，肝外胆管扩张。

2. *入院诊断*

(1)急性胰腺炎(胆源性)。

(2)肝外胆管结石(待查)。

3. *主要治疗药物* 见表 11-14。

表 11-14 主要治疗药物及使用情况

药品名称	用法用量	用药时间
生长抑素 10%葡萄糖注射液	6mg 500ml，每日 1 次，静脉滴注(维持 24h)	第 1～8 天
奥美拉唑 0.9%氯化钠注射液	40mg 100ml，12h 1 次，静脉滴注	第 1～10 天
头孢匹胺 0.9%氯化钠注射液	2g 100ml，12h 1 次，静脉滴注	第 1～12 天
甲硝唑注射液	100ml，12h 1 次，静脉滴注	第 1～12 天
甲磺酸加贝酯 5%葡萄糖注射液 中性胰岛素	300mg 500ml 6U，每日 1 次，静脉滴注	第 1～10 天
生大黄 0.9%氯化钠注射液	3g 30ml，每日 1 次，胃管注入	第 1～11 天
前列地尔干乳剂 0.9%氯化钠注射液	10μg 100ml，每日 1 次，静脉滴注	第 1～16 天
5%葡萄糖注射液 水溶性维生素 脂溶性维生素 葡萄糖生理盐水 10%氯化钾注射液	500ml 1 支 1 支 15ml，每日 1 次，静脉滴注	第 1～16 天
5%葡萄糖生理盐水 10%氯化钾注射液	500ml 15ml，每日 1 次，静脉滴注	第 1～16 天
5%葡萄糖注射液 葡萄糖酸钙	250ml 20ml，每日 1 次，静脉滴注	第 1～11 天
5%葡萄糖生理盐水 10%KCl 中性胰岛素	500ml 10ml 6U，每日 1 次，静脉滴注	第 1～10 天
复方氨基酸 18AA 注射液	250ml，每日 1 次，静脉滴注	第 1～10 天
奥曲肽注射液	0.1mg，8h 1 次，皮下注射	第 9～16 天

4. 主要治疗过程及转归　入院给予禁食、胃肠减压、积极补充血容量，维持水、电解质平衡，抑制胃酸和胰酶分泌，进行抗感染、改善微循环等对症支持治疗，并于第3天行ERCP＋胆道清理＋鼻胆管引流术，手术顺利。经治疗后患者腹痛、腹胀症状明显缓解，血、尿淀粉酶渐降至正常范围，病情逐渐好转出院。

(二)病例分析

根据《2004年中国急性胰腺炎诊治指南》，急性胰腺炎(AP)需采取内科综合治疗，预防胰腺坏死和感染，尽可能阻止急性胰腺炎向重型发展。急性胰腺炎的治疗目标是通过抑制抑酶的分泌控制胰腺的炎症，干预和治疗并发症。

1. 补液、维持电解质和酸碱平衡　由于患者急性胰腺炎有大量的液体渗出，加之入院后胃肠减压、禁食禁饮，使有效血容量减少，造成胰腺循环灌注减少而加重胰腺组织坏死。因此，应积极补充液体及电解质，维持血容量和电解质平衡，同时还应注意微量元素及维生素的补充。目前给予补液及补充电解质、微量元素、维生素治疗合理。

2. 减少抑酶分泌　生长抑素可抑制患者胰液和胰酶分泌，抑制胰酶合成的作用，对胰腺细胞有保护作用，可阻止急性胰腺炎进展。国内外指南推荐早期使用，能迅速控制病情、缓解临床症状，使血淀粉酶快速下降并减少并发症，缩短住院时间，提高治愈率。指南推荐生长抑素250μg/h持续泵入，治疗符合指南建议。治疗后患者临床症状改善，腹痛消失，恢复进食后停用生长抑素换为奥曲肽治疗至停药。以上治疗方案恰当：一方面奥曲肽与生长抑素有相似的作用，能继续抑制胰腺分泌；另一方面患者已进食，换用奥曲肽，其半衰期长，能皮下注射，相比生长抑素半衰期短，需要持续静滴，可减少液体的摄入，减轻病人输液负担。

3. 抑制抑酶活性　加贝酯是一种非肽类蛋白酶抑制药，可抑制胰蛋白酶、激肽释放酶、纤维蛋白溶媒、凝血酶等蛋白酶活性，从而阻止这些酶所造成的病理生理变化。早期使用可减轻急性胰腺炎的炎症反应，指南推荐使用。

4. 抑酸　为防止应激性溃疡，减少对胰腺分泌的刺激，此患者全程使用了质子泵抑制药奥美拉唑。奥美拉唑抑制胃酸分泌的最后环节，抑酸作用强，作用时间持久，持续用药无耐受性，控制胃内pH稳定。在欧洲及亚洲，奥美拉唑是目前预防应激性溃疡的首选药物。

5. 抗感染　对于非胆源性胰腺炎不推荐常规应用抗生素，对于胆源性胰腺炎或重症胰腺炎应常规应用抗生素。该患者为胆源性胰腺炎，全腹明显压痛，中、上腹反跳痛，提示腹膜炎体征，血象升高，影像学提示急性胰腺炎，综上可能合并感染，故有使用抗菌药物指征。胰腺感染的致病菌主要为革兰阴性菌和厌氧菌等肠道常驻菌。抗生素的应用应遵循抗菌谱以革兰阴性菌和厌氧菌为主、脂溶性强、有效通过血胰屏障三大原则。该患者入院给予第三代头孢菌素头孢匹胺联合甲硝唑抗感染，可覆盖多数敏感革兰阴性菌及厌氧菌，并可较好透过血胰屏障达到有效血药浓度，选药合理。抗感染治疗14d，患者体温及血象逐渐恢复正常，腹痛腹胀症状明显缓解，治疗有效。

6. 改善微循环　微循环障碍是胰腺坏死的重要原因之一。前列地尔具有明显改善胰腺微循环作用，有效降低胰腺假性囊肿及感染的发生率，缩短腹痛时间及血清淀粉酶恢复时间，治疗合理。

7. 中药治疗　生大黄有导泻作用，可促进肠道蠕动，排除肠道毒素，防止肠道衰竭，对治疗是有益的。

(三)药学监护

1. 观察患者腹部体征和肠鸣音改变，监测每日体温、血压、脉搏、呼吸，记录每日尿量及出入量变化。定期监测血常规、肝功能、肾功能、淀粉酶、血电解质、血气分析、尿常规、粪隐血。

2. 关注微生物标本送检情况，根据病原学结果调整抗感染治疗方案。

3. 使用头孢匹胺可能出现皮疹、瘙痒和药物热等过敏反应，指南推荐急性胰腺炎抗感染疗程一般为7～14d，特殊情况下可延长应用，但不宜长期使用，以免发生胃肠菌群失调或二重感染。

4. 生长抑素需要以250μg/h持续静脉滴注，开始滴注时可引起暂时性血糖下降，故应定时监测血糖。

5. 在输注前列地尔期间，观察患者有无出现胸闷、心动过速、呼吸困难等症状，若出现应立即停药。滴注时应缓慢，以免出现血管炎、血管痛。

6. 加贝酯使用过程中，应注意观察，谨防过敏，一旦发现应及时停药或抢救；多次使用应更换注射部位；药液应新鲜配制、随配随用。

(四)总结

急性胰腺炎(AP)的治疗需采取内科综合治疗，维持有效循环血容量及水、电解质平衡；进行必要的营养支持；减少胰液分泌及抑制胰酶活性；预防胰腺坏死和感染；尽可能阻止急性胰腺炎向重型发展。在抗感染方面，对于非胆源性轻型 AP 不推荐常规使用抗生素，对胆源性轻型 AP 或重症 AP，应常规使用抗生素。胰腺感染的致病菌主要为革兰阴性菌和厌氧菌等肠道常驻菌，抗生素的应用应遵循：抗菌谱为革兰阴性和厌氧菌为主、脂溶性强、有效通过血胰屏障等三大原则。

（夏培元　詹世鹏）

第六节　神经科疾病病例分析和用药实践

一、吉兰-巴雷综合征病例

（一）病例介绍

1. *病史摘要*　患者，男性，38 岁，起病前 2 周出现腹泻，口服蒙脱石散、黄连素后好转，1 周前觉全身麻痛、乏力，并逐渐加重。4d 前四肢无力较前明显加重，双手不能持物，双下肢不能站立，不伴吞咽困难，无构音障碍，无大、小便困难。入院查体：患者意识清楚，时间、地点、人物定向力均正常。言语清晰，对答准确。双眼睑无下垂，闭眼有力。双侧瞳孔正常，眼球各方向活动均到位。双侧鼻唇沟对称，口角无歪斜。转颈耸肩力稍弱。四肢肌力Ⅲ级。肌张力下降，双侧腱反射减弱。双侧巴氏征阴性。入院后行神经电生理检查显示周围神经脱髓鞘改变。发病 2 周后腰椎穿刺压力正常，单核细胞数 6×10^6/L，糖、氯化物正常，蛋白 0.92 g/L。

2. *入院诊断*　吉兰-巴雷综合征。

3. *主要治疗药物*　见表 11-15。

表 11-15　主要治疗药物及使用情况

药物名称	用法用量	用药时间
人免疫球蛋白	20g，每日 1 次，静脉滴注	第 1～5 天
维生素 B_1 注射液	100mg，每日 1 次，肌内注射	第 1～2 周
甲钴胺注射液	500μg，每日 1 次，肌内注射	第 1～2 周
维生素 B_1 片	100mg，每日 3 次，口服	第 3～4 周
甲钴胺片	500μg，每日 3 次，口服	第 3～4 周

4. *主要治疗过程及转归*　患者入院后密切监测呼吸功能，保证每日足够热量、维生素，给予免疫球蛋白治疗。防止电解质紊乱，避免压疮、下肢深静脉血栓、肺部及尿路感染。患者肌力逐渐好转，经康复治疗后，完全自理。治疗 8 周后随访肢体肌力已完全好转。

（二）病例分析

吉兰-巴雷综合征（Guillain-Barré syndrome，GBS）又称急性炎性脱髓鞘性多发性神经病，主要损害脊神经和周围神经，也常累及脑神经。常有前驱感染史，呈急性起病，进行性加重，多在 2 周左右达高峰。表现为对称性肢体和延髓支配肌肉、面部肌肉无力，重症者可有呼吸肌无力，四肢腱反射减低或消失。可伴轻度感觉异常和自主神经功能障碍。脑脊液出现蛋白——细胞分离现象。电生理检查提示远端运动神经传导潜伏期延长、传导速度减慢、F 波异常、传导阻滞、异常波形离散等。

吉兰-巴雷综合征的急性期患者应尽早开始静脉注射人免疫球蛋白（Intravenous Immunoglobin，IVIG）治疗。成年人按照 0.4 g/(kg · d) 计算，静脉滴注，持续 3～5d。有条件者，且无严重感染、血液病、心律失常等禁忌证的急性期患者可用血浆置换。但在我国，出于经济条件或药物条件限制，很多医院仍使用糖皮质激素治疗 GBS。国外多项临床试验已经证实，无论中等剂量、大剂量或冲击剂量的糖皮质激素单独使用，在 GBS 患者的功能恢复、脱机周期和死亡率等方面，与安慰剂比较无显著差异。将糖皮质激素与 IVIG 联合应用与单独应用 IVIG 的效果也无显著差异。因此，目前在 GBS 治疗中已不推荐使用糖皮质激素。对于病例中所述患者，若诊断 GBS 成立，应尽早开始 IVIG 治疗。同时，急性期给予 B 族维生素治疗，包括维生素 B_1、甲钴胺、维生素 B_6 等。该患者入院后治疗首选免疫球蛋白，尽快启动，有利于避免球麻痹、呼吸肌麻痹等危象发生。

对于 GBS 患者，本病主要的死亡原因是呼吸肌麻痹。因此需要密切观察呼吸，保持呼吸道通畅。有呼吸衰竭和气道分泌物过多者及早气管切开，必要时用呼吸机。有吞咽困难者应鼻饲饮食，保证能量供应。

(三)药学监护

免疫球蛋白系血液制品，输注前应签署使用血液制品知情同意书。但在输注前是否需要患者常规检查病毒尚无统一意见。对免疫球蛋白过敏者或先天性 IgA 缺乏者禁用。开瓶后应一次注射完毕，不得分次使用。一般无不良反应，少数人会出现注射部位红肿、疼痛反应，无须特殊处理，可自行恢复。IVIG 应单独使用，不得与其他药物混合输注。输注本品时，应先慢后快，开始时每分钟 1ml(10～20 滴)；15min 后，可增至每分钟 2ml(20～30 滴)；30min 后，每分钟 3～5ml(40～50 滴)。输注过程中若出现寒战、发热，应暂停或减缓滴注速度，并加用异丙嗪或皮质激素。

维生素 B_1 和甲钴胺注射液安全性较高，仅少数病人出现过敏反应。

吉兰-巴雷综合征病人用药期间监护重点在于临床症状的变化，尤其注意呼吸肌和咽部肌肉麻痹。

(四)总结

吉兰-巴雷综合征(GBS)的治疗以免疫球蛋白为主。如存在使用免疫球蛋白禁忌，有条件者可考虑血浆置换。逐步改变使用激素治疗的传统习惯。治疗期间严密监测呼吸和吞咽功能，需提防呼吸肌麻痹和误吸。补充足量维生素，维持电解质和酸碱平衡，并保证营养支持。恢复期间加强护理的管理，减少卧床引起的各种感染及其他并发症的发生。

二、缺血性卒中合并高血压病例

(一)病例介绍

1. *病史摘要* 患者，男，51 岁，体重 75 kg。高血压病史 3 年。患者于 40min 前突发左侧肢体无力，手不能持物，不能站立，不伴恶心及呕吐，无意识模糊。家属呼叫 120 急送入院。入院后心电图显示阵发性心房颤动，急诊行头颅 CT 未见明显异常，再行头颅 MRI，T_1、T_2 序列正常，FLAIR 序列正常，DWI 序列显示右侧大脑半球弥散受限。

入院体检：血压 190/110mmHg，脉搏 79/min。意识清楚，言语流利，对答准确。双侧瞳孔等大等圆，直径 2 mm，对光反应敏感。左侧鼻唇沟变浅，口角右歪。悬雍垂居中，咽反射存在。颈无抵抗。左上肢肌力Ⅰ级，左下肢肌力Ⅱ级；右侧肢体肌力Ⅴ级。左侧膝反射、肱二头肌反射稍亢进；右侧膝反射、肱二头肌反射活跃。巴氏征左侧阳性，右侧阴性。查多克征左侧阳性，右侧阴性。

2. *入院诊断*

(1)急性缺血性脑卒中。

(3)高血压病 3 级，很高危。

3. *主要治疗药物* 见表 11-16。

表 11-16 主要治疗药物及使用情况

药物名称	用法用量	用药时间
阿替普酶	6.75mg，静脉注射	即刻
阿替普酶	60.75mg，静脉注射	1h 内
拉贝洛尔 10%葡萄糖溶液	10mg 10ml，静脉注射	持续 1～2min 或以上，可重复，根据血压情况
20%甘露醇	125ml，每日 2～3 次，静脉滴注	2～14d
阿司匹林	100mg，每日 1 次，口服	溶栓治疗 24h 后

4. *主要治疗过程及转归* 入院立即完善血常规、肝肾功能、电解质、凝血等实验室检查。给予心电监护，吸氧，监测和控制血压血糖。排除溶栓禁忌证后，立即启动阿替普酶溶栓治疗。患者病情逐渐好转，2h 后左上肢肌力Ⅲ级，左下肢肌力Ⅳ级；右侧肢体肌力Ⅴ级。24h 后左上肢肌力Ⅳ级，左下肢肌力Ⅳ级。治疗过程中未出现皮肤、牙龈、消化道出血。24h 后复查头颅 CT 未见出血。

(二)病例分析

急性缺血性脑卒中(脑梗死)是最常见的脑卒中类型，占全部脑卒中的 60%～80%。溶栓治疗是目前最重要的恢复血流措施，重组组织型纤溶酶原激活剂(rt-PA)和尿激酶(UK)是我国目前使用的主要溶栓药,而 rt-PA 是目前治疗急性缺血性卒中最有效的药物。时间窗内 rt-PA 静脉溶栓是唯一被证实可以减少缺血性卒中生存患者残疾率的治疗方法。已有多个临床试验对急性脑梗死 rt-PA 静脉溶栓疗效和安全性进行了评价,其治疗时间窗包括发病后 3h 内、6h 内或 3～4.5h。NINDS 试验显示,3h 内 rt-PA 静脉溶栓组 3 个月完全或接近完全神经功能恢复者显著高于安慰剂组,2 组病死率相似。症状性颅内出血发生率治疗组高于对照组。ECASSⅢ试验显示,在发病后 3～4.5h 静脉使用 rt-PA 仍然有效。Cochrane 系统评价 rt-PA 溶栓的亚组分析显示,6h 内静脉 rt-PA 溶栓明显降低远期死亡或残疾,但显著增加致死性颅内出血率,每治疗 1000 例患者可减少 55 例死亡或残疾。用多模式 MRI 或 CT 帮助选择超过 3h 但存在半暗带可以溶栓的患者仍处于研究阶段。2012 年发表的《重组组织型纤溶酶原激活剂静脉溶栓治疗缺血性卒中中国专家共识》认为在发病 3～4.5h 时间窗内溶栓患者可以获益。4.5h 以上是否获益需要进一步的研究证据。就阿替普酶使用而言,推荐剂量为 0.9 mg/kg,最大剂量为 90mg,总剂量的 10%先静脉推入,剩余剂量在超过 60min 时间内静脉滴注。该患者发病后 1h 内(在较短时间)入院,符合 rt-PA 静脉溶栓时间要求,应在排除溶栓禁忌的前提下,告知可能存在的出血风险,完善术前常规化验和影像学检查,尽快实施溶栓治疗。

患者已有高血压病 3 年。目前关于脑卒中后早期是否应该立即降压、降压目标值、脑卒中后何时开始恢复原用降压药及降压药物的选择等问题尚缺乏可靠研究证据。准备溶栓者,应使收缩压＜180mmHg、舒张压＜100mmHg。缺血性脑卒中后 24h 内血压升高的患者应谨慎处理。应先处理紧张焦虑、疼痛、恶心、呕吐及颅内压增高等情况。血压持续升高,收缩压≥200mmHg 或舒张压≥110mmHg,或伴有严重心功能不全、主动脉夹层、高血压脑病,可予谨慎降压治疗,并严密观察血压变化,必要时可静脉使用短效药物(如拉贝洛尔、尼卡地平等),最好应用微量输液泵,避免血压降得过低。有高血压病史且正在服用降压药者,如病情平稳,可于脑卒中 24h 后开始恢复使用降压药物。高血压应在急性期后控制血压,作为二级预防的重要干预措施。该患者血压 190/110mmHg,可使用拉贝洛尔静脉注射,使溶栓前血压降至 180/100mmHg 以下。在溶栓时通过心电监护持续监测血压,可反复小剂量使用拉贝洛尔进行降压。

(三)药学监护

1. *静脉溶栓方案监护*

(1)生命体征、神经功能监护:急性缺血性卒中静脉溶栓治疗中需要密切监测血压,溶栓 2h 内每 15min 测量 1 次;其后每小时测量 1 次,直至溶栓后 24h。如果发现 2 次持续性收缩压＞185mmHg 或舒张压＞110mmHg(血压检查间隔至少 10min),则给予拉贝洛尔 10mg 静注,持续 1～2min 或以上。如果血压仍＞185/110mmHg,可每 10～15 分钟重复给药。密切观察意识变化,如发现神经症状加重,怀疑出血并发症或输注过程中发现出血,则立即停止 rt-PA 输注,并复查头颅 CT。

(2)凝血功能监护:rt-PA 相关的最常见的不良反应有凝血障碍和出血等,表现为治疗中或治疗后可能并发症状性或无症状性出血。治疗前应常规检查凝血功能。如发现出血,复查凝血功能,可输注新鲜冷冻血浆或血小板(特别是近期使用抗血小板治疗者)。

(3)血糖监测:对早期卒中治疗的联合分析发现,血糖每增加 0.5mmol/L 则良好预后的优势比减少 0.98,不良预后的优势比增加 1.04。因此,积极控制血糖与静脉溶栓的疗效密切相关。

2. *降压治疗*　如果发现 2 次持续性收缩压＞185mmHg 或舒张压＞110mmHg(血压检查间隔至少 10min),则给予拉贝洛尔 10mg 静脉注射,持续 1～2min 以上。如果血压仍＞185/110mmHg,可每 10～15 分钟重复给药。脑梗死的二级预防中,在参考高龄、基础血压、平时用药、可耐受性的情况下,降压目标一般应该达到≤140/90mmHg,理想应达到≤130/80mmHg。糖尿病合并高血压患者严格控制血压在 130/80mmHg 以下,降血压药物以血管紧张素转换酶抑制药、血管紧张素Ⅱ受体拮抗药类在降低心脑血管事件方面获益明显。

拉贝洛尔兼有 α 受体及 β 受体拮抗作用,可引起直立性低血压。哮喘、脑出血等患者禁用静脉注射途径给药。

(四)总结

急性缺血性脑卒中(脑梗死)的治疗要强调"时间就是脑细胞"的观念。入院后重点要放在早发现和早治疗,建立卒中处理的"绿色通道"。对于符合静脉溶栓指征的患者,完善病例资料,应尽早完成实验室和影像学检查,排除溶栓禁忌,取得患者同意后实施静脉溶栓治疗。对于溶栓时间窗以外的患者,重点在于卒中相关危险因素的检查。应加强护理,减少感染。尽早启动抗血小板和降脂治疗,适当控制血压,加强血糖的日常管理,并作相关的健康教育。此外,可早期启动康复治疗,帮助患者树立康复的信心。出院后的重点放在二级预防相关危险因素的治疗上。

三、多发性硬化病例

(一)病例介绍

1. *病史摘要* 患者,女,34岁,已婚。患者于2个月多前出现右上肢体麻木不适,力量尚可,曾给予按摩推拿等未见好转。在当地医院行颅脑MRI检查发现左侧大脑半球、双侧脑室旁多发斑片、点状异常信号,给予激素治疗后有所好转。3d前患者出现左侧肢体无力。起病前2周曾有"上呼吸道感染"史。入院后MRI检查发现右侧大脑多发斑片状异常信号,腰椎穿刺检查脑脊液蛋白定量0.9g/L,单核细胞数6×10^6/L。血清单克隆区带阴性,脑脊液克隆区带阳性。

入院体检:意识清楚。时间、地点、人物定向力均正常。言语清晰,对答准确。脑神经检查无异常。右侧肢体肌力正常,左上肢肌力Ⅳ级,左下肢肌力Ⅲ级。右侧肌张力正常,左侧肌张力稍高。左侧肢体痛觉减退。右侧巴氏征阴性,左侧巴氏征阳性。脑膜刺激征阴性,共济检查无异常。

2. *入院诊断* 多发性硬化。

3. *主要治疗药物* 见表11-17。

4. *主要治疗过程及转归* 入院后保证足够卧床休息,适当活动,避免疲劳。完善化验检查,防止电解质紊乱,避免压疮、下肢深静脉血栓、肺部及尿路感染。给予甲泼尼龙冲击治疗,同时使用抑制胃酸药物、补充钙剂等。冲击治疗4d后改用口服泼尼松片。1个月后随访,右侧肢体肌力正常,左上肢肌力Ⅴ级,左下肢肌力Ⅳ级。左侧肢体痛觉较前好转,仅有麻木感。

表11-17 主要治疗药物及使用情况

药物名称	用法用量	用药时间
甲泼尼龙	1000 mg	第1～4天
0.9%氯化钠注射液	250ml,每日1次,静脉滴注	
泼尼松片	初始剂量60mg,每日1次,口服	第5日起,每天60mg,使用5d后逐渐减量,5周内停用
碳酸钙D3片	1片,每日1次,口服	激素治疗期联合用药
法莫替丁片	20mg 每日3次,口服	激素治疗期联合用药
重组人干扰素β	隔日逐渐加量,皮下注射	3周后,缓解期长期维持使用

(二)病例分析

多发性硬化(multiple sclerosis,MS)是以中枢神经系统白质炎性脱髓鞘病变为主要特点的自身免疫病。主要临床特点为症状和体征的空间多发性和病程的时间多发性。多发性硬化的治疗主要目的是抑制炎性脱髓鞘病变进展,防止急性期病变恶化及缓解期复发。晚期采取对症和支持疗法,减轻神经功能障碍带来的痛苦。皮质类固醇是多发性硬化急性发作的主要治疗药物,有消炎和免疫调节作用,使用原则为大剂量、短疗程,可促进急性发病的神经功能恢复。急性期时可使用大剂量冲击方法,可使用1000mg或500mg甲泼尼龙连续使用3d,但患者对激素的敏感性存在较大的个体差异性。剂量应逐渐阶梯减量,每个剂量使用3～5d,使用激素时间不超过4～6周。在激素减量期间若出现病情加重或出现新的体征或新的MRI病灶,可再次使用甲泼尼龙冲击治疗。激素治疗的大部分不良反应,如电解质紊乱、代谢异常、消化道出血是可以预防的。此外,应尽量控制激素使用时间,以减少骨质疏松、股骨头坏死等并发症。激素不能耐受者可选用静脉注射免疫球蛋白[0.4g/(kg·d)],连续3～5d。血浆置换主要用于对大剂量皮质类固醇治疗不敏感的MS患者。病例中患者诊断多发性硬化成立,且为急性发作期,使用甲泼尼龙每日1000mg治疗,治疗4d后改为口服泼尼松片,逐渐折半减量,共使用激素4～6周。在使用激素治疗的同时抑制胃酸分泌、补充钙剂,可减少不良反应。

在缓解期需要强调的是,长期应用糖皮质激素并不能防止复发,对神经功能恢复也不能获益,且可出现严重不良反应。干扰素β为复发缓解型MS的一线药物,能降低MS患者的发作次数,其不良反应因给药途径不同而异,但对临床效果影响不大。此外，不同类型的干扰素β临床效果并无差异。目前国内已上市多个厂家的干扰素β药品，如倍泰龙、利比等。干扰素β使用初期多采用逐渐加量，具体使用需参考药品说明书。病例中患者使用倍泰龙（注射用重组人干扰素β-1b）治疗第 1、3、5 天，给予 62.5μg(0.25 ml)；第 7、9、11 天，给予 125μg(0.5ml)；治疗第 13、15、17 天，给予 187.5μg (0.75ml)；治疗第 19 天后：给予 250 μg(1.0ml)。

（三）药学监护

1. *激素治疗用药监护* 大剂量或长期应用可诱发感染、消化性溃疡、血糖升高、精神异常、满月脸、多毛症、痤疮、骨质疏松等。大剂量（>0.5g）和快速静脉注射或静脉滴注（如 10min 内）可致心律失常，甚至循环衰竭。

使用激素应注意预防激素的不良反应：使用质子泵抑制药（PPI）或 H_2 受体拮抗药，保护胃黏膜，补充钙剂预防骨质疏松，防止股骨头坏死的发生。

2. *干扰素治疗用药监护* 重组人干扰素β在治疗初期不良反应发生率高，常见流感样综合征（发热、寒战、关节痛、不适、出汗、头痛或肌肉痛）和注射部位反应，但通常会随着进一步治疗而减退。在开始治疗时推荐使用剂量滴定以增加对本品的耐受性，也可通过使用非甾体类消炎药来减轻流感样症状，或适当调整用药剂量。注射部位反应的发生可通过使用自动注射器来减少。

重组人干扰素β可引起血清转氨酶（ALT）、尿素氮（BUN）升高、蛋白尿等肝、肾功能损害，还可引起白细胞减少等血液系统损害，慎用于严重心、肝、肾功能损害及严重骨髓抑制者。禁用于癫痫、严重抑郁、中枢神经系统功能受损者、有自身免疫病史、器官移植后正在接受免疫抑制治疗者等。

（四）总结

多发性硬化的急性期治疗以糖皮质激素为主，使用原则为大剂量、短疗程。使用激素的时间一般不超过 4～6 周。使用激素期间，需密切监测并预防激素相关的不良反应。缓解期的治疗应以干扰素为主，使用激素并不能减少多发性硬化病人的复发。此外，需加强患者教育，规范使用激素，注意劳逸结合，坚持康复锻炼，避免呼吸道和消化道的感染。

（赵家军 刘效辉 王 梅）

第七节 肿瘤病例分析和用药实践

一、乳腺癌病例

（一）病例介绍

1. *病史摘要* 患者，女，40 岁。身高 160cm，体重 65.5kg，体表面积 1.68m^2。患者于 2002 年 4 月因“左乳肿块”诊断为左乳腺癌，遂行左乳腺癌改良根治术。术后病理检查示：左乳浸润性导管癌，腋窝淋巴结 1/8 枚转移，免疫组化示 ER(±)，PR(++)，Her-2(+++)。术后给予 6 周期 CAF 方案化疗并行 25 次放疗，后给予口服他莫昔芬 5 年，期间定期复查未见异常。但患者于 2009 年 7 月无明显诱因出现右手无力，行头颅 CT 增强扫描示左顶叶脑转移，给予 15 次放疗，DT＝40Gy/15F，并给予 DX（多西他赛＋卡培他滨）化疗 3 周期。患者对化疗耐受差，化疗后出现乏力，全身关节酸痛，颜面水肿。否认食物、药物过敏史，预防接种史不详。否认家族性遗传病史，否认家族性肿瘤病史。既往病史为 1996 年曾行宫外孕手术；1999 年行剖宫产手术。起病以来，患者精神、睡眠可，食欲可，大、小便无异常，体重未见明显减轻。

入院体检：体温 36.8℃，脉搏 80/min，呼吸 20/min，血压 111/87mmHg。KPS 评分为 80 分，浅表淋巴结未触及增大，浅表未触及淋巴结转移，左胸壁呈术后改变，未触及包块。颜面水肿，双下肢不肿。心肺听诊未闻及异常，腹平软，无压痛及反跳痛，肝脾肋下未及。

2. *入院诊断* 左乳腺癌Ⅳ期（脑转移）。

3. *主要治疗药物* 见表 11-18。

4. *主要治疗过程及转归* 患者于入院后第 1 日查血常规、血生化、尿常规无明显异常；激素全套提示患者处于绝经期。第 2 日，颅脑 CT 结果回报示：左侧顶叶片状低密度灶，结合病史考虑为转移瘤。患者入院后第 4 日行第 4 周期 DX 方案化疗，因化疗耐受性差，将化疗剂量减至原剂量的 70%给药。化疗期间行抗过敏、止吐等预处理，治疗过程顺利，患者未出现特殊不良反应。

（二）病例分析

1. *乳腺癌的内分泌治疗* 是综合治疗中的一部分，因其不良反应较化疗药物明显减少，有效者中位缓解期较长，在乳腺癌治疗中具有不可替代的地位。掌握了内分泌治疗的方法和应用原则，对把握乳腺癌整个规范化治疗的过程、判断患者预后均

表 11-18 主要治疗药物及使用情况

药物名称	用法用量	用药时间
地塞米松片	8mg,每日 2 次,口服	第 3～5 日
盐酸托烷司琼	5mg	
0.9%氯化钠注射液	100ml,静脉滴注	第 4 日(化疗前 30min)
泮托拉唑	40mg	
0.9%氯化钠注射液	100ml,每日 1 次,静脉滴注	第 4 日
地塞米松针	5mg,静脉注射	第4 日(化疗前 30min)
还原型谷胱甘肽	1.2g	
0.9%氯化钠注射液	250ml,每日 1 次,静脉滴注	第 4 日
多西他赛	120mg	
0.9%氯化钠注射液	250ml,每日 1 次,静脉滴注	第 4 日
卡培他滨	1500mg,每日 2 次,口服	第 4～17 日
劳拉西泮	0.34mg,每日 2 次,口服	第 4 日
苯海拉明	25mg,每日 2 次,口服	第 4 日
氟哌啶醇	1.5mg,每日 2 次,口服	第 4 日

有重要意义。

内分泌治疗的疗效与激素受体(ER、PR)状况有明显联系,如 ER、PR 为双阴性,则内分泌治疗的有效率仅为 5%～10%。但目前也有观点认为内分泌治疗对 ER 和 PR 为阴性的肿瘤也可能有效,特别是对原发肿瘤和位于软组织肿瘤和(或)以骨转移为主的肿瘤。这一方面还是得益于内分泌治疗的毒性相对较低,而另一方面也是因为 ER 和 PR 为假阴性的情况并不少见。尽管内分泌治疗的毒性相对较低,但是仍然存在相应的不良反应,如雌激素拮抗药会引起阴道出血、血栓、恶心或肝功能不良,第三代芳香化酶抑制药可引起骨相关事件,黄体酮类药物可导致水肿、高血压、皮疹等,也需了解并掌握防治方法。

2. *案例分析* 对本例复发伴全身转移的晚期乳腺癌患者来说,治疗主要以延长其生存期、提高生活质量为目的,而非治愈。因此,应优先选择毒性尽可能小的治疗方案。但是由于患者伴有明显症状的内脏器官转移,所以必须先选择全身化疗。而患者既往使用他莫昔芬的疗效如何评价,化疗后是否还有使用内分泌治疗的指征,也是需要关注的问题。

许多绝经前及绝经后的激素反应型乳腺癌患者,在疾病进展时序贯接受内分泌治疗有获益。因此,那些接受内分泌治疗后获得肿瘤缩小或疾病长期稳定(临床获益)的乳腺癌患者在疾病进展时应接受附加的内分泌治疗。本例中的患者在术后辅助化疗完成后,序贯他莫昔芬治疗 5 年,疾病稳定,达到一定的临床获益。因此,尽管目前疾病进展,患者也仍有接受内分泌治疗的机会。而内分泌治疗药物的选择原则包括:尽量不重复使用辅助治疗或一线治疗用过的药物;他莫昔芬辅助治疗失败的绝经后患者首选芳香化酶抑制药;芳香化酶抑制药治疗失败可选孕激素(醋酸甲地孕酮/甲羟孕酮)或氟维司群;非甾体类芳香化酶抑制药(阿那曲唑或来曲唑)治疗失败可选甾体类芳香化酶抑制药(依西美坦)、孕激素或氟维司群;既往未用抗雌激素治疗者,仍可试用他莫昔芬或托瑞米芬。

本例患者因伴有症状的内脏转移,在疾病进展后,未继续行内分泌治疗,但并不意味着今后也没有开展内分泌治疗的机会。特别是针对脑转移,有效的化疗药物较少,且患者耐受性差还需减量的情况下,都对患者下一步治疗的选择产生影响。作为复发或转移性乳腺癌,Her-2 为阳性,有使用分子靶向药物的指征。药师应密切关注患者病情,积极参与治疗计划的制订。

(三)药学监护

1. *化疗方案监护* 对既往使用蒽环类化疗药物失败的晚期或转移性乳腺癌患者,首选含紫杉烷类药物的联合化疗。该患者入院后行第 4 周期 DX 方案化疗,因化疗耐受性差,适当降低了化疗剂量。但患者为伴有脑转移的患者,卡培他滨和多西他赛很难通过血-脑屏障发挥疗效，虽然在化疗前进行了 15 次脑部放疗，对增加血脑屏障通透性有一定作用，但具体能发挥何种程度的作用仍需进一步验证。药师应在化疗期间密切观察患者的精神体力状况，询问患者是否有任何身体不适，包括消化道、皮肤反应等。此外，患者已经完成 4 周期的化疗，可在下次入院时复查 CT，以评价化疗方案的疗效。在不良反应的预防方面，采用还原性谷胱甘肽进行护肝；采用地塞米松预防多西他赛的过敏反应，同时兼有预防呕吐的作用。此外，采用了三联止吐方案，劳拉西泮为苯二氮䓬类药物，在中枢与苯二氮䓬受体结合促进 GABA 释放；苯海拉明为组胺 H_1 受体拮抗药，对中枢和外周均有较强的抑制作用；氟哌啶醇为中枢多巴胺受体阻断药；三者联用可以不同途径发挥止吐效果。

2. *患者用药教育*　脑转移患者的风险预防：颅内压增高，主要表现为头痛、呕吐和视乳头水肿，当出现上述症状时需积极联系医护人员及时治疗，如患者清醒，采用头高位利于颅内静脉回流，昏迷者采取侧卧或侧俯卧位，以利涎液及呕吐物流出，防止误吸；防跌倒，跌倒/坠床会造成软组织挫伤、骨折和脱臼等伤害及加重脑部损伤，给患者增加痛苦和负担，需要从以下方面进行预防：化疗前帮助排便，减少起床次数；若行走时出现头晕、双眼发黑、步态不稳等症状，立即协助其原地坐（蹲）下来或者靠墙，呼叫他人帮助；起床时，尽量平躺一会儿后缓慢坐起，然后缓慢行走，避免突然改变体位，引起直立性低血压，导致跌倒/坠床。

（四）总结

患者为一例左乳腺癌晚期伴脑转移的患者，本次入院行第 4 周期 DX 方案化疗。临床药师论证了该患者疾病进展后进行化疗方案的适宜性。由于患者既往化疗耐受性差，因此在本次化疗过程中从药物剂量调整，不良反应和化疗疗效方面加强了药学监护，并针对脑转移的风险，提出了相应的用药教育切入点。

二、肺癌骨转移病例

（一）病例介绍

1. *病史摘要*　患者，男，66 岁，身高 168cm，体重 50kg，体表面积 $1.76m^2$。1 年前无明显诱因出现右腰骶部疼痛，呈持续性胀痛，放射至右下肢，活动后加重。入院 1 周前感中上腹间歇性隐痛，每次持续约 1h。4d 前到医院行骨盆正位片示右髂骨上棘边缘毛糙；腰部 MRI 示 $L_{3\sim4}$ 椎间盘膨出，$L_5\sim S_1$ 椎间盘膨出并右后突出。全腹部 CT 示双侧肾上腺体积增大，右侧髂骨及股骨头骨质破坏，考虑为转移所致。门诊拟“疑似骨转移癌”入院。患者无特殊不良嗜好，既往无特殊病史、家族史及药物过敏史。

入院体检：体温 36.8℃、脉搏 90/min、呼吸 19/min、血压 110/70mmHg，KPS 评分为 80 分。神志清楚，全身浅表淋巴结未触及增大，双肺呼吸音清，未闻及啰音，心脏听诊（－），腹平软，左中上腹压痛，无反跳痛。左侧髂骨皮下可触及一结节，约 1cm×1cm 大小，质硬、活动、无痛。入院时查血白细胞计数 10.90×10^9/L，中性粒细胞计数 9.20×10^9/L。患者入院第 2 日，一般情况可，仍诉右侧髋部、下肢疼痛，查患者血常规示白细胞计数 7.3×10^9/L，中性粒细胞计数 5.2×10^9/L，红细胞计数 3.62×10^{12}/L，血红蛋白 106 g/L，血小板计数 206×10^9/L。血生化示血糖 5.5 mmol/L，血钙 2.76 mmol/L。头颅、胸部 CT 示：老年性脑改变，右上肺肿块影、考虑右上肺癌伴纵隔淋巴结转移、胸膜侵犯可能。慢性支气管肺气肿并肺大疱形成。胃镜检查结果：胃角可见一溃疡，周围黏膜稍粗糙。临床诊断为右肺癌骨转移。

患者入院第 7 日，开始右侧髂骨放疗。第 9 日穿刺左侧髂骨皮下约 1cm×1cm 大小一结节，结果示为转移性腺癌。患者入院第 10 天给予“多西他赛 120mg，第 1 天＋奈达铂 120mg，第 1 天”方案化疗。

2. *入院诊断*

（1）右肺癌骨转移。

（2）高钙血症。

3. *主要治疗药物*　见表 11-19。

（二）病例分析

1. *化疗方案评价*　骨转移瘤是晚期恶性肿瘤常见的并发症。引起骨转移的常见肿瘤依次为乳腺癌、前列腺癌、甲状腺癌、膀胱癌、肺癌、肾癌和恶性黑色素瘤等。骨转移瘤的治疗目的是减轻症状，预防骨折等相关并发症，提高生活质量和延长生存期。化疗是针对原发肿瘤的全身治疗，根据 2011 年《NCCN 非小细胞肺癌临床实践指南》（中国版），顺铂或卡铂与以下任何一种药物联合都是有效的：紫杉醇、多西他赛、吉西他滨、长春瑞滨、伊立替康、依托泊苷、长春碱、培美曲塞。本方案使用奈达铂、多西他赛，其有效性证据不及顺铂与卡铂。

表 11-19 主要治疗药物及使用情况

药物名称	用法用量	用药时间
参芪扶正注射液	250ml,每日1次,静脉滴注	第3~9日
伊班膦酸钠	4mg	
0.9%氯化钠注射液	500ml,每日1次,静脉滴注	第3日
奥美拉唑钠	40mg	
0.9%氯化钠注射液	100ml,每日1次,静脉滴注	第3~9、15~17日
20%甘露醇	125ml,每日1次,静脉滴注	第6~9日
乌司他丁	40万U	
0.9%氯化钠注射液	500ml,每日1次,静脉滴注	第7~11、13~17日
奥美拉唑钠	40mg	
0.9%氯化钠注射液	100ml,每日2次,静脉滴注	第18~21日
丙氧氨酚复方片	1片每日3次,口服	第9~21日
多维元素片(29)	1片每日1次,口服	第14~21日
康艾注射液	60mg	
0.9%氯化钠注射液	100ml,每日1次,静脉滴注	第9~19日
甲氧氯普胺	10mg,肌内注射	第18~21日
帕洛诺司琼	0.25mg,静脉注射	化疗前
西咪替丁注射液	0.4g	
0.9%氯化钠注射液	100ml,静脉滴注	化疗前
异丙嗪注射液	12.5mg,肌内注射	化疗前30min
地塞米松片	75mg,每日1次,口服	第18~21日
奈达铂	120mg	
0.9%氯化钠注射液	500ml,静脉滴注	第19日
多西他赛注射液	120mg	
0.9%氯化钠注射液	500ml,静脉滴注	第19日
人粒细胞集落刺激因子	200μg,每日1次,皮下注射	出院带药

2. *癌症镇痛治疗* 骨转移瘤疼痛治疗的目的在于持续、有效地缓解骨疼痛;限制药物的不良反应;将骨疼痛及治疗带来的心理负担降到最低,最大限度地提高生活质量。应用镇痛药物是治疗骨转移疼痛的主要方法,口服镇痛药是控制癌症疼痛的首选。常用的方案是非甾体类药+阿片类药,必要时加用精神障碍药物(如抗抑郁药、抗惊厥药物等)。该患者数字评分法(NRS)评分为6分,为中度疼痛。给予该患者丙氧氨酚复方片口服镇痛,同时给予静脉滴注伊班膦酸钠治疗骨痛。

3. *化疗药物的器官毒性* 中性粒细胞减少是多西他赛最常见的不良反应而且通常较严重,部分病例可发生严重过敏反应,其特征为低血压与支气管痉挛,需要中断治疗。

奈达铂主要不良反应为骨髓抑制,可能引起肝、肾功能异常,应用过程中应定期检查肝、肾功能并密切注意患者的全身情况,若发现异常应停药并适当处置。使用奈达铂过程中须确保充分的尿量,以减少尿中药物对肾小管的毒性损伤,必要时适当输液及使用甘露醇、呋塞米等利尿药。有报道应用呋塞米等利尿药时,会加重肾功能障碍、听觉障碍,所以应进行输液等以补充水分。

(三)药学监护

1. *癌症镇痛的治疗监护* 骨转移性疼痛对阿片类药物属半反应或无反应,联合应用镇痛药非常重要,非甾体类药物必不可少。常用的方案是非甾体类药+阿片类药,必要时加用治疗精神障碍药物(如抗抑郁药、抗惊厥药物等)。患者的疼痛评分为6分,因此给予丙氧氨酚复方片口服镇痛,同时给予静脉滴注伊班膦酸钠治疗骨痛。

2. *骨质破坏及高钙血症的监护* 该患者以多发骨转移为首发表现,骨质破坏严重,引起血钙明显升高,药师嘱患者绝对卧床休息,同时密切关注血钙变化情况。双膦酸盐是治疗溶骨性骨转移、高钙血症的一类特异性药物。作为骨吸收的抑制药,被广泛用于肿瘤引起的溶骨性病变。本例患者使用静脉滴注伊班膦酸钠时，药师要关注患者是否出现流感样症状，如发热、寒战、类似骨骼和(或)肌肉疼痛等情况，同时注意监测血清钙、磷、镁等电解质水平及肝、肾功能。

3. *化疗药物的器官毒性监护* 多西他赛适于使用以顺铂为主的化疗失败的晚期或转移性非小细胞肺癌的治疗。药师在查房时注意监护患者的皮肤反应，如手、足、臂部、面部及胸部的局部是否出现皮疹、红斑，是否伴有瘙痒等；患者是否出现脱发、无力、黏膜炎、关节痛和肌肉痛，低血压和注射部位反应等情况。所有患者在接受多西他赛治疗期前均必须口服糖皮质激素类，如地塞米松，在多西他赛静脉滴注1d前服用，每日16mg，持续至少3d，以预防过敏反应和体液潴留。

奈达铂主要的不良反应为骨髓抑制，表现为白细胞、血小板、血红蛋白减少；其他较常见的不良反应包括恶心、呕吐、食欲缺乏等消化道症状及肝、肾功能异常，耳神经毒性，脱发等。患者静脉滴注此药时，药师应细心观察患者是否出现面色潮红、呼吸困难、畏寒、血压下降等过敏性休克症状，若发现应立即停药并做适当的处理。同时监测患者是否出现红细胞减少、贫血、白细胞减少、中性粒细胞减少、血小板减少、出血倾向，应细心观察末梢血象，发现异常，及时报告给医师，建议医师延长给药间隔、减量或停药等处理。

4. *患者教育*

(1)接受多西他赛治疗期前均必须口服糖皮质激素类，如地塞米松，在多西他赛静脉滴注1d前服用，每日16mg，持续至少3d，以预防过敏反应和体液潴留，事先必须告知患者。

(2)骨髓抑制是多西他赛和奈达铂共有的主要不良反应，可出现红细胞减少、贫血、白细胞减少、中性粒细胞减少、血小板减少、出血倾向，治疗过程中会给予升白细胞、血小板或红细胞处理。

(3)使用伊班膦酸钠后可出现流感样症状、骨痛、发热等情况。

(4)药师交代患者卧床休息，限制摄入含钙量高的食物，如乳类、豆类、干果类、蛋类、虾皮等，嘱尽量多饮水，增加尿量，同时可增加钙的排出。

(5)药师对患者进行健康教育，使其出院后对定期复查血象和自我监测的必要性有足够的认识，如有特殊不适应随诊。

(四)总结

该患者病情相对复杂，诊断为“右肺癌骨转移并高钙血症”。在治疗原发病灶的同时需要考虑骨转移并发症的控制，因此在药学监护上需要兼顾化疗方案与支持治疗带来的疗效与不良反应。同时，由于用药品种较多，针对依从性和可能出现的不良反应，需要对患者采取针对性的用药教育，从而最终提高药物治疗效果。

三、局部晚期直肠癌病例

(一)病例介绍

1. *病史摘要* 患者，男，55岁。身高161cm，体重56kg，体表面积1.58m^2。2011年8月因黏液血便6个月余伴大便形状改变就诊。肠镜示直肠新生物，活检示直肠腺癌，于2011年08月11日全身麻醉下行腹腔镜辅助直肠癌根治术。术中见肿块位于直肠腹膜反褶上方约3 cm处，大小约4 cm×6 cm，质硬，侵及全层。周围组织可见增大淋巴结。远处未见明显转移性病灶。术中腹腔留置氟尿嘧啶置入剂(中人氟安)0.9 g行腹腔化疗。术后病理检查示：直肠中分化腺癌及浆膜下层伴直肠周围淋巴结(1/9枚)转移(吻合器上组织镜下未见癌组织)，术中患者恢复可。于9月22日至10月16日行FOLFOX(奥沙利铂130mg/m^2，静脉注射，第1天＋亚叶酸钙200mg/m^2，静脉注射，第1～5天＋氟尿嘧啶450mg/m^2，静脉注射，第1～5天，4周1次)方案化疗2周期，2011年11月08日行直肠及周围淋巴结区放疗Dt 4500 cGy/25F，放疗中出现Ⅲ度放射性直肠炎改变，予以灌肠合剂后好转，12月19日放疗结束。2012年01月09日为化疗再次入院。

患者有20年吸烟史，1998年因胆囊息肉行胆囊切除术。否认食物及药物过敏史。预防接种史不详。否认家族性遗传病史，否认家族性肿瘤病史。起病以来，患者精神、睡眠可，食欲可，小便无异常，大便如前述，体重未见明显减轻。

入院体检：体温36.6℃、脉搏80/min、呼吸20/min、血压122/78mmHg。KPS评分为80分，浅表淋巴结未触及增大，心肺听诊未闻及异常，腹平软，未及肿块，无压痛及反跳痛，肝脾肋下未触及。查血常规示白细胞计数3.92×10^9/L，中性粒细胞计数2.63×10^9/L，血红蛋白130.0 g/L，血小板计数161×10^9/L。生化常规、粪常规和尿常规均未见异常。肿瘤标记物CEA 7.71 ng/ml。

2. *入院诊断* 直肠中分化腺癌($pT_3N_1M_0R_0$)。

3. *主要治疗药物* 见表11-20。

表 11-20 主要治疗药物及使用情况

药物名称	用法用量	用药时间
劳拉西泮	0.34mg,每日 2 次,口服	第 3～4 日
苯海拉明	25mg,每日 2 次,口服	第 3～4 日
氟哌啶醇	1.5mg,每日 2 次,口服	第 3～4 日
兰索拉唑	30mg	
0.9%氯化钠注射液	100ml,每日 1 次,静脉滴注	第 3～8 日
盐酸托烷司琼	6mg	
0.9%氯化钠注射液	100ml,每日 1 次,静脉滴注	第 3～8 日
亚叶酸钙	200mg	
0.9%氯化钠注射液	250ml,每日 1 次,静脉滴注	第 3～7 日
氟尿嘧啶	720mg	
5%葡萄糖注射液	500ml,每日 1 次,静脉滴注	第 3～7 日
奥沙利铂	200mg	
5%葡萄糖注射液	500ml,每日 1 次,静脉滴注	第 3 日
奥美拉唑	40mg	
0.9%氯化钠注射液	100ml,每日 1 次,静脉滴注	第 3～4 日
脂溶性维生素Ⅱ	2 支	
复合辅酶	2 支	
胸腺五肽	10mg	
10%转化糖注射液	250ml,每日 1 次,静脉滴注	第 3～8 日
重组人粒细胞集落刺激因子	300μg,每日 1 次,皮下注射	出院带药

4. *主要治疗过程与转归* 患者入院完善相关检查后,未见特殊异常,遂于 2012 年 01 月 12 日行第 3 周期 FOLFOX 方案化疗,并给予托烷司琼止吐,兰索拉唑护胃等对症支持治疗。患者化疗完成后未诉特殊不适,复查血常规也无特殊异常,于 2012 年 01 月 17 日出院,出院带药重组人粒细胞集落刺激因子 150μg×6 支,300μg 皮下注射,每日 1 次。

(二)病例分析

因为直肠与周围组织和脏器间的连接较紧密,使得直肠癌局部复发危险较高,所以,直肠癌的新辅助和辅助治疗通常包括局部区域治疗。也就是说,直肠癌患者会在术前或术后进行放、化疗,而且术后的放、化疗方案往往采用化疗周期之间给予放疗的方式,化疗药物在氟尿嘧啶的基础上也延伸出了使用卡培他滨或奥沙利铂的方案。

1. *化疗方案分析* 根据 NCCN 指南推荐,经术后病理证实为 $T_{1\sim3}$,$N_{1\sim2}$,M_0 的患者都应接受为期约 6 个月的术后放、化疗:包括氟尿嘧啶＋亚叶酸钙或 FOLFOX 或卡培他滨±奥沙利铂的第一轮辅助化疗,然后进行同步氟尿嘧啶或卡培他滨配合放疗,最后再进行氟尿嘧啶＋亚叶酸钙或 FOLFOX 或卡培他滨±奥沙利铂的辅助化疗,也称为“三明治式”疗法,意指将同步放、化疗置于单纯的辅助化疗之间进行。本例患者正是采用了这种治疗方案,如文中现病史所述,患者先进行了 2 周期的 FOLFOX 方案治疗,随后行直肠及周围淋巴结区放疗,并在放疗完成后,继续选择 FOLFOX 方案化疗。但需要指出的是,指南中明确推荐了放疗的同时应同步氟尿嘧啶或卡培他滨的治疗,并且有的临床试验还就氟尿嘧啶的用法进行了比较,得出了“直肠癌术后盆腔放疗期间给予氟尿嘧啶持续静脉输注较推注能显著提高患者总生存率”的结论。而该患者未进行同步放、化疗,其具体原因有待进一步分析。

2. *辅助治疗* 患者为直肠癌Ⅲ期术后,综合治疗后 5 年总生存率约为 50%，因此，进行积极并规范的术后治疗十分有意义。该患者在术后进行的辅助治疗基本符合指南推荐，虽然在放疗期间未能同步化疗，但由于每个患者的具体情况存在差异，尚不能判断该患者是否一定能耐受放、化疗同步。但这同时提醒临床药师，在患者治疗时，应及时判断患者个体情况，才能有效协助医师制订并完善治疗方案。

该例患者在预防不良反应的治疗中同时应用了 2 种质子泵抑制药，这样明显的用药错误，既是医师的失误，也是药师的责任，因为避免用药差错是临床药师职责的基本要求。

（三）药学监护

该患者入院后第 3～7 天进行了 FOLFOX 方案的化疗，根据方案包括的药物：氟尿嘧啶、亚叶酸钙和奥沙利铂，可以判断该方案的不良反应主要为骨髓抑制、胃肠道反应及周围神经毒性，其中以白细胞下降、粒细胞减少及恶心呕吐、手足麻木最为常见。

1. *骨髓抑制的药学监护*　主要针对患者的白细胞、血小板、红细胞或血红蛋白下降等，进行监测并及时治疗和预防，有利于提高治疗效果和保证后续治疗顺利进行。通常骨髓抑制程度的高峰，发生在化疗后的 7～14d，此时患者一般已经出院，所以需要在院外进行监测和治疗，本例患者就予以重组人粒细胞集落刺激因子出院带药。

2. *胃肠道不良反应的监护*　可表现为恶心、呕吐、黏膜炎、食欲缺乏、腹胀腹痛和便秘等。其中，多种药物可用于化疗引起恶心、呕吐的控制，如吩噻嗪类、多巴胺拮抗药、抗组胺药和 5-HT_3受体拮抗药等。本例患者先后用到了上述几类，因预处理较完善，未出现明显的恶心、呕吐反应。同时患者还应用了质子泵抑制药，一方面是因为可以辅助恶心、呕吐的治疗，另一方面也可预防氟尿嘧啶引起的胃黏膜损伤。但该患者同时应用了兰索拉唑和奥美拉唑 2 种质子泵抑制药，是明显的重复用药，这应是临床药师日后在工作中需极力避免发生的事件。而黏膜炎除了容易发生在胃部外，口腔、舌和食管都是好发部位，因此，在化疗期间，应注意口腔卫生，保持清洁和湿润，或用盐水或过氧化氢溶液等含漱。

3. *周围神经毒性的监护*　主要由奥沙利铂引起，当它的累积剂量达 800 mg/m^2 时，可出现功能性障碍，在停药 12～13 周逐渐恢复，呈可逆性。临床表现有 2 种：一种是在用药后较快出现的短暂的急性神经症状，表现为感觉神经异常，如肢体远端或者口周的感觉异常；另一种是多周期用药后出现的剂量累积性慢性感觉神经毒性，表现为周围神经感觉功能的障碍，如肢体末端的感觉异常，且症状的持续时间随药物累积剂量增大而不断延长，其严重程度也不断增加。目前并无特效的缓解此类神经毒性的药物，虽然氨磷汀、钙镁合剂等有时会被推荐，但无明确证据说明其有效。

4. *患者用药教育*　由于目前患者使用奥沙利铂的累积剂量尚未达到诱发周围神经毒性的强度，因此该阶段主要的用药教育仍集中在骨髓抑制的预防和治疗上。需要嘱咐患者出院 1 周后复查血常规，并随时注意有无全身酸痛、发热等流感样症状，如血常规提示异常并伴有上述症状，均需积极地升血象治疗。重组人粒细胞集落刺激因子对白细胞、中性粒细胞减少有积极的治疗作用，但需要注意应在 2～8℃下保存，且同样会引起肌肉和胸骨的酸痛及发热的不良反应。

（四）总结

肿瘤患者的化疗常常有临床诊疗指南和临床研究等循证医学证据支持，所以，医师常根据经验和遵循相关指南制订化疗方案。然而，在支持治疗方面，其临床研究开展较少，可参考的证据有限。因此，对于本例患者中免疫支持治疗的使用难以给出确定性的评价。然而，同一类型的药物重复使用，在临床中一定要尽力避免。

（杜　光　张程亮　张文婷）

第八节　泌尿系统疾病病例分析和用药实践

一、慢性肾功不全病例

（一）病例介绍

1. *病史摘要*　患者，男，47 岁。身高 163cm，体重 75kg，体表面积 1.87m^2。因“血压升高 5 年余，肌酐升高 3 年余，加重 1 个月”入院。5 年前患者体检发现血压升高，约 160/90mmHg，未就诊。3 年前患者体检发现血肌酐增高，约 136ng/ml，未就诊。2年前患者再次于体检时查血压170/90mmHg，于当地医院就诊，给予“卡托普利、吲达帕胺”(具体不详)等药物治疗，诉收缩压血压波动在85～140mmHg。1个月前患者诉“受凉”后咳嗽，不伴咳痰，无关节肿痛，于“××医院”就诊，查“尿素12.97mmol/L，肌酐230.8ng/ml，尿酸615.8μmol/L”。心脏及腹部彩超示左心房增大，主动脉动度降低，左心室舒张功能减退，肝内稍高回声，考虑血管瘤可能，左肾囊肿。患者为求就一步诊治于我院门诊就诊，查“尿常规示尿蛋白定性++。血尿素12.50mmol/L，肌酐228μmol/L，尿酸560.7μmol/L”。门诊以“肾性高血压，慢性肾衰竭，高尿酸血症”收入我科。

入院体检：体温36.5℃；脉搏90/min；呼吸18/min；血压120/74mmHg。神志清楚，慢性病容，皮肤巩膜无黄染，全身浅表淋巴结未扪及增大。颈静脉正常。心界正常，心律规整，各瓣膜区未闻及杂音。胸廓未见异常，双肺叩诊呈清音，双肺呼吸音清，未闻及干、湿啰音及胸膜摩擦音。腹部外形正常，全腹软，无压痛及反跳痛，肝脾未触及。双下肢无水肿。

2. 入院诊断

(1)慢性肾衰竭，失代偿期。

(2)肾性高血压。

(3)高尿酸血症。

3. 主要治疗药物　见表11-21。

表11-21　主要治疗药物及使用情况

药物名称	用法用量	用药时间
阿魏酸哌嗪片	200mg，每日3次，口服	第1～10日
药用炭片	4片，每日3次，口服	第1～10日
硝苯地平控释片	30mg，每日1次，口服	第1～10日
苯溴马隆片	50mg，每日1次，口服	第1～10日
复方α酮酸	4片，每日3次，口服	第1～10日
碳酸氢钠片	1000mg，每日3次，口服	第1～10日
非诺贝特胶囊	20mg，每日1次，口服	第5～10日

(二)病例分析

结合患者目前情况，尿常规示尿蛋白定性0.2(+/-)g/L。尿微白蛋白188.00mg/L，尿转铁蛋白8.6300mg/L。生化：尿素12.00mmol/L，肌酐205.2μmol/L，估算肾小球滤过率31.20ml/min/1.73m^2，尿酸504.0μmol/L，三酰甘油2.32mmol/L。24h尿蛋白量0.15 g。属于CKD3期患者，此时残余肾功能尚存，但患者还无进行血液透析、腹膜透析或肾移植指针。

此时采取药用炭片作为肠道吸附剂。复方α酮酸作为一种补充CRF患者必需氨基酸营养的辅助保肾治疗药物，为复方制剂，含4种酮氨基酸钙、1种羟氨基酸钙和5种氨基酸。支链氨基酸的α-酮酸具有独特特性。配合低蛋白饮食，预防和治疗因慢性肾功能不全而造成蛋白质代谢失调引起的损害，延缓肾病进展。对于GFR＜25ml的慢性肾病患者可以长期服用。阿魏酸哌嗪片，具有抗凝血、抗血小板聚集、扩张微血管、增加冠状动脉流量、解除血管痉挛的作用的药物。故适用于各类伴有镜下血尿和高凝状态的肾小球疾病，如肾炎、慢性肾炎、肾病综合征早期尿毒症的治疗。所以，以上药物属于不同药理作用机制，对于慢性肾病的辅助治疗有一定疗效，但是药物服用种类较多，应结合患者的经济情况确定是否需要服用所有药物。

慢性肾病中，高尿酸血症的发生率约占20%。随着病程进展，不可避免导致慢性肾衰竭，最终进展为尿毒症期。慢性肾功能不全的肾小球滤过功能下降，尿酸的清除率也随之降低，血尿酸水平不断升高。以往对高尿酸血症是否促进肾损伤存在争议，临床上对血尿酸轻度升高(400～600μmol/L)患者的治疗也多持保守态度。但近年来的研究证明高尿酸血症可以激活肾内局部肾素血管紧张素系统(reninangiotensin system，RAS)和环氧化酶-2，能阻断肾小管对尿酸的再吸收，从而有效降低血尿酸浓度。尽管目前人们对肾功能减退合并无症状性高尿酸血症是否必须治疗、治疗时机、尿酸降至何水平还存在不同看法，但降尿酸治疗是减轻肾损害的一种可能途径。该患者尿酸504.0μmol/L。临床观察显示，在积极治疗原发病的同时，进行降尿酸治疗，对延缓肾损害的进展是有益和安全的。而且该患者目前尿量在1000～1500ml，所以，此处使用苯溴马隆进行降尿酸是合理的，而且可以延缓向ESRD的进展。为了保障苯溴马隆发挥较好作用，要求尿液呈碱性，所以药师建议医师：患者在服用苯溴马隆同时加用碳酸氢钠。该意见被采纳。

参照牛津临床透析指南，肾衰竭患者心血管疾病危险性增加的部分原因是由于高脂血症的发生率的增高。其他的危险因素包括：脂蛋白(a)和同型半胱氨酸升高。虽然没有临床证据显示血脂的控制对肾病有益处，但通常会建议减少这些危险因素。努力把血浆的胆固醇水平控制在5.0mmol/L以下,一般采取的措施有饮食控制、药物治疗(他汀或贝特类,注意他汀类在肾衰竭时是安全的,贝特类在进展性肾病中是禁忌)、补充叶酸。结合该患者特点胆固醇水平正常,三酰甘油2.32 mmol/L。选用贝特类的非诺贝特药物进行降脂治疗是合理的。关于非诺贝特禁忌因素有:过敏者;肝功能不全、原发性胆汁性肝硬化或不明原因的肝功能持续异常者;胆石病及有胆囊疾病史者(本药可增加胆固醇向胆汁的排泌,从而引起胆结石);严重肾功能不全者。患者不属于这些情况,可以使用,患者住院期间均未出现药物相关不良反应。

患者进入CKD3期,未进行血液透析和腹膜透析,ACEI/ARB类降压药物不适用于该患者的治疗,钙拮抗药对肾病发展影响的可能机制包括:改善肾血液供应,抑制肾系膜细胞增殖,减少细胞因子产生和作用等。在动物实验中,钙拮抗药对延缓肾病进展有利,但在临床实践中,结果尚不一致。在高血压为主要前提下CCB治疗对防止肾病变的发生较肯定,对糖尿病引起的肾病可能主要通过降压起作用。在此期间,患者血压120/74mmHg,单用CCB类的硝苯地平控制较理想,无须采用联用方案。所以患者的降压方案是合理的。其不良反应一般是短暂和温和的,通常发生在治疗开始阶段。在患者住院期间未见药物相关不良反应发生。

(三)药学监护

1. *保肾治疗方案监护* 患者身高164cm,体重75kg,BMI 27.9,体型为超重。建议充足能量、优质低蛋白、低盐低脂平衡膳食。结合患者目前情况,属于CKD3期患者,主要方式是采取口服药物进行肠道口服透析方式帮助肾排毒,同时控制并发症。此时采取药用炭片作为肠道吸附药,应注意的是其在吸附肠道中的毒副物质同时可能会吸附同时服下的其他物质,故应该与其他药物分开服用,以避免其对其他药物的影响。复方α-酮酸作为一种补充CRF患者必需氨基酸营养的辅助保肾治疗药物,对于GFR<25ml的慢性肾病患者可以长期服用。为了不影响药物吸收,与钙结合形成难溶性复合物的药物(如:四环素、喹诺酮类如环丙沙星及诺氟沙星、铁剂、氟化物和含雌莫司汀的药物等),不应与α-酮酸同时服用,这些药物与α-酮酸服用的间隔时间至少为2h。

2. *降压治疗* 患者进入CKD3期,未进行血液透析和腹膜透析,ACEI/ARB类降压药物不适用于该患者的治疗,在此期间,患者血压120/74mmHg,单用CCB类的硝苯地平控制较理想,无须采用联用方案。所以患者的降压方案是合理的。其不良反应一般是短暂和温和的,通常发生在治疗开始阶段。常见面部潮红(通常在较高剂量时),其次有心悸、窦性心动过速。较多见踝、足与小腿肿胀,反应短暂,用利尿药可消退。较少见呼吸困难或心悸(由于降压后交感活性反射性增强)。在患者住院期间未见药物相关不良反应发生。注意监测血压和脉搏,0、15、30、60、120min各1次。

3. *降尿酸治疗* 患者合并高尿酸血症,由于存在肾功能不全,选择苯溴马隆治疗,苯溴马隆服药1周后检查患者血清尿酸浓度,待血尿酸降至正常范围时改为每日50mg(1片),同时应注意出现持续性腹泻应停药;通常按照规定的剂量和方法服用苯溴马隆,在治疗初期痛风是不会发作的,但如果发作,建议将所用药量减半,还可以根据需要用秋水仙碱或消炎镇痛药缓解疼痛;治疗期间需大量饮水以增加尿量(治疗初期饮水量不得少于1.5~2L)。定期测量尿液的酸碱度,为促进尿液碱化,可酌情给予碳酸氢钠,并注意酸碱平衡。病人尿液pH应调节在6.2~6.8。长期用药时,应定期检查肝功能。

4. *降脂治疗* 患者首次使用降脂药物非诺贝特,常见腹泻、便秘;可有胆石增加趋向;偶见口干、食欲缺乏、大便次数增多、血氨基转移酶(包括丙氨酸及门冬氨酸氨基转移酶)增高(停药2~4周恢复正常)及血碱性磷酸酶、γ谷氨酰转肽酶及胆红素降低。用药期间定期检查:血常规及血小板计数;肝功能;血胆固醇、三酰甘油或LDL及极低密度脂蛋白(VLDL)。

(四)总结

总的说来,该患者此次入院接受一系列口服药物治疗,主要在肠道排毒、维持营养均衡、控制血压、尿酸的治疗。治疗期间药师注重于监护有无药物相关不良反应发生及药物治疗疗效评估。

二、双输尿管结石合并感染病例

(一)病例介绍

1. *病史摘要* 患者,女,60岁,身高158cm,体重56kg,体表面积1.58m^2。患者3d前无明显诱因出现尿量明显减少,每日尿量不足400ml,伴胸闷、憋喘,平卧时明显,患者诉发热,体温峰值在每日下午或晚上,最高39.5℃,清晨及上午体温可自行恢复至37.0℃,无尿急、尿痛、无肉眼血尿,无寒战,无咳嗽、无恶心、呕吐。在当地诊所给予抗感染治疗2d(具体用药不详),患者憋喘加重,尿量及发热状态无改善。患者既往有慢性支气管炎3年余,无食物药物过敏史,外院B超提示:双肾重度积水并双侧输尿管结石,尿培养提示肺炎克雷伯菌,对头孢曲松、左氧氟沙星均敏感。门诊以"双肾积水"急诊收入院,患者发病以来,饮食睡眠差,小便如上述,大便通畅,体重变化不详。入院后,患者辅助检查尿常规提示白细胞卌,尿蛋白卄,尿隐血卌。血常规提示白细胞计数 12×10^9/L,中性粒细胞比率84%,红细胞 5.57×10^{12}/L,血红蛋白 129g/L;ESR 122mm/h;血生化检查提示尿素 20mmol/L,肌酐 712μmol/L;电解质示血钾 5.5mmol/L;腹部CT提示双肾重度积水、双肾结石、双输尿管结石、腹水。

入院体检:体温 36.4℃;脉搏 78/min;呼吸 24/min;血压 156/82mmHg。患者眼睑部水肿、腹水、无肉眼血尿,心肺无异常。腹部压痛及反跳痛,肾区叩击痛。

2. *入院诊断*

(1)双肾输尿管结石。

(2)慢性支气管炎。

3. *主要治疗药物* 见表11-22。

表11-22 主要治疗药物及使用情况

药物名称	用法用量	用药时间
注射用头孢曲松钠	2g	
0.9%氯化钠注射液	100ml,每日1次,静脉滴注	第1~10天
5%碳酸氢钠注射液	150ml,每日1次,静脉滴注	第1~7天
硝苯地平缓释片	20mg 每日1次,口服	第1~10天
氯化钾缓释片	1g 每日1次,口服	第7~10天

4. *主要治疗过程及转归* 入院第1天,患者眼睑部水肿、腹水、无肉眼血尿,心肺无异常。腹部压痛及反跳痛,肾区叩击痛。结合外院B超及患者临床症状考虑为双输尿管结石梗阻并感染,导致急性肾损害,立即行输尿管激光碎石术,并给予药物治疗。

入院第3天,患者无发热,无腹痛,无肉眼血尿,24h尿量1800ml,查体腹部压痛及反跳痛消失,肾区叩击痛消失,无水肿,辅助检查尿素15.6mmol/L,肌酐372μmol/L。

入院第7天,患者24h尿量3200ml。复查血尿常规,尿常规提示尿白细胞(—),尿蛋白(—),尿潜血(—);血常规提示白细胞计数 7.52×10^9/L,NEU69%,尿素 11.2mmol/L,肌酐 72μmol/L,电解质示血钾 3.1mmol/L。停用碳酸氢钠注射液,给予口服氯化钾缓释片1g,每日3次。

入院第10天,复查血常规、尿常规、肾功能、电解质无异常,泌尿系B超均未见异常,停用所用药物,治愈出院。

(二)病例分析

患者为老年女性,3d前无明显诱因下出现少尿(每日尿量不足400ml),同时出现胸闷、憋喘,平卧时明显,伴发热,体温最高至39.5℃,在当地诊所给予抗感染治疗效果不佳,外院B超提示:双肾重度积水并双侧输尿管结石,查体双肾叩击痛,诊断为"急性梗阻性肾病",患者目前血肌酐为712μmol/L,考虑为梗阻造成的急性肾损害,治疗的重点在于尽早解除梗阻,挽救和恢复肾功能,同时针对患者目前存在的症状给予抗感染等对症治疗。

1. *解除梗阻* 患者发病3d,处于急性梗阻期,完全性梗阻解除,肾功能可完全恢复,结合泌尿系B超和查体考虑患者为双侧输尿管结石梗阻,立即行输尿管激光碎石术,解除梗阻,挽救肾功能。

2. *抗感染治疗* 患者于3d前出现发热,体温最高至39.5℃,尿常规提示:尿白细胞卌;血常规提示:白细胞计数 12×10^9/L,NEU% 84%;ESR 122mm/h;外院尿培养提示肺炎克雷伯菌。患者尿路感染的指征明确,给予头孢曲松2g/d,静脉滴注抗感染治疗。

头孢曲松为第三代头孢菌素,对肠杆菌科细菌有强大的抗菌活性,该药血浆半衰期7.87h,在体内代谢以原型排出,40%经过胆汁排泄,60%在尿中排泄,肾功能减退者无须调整剂量,但给药时候应密切监测。

3. *对症治疗* 患者入院后处于急性梗阻期,尿量每日少于400ml，血钾5.5mol/L、二氧化碳结合力14mmol/L，患者眼睑部水肿、腹水，血压156/82mmHg。分析患者是由于体内酸性代谢产物无法排出，导致机体处于代谢性酸中毒状态，持续影响体内各个器官的功能，给予5%碳酸氢钠125ml静脉滴注，同时体内的酸中毒还可影响细胞膜上的H^+-K^+-泵，使血钾升高，排尿减少，引起体内水钠潴留，导致容量增高性高血压，在解除梗阻后这些症状可以恢复，所以不需要给予特殊药物治疗，但应密切观察患者体内电解质和酸碱代谢情况。所以，结合患者既往无高血压、无慢性肾病病史，给予患者硝苯地平缓释片降压治疗，是不合理的。

患者解除梗阻第2天，肾区叩击痛消失，尿量1800ml，尿素15.6mmol/L，肌酐372μmol/L，下降明显，治疗有效。入院第7天，患者24小时尿量3200ml。复查血常规、尿常规、肾功能、电解质无异常，泌尿系B超均未见异常，停用所用药物，治愈出院。

(三)药学监护

1. *抗感染治疗方案监护*　头孢曲松与其他β-内酰胺类药物一样存在过敏反应，使用头孢曲松前须详细询问患者过敏史，使用须密切注意患者是否有皮疹瘙痒等过敏反应。

头孢曲松可能会导致胆囊假性结石，表现为上腹部疼痛和食欲缺乏，可行B超检查并与胆囊炎或与真性胆囊结石相鉴别。若出现时须及时停药并积极对症处理。

头孢曲松与含钙溶液有配伍禁忌，使用48h内不能使用含钙的溶液或产品，头孢曲松还可导致胃肠道反应和二重感染，使用时须密切注意。

2. *其他*　对于该患者还应常规监测体温、尿量、尿常规、血常规、血肌酐等。

(四)总结

输尿管结石属于泌尿系统中梗阻性疾病，能引起急性的肾功能不全、高血压、电解质紊乱，也能引起细菌逆行感染，成为复杂性的尿路感染，处理的原则除了对症治疗外，要加强抗感染治疗，如患者有高危的因素，应考虑覆盖铜绿假单胞菌、肠球菌等，同时也要积极的治疗导致尿路梗阻的原发疾病。

（童荣生　陈英　杨勇　刘可欣　陈晓宇　陆玫　邝俊健）

第九节　ICU病例分析和用药实践

一、重症急性胰腺炎抗感染治疗病例

(一)病例介绍

1. *病史摘要*　患者，女，44岁。因"持续性上腹部胀痛2d"入重症医学科。患者1d前凌晨4～5时无明显诱因出现上腹部疼痛，呈持续性胀痛，阵发性加剧，伴恶心，呕吐2次，呕吐物为胃内容物，含胆汁，感口渴、胸闷、心悸等。自服抑酸药物(法莫替丁片)，症状无好转。于医院就诊，查血淀粉酶2110U/L，腹部CT示急性胰腺炎。

入院体检：体温36.8℃，脉搏120/min，呼吸36/min，血压95/68mmHg。神志清楚，腹部膨隆，上腹部有轻压痛、无反跳痛，肠鸣音未闻及。腹部CT示急性胰腺炎、十二指肠降部肠壁肿胀、脂肪肝。患者既往病史无特殊。

2. *入院诊断*

(1)重症急性胰腺炎。

(2)脂肪肝。

3. *主要治疗过程及转归*　患者入院即行禁食、胃肠减压、扩容、改善微循环、抑制胰腺分泌及抑酶、抑酸、抗感染等治疗，其中初始抗感染方案为头孢唑肟1次2g，每日2次。入院3d，患者出现高热，系统性全身炎症反应综合征明显，行CRRT治疗，同时加用奥硝唑抗感染。4d后，患者病情危重，换用美罗培南1次0.5g，8h 1次抗感染，入院12d后，患者痰中查见金黄色葡萄球菌、草绿色链球菌，尿中培养出近平滑假丝酵母菌，当日加用万古霉素1次500mg，6h 1次。后患者体温波动于37.5～38.5℃，血象较前有所下降，于入院第18天停用抗菌药物，给予微生态制剂调节肠道菌群。住院23d，患者一般情况尚可，2次粪便查见孢子，偶有低热，患者自动出院治疗。

(二)病例分析

1. *重症急性胰腺炎*(severe acute pancreatitis，SAP)　是临床常见急腹症，并发症多，病死率高。80%SAP死亡患者与感染有关。如何预防和治疗这种严重的继发性胰腺感染，已成为临床医师关注的课题。一直以来，因为感染和胰腺炎的病死率密切相关，为了提高患者预后，临床上广泛预防性使用抗菌药物。但是为了预防感染而使用抗菌药物的治疗策略一直是备受争议的话题。《中国急性胰腺炎诊治指南(草案)》指出:对于非胆源性轻症急性胰腺炎不推荐常规使用抗生素,而胆源性轻症急性胰腺炎或SAP应常规使用抗生素。国际胰腺病协会提出的急性胰腺炎外科处理指南也推荐:预防性使用广谱抗生素以降低CT证实的坏死性胰腺炎感染的发生率。可见,对所有急性胰腺炎患者不加区分的预防性使用抗感染药物并不值得推荐,但对于SAP,尤其是伴有胰腺坏死的患者,可以预防性使用抗感染药物。当然,预防性使用抗生素可能产生的不良反应,如菌群失调、细菌耐药、真菌感染等需要受到重视。

近年来,SAP并发深部真菌感染的发生率逐渐增加,占10%~41%,SAP真菌感染的病死率高达20%~53.1%。能否预防真菌感染是改善预后的重要方面。当某些因素,特别是长期、大剂量的使用抗生素杀灭了大量的肠道正常菌群,导致肠道菌群失调,肠道真菌大量繁殖进而发生肠外易位导致全身真菌感染。《中国急性胰腺炎诊治指南(草案)》指出:SAP患者要注意真菌感染的诊断,临床上无法用细菌感染来解释发热等表现时,应考虑到真菌感染的可能,可经验性应用抗真菌药,同时进行血液或体液真菌培养。

综上所述,SAP尤其是伴胰腺坏死患者,可在治疗初期即预防性使用抗菌药物,且在使用抗菌药物6~12d,可预防性使用抗真菌药物。

2. *重症急性胰腺炎抗感染药物选择原则及用药疗程* 由于抗感染药物并不是通过血液途径到达坏死的胰腺组织,而是通过胰管和胰液的弥散,为此选用有效防治胰腺感染的抗菌药物需兼顾病原菌对抗菌药物的敏感性以及影响抗菌药物穿透胰腺组织能力。SAP继发感染多由革兰阴性菌引起,最常见者为大肠埃希菌(35%)、克雷伯杆菌(25%)和肠球菌(24%),其他感染菌为葡萄球菌(14%)、假单胞菌(11%)、变形杆菌(8%)、链球菌(7%)、肠杆菌(7%)、类杆菌(6%)和厌氧菌(6%)。大量资料证实,从SAP感染的胰腺及胰周培养出的细菌多数为大肠和末段回肠常驻菌,依次为大肠杆菌属、变形杆菌属和粪肠球菌属。真菌感染主要见于长期使用多种抗生素的患者。影响抗菌药物穿透胰腺组织的能力主要因素如下。

(1)血胰屏障:抗菌药物从血液进入胰腺组织需依次透过毛细血管内皮细胞层、基底层、腺泡细胞层等结构,由于细胞膜成分含有较多脂类,故极性小、脂溶性抗菌药物易透过血胰屏障;

(2)血清蛋白结合率:抗菌药物与血清蛋白结合率越低,游离抗菌药物浓度越高,胰腺中药物浓度越高;

(3)pH:抗菌药物的pH越高,胰腺组织中有效浓度越高。

综合上述因素,能反映抗菌药物防治胰腺感染效果的评估指标是该抗菌药物在胰腺组织中的杀菌指数(组织浓度/MIC90)。根据动物实验和临床研究结果,下述抗菌药物能较好地透过血胰屏障,有理想的杀菌指数,可作为防治胰腺感染的候选药物:氧氟沙星和环丙沙星;亚胺培南;头孢噻肟、头孢唑肟、头孢他啶、头孢曲松、头孢哌酮/舒巴坦;美洛西林和哌拉西林;氨曲南;克林霉素;氯霉素;甲硝唑。有关实验和临床研究提示,作为腹部感染首选的氨基糖苷类和氨苄西林均不能很好地透过血胰屏障,胰腺组织与血液中药物浓度之比仅为0.10~0.15,因此均不适宜用作胰腺感染的防治。不适用于胰腺感染防治的抗菌药物还有头孢唑啉、头孢布烯、万古霉素及庆大霉素等 。

SAP继发感染应用抗生素的降阶梯治疗是2001—2003年在比利时举行的第21届急诊医学及加强监护国际会议上提出的一种抗生素治疗策略。所谓降阶梯治疗,即初始治疗选用的抗生素要有足够的抗菌覆盖面,并根据细菌培养及药敏结果,尽快降低抗菌谱的覆盖面,转入目标性治疗。根据SAP的感染特点,多数人认为降阶梯治疗是SAP最为适宜的抗生素治疗策略。对于SAP并发感染的初始经验治疗的抗菌谱应包括革兰阴性和革兰阳性的需氧菌和厌氧菌。目前SAP抗生素治疗分为首选方案[单独使用亚胺培南或喹诺酮类+甲(替)硝唑]与次选方案[第三代头孢+甲(替)硝唑]。

大多数学者认为,对于SAP患者,抗感染药物应用在2周内是安全的,一旦超过2周则极可能出现菌群失调和真菌感染,建议预防性使用抗感染药物最长时限为14 d。而一部分学者不同意用严格时限来决定停药,他们认为SAP常伴有持续胰源性腹腔感染和免疫力低下,需要较长时间的抗菌药物治疗。尤其在胰腺坏死感染持续加重、分解代谢严重的状况下,不应贸然停用抗生素。若进入SAP后期,即胰腺囊肿、胰周囊肿及包裹性积液形成,在无感染迹象的前提下,即可停用抗生素。

综上所述,SAP患者抗感染药物选择原则主要为：①抗菌谱应以革兰阴性菌和厌氧菌为主，能有效抑制胰腺感染的常见致病菌；②脂溶性强，能通过血胰屏障，在局部达到有效浓度。可选择的药物有。碳青霉烯类、喹诺酮类、第三代头孢菌素、甲硝唑等，它们能较好地透过血胰屏障，有理想的杀菌指数。预防性使用抗菌药物疗程一般为 14d 左右，并结合临床表现决定停药时机。

3. *本例患者抗感染治疗方案评价*　本例患者入院明确诊断为“重症急性胰腺炎”，且入院查体显示，患者循环容量不足，呼吸受损。预防性使用抗菌药物有临床指征，其初始治疗方案为头孢唑肟（三代头孢菌素），对一些革兰阳性菌有中度的抗菌作用，对革兰阴性菌的作用强，主要敏感菌有金黄色葡萄球菌、链球菌、肺炎链球菌、嗜血杆菌属、奈瑟菌、大肠埃希菌、肺炎克雷伯菌等，未能有效覆盖大多数厌氧菌，故此初始抗感染方案非首选，且不全面，基于重症患者的降阶梯治疗策略，建议入院即可单独使用碳青霉烯类药物。入院 3d，患者出现高热，系统性全身炎症反应综合征明显，行 CRRT 治疗，此时方加用奥硝唑抗感染。联合用药 4d 后，患者病情危重，遂换用美罗培南；抗菌药物使用 7d 后，痰中查见金黄色葡萄球菌、草绿色链球菌，尿中培养出近平滑假丝酵母菌，当日加用万古霉素增强抗阳性菌疗效，但未对真菌进行相应预防。综合评价，本例 SAP 患者入院即行抗菌药物预防感染，用药时机合理，但初始抗感染治疗方案欠妥，抗菌力度及抗菌谱覆盖广度均欠佳。广谱强效抗菌药物使用 12d 后，且尿中已培养出近平滑假丝酵母菌，仍未采取相应抗真菌治疗，尤其是患者后续 2 次于粪便中查见孢子，时有低热，继发真菌感染可能。对于此类重症病例，一旦感染真菌，可能会危及生命或延长住院时间，因此，建议在使用抗菌药物 6d 左右即可积极预防性使用抗真菌药物（如氟康唑）。

（三）药物监护

1. 严密监测生命体征，观察患者每日腹部体征和肠鸣音改变情况，记录 24h 尿量。

2. 监测血气分析、血常规、肝功能、肾功能、凝血、淀粉酶、血糖、血电解质、降钙素原、C 反应蛋白等相关检查。

3. 关注微生物标本送检情况，根据病原学结果适时调整抗感染治疗方案。

4. 患者合并用药较多，用药期间应观察患者是否出现药物相互作用及严重不良反应，并提醒医师及时进行对症处理。

（四）总结

SAP 发病 7～10d 出现感染，特别是坏死组织感染，是导致 SAP 病死率升高最主要原因。目前，对于 SAP 患者，多数学者主张常规使用抗生素，尤其对于坏死性胰腺炎，预防性使用抗生素能明显降低败血症发生率和病死率。在 SAP 发病 1～3 周，是预防性使用抗生素最佳时期；可选择那些在胰腺组织中达到有效浓度、杀菌作用强的广谱抗生素，首选碳青霉烯类，也可根据情况选用喹诺酮类、三代头孢菌素加甲硝唑等。由于抗生素使用时间延长可能产生细菌耐药现象和菌丛失调现象，建议将抗生素使用时间控制在 21d 以内。且在使用抗菌药物 6～12d，可预防性使用抗真菌药物，减少后续的严重真菌感染。

二、失血性休克病例

（一）病例介绍

1. *病史摘要*　患者，女，24 岁。身高 157 cm，体重 70 kg，体表面积 1.7m²。患者于 2013 年 01 月 13 日 17 时 30 分至 2013 年 01 月 14 日时 56 分在全身麻醉下行“剖宫产，子宫后壁排式缝合＋子宫环形捆绑＋双侧子宫动脉上行支结扎＋双侧子宫动脉卵巢交通支结扎＋子宫次全切除术”，术中出血约 5000ml；总输入 9580ml，其中代血浆 1850ml，红细胞 3400ml，晶体液 2400ml，冷沉淀 200ml，血浆 1680ml；尿量 2500ml。麻醉诱导后血压开始下降，术中血压最低至 65/40mmHg，经补液输血扩容及升压药（肾上腺素、去甲肾上腺素）维持血压波动在 60～110/40～80mmHg，心率波动在 80～170/min。术后因患者病情危重，产后大出血，失血性休克，转入重症医学科。

入院体检：体温 36.5℃，脉搏 141/min，呼吸 18/min（呼吸机辅助呼吸），血压 128/76mmHg[多巴胺 20μg/(kg・min)]，氧饱和度 100%（FIO_2 100%）。

2. *入院诊断*

（1）产后出血，失血性休克。

（2）孕 44＋1 周，孕 1 产 1（剖 1），LOA。

（3）前置胎盘（部分性）。

（4）胎盘粘连。

（5）胎盘植入（待查）。

（6）羊水过少。

（7）过期妊娠。

（8）胎儿窘迫。

3. *主要治疗药物*　见表 11-23。

表 11-23 主要治疗药物及使用情况

药物名称	用法用量	用药时间
乳酸钠林格注射液	500ml,每日1次,静脉滴注	第1日
右旋糖苷-40注射液	500ml,每日1次,静脉滴注	第1日
琥珀酰明胶注射液	20g,每日1次,静脉滴注	第1日
甲硫氨酸维 B_1 注射液	10ml	
注射用复合辅酶	0.4mg	
注射用水溶性维生素	1瓶	
5%葡萄糖注射液	250ml,每日1次,静脉滴注	第1～3日
甲泼尼龙琥珀酸钠	40mg	
0.9%氯化钠注射液	100ml,每日1次,静脉滴注	第1～3日
注射用前列地尔注干乳剂	10μg	
0.9%氯化钠注射液	100ml,每日1次,静脉滴注	第1日
奥硝唑氯化钠	0.5g 每日2次,静脉滴注	第1～3日
头孢呋辛	1.5g 每日3次,静脉滴注	第1～3日
丙泊酚注射液	500mg 每日1次,静脉滴注	第1日

4. *主要治疗过程及转归* 患者转入重症医学科治疗4d后,神志清楚,各项生命体征平稳,已脱机拔管及停用血管活性药物,未诉呼吸困难。转回产科病房继续对症支持治疗。

(二)病例分析

1. *低血容量休克的治疗* 根据2007年中华医学会重症医学分会发布的《低血容量休克复苏指南》,低血容量性休克的关键在于尽早去除休克病因的同时,尽快恢复有效的组织灌注,以改善组织细胞的氧供,重建氧的供需平衡和恢复正常的细胞功能。

低血容量休克的液体复苏可以选择晶体溶液(如生理盐水和等张平衡盐溶液)和胶体溶液(如人血白蛋白和人工胶体液)。由于5%葡萄糖溶液很快分布到细胞内间隙,因此不推荐用于液体复苏治疗。晶体液液体复苏治疗常用的晶体液为生理盐水和乳酸林格液。在一般情况下,输注晶体液后会进行血管内外再分布,约有25%存留在血管内,而其余75%则分布于血管外间隙。因此,低血容量休克时若以大量晶体液进行复苏,可以引起血浆蛋白的稀释及胶体渗透压的下降,同时出现组织水肿。另外,生理盐水的特点是等渗但含氯高,大量输注可引起高氯性代谢性酸中毒;乳酸林格液的特点在于电解质组成接近生理,含有少量的乳酸。一般情况下,其所含乳酸可在肝迅速代谢,大量输注乳酸林格液应该考虑到其对血乳酸水平的影响。胶体液目前有很多不同的胶体液可供选择,包括人血白蛋白、羟乙基淀粉、明胶、右旋糖酐-70和血浆,都可以达到容量复苏的目的。胶体液在使用安全性方面应关注对肾功能的影响、对凝血的影响以及可能的过敏反应。目前尚无足够的证据表明晶体液与胶体液用于低血容量休克液体复苏的疗效与安全性方面有明显的差异。该患者应用了晶体溶液:乳酸钠林格液及胶体液:右旋糖苷-40、琥珀酰明胶进行液体复苏。

输血治疗:输血及血液制品在低血容量休克中应用广泛。对于血红蛋白<70g/L的失血性休克病人,应考虑输血治疗。失血性休克在补充血液、容量的同时,并非需要全部补充血细胞成分,也应考虑到凝血因子的补充。同时应该认识到,输血也可能带来的一些不良反应甚至严重并发症:如血源传播疾病、免疫抑制、红细胞脆性增加、残留的白细胞分泌促炎和细胞毒性介质等。该患者在术中由于出血过多已进行了输血治疗,包括输红细胞及冷沉淀。

血管活性药与正性肌力药:低血容量休克的病人一般不常规使用血管活性药,研究证实这些药物有进一步加重器官灌注不足和缺氧的风险。临床通常仅对于足够的液体复苏后仍存在低血压或者输液还未开始的严重低血压病人,才考虑应用血管活性药与正性肌力药。该患者在第1天(在足够补液的基础上),给予多巴胺7μg/(kg·min),维持血压96/64mmHg；在第2天，予多巴胺7μg/(kg·min)，维持血压103/44mmHg。

肠道黏膜屏障功能的保护：失血性休克时，胃肠道黏膜低灌注、缺血缺氧发生得最早、最严重。胃肠黏膜屏障功能迅速减弱，肠腔内细菌或内毒素向肠腔外转移机会增加。此过程即细菌易位或内毒素易位，该过程在复苏后仍可持续存在。保护肠黏膜屏障功能，包括循环稳定、尽早肠内营养、肠道特需营养支持如谷氨酰胺的使用，微生态内稳态调整等。该患者病情危重，气管插管，因此只能给予胃肠外营养，在胃肠外营养中加入了丙氨酰谷氨酰胺，为了预防应激性溃疡的发生，给予了奥美拉唑，这些方面均体现了对胃肠道的保护。

关于限制性补液：大量基础研究证实，失血性休克未控制出血时早期积极复苏可引起稀释性凝血功能障碍；血压升高后，血管内已形成的凝血块脱落，造成再出血；血液过度稀释，血红蛋白降低，减少组织氧供；并发症和病死率增加。因此提出了控制性液体复苏（延迟复苏），即在活动性出血控制前应给予小容量液体复苏，在短期允许的低血压范围内维持重要脏器的灌注和氧供，避免早期积极复苏带来的不良反应。尽管该患者是出血已经得到控制的失血性休克，但对于目前提到的限制性补液，我们需要引起重视，严格患者的液体管理。

因此，根据以上的分析，该病历中的治疗方案基本体现了失血性休克的治疗原则。

2. *抗感染治疗*　在抗菌药物的使用方面，因该患者行“剖宫产，子宫后壁排式缝合＋子宫环形捆绑＋双侧子宫动脉上行支结扎＋双侧子宫动脉卵巢交通支结扎＋子宫次全切除术”，术前并无感染，从预防用药的角度看，因患者的手术属于Ⅱ类切口，有预防使用抗菌药物的指针。预防用药主要是为预防手术切口感染及手术部位感染。预防手术切口感染应针对金黄色葡萄球菌选用药物，而预防手术部位感染方面，该患者行妇科生殖系统手术，该部位的常见病原菌有大肠埃希菌及其他肠杆菌细菌、溶血链球菌、肠球菌及厌氧菌等，致病菌主要以革兰阴性菌为主。针对剖宫产手术，抗菌药物的使用应在结扎脐带后，（卫生部38号文件）推荐应用第一代头孢。考虑到患者手术范围大，且目前病情危重入住重症医学科，选用第二代头孢菌素头孢呋辛预防感染也是可以的，其为广谱抗菌药物，对革兰阳性菌具有较强活性，对部分肠杆菌也有一定的抗菌活性。而奥硝唑针对厌氧菌，该手术未涉及阴道，加强对厌氧菌的抗菌作用没有必要。尽管患者病情危重，但术后并无感染指针，预防应用抗菌药物主张短程使用，一般24h，特殊情况可延长至48h，该患者抗菌药物使用超过了3d，疗程偏长。

3. *其他治疗*　其他辅助治疗还包括：对呼吸道管理，镇静镇痛，果糖二磷酸钠保心，胸腺五肽增强免疫功能，前列地尔改善微循环，根据电解质的情况调节内环境稳定；使用激素甲泼尼龙琥珀酸钠，其目的是通过降低血管对某些缩血管活性物质的敏感性，使微循环血流动力学恢复正常，改善休克等，有观点认为早期短期大量应用激素可减少病死率和应激反应；喜炎平注射液是穿心莲内酯总酯磺化物制剂，主要作用是抗病毒，该患者并无病毒感染的证据，其在此使用的必要性有待考量。

（三）药学监护

1. 该患者在手术室已进行了大量输血及补液，应观察是否有大量输血引起的不良反应，如发热、过敏反应、荨麻疹等。

2. 在正确评估休克程度的基础上，制定液体复苏计划，补充血容量、速度以及液体选择应根据出血量多少，患者血流动力学变化及血电解质测定结果而定，补液必须持续至血容量基本正常，休克纠正为止。补液时注意先快后慢、先晶体液后胶体液的原则。

3. 严密监护患者的生命体征，如神志、体温、血压、脉搏、呼吸及尿量等，充分了解患者的心肺功能，避免输液过多、输液过快。

4. 在补液时要密切观察血压、脉搏、毛细血管及颈静脉充盈情况观察肢体的温度和潮湿情况，面部颜色是否红润及尿量的多少等，初步判断补液的效果。

5. 目前提倡通过对血流动力学，如收缩压变化率（SPV）、每搏量变化率（SVV）、脉压变化率（PPV）、血管外肺水（EVLW）、胸腔内总血容量（ITBV）的监测进行液体管理。

6. 注意对血常规、电解质、凝血功能、动脉血乳酸、动脉血气分析、肾功能、心功能等实验室的监测。

7. 监护是否有药物配伍禁忌，特别是全静脉营养的配置的营养成分是否合理、是否有配伍禁忌、各组份的加入顺序、有无发生沉淀、保存的方式和时间等。

8. 因该患者并无严重胃肠道功能的障碍，严格意义上并不符合全静脉营养应用的标准，且早期肠内营养对保护肠黏膜屏障功能是有益的，但该患者由于病情危重，昏迷状态，且上呼吸机不能自主进食，在此情况下肠外营养是不得已的，如果病人病情好转，建议尽早自主进食。

9. 注意观察患者用药后是否出现不良反应，如乳酸钠林格液会对血乳酸水平的影响；人工胶体液右旋糖酐-70、琥珀酰明胶的过敏反应、对凝血功能的影响；奥美拉唑会出现腹泻、便秘、腹痛、恶心、呕吐、腹胀等不良反应。

（四）总结

随着临床各种监测水平的提高，早期诊断、早期进行液体复苏，低血容量性休克往往能得到较好的复苏效果。低血容量休克是各种休克类型中相对容易逆转的一种，其直接致死的病例并不多，主要死因为组织低灌注、大出血、感染及再灌注损伤等所导致的多器官功能障碍综合征（MODS）。提高救治成功率的关键在于尽早去除休克的病因，同时尽快恢复有效循环，维持组织灌注，以改善组织细胞氧供，重建氧的供需平衡及恢复正常的细胞功能。

（夏培元　唐　敏）

第十节　器官移植病例分析和用药实践

一、肝移植术后合并肺部感染病例

（一）病例介绍

1. *病史摘要*　患者，男，43岁，62kg，因“头晕、胸闷、咳嗽、乏力2d”入院。患者3个月前因“乙型肝炎后肝硬化失代偿”在本院行原位肝移植手术，术后使用他克莫司抗排异，恩替卡韦、人乙型肝炎免疫球蛋白预防乙型肝炎复发。2d前无明显诱因下出现头晕、胸闷、乏力、咳嗽，咳嗽为干咳、无痰。无寒战、高热，无恶心、呕吐等。

入院查体：体温36.6℃，心率80/min，呼吸18/min，血压120/80mmHg。神清，气平，皮肤、巩膜无明显黄染，两肺呼吸音粗，无干、湿啰音，心律规整。腹软，无压痛，双下肢无水肿。

2. *入院诊断*　肝移植术后，肺部感染。

3. *主要治疗过程及转归*　入院后立即停用免疫抑制药他克莫司，并使用亚胺培南/西司他汀、替考拉宁抗感染治疗。3d后，患者胸闷未见缓解，且出现发热、气促症状，体温上升至38.5℃。实验室检查示：真菌-(1，3)-β-D-葡聚糖升高至47.11×10^{-6}mg/L（正常值$<10\times10^{-6}$mg/L），肺部CT提示两肺絮状模糊影，感染可能，不能排除真菌及机会致病菌感染可能。及时加用伏立康唑负荷剂量（第1个24h），每12小时给药1次，每次400mg，维持剂量（开始用药24h以后），每天给药2次，每次200mg，抗真菌治疗。入院第6天，患者体温下降，胸闷、气促等症状有所好转，肺部CT示肺部感染未见加重，停用亚胺培南/西司他汀及替考拉宁，继续使用伏立康唑静脉滴注。之后患者体温逐渐恢复正常，胸闷、气促、咳嗽等症状缓解，入院第12天，伏立康唑改为口服。入院第23天，CT示两肺感染较前明显好转，停用伏立康唑。

入院时患者感染严重，及时停用他克莫司。入院第8天，患者胸闷气促缓解，体温恢复正常，肝功能示转氨酶略有上升，丙氨酸氨基转移酶（ALT）44U/L，天冬氨酸氨基转移酶（AST）50U/L。为了预防排斥反应发生，及时加用他克莫司1mg，每日2次，口服，稳态血药浓度维持于7～10ng/ml。停用伏立康唑5d后，他克莫司血药浓度降至4.2ng/ml，及时增加他克莫司剂量至2mg，每日2次。

（二）病例分析

1. *抗感染方案制定与调整*　肝移植病人由于使用大剂量免疫抑制药，肺部感染具有病情危重、进展迅速，如不能及时有效治疗，常严重危及生命。因此，在未明确病原菌时，应及早给予广谱抗生素，尽可能覆盖可能的病原菌。待病原学诊断明确后，根据微生物培养结果及时调整抗感染治疗方案。患者入院后，经广谱抗菌药经验治疗2d，临床疗效不佳，实验室及CT检查提示曲霉菌感染可能，综合考虑病人移植术后时间（3个月），免疫抑制药用量较大，为真菌等机会致病菌感染发生率较高的时期，建议及时加用抗真菌药。考虑到氟康唑对曲霉菌无效，两性霉素的肝、肾毒性较大，不宜选用，而伏立康唑不仅对曲霉菌、白念珠菌等真菌疗效佳，肝、肾毒性小，并且具有组织渗透力强，肺部可以达到较高浓度等特点。美国胸科协会2011年版《成年人肺部真菌感染治疗指南》也推荐其为侵袭性肺部真菌感染的首选药物。因此，与医师讨论后，选用伏立康唑静脉滴注抗真菌治疗。

加用伏立康唑4d后，患者发热、咳嗽、胸闷、气促等症状均明显好转，提示抗真菌治疗有效，继续使用该药。同时，为了预防长期使用广谱抗菌药出现继发感染，与医师讨论，建议停用亚胺培南/西司他汀及替考拉宁。此外，由于伏立康唑口服制剂的生物利用度高达 96%，因此，在使用静脉制剂 8d，患者病情稳定后建议及时改为口服序贯治疗。

2. *药物相互作用与免疫抑制药的调整*　感染是免疫抑制过度的表现，严重感染状态下，发生急性排斥反应的可能性很低，全部撤除免疫抑制药物是安全的，也非常必要。因此，入院后便果断地停用了他克莫司。

使用伏立康唑 6d 后，患者感染得到控制，胸闷、气促缓解，体温恢复正常，此时机体的免疫力逐渐恢复正常，是急性排斥反应高发期，须密切监测肝功能，预防排斥反应的发生。在发现转氨酶呈上升趋势时，综合考虑他克莫司达稳态血药浓度至少需 3～4d，建议医师及时加用抗排斥药物。

作为一种典型的肝药酶抑制药，伏立康唑可显著抑制他克莫司的代谢，升高其血药浓度 2 倍以上。发生感染前患者他克莫司日用量为 5mg，联用伏立康唑时建议起始日剂量降为 2mg，他克莫司稳态血药浓度仍高达 8～10ng/ml。相反，停用伏立康唑后，随着其体内清除，肝药酶抑制作用逐渐消失，5d 后，他克莫司血药浓度降至 4.2ng/ml，应提醒医师及时增加他克莫司用量。

(三)药学监护

1. *视觉障碍*　为伏立康唑临床试验中最常见的不良事件。该患者每次使用伏立康唑 0.5～4h 均出现视物模糊症状，之后自行缓解。药师分析这与伏立康唑的药品不良反应(adverse drug reactions，ADRs)有关，告知病人无需紧张。由于视物模糊症状能够耐受，且可自行缓解，权衡利弊，建议医师注意眼科检查，继续谨慎使用。相反，由于疗程超过 28d 时伏立康唑对视觉功能的影响尚不清楚，提醒医师注意疗程，感染控制后及时停药。

2. *贫血*　住院期间病人曾出现严重贫血，血液科会诊医师曾建议使用复方皂矾丸，但考虑到复方皂矾丸中含西洋参等成分，可能导致移植病人发生移植排斥反应，不建议肝移植病人长期使用，建议继续使用琥珀酸亚铁等补铁制剂。

3. *肝功能*　伏立康唑主要通过肝代谢，可导致肝功能损害，主要表现为转氨酶及胆红素水平的升高，应用伏立康唑时应充分考虑患者的基础肝、肾功能状态，老年患者及既往有肝功能不全的患者在应用伏立康唑时应密切监测肝功能，以防发生肝损害，加重病情。当转氨酶、胆红素水平升高并出现肝功能不全的临床表现时，应考虑停用伏立康唑。

(四)总结

该患者的成功救治，与患者的及时就诊，正确的诊断治疗密切相关。临床药师参与整个治疗过程，参与抗感染及抗排斥方案的制定与调整、ADRs 及相互作用的判断与处理等，成为临床治疗团队的重要成员。临床药师根据患者移植术后时间、常见致病菌、侵袭性肺部真菌感染治疗指南等，协同医师制定、调整抗感染治疗方案，正确选用抗真菌药伏立康唑，并密切关注伏立康唑和他克莫司的相互作用，及时调整他克莫司用量，制定了个体化的给药方案，在控制感染的同时避免排斥反应的发生。此外，临床药师正确判断及处理伏立康唑等药物的 ADRs，保障了用药的安全及有效，提高了病人的用药依从性。

二、肾移植术后合并肺部感染病例

(一)病例介绍

患者，男性，67 岁，65kg，于 2010 年 06 月 11 日因“慢性肾功能不全(尿毒症期)”在某院行同种异体肾移植术，手术顺利，术后肾功能恢复正常后出院。出院后定期门诊随访，血肌酐 110 μmol/L 左右波动，口服免疫抑制药为他克莫司[4.5mg/d＋吗替麦考酚酯(0.75g/d)＋醋酸泼尼松(15mg/d)]。2010 年 08 月 16 日无明显诱因出现发热，最高至 38.2℃，咳嗽，咳痰，无胸痛喘息，2010 年 08 月 17 日再次就诊该院。患者自幼哮喘病史，偶尔发作，高血压病史 3 年，自服降压药，血压控制良好；移植后糖尿病，口服降糖药格列齐特控制血糖。否认药物及食物过敏史，无烟酒等不良嗜好。

入院查体示：体温(T)37.1 ℃，呼吸(R)22/min，血压(BP)105/74mmHg，心率(HR)78/min。双下肺及左上肺可闻及湿啰音，移植肾区无肿胀、压痛，质稍硬。

辅助检查：红细胞计数 3.22×10^{12}/L↓(4.5×10^{12}/L～5.5×10^{12}/L)，粒细胞百分比 92.0%↑(50.0%～70.0%)；淋巴细胞计数 0.2×10^{9}/L↓(1.2×10^{9}/L～3.5×10^{9}/L)，超敏 C 反应蛋白 102.0 mg/L↑(0～8 mg/L)，葡萄糖 11.3 mmol/L↑(3.6～6.1 mmol/L)，肌酐 69μmol/L(53～124μmol/L)；肺部 CT 提示双肺炎症；血气分析提示呼吸衰竭，氧分压 56mmHg，二氧化碳分压 38mmHg，pH 7.35。

入院诊断：①肾移植术后肺炎；②Ⅰ型呼吸衰

竭；③移植后糖尿病。

（二）主要治疗经过

患者免疫力低下，入院后停用原用免疫抑制药，静脉滴注甲泼尼龙琥珀酸钠（甲强龙），维持基础免疫并减轻炎症渗出，依据“广覆盖，降阶梯”的治疗原则，暂给予美罗培南＋万古霉素＋更昔洛韦＋卡泊芬净进行抗感染治疗，同时予免疫增强，减轻内毒素反应，雾化、平喘等对症处理。患者营养状态差，嘱患者家属予加强营养，并静脉予营养支持，注意病原学复查。住院期间患者出现喘息加重，血氧饱和度下降，积极予呼吸机无创辅助呼吸。2010年08月23日痰液/细菌药敏试验检出嗜麦芽窄食假单胞菌，对头孢他啶敏感和左氧氟沙星敏感，调整抗菌药物为左氧氟沙星和头孢他啶。并定期复查床头胸片及肺CT。患者有移植后糖尿病，住院期间密切监测血糖，调整胰岛素或口服降糖药瑞格列奈用量，控制血糖。患者病情逐渐好转，停用呼吸机，根据影像学结果及临床症状、体征、检验结果，逐步停用抗菌药物，恢复免疫抑制药的使用出院。

（三）病例分析及药学监护

1. *抗感染药物治疗*　肾移植术后肺部感染起病较为隐匿，常以发热为首要症状，发展迅速。感染病原体主要以细菌、真菌、病毒、结核分枝杆菌、卡氏肺囊虫为主，细菌占多数（达71%），其中革兰阴性菌占44%，革兰阳性菌占27%，其余为其他病原体，而双重及混合感染又占相当比例。在病原体未查明之前，采用“广覆盖、降阶梯”治疗方案，按经验给予足量、广谱、联合用药治疗，尽可能涵盖可能的病原体。病原学诊断结果明确后，根据细菌培养结果及时调整抗菌药物。

该患者年龄较大，长期服用免疫抑制药，合并多种基础疾病，抗感染治疗时，感染症状、体征及实验室检查指标改善较慢，容易造成抗菌药物使用时间不必要延长；也会因担心药物不良反应而过早停药，导致病情的反复。临床药师应加强抗菌药物疗效评估，及时根据用药反应建议临床医师进行用药调整。一般用药72h后，如症状、体征及实验室检查结果无一项指标改善或病情进一步加重，应及时更换抗菌药物。在症状改善后，应及时采用序贯疗法，由静脉注射更换为口服给药，降低治疗成本，增加用药依从性。

综合上述分析，该患者入院后给予万古霉素＋美罗培南＋卡泊芬净＋更昔洛韦进行“广覆盖”治疗。肾功能正常的成人患者，万古霉素的每日常用剂量为2g，分为每6小时0.5g或每12小时1g；该患者系老年，剂量应调整，万古霉素每日剂量以mg为单位，约为肾小球过滤率（ml/min）的15倍；该老年患者进行肾移植手术后，肌酐水平为82μmol/L，依据公式：Ccr＝[（140－年龄）×体重（kg）]/[0.818×血清肌酐浓度（μmol/L）]计算出该患者的肾小球过滤率为70.7 ml/min，由此该患者每日使用万古霉素的剂量为70.7×15＝1061mg，用法用量为500mg静脉滴注，12h 1次，但每次静脉滴注时间应在60 min以上。由于万古霉素治疗范围窄，个体差异大，肾毒性明显，在应用的同时需注意对其进行血药浓度监测及肾功能检查，以便及时调整剂量，实行个体化给药，减少不良反应的发生；治疗3d后，患者咳嗽、咳痰等症状加重，主管医师考虑可能存在鲍曼不动杆菌感染，更换美罗培南为头孢哌酮/钠舒巴坦钠；治疗3d后，患者病情仍无明显改善，结合患者痰培养检出嗜麦芽窄食假单胞菌，对左氧氟沙星敏感，对头孢他啶中度敏感，调整抗菌药物为左氧氟沙星和头孢他啶；患者病情逐渐好转，体温正常后，停止静脉滴注抗感染药物，改为口服左氧氟沙星胶囊和伊曲康唑口服液。

2. *糖皮质激素的使用*　该老年患者肾移植术后2个月余，长期服用免疫抑制药，免疫力低下，入院后停用原用免疫抑制药方案，充分抗感染治疗前提下，给予注射用甲泼尼龙琥珀酸钠40mg静脉注射，每日1次，能有效减轻炎症反应，减少肺泡渗出；在炎症后期，能抑制纤维母细胞增生和肉芽组织形成，减轻肺间质纤维化。同时，小剂量的糖皮质激素还能防止因停用其他免疫抑制药所致的移植肾排斥反应，降低病死率和移植肾失功。

3. *血糖水平的监测*　严重感染合并高血糖时，会出现一系列炎症因子的异常，尤其是炎症因子（白细胞介素-6、肿瘤坏死因子-α等）的浓度明显升高，原糖耐量异常患者的这一现象更加明显，提示高血糖有促炎作用。因此，正确有效平稳地控制血糖是基础，血糖控制良好有利于感染的控制。

对于糖尿病并发肺部感染患者原则上应及时使用胰岛素，一方面是为了尽快降低血糖，纠正酮症。另一方面已有研究证实胰岛素具有消炎作用，对患有全身严重的炎症性疾病，如败血症、大叶性肺炎等，具有潜在的益处。该患者合并移植后糖尿病，入院后停止口服降糖药，三餐前皮下注射门冬胰岛素，密切监测血糖变化，调整胰岛素用量，平稳控制血糖。同时嘱患者及其家属定时定量饮食，宜传低血糖的临床表现及处理方法。

4. *支持治疗*　在肾移植术后感染治疗中，支持治疗也十分重要。①老年肺炎患者由于高龄以及炎症的影响，肝合成蛋白的能力有所减退，所以普遍会存在不同程度的营养状况低下。在感染情况下，由于应激、高分解状态以及广谱抗生素对胃肠道黏膜、菌群的影响，老年患者容易出现营养不良。营养不良和免疫功能低下可促使病情急剧恶化，易并发二重感染和全身衰竭，所以应注意纠正水、电解质和酸碱平衡，给予充分的营养支持。②在感染治疗过程中大量用药，注意药物对肝的损害，尤其是本身有肝基础病变的患者，应注意监测肝功能。③肾移植术后感染治疗应用的抗生素品种多，疗程也较长，易引起二重感染和菌群失调，可给予双歧三联活菌胶囊或地衣芽胞杆菌胶囊等肠道菌群调节剂加以预防。④在感染早期，联合静脉注射大剂量免疫球蛋白[100～250mg/(kg・d)]作为辅助治疗，可有效改变患者免疫抑制过度的状况，阻止病情进一步发展，降低重症肺部感染的发生率和病死率。

5. *用药教育*　临床药师的工作，除了关注药物本身之外，更应关注患者。在临床中与患者面对面交流，主动询问用药史及药物不良反应等情况，用患者能够接受的方式进行用药教育，包括药物的服用方法、服药时间、服药后可能出现的不良反应、需要定期监测的指标及日常需注意事项等，以帮助患者理解用药的目的和重点，主动正确地配合药物治疗，提高用药的依从性，发挥药物治疗的最大效果，还可增强医护人员对临床药师的信任度。

住院期间，临床药师对该患者的用药教育内容如下。

(1)进行雾化吸入时，给予指导：①进餐量适当减少，以免引起恶心、呕吐等不适；②雾化前使用碳酸氢钠漱口液含漱，使口腔内环境处于碱性状态，不宜真菌的生长，雾化吸入后，勿立即漱口或喝水，以免冲淡局部药物浓度，降低疗效。

(2)万古霉素静脉滴注时间一般在 60min 以上，嘱患者切勿自行调快滴速，会导致红人综合征(面部、颈躯干红斑性充血、瘙痒等)、低血压等不良反应。

(3)嘱患者及其家属定时定量饮食，注意监测血糖，调整胰岛素或降糖药剂量，平稳控制血糖。

(4)出院后嘱患者 1 周后门诊复查他克莫司血药浓度，调整他克莫司剂量等。

(四)总结

本文病例是一位肾移植术的老年患者，术后一直按要求每周进行复查血常规、血生化及他克莫司血药浓度等，根据情况对他克莫司剂量进行调整，使其谷浓度维持在 6～10ng/ml 范围内。该患者为老年患者，入院时免疫抑制药浓度适当，但淋巴细胞计数(0.2×10^9/L↓)极低，处于免疫抑制过度状态，机体抵抗力低下，易发生感染，因此，术后的复查应在注意他克莫司谷浓度的同时，还应关注血生化等指标的变化，防止免疫抑制过度的发生，降低感染等不良反应的发生。

该患者入院后予抗细菌、病毒、抗真菌等抗感染、降糖、雾化、化痰等对症治疗，并根据病情调整免疫抑制药，应用免疫增强药，呼吸机无创通气辅助呼吸，症状好转出院。在对此例肾移植患者术后肺部感染患者实施药学服务的过程中，临床药师参与药物治疗方案的制定，同时直接对患者进行药学监护和用药教育，提高了患者用药的依从性，并增强了患者及医护人员对临床药师的信任度，可为临床医师进行合理用药提供有力的帮助。

(*童荣生　杨　勇　李胜前　方　浩　李　峰*)

第十一节　儿科病例分析和用药实践

一、布氏菌病合并感染性贫血病例

(一)病例介绍

1. *病史摘要*　患儿，女，3 岁，10kg，因"间断发热 1 个月余"入院。入院前 1 个月无明显诱因出现发热，体温最高达 39.4℃，布氏菌抗体 1∶200(+)，白细胞计数 11.4×10^9/L、中性粒细胞 35.5%、淋巴细胞 44.5%、血红蛋白 73g/L、血小板计数 269×10^9/L；肺 CT 示右肺下叶炎症，右侧胸腔积液；肺炎支原体抗体 1∶40；肺炎支原体抗体 IgM 阳性；肺炎衣原体抗体阳性；腹部彩超示肝脾大、腹腔积液。

入院体检：体温 37.6℃，脉搏 98/min，呼吸 30/min，神志清，状态反应差，口周无发绀，周身皮肤黏膜可见密集的红色粟粒大小的丘疹，压之褪色，呼吸平稳，咽部充血，扁桃体无肿大及渗出，双肺呼吸音粗，右侧呼吸音减弱，可闻及湿啰音。

2. 入院诊断

(1)右侧胸腔积液。

(2)肺炎支原体感染。

(3)肺炎衣原体感染。

(4)感染性贫血。

(5)布氏菌病。

3. 主要治疗药物　见表11-24。

表 11-24　主要治疗药物及使用情况

药物名称	用法用量	用药时间
红霉素注射剂	150mg	
5%碳酸氢钠	150ml	
5%葡萄糖注射液	1.2ml，每日2次，静脉滴注	第2～7天
利福平片	150mg，每日1次，口服	第1～11天
复方磺胺甲噁唑片	250mg，每日2次，口服	第1～11天
氯雷他定糖浆	5mg，每日1次，口服	第2～7天
静脉注射丙种球蛋白注射液	5.0g，每日1次，静脉滴注	第5～9天
小牛血清去蛋白注射液	0.4g	
5%葡萄糖注射液	50ml，每日1次，静脉滴注	第1～11天
复方甘草酸苷胶囊	25mg，每日3次，口服	第1～11天
蛋白琥珀酸铁口服液	7.5ml，每日2次，口服	第2～11天

4. 主要治疗过程及转归　患儿入院前间断发热1个月余，入院后仍有发热，考虑以布氏菌病为主，同时存在肺炎支原体感染，肺炎衣原体感染，主要给予利福平、复方磺胺甲噁唑抗布氏菌感染；红霉素抗肺炎支原体、肺炎衣原体感染；蛋白琥珀酸铁纠正贫血；丙种球蛋白提高免疫力；并给予其他对症治疗。抗感染治疗1周后患者体温平稳，补铁治疗9d后患儿平均红细胞体积由73fL升至82fL，但血红蛋白仍略低，患儿病情趋于好转可以出院，但考虑此病病程长，建议院外继续口服药物治疗，并定期复查。

(二)病例分析

1. 抗感染治疗　患儿存在布氏菌、肺炎支原体、肺炎衣原体的混合感染，选择红霉素静滴抗肺炎支原体和肺炎衣原体感染合理；而布氏菌病是由布氏菌引起的人畜共患的传染病，具有明显的地域特点，非牧区患病率低，较为罕见，临床表现为长期发热、多汗、关节痛、肝脾大等。此病治疗方案较为复杂，并且儿童用药存在特殊性，治疗药物大多具有较大的不良反应，因此药物的选择成为有效治疗儿童布氏菌病的关键。由于布氏菌在网状内皮细胞内繁殖，药物难以达到，用药后显效慢、易复发，且复发率高，因此需长疗程、多药联合治疗。

常用抗布氏菌的药物有链霉素、四环素、磺胺类及甲氧苄啶、氯霉素、利福平。通常需以细胞穿透力强的抗菌药物利福平和四环素类为基础，联合使用氨基糖苷类，如链霉素与复方磺胺甲噁唑等。根据国内外布氏菌病的治疗指南及相关报道，并结合患儿年龄及儿童用药禁忌，氨基糖苷类容易引起耳肾毒性、氯霉素易导致灰婴综合征并抑制骨髓造血、四环素不适于8岁以下儿童，因此临床药师建议应采用利福平、复方甲氧苄啶联合治疗的方案，同时确定儿童用药剂量，利福平10～15mg/kg(最大剂量为600～900mg)，分1～2次服用；复方磺胺甲噁唑：每次24mg/kg，每12小时给药1次，需治疗6周。

2. 贫血治疗　患儿因感染出现缺铁性贫血(小细胞低色素性贫血)。治疗缺铁性贫血的传统方法以口服无机含铁盐为主，无机铁盐在胃液中被电离成铁离子后进入小肠被吸收利用，但是带正电的金属离子会引起小肠壁的排斥作用，刺激胃肠，进而容易引起腹泻。铁的螯合物可能是补铁剂中更好的选择。因此，为克服无机含铁盐的胃肠道刺激反应，临床药师给予2条建议：①若给予无机含铁盐，可于饭后补铁以减少铁离子对胃肠道的刺激作用。②蛋白琥珀酸铁属于螯合铁，铁与蛋白质紧密螯合，服用后无刺激反应。目前患儿周身皮肤黏膜出现皮疹，提示其可能处于过敏反应阶段，其胃肠道可能也处于应激状态，因此建议使用对胃肠道无刺激作用的蛋白琥珀酸铁口服液纠正贫血。临床医师采纳了第2条建议，经过9d的补铁治疗后，患儿平均红细胞体积由 73fl 升至 82fl，但血红蛋白仍略低，继续补铁治疗。

(三)药学监护

患儿同时服用利福平(RFP)、复方磺胺甲噁唑。接受 RFP 治疗的病人中约有 20%发生无症状性 ALT、AST 升高，2%～8%出现明显黄疸，严重者可致死。而复方磺胺甲噁唑含磺胺甲噁唑、甲氧苄啶，与 RFP 合用时，可能会增加肝毒性发生概率；又因 RFP 是潜在的细胞色素 P450 诱导药，所以肝毒性出现较早，常发生于用药后 3～5 周，因此在治疗中严密观察其肝功能变化。患儿目前谷丙转氨酶(ALT)为 22U/L，谷草转氨酶(AST)为 47 U/L，虽然肝功能指标无异常，但腹部彩超示患儿肝脾大、腹水，给予复方甘草酸苷胶囊预防肝功能损害。食物会影响利福平吸收而影响疗效，临床药师建议在餐前 1h 或餐后 2h 服用，清晨空腹 1 次服用吸收最好。服用利福平后，尿液、唾液、汗液等排泄物可显橙红色；服用铁剂后粪便可能会呈黑色，提前告知患儿家属，以免引起家属不必要的担忧。

(四)总结

此病例中的患儿感染多种病原体，包括布氏菌、肺炎支原体、肺炎衣原体。首先对于肺炎支原体和肺炎衣原体的感染，选择红霉素静脉滴注是合理的；而对于布氏菌感染，需多药联合治疗，常用抗布氏菌的药物有链霉素、四环素、磺胺类及甲氧苄啶、氯霉素、利福平，并不是都适用于儿童，合理选择药物成为治疗本病的关键。据国内外布氏菌病的治疗指南及相关报道，并结合患儿年龄及儿童用药禁忌，临床药师建议应采用利福平、复方甲氧苄啶联合治疗的方案。

患儿因感染而继发性出现贫血(小细胞低色素性贫血)。对于该患儿贫血的治疗需要在控制感染的基础上给予补铁治疗。根据患儿目前的身体状况，综合考虑常用补铁剂的优缺点及适应证等，选择胃肠道刺激作用较小的蛋白琥珀酸铁纠正贫血是合理的，缺点是相对昂贵。

根据此患儿的用药情况，临床药师在用药注意事项方面对医师、患儿家属进行了指导，为患儿安全、合理用药提供了保障。

二、特发性肺含铁血黄素沉着症病例

(一)病例介绍

1. *病史摘要*　患儿，女，9 岁，20kg，以“反复咳嗽、咳痰带血 2 年余”为主诉入院。患儿反复咳嗽，咳痰，痰中带血 2 年余，入院前 6 个月起患儿咳嗽及咳痰带血等症状较前频繁，每日发作 3～4 次，并有一过性长叹气伴胸闷症状，为求诊治入院。入院第 3 日出现流涕、咽痛、鼻塞症状。白细胞计数 4.4×10^9/L，中性粒细胞 50.8%，血小板计数 67g/L，红细胞计数 3.7×10^{12}/L，PLT 284×10^9/L，平均红细胞体积 61fl；肺炎支原体 IgM 抗体阳性；肺 CT 提示双上叶、右肺下叶片状模糊影，心影增大，怀疑肺含铁血黄素沉着症；痰细胞学检查见含铁血黄素细胞，吞噬细胞及中性粒细胞；血清铁 2.2μmol/L。

入院体检：体温 36℃，脉搏 88/min，呼吸 30/min，神志清楚，一般状态尚可，口唇、脸色略苍白，口周无发绀，“三凹征”(－)，呼吸平稳，双肺听诊呼吸音粗，可闻及细湿啰音。

2. *入院诊断*

(1)特发性肺含铁血黄素沉着症。

(2)肺炎支原体感染。

3. *主要治疗药物*　见表 11-25。

表 11-25　主要治疗药物及使用情况

药物名称	用法用量	用药时间
氨溴索注射液	15mg	
5%葡萄糖注射液	50ml，每日 2 次，静脉滴注	第 1～9 天
红霉素注射药	250mg	
5%葡萄糖注射液	250ml	
5%碳酸氢钠	2ml，每日 2 次，静脉滴注	第 2～9 天
多糖铁复合物胶囊	150mg，每日 1 次，口服	第 2～3 天
甲泼尼龙注射药	25mg	
5%葡萄糖注射液	30ml，每日 1 次，静脉滴注	第 3～5 天
黄栀花口服液	5ml，每日 2 次，口服	第 3 天
柴黄颗粒	4g，每日 2 次，口服	第 4～8 天

4. *主要治疗过程及转归* 入院后给予的药物治疗主要包括红霉素抗肺炎支原体感染，氨溴索化痰，甲泼尼龙静脉滴注3d抗免疫反应，期间监测血压及血糖，无不良反应，患儿咳嗽、咯血症状减轻，脸色略苍白，住院治疗9d后出院，院外继续口服醋酸泼尼松治疗。

(二)病例分析

特发性肺含铁血黄素沉着症是一组肺泡毛细血管出血性疾病，以大量含铁血黄素积累于肺内为特征，儿童多见，病因尚未完全明了，目前多数学者认为与自身免疫反应有关。抗原抗体复合物介导的肺泡自身免疫性损伤，肺泡毛细血管通透性增加，导致肺小血管出血可能是特发性肺含铁血黄素沉着症最为重要的发病机制。肾上腺皮质激素是治疗该病的首选药物，经验认为在该病急性期采用肾上腺皮质激素治疗可迅速止血，改善症状，减少复发，保护肺功能。其机制可能在于强大的消炎作用，能抑制抗原抗体反应，抑制巨噬细胞进入炎症区域和其吞噬作用；减少毛细血管的渗出；减少肺纤维化。特发性肺含铁血黄素沉着症目前无特效治疗方法，尽早控制急性发作是避免肺间质纤维化的关键。糖皮质激素控制急性期症状疗效较为肯定。患儿在住院期间给予大剂量甲泼尼龙冲击治疗3d，期间监测血压及血糖，无不良反应，出院后口服激素(醋酸泼尼松片)，监测血糖及血压、血钙、血钾，注意补充钙剂，高蛋白饮食。

特发性含铁血黄素沉着症会因肺出血而继发缺铁性贫血，补铁剂不仅不会改善缺铁状况，反而会进一步在肺组织沉着而使病情加重，故可以在肺出血得到有效控制后再使用补铁剂。在急性出血期为防止过度的铁沉积于肺内造成肺组织损伤，阻止肺纤维化的发展，可用铁络合剂祛除肺内沉积的铁，可予除铁灵30mg/(kg·d)；但是铁络合剂有一定毒性，考虑到安全性，铁络合剂的使用并不普遍。此患儿2年来反复咳嗽、咳痰、痰中带血，表明仍处在肺出血期，入院之初使用了补铁剂多糖铁复合物，此药禁用于含铁血黄素沉着症患者，相关的补铁剂说明书中均提到含铁血黄素沉着症为此类药物的禁忌证。临床药师在查阅了相关文献之后与医师沟通，建议目前肺出血未得到控制不宜使用补铁剂以免加重病情，意见被采纳。在原有治疗方案的基础上停用补铁剂。

(三)药学监护

1. *用药禁忌* 此患儿却使用了补铁剂多糖铁复合物，此药禁用于含铁血黄素沉着症患者，相关的补铁剂说明书中均提到含铁血黄素沉着症为此类药物的禁忌证。临床药师在查阅了相关文献之后与医师沟通，建议目前肺出血未得到控制不宜使用补铁剂以免加重病情，补铁剂应在控制肺毛细血管出血后使用，意见被采纳，在原有治疗方案的基础上停用补铁剂。

2. *药物选择不合理* 患儿在入院第3天后出现流涕、咽痛、鼻塞症状，考虑为普通感冒，给予黄栀花口服液5ml，口服，每日2次；但患者存在腹泻症状，黄栀花口服液成分为黄芩、金银花、大黄、栀子，大黄有通便泻下作用，腹泻患儿不适合服用此药。临床药师建议使用柴黄颗粒，此药成分为黄芩、柴胡，两者不但可用于清热解毒，还可用于湿热泻痢等症，适合此患儿，意见被采纳。

3. *糖皮质激素不良反应的监护* 特发性含铁血黄素沉着症应用糖皮质激素的疗程长，约6个月至2年，长期应用会引起医源性库欣综合征、表现为满月脸、向心性肥胖、糖尿病倾向、高血压、骨质疏松等，还可见血钙、血钾降低、创口愈合缓慢、儿童生长发育受抑制以及精神症状异常，应注意监测并补充钙和钾、高蛋白饮食，并限制糖的摄入，采用保护肾上腺皮质功能的措施，如隔日晨起顿服疗法。同时叮嘱患者需定期复查，不能擅自增减激素的用量，应在医师或药师的指导下使用激素。

(四)总结

多数研究认为特发性肺含铁血黄素沉着症与自身免疫反应有关，临床少见，以儿童为主，常见并发症有贫血及肺纤维化。特发性肺含铁血黄素沉着症目前无特效治疗方法，尽早控制急性发作，在急性期采用肾上腺皮质激素治疗可迅速止血，改善症状，减少复发，保护肺功能，避免肺纤维化，是治疗本病的首选药物，糖皮质激素控制急性期症状疗效较为肯定。此患儿在住院期间给予大剂量中效糖皮质激素(甲泼尼龙)冲击治疗3d，并监测血压及血糖，无不良反应，出院后继续口服激素(醋酸泼尼松)，临床药师嘱其定期监测血糖及血压、血钙、血钾，注意补充钙剂，高蛋白饮食。

此患儿2年来反复咳嗽、咳痰、痰中带血，表明仍处在肺出血期，入院之初使用了补铁剂多糖铁复合物，此药禁用于含铁血黄素沉着症患者，临床药师纠正了这一错误医嘱并在抗感冒药中药复合制剂的选择上给出了合理化建议，同时进行了全面的用药监护，确保该患儿的药物治疗更加安全、合理。

三、肾病综合征伴急性上呼吸道感染病例

(一)病例介绍

1. *病史摘要*　患儿，男，2 岁 7 个月，体重 16 kg。于 2012 年 1 月无明显诱因出现颜面及双下肢水肿伴泡沫尿，无发热、咳嗽、流涕，无尿频、尿急、尿痛，无肉眼血尿等其他特殊不适。门诊查尿常规提示血尿、蛋白尿，给予抗凝血(肝素、右旋糖酐-40)、抗感染(头孢地嗪)治疗 2d，水肿无明显好转，遂住院治疗，诊断为“原发性肾病综合征”，给予激素(甲泼尼龙琥珀酸钠冲击序贯泼尼松口服 30mg，每日 1 次)、抗凝血(双嘧达莫、右旋糖酐-70)、利尿(多巴胺、酚妥拉明、呋塞米)、护肾等对症支持治疗，9d 后尿蛋白转阴出院。2012 年 2 月和 2012 年 5 月患儿分别因反复尿蛋白和双眼睑水肿再次入院，治疗好转后出院，泼尼松口服剂量维持在 30mg，每日 1 次，辅以阿尔法骨化醇、百令胶囊、双嘧达莫等治疗。2012 年 6 月患儿再次出现眼睑水肿伴有尿量减少，门诊予头孢地嗪钠治疗 2d 无明显好转，再次以“肾病综合征”入院治疗。入院时患儿无发热，偶有咳嗽。入院第 2 天行肾穿刺组织活检术。

入院时主要检查结果：体格检查见体温 36.8℃，血压 152/103mmHg ↑；尿常规示隐血(卌)、白细胞(＋)、尿蛋白(卌)；血常规白细胞计数 11.10×10^9/L↑、血小板计数 325×10^9/L↑；肝功能示白蛋白 17.0 g/L↓、谷丙转氨酶 14 U/L、谷草转氨酶 29U/L、总胆红素 2.6 μmol/L↓；肾功能示血尿素氮 7.10 mmol/L↑、血肌酐 35.0 μμmol/L；电解质示钾 4.25 mmol/L、钠 134.0 mmol/L↓、碳酸氢根 15.4 mmol/L↓、钙 1.95 mmol/L↓；血脂示高密度脂蛋白 1.96 mmol/L↑、低密度脂蛋白 3.89 mmol/L↑、总胆固醇 8.38 mmol/L↑、三酰甘油 13.70 mmol/L↑；免疫检查见 CRP 0.2 mg/L、补体 C3 2.02g/L↑、补体 C4 1.05g/L↑、免疫球蛋白 G 2.5g/L↓；总维生素 D 6.9 ng/ml↓；凝血常规：正常。

患儿按国家计划接种，家长否认特殊病史、家族肾病史、肝炎、结核病史和药物过敏史。

2. *入院诊断*

(1)原发性肾病综合征(频复发型、系膜增生性肾炎)。

(2)急性上呼吸道感染。

3. *主要治疗药物*　见表 11-26。

表 11-26　主要治疗药物及使用情况

药物名称	用法用量	用药时间
泼尼松	30 mg，每日 1 次，口服	第 1～5 天
	25mg，隔日 1 次，口服	第 6～8 天
环孢素	50mg，每日 2 次，口服	第 6～8 天
头孢孟多酯钠	1.5g，每日 1 次，静脉注射	第 2～8 天
双嘧达莫	25mg，每日 3 次，口服	第 1 天
6%右旋糖酐-40	150ml，每日 1 次，静脉注射	第 1 天
血凝酶	0.5kU，每日 1 次，静脉注射	第 2～4 天
维生素 K_1	10mg，每日 1 次，静脉注射	第 2～4 天
酚磺乙胺	250mg，每日 1 次，静脉注射	第 2～4 天
呋塞米	16mg，每日 1 次，静脉注射	第 1～6 天
多巴胺	16mg，每日 1 次，静脉注射	第 4～6 天
匹多莫德	400mg，每日 1 次，口服	第 1～8 天
槐杞黄	10g，每日 2 次，口服	第 1～8 天
阿尔法骨化醇	0.25μg，每日 1 次，口服	第 1～8 天
奥美拉唑	16mg，每日 1 次，静脉注射	第 1～8 天
维生素 C	1g，每日 1 次，静脉注射	第 1～8 天
肌苷	0.1g，每日 1 次，静脉注射	第 1～8 天
还原型谷胱甘肽	0.6g，每日 1 次，静脉注射	第 1～8 天

4. *主要治疗过程及转归* 患儿水肿消失、尿蛋白转阴、血尿消失后予以出院，出院后继续服用泼尼松、环孢素、双嘧达莫、匹多莫德、槐杞黄、阿尔法骨化醇等药物，15d后复查环孢素浓度。

（二）病例分析

1. *特异性对因治疗* 肾病综合征以高蛋白尿、高血脂、高凝血、不同程度的水肿和低血蛋白（“四高一低”）为主要特征，在儿童患者中85%以上呈微小病变型，多对糖皮质激素敏感，一般可启用糖皮质激素为主的综合治疗，无须肾穿刺。然而，该患儿在数月内多次反复，属于频复发型，其血尿、高血压、低补体等提示肾炎型肾病，预后常较差，应进行肾穿刺活检明确病理诊断，在糖皮质激素的基础上加用免疫抑制药。

泼尼松能有效降低尿蛋白，是国际公认的肾病综合征治疗的首选药物，在有肝功能损害时可选用泼尼松龙或甲泼尼龙。使用糖皮质激素的原则是个体化、足剂量、足疗程、减药慢，以防止复发。一般推荐的儿童泼尼松诱导剂量为1.5～2 mg/(kg·d)，清晨顿服，最大剂量60 mg/d，大多数患儿2周内尿蛋白转阴；服用4～8周改为维持阶段：以足量泼尼松隔日顿服，4～6周缓慢减量至停药，或以小剂量0.25～0.5 mg/(kg·d)拖尾维持；对频复发的患儿总疗程可达9～18个月。该患儿对30 mg/(kg·d)剂量敏感，本次复发选用相同诱导剂量并逐渐减量是合理的。

80%左右的患儿对激素敏感却易复发，若连续长期使用激素，常出现激素副作用。该患儿病例诊断为单纯型、频复发型、系膜增生性肾炎，可加用免疫抑制药治疗，以减少激素用量及副作用，减少复发。根据2009年《儿童常见肾疾病诊治循证指南(一)：激素敏感、复发、依赖肾病综合征诊治循证指南(试行)》，环磷酰胺为首选免疫抑制药，剂量为口服2～3 mg/(kg·d)，持续2～3个月，或静脉冲击8～12 mg/(kg·d)，每2周连续2天，共6次，总剂量不超过200 mg/kg。环磷酰胺的主要副作用为骨髓抑制、肝功能损害、性腺抑制、脱发、出血性膀胱炎、感染加重及消化道反应，而且对5.5岁以下患儿的缓解率远低于5.5岁以上患儿，因此对该患者可选用二线药物环孢素。

环孢素的起始剂量为3～5mg/(kg·d)，维持血液谷浓度100～200ng/ml左右，大部分患者1个月内起效。环孢素的不良反应主要表现为急性或慢性肾损伤、牙龈增生、多毛等。该患儿肝功能不佳，肾功能正常（血尿素氮升高或由肾炎所致），启用环孢素50mg，口服，每日2次是合理的，疗程应控制在1～2年。

2. *非特异性治疗*

(1)抗感染：肾病综合征患儿由于长期营养不良、免疫球蛋白丢失、激素及免疫抑制剂的使用等原因，感染是最主要的并发症，尤其是当血浆白蛋白<15g/L时，感染的机会大大增加。同时，感染也是肾病病情加重和复发的诱因和先导，并可影响激素疗效。感染多发于呼吸道、泌尿道和肠道。感染的临床表现不典型，起病多隐匿。一般不主张预防性使用抗生素，因效果不确切，易引起耐药菌和菌群失调，但一旦发生感染应及时积极治疗。该患儿入院时有上呼吸道感染症状，白细胞升高，且已有5个月的激素用药史，加以肾毒性较小的三代头孢类抗生素积极治疗7d是合理的。但头孢孟多酯钠为时间依赖型抗菌药物，如条件允许宜分次给药，以达到最佳的抗感染疗效。此外，病毒感染也可导致肾病复发。因此，小儿流感、肺炎、脑膜炎、水痘等疫苗的接种尤为重要。应注意在使用激素或免疫抑制药的过程中，疫苗或不能产生有效的免疫反应，而活性或减毒疫苗由于其复制也有诱导肾病复发的风险。因此，预防接种要权衡利弊。美国免疫规范委员会推荐，疫苗的接种应该在使用激素或免疫抑制药之前14d以上或停药后3个月以上。

(2)抗凝血：多数肾病综合征患者处于高凝状态。一方面，大量蛋白的丢失导致肝代偿性合成增加，引起机体凝血、抗凝血和纤溶系统失衡。另一方面，血小板功能亢进、血脂增高，加之利尿药及糖皮质激素降低血容量，会进一步加重高凝状态。尤其当血浆白蛋白低于20 g/L时，血栓形成的危险性增加。持续性的高凝血状态可能刺激内皮细胞及系膜细胞增生，最终导致肾小球纤维性硬化及功能性肾单位不可逆损伤，故及时应用抗凝血、抗血小板，溶栓治疗非常重要。若患儿血浆白蛋白长期控制在25 g/L以上，可停用抗凝血药物。儿童患者中常用的抗凝血药有肝素（100～150U/kg，每日1～3次）、低分子肝素（100～150U/kg，每日1～2次）和华法林，抗血小板药物主要为双嘧达莫[3～5mg/(kg·d)，分3次口服]。另外，右旋糖酐-40[6%，10ml/(kg·d)]因其扩容作用也可起到一定的抗凝效果。对于长期使用抗凝血的患儿，双嘧达莫因其口服方便性、廉价和低副作用为首选。

(3)止血：肾穿刺活检技术相对安全，虽然

100% 患者肾穿后有镜下血尿，但仅有 5%以下的患者出现肉眼血尿，并且绝大多数肉眼血尿患者出血量不大，不需要应用止血药物，仅延长卧床时间即可。儿科常用的止血药有酚磺乙胺(0.25～0.5g，每日 1～3 次)、维生素 K_1(5～10 mg，每日 1～2 次)和血凝酶(0.25～0.5kU，每日 1 次)。酚磺乙胺能增加血小板生成，增加血小板集聚和黏附力，缩短凝血时间，可用于手术出血的预防与治疗；维生素 K_1 可以促进肝合成凝血酶原等凝血因子(Ⅱ、Ⅶ、Ⅸ、Ⅹ)，一般用于治疗因维生素 K_1 缺乏导致的凝血障碍，静脉注射 1～2h 起效，12h 后凝血酶时间恢复正常。血凝酶(巴曲酶)能促进出血部位的血小板聚集和难溶性纤维蛋白的形成，而在无破损的血管内不会引起弥散性血管内凝血，不会导致血栓形成，静脉注射起效时间为 5～10min，止血效果可持续 48h。对肾穿刺前后止血药物的选择和使用疗程缺乏高质量的临床研究支持，应视病人具体情况而定，权衡出血与凝血的风险。该患儿穿刺前停用抗凝血药物，穿刺后因出现茶色血尿而启用三联止血药，药师应密切监测栓塞征象和凝血酶时间。止血药使用三天后血尿消失，应在出院前后重新口服双嘧达莫。

(4)利尿消肿：激素使用后 7～14d 多数患儿开始利尿消肿，故可不用利尿剂。如高度水肿、激素不敏感者，一般可选用氢氯噻嗪[1～2 mg/(kg·d)]或呋塞米[1～1.5 mg/(kg·d)]合并保钾利尿药[螺内酯 1～3 mg/(kg·d)]。如果肌酐清除率小于 30 ml/min，则噻嗪类无效。对血浆蛋白过低者，应注意单纯利尿可导致血容过低引起的器官灌注不足，可先用右旋糖酐-40 扩容后利尿，也可加入小剂量多巴胺(0.5～2 μg/kg，增加肾血流)和酚妥拉明(扩血管)。国内一般不主张使用白蛋白，因为在肾综患者中白蛋白会很快从尿中丢失，损伤肾小球上皮细胞，造成“蛋白超负荷肾病”。该患儿入院时高度水肿，血蛋白<20g/L，先用右旋糖酐-40 扩容加强效襻利尿药利尿，效果不理想后加用多巴胺，是合理有效的。

(5)维生素 D 代谢紊乱：肾病时维生素 D 结合蛋白在尿中丢失，体内维生素 D 不足，影响肠钙吸收。阿尔法骨化醇是活性维生素 D，可规避肾脏活化维生素 D 的过程，适用于慢性肾衰竭或血液透析的患者。该患儿肾的合成功能尚可，维生素 D 偏低和低血钙是由于结合蛋白在尿中丢失导致所致，可考虑使用更廉价的维生素 D_2 或 D_3。血钙会随维生素 D 自行调整，不建议盲目补钙。

此外，对于免疫调节药、护肝、护肾等药物的使用，缺乏高质量的临床证据支持，应根据患儿情况制定个体化方案，避免一刀切的现象。

(三)药学监护

激素治疗的短期副作用主要有糖代谢紊乱(高血糖)、电解质紊乱(血压升高、水钠潴留)、胃肠道消化性溃疡、神经兴奋、失眠等，长期使用的副作用可产生脂肪代谢紊乱(肥胖、库欣貌)，伤口愈合不良、钙磷代谢紊乱(骨质疏松)、儿童生长延迟、白内障、感染风险增加等。很多患儿出院后自行停药或调整剂量，造成戒断综合征(恶心、呕吐、腹痛、休克等)。药师应在住院过程中协助监测，出院前嘱咐患者严格遵守处方剂量，积极预防感染、自行监测血压及胃肠道出血等症状。

环孢素的使用过程中应常规监测血药浓度以调整剂量。环孢素的急性肾毒性表现为肾前性氮质血症，一般为可逆性改变，而慢性肾毒性常造成间质和小管病变，表现为高血压、高尿酸血症、钠潴留、高血钾、肌酐清除率下降等，严重者造成不可逆肾损伤。环孢素治疗时间>36 个月、患儿<5 岁都是肾毒性的独立危险因素，若连续使用 2 年以上，推荐肾活检考察有无肾毒性；治疗过程中如发现血清肌酐上升 30%，应减少环孢素的用量。

(四)总结

对该患儿的药物治疗，除止血药物和抗生素的使用有待规范化，其他对症治疗和非特异性治疗基本合理。从循证医学的角度，对于免疫调节药、护肝、护肾等药物的使用，缺乏高质量的临床证据支持，应根据患儿情况制定个体化方案，避免一刀切的现象。此外，与西方国家相比，国内大型综合性医院往往对患儿的预防性疫苗接种重视不够，临床药师应协助医师评价患儿的疫苗接种史现病史，根据患儿的特点向家属推荐适时接种疫苗。

(杜　光　菅凌燕　肇丽梅　张　杨　丁玉峰　刘立民)

第十二节　疼痛治疗病例分析和用药实践

一、带状疱疹神经痛病例

(一)病例介绍

1. *病史摘要*　患者,男,67 岁。身高 176 cm,体重 78 kg,体表面积 1.99 m^2。因"左额颞部疱疹伴疼痛 1 个月余,加重 3d"入院。患者 1 个月前无明显诱因下出现左额颞部疼痛,为火烧样跳痛,阵发性,间隔时间不等。曾在疼痛门诊就诊,给予氨酚曲马朵(含盐酸曲马朵 37.5mg,对乙酰氨基酚 325mg)镇痛治疗和盐酸伐昔洛韦片抗病毒治疗,左额颞部疱疹渐愈合消退,但疼痛未见明显缓解,VAS 评分 5～6 分,影响夜间睡眠。3d 前无明显诱因下左额颞部疼痛加重,为火烧样跳痛,阵发性,间隔时间不等,暴发痛时 VAS 评分 7～8 分。病程中无发热,无胸闷、心悸,无腹痛、腹泻,睡眠欠佳,饮食可,大、小便正常,近期无明显消瘦。既往无高血压病糖尿病病史。否认肝炎结核等传染病病史,否认有药物食物过敏史。

入院体检:体温 36.5℃,脉搏 82/min,呼吸 21/min,血压 167/60mmHg。心率 82/min,心律规整,未闻及明显杂音。腹平坦,无压痛,肝脾肋下未触及,移动性浊音阴性,肠鸣音正常。脊柱四肢无畸形,四肢肌力肌张力正常。生理反射存在,病理反射未引出。专科查体:左额颞部可见斑片状色素沉着,部分愈合。皮肤表面破溃(－),皮肤轻触痛(＋),局部压痛(＋)。

2. *入院诊断*　带状疱疹神经痛。

3. *主要治疗药物*　见表 11-27。

表 11-27　主要治疗药物及使用情况

药物名称	用法用量	用药时间
盐酸曲马朵缓释片	50mg,每日 2 次,口服	第 1 日
盐酸曲马朵缓释片	100mg,每日 2 次,口服	第 2～4 日
加巴喷丁胶囊	0.3g,每日 2 次,口服	第 1～2 日
加巴喷丁胶囊	0.3g,每日 3 次,口服	第 3～8 日
加巴喷丁胶囊	0.6g,每日 3 次,口服	第 9～24 日
盐酸羟考酮缓释片	5mg,每日 1 次,口服	第 4 日
盐酸吗啡注射液	5mg,即刻,肌内注射(作为滴定药物按需给药,并折算为第 2 日的固定剂量,完成阿片类药物滴定)	第 4 日
盐酸羟考酮缓释片	5mg,每日 2 次,口服	第 5～6 日
盐酸羟考酮缓释片	10mg,每日 2 次,口服	第 7～8 日
盐酸羟考酮缓释片	20mg,每日 2 次,口服	第 9～11 日
盐酸羟考酮缓释片	25mg,每日 2 次,口服	第 11～24 日
牛痘疫苗接种家兔炎症皮肤提取物注射液	10.8U	
0.9%氯化钠	100ml,每日 1 次,静脉滴注	第 1～17 日
银杏叶提取物注射液	105mg	
0.9%氯化钠	250ml,每日 1 次,静脉滴注	第 1～17 日
甲钴胺注射液	1mg,每日 1 次,静脉滴注	第 1～17 日
胸腺五肽注射液	1mg,每日 1 次,静脉滴注	第 1～17 日
比沙可啶肠溶片	5mg,每日 1 次,口服	第 2～24 日
甲氧氯普胺片	5mg,每日 2 次,口服	第 2～24 日
盐酸阿米替林片	12.5mg,每日 1 次,口服	第 21～24 日

4. *主要治疗过程及转归*　该患者在门诊就诊过程中，使用氨酚曲马朵控制疼痛，该药物含盐酸曲马朵 37.5mg，对乙酰氨基酚 325mg，该剂量疼痛控制不佳，所以，入院后无须再从第一阶梯镇痛药物开始逐渐升高阶梯；患者入院后继续使用弱阿片类药物曲马朵治疗疼痛，但剂量比门诊使用剂量增加，入院后继续加大药量，疼痛依然控制不佳，故使用强阿片类药物——盐酸羟考酮缓释片控制疼痛，起始剂量为 5mg，口服，每日 2 次。经过药物滴定，最终确定 25mg，口服，每日 2 次为有效的镇痛方案（VAS 评分降至 3 分以下，不影响患者正常睡眠）。经过个体化辅助用药剂量调整，最终确定加巴喷丁胶囊每日 3 次，每次 0.6g 口服，为有效的辅助镇痛方案。患者出院前，睡眠不佳，使用阿米替林（抗抑郁药）即每晚 12.5mg，睡前服用。患者出院时，疼痛控制满意，睡眠明显改善，且未见不能耐受的药物不良反应。

（二）病例分析

该患者诊断为“带状疱疹神经痛”（带状疱疹发病 1～3 个月间的疼痛），该疼痛为神经病理性疼痛，疼痛程度剧烈、持久，疼痛控制相对困难，这些都给患者身心造成了极大的伤害。该患者为老年男性，带状疱疹伴疼痛 1 个月余，若疼痛控制不佳，发展为带状疱疹后神经痛（带状疱疹发病 3 个月以后的疼痛，为慢性疼痛）的概率大，且患者带状疱疹发病部位为额颞部，有引起眼部并发症的危险，故宜及时对症治疗，尽早将疼痛控制在 VAS 评分 3 分以下，不影响患者睡眠和日常生活。以下几个方面需要重点关注。

1. *尽早控制疼痛，减少并发症*　患者年龄较大，疱疹位置较为特殊，所以，发生其他并发症和疼痛慢性迁延的可能性大，应尽早治疗。带状疱疹是由于属于 DNA 病毒组的水痘-带状疱疹病毒在婴幼儿期初次侵犯宿主，潜伏于脊神经后根或脑神经元，遇机体免疫力下降而导致的以受累神经分布区域剧痛及相应皮肤区疱疹为特征的病毒感染性疾病。带状疱疹的典型症状为单侧发生的累及 1～3 个皮区的簇状水疱，沿神经分布走行。带状疱疹可伴发被侵犯区域的剧烈疼痛，通常将带状疱疹发病 1 个月内的疼痛称为急性期疼痛，1～3 个月称为带状疱疹神经痛，而 3 个月以上定义为带状疱疹后遗痛（postherpetic neuralgia，PHN）。带状疱疹患者中约有 30%并发 PHN，PHN 的发病率和持续时间与年龄密切相关，60 岁以上患者 PHN 的发病率高达 50%～75%，70 岁以上患者中 PHN 病程超过 1 年者超过 50%。71%眼部带状疱疹患者可引起眼部并发症，包括持久性的眼部损伤及视力受损甚至失明。

目前国内带状疱疹后神经痛的药物治疗基础和临床方面研究较多，但关于带状疱疹急性期疼痛和带状疱疹神经痛治疗的研究很少，许多患者对治疗存在误区，甚至有些临床医师也误认为随着时间延长，带状疱疹疼痛会自行缓解，这些误解对于预防和治疗带状疱疹后神经痛尤其是难治性疼痛是极大的阻碍，使很多患者错过了最佳治疗时机，导致了带状疱疹后神经痛的高发和难愈。国外专家研究证实带状疱疹剧烈疼痛是产生后遗痛的先兆，早期治疗疼痛，可以预防和减少带状疱疹后神经痛的发生，同时证实阿片类等药物早期使用可以有效控制带状疱疹急性期疼痛，并且可以减少带状疱疹神经痛的发生。

2. *联合治疗，注意个体化给药*　对于带状疱疹神经痛的治疗，目前还属于世界难题，尽管很多国外指南都对其治疗做出了指导，但证据等级不高，一些药物的疗效还存在争议，但是欧洲神经学会 2010 年指南、2010 年美国慢性疼痛指南中都指出，需要采取多种药物：如规律、足程的抗病毒治疗；早期使用非甾体消炎药物、阿片类药物、抗癫痫药物、三环类抗抑郁药物等药物联合治疗的方式减轻疼痛。

阿片类药物、抗癫痫药物等多作用于中枢，如果使用不当会出现严重的药物不良反应，所以带状疱疹患者不仅需要得到及时有效的疼痛治疗，而且在治疗过程中一定要加强疼痛评估和用药监测，及时调整治疗方案，以达到安全有效的治疗目的。该患者的药物治疗方案确定和药物治疗监护过程都体现了以上原则。

3. *注意辅助治疗*　水痘-带状疱疹病毒（varicella-zoster virus，简称 VZV）是一种 DNA 病毒，可引起 2 种截然不同的临床综合征。初次感染的患者表现为水痘，而潜伏在感觉神经节的 VZV 在机体细胞免疫状态下降时，如老年、接受免疫抑制药治疗的患者、HIV 患者，寄存于神经节中的 VZV 再次被激活，大量复制后进入沿神经根分布的皮区，可导致相应的皮节区局限性出疹，称带状疱疹。所以，免疫力下降是带状疱疹发生的直接诱因，在治疗过程中，有必要给予一些药物来增强患者免疫力，同时由于病毒侵犯神经，也需要采用一些药物营养神经，但该患者长时间联合使用这些药物的必要性，值得商榷，虽然未见这几种相关药物相互作用报道，但是中药注射液的安全性和药物相互作用问题，仍然需要关注。

该患者使用牛痘疫苗接种家兔炎症皮肤提取物注射液进行治疗，该药物在治疗疼痛时的推荐剂量为 7.2U(2 支)，患者使用 10.8U 进行治疗，剂量偏大，属超剂量用药。

(三)药学监护

1. *镇痛方案监护* 该患者在门诊就诊过程中，使用氨酚曲马朵控制疼痛，该药物含盐酸曲马朵 37.5mg，对乙酰氨基酚 325mg，该剂量疼痛控制不佳，所以入院后无须再从第一阶梯镇痛药物开始逐渐升高阶梯，可直接进行药物滴定调整，滴定方式可参考癌性疼痛的药物滴定方法(表 11-28)。

表 11-28 剂量滴定增加幅度参考标准

疼痛强度(VAS)	剂量滴定增加幅度
7～10	50%～100%
4～6	25%～50%
2～3	≤25%

患者入院后继续使用更大剂量的曲马朵治疗，但是疼痛依然控制不佳，故升阶梯用药，使用强阿片类药物—盐酸羟考酮缓释片控制疼痛，起始剂量为 5mg，口服，每日 2 次。同时以盐酸吗啡注射液作为滴定药物，每日对患者进行疼痛评估，并将前 1d 的滴定剂量换算为第 2 天的口服固定剂量。首先将肌内注射吗啡剂量换算为口服给药剂量，吗啡的不同给药途径比例为：静脉注射∶肌内注射∶口服＝1∶2∶3；再将盐酸吗啡的剂量换算成盐酸羟考酮的剂量：盐酸吗啡∶盐酸羟考酮＝1.5～2∶1，一般采用 2∶1 的比例进行换算。经过药物滴定，最终确定 25mg，口服，每日 2 次为有效的镇痛方案(VAS 评分降至 3 分以下，不影响患者正常睡眠)。对于强/弱阿片类缓释制剂，应嘱患者严格控制给药间隔，遵守每 12 小时服药 1 次。

对于神经病理性疼痛的治疗，多国指南中指出单一用药的效果有限，推荐联合用药方案进行治疗。辅助用药的种类选择及剂量调整，需要个体化对待。加巴喷丁胶囊为抗惊厥类药物，用于神经损伤所致的撕裂痛、放电样疼痛及烧灼痛，常用剂量为 100～300mg 口服，每日 1 次，逐步增量至 300～600mg，每日 3 次，最大剂量为 3600mg/d。患者入院后进行剂量调整，最终确定每日 3 次，每次 600mg 口服，为有效的辅助镇痛方案。患者出院前，睡眠不佳，使用抗抑郁药阿米替林降低神经细胞的兴奋性，控制中枢性或周围神经损伤所致的麻木样痛、灼痛，同时可以改善心情、改善睡眠，该类药物也需要个体化给药，考虑患者为老年人，使用小剂量给药，即每晚 12.5mg，睡前服用，患者睡眠明显改善，且未见不能耐受的药物不良反应。

2. *药物不良反应防治* 阿片类药的不良反应主要包括：便秘、恶心、呕吐、嗜睡、瘙痒、头晕、尿潴留、谵妄、认知障碍、呼吸抑制等。除便秘外，阿片类药物的不良反应大多是暂时性或可耐受的。应把预防和处理阿片类镇痛药不良反应作为镇痛治疗计划的重要组成部分。恶心、呕吐、嗜睡、头晕等不良反应，大多出现在未使用过阿片类药物患者的用药最初几天。初用阿片类药物的数天内，患者出现恶心、呕吐，临床药师建议同时给予甲氧氯普胺止吐药进行治疗。

便秘症状通常会持续发生于阿片类药物镇痛治疗全过程，多数患者需要使用缓泻药防治便秘。该患者用药过程中出现便秘，加用比沙可啶肠溶片 5mg 口服，每日 1 次，该药物为缓泻药，临床药师建议患者每晚睡前服用，并监护患者是否出现腹痛、腹泻和大便失禁等不能耐受该药物的症状。该患者用药后，便秘症状缓解，未出现不能耐受该药物的症状。

若患者使用阿片类药物后出现过度镇静、精神异常等不良反应，需要减少阿片类药物用药剂量。用药过程中，应当注意肾功能不全、高血钙症、代谢异常、合用精神类药物等因素的影响。该患者各项检查指标均在正常范围内，且未出现过度镇静、精神异常等不良反应，所以无须进行剂量调整。

3. *其他* 免疫力下降是带状疱疹发病的直接诱因，所以在治疗中使用胸腺五肽增强患者免疫力。患者疼痛性质为灼痛、疱疹区域神经有麻木感，所以采用甲钴胺注射液营养神经，甲钴胺见光分解，在给药时注意避光，开封后立即使用。牛痘疫苗接种家兔炎症皮肤提取物注射液对神经痛有治疗作用，由于该药物为生物制剂，所以在使用时应注意是否出现过敏反应。银杏叶提取物注射液用于改善患者微循环，但需避免与小牛血提取物制剂混合使用。

(四)总结

带状疱疹引起的相关疼痛所包含的主观体验

成分和病因较为复杂。疼痛是一种应激源，可扩大和破坏机体的应激反应，长期遭受慢性疼痛的患者常出现神经内分泌失调、疲劳、烦躁、睡眠障碍等躯体与精神功能的损伤。

在带状疱疹神经痛治疗时，首先应对患者的疼痛情况进行全面评估，综合分析病情，明确诊断，同时选择最为简便有效的治疗方案，当理疗、非阿片类药物治疗等传统疗法疗效较差，并且疼痛已严重影响患者的生活质量和生活方式时，应重视阿片类药物的镇痛作用和对机体功能的改善作用。

近年来，各国多个机构纷纷出台了或修订了针对带状疱疹神经痛等各类神经病理性疼痛的诊疗指南，1997 年，美国麻醉医师协会在 Anesthesiology 杂志刊出了“慢性疼痛处理指南”，并于 2010 年对该指南做出更新修订；2007 年，加拿大疼痛协会制定了《慢性疼痛治疗指南》；欧洲神经学会联合会也于 2005 年公布了《慢性疼痛药物治疗指南》，并分别于 2006 年和 2010 年对指南做出更新。指南中指出慢性疼痛治疗目的为：①优化疼痛控制，应该认识到慢性疼痛完全缓解的状态可能是很难达到的；②加强功能恢复，重视生理状态和心理状态的恢复；③优化慢性疼痛患者的生活质量；④使药物不良反应的发生率最低。

这些指南内容详实，临床路径明确，提供了用于带状疱疹神经痛等各类慢性疼痛的治疗药物，并根据不同病种疼痛的推荐用药，是疼痛规范化治疗的准绳，也是临床药师参与疼痛管理工作的重要依据。

二、癌性疼痛病例

(一)病例介绍

1. *病史摘要*　患者，男，57 岁。身高 172 cm，体重 65 kg，体表面积 1.80 m^2。因“食管癌术后 2 年，腰腹部疼痛 2 个月，加重 1 个月”入院。患者 2 年前因食管癌行“食管癌根治术”，术后病理示：食管鳞形细胞癌Ⅱ级术后行 TOMO 放疗及 TS 方案化疗 2 周期，恢复可。1 个月前无明显诱因出现腹部、腰部疼痛，为持续性胀痛，程度较重，夜间明显，不能忍受，VAS 评分 7 分。于其他医院就诊，予以药物化疗(具体不详)、镇痛等治疗，目前外用芬太尼透皮贴剂 25.2mg，72h 1 次，日间疼痛控制可，夜间疼痛较明显，VAS 评分 5 分，影响睡眠。今病情稳定、一般情况良，来疼痛门诊就诊，门诊拟“①癌性疼痛；②食管癌伴转移”收住入院。病程中一般情况可，饮食睡眠尚可，大、小便正常，近期体重下降 2.5kg。既往无高血压病糖尿病病史。否认肝炎结核等传染病病史，否认有药物食物过敏史。

入院体检：体温 36.3℃，脉搏 86/min，呼吸 20/min，血压 120/76mmHg。心率 86/min，心律规整，未闻及明显杂音。腹平坦，无压痛，肝脾肋下未触及，移动性浊音阴性，肠鸣音正常。脊柱四肢无畸形，四肢肌力肌张力正常。生理反射存在，病理反射未引出。专科查体：左胸、背部可见 L 形约 30cm 手术切口，愈合良好。腹软，上腹部压痛(＋)，全腹未及包块，脾肋下触边，质韧，无压痛。肝肾区无叩击痛，肠鸣音正常，约每分钟 3 次。移动性浊音(－)，肝、肾区叩击痛(－)。脊柱生理弯曲存在，$L_{1\sim5}$ 棘突压痛及叩击痛(＋)，左侧椎旁压痛(＋)。双下肢直腿抬高试验(－)，双 4 字征(－)。双下肢感觉、肌力正常。

2. *入院诊断*

(1)癌性疼痛。

(2)食管中段中分化鳞状细胞癌根治术后Ⅳ期(腹腔淋巴结转移)。

3. *主要治疗药物*　见表 11-29。

表 11-29　主要治疗药物及使用情况

药物名称	用法用量	用药时间
芬太尼透皮贴剂	25.2mg，72h 1 次	第 1～3 日
盐酸吗啡注射液	10mg，临时 1 次	第 2 日
鸦胆子油注射液	30ml	
0.9%氯化钠注射液	250ml，每日 1 次，静脉滴注	第 1～14 日
注射用香菇多糖	1mg	
0.9%氯化钠注射液	100ml，每周 2 次，静脉滴注	第 1～14 日
氯硝西泮	0.5mg，每日 1 次，口服	第 2～5 日

（续　表）

药物名称	用法用量	用药时间
注射用头孢曲松	1.5g，每周2次，静脉滴注	第4日（术前30min给药）
盐酸吗啡注射液 0.9%氯化钠注射液	100ml，蛛网膜下腔持续泵入，根据患者疼痛情况调整泵入速度	第4～14日
盐酸昂丹司琼注射液	4mg，每日2次，静脉注射	第4～14日
塞来昔布胶囊	200mg，每日2次，口服	第5～14日
盐酸坦索罗欣缓释胶囊	0.2mg，每日1次，口服	第10～14日

（二）病例分析

该患者就诊时主诉全身多发疼痛，夜间疼痛加剧，严重影响睡眠，且有"食管癌"病史，符合癌痛的描述，所以在治疗时一定要明确诊断，明确疼痛原因，切勿耽误治疗。经过各项检查，结果示"腹腔淋巴结转移"，故应按照《癌性疼痛规范化治疗》的相关规定进行治疗。患者在在门诊就诊过程中，使用芬太尼透皮贴剂控制疼痛，经过滴定，使用25.2mg，72h 1次，白天疼痛能控制在VAS评分3～4分。近1个月来，疼痛加剧VAS评分5～7分，严重影响睡眠。

患者入院后，疼痛专科医师与临床药师共同讨论后认为，患者现用阿片类药物用量大（芬太尼透皮贴剂25.2mg，72h 1次），相当于吗啡口服，360mg/d，如果继续加量，可能出现不可耐受的药物不良反应，也会影响患者依从性，所以可以考虑采用患者自控镇痛泵（PCA）实现吗啡蛛网膜下腔给药，其剂量比例为蛛网膜下腔给药∶口服给药＝1∶300，换用这样的给药方式后，可以减少阿片类药物的用量，也可以根据患者疼痛情况调整药物剂量。

患者入院后行硬膜外药物输入通道置入术（蛛网膜下腔，埋入式），按照相关指南和《癌痛规范化治疗》中确定的滴定方案进行滴定，在药物滴定的过程中，按时评估患者疼痛情况，同时注意监护相关的药物不良反应情况，力争在药物剂量最小、不良反应最少的情况下，达到满意的镇痛效果。

经过一系列规范化的治疗，患者的基础情况有所改善，疼痛评分降至2～3分，不影响睡眠和其他生活。患者用药过程中出现小便困难，对症处理后可缓解，所以延续在院期间的用药方案，门诊随诊。

（三）药学监护

1. *镇痛方案监护*　该患者既往治疗在门诊就诊过程中，使用芬太尼透皮贴剂25.2mg，72h 1次控制疼痛，白天疼痛能控制在VAS评分3～4分。芬太尼透皮贴剂属于长效阿片类制剂。在应用长效阿片类药物期间，应当备用短效阿片类镇痛药。当患者因病情变化，长效镇痛药物剂量不足时，或发生暴发性疼痛时，立即给予短效阿片类药物，用于解救治疗及剂量滴定，该患者在入院后使用吗啡作为解救药物，并根据吗啡用量进行剂量调整。解救剂量为前24h用药总量的10%～20%。每日短效阿片解救用药次数＞3次时，应当考虑将前24h解救用药换算成长效阿片类药按时给药。阿片类药物之间的剂量换算，可参照换算系数表（表11-30），换用另一种阿片类药时，仍然需要仔细观察病情，并个体化滴定用药剂量。该患者入院第2、3天，每天需用1次吗啡作为解救药物，所以暂时不需要加用芬太尼剂量。

表11-30　阿片类药物剂量换算表

药物	非胃肠给药	口服	等效剂量
吗啡	10mg	30mg	非胃肠道∶口服＝1∶3
可待因	130mg	200mg	非胃肠道∶口服＝1∶1.2 吗啡（口服）∶可待因（口服）＝1∶6.5
羟考酮	10mg		吗啡（口服）∶羟考酮（口服）＝1.5～2∶1
芬太尼透皮贴剂	25μg/h（透皮吸收）		芬太尼透皮贴剂50μg/h，72h 1次 剂量＝1/2×口服吗啡mg/d剂量

患者于入院第 4 天行硬膜外药物输入通道置入术（蛛网膜下腔，埋入式），镇痛泵初始流速为 0.4ml/h，即日用吗啡 0.8mg/d。术后第 1 天，患者仍诉上腹部疼痛，夜间较明显，根据前 1d 患者自控镇痛次数记录和疼痛评估结果，调整泵速为 0.7ml/h，即日用吗啡 1.4mg/d；术后 2d，患者诉上腹部疼痛减轻，腰部酸痛较明显，影像学检查已排除腰椎间盘突出等原因，根据《NCCN 癌痛指南》要求，加用第一阶梯药物——塞来昔布联合镇痛，将泵速调整至 1.2ml/h，即日用吗啡 2.4mg；术后第 3～6d，患者疼痛控制良好，VAS 评分降至 2～3 分，不影响睡眠和正常生活，但是患者与术后第 6 天出现小便不畅，考虑为阿片类药物引起的不良反应，给予对症处理，并将泵速降至 0.7ml/h，患者小便情况改善，疼痛控制良好，入院后第 14d，带泵出院，门诊随诊治疗。

2. *药物不良反应防治*　阿片类药的不良反应如前所述，除便秘外，阿片类药物的不良反应大多是暂时性或可耐受的。预防和处理阿片类镇痛药不良反应是癌痛治疗计划的重要组成部分。

呕吐是阿片类药物常见的不良反应，在接受化疗、放疗等抗肿瘤治疗时更常见。胃肠道炎症、溃疡、便秘和肠梗阻时也常发生。此外，代谢性因素，如肝衰竭、肾衰竭、肿瘤所致高钙血症、副肿瘤综合征、感染、高颅压、心理和精神因素也会导致恶心、呕吐，多巴胺受体和 5-HT_3受体拮抗药可有效缓解此途径导致的呕吐。常用的多巴胺受体拮抗药有甲氧氯普胺、氟哌啶醇、三氟啦嗪、多潘立酮等；其中甲氧氯普胺最常用，因其不仅作用于中枢，还可促进胃排空，通过外周机制发挥作用。常用的 5-HT_3拮抗药有昂丹司琼、格雷司琼、托烷司琼、帕洛诺斯琼，但此类药物可致便秘，如不能有效控制反而会加重恶心、呕吐，甚至产生肠梗阻，应予以重视。该患者在使用镇痛泵后，预防性给予昂丹司琼止吐，在整个治疗过程中，未出现恶心、呕吐，有效地预防了阿片类药物的不良反应。

阿片类药物可增加内脏平滑肌的张力，使膀胱括约肌张力增加而导致排尿困难，其发生率低于 5%，但如果鞘内或硬膜外给药，其发生率明显升高。该患者为中年男性，无前列腺增生病史，在使用镇痛泵后出现排尿困难，考虑为阿片类药物的不良反应。盐酸坦索罗辛缓释胶囊为 α_1受体阻断药，能松弛前列腺平滑肌，改善排尿困难的症状，同时减少阿片类药物用量，患者小便情况得到改善。

3. *其他*　鸦胆子油注射液和香菇多糖注射液均是抗肿瘤药物，对癌性疼痛患者的抗癌治疗，改善患者的基础情况，都是缓解患者疼痛的重要手段。

（四）总结

疼痛是癌症患者最常见的症状之一，严重影响癌症患者的生活质量。初诊癌症患者疼痛发生率为 25%；晚期癌症患者的疼痛发生率为 60%～80%，其中 1/3 的患者为重度疼痛。癌症疼痛如果得不到缓解，患者将感到极度不适，可能会引起或加重患者的焦虑、抑郁、乏力、失眠、食欲缺乏等症状，严重影响患者日常活动、自理能力、交往能力及整体生活质量。

癌性疼痛指由癌症本身以及癌症治疗过程中产生的疼痛，各种原因引起的癌痛对患者的影响不同。《NCCN 成年人癌痛指南》系统规范了癌痛用药及管理，并指出癌性疼痛管理的目的是最优化地控制疼痛的同时将其副作用、不良后果以及费用降到最低；提高患者的生活能力及生理、心理状况；改善癌病患者的生活质量。通过合理的治疗，80%～90%的癌痛患者能够得到缓解。

患者的主诉是疼痛评估的金标准。所有癌症患者在疾病诊治过程中都应全程、动态评估有无疼痛；对疼痛的全面评估是癌痛治疗的首要步骤。疼痛评估时首先让患者详细描述其疼痛情况，这不仅有助于发现疼痛的病因，还通过详细询问疼痛出现的时间、持续时间、部位、有无放射、加重或缓解因素等，从而初步判断疼痛性质，区分导致疼痛的机制。此外，还要询问患者既往是否接受过镇痛治疗、治疗的方法和疗效、既往抗肿瘤治疗史等，以便有针对性地选择镇痛药物及其他治疗手段；之后，评估患者的疼痛程度，临床药师在工作中选用 VAS 法进行评估，儿童、没有语言交流能力的老年人或存在语言沟通障碍的成年人可采用脸谱法评估；最后还应评估疼痛对患者生活质量（如睡眠、日常活动等）产生的影响。该患者的疼痛评估结果为药物调整提供了依据，患者积极的配合使医师和临床药师及时地掌握疼痛情况，缩短了药物滴定时间，也为患者节约了开支。

根据世界卫生组织（WHO）癌痛 3 阶梯镇痛治疗指南，癌痛药物镇痛治疗的 5 项基本原则如下。

1. *口服给药*　口服为最常见的给药途径。对不宜口服病人可用其他给药途径，如吗啡皮下注射、病人自控镇痛，较方便的方法有透皮贴剂等。

2. 按阶梯用药　指应当根据患者疼痛程度，有针对性地选用不同强度的镇痛药物。

(1)轻度疼痛：可选用非甾体类消炎药物(NSAID)。

(2)中度疼痛：可选用弱阿片类药物，并可合用非甾体类消炎药物。

(3)重度疼痛：可选用强阿片类药，并可合用非甾体类消炎药物。

在使用阿片类药物的同时，合用非甾体类消炎药物，可以增强阿片类药物的镇痛效果，并可减少阿片类药物用量。如果能达到良好的镇痛效果，且无严重的不良反应，轻度和中度疼痛也可考虑使用强阿片类药物。如果患者诊断为神经病理性疼痛，应首选三环类抗抑郁药物或抗惊厥类药物等。

3. 按时用药　指按规定时间间隔规律性给予镇痛药。按时给药有助于维持稳定、有效的血药浓度。目前，控缓释药物临床使用日益广泛，强调以控缓释阿片药物作为基础用药的镇痛方法，在滴定和出现暴发痛时，可给予速释阿片类药物对症处理。

4. 个体化给药　指按照患者病情和癌痛缓解药物剂量，制定个体化用药方案。使用阿片类药物时，由于个体差异，阿片类药物无理想标准用药剂量，应当根据患者的病情，使用足够剂量药物，使疼痛得到缓解。同时，还应鉴别是否有神经病理性疼痛的性质，考虑联合用药可能。

5. 注意具体细节　对使用止痛药的患者要加强监护，密切观察其疼痛缓解程度和机体反应情况，注意药物联合应用的相互作用，并及时采取必要措施尽可能减少药物的不良反应，以期提高患者的生活质量。

但是在具体的治疗方案制定中，以上治疗原则还是相对笼统的，患者的情况往往要复杂的多，所以美国、欧洲都针对癌性疼痛制定了相应的指南，对癌痛治疗做出了更加详细的规定，在具体药学监护过程中，需要全面客观地评估患者情况，和医师共同讨论，同时结合指南和患者具体情况，为患者制定个体化的用药方案。

很多癌痛患者主要依赖家属照护，家属对癌痛知识的正确认识，能够更好的帮助患者控制疼痛。家属是疼痛管理过程中的重要参与者，常要与患者一起管理疾病及治疗导致的不良反应。由于大多数家属不具备专业的医学知识，在患者疼痛管理方面会面临更多的障碍。很多患者也会担心药物成瘾等问题，出现拒服药物、弃药、藏药等行为，都给药物方案的制定带来了困难，所以在药学监护的过程中，应重视对医患及家属进行宣教，纠正错误观念、对患者疼痛进行有效评估、制定合理用药方案，监控用药不良反应，缓解患者的疼痛，间接延长患者的生存时间。

(葛卫红　谢　菡)

参考文献

[1] 中华医学会呼吸病学分会.医院获得性肺炎诊断和治疗指南(草案).现代实用医学,2002,14(3):160-161.

[2] 中华医学会"念珠菌病诊治策略高峰论坛"专家组.念珠菌病诊断与治疗:专家共识.中国感染与化疗杂志,2011,11(2):81-95.

[3] 《中国真菌学杂志》编辑委员会.隐球菌感染诊治专家共识.中国真菌学杂志,2010,5(2):65-68.

[4] Infectious Diseases Socitey of America. Guidelines for Management of Cryptococcosis. Clinical Infectious Disease,2010,50(1):291-322.

[5] 李玮,张俊,乔燕,等.高浓度胺碘酮静脉泵入与静脉炎关系的临床研究.心血管康复医学杂志,2004,13(6):594-595.

[6] Kunz R, Friedrich C, Wolbers M, Mann JF. Meta analysis: Effect of monotherapy and combination therapy with inhibitors of the renin-angiotensin system on proteinuria in renal disease. Ann. Intern. Med., 2008, 148(1):30-48.

[7] K/DOQI. Clinical Practice Guidelines and Clinical Practice Recommendations for Diabetes and Chronic Kidney Disease[J]. Am J Kidney Dis, 2007, 49(suppl 2):S1-S178.

[8] 中华医学会心血管病学分会,中华心血管病杂志编辑委员会.慢性心力衰竭诊断治疗指南.中华心血管病杂志,2007,35(12):1076-1095.

[9] Guyatt G H, Akl E A, Crowther M, et al. Executive Summary: Antithrombotic Therapy and Prevention of Thrombosis, 9th ed: American College of Chest Physicians Evidence-Based Clinical Practice Guidelines[J]. CHEST Journal, 2012, 141(2 suppl): 7S-47S.

[10] Choudhury D, Ahmed Z. Drug-associated renal dysfunctionand injury. Nat Clin Pract Nephrol, 2006, 2(2): 80-91.

[11] 中华医学会糖尿病学分会.《中国2型糖尿病防治指南》2010年版.北京:北京大学医学出版社,2011:15-26.

[12] 中华医学会风湿病学分会.原发性痛风诊断和治疗指南.中华风湿病学杂志,2011,15(6):410-413.

[13] 中华医学会消化病学分会.肝硬化门静脉高压食管胃静脉曲张出血的防治共识.中华肝脏病杂志,2008,16

(8)：564-570.

[14] 中华内科杂志编委会.急性非静脉曲张性上消化道出血诊治指南(草案).中华内科杂志,2005,44(1):73-76.

[15] 中华医学会消化病学分会.全国幽门螺杆菌感染若干问题共识报告.胃肠病学,2008,13(1):42-46.

[16] 中华医学会消化分会胰腺疾病学组.中国急性胰腺炎诊治指南(草案).中华消化杂志,2004,24(3):190-192.

[17] 中华医学会神经病学分会神经肌肉病学组中华医学会神经病学分会肌电图及临床神经电生理学组中华医学会神经病学分会神经免疫学组.中国吉兰-巴雷综合征诊治指南.中华神经科杂志,2010,8(43):583-586.

[18] 重组组织型纤溶酶原激活剂治疗缺血性脑卒中共识专家组.重组组织型纤溶酶原激活剂静脉溶栓治疗缺血性卒中中国专家共识(2012 版).中华内科杂志,2012,12(51):1006-1010.

[19] 中华医学会神经病学分会神经免疫学组,中国免疫学会神经免疫学分会.中国多发性硬化诊断和治疗专家共识.中华神经科杂志,2010,7(43):516-521.

[20] 周彩存,王禄化,周道安.肿瘤学.上海:同济大学出版社,2010:317-343.

[21] 于世英,李德爱.肿瘤科常见病用药处方分析.北京:人民卫生出版社,2010.

[22] 安永恒,丁爱萍,梁军.肿瘤合理用药.北京:人民卫生出版社,2009.

[23] KDIGO(Kidney Disease: Improving Global Outcomes). KDIGO Clinical Practice Guideline for the Evaluation and Management of Chronic Kidney Disease. kidney Int Suppl 2013,3(1):1-150.

[24] 陈山.泌尿系感染诊断治疗指南.中国泌尿外科疾病诊断治疗指南手册.北京:人民卫生出版社,2011:32-56.

[25]《应用抗菌药物防治外科感染的指导意见》撰写协作组.应用抗菌药物防治外科感染的指导意见(草案).中华外科杂志,2004,42(6):374.

[26] 中华医学会重症医学分会.低血容量休克复苏指南(2007).中国实用外科杂志,2007,27(8):581-587.

[27] Zhang ShiMin, Pillai V C, Mada S R, et al. Effect of voriconazole and otherazole antifungal agents on CYP3A activity and metabolism of tacrolimus in human liver microsomes. Xenobiotica, 2012,42(5):409-416.

[28] 陈新谦,金有豫,汤光.新编药物学.17 版.北京:人民卫生出版社,2011.

[29] 刘铜林.儿科医师手册.北京:北京科学技术出版社,2011.

[30] The American Society of Anesthesiologists. Practice Guidelines for Chronic Pain Management. Anesthesiology, 2010,112(4):810-33.

[31] Cohen MZ, Easley MK, Ellis C et al. Cancer pain management and the JCAHO's pain standards: an institutional challenge. J Pain Symptom Manage, 2003,25(6):519-527.

[32] Goudas LC, Bloch R, Gialeli-Goudas M, et al. The epidemiology of cancer pain. Cancer Invest, 2005,23(2):182-190.

第12章

药物信息服务与文献检索

第一节　药学信息技术

一、药学信息服务

1. 概念　20世纪90年代Hepler等提出的药学服务(Pharmaceutical care)已成为医院药学的崭新工作模式，目前在我国正处于普及推广阶段。该模式中强调的“向包括医生、护士、患者以及普通民众的广大人群提供及时、准确、全面的药物相关信息，即实行药学信息服务(Pharmaceutieal information service)”是目前药学服务模式所有工作的中心和基础，而这一切都离不开以计算机网络为标志的现代药学信息技术的拓展和完善。药学信息(Pharmaceutical Information)：也称为药物信息或药品信息(Drug Information，DI)，它的内容非常广泛。广义的药学信息包括药学学科的所有方面的信息，甚至还涉及大量医学学科的信息。如药品的研发信息、药品专利信息、药品生产和上市信息、药品价格信息、药品的监督和管理信息、药学教育信息、药学各专业学科的信息、药物使用信息、疾病变化、耐药性、生理病理状态、健康保健信息等，都属于药学信息。狭义的药学信息，是指为实现医院临床合理用药所需要的信息，它涉及的内容仍然十分广泛，只要与用药安全、有效、合理、经济有关的信息均属于药学信息，几乎包括药物的研发、生产、检验、经营、使用等全过程的每一个方面的信息，但集中表现在药品的临床使用信息。

药学信息服务(Drug Information Service)：或称药学信息活动(Drug Information Activity)，是所有涉及药学信息的活动，是指药师进行的药学信息的收集、保管、整理、评价、传递、提供和利用等工作。药学信息服务的目的是指导合理用药，收集药物安全性和疗效等信息，建立药学信息系统，提供用药咨询服务。

2. 药物信息的特点与内容　药学信息服务作为药学服务的基本职能，具有药学专业、信息和服务工作的多重特点：

(1)药学信息服务是以病人合理用药为中心的专业技术工作：药学信息服务工作的对象包括了医生、护士和病人等，其最终的目的是实现病人的合理用药，受益者是病人。因此，如何确定、评价和实现治疗目的，涉及药学的所有分支学科，如药剂学、药理学、药物化学，以及大量的医学专业知识等。它不仅需要系统地收集药学信息，还需要对药学信息进行评价和有效的管理，药学信息服务工作是一个专业性很强的工作，从事药学信息服务的人员应当是药学专业人员，要求掌握必要的药学信息收集、评价和管理的技能，才能做好信息服务工作。

(2)药学信息服务是需要不断更新、持续的工作：药学信息是不断涌现和持续更新的。随着新药的不断上市，现有药品新的临床研究文献和报道不断产生，临床用药中要求药学专业人员要不间断地收集、评价、存储最新的药学信息。因此，药学信息服务工作是一种持续性的工作，需要不断积累知识、不断学习。

(3)计算机信息技术是药学信息服务工作的重要手段：计算机信息技术的应用是开展药学信息服务工作的一个有效手段。计算机信息技术的快速发展，不仅为药学信息的有效管理提供了可靠的工具，提高了获得药学信息的方便性(如通过互联网的获得和传递信息)，同时还能模拟处方审核过程，对医师所开具的处方进行监测，发现其中潜在的不合理用药问题，防止药物不良事件的发生。

药物信息的内容主要包括以下几方面：①药学信息的收集、整理、保管和评价；②向病人、家属、健康工作者和其他人员提供药学信息咨询服务，确保药品得到正确、合理的使用；③以疗效、安全性、费用和病人因素为科学依据，建立和维护处方集，为临床提供科学、全面的用药指导；④参与“药品不良事件”和“药品不良反应”监测，发现问题并及时分析、总结，上报相关部门；⑤提供用药审查服务，提示用药方案中潜在的问题，以便医师制定更好的用药方案；⑥编写《药讯》，就药品的使用等对病人或其家属、健康工作者进行教育；⑦对医师、药师、药学专业学生和其他健康工作者进行药学信息的教育和培训工作；⑧对药品的使用进行评价，为药品监督管理部门提供药品在临床使用中的再评价数据，确保药品使用的安全可靠；⑨开展药学信息服务的研究工作，探索更多、更好的药学信息服务方式和技术，促进药学信息服务水平的提高；⑩进行医疗机构之间药学信息的交流和合作，最大限度地利用不同机构之间的药学信息并进行科学的整合、交流与合作。

3. 药物信息学的发展 随着药学科学的发展，药学人员的信息活动更加高级、广泛和复杂，从而导致人类信息器官的功能越来越难适应实际需求，如人的肉眼看不见药物的分子结构，嗅觉无法区分药物中的多种挥发油，人脑的计算速度和控制精度难以满足大型药学科学的要求等。20世纪60年代，计算机技术的发展极大地促进了信息科学向药学科学的渗透。首先是西方发达国家的计算机科学家开始涉足药学领域，而药学科学家也要求与计算机科学家进行合作。他们的共同目的是将计算机和信息科学的基本原理、基本技术等与药学科学结合起来，使药学科学适应现代化发展。随着结合的广泛深入，人们认识到：药学要实现现代化离不开计算机和信息科学，计算机和信息科学的发展也离不开它的实际应用；药学科学的发展给计算机和信息科学相关领域提出了更高的技术要求，而计算机和信息科学的发展又促进了药学的快速发展。在这种背景下，药学信息技术诞生并伴随着信息科学和药学科学的发展，逐步由从属性技术，上升为主导性技术群之一，领导现代药学技术的新趋势，成为现代医药事业发展的强大动力，奠定了药学学科进入信息时代的技术基础。

目前，药学信息技术的研究和应用越来越受到各国的重视。许多发达国家已经培养了一大批高层次的药学信息技术专业人才。中国国内各专业团体也相继成立了药学信息专业委员会，从组织上为药学信息技术的研究与应用提供了保证。由于药学信息技术是一门新兴技术，药学人员对它仍处于不断研究和认识中，需要国内药学界的大力倡导和支持。药学信息服务被认为是21世纪药师应具有的工作模式。我国的卫生行政部门和医疗机构也将药学信息服务逐步提上日程，药房对患者提供的服务由以供应药品和保证药品质量为主的模式逐渐向以患者为中心的模式转换，更体现了医疗机构对患者生命质量的关爱。药学人员通过向患者提供各种药学信息服务，充分体现了医疗机构对患者健康的重视，保证了患者用药的安全、合理、有效、经济。因此，医疗机构开展药学信息服务，不仅符合患者实际利益的需要，同时也给药师的工作赋予了全新的内容，大大提升了医疗机构的竞争能力。药师的职责就是协助临床医师，更好地实现其临床治疗目的，降低不良反应的发生，改善患者的生活质量，药学信息服务工作不仅体现了药师的专业特长，使药师掌握的药物治疗学、生物药剂学等专业知识得到充分的发挥，同时也强化了药师在疾病治疗过程中的作用，帮助临床医师制定更加合理的治疗方案，进一步体现和发挥了药师的专业价值。

二、药学信息的来源

随着药学信息技术的迅猛发展，药物种类大量增加，药物相关的各项研究也日益深入和全面，每年关于药物的论文就高达数十万篇。药学信息数量的剧增，使得人们对药学信息的有效掌握变得十分困难，药学信息的需求已经不能简单地靠自我学习的方式来满足。所以，有效地获得并掌握药学信息尤为重要。

药学信息是开展药学信息服务工作的基础。只有获得全面、可靠的信息才能有效地开展药物信息服务工作。信息源即获取信息的来源，药学信息的形式是多样化的，有口头的、书面的或数字化的，其来源主要有国家制定的药事法规与药典，药品标准和批准的药品说明书，药学参考书和期刊文献，专门的药学信息机构发布的数据库及医院内部编制的处方集等。

1. 药学相关药事法规 国家制定了许多关于促进医院合理用药的药事法律、法规。同时，在国家药品监督管理的过程中，会不定期发布关于药品

质量和用药方面的通知和公告，如药品生产企业的药品存在质量问题通知，或者是新发现某种药品的不良反应要求停止使用公告。国家卫生部颁布的关于抗菌药物管理的相关文件《卫生部办公厅关于抗菌药物临床应用管理有关问题的通知》（卫生部 38 号文件）、《抗菌药物临床应用管理办法》等，这些信息均属于重要的用药信息，需完整地收集和管理。

2. *国家制定的药品标准和批准的药品说明书* 国家制定的药品标准包括《中华人民共和国药典》、CFDA 制定的药品注册标准和局颁标准等，这是国家对药品质量及检验方法的技术规定，是医院对其进行质量检验的依据。国家批准的药品说明书是由国家药品监督管理部门在药品注册管理过程中审批的、成为具有法律效力的文件，是最重要的药学信息，是临床医师、药师制定和执行用药方案的依据。

3. *药学参考书* 药学参考书的种类繁多，具有影响的药学专著有《临床药物治疗学》《现代药物治疗学》《药物流行病学》等。药物相关手册有《临床用药须知》《新编药物学》和《药物临床信息参考》等。《临床用药须知》由国家药典委员会组织编写，主要收录了药典的药品品种，在国家审批的药品适应证范围内对药品的临床使用作了进一步的解释，每 5 年出版一册。《新编药物学》由陈新谦和金有豫主编，是较早定期出版修订的药物手册，在国内有很高的权威性。《药物临床信息参考》是近年来新出版的药物手册，由国家食品药品监督管理局药品审评中心组织编写，主要收载国内外临床使用的药品，包含大量在药物技术审评过程的有临床使用参考价值的信息，不仅有收录药品说明书中的内容，还有未通过审定的内容，每年出版一册。

国外的药物参考书，主要有 Goodman and Gilman 编写的《治疗学的药理学基础》（The Pharmacological Basis of Therapeutics）、Laurence 和 Bennett 编写的《临床药理学》（Clinical Pharmacology）和 Avery 编写的《药物治疗》（Drug Treatment）等，这些都是很有影响的药理学专著。

英国皇家药学会组织编写的《马丁代尔药典》（Martindale Extra Pharmacopoeia），提供了大多数活性物质及化学物质的药学信息，每 4 年出版 1 册。美国 Microeconomics 公司组织编写的《医师案头资料》（Physician's Desk Reference，PDR），以药品的每个商品名为一篇专著，收载了大部分处方药详细的使用信息，具有很高的参考价值，该书每年出版 1 册。其他药物手册还有《美国药典配方信息》（United States Pharmacopoeia Dispensing Information，USPDI）、《美国医院处方药物信息》（American Hospital Formulary Service Drug Information，AHFSDI）、《英国国家药品处方集》（British National Formulary BNF）、《医疗药日本医药品集》等。

美国医学会编写的《药物评价》（Drug Evaluacation），主要是针对临床药品使用评价信息进行介绍，每 3 年更新 1 版。Hogan 主编的《药物相互作用评价》（Evalucation of Drug Interactions）主要针对药物相互作用信息作了详细的介绍，该书已出版到第 5 版。Trissel 主编的《注射剂药物手册》（Handhook on Injectable Drugs）专门收集注射剂配伍变化的信息，已经出版到了第 13 版。美国药典会组织编写的《美国药典药物病人信息教育信息》（USPDI Advice for Patient）是专门针对如何对病人进行教育而编写的药物手册。

世界卫生组织编写的《基本药物用途》（The Use of Essential Drugs），包括了基本药物的选择标准、品种目录和使用信息等，每 2 年更新。《WHO 标准处方资料》（WHO Model Prescribing Information），是一套有关药物信息的丛书。

标准治疗指南是近年来较为热门的参考书。权威机构组织制定的标准治疗指南有很高的参考价值，如国家卫生部制定的《抗菌药物临床应用指导原则》等。

4. *药学期刊* 参考书提供的药学信息比较全面、系统，但信息的发布时间比期刊晚。药学期刊是药学信息的主要来源之一，其重要性主要表现在信息发布时间的快速上。有关药学信息的期刊很多，仅国内正式出版的就超过了 500 多种，其中药学类的就有 100 多种，国外的更多。较为重要的药学信息期刊有《中国药学杂志》《中国中药杂志》《中国药理与病毒学杂志》《中国临床药理杂志》《中国药事》《药学学报》《国际药学研究杂志》《中国抗生素杂志》《中国医药学报》《中国药理学报》《临床药学通讯》《中国药理通报》《中国医院药学杂志》《中国药物与临床》《中国药房》《中国药学年鉴》《美国卫生系统药学杂志》（American Journal of Healthy-System Pharmacy）、《临床药理学与治疗学》（Clinical Pharmacology and Therapeutics）、《临床药理学杂志》（Journal of Clinical Pharmacology）等。

5. *药物信息机构发布信息* 某些政府机构、药物研究机构、大学或医院的药物信息中心和专门从事药学信息开发和服务的机构，如国家药品不良反应中心等都可算作专业的药物信息中心，它们也是药学信息来源部门，可以提供针对性的药物疑难问题和临床应用的信息。

6. *数字化的药学信息* 书籍和期刊的容量是有限的，很多有价值的信息可能无法写进书中，而数字化则可以将大量的信息进行处理，通过光盘或者互联网传递和阅读。这样，将每个药品的所有临床信息编写成一篇专著就变成可能，其他介质无法实现这种功能。例如美国Micromedex公司组织编写的《药品利用评价信息》(Drugdex)数据库，针对药品临床使用信息，以药品通用名称为线索，详细介绍了每个药物的使用情况，引用了大量的案例、文献来源和药物治疗的比较信息，信息量极大，数据库常年更新，通过互联网和光盘的方式提供给用户，具有很高的参考价值和权威性。同时Micromedex公司还将一些知名的参考书进行数字化处理后，形成了《药理学资料库》(Healthy Series)等数据库产品，它将《马丁代尔药典》、《医师案头资料》、《美国药典配方信息》和《药品利用评价信息》等集成在一起，提供给医院使用。又比如由清华大学、清华同方、中国学术期刊电子杂志社和光盘国家工程研究中心等共同建立的全文电子学术期刊系统将国内所有的生物医学、药学的期刊近800种全部做数字化处理，形成了一个庞大的数据库，可以进行全文检索，更新迅速，为医疗机构提供了一个很好的信息库。《药物临床信息参考》也有数字化的产品，包含的药品品种和信息大大超过了其书的数量。

7. *药品生产企业提供的药学信息* 药品生产企业作为药品的生产者，同时还可能是开发者，他们掌握着大量原始的、有价值的药物信息，例如药品的外观、性状和鉴别等可以直接从药品生产企业获得。药品生产企业也是重要药学信息源之一。

8. *医疗机构临床用药实践中提供的药学信息* 每个医疗机构自身的临床用药实践也是药学信息源之一。临床医师、药师在病人疾病的治疗过程中会发现许多药物使用上的信息，成为医师、药师以后用药实践的依据，这些信息也是值得记录、总结并提供给其他的医疗人员的。

9. *互联网上的药学信息* 互联网的出现开创了人类信息传输和通讯的新时代，大量的药学信息可以不断从互联网上获得。现在很多的药学信息都由互联网提供，如大部分期刊都建立网站，读者可通过互联网下载。而很多的大型生物医学、药学的数据库，如前面提到的《药品利用评价信息》就可通过互联网阅读到，有影响的还有《中国知网数据库》等。Pubmed是由美国国立医学图书馆附属国立生物技术信息中心建立的用于检索Medline等数据库的网上检索系统，收录了近4600种期刊，提供医学、药学等领域的文献，并且很多是免费提供。另外，还有国际Cochrane协作网建立的循证医学网站Cochrane等。

三、药学信息的应用

在药物治疗过程中，药物使用需要通过不同人员的参与和协作才能完成。临床医师正确地诊断和下医嘱，药师及时审核医嘱并准确地调配药品，护士正确地执行医嘱，病人依从医嘱正确地用药。而在这个过程中，药学信息服务将临床医生、药师、护士和病人联系起来，都以合理用药为目的，成为一个相互协作的整体，为药物治疗决策提供依据，促进各类人员之间互相沟通，推动整体合理用药水平的发展和提高。

药品的供应、调配一直是医院药学部(科)的基础工作，作为药学部(科)主要工作延续至今，在确保临床和患者的用药方面起着关键性的作用。随着信息技术的迅速发展，使得药品的供应和调配的工作内容和内涵也发生了深刻的变化。现代化的物流配送要求药品供应商各自的药品流通管理系统通过药学部药品交互系统平台和医院的药品入库系统及各调剂系统相连，而药库可以将各调剂室的用药计划通过信息平台通知供应商，供应商将药品直接送往所需调剂室，调剂室扫条形码验收，验收记录传入药库，药库确认登记，完成购药任务。现代化物流的优点：有效期管理，减少因库存药品过期而引起的浪费，保证药品的质量；药品库存的上下限管理，既能保证药品供应、又不至于积压。

随着合理用药监测软件，门诊自动发药机快速盒装发药系统、药品智能存取系统组成快速发药系统以及全自动单剂量分包机和药品智能存取系统组成与医院信息系统(hospital information system，HIS)的全面对接成功，药师对不合理处方的主动拦截，将大大减少患者用药差错，提高合理用药水平。合理用药监测软件主要在门诊医师工作站、住院医师工作站、护士工作站、静脉输液配置工作站等HIS系统平台上运行，除此之外，合理用药监测软件还有独立的临床药师工作站，可以为药师提供一个合理用药监控的工作平台。合理用药监测软件是采用计算机数据库等技术，按照医学、药学的专业审查原理，以医学、药学专业知识为标准，在录入医嘱时能提供相关药品资料信息，对医嘱进行药物过敏史、药物相互作用、禁忌证、不良反应、注射剂体外配伍等审查来协助医师正确地筛选药物和确定医嘱，并在发现问题时能及时进行提醒和警示，以减少错误发生的可能。这样，通过合理用药软件能将原来借助查阅书本或者依靠大脑记忆来完成的合理用药检查交给计算机信息系统来完成，可以极大地弥补人工记忆的不足和失误所导致的用药错误，大大提高了审查效率，使审查工作由人工完成变为自动完成，从原来的人工审查少量患者的医嘱，扩大到可以自动审查医院全部的医嘱，让几乎所有的患者从中受益。临床医师和药师还可以通过软件在全面、科学、权威的数据库信息中得到最新医药专业知识的补充和学习，并通过搜索引擎查询所关注的多方面信息，达到熟悉药物特点、使用方法和掌握指导病人用药技巧等再学习的目的；同时临床药师可以准确的指导病人正确用药，告诉其正确的用药方法、时间和注意事项，漏服后应如何做，发生不良反应后该如何处理等，提高病人药物治疗的依从性以便达到最佳的治疗效果。另外，医院的药学部(科)和管理者等还可以通过合理用药软件提供的数据对全院所有病人的合理用药情况进行分析和研究，掌握全院所有科室的合理用药状况，及时有效地避免可能出现的用药错误和医疗纠纷，提高医院的医疗质量和用药管理水平。

合理用药软件可以根据医院的需求设置所需的审查项目、最低审查级别、参考文献的来源和优先级别、药品简要信息浮动窗口等，来满足不同医院、不同地区、不同学术观点的用户对合理用药审查和医药信息获取的特殊要求。同时通过合理用药软件，药师可以实现对处方或医嘱中药物相互作用、注射液配伍、剂量、药物过敏史、禁忌证、不良反应、重复用药(重复成分、重复治疗)、给药途径、特殊人群用药等进行实时审核，临床如果有此类用药不规范的情况，能够立即予以提示，保证临床合理用药。尤其近年来国家卫生部对抗菌药物的使用进行了严格的管控，在合理用药软件中即可实现对抗菌药物的实时监控，如在对抗菌药物进行分级管理时，通过 HIS 系统对不同级别的临床医师开具抗菌药物的权限直接进行限制。除住院医师急诊时可越级使用抗菌药物 24h 外，正常情况下医院信息系统将不允许其开具限制级别和特殊级别的抗菌药物；另外在临床医师开具抗菌药物时可以建立抗菌药物使用的提示平台，如在开具抗菌药物时要求临床医师填写抗菌药物开具的目的(“治疗”或“预防”)、微生物送检情况、3d 后抗菌药物疗效的评价以及与病原学符合情况等。另外，要建立临床药师与医师的沟通平台，及时提醒医师应注意的潜在用药安全性问题；临床药师还要在临床与医师、护士组成治疗团队，对患者用药安全负责，同时负责医、护、患 3 方的药学方面的咨询服务；对特殊药物进行血药浓度监测，为临床提供个体化用药依据；利用药物基因组学的研究，探讨各种基因突变与药效及安全性的关系，使药物治疗模式由过去的诊断导向治疗，向根据个体的遗传结构实行基因导向治疗的新模式转化，提高用药的安全性和有效性，避免不良反应，减少药物治疗的费用和风险。

同时还可以建立药事管理的信息发布平台，如医院新的抗菌药物动态管理办法、某药在本医院不良反应发生率、应警惕的细菌耐药及抗菌药物使用超量等信息，都可以及时的在这个平台发布，及时为临床提供信息或预警。

药品的物流配送、处方审核、自动化药品调剂、单剂量摆药、用药交代、平台沟通、个体化给药、处方点评、用药分析总结等全过程，药师都发挥了不可替代的中坚力量，不仅规避了医院的用药差错，防范了医疗风险，减少了医患纠纷，促进了医务人员的知识更新，提高了医疗质量，实现了有效的技术监管作用。现代信息技术在临床药学与药学信息服务中的应用有力地推动了以合理用药为核心的临床药学与药学信息服务学科的发展，方便了药师和临床医师，提高了病人的用药依从性。

随着药学事业的飞速发展，药品推陈出新的速度不断加快，药品的品种、剂型、用途、用法等名目繁多，为临床提供系统、准确、及时的药学信息服务，这也成为临床药学工作不可推卸的责任。随着科学的发展，信息网络已成为当今世界重要的交流平台，充分利用计算机技术，建立医院药学信息服务平台；利用药学专业人员的专长，不断为临床医师、护士等医务人员及患者提供专业、有用的药学知识服务平台，对促进药学工作的发展及医疗机构合理用药水平的提高具有重要意义。

(刘景丰　赵　杰　胡盈莹)

第二节 常用数据库检索技术介绍

一、中文数据库

1. 中国知网(http://www.cnki.net/) 中国知网(CNKI)是以实现全社会知识资源传播共享与增值利用为目标的信息化建设项目，由清华大学、清华同方发起，始建于1999年6月。经过多年努力，建成了世界上全文信息量规模最大的“CNKI数字图书馆”，主要包括知识创新网和基础教育网。设有：国内通用知识仓库、海外知识仓库、政府知识仓库、企业知识仓库、网上研究院和中国期刊网。中国知网提供跨库检索所有数据库的一站式知识服务。文献总量10 190万篇。文献类型包括：学术期刊、博士学位论文、优秀硕士学位论文、工具书、重要会议论文、年鉴、专著、报纸、专利、标准、科技成果、知识元、商业评论数据库、古籍等；还可与德国Springer公司期刊库等外文资源统一检索。

CNKI根据文献加工的层次不同，分为专题全文数据库、题录数据库、题录摘要数据库。主要数据库有：中国期刊全文数据库、中国优秀博硕士学位论文全文数据库、中国重要报纸全文数据库、中国重要会议论文全文数据库、中国基础教育知识仓库、中国医院知识库、中国期刊题录数据库、中国专利数据库等。

CNKI的全文文献是以CAJ和PDF两种格式输出，用户可以任意选择格式下载。提供以下检索方式。

(1)学科分类浏览检索：这种检索方式主要使用学科分类导航树。具体是单击所示总目录下的某个专栏目录并层层单击，就可以得到检索结果。

(2)初级检索：初级检索能快速、方便的检索文献，适用于初学者。下拉菜单提供有篇名、作者、关键词、机构、中文摘要、引文、基金、全文、中文刊名、ISSN、年、期和主题词13个检索途径。这种检索方式的特点是方便快捷、效率高，但查询结果有很大冗余。如果在检索结果中进行二次检索会更精确的得到检索结果。

(3)高级检索：利用高级检索系统能进行快速有效的组合查询(支持布尔逻辑AND,OR的组合)，优点是查询结果冗余少，命中率高。

2. 万方数据资源系统(http://www.wanfangdata.com.cn) 万方数据资源系统是以中国科技信息研究所(万方数据集团)全部信息服务资源为依托建立起来的，以完整的科技信息为主，同时涵盖经济、文化、教育等相关信息。万方数据资源系统包括3个子系统，分别是科技信息子系统、商务信息子系统和数字化期刊子系统，可面向不同用户提供全面的信息服务。

万方数据资源系统采用了通用的菜单式操作方式，提供按期刊浏览、按学科浏览、按行业浏览、按地区浏览等多种途径，用户可以根据需求选择不同方式。

(1)科技信息子系统提供了一般检索和专业检索2种检索方法。一般检索。用户可以按照需要，选择相应的数据库进行检索：点击数据库名称进入该数据库检索页面。专业检索：支持布尔检索、相邻检索、截断检索、字段检索和位置检索等全文检索技术。

(2)数字化期刊子系统检索方式有导航检索、简单检索和复合检索3种。导航检索按照学科分类逐级进行刊物查询；简单检索包括期刊途径(刊名、中国刊号、国际刊号)、论文途径(标题、刊名、作者、年度、摘要、关键词、分类号)、引文途径(被引标题、被引作、被引出处)等检索途径；复合检索可按年代、期刊类型、地区3种情况预先限定，选择进行逻辑组配精确检索或全部条件检索，且具有二次检索功能，支持模糊查找等检索功能，以进一步提高检索效率。

3. 维普资讯(http://lib.cqvip.com/) 重庆维普资讯有限公司的主要产品《中文科技期刊数据库》收录了中国境内历年出版的中文期刊1 2000余种，全文3000余万篇，引文4000余万条，《中文科技期刊数据库》(全文版)收录了从1989年至今的1 2000余种中文期刊的全文，参照《中国图书馆图书分类法》进行分类，分有7个专辑自然科学、工程技术、农业科学、医药卫生、经济管理、教育科学和图书信报，然后再分为27个专题。

《中文科技期刊数据库》在首页提供4种检索方式。

(1)传统检索。

(2)分类检索。分类检索显示了两级分类。用户可点击“分类检索”下的任何一个类别，再点击其中一个子类后，将显示该类包含的全部文献标题、作者等供浏览。

(3)高级检索。高级检索界面，可进行功能更强、灵活度更大的检索。

(4)整刊检索。检索出的结果和“分类检索”检索出的结果相同，点击并选取所需的年限和期数，就可以直接浏览相关文章。

4. 中国科学院科学数据库（http://www.sdb.ac.cn/） 中国科学院科学数据库的内容涵盖了化学、生物、天文、材料、腐蚀、光学机械、等多种学科。科学数据库基于中国科技网对国内外用户提供服务，在中国科技网上已建立了集中与分布的 Web 站点 19 个，上网专业数据库 153 个，数据量约 3250 亿字节。网站提供集成检索服务，数据库免费检索，但需要经过注册、登陆才能使用。网站下的化学专业数据库包括化合物结构数据库、化学反应数据库、红外谱图数据库、质谱谱图数据库、化学物质分析方法数据库、药物与天然产物数据库、中药与有效成分数据库、化学配方数据库、毒性化合物数据库、化工产品数据库、中国化学文献数据库、化学核心期刊(英文)数据库、专业情报数据库、精细化工产品数据库、生物活性数据库、工程塑料数据库、化合物名称翻译、结构处理技术共享和化学网络资源数据库等。

5. 大医医学搜索（http://www.dayi100.com） “大医医学搜索”是大医公司为网友提供的信息存储空间，是供网友在线分享主要涉及医学类图书资源的开放平台。在这里，用户可以在线阅读和下载涉及医学的期刊、文章、图书等多种类型的资料。

二、外文数据库

1. 美国《化学文摘》 美国《化学文摘》(chemical abstracts，CA)，由美国化学文摘服务社(Chemical Abstract Service of American Chemical Society，CAS)编辑出版，是世界上最著名的检索刊物之一。主要收载了化学化工方面的文献，还包括生物学、医学、药学及卫生学等相关文献，目前已收载 200 多个国家和地区的 60 多种文字出版的期刊、专利、科技报告、专题论文、会议录、讨论文集等资料。到目前为止，CA 收载文献量占全世界化学化工总文献量的 98%以上。CA 具有以下特点。

(1)收录范围广，收录的文献所涉及学科范围广泛，并且文献类型多种多样。

(2)索引体系完善，检索方法众多：索引体系包括期索引、卷索引、累计索引和指导性索引等。其中常用的索引有关键词索引、专利索引、作者索引、化学物质索引、普通主题索引、分子式索引等。

(3)出版迅速，报道及时性高：一般文献发表后 3 个月即可报道，美国期刊及多数书刊可当月报道。

(4)文摘准确度高：CA 文摘包括报道性文摘和指标性文摘，所著录摘要的名词术语皆以作者文中所用为准，所摘内容均为原文缩略。

CA 网上检索由 CAS 创建的网站(http://www.cas.org)提供。CAS 网站提供的检索服务主要通过“CA SELECTS on the web”、STN(the Scientific and Technical Information Network)和 Scifinder 来实现。其中，CA SELECTS on the web 所收载内容与 CA 基本相同，并可直接阅读全文。其检索简便、快捷，缺点是收费较高，不提供免费查询。Scifinder 通过安装客户端程序，提供研究主题、作者姓名、公司或机构姓名、化学物质反应、化学物质结构、化学分子式等 6 种途径检索，是化学和生命科学研究领域的重要参考工具。

2. 美国国家医学图书馆数据库(MEDLINE) Medline 是美国国立医学图书馆“医学文献分析系统在线”(medical literature analysis and retrieval system online)的简称，是当前国际上最权威的生物医学文献数据库。它收载了自 1966 年全世界 70 多个国家和地区出版的 4500 多种生物医学期刊的文献，包括医学、护理学、药学、卫生管理、社会医学、医疗保健等领域的一千多万条文献题录。它是世界上医药工作和科研人员最常用的主要信息资源。1997 年，美国国立图书馆开发了 Pubmed (http://www.nlm.hih.gov/entrez/query.fcgi)系统，实现了免费检索，其中部分文献可以网上免费获得全文。Pubmed 检索方法包括关键词检索、著者检索、期刊检索和组合检索等。

3. Elsevier Science Direct Science Direct (http://www.elsevier.com)是由荷兰 Elsevier 公司开发的综合性全文数据库，收录了 2000 多种期刊(其中 SCI 刊源 1000 多种，EI 刊源 500 多种)、6000 多种书、以及 880 万篇论文。期刊资源链接了期刊的出版编辑、影响因子等情况。该网站能够设置个人的个性化需求，保存检索历史，并可设置 E-mail 提示，期刊内容报告等，非常方便个人用户使用。

该数据库为用户提供了浏览及检索界面，这2种界面都设有快速检索窗口及文献类型选择的功能，提供主题浏览和产品类型浏览。注册用户可以通过个性化设置直接连接到个人关注内容，减少了检索的时间。

4. ISI Web of Knowledge　ISI Web of Knowledge（http://isiwebofknowledge.com/）是由美国科学信息研究所开发的基于Web的数据库，涵盖了包括自然科学、社会科学、艺术和人文科学在内的230多个学科的高品质、多样化的学术信息。ISI Web of Knowledge以三大引文索引（Science Citation Index Expanded，Social Science Citation Index，Arts & Humanities Citation Index）为核心，收录了2 2000多种期刊、2300万个专利、5500多个网站、5000多本图书、200多万个化学结构以及通过"Web Citation Index"集成的学术性网络。ISI Web of Knowledge是全世界最权威的检索系统之一。

ISI Web of Science是ISI Web of Knowledge的主要数据库，主要用于检索科学引文索引、社会科学引文索引以及艺术和人文引文索引。而ISI Journal Citation Report主要用于ISI收录期刊及影响因子的检索。

5. Springer Link　Springer Link是由德国施普林格公司开发的全球最大的在线科学、技术和医学领域的学术资源平台。该数据库提供了包括1900多种期刊、30 000余种在线电子图书、各类丛书、参考工具书以及在线回溯文档、实验室指南等。Springer Link的内容全部提供参考文献链接、检索结果以及最新语义链接等功能，能够使注册用户在最短的时间内得到精确的搜索结果。Springer Link提供了浏览和检索这2种查看期刊的方法，具有中文界面，方便用户检索。

6. Beilstein/Gmelin Crossfire　Beilstein/Gmelin Crossfire由德国Beilstein Institude和Gmelin Institude这2个科研机构所开发，是当今世界上最庞大和负有盛名的化学数值和事实数值数据库。该数据库分别是有机化合物及有机金属和无机化合物数据库。Beilstein/Gmelin Crossfire数据库有超过700万种有机化合物，100万种无机和有机金属化合物，14 000种玻璃和陶瓷，3200种矿物和55 000种合金。其收录的资料包括分子结构、物理化学性质、制备方法、生物活性、化学反应和参考文献来源，最早的文献可以追溯到1777年；收录数值达到3000万条，化学反应超过500万余种。该数据库可以通过下载客户端软件来实现检索。

7. Wiley Interscience　Wiley Interscience由John Wiley & Sons公司于1997开发的在线学术资源平台。该数据库收录了360多种包括科学、技术、医疗领域在内的相关期刊（其中SCI收录近200种），30多种大型专业参考书，13种实验室手册全文以及部分Wiley学术图书的全文。该数据库可以免费查询题录和文摘，并且具有"Early View"这个独有的服务，即在文章尚未出版印刷前，读者可以在线阅览全文并可引用。注册用户可以通过专用的个人主页来保存和管理常用的检索指令、期刊和论文，并可免费阅读在线样刊和预览资料。

（刘景丰　赵　杰　胡盈莹）

第三节　循证药学

一、循证药学的概念

循证药学是循证医学在药学领域的延伸，意为以证据为基础的药学，是指临床药师通过系统地搜集文献、评价药物研究证据（文献），获得药物疗效、安全性、经济性等方面的研究资料，评估其在制定合理用药方案中的作用，并以此做出临床药物决策的临床实践方法和过程。

循证药学本质在于遵循证据，核心内容与基本思想是寻找证据、分析证据并运用证据，做出科学合理的用药决策。循证药学是贯穿科学研究和实践决策的方法之一，目前在药学领域的很多方面均发挥着指导作用，体现在有利于解决临床药物治疗难题；促进临床药师业务素质的提高；促进临床教学培训水平的提高，培训高素质人才；促进临床药学决策科学化及其发展；同时可靠的科学信息有利于卫生政策决策的科学化。

循证药学的四原则：基于问题的研究；遵循证

据的决策;关注实践的结果;后效评价,止于至善。循证药学实践的基本过程五步法。

1. *确立需要解决的问题* 以临床药师解决的实际问题为基础,设计出一个针对性强的提问。包括患者的基本情况;干预措施和暴露因素;对照方法及临床结果等。

2. *检索有关文献* 包括确立主题词或关键词;确立检索策略及设计检索式。

3. *严格的评价证据* 在获得相关文献后,应该对其进行科学客观地评估研究,主要是针对文献的质量和可靠程度进行有效性(validity)和重要性(importance)的评估。

4. *适当的应用证据* 可用于制定治疗策略和给药方案;修正不合理的用药方案;及时发现用药过程中的不良反应及开展药物利用的比较和经济学评价等

5. *对所用的证据进行合理性的评价* 临床药师在评价所使用的证据时应从结果是否对你的论证有利及收益是否大于花费和潜在风险两方面来评价。

二、循证药学的发展

自"循证医学"概念提出以来,以证据为基础的医学模式在世界范围内迅速发展,范围也逐渐从临床医学扩大到药学各个领域。循证药学在我国的起步略晚,1995 年 4 月出版《药物流行病学杂志》及《药物流行病学》,以流行病学方法研究药物在人群中的效应与规律,是我国循证药学信息起步的象征。循证药学是 20 世纪 90 年代医药学信息领域的重大进展,是临床药学实践的决策方法之一。国际药学联合会(FIP)提倡传统医药和现代医药都要走循证药学的道路,从合理用药的角度出发,用科学用药逐步替代经验用药,以最大限度地减少药品使用的盲目性。

目前循证药学被广泛地应用到各个药学领域。

1. *新药研究开发* 循证药学为新药的研发和审评提供了新思路和高质量证据 新药的研究步骤要经过 4 期,而制药商出于经济利益的考虑往往会要求缩短进入临床试验阶段的时间,这使得一个药物在上一阶段的研究未彻底完成就进入了下一步研究阶段,这时循证的系统评价就可以限制药物剂量研究的流程,对于早期药物研究中下一阶段是否使用合适剂量、时间间隔是否为最佳是非常必要的。为新药立项研发提供证据检索与评价,避免重复,同时提供已有同类药物的相关证据,以帮助创新。系统检索和评价临床前研究证据,了解动物实验的安全性与有效性,帮助判断是否启动临床试验。严格评价新药临床试验及相关研究,系统分析和权衡新药的治疗结果,为新药注册和上市审批提供最佳的决策依据。

2. *药物临床试验* 目前我国药物临床试验的质量都有待提高,如:诊断标准无来源、未交代或不完整;研究对象无对照组或未随机分组;试验药品和对照药品未用双盲或未交代合并治疗;观察远期指标和经济指标的文献较少;统计方法与统计资料不相称等。循证药学可推动临床试验工作尽可能选择目前论证强度最高的随机双盲试验或论证强度较强的非盲法随机对照试验,来提高药物临床试验的水平和质量。

3. *临床药理学研究* 单凭经验所获的证据的临床药学研究已不能满足新的临床实践的需要,正规的统计分析方法是临床药理学研究的重要基础,临床药理学要发展需要更多地应用循证药学的理念,在循证药学理念指导下的临床药理试验,涉及药物对于预后指标、生活质量及经济学指标成本-效益比等,更符合安全、有效、经济的原则。

4. *临床药学实践* 临床药学的核心问题是确保病人用药安全、有效、合理。循证药学要求临床药师广泛地搜集大量文献,运用正确的评价手段,筛选最有效的应用文献来指导临床实践。在临床实践中,临床药师面对大量医疗资讯,正确地搜集和利用有效的文献。临床药师应深入临床参与治疗,结合病人个体情况,广泛收集证据,判断文献中可能存在的偏倚,掌握和使用正确的文献评价方法,为临床提供准确的药物信息,设计合理的个体化给药方案,正确指导合理用药。在联合用药和合理用药的研究方面,运用循证药学的方法不仅可以干预不合理用药,判定药物的不良反应,进而为合理用药提供依据,同时也可以分析多种药物联合用药对某种疾病的疗效是否优于单一药物的疗效。应用循证药学的评价方法进行药物应用评价研究,可以为临床提供准确的药物信息和提高合理用药的水平。

5. *药品上市后评价* 目前所指的药品再评价是指基于循证药学理论,对已上市的药品进行再认识的一个过程。药品上市后再评价目的在于充分评价药品在广泛人群中使用的安全性、有效性，长期使用的效果，新的适应证以及在临床实践中存在的可影响疗效的各种因素等，以指导临床合理用药。循证药学对药物的评价是通过全面收集、综合分析高质量的药品临床研究证据（包括系统评价、卫生技术评估报告、随机对照试验、非随机临床对照试验、个案报道等），从而评价其临床有效性、安全性、经济学特性和适用性。其中，药物流行病学（pharmacoepidemiology，PEC）、系统评价（systematic review，SR）、卫生技术评估（healthtechnologyassessment，HTA）是循证药物评价的三大技术支柱。PEC 是运用流行病学原理和方法研究药物的人群效应及影响因素。Cochrane 系统评价（cochranesystematic reviews，CSRs）是在全世界广泛收集临床证据，综合评价药物的临床有效性、安全性，并不断更新，止于尽善，其结果被公认为药物临床有效性和安全性评价的最佳证据，为医师和药师提供了临床用药参考。HTA 是对药物自身特性、有效性、安全性、经济学特性（成本-效果、成本-效益、成本-效用）和社会适应性进行系统全面地评价，以达到用最少的药品资源获得最佳治疗效果和减少不良反应的目的，为医院药品管理提供决策依据。大多循证药学的临床药物评价研究是多中心、大规模、前瞻性、随机双盲的，需对成千上万的患者进行长达 3～5 年甚至更长时间的追踪观察，且多为跨国的、几十甚至上百家医疗机构参加的研究，因此，大样本 RCT 所得的研究结论更具可靠性、可信性。大样本的 RCT 和 RCT 的系统评价（systematicsreview，SR 或 Meta 分析）的结论可作为新药准入的直接依据，也是证明某种药物有效性和安全性最可靠的依据（金标准）。

6. *基本药物遴选和新药准入*　WHO 于 2000 年开始接受循证药学的理念和方法，2003 年起 WHO 正式运用循证药学方法和系统评价的证据进行基本药物的筛选工作。基本药物是满足人们重点卫生保健需求的药物，是从大量的临床应用药物中，经过科学评价而遴选出的在同类药物中具有代表性的药物。医院新增和淘汰药品是一项比较棘手的工作，涉及面广、人为因素多。在购进和淘汰药品时应用循证药学理论和方法对需购进或淘汰的品种进行系统评价，得出较为科学的证据来供药事管理委员会讨论决定，将大大减少人为因素的影响，从而使新增和淘汰药品制度更为完善。

7. *药物经济学*　药物经济学（pharmacoeconomics）是指运用经济学原理评价临床药物治疗的过程，具体地说，药物经济学是运用现代经济学的研究手段，结合流行病学、决策学、生物统计学等多学科的知识，全面地分析药物治疗备选方案（包括非药物治疗方案）的成本、效益或效果，并评价其经济学价值差别的一门科学。其目的是寻找最经济有效的治疗方案，以达到最大限度地利用卫生资源。在药物经济学研究过程中遵循循证药学原则，就是对试验设计、过程、分析和结果解释制定研究指南，以确保试验结果和结论的准确性。

8. *中药现代化*　循证药学观念的提出为中药治疗规范化、以及在国内乃至国际上的发展提供了更广阔的空间和令人期待的前景。借鉴循证药学的原理、方法和研究成果，可最大限度地发挥中医药治疗注重终点结果和生存质量的优势和特色。应用循证药学的概念与模式对现有的中医药文献及目前展开的中医药研究进行科学系统的评价，规范中药临床研究行为、拓展中医药研究方法，可以大大提高中药资源的合理利用和经济效益。

9. *循证药学在其他药学领域的运用*　药监部门依据循证药学提供的资料制定切实可行的政策法规；生产企业依据循证药学对某一药品进行全面的评价，从而选择新药的研究方向；制定 OTC 药品目录、医疗保险目录都离不开循证药学信息的支持；循证药学有助于药品信息资源的建立，有助于科学的药学服务系统的建立等；循证药学对现代药学的贡献是显而易见的，它提供了一个较之经验药学更为合理的方法学。

三、Meta 分析在循证药学中的应用

Meta 分析一词最早由教育心理学家 Glass GV 于 1976 年命名的，国内有翻译为“荟萃分析”或“汇总分析”。目前有广义和狭义两种概念。广义的 Meta 分析是：当系统综述（systematic review）用定量合成的方法对资料进行统计学处理时称为 Meta 分析，包括提出问题、检索相关研究文献、制定文献的纳入与排除标准、描述基本信息、定量综合分析等一系列过程。狭义的 Meta 分析是指对资料进行定量合成的统计处理方法。Meta 分析近年来在循证医学和循证药学中发挥越来越重要的作用。Meta 分析相对于传统综述具有其优点：有明

确的方法学以限制在纳入和排除研究过程中出现的偏倚；其结论更加可信和精确；大部分信息能够迅速被卫生服务人员、研究者和政策制定者采用；缩短了从研究发现到有效的诊断和治疗策略实施之间的时间；Meta 分析增加了全部结果的精确性等。

Meta 分析的步骤，以 Matthias Egger 等 2001 年出版的第 2 版 Systematic Reviews in Health Care：Meta-analysis in Context 中所提的步骤最为常用，分为 8 个步骤：①提出要评价的内容；②确定纳入和排除的标准（研究对象、干预及对照措施、结局指标、研究设计和方法学质量）；③查找研究-制定检索策略（应包括 the Cochrane controlled trials register/CCTR，CCTR 未涵盖的电子数据库及试验注册库，检索纳入研究的参考文献，检索关键的期刊，联系本领域的专家）；④选择研究（至少应 2 位评价员独立选择，制定解决分歧的策略，记录排除的研究及其排除原因）；⑤评估研究的质量（至少应 2 名评价员独立评价，使用简明的清单而非质量量表，每次均要评价分配隐藏、盲法和失访，评价时应隐藏研究的作者、单位及发表的期刊）；⑥提取数据（设计数据格式并进行预提取，考虑至少 2 名评价员独立提取）；⑦分析和表达结果（列表描述每个研究的情况，可做森林图，探讨异质性的可能来源，考虑整体研究的 Meta 分析及各组 Meta 分析的结果，进行敏感性分析，提供排除研究的清单等）；⑧解释结果（考虑研究的局限性，发表偏倚等相关的各种偏倚，考虑证据的强度、适用性，经济学意义及对未来研究的启示）。

临床药物评价研究，一般需要采用大规模、前瞻性、随机双盲的研究方法且需要成千上万人参加，进行 3～5 年的长时间观察，不易实施。Meta 分析则可以将小样本的随机对照试验联合起来进行分析，因而在临床药学实践中有着重要的作用。

在新药准入中的应用，引进的新药对某种疾病是否有特殊疗效、疗效是否较现有的药物好，不良反应是否较现有药物减少、药费是否明显降低等，在无法得到相应新药准入直接证据的情况下，可利用循证药学的 Meta 分析方法对现有的研究资料进行分析、评价，以便获得更客观、准确的证据。使新药的引进建立在个人经验和科学依据相结合的基础上，使决策更加科学，为新药的准入做出最佳的选择。

在验证药物疗效方面的应用，可以利用循证药学中的 Meta 分析方法对某种药物的研究资料进行综合分析，判断该药物对特定疾病的疗效，即该药物对特定疾病的疗效较好、该药物治疗特定疾病所产生的不良反应大于其疗效、传统治疗特定疾病的药物并不是治疗该疾病的最好的药物或者对该病的治疗产生的作用不明确，有的可能有严重的副作用。它还可以通过 Meta 分析的方法判断针对特定疾病治疗的药物中哪种药物的疗效最好，统一认识，更有利于该疾病的诊疗。

Meta 分析的方法是解决临床药学中用药合理性的强有力的武器，它能够综合所有相关的有效数据，依赖大量小样本随机对照试验的研究结果，获得高效的统计效能。因而，Meta 分析的结果是证明某种药物是否有疗效及用药合理性方面最可靠的证据，将统计分析方法特别是 Meta 分析的方法引入到临床药物试验是临床药学从经验走向科学迈出的具有里程碑意义的一步。

Meta 分析因为常常是带有决策性分析的性质，因此其分析结果的质量很重要。在选择文献进行 Meta 分析时应特别注意发表偏倚和查找偏倚，且要遵循一定的程序，采用正确的方法，以尽可能扬长避短。在应用 Meta 分析方法时，应严格按照一定的程序及规则，避免不恰当应用，这样才能保证分析发挥其应有的作用。

（刘景丰　赵　杰　胡盈莹）

第四节　药物咨询

药物咨询是指由药师对医师、护师及患者进行合理用药指导和宣传，针对患者的具体用药进行个体化的用药指导，目的是为了帮助患者从用药中获得最大的益处。

医疗是专业性非常强的特殊领域，药品是专业产品，绝大多数患者是不可能掌握较全面的医学或药学知识的，而药师则是最熟悉每一个药品的专业人员。因此，药师利用自己掌握的专业知识直接为患者指导用药，可以最大程度上提高患者的药物治疗效果，提高用药的依从性、有效性和安全性。同时，药师亦可通过咨询提高自身的专业水平。

一、咨询的内容与注意事项

1. 药师承接咨询的内容

(1)药品名称，包括药品非专利名称、商品名、注册名、别名。

(2)用药目的，包括药物是用于治愈疾病，消除或减少症状，阻止或减慢发病过程，还是预防疾病的发生。阐述与患者病情相对应的适应证，使患者得到希望的治疗结果。如伪麻黄碱是一种改善鼻黏膜充血的药，可以帮助减轻鼻塞。

(3)服药与用药的方法，包括如何正确的使用外用凝胶剂、软膏剂、乳膏剂、滴眼剂、眼膏剂、滴耳剂、滴鼻剂、喷鼻剂、肛门栓、阴道栓等制剂。特殊剂型的用法解释与演示(缓释制剂、控释制剂、肠溶片、气雾剂、吸入剂、膜剂、贴膜剂、透皮贴剂等)。

(4)用药剂量及服药次数，首次剂量、维持剂量；每日用药的次数、疗程；每日多次用药的时间间隔。

(5)有时辰药理特点的药品服用时间(晨起、早、中、晚、睡前)、(餐前、餐中、餐时、餐后)。

(6)用药前的特殊提示(溶解、稀释、混合、振摇、饮水等)。

(7)如何避免漏服药物；漏服药后怎么补救。

(8)服药后预计药品作用的起效时间、持续时间。

(9)药物之间的相互作用，合并用药或药物与食物、饮料间的相互作用。

(10)用药后可能出现常见的不良反应；出现不良反应后如何处理，哪些不良反应是危险信号，需要立即去看医师；如何避免不良反应的出现；告知患者防止或减少药物不良反应发生的注意事项，用药期间是否需要限制饮食或饮酒，是否影响驾驶车辆等。

(11)服药的注意事项，如孕妇、哺乳妇或饮酒时应如何用药；是否需要定期进行实验室检查(如肝功能、肾功能的检查)。

(12)药物的正确储存方法，特殊储存条件(如冷处、阴凉处、冷暗处储存，包括储存条件的控制，如遮光、密封、密闭、有效期)。

(13)药品失效期、生产企业、药品货源、价格、报销、是否录入社会医疗保险报销目录等信息。

(14)药师可以为医师提供新药信息、合理用药信息、药物不良反应、药物配伍禁忌、相互作用、禁忌证，参与药物治疗方案的设计。

(15)药师可以为护士提供注射药物的剂量、用法，常用注射药物的适宜溶媒、溶解或稀释的容积、浓度和滴速、配伍变化。

2. 咨询注意事项

(1)咨询环境

①紧邻门诊药房：咨询处紧邻门诊药房，目的是方便患者向药师咨询与用药相关的问题，在取药后发现问题，及时、方便地进行咨询，解决用药中的疑惑和用药中的问题。

②标志明确：药师咨询的位置应当明确，显而易见，使患者可以清晰地看到咨询药师。咨询药师的岗位应该在比较明显的位置，仪表大方、端庄、诚恳、朴实，给人以受过良好培训的专业人员的形象。

③环境舒适：咨询的环境应相对舒适，相对安静，较少受到外界干扰，创造一个患者感觉信任和舒适的咨询环境，如咨询时间较长，面对老年患者或站立不便的患者，应先请患者坐下，药师与患者面对面咨询。

④适当隐密：对大多数患者可采用柜台式面对面咨询方式。但对某些患者应单设一个比较隐蔽的咨询环境，以便为特殊患者(如计划生育、妇产科、泌尿科、皮肤性病科的患者)咨询，使患者放心、大胆地提出问题。

⑤必备的设备：药学咨询台应准备药学、医学的参考资料和书籍，数据库，计算机和打印机(可当场打印患者所需的文件)，对患者发放的医学科普宣传资料。

(2)咨询人员的选择

①专业：咨询药师宜为药学专业的本科毕业生，优选临床药学专业的毕业生。应熟悉医院医疗的特色、用药规律、药学和临床基础知识、一般药物治疗原则，并掌握我国的药品管理的法律、法规的内容。

②技术职称：一般具有3年以上临床药学工作经验的药师承担，最好具有多年的医院药学工作经验的主管药师以上人员承担。

③个性：态度温和蔼可亲，答疑时有耐心。

(3)咨询人员的仪表适宜：咨询药师的着装可与其他药师相同，也可以为其单独设计服装，但应为医务人员系列。男士可佩带领带；女士可稍着淡妆，但不宜佩戴耳环、戒指和其他饰品。咨询药师应举止端庄，态度和蔼，有学者风度，给人以信任感，亲切感，以资深药师为主。

(4)具备良好的沟通能力

①文明用语：如“您好，这里是药物咨询。”“请问，您有需要我们帮助的问题吗？”“我说清楚了吗？”“您明白怎么用了吗？”“对不起，您的问题我再去核对一下，明天电话答复您，好吗？”“祝您早日康复！”

②认真聆听，善于表达：咨询药师应具备较强的语言表达能力，善于用通俗的语言解释专业问题，并且表达准确。药师在交流中所表现的自信可以增强患者对药物治疗的信心。

③答复有据，科学严谨：对暂时不能回复或尚待查询的问题，宜礼貌地告之，并进行登记。在闲暇时复习和检索文献，或请教上级药师，待问题答案清晰后，尽快地给予答复。

④服务热情，专业到位：作为直接为患者服务的咨询药师，既能体现职业化的药师素质，又要让患者感觉到接待的咨询药师有礼貌、热情周到、和蔼可亲，让患者感觉到药师对他的人格尊重，对他罹患疾病的同情和理解。

(5)足够的知识储备

①药学知识：熟悉药品的药理作用、理化性质、临床用途、用法用量、不良反应、注意事项、相互作用、禁忌证、保存条件及复方制剂的组成等知识。

②医学基础知识：药物治疗方案是在临床确诊的基础上进行的，药物咨询的内容包括审查评价药物治疗方案是否得当，该方案是否最适合患者的个体需要。所以，咨询药师必须具备一定的医学基础知识，以审查和评价药品治疗方案对患者的适应性、合理性。

③其他：社会学、心理学、医学伦理学、保健(饮食、营养、运动、休闲)知识等在疾病治疗中，常起着重要和综合的作用，患者患病后也经常伴有焦虑、紧张、多疑等不良情绪，药师在咨询的过程中不仅指导合理用药，还要鼓励患者树立战胜疾病的信心。

④持续培训，不断提高：鉴于医学技术的飞速发展和新药的大量涌现，咨询药师必须不断更新知识，积极参加各类知识讲座、学术交流活动，不断丰富专业知识，了解前沿学科的进展，同时还要不断学习社会学和心理学知识，以满足患者需求。因此，对咨询药师的持续培训必不可少。

二、用药咨询流程与记录

1. *用药咨询流程* 一般情况下，来咨询的往往是患者或患者家属，每个人的情况都是不同的，希望了解问题的深度也各不相同。因此，药师在接待咨询时尽量了解全面的信息，以便快速、准确地为患者解决问题。通常情况下应遵守下列原则。

(1)患者到来时药师应问候患者。

(2)首先问明患者希望咨询的问题，可以用提问方式了解患者日常用药情况，以便从中判断患者既往用药是否正确。

(3)尽量用描述性语言以便患者正确理解。

(4)以口头咨询与书面解释方式同时并用。

(5)应尽量为患者提供书面宣传材料，尤其适合下列情况。a. 第一次用药的患者；b. 使用治疗窗窄药物的患者，如地高辛、茶碱；c. 用药依从性不好的患者，一方面应通过用药教育改善患者的用药依从性，另一方面可以从患者的特点考虑建议为患者调整药物治疗方案。

(6)需特别关注的患者群体。a. 老年人且记忆力下降的患者；b. 儿童及妊娠、哺乳期妇女；c. 用药后出现药品不良反应的患者；d. 用药后治疗不明显的患者；e. 精神疾病患者；f. 特殊环境的工作人员(如高空作业、机械操作、纺织工、驾车司机、运动员)。

(7)药师叮嘱的关键问题要请对方重复，以确认患者是否正确理解药师给予的解释。

(8)填写咨询记录。

2. *咨询记录* 见药学信息咨询记录单。

药学信息咨询记录

<table>
<tr><td>咨询者姓名：
性别：
男□
女□
年龄：</td><td>咨询者分类：
医师
护士
患者
家属
学生
其他</td><td>咨询方式：
直接
电话
网络
其他</td><td>问题归类：
药品信息
用法用量
不良反应
相互作用
配伍禁忌
注意事项
其他</td></tr>
<tr><td>电话：</td><td colspan="2">单位或地址：</td><td>咨询时间：
年　月　日　时</td></tr>
<tr><td colspan="4">现病史：</td></tr>
<tr><td colspan="4">用药：</td></tr>
<tr><td colspan="4">问题摘要：</td></tr>
<tr><td colspan="3" rowspan="2">答复摘要</td><td>回答者签名：</td></tr>
<tr><td>回答时间：
年　月　日　时</td></tr>
<tr><td colspan="3" rowspan="2">随访情况：</td><td>随访时间：
年　月　日　时</td></tr>
<tr><td>随访者：</td></tr>
<tr><td colspan="4">备注：</td></tr>
</table>

（刘景丰　赵　杰　胡盈莹）

参考文献

[1] 张健，陆晓彤，李岚，等. 医院临床药学服务的定位与改进[J]. 中国医院药学杂志，2003，23(8)：498-499.

[2] 易涛，汤韧，张宜. 论医院药学信息服务的理论基础和发展方向[J]. 中国药师杂志，2004，7(6)：473-474.

[3] 杨积顺，胡晋红，刘继勇等. 信息技术在医院药学发展中的应用[J]. 西北药学杂志，2008，23(5)：331-338.

[4] 汤韧，张宜，易涛. 药学信息技术[J]. 药学服务与研究，2003，3(4)：210-213.

[5] 赖琪，包旭，牛犇. 药学信息的来源及评价方法[J]. 中国执业药师，2008，5(8)：27-30.

[6] 钱宗玲. 网络药学信息检索[M]. 南京：东南大学出版社，2011：85-158.

[7] 穆丽虹，陈晓毅. 药学信息检索与利用[M]. 北京，海洋出版社，2008：117-167.

[8] Esert A，Gunther J. Evidence-based pharmacology in community and hospital pharmacies-a vision of the future? [J] Z Arztl Fortbild Qualitatssich，2003，97(4)：263-270.

[9] 吴红燕，孙业桓. Meta 分析方法在循证药学中的作用[J]. 安徽医药杂志，2007，11(2)：102-103.

[10] 李幼平，孙鑫. 循证医学系列讲座——第六讲循证药物评价[J]. 中国医院，2002，6(11)：60-63.

[11] 方积乾. 卫生统计学[M]，5 版，北京：人民卫生出版社，2005.

[12] Egger M，Smith GD，Altman DG. Systematic reviews in health care：Meta-analysis in context. 2nd edition. London：BMJ Publishing Group，BMA House，Tavistock Square，WC1H9JR，2001.

[13] Ruano R，Fontes RS，Zugaib M. Prevention of preeclampsia with Low-dose aspirin-A systematic review and meta-analysis of the main randomized controlled trials. Clinics[J]. 2005，60(5)：407-414.

[14] Ho KM，Lipman J，Dobb GJ，et al. The use of prophylactic fluconazole in immunocompetent high-risk surgical patients：a meta-analysis[J]. Crit Care，2005，9(6)：R710-717.

[15] Arroll B，Macgillivray S，Ogston S，et al. Efficacy and tolerability of tricyclic antidepressants and SSRIs compared with placebo for treatment of depression in primary care：a meta-analysis[J]. Ann Fam Med，2005，3(5)：449-456.

[16] Aasbo JD，Lawrence AT，Krishnan K，et al. Amiodarone prophylaxis reduces major cardiovascular morbidity and length of stay after cardiac surgery：a meta-analysis[J]. Ann Intern Med，2005，143(5)：327-336.

[17] Schmitt R, Gazalle FK, Lima MS, et al. The efficacy of antidepressants for generalized anxiety disorder: a systematic review and meta-analysis[J]. Rev Bras Psiquiatr, 2005, 27(1): 18-24.

[18] Chiurchiu C, Remuzzi G, Ruggenenti P. Angiotensin-converting enzyme inhibition and renal protection in nondiabetic patients: the data of the meta-analyses [J]. J Am Soc Nephrol, 2005, 16 (1): 58-63.

[19] Glass J, Lanctot KL, Herrmann N, et al. Sedative hypnotics in older perople with insomnia: meta-analysis of risk and benefits [J]. BMJ, 2005, 331 (7526): 1169-1173.

[20] Caldwell B, Aldington S, Weatherall M, et al. Risk of cardiovascular events and celecoxib: a systematic review and meta-analyisis [J]. J R Soc Med. 2006. 99(3): 132-140.

[21] Escrig-Sos J. On how to analyze the credibility of a clinical trial or meta-analysis whose main result is exepressed in odds ratio, relative risk or hazard ratio[J]. Cir Esp, 2005, 78(6): 351-356.

[22] 中国药学会科技开发中心、中国药学会继续教育专业委员会. 药学服务咨询[M]. 北京:科学技术出版社, 2011.

[23] 冯端浩, 等. 药学服务沟通与实践[M]. 北京:人民军医出版社. 2011.

[24] 段京莉, 等. 药剂师与患者沟通指南, 第2版[M]. 北京:人民军医出版社, 2012.

第13章

新药临床研究与医院药学科研

第一节　新药临床研究

药物临床研究是指任何在人体进行的药物系统性研究，目的是证实或揭示试验药物的作用、不良反应及(或)试验药物的吸收、分布、代谢和排泄，以确定试验药物的疗效与安全性。新药临床研究是药物注册上市前的最后一个研发阶段，以新药上市注册为目的临床研究又称为药物临床试验(clinical trial)，由申办者负责发起。参加药物临床试验的人群称为受试者，包括健康志愿者和目标适应证患者。按国家法律、法规有关规定，发起药物临床试验必须有充分的科学依据，即对药物有效性和安全性评价的临床前研究(preclinical study)中所获得的结果强烈支持新药可以进入临床研究，向国家食品药品监督管理局递交临床试验的申请，获得书面批准后方可组织实施。

一、药物临床试验的分期和质量管理

为确保试验结果科学可靠，充分保障受试者的权益及安全，药物临床试验按照初步的临床药效学及人体安全性评价(人体对于新药的耐受程度和药代动力学)、治疗作用初步评价、治疗作用确证和对上市后应用研究的顺序进行了分期，依次观察和了解药物应用于人体的安全性和有效性。

(一)药物临床试验分期的概念及意义

药物临床试验分为Ⅰ、Ⅱ、Ⅲ、Ⅳ期，其定义如下。

Ⅰ期临床试验　初步的临床药理学及人体安全性评价试验。观察人体对于新药的耐受程度和药代动力学，为制定给药方案提供依据。

Ⅱ期临床试验　治疗作用初步评价阶段。其目的是初步评价药物对目标适应证患者的治疗作用和安全性，也包括为Ⅲ期临床试验研究设计和给药剂量方案的确定提供依据。此阶段的研究设计可以根据具体的研究目的，采用多种形式，包括随机盲法对照临床试验。

Ⅲ期临床试验　治疗作用确证阶段。其目的是进一步验证药物对目标适应证患者的治疗作用和安全性，评价利益与风险关系，最终为药物注册申请的审查提供充分的依据。试验一般应为具有足够样本量的随机盲法对照试验。

Ⅳ期临床试验　新药上市后应用研究阶段。其目的是考察在广泛使用条件下药物的疗效和不良反应，评价在普通或者特殊人群中使用的利益与风险关系及改进给药剂量等。

生物等效性试验　指用生物利用度研究的方法，以药动学参数为指标，比较同一种药物的相同或者不同剂型的制剂，在相同的试验条件下，其活性成分吸收程度和速度有无统计学差异的人体试验。

从新药临床试验分期的定义及要求可以看出，Ⅰ、Ⅱ、Ⅲ期临床试验都必须在严格筛选的人群中进行。Ⅰ期临床试验多以健康志愿者为研究对象，但对具有潜在的显著毒性或明确的不良反应的药物，如肿瘤化疗药物，为保证受试者能达到最佳的获益/风险比，试验中也采用目标适应证患者。Ⅱ、Ⅲ期临床试验是评价新药治疗作用的2个阶段，受试者均严格限定为试验药物的目标适应证患者。Ⅱ、Ⅲ期临床试验完成后，新药即可进行生产注册申报，获得批准后即可上市进入临床应用。但该阶段试验的样本量和药物的暴露情况都受到一定限制，所得结果并不能充分说明新药长期使用的安全

性，因此要开展治疗应用性研究，即Ⅳ期临床试验。该阶段研究是对上市后的新药在人群中广泛使用的疗效和安全性加以证实，对药品在特殊人群（例如老年病人）中的疗效和安全性进行评价，观察药品长期应用后的疗效、安全性和特定人体器官的毒性等，了解其药物相互作用、合并用药或者辅助治疗的影响。

（二）药物临床试验的质量管理

我国《药品注册管理办法》规定，新药临床试验（包括生物等效性试验），必须执行《药物临床试验质量管理规范》，即 GCP。GCP 是英文“Good Clinical Practice”的缩写，是国际通行的对临床试验所作的标准化、规范化管理的规定。其宗旨主要包括两方面：其一，保护受试者的安全、健康和权益；其二，保证临床试验结果的准确和可靠。GCP 要求进行临床试验前，必须得到伦理委员会的审核批准，并以合适的方式获得受试者的书面知情同意书，以保证受试者的合法权益和生命安全在试验过程中得到可靠的保护。此外，GCP 对临床试验的方案设计、研究者、申办者和监查员的职责、临床试验的实施、数据的收集、审核、整理、统计分析和保存、试验结果的报告等过程均有严格明确的规定，以保证临床试验的科学性、可靠性和准确性。

《药品注册管理办法》对药物临床试验具体规定的要点如下。

1. *受试者例数* 药物临床试验的受试例数应当符合临床试验的目的和相关统计学的要求，并且不得少于《药品注册管理办法》附件规定的最低临床试验病例数。如对于化学药品，临床试验的最低病例数（试验组）Ⅰ期为 20～30 例，Ⅱ期为 100 例，Ⅲ期为 300 例，Ⅳ期为 2000 例。避孕药的Ⅱ期临床试验应当完成至少 100 对受试者 6 个月经周期的随机对照试验；Ⅲ期临床试验完成至少 1000 例 12 个月经周期的开放试验；Ⅳ期临床试验应当充分考虑该类药品的可变因素，完成足够样本量的研究。罕见病、特殊病种等情况，要求减少临床试验病例数或者免做临床试验的，应当在申请临床试验时提出，并经国家药品食品监督管理部门审查批准。

2. *直接进行临床试验的特殊规定* 在菌毒种选种阶段制备的疫苗或者其他特殊药物，确无合适的动物模型且实验室无法评价其疗效的，在保证受试者安全的前提下，可以向国家药品监督管理部门申请进行临床试验。

3. *承担药物临床试验的机构* 药物临床试验获得国家药品监督管理部门的书面批准件后，申办者应当从具有药物临床试验资格的机构中选择承担药物临床试验的机构。

虽然国际上临床试验的实施主体可以是医疗机构、合同研究组织（Contract Research Organization，CRO）以及独立的研究机构，但我国 GCP 只允许医疗机构实施药物临床试验，并要求必须选择具有资格的临床研究机构及专业。原国家食品药品监督管理局于 2004 年根据《中华人民共和国药品管理法》《药物临床试验质量管理规范》《药品注册管理办法》《赫尔辛基宣言》等相关法规文件精神，发布了《药物临床试验机构资格认定办法（试行）》，从此“药物临床试验机构”的准入认证工作步入法制化和规范化的轨道。实施资格认定制度可以保证接受和实施药物临床试验的医疗机构减少申办者选择研究机构时的盲目性，督促临床研究机构改善临床研究的软硬件条件，降低受试者参加临床研究的风险。

《药物临床试验机构资格认定办法（试行）》的第六条对药物临床试验机构的必备条件提出了明确的要求。

（1）已取得医疗机构执业许可。

（2）申请资格认定的专业应与医疗机构执业许可诊疗科目一致。

（3）具有与药物临床试验相适应的设备设施。

（4）具有与承担药物临床试验相适应的诊疗技术能力。

（5）具有与承担药物临床试验相适应的床位数和受试者人数。

（6）具有承担药物临床试验的组织管理机构和人员。

（7）具有能够承担药物临床试验的研究人员并经过药物临床试验技术与法规的培训。

（8）具有药物临床试验管理制度和标准操作规程。

（9）具有防范和处理药物临床试验中突发事件的管理机制和措施。

4. *临床试验用药物的制备* 试验用药物应当在符合《药品生产质量管理规范》的车间制备，制备过程应当严格执行《药品生产质量管理规范》的要求。申办者对临床试验用药物的质量负责。

5. *临床试验用药物的检验* 申办者可以按照其拟定的临床试验用样品标准自行检验，也可以委托省(市)药品检验所进行;疫苗类制品、血液制品、国家食品药品监督管理部门规定的其他生物制品,应当由国家食品药品监督管理部门指定的药品检验所进行检验。

6. 试验实施前文件的准备　申办者在药物临床试验实施前,应当将已确定的临床试验方案和临床试验负责单位的主要研究者姓名、参加研究单位及其研究者名单、伦理委员会审核同意书、知情同意书样本等报送国家食品药品监督管理部门备案,并抄送临床试验单位所在地和受理该申请的省、自治区、直辖市食品药品监督管理部门。

7. 临床试验的暂停或者终止　申办者发现药物临床试验机构违反有关规定或者未按照临床试验方案执行,应当督促其改正;情节严重的,可以要求暂停或者终止临床试验,并将情况报告国家和有关省、自治区、直辖市食品药品监督管理部门。临床试验有下列情形之一的,国家食品药品监督管理部门可以责令申办者修改试验方案、暂停或者终止临床试验:

(1)伦理委员会未履行职责的。

(2)不能有效保证受试者安全的。

(3)未按照规定时限报告严重不良事件的。

(4)有证据证明临床试验用药物无效的。

(5)临床试验用药物出现质量问题的。

(6)临床试验中弄虚作假的。

(7)其他违反《药物临床试验质量管理规范》的情形。

8. 临床试验完成后应提交的资料　申办者完成临床试验后,应当向国家食品药品监督管理部门提交临床试验总结报告、统计分析报告以及数据库。

9. 临床试验批准证明文件的效期　药物临床试验应当在批准后 3 年内实施。逾期未实施的,原批准证明文件自行废止;仍需进行临床试验的,应当重新申请。

10. 试验严重不良事件的报告　临床试验过程中发生严重不良事件的,研究者应当在 24h 内报告有关省、自治区、直辖市食品药品监督管理部门和国家食品药品监督管理部门,通知申办者,并及时向伦理委员会报告。

临床试验中出现大范围、非预期的不良反应或者严重不良事件、或者有证据证明临床试验用药物存在严重质量问题时,国家食品药品监督管理部门或者省、自治区、直辖市食品药品监督管理部门可以采取紧急控制措施,责令暂停或者终止临床试验,申办者和临床试验单位必须立即停止临床试验。

11. 境外申办者在中国进行国际多中心药物临床试验　应当按照规定向国家食品药品监督管理部门提出申请,并按下列要求办理:

(1)临床试验用药物应当是已在境外注册的药品或者已进入Ⅱ期或者Ⅲ期临床试验的药物;国家食品药品监督管理部门不受理境外申办者提出的尚未在境外注册的预防用疫苗类药物的国际多中心药物临床试验申请。

(2)国家食品药品监督管理部门在批准进行国际多中心药物临床试验的同时,可以要求申办者在中国首先进行Ⅰ期临床试验。

(3)在中国进行国际多中心药物临床试验时,在任何国家发现与该药物有关的严重不良反应和非预期不良反应,申办者应当按照有关规定及时报告国家食品药品监督管理部门。

(4)临床试验结束后,申办者应当将完整的临床试验报告报送国家食品药品监督管理部门。

(5)国际多中心药物临床试验取得的数据用于在中国进行药品注册申请的,应当符合本办法有关临床试验的规定并提交国际多中心临床试验的全部研究资料。

虽然不同药物和不同分期的临床试验在具体的试验环节上会有所差异,但在某一机构内实施和完成的药物临床试验均具有相似的流程,如图 13-1 所示。一般来说,医院药物临床试验机构办公室负责对药物临床试验实施流程监督和管理;负责对药物临床试验项目进行审查、监督;承接药物临床试验;组织、指导相关专业科室临床试验项目的实施和管理,并审定药物临床试验总结报告。医院医学伦理委员会负责药物临床试验的伦理审查、评价、监督和严重不良事件的处理。各专业科室具体负责本专业药物临床试验的设计、实施、管理和总结,并接受机构及上级有关部门和单位的监督和检查。药物临床试验最终质量的好坏和研究水平的高低,依赖于临床试验过程的规范化管理。而为了保障药物临床试验流程的顺利实施,确保试验结果科学可靠,充分保障受试者的权益及安全,参与试验的各级部门和人员必须明确各自的职责,在试验过程中各司其职、各尽其责,才能保证试验质量。

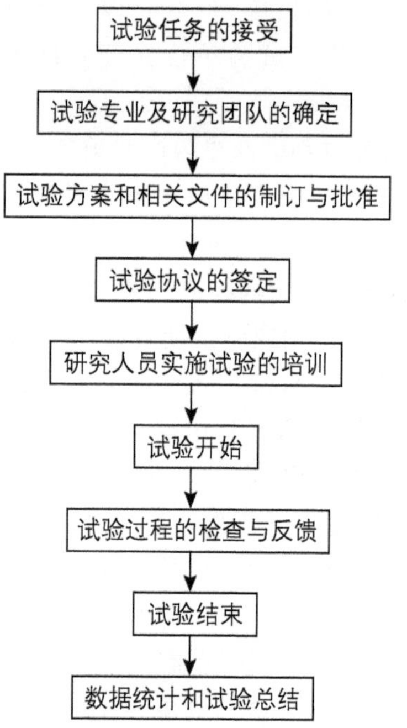

图 13-1 药物临床试验流程

二、Ⅰ期药物临床试验的流程及质控要点

严格的Ⅰ期药物临床试验是新药第一次用于人体，需在严格控制条件的情况下，按剂量从低到高的顺序给予少数经过筛选的健康志愿者（对肿瘤药物而言通常为肿瘤病人），然后仔细监测受试者的反应及药物的药动学特征。Ⅰ期临床试验通常要求健康志愿者住院以进行 24h 的密切监护。通过Ⅰ期临床试验，可获得人体对新药的耐受程度和药动学参数，为制定Ⅱ期临床试验的给药方案提供依据。

Ⅰ期临床试验包括人体耐受性试验、药动学试验和生物等效性试验。其在受试者的募集与管理和体内药物分析方面均存在共性，其组织实施基本相同，实施基本流程如下。

（一）体内药物方法学确证

由于生物样品一般来自全血、血清、血浆、尿液或其他临床生物样品，具有取样量少、药物浓度低、干扰物质多（如激素、维生素、胆汁以及可能同服的其他药物）以及个体差异大等特点，试验能否预期进行，取决于能否建立一套稳定、完整可行的体内药物分析技术方法。

研究者应根据待测物的结构和理化特性、生物介质和预期的浓度范围，通过查阅相关资料，结合试验方案设计的要求选用适当的分析方法，首先组织进行确证性研究。建立灵敏、专一、精确、可靠的生物样品定量分析方法。

（二）受试者的募集与管理

大多数情况下，人体剂量耐受性试验、药动学和生物等效性试验均通过招募健康受试者来完成试验。仅在试验药物安全性较小，试验过程中可能对受试者造成损害，在伦理上不允许在健康志愿者中进行试验时，可选用目标适应证的患者作为受试者，如细胞毒性药物和特殊病理生理条件下的药动学试验。

1. 为使试验结果具有代表性，选择受试者的男女数量最好相等（生物等效性试验常选择男性）。若女性受试者参与试验则应排除怀孕、月经期。妇产科药物的Ⅰ期临床试验可选择月经规则的育龄期妇女作为受试者。受试者选择的具体标准可参考有关指导原则的要求。

2. 除非有儿科方面的特殊需要，儿童一般不作为临床试验的受试者。

3. 健康受试者的招募可准备好与试验相关的宣传资料，面向社会及大专院校发布临床试验信息。有意参加试验的志愿者可当面或电话咨询，应仔细询问受试者的既往病史、用药史。意愿纳入的受试者由研究者对其进行详细的宣传讲解，使其充分了解试验药物特性和试验的目的，充分告知在整个试验中可能承担的风险及受益。同意参与试验的受试者应签署书面知情同意书。

4. 签署书面知情同意书的受试者体检合格即可纳入试验。不同的药物试验健康检查项目有不同的要求。体检项目如下。

（1）一般检查：身高、体重、心肺听诊及血压脉搏，胸、腹部叩、触诊等；

（2）实验室检查：血、尿常规；血液胆红素、转氨酶、血浆蛋白质、血糖、肌酐和尿素氮等生化检查；心电图、胸部 X 线片检查等。

5. 入选的受试者应在试验日前 12h 进入Ⅰ期临床试验病房，晚餐统一清淡饮食，然后禁食 10h，不禁水过夜。

6. 次日晨空腹口服药物（注射给药时不需空腹），用 200～250ml 水送服。如需收集尿样，则在服药前排空膀胱。按试验方案在服药前、后不同时间采取血样或尿样，如需收集尿样，应记录总尿量后留取所需量。

7. 试验期间受试者均应在Ⅰ期临床试验病房内，避免剧烈运动，禁服茶、咖啡及其他含咖啡和醇类饮料，并禁止吸烟。如所试验抗菌药物需要用微生物法测定其血药浓度，受试者进餐的菜肴中应避免含有大蒜、洋葱、蒜苗等蔬菜。

8. 整个临床试验过程均应由临床医师进行全程监护，以保证受试者的安全。

（三）预试验

对于Ⅰ期耐受性试验而言，由于临床前试验数据常不为给初始剂量的确定提供有价值的参考，需先进行预试验，摸索确定一个初始剂量以帮助设计下一步的试验方案。药物代谢动力学研究和生物等效性试验也常常需要进行预试验，其目的：一是通过2～3名受试者的预试验数据，进一步对先前建立的方法学进行系统适应性确证；二是通过预试验的结果，审核并修正原设计的采样点和给药剂量，保证最佳的采样点和检测限。

（四）临床观察及处理

试验期间，研究者应详细观察受试者症状和体征的变化，密切观察是否出现与治疗目的无关的各种反应，并按观察表要求准确记录其发生的时间、表现、程度、处理经过及转归。若出现危及生命等严重不良事件，必须按事先拟订的标准操作规程进行及时抢救和处理，并在24h内上报伦理委员会、申办单位、当地食品药品监督管理部门和国家食品药品监督管理部门。

（五）标本的采集、运输及储存

生物样本的采集应预先编制好采样记录单，准备好真空采样管、样品保存管等。

1. 尽量采用一次性采血针，根据试验要求选择含有不同抗凝剂的真空采血管，按试验方案在服药前、后不同时间点采取血样或尿样，并作好相应的记录。

2. 采血过程严格按记录单所设定的时间采血，误差不超过30s。如果因意外原因造成采血时间点变化，则应如实记录实际采血时间。

3. 样品血浆的制备方法为使用含有抗凝血药（如肝素或EDTA等）的真空采样管采取血液，混合后以3000～4000rpm离心5min，分取上清液即为血浆。

4. 样品血清的制备方法为将采取的血样在10～30℃下至少放置30min至1h，待凝结后，以3000～4000rpm离心分离5～10min，分取上清液即为血清。

5. 采集的尿样一般应立即测定，若收集24h的尿液不能立即测定时，应加入防腐剂置冰箱中保存。常用防腐剂有甲苯（利用甲苯可以在尿液的表面形成薄膜）、二甲苯、氯仿、麝香草酚、醋酸（醋酸可以改变尿液的酸碱性来抑制细菌的生长）、浓盐酸等。

6. 样品保存一般采用EP管或真空采血管。取得血浆或全血后应尽快置低温冰箱或4℃保存至测定。样品如需运送，应保持运送过程中的低温状态，并避免剧烈震动。加入防腐剂的尿液样本置冰箱（4℃）中保存时间为24～36h，长时间保存时，应储存于−70℃冰箱。

（六）样本的检测及数据处理

样本测定时应重新打乱编码，交与测试者，在规定时间内完成测定。数据处理可采用不同的药代动力学相关软件进行计算，拟合房室模型，计算药代动力学参数。对于生物等效性试验，可采用方差分析、双单侧t检验和（1-2α）置信区间法分别对受试制剂和参比制剂的*AUC*、Cmax及*T*max等参数进行统计分析。

三、Ⅱ、Ⅲ、Ⅳ期药物临床试验的流程及质控要点

在Ⅰ期临床试验的基础上，选择符合目标适应证的患者进行Ⅱ期临床试验以对新药的疗效做出初步的评价，为设计Ⅲ期临床试验方案提供依据。Ⅱ期临床试验通常以随机盲法对照试验的方式进行，但也可根据具体目的采取其他设计形式。

在Ⅱ期临床试验的基础上，将试验药物用于更大范围的目标适应证的患者，进行Ⅲ临床试验，以进一步评价药物的有效性和安全性。Ⅲ期临床试验可以说是治疗作用的确证阶段，也是为药品注册申请获得批准提供依据的关键阶段。Ⅲ期临床试验一般为具有足够样本量的随机盲法对照多中心试验，该阶段的数据将作为药品注册获得批准生产上市的最后依据。

在上市前进行的Ⅰ～Ⅲ期临床试验是在较小范围（有严格的纳入和排除标准）针对特殊群体的病人进行的临床评价，病人是经过严格选择和控制的，而上市后新药将在更广泛的病人群体中被使用。因此有必要进一步评价新药对大多数病人的治疗效果和安全性，即开展新药上市后的Ⅳ期临床试验。在Ⅳ期临床试验中，将收集并分析更广泛患者人群的数据。在此阶段那些在上市前的临床研究中因发生率太低而没有被发现的不良反应就可能被发现，从而更可靠地认识新药对目标人群的治

疗风险受益比。

Ⅱ、Ⅲ期和Ⅳ期临床试验均是采用试验药物适应证的患者作为受试者所进行的治疗有效性和安全性研究，组织实施中试验前的准备、试验的启动和试验总结是较关键的环节。

（一）试验前的准备

主要研究者的选择和试验方案等相关文件的制定是试验前主要的准备工作。

1. 选择主要研究者应首先考虑其专业能力和既往良好的研究记录。同时能保证有足够的时间和精力投入到试验工作中。

2. 临床试验方案的制定一般由负责单位的主要研究者会同申办者共同起草。但因国内大部分申办者本身的专业和能力局限，目前由主要研究者独立完成较多见。主要研究者在方案起草过程中应当详细研讨病人纳入和排除标准，以及研究中的具体细节，应广泛听取统计人员、其他研究者的意见并在此基础上进行适当的修改。

3. 试验方案起草后准备，申办者和研究者应制订相适应的病例报告表（CRF）。设计良好的病例报告表应保证研究者填写方便、快捷和准确，同时也能够节省试验结束后处理数据的时间。

（二）召开临床试验启动会

临床试验通常以召开研究者会议作为启动标志，随后即进入试验的实际阶段。

1. 各试验单位派出研究者参加的首次临床试验启动会的主要目的是讨论由主要研究者起草的方案及相关文件。研究者应针对文件的有关问题充分发表意见。经启动会议修改确定的方案即为定稿方案，经各参加单位负责人签字后报伦理委员会批准。

2. 为保证试验质量，各参加单位可在手续齐备的前提下召开中心启动会，对试验流程、数据记录、药品发放和管理等方面进行详细培训和讲解，参与人员应包括研究者和协助研究人员。通过培训，使所有人员对研究的要求有一个统一的认识，从而可以按统一的标准执行方案。某些试验中若要采用特殊的检查方法和技术，则还需进行这一方面的特殊培训。

3. 对历时较长的试验，常在试验期间举行一次或多次研究者会议。目的是交流试验经验，商讨解决遇到的问题。如交流入组受试者的经验，促进入选速度；或讨论是否有方案修改的需要及如何克服执行的困难；或者研究安全性数据资料，考虑是否需要中止试验，考虑提前完成试验或需扩大试验等。

（三）临床试验的总结

主要研究者根据统计人员完成的统计分析报告所提供的数据，与申办者充分交换意见，撰写总结报告草稿。完成后召开由各中心研究者参加的临床试验总结会议，讨论临床试验总结报告并定稿。

1. 讨论应以试验方案、记录和统计分析报告为依据，对研究方法和结果进行综合性评价，对研究发现及其解释进行分析，确定结论。

2. 双盲临床试验进行现场第2次揭盲，由主要研究者公布最终的分组情况，并对揭盲过程进行记录。

3. 总结经验与教训。

（四）国际多中心临床试验

近年来，随着我国对外交往的深入和临床研究水平的不断提高，再加上我国丰富的患者资源，吸引了越来越多的国外申办机构到国内来进行国际多中心临床试验。国际多中心临床试验是指由不同国家和地区的多个医疗中心参加的大样本临床试验。其中Ⅱ～Ⅲ期新药注册临床试验，是药品生产厂家为新药注册所进行的法规所要求的临床试验，主要目的是评估该药的临床疗效及不良反应。大样本随机临床试验，是医疗科研人员发起的为解决医学领域某些尚待解决的问题进行的临床研究，主要目的是评价某种治疗措施对患者生存率及重要临床事件的影响。国际多中心临床试验的主要特点是试验规模大、受试者人数多、试验期限紧；有较多的受试者人群参与，涵盖的面广，可以避免单一研究机构或地区可能存在的局限性，因而所得结论有较广泛的代表性，可信度大。试验有更多的研究者参与，通过相互合作，能集思广益，提高临床试验设计、执行和解释结果的水平。国际多中心临床试验因为研究者多，不同文化背景的研究者对试验的认识、经验和技术水平存在明显差异；且研究机构多，设备条件和工作常规也有差别；不同研究机构所收治的病人的背景，如民族、文化水平、生活方式更是千差万别，这些因素都增加了试验的复杂性和非均一性。与国内的临床试验不同，国际多中心临床试验的研究方案及其附件一般由研究发起者即申办者拟定，通过研究者会议对研究者进行方案的培训后即进行试验。一般不接受中心伦理委员会的同意授权，要求每个参加单位伦理委员会的独立审批。病例的入组多采用统一随机化的竞争入组方式。在临床检验方面，国际多中心临床试验主张采用“中心实验室”检测方式，即对与主要评价指标密切相关的实验室指标进行统一送检。“中心实验室”是专门为多中心试验的特殊需要而建立的一种实验室，其各个检查项目均采用国际上公认的方法，所用的试剂质量可靠，检查有明确的标准操作规程和质量控制，并有权威机构的定期质量认证。中心实验室可以有效地避免不同实验室存在的差异，提高临床试验的质量，但同时也增加了临床试验的经费，样本在传送的过程中有时也可能发生诸如标本损坏（包括机械的、理化环境的）和延误等问题。此外，血液或其他标本在运送中出入国境还可能有海关批准的问题。国际多中心临床试验由于参与试验单位多，且位于不同国度，组织管理难度极大。因此，常根据需要设立以下专门的机构或组织。

1. *执行委员会*(executive committee)　负责临床试验实施的整体组织和管理，人数一般在 10 人左右。其成员有主要研究者及学术顾问，总管临床试验的重大决策，包括对内和对外的各种学术的和非学术的事务。

2. *指导委员会*(steering committee)　负责对临床试验的学术事务进行管理，人数较多。其成员包括执行委员会的成员，各参加国或地区的负责人。

3. *工作委员会*(operations committee)　负责临床试验方案的贯彻执行，人数不超过 10 人，其成员包括主要研究者和来自申办者的代表。

4. *数据监测委员会*(deta monitoring committee)　负责定期监测和分析数据的变化。

5. *安全性监测委员会*(safety monitoring committee)　负责对收集到的不良事件进行分析。

6. *终点审定委员会*(endpoint committee)　负责对试验病例达到终点的状况进行监测，从而判断试验是否终止、继续或延长。

四、名词释义

试验方案(protocol)：叙述试验的背景、理论基础和目的，试验设计、方法和组织，包括统计学考虑、试验执行和完成的条件。方案必须由参加试验的主要研究者、研究机构和申办者签章并注明日期。

研究者手册(investigator's Brochure)：是有关试验药物在进行人体研究时已有的临床与非临床研究资料。

知情同意(informed consent)：指向受试者告知一项试验的各方面情况后，受试者自愿确认其同意参加该项临床试验的过程，须以签名和注明日期的知情同意书作为文件证明。

知情同意书(informed consent form)：是每位受试者表示自愿参加某一试验的文件证明。研究者需向受试者说明试验性质、试验目的、可能的受益和风险、可供选用的其他治疗方法及符合《赫尔辛基宣言》规定的受试者的权利和义务等，使受试者充分了解后表达其同意。

伦理委员会(Ethics Committee)：由医学专业人员、法律专家及非医务人员组成的独立组织，其职责为核查临床试验方案及附件是否合乎道德，并为之提供公众保证，确保受试者的安全、健康和权益受到保护。该委员会的组成和一切活动不应受临床试验组织和实施者的干扰或影响。

研究者(investigator)：实施临床试验并对临床试验的质量及受试者安全和权益的负责者。研究者必须经过资格审查，具有临床试验的专业特长、资格和能力。

协调研究者(coordinating investigator)：在多中心临床试验中负责协调各中心研究者工作的 1 名研究者。

申办者(sponsor)：发起一项临床试验，并对该试验的启动、管理、财务和监查负责的公司、机构或组织。

监查员(monitor)：由申办者任命并对申办者负责的具备相关知识的人员，其任务是监查和报告试验的进行情况和核实数据。

稽查(audit)：指由不直接涉及试验的人员所进行的一种系统性检查，以评价试验的实施、数据的记录和分析是否与试验方案、标准操作规程以及药物临床试验相关法规要求相符。

视察(inspection)：食品药品监督管理部门对一项临床试验的有关文件、设施、记录和其他方面进行官方审阅，视察可以在试验单位、申办者所在地或合同研究组织所在地进行。

病例报告表(case report form，CRF)：指按试验方案所规定设计的一种文件，用以记录每一名受试者在试验过程中的数据。

试验用药品(investigational product)：用于临床试验中的试验药物、对照药品或安慰剂。

不良事件(adverse event):病人或临床试验受试者接受一种药品后出现的不良医学事件,但并不一定与治疗有因果关系。

严重不良事件(serious adverse event):临床试验过程中发生需住院治疗、延长住院时间、伤残、影响工作能力、危及生命或死亡、导致先天畸形等事件。

标准操作规程(standard operating procedure,SOP):为有效地实施和完成某一临床试验中每项工作所拟定的标准和详细的书面规程。

设盲(blinding/masking):临床试验中使一方或多方不知道受试者治疗分配的程序。单盲指受试者不知,双盲指受试者、研究者、监查员或数据分析者均不知治疗分配。

合同研究组织(contract research organization,CRO):一种学术性或商业性的科学机构。申办者可委托其执行临床试验中的某些工作和任务,此种委托必须做出书面规定。

(夏培元　陈勇川)

第二节　医院药学科研

医院药学科学研究是医院药学工作的重要组成部分,也是医院药学学科建设的核心内容之一,可以影响和推动医院药学其他方面工作的开展,提高学科发展水平,开展药学科研和技术革新还是提高药品质量、保障用药安全、提升临床诊疗水平的重要途径之一。医院药学科研范围很广,根据不同医院的条件及方向应有所不同,包括:药物经济学在医院药学中的应用,药物的利用与评价,循证药学研究,临床药学相关的应用基础研究,医院制剂的开发研究,药学基础研究等领域的研究工作。

一、药物经济学在医院药学中的应用

20 世纪中叶,随着世界各国经济的发展和医药科技的进步,大大促进了医药事业的发展,但由于新药替代速度的加快,诊断技术不断更新,不合理用药普遍增加,药品费用的消耗在医疗保险费用的支出中的比例迅速上升。如何遏制住药品费用的不合理增长,使有限的医药卫生资源得到有效的利用,已成为各国政府关注的焦点,也为经济学的原理和方法运用于药品领域提供了用武之地,因而产生了药物经济学。药物经济学(pharmacoeconomics,PE)是描述和分析药物治疗费用对医药卫生系统和社会总开支的影响;对药物产品、药师服务的费用和结果进行鉴定、测量及对比的研究学科。具体地说,药物经济学应用现代经济学的研究手段,结合流行病学、决策学、生物统计学等多学科研究成果,全方位地分析评价药物治疗不同方案所产生的经济效果的相对值,进而从整个人群角度来考虑如何合理分配、使用有限的卫生资源,达到高效、安全、经济用药。

我国药物经济学研究起步较晚,发展还处于初级阶段。现行的药物经济学评价方法主要有 4 种:成本-效益分析(cost-benefit analysis,CBA)、成本-效果分析(cost-effectiveness analysis,CEA)、最小成本分析(cost-minimization analysis,CMA)和成本-效用分析(cost-utility analysis,CUA)。CBA 主要应用医院支付法,将健康产出货币化,其研究结果可直接支持决策者的相关卫生决策,应用范围主要适用于单个或多个治疗方案的评估;CMA 当有证据显示药物治疗的干预组与对照组的重要临床产出(如疗效和安全性)无统计学意义和临床意义时,仅比较其成本,使问题简单化,主要应用于相似疗效的不同治疗药物和治疗手段之间的比较;CEA 一般应用于具有相同临床产出治疗方案之间的比较,这些指标相对容易获得,具有直观性并容易定性和定量;CUA 主要通过比较项目投入成本量和经质量调整得到的健康效益产出量,来衡量卫生项目或治疗措施效率的一种经济学评价方法,其以效用或效用测量所得的质量调整生命年(quality-adjusted life years,QALYs)为效果指标,旨在评估和比较每 QALYs 所需费用的多少,以此描述在人们身心健康上花费一定费用所获得的最大满意度,它是为顺应健康的定义从单纯没有疾病和虚弱拓宽为身体上、精神上和社会适应方面的完好状态,医学模式从单纯生物医学模式发展成生物-心理-社会模式的转变而产生的。基于这些评价手段,药物经济学评价在医院药学中主要应用于以下四个方面:

(一)新药开发与上市

美国成立"药品研究和制造商协会",这代表了美国最主要的药品研究和生物制药企业,其中有专门的药物经济学研究工作组和健康结果研究工作组,共同于 1998 年发表了基于美国食品药品管理局发布的食品药品现代化法案的 114 条款下的促进卫生服务经济学信息的行业指南。更完善的是,澳大利亚、加拿大、英国、芬兰、荷兰、葡萄牙等国都制定了《药物经济学评价指南》，其中对新药申报都提出了具体要求，必须提供药物经济学分析数据，对使用方法也有具体规定。如治疗精神分裂症药物维思通(risperidone)除在上市时提供了 PE 数据外，长效维思通在加拿大上市后，还继续进行 PE 分析，但使用的指标与方法不尽相同。另外，对药物进行药物经济学评价时，已不再只是考虑药物的成本和临床指标的关系，还要考虑患者的生命质量，为药品研发提供了更多新的思维方式，使新药更安全、有效、经济。

(二)新治疗手段

新的治疗手段出现时，各国也将进行 PE 分析，以此为可持续推广使用的依据。如腹腔镜切除胆囊技术的应用，推广过程中，不断与已有治疗手段进行 PE 分析，如与碎石术比较、与开腹胆囊切除术比较等。

(三)慢性疾病药学服务模式

在个体化药学服务领域，PE 的应用将促进医院药学模式的转变，使其从“以药物为中心”的药学服务模式逐渐转变为药学监护模式，并将使 PE 在高血压、心脏病、癌症、风湿性关节炎和艾滋病等慢性疾病治疗药物临床研究中得到更广泛的应用。

(四)医疗保险

医疗保险与国民的医疗健康关系紧密，对这方面制定政策慎之又慎，因此各国都在加强该方面的 PE 研究，如美国、加拿大、德国、荷兰等。如美国通过 PE 分析后，决定加大联邦基金的投入，将无保险人数控制至最少。荷兰从 2002 年起要求制药公司提交药物经济学数据，2005 年 1 月起该项数据被法定为药物索赔的标准，这促使各企业加大 PE 投资，使自已提供的数据更客观可靠。

中国现行医保制度主要是以病分摊的方式来控制卫生费用。应用 PE 对药品进行评价，为制定基本医疗保险药品目录以及其他相关政策提供依据，不再单纯以是否价格低廉为依据，而将以是否能经济、有效地改善患者的生命质量为评价依据。另外，在药品定价、补偿机制方面也将应用 PE 研究方法。

二、药物的利用与评价

药物的利用与评价是指在药物治疗过程中，根据事先制定的标准，对药物选择、给药剂量、给药途径、药物配伍等是否合理、准确而进行的评价。“药物利用评价”是一个有组织的质量保证程序，它通过对药物的使用全过程进行评价，及时发现问题，并通过一定的途径加以解决，以达到减少病人用药不当与错误，防止药物滥用及控制治疗用药消费的目的，确保用药适宜、安全和有效。

(一)药物利用评价的意义

药物利用评价(drug utilization review，DUR)的主要目的是保证药物使用的安全有效。首先在于从客观上保证合理的处方和治疗质量的提高，其次是使不需要的药物消费支出降到最低，在保证治疗质量的前提下，用不太昂贵的药品，甚至不用药品的治疗来代替原来的治疗方法。或者用较好、较昂贵的药物缩短疗程，从而降低医疗总费用，与治疗药物监测针对个别病人用药不同，药物的利用评价寻求识别和纠正整个医院或医疗体系的不合理的药物使用，它是面向所有病人。药物利用评价把合理用药扩展到一个更广更深的领域，把研究对象从个别病人的合理用药扩展到一个医院、一个地区、甚至全国，从药物使用的宏观角度考察药物利用情况；根据经济学原理，把研究领域扩展到对整个社会药物资源的最佳利用上。不仅考虑个别病人用药是否合理，而且从药物资源的社会分布，处方用药的频度、数量等考察药物是否达到物尽其用，避免药物滥用、用药过度或用药不足等问题。药物利用评价的研究不仅有助于病人的药物治疗，而且有助于与此有关的医疗社会和经济的管理决策。

(二)药物利用评价的产生与进展

药物利用评价的产生虽不是一种新生事物，由于药物利用问题涉及医疗机构、病人及其家属和医疗保险机构的利益，一直受到各方面的密切关注。药物利用评价已成为衡量医疗用药处置是否得当的一种方法。目前的药物利用评价起源于美国 1965 年通过的《医疗照顾方案》和《医疗补助方案》，这 2 个法令要求进行药物利用评价和医疗审计，以保证卫生资源的合理利用。药物利用评价可以分为定性评价和定量评价。药物利用评价还可分为前瞻性评价、现时评价和回顾性评价。回顾性评价往往由于数据资料充分，容易进行；前瞻性和现时性评价需要投入较大人力和物力，但对病人合理用药有直接好处。

(三)药物利用评价的方法

药物利用评价在国内医院药房尚未普遍开展。事实证明在医院药房开展药物利用评价研究是十分必要的。药物利用评价是一项长期的连续性工作，涉及数据的收集、整理、分析和解释、以及对不良使用的纠正，所以应当制定一个利用评价计划，并把它纳入药房的日常工作程序中，基本步骤如下：

1. *确定药物利用评价计划的范围* 鉴于药房人力、物力的限制，医院药房开展药物利用评价并不涵盖医院使用的全部药物，而是从药物的药理作用类别考虑，对那些在使用过程易出现问题的药物，如抗生素类药物、心血管类药物和抗肿瘤类药物等进行评价。开展药物利用评价的初始阶段，最好从少数药物着手，逐步展开。评价药物的选择可以根据药物消耗金额大小的顺序排列来确定，这样更适合实际需要。

2. *建立评价质量的度量标准* 建立评价质量的度量标准是极其重要的，但较为困难，药物利用评价是一项综合性评价，不可能用某个单一指标来进行判断。在评价药物使用质量时要使用的度量包括适应证、给药途径和给药过程、给药后的结果等指标。有时这些指标随着医学实践的发展而变化，有时一些指标难以操作。但是没有标准就无从衡量好坏，也就无法进行评价，在医学实践中已经积累了一些药物使用的准则，特别是已发表的文献，医院药房应当根据文献资料和本院的实践经验，确定评价药物的使用标准，并以此来衡量药物的使用情况。

3. *收集数据* 药物的使用数据是利用评价的基础，数据的完整性和准确性尤为重要，在利用评价中，通常收集的数据包括处方医师、处方医师对病人的诊断和处置、病人的人口统计学特点等，如医师的年龄、受训情况和专长；病人的年龄、性别、社会经济状况、具体的疾病及治疗时间、所使用的药物和有效性等。

4. *评价结果* 对收集的数据进行整理分析之后，就可进行评价。评价的重点是要揭示一定时期、一定卫生保健环境下的药物使用模式。通常根据数据的特点和分析要点将数据按处方医师分类，按疾病分类，按医师保健方式分类，或者按病人特点分类。在分类的基础上进行分析评价可以得到一些有益的结果，如医师的用药习惯和医院的用药情况，对某些特定疾病治疗用药方案的特点等，将这些结果与预先制定的标准进行比较，便可得出评价结论。

5. *改进用药方式* 对评价中发现的问题应立即着手纠正。①习惯性问题应通过教育方法，必要时采取惩罚手段来达到改进用药的目的，同时采取有效措施防止问题反弹；②改进措施应尽可能简单可行，直接针对引起问题的原因；③改进措施应由具有一定权威的机构或人员来组织实施；④对疗效差、毒性大、临床使用率低的药品应予以淘汰，严重者应及时向卫生行政部门报告。

药物的利用评价涉及大量数据资料的收集整理，工作量大，应当尽可能应用电子计算机来进行。应用计算机自动化网络系统管理药品，实行电子处方，不仅把药品管理提高到一个新水平，而且为药品利用研究创造了一个极好的条件。只要编制一些药物利用评价的软件就可直接对药品数据进行处理、分析和评价，工作量大大减少，评价质量显著提高。随着计算机技术应用的进一步普及，药物利用评价肯定能得到深入发展。药物利用评价是一个连续的长期过程，还应当根据卫生事业的发展，修改评价标准，使药物利用评价达到更高水平。

三、药学临床科学研究

药学临床科学研究在医院药学科研领域占有十分重要的地位，从事这部分研究的科研人群大，涵盖的研究方向分布广，包括应用研究、开发研究，科研课题多数来源于临床或旨在解决临床需要的合理用药、新制剂、新剂型、制剂稳定性和质量控制等方面。

(一)临床药学方面的研究

1. *药效学研究* 药效学研究一般在动物模型上进行，可结合新制剂、新剂型研究来进行；而临床药理学方面的研究往往需临床配合共同进行。

2. *生物药剂学方面的研究* 药物体内过程、生物利用度、释放度、药物与药物、药物与食物之间的相互作用等。

3. *新药的临床研究与评价* 这一工作多数与科研单位、药厂或其他医院协作进行。目前市场上同剂型、同规格不同厂家的药品日益增多，但质量却千差万别。因此，从药剂学和临床药学的角度评价药物有着十分重要的意义。

4. *体内药物浓度的监测研究* 应用各种分析技术，研究体液药物浓度、疗效及毒性的关系，根据监测结果及时调整给药方案，提高疗效，减少不良反应。这是开展合理用药工作的重要组成部分，个体化给药是体现医院药学工作水平的重要内容之一。

5. *药物不良反应的监察与安全性研究*　应用临床药理学、病理生理学、药效学、毒理学、药物治疗学和药物相互作用的理论，研究和收集药物不良反应，指导临床合理用药，避免不良反应，提高临床药物治疗水平。

(二)药剂学方面的研究

1. *研制临床需要的新制剂、新剂型*　改变某些药物的给药途径，也可运用药剂学新知识与方法研制缓释制剂、靶向制剂等。将经过临床长期使用的医院制剂提高并开发为新药是药剂学研究的重要课题。由于新药开发和报批涉及药剂学、药物分析、药理学和毒理学等药学各学科领域，因此还可带动上述各领域的科研活动。

2. *稳定性方面的研究*　医院制剂的稳定性尚有许多问题需要解决，稳定性的提高也是对制剂质量的提升。同时稳定性提高还可使制剂批量增大，批次减少，从而提高生产效率。静脉药物配置混合液的稳定性考察也有许多文章可做，这也涉及临床合理用药的问题。

3. *新辅料在药剂方面的应用研究*　随着医药科学技术的迅速发展，国内研究开发了许多新型药用辅料，同时国外的医药厂商也纷纷介入国内市场，引入了一些高质量、高性能的新型药用辅料，如丙烯酸树脂系列，羟丙基甲基纤维素、卡波姆、泊洛沙姆等。上述辅料在片剂、半固体、缓释制剂和液体制剂中均有广泛而又重要的应用价值。

4. *制剂方法与制剂工具*　机械的革新与新方法的研究，如过滤、灭菌、配制、灌封等新方法的运用与改进，均有潜力可挖。

(三)制剂质量标准与检测方法方面的研究

制剂质量标准与检测方法方面包括对新制剂质量标准及检测的研究，以及对原有检测方法的改进或某些方法的比较研究。随着科学技术的发展和用药水平的提高，许多大、中城市的卫生行政部门逐渐加强了医院制剂的规范化管理，对缺乏可靠质量控制手段的医院制剂提出了许多新的课题。

(四)中草药方面的研究

中草药包括对中药原植物成分的研究，产地、采集季节对中药质量的影响；对中药传统方剂、中成药、中药药理与疗效的研究；中药传统制剂的改革与新剂型的研究；中药配伍方面的研究；中药质量控制标准的研究；中药炮制与储存方法的研究与改进；中药真伪鉴别方法的研究；新药用部位及新的草药品种的开发等。

(五)药事管理学方面的研究

药事管理由经验管理上升到科学管理是医院药学发展的基础，科学管理是依据数理统计学、心理学、行为科学、治疗学、药效学及药事法规、计算机技术等理论研究管理模式并制定管理规范，将医院药学的管理纳入科学化的轨道。

药学临床科研的科研选题，应结合工作实践中存在的问题和临床有关文献资料，进行综合分析，从中筛选课题，对拟选课题的实用性、科学性、可行性及预期成果的学术价值、社会效益、经济效益等需有充分估计。药学临床科研范围相当广泛，随着科学技术的不断发展，药学临床科研还将出现许多新的课题，均有待于我们去开发和研究。

四、药学基础科学研究

药学基础研究是以发现药学领域的自然规律和发展药学科学理论为目的的研究，是技术知识和探索领域的创造性活动，其成果影响深远，常成为普遍的原则、理论和定律。这类研究未知因素多而探索性强，研究周期也长，对研究手段要求高。医院药学工作密切结合临床，有很多来源于临床的研究课题，越来越多的医院药学研究者在完成临床科学研究的同时，为了进一步阐明相关的理论机制，逐步将部分研究方向转向基础科学研究。医院药学界从事这部分研究工作的学者较少，但其影响力往往远大于药学临床科学研究。目前，这部分研究主要集中在以下方面。

(一)重大疾病防治药物作用机制与新靶点的研究

1. *神经精神系统疾病*　在研究神经精神系统疾病发病机制的基础上，多种受体、离子通道、递质转运蛋白纷纷被克隆，定点突变技术可以确定蛋白质上某些氨基酸残基是药物的作用位点。同源重组技术剔除特定基因可以研究其表达蛋白的功能。受体克隆的速度已超过药理学能发现受体的速度，孤儿受体的发现，推动了孤儿受体同源性配体的寻找。一氧化氮和乙酰胆碱酯酶等具有信号传递和介导其他非胆碱能神经元的特性，对胆碱酯酶新功能的研究有可能对神经变性、再生及药物的开发有重要意义。这些基础领域的新进展、新发现对阿尔茨海默病、帕金森综合征等神经退行性疾病的分子机制研究提供了新的思路和途径。

2. *抗肿瘤新靶点*　随着分子生物学技术的进步及肿瘤基础研究的深入，已证明肿瘤是一个多基因疾病。在揭示恶性肿瘤发生的本质，抗肿瘤药物的研究也进入新阶段。肿瘤细胞分子生物学的进步为肿瘤防治提供了许多新靶点及治疗方向。在恶性肿瘤细胞中，细胞内原有各种基本过程的调节失控，包括细胞周期的调控，信号转导通路的异常，细胞凋亡，端粒的稳定性，血管生成及胞外基质的相互作用等。利用这些肿瘤基础研究的新发现，研究肿瘤发生与发展过程中起关键作用的特异分子及生物靶点，如细胞凋亡诱导药、信号传导阻滞药、血管生成抑制药，以发现对肿瘤具有特异性作用的药物。

3. *心血管系统疾病、糖尿病等* 分子药理学、基因分子生物学的发展为心血管疾病防治药物研究提供了可靠的手段，取得了实质性进展。血管内皮细胞的研究及内皮素和内皮舒张因子的发现加深了对平滑肌调节过程的认识。内皮舒张因子的本质是一氧化氮，指导人们开发新一代一氧化氮供体药物，并积极寻找可供临床使用的内皮素受体拮抗药。大多数心血管疾病与多基因变化有关，如高血压、心肌肥厚患者均有多基因过度表达现象，随着人类基因组计划的实施，这些基因及基因产物作为药物作用新靶点的可能性越来越大，届时将会有效地推动心血管药物的研究开发。

非胰岛素依赖的 2 型糖尿病虽有胰岛素分泌，但效应细胞缺乏响应，因此提高效应细胞的敏感性成为治疗目标。过氧化酶体增殖激活受体激动药具有这方面的作用，且激动药与受体结合后可使效应细胞对胰岛素敏感，从而为 2 型糖尿病提供了新的治疗途径。

（二）药物研究的新理论、新方法和新技术

1. *合理的药物设计* 新药设计越来越多地依据结构生物学、酶学、分子生物学及遗传学等生命科学的研究成果，针对这些基础研究中所揭示与疾病过程相关的酶、受体、离子通道及核酸等潜在药物作用靶位，或参考药物作用靶位、内源性配体及天然底物的化学结构特征，借助计算机及一些新理论、新方法，设计药物分子，以发现选择性作用于靶位的新药。这些药物往往具有活性强、作用专一、副作用较低的特点。基于机制和结构的药物设计已取得广泛成果。

2. *药动学研究* 根据药动学特征对化合物进行高通量筛选，药物转运的细胞机制与分子机制，药物代谢酶的遗传药理学研究，特定类别药物的吸收、转运和靶向性机制，药动学和药效学的相关性，人体药动学、制剂生物利用度和生物等效性预测，手性药物立体选择性体内过程研究等。

3. *药物分析新技术* 药物分析的领域正在延伸。在新药的研究开发和生产管理过程中，从化学结构、提取分离、生产合成和中间体控制、稳定性考察、微量杂质检测及临床用药的治疗监测、血药浓度及代谢产物的分析等方面，药物分析研究都十分活跃。由于现代分析仪器的迅速发展，药物的分离分析水平得到了提高。目前常用的是各种色谱和光谱技术。以液相色谱、气相色谱、超临界液体色谱和电泳技术为代表的现代色谱分析方法，能对复杂体系进行分析。现代分析化学所发展的简便、快速、高效、微量的新技术，对药物研究中药物分析、代谢、质量控制等环节起着关键作用。可实现高通量复杂化合物的分离和结构分析，与高通量药物筛选结合可进一步加快先导化合物的发现速度。

4. *药物毒理学研究新趋势* 新药安全评价是新药创新体系中不可缺少的重要组成部分。国际上新药安全评价和研究发展迅速，总的趋势是充分利用分子生物学、生物芯片技术、分子遗传学、细胞培养等现代理论和技术建立毒性评价模型，减少实验动物使用数量，提供新的检测终点和更灵敏的检测手段，在分子水平阐明药物毒性机制，提供与传统动物试验相同的或更多的有关受试药物的毒性信息，有些方法还可自动化，有利于对大量先导化合物潜在毒性快速、灵敏、经济地筛选。

（三）药物基因多态性与个体化用药的研究

1. *传统用药模式* 长期以来，人类使用的药物从某种意义上讲是一种统计学意义上的可以治疗疾病的药物，这是因为药物的开发和认证是从统计数据来证明某种药物对某种疾病具有一定的疗效。是根据开发这一药物的国家以当地种族人群为试验对象得出的给药剂量用药，从临床经验来判断个体的用药及剂量，由于用药剂量的个体差异，导致用药量并不适合该国或该地区的人群，从而引起疗效不好，甚至出现严重不良反应。

2. *基因为导向的个体化用药模式* 从临床药理学、药物基因组学和分子生物学分析，药物遗传多态性表现为药物代谢酶、药物转运蛋白及药物作用靶位的多态性。这些多态性的存在可能导致许多药物治疗中药效和不良反应的个体差异。因此，以基因为导向的个体化用药研究将为临床更安全、有效和更经济的合理使用药物提供重要的途径。

(1)药物代谢酶的基因多态性：随着人类基因组研究的快速发展，证实患者个体遗传影响了药物的代谢、吸收、排泄的酶的独特变体。这可能决定了药物对患者有利、有害、甚至是致命的反应。药物代谢酶多态性研究主要集中在细胞色素氧化酶P450(CYP)的多态性研究上，人体内 40%～50%的药物由 CYP 代谢，并且 CYP 遗传基因显示出多态性。人体内有 6 种 CYP 亚型参与药物代谢即 CYP1A2、CYP2C9、CYP2C19、CYP2D6、CYP2E1 和 CYP3A4。其中 CYP2C9、CYP2C19 和 CYP2D6 的多态性与个体间差异有很大关联性。

(2)药物转运蛋白的基因多态性：多药耐药基因 MDR1 编码的 P-糖蛋白(P-gp)在药物的吸收和消除中具有重要的功能，是目前药物基因多态性研究的新方向。MDR1 基因也具有遗传多态性，它与人体的 P-gp 表达具有相关性。

(3)药物直接作用靶位的基因多态性：多数药物与特殊靶蛋白结合而发挥药理作用，这些靶蛋白包括受体、酶或与信号转导、细胞周期控制等有关的蛋白质。许多编码的药物作用靶位的基因表现为基因多态性，这些基因多态性会影响药物治疗的敏感性。

药学科学的基础研究正朝着多学科交叉的方向发展，特别是针对重大疾病的发病机制，充分运用分子生物学、细胞生物学、遗传学、生物化学等生命科学的重要理论、思路和研究手段，发现了新的药物作用靶点，如酶、受体、细胞因子、离子通道、核酸、糖类、脂肪等；以及可能的干预环节，如细胞信号转导、细胞调控、基因表达等。还利用与药学科学相关的生物信息学、计算机技术、化学等学科的最新研究成果发展药物研究的新方法、新技术。并将研究所建立的新理论、新方法和新技术积极应用于临床，如基因检测技术已逐步用于临床指导抗肿瘤、抗凝药物的个体化用药。不仅促进了药学基础科学的发展，还为临床实践带来了质的飞跃。

五、名词释义

成本-效益分析(cost-benefit analysis，CBA)：是经济学的基本分析方法之一，它是将单个或多个药物治疗方案或其他干预措施所耗费的全部资源成本的价值和由此产生的结果的价值(效益)均以货币形态进行比较，进而衡量该方案的可行性或优选较佳方案。

成本-效果分析(cost-effectiveness analysis，CEA)：是一种用于对所有有治疗意义的，可供选择的治疗方案或干预措施的成本和效果进行鉴别、衡量和比较的方法，其目的在于通过分析寻找达到某一治疗效果时成本最低的治疗方案。它是分析和评价所有备选治疗方案的安全性、有效性和经济性的重要方法。

最小成本分析(cost-minimization analysis，CMA)：是在结果完全相同的情况下比较 2 个或多个治疗方案间的成本差异。在证实临床结果相同的情况下，其成本最低的治疗方案就是最理想的方案。

成本-效用分析(cost-utility analysis，CUA)：是成本效果分析的一种发展，与成本-效果分析不同的是，其结果是以社会效益来衡量的，是综合考虑治疗效果、病人的满意度，以及生活质量的提高等多种健康效用指标而进行的一种分析方法。

药物靶点(target point)：是指药物在体内的作用结合位点，包括基因位点、受体、酶、离子通道、核酸等生物大分子。

孤儿受体(orphan receptor)：在结构上与受体非常类似，但没有或未发现其特异性配体的受体样分子。常见于核受体家族，可能作为组成性转录因子而参与激素的生物学作用。

基因多态性(genetic polymorphism)：是指在一个生物群体中，同时和经常存在 2 种或多种不连续的变异型或基因型(genotype)或等位基因(allele)，亦称遗传多态性。

(李焕德　方平飞　彭六保)

第三节　色谱技术的原理和在治疗药物监测中的应用

一、色谱学发展与原理

1. 色谱学概述　色谱法最早是由俄国植物学家茨维特(Tswett)在 1906 年研究用碳酸钙分离植物色素时发现的，色谱法(chromatography)因之得名。后来在此基础上发展出纸色谱法、薄层色谱法、气相色谱法、液相色谱法。20 世纪 60 年代末，用高压(>10MPa)、微填料(5～30μm)和新的检测器技术发明了近代高效液相色谱，使色谱分离速度、分离效率、检测灵敏度和应用范围等方面得到很大的改善，现在统称为高效液相色谱(HPLC)。近年来，色谱技术有了突飞猛进的发展，广泛地应用于许多领域，如石油化工、有机合成、能源环保、生理、化工、轻工食品、医药卫生乃至空间探索等。

多数的检测技术对生物基质中的药物成分测定往往不理想(比如血浆、血清、尿液中的药物成分)，这是由于体内治疗药物浓度以及药物代谢物和降解物的浓度都是低水平的，并且生物基质中的干扰杂质几乎都是高水平的，需要优良的分离技术和具有高灵敏度的仪器设备。色谱法以其优异的分离检测能力，在生物基质中的定性定量检测中发挥巨大作用。

2. 色谱法的分类　依据色谱过程中流动相和固定相的两相物理状态、作用原理和分离系统的特征可以分为气相色谱与液相色谱。

气相色谱是以气体作流动相的色谱过程，包括气-固色谱(气-固吸附色谱)和气-液色谱(气-液分配色谱)。气体作流动相的优点是黏度小，在色谱柱内流动的阻力小，气体的扩散系数大，使被测组分在两相中的传质速度快，有利于高校、快速分离。和气-固色谱相比，气-液色谱由于其可供选择的固定液多，所以应用更广泛。气相色谱可用于沸点500℃以下、热稳定的各种药物的测定。

液相色谱是以液体作流动相的色谱过程，包括平板色谱和柱色谱，柱色谱的种类较多。不同种类的色谱柱可以进行不同类型的液相色谱分离，也产生了不同的液相色谱法，按分离基质主要有以下几种。

(1)反相色谱：用非极性柱填料，水/有机溶剂做流动相，流动相极性＞固定相极性，是最常用的方法。

(2)离子对色谱：类似于反相色谱。不同之处是加一种离子对试剂于流动相中，用于分离酸性和碱性组分。

(3)正相色谱：用极性柱填料和有机流动相，流动相极性＜固定相极性。

(4)尺寸排阻色谱：用带有一定孔径的惰性填料，流动相为水溶性或有机溶剂，用于分离不同分子量的组分，特别是大分子化合物。

(5)离子交换色谱：用带电的官能团柱填料，能滞留住带相反电荷的离子。流动相用缓冲液、无机盐和水混合物。

3. 色谱分析的基本参数　假设样品以一个狭窄的“塞子”进入到流动相的气相或者液相中，在流动相的推动下，“塞子”沿着固定相向前移动，形成一条总谱带。在移动的过程中，总谱带内的组分开始彼此分离形成单个的谱带，同时各个单谱带本身也在不断地伸展。只有各个单谱带彼此之间的分离度大于它们本身的伸展速度时，最后各个单组分才能单独流出色谱柱的末端被检测器检测。通常的色谱理论涉及2个方面，即在色谱系统中谱带的保留和谱带的伸展2种特性，其主要的描述参数如下。

(1)色谱图：组分离开柱形成对称的峰，亦称高斯曲线。

(2)保留时间：每个组分都在其特征时间出现，这个时间就叫保留时间 t_R。

(3)分离度：相邻峰的 t_R 不同，有一个时间差 $\triangle t_R$，$\triangle t_R$ 大表示峰间分离好。

(4)峰宽：每个峰都有一定的宽度，由开始到最后逐步增加；对相邻的峰而言，宽峰比窄峰的分辨率差。

二、高效液相色谱

1. 高效液相色谱概述　现代的液相色谱仪一般都做成一个个单元组件，然后根据分析要求将各所需单元组件组合起来。最基本的组件是高压输液泵、进样器、色谱柱、检测器和数据系统(记录仪、积分仪或色谱工作站)。此外，还可根据需要配置流动相在线脱气装置、梯度洗脱装置、自动进样系统、柱后反应系统和全自动控制系统等。图13-2是具有基本配置的液相色谱仪的流程图。液相色谱仪的工作过程：输液泵将流动相以稳定的流速(或压力)输送至分析体系，在色谱柱之前通过进样器将样品导入，流动相将样品带入色谱柱，在色谱柱中各组分因在固定相中的分配系数或吸附力大小的不同而被分离，并依次流动。

目前常见的HPLC仪生产厂家国外有Waters公司、Agilent(安捷伦)公司、Shimadzu(岛津)公司等，近年国内涌现一些出色的色谱企业，比较代表的有安莱科公司(ANAX)的全自动化色谱分析系统，该系统不仅具备传统意义上的色谱分离功能，还高度集成复杂分离、传递与控制系统，成为药物研究领域强大的色谱分析系统(图13-3)复杂多维分析系统。其他的还有大连依利特公司、浙江天普、上海伍峰分析仪器厂、北京分析仪器厂等。

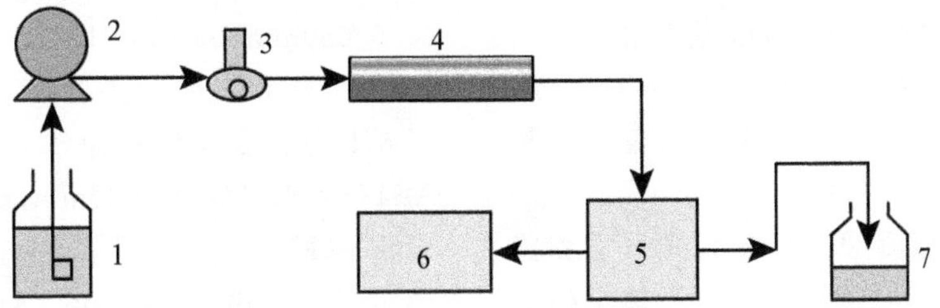

图 13-2　高效液相色谱基本配置

1. 溶剂；2. 色谱泵；3. 进样阀；4. 色谱栓；5. 检测器；6. 色谱处理器；7. 废液瓶

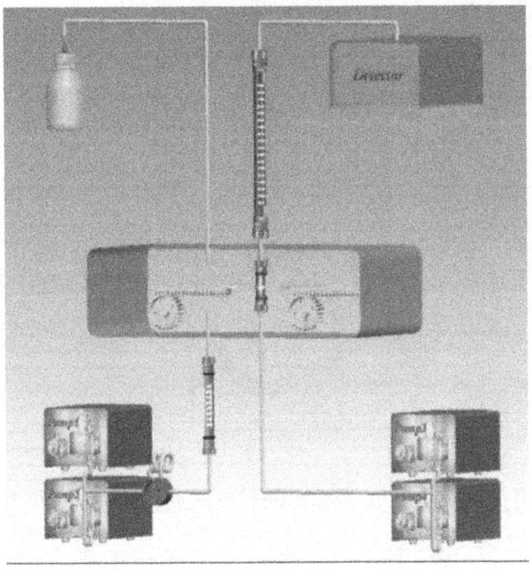

图 13-3　复杂自动化多维色谱分析系统

2. 高效液相色谱柱与填料　色谱是一种分离分析手段，分离是核心，因此担负分离作用的色谱柱是色谱系统的心脏。对色谱柱的要求是柱效高、选择性好，分析速度快等。市售的用于 HPLC 的各种微粒填料如多孔硅胶以及以硅胶为基质的键合相、氧化铝、有机聚合物微球（包括离子交换树脂）、多孔碳等，其粒度一般为 3、5、7、10μm 等，柱效理论值可达每米 5 万～16 万。对于一般的分析只需 5000 塔板数的柱效；对于同系物分析，只要 500 即可；对于较难分离物质对则可采用高达 2 万的柱子，因此，一般 10～30cm 的柱长就能满足复杂混合物分析的需要。

柱效受柱内外因素影响，为使色谱柱达到最佳效率，除柱外死体积要小外，还要有合理的柱结构（尽可能减少填充床以外的死体积）及装填技术。即使最好的装填技术，在柱中心部位和沿管壁部位的填充情况总是不一样的，靠近管壁的部位比较疏松，易产生沟流，流速较快，影响冲洗剂的流形，使谱带加宽，这就是管壁效应。这种管壁区大约是从管壁向内算起 30 倍粒径的厚度。在一般的液相色谱系统中，柱外效应对柱效的影响远远大于管壁效应。

色谱柱的选择是色谱方法建立过程中的重要过程，即使同一根色谱柱，如果所用流动相和其他色谱条件不同，也可能成为不同的分离方式。选择分离方式大体上可以参照图 13-4。

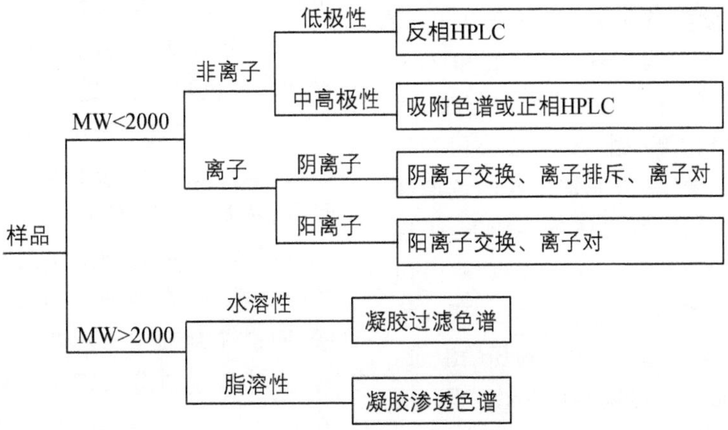

图 13-4　色谱柱选择

3. 高效液相色谱检测器　检测器是 HPLC 仪中把洗脱液中组分的量转变为电信号的系统。HPLC 的检测器要求灵敏度高、噪音低(即对温度、流量等外界变化不敏感)、线性范围宽、重复性好和适用范围广。

HPLC 检测器按检测原理可分为光学检测器(如紫外、荧光、示差折光、蒸发光散射)、热学检测器(如吸附热)、电化学检测器(如极谱、库仑、安培)、电学检测器(电导、介电常数、压电石英频率)、放射性检测器(闪烁计数、电子捕获、氦离子化)及氢火焰离子化检测器;按测量性质可分为通用型和专属型(又称选择性)。通用型检测器测量的是一般物质均具有的性质,它对溶剂和溶质组分均有反应,如示差折光、蒸发光散射检测器。通用型的灵敏度一般比专属型的低。专属型检测器只能检测某些组分的某一性质,如紫外、荧光检测器,它们只对有紫外吸收或荧光发射的组分有响应,按检测方式分为浓度型和质量型,浓度型检测器的响应与流动相中组分的浓度有关,质量型检测器的响应与单位时间内通过检测器的组分的量有关,检测器还可分为破坏样品和不破坏样品的 2 种。

蒸发光散射检测器(ELSD)是一种用于不挥发成分检测的新型检测器。ELSD 特别适用于紫外吸收波长短的,检测比较困难的样品,如人参中人参皂苷、黄芪中黄芪内酯、银杏中银杏苦内酯 A、B、C 等。

4. 高效液相色谱在常用药物研究中的应用　高效液相色谱广泛用于药物含量与血药浓度的测定,比如抗真菌药物、抗癫痫药物、心血管类药物、中药成分分析等。

抗生素品种繁多,临床应用广泛,其中万古霉素是链霉菌产生的糖肽类抗生素,静脉滴注 0.5g 和 1.0g 时血药峰浓度分别为 10～30mg/L 和 25～50mg/L。浓度过高时耳、肾不良反应明显增加,因此临床需进行血药浓度监测。由 ANAX 公司开发的全自动化色谱分析系统,获得非常良好的色谱峰型、分析灵敏度及可靠性程度,具体条件如下:采用新型的二维高效液相色谱系统,第一维(LC1)由 ANAX 公司(安莱科分析仪器有限公司,中国,长沙)FLC-2420A 色谱泵(Pump1),辅助高压输液泵,FLC-2420B(Pump2)及二位切换阀(Idex,美国)构成;第二维(LC2)由岛津 LC-20ATvp 四元低压色谱泵(Pump3)、SPD-20Avp 检测器(Detector)、LCSOLUION 工作站,SIL-20A 自动进样器(SIL,定量环为 500μl)构成;LC1 色谱柱为 ASTON C18(4.6×50mm,5μm,ANAX,中国长沙),流动相为 10mmol/L 醋酸铵:乙腈=0.90:0.10(V/V)(醋酸调 pH 为 3.8),流速为 1.0ml/min;陷阱柱采用 ASTON SCX(4.6×20mm,5μm),辅助泵溶液为 10ml 磷酸水溶液(醋酸调 pH 为 3.0);LC2 为 ACR C18 色谱柱(250mm×4.6 mm i.d,5μm,资生堂,日本),流速为 1.2ml/min,流动相为 50mmol/L 醋酸铵:乙腈:=87:13(V/V)(醋酸调 pH 为 5.2)流速为为 1.2ml/min,检测波长为 282nm,见图 13-5 和图 13-6。

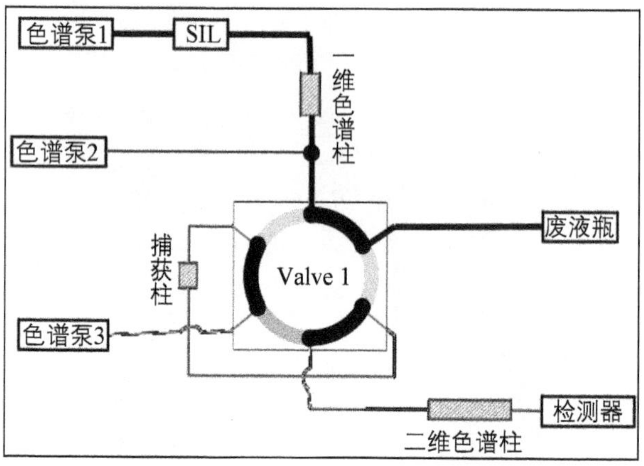

图 13-5　2D-LC-UV 系统工作原理

高效液相色谱法(HPLC)也是中药分析最有发展前途的分析方法之一。在中药分析中目前应用最多的色谱类型是反相色谱,常用十八烷基键合相柱,流动相多为水-甲醇和水-乙腈系统,并可适当调节 pH 或加入少量盐以增加分离选择性。为防止柱污染,纯化步骤需注意,针对杂质性质不同,采用不同小柱是达到纯化目的的好措施,如大孔树脂可除去糖干扰,聚酰胺小柱是达到纯化黄酮类成分,氧化铝和活性炭混合填料小柱可除去样品中少量杂质及色素,也可选用 P-系列色谱预处理小柱。

HPLC 测定中药中各成分的文章很多,如测定黄连、黄柏制剂中的小檗碱、巴马丁、药根碱等含量,芍药制剂中的芍药苷,丹参制剂中的丹参酮、原儿茶醛等,金银花制剂中的绿原酸,蟾酥制剂中的蟾毒内酯,银杏制剂中的黄酮等,大黄制剂中大黄酸,西红花制剂中西红花苷,甘草制剂中的甘草酸等,上述测定成分大部分有紫外吸收,对于无长紫外吸收特征的一些成分,只能用短波长检测,如麻黄制剂中的麻黄碱等测定,检测比较困难。笔者用化学衍生方法,将胆酸衍生化,然后用HPLC进行

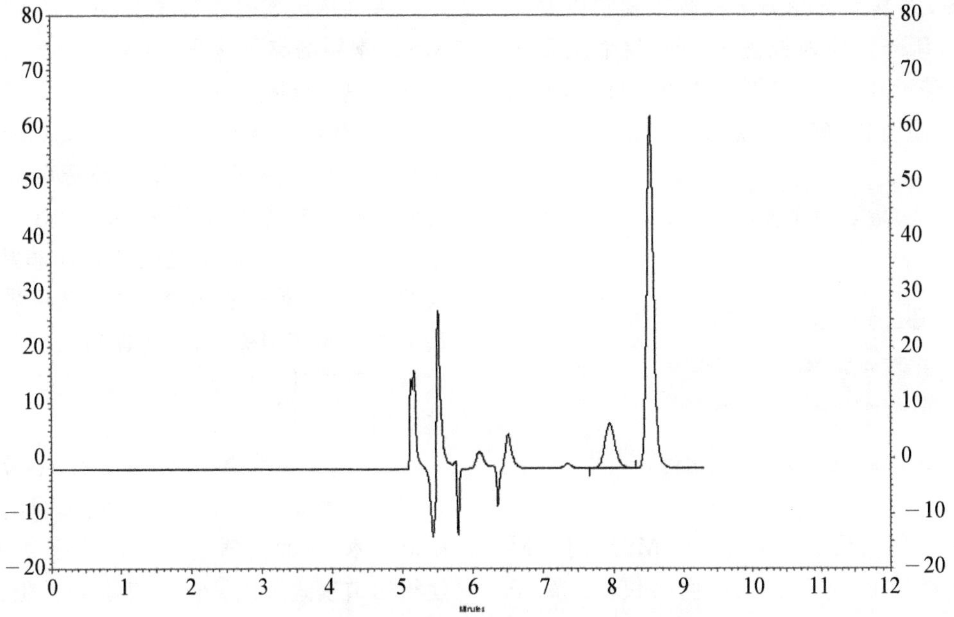

图 13-6　万古霉素 2D-LC-UV 色谱

分离，使之与溶剂和过量的衍生化试剂以及其他组分分开，用 254nm 波长检测，分离测定了六神丸、六应丸、牛黄消炎丸、蛇胆川贝液中胆酸、猪去氧胆酸等，获得了比较满意的结果。

三、液相色谱质谱联用

1. 质谱仪器的种类　质谱仪是将被测物质离子化，按离子的质荷比分离，测量各种离子谱峰的强度而实现分析的仪器。1912 年汤姆逊(J. J Thomason)用以发现质量数为 22 氖同位素的阳极射线管就是质谱仪的前身。现代的质谱仪种类非常多，工作原理和应用范围也有很大的不同，其大致结构如图 13-7。但通用过程包括，进样系统将待测物在不破坏系统真空的情况下导入离子源，离子化后由质量分析器分离检测；计算机系统对仪器进行控制、采集和处理数据，并可将质谱图与数据库中的图谱进行比较，进行定性定量分析。LC-MS 是通过电喷雾电离或大气压化学电离作为离子源，使有机化合物分子电离。

质量分析器是质谱的核心。质量分析器是将离子源产生的离子按其质量和电荷比(m/z)的不同、在空间的位置、时间的先后或轨道的稳定性等进行分离，以便得到按照质荷比的大小顺序而成的质谱图。质量分析器的 2 个主要技术参数是所能测定的质荷比的范围(质量范围)和分辨率。常用的质量分析器包括磁质量分析器、四极杆质量分析器、飞行时间质量分析器、离子阱质量分析器和离子回旋共振质量分析器。本章节将重点介绍 LC-MS 中应用最多的质量分析器：四极杆质谱仪、离子阱质谱仪和串联质谱。

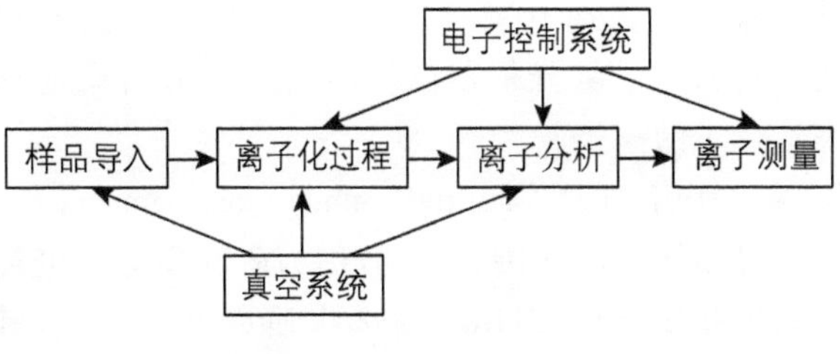

图 13-7　质谱仪的基本构造

(1) 四极杆质谱仪(single quadrupole LC/MS)：四极杆质谱仪因其由 4 根平行的棒状电极组成而得名(图 13-8)。粒子束在与棒状电极平行的轴上聚焦，1 个支流固定电压(DC)和 1 个射频电压(RF)作用在棒状电极上，2 对电极之间的电位相反。对于给定的直流和射频电压，特定的质荷比的离子在轴上稳定运动，其他质荷比的离子则与电极碰撞湮灭。将 DC 和 RF 以固定的斜率变化，可以实现质谱扫描功能。四极杆分析器对选择离子分析具有较高的灵敏度。四极杆质谱仪应用于 ESI 和 APCI 最为广泛。四极杆质谱仪有悠久的应用历史，性能稳定，可同时提供优质的定性和定量结果。有全扫描(full scan)和选择离子监测(selected ion monitoring，SIM)2 种不同扫描模式，扫描速度快，灵敏度高，尤其是选择离子检测方式它以最大的采集效率，有选择性地检测单个或数个质量离子，从而降低信噪比，提高灵敏度数个数量级，特别适合于各种定量分析，满足高通量分析要求。

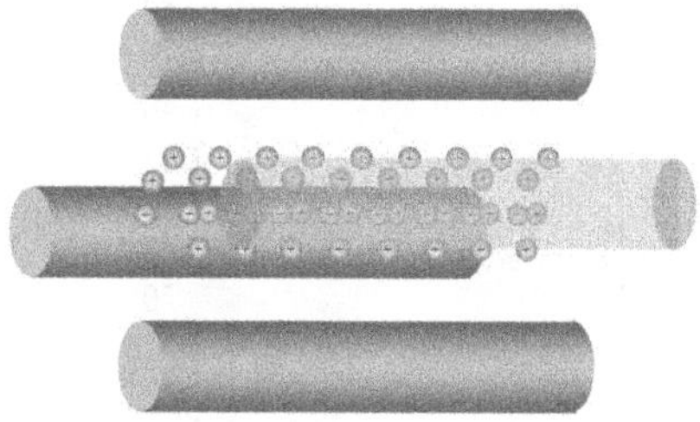

图 13-8　四极杆质谱的结构

(2)离子阱质谱仪(ion trap LC/MS)：离子阱质谱仪是 20 世纪 80 年代推出的商品仪器。离子阱质谱仪由 2 个端盖电极和位于它们之间的类似四极杆的环电极构成。端盖电极施加支流电压或接地，环电极施加射频电压(RF)，通过施加适当电压就可以形成一个势能阱(离子阱)。根据 RF 电压的大小，离子阱就可以捕获某一质量范围的离子。离子阱可以储存离子，待离子累积到一定数量后，升高环电极上的 RF 电压，离子按质量从高到低的次序依次离开离子阱，被电子倍增检测器检测。目前离子阱分析器已发展到可以分析质荷比高达数千的离子。

(3)串联质谱(Tandem mass spectrometry)：2 个或更多的质谱连接在一起，称为串联质谱。最简单的串联质谱(MS/MS)由 2 个质谱串联而成，其中第 1 级质量分析器(MS^1)将离子预分离或加能量修饰，由第 2 级质量分析器(MS^2)分析结果。常见的形式有串联质谱和采用(多级)四极杆质谱、四极杆离子阱质谱、四极杆和磁质谱混合式(hybride)串联质谱和采用多个扇形磁铁的串联磁质谱。现今，串联质谱已从过去以磁质谱为主的大型化转向小型化、专属性强和多功能的趋势。

2. *液相色谱-质谱联用的接口*　液相色谱和质谱仪器联用是通过一个“接口”来实现的，LC-MS 技术的关键在于解决高通量的液相色谱和高真空的质谱仪器之间的矛盾。在接口研制方面、前后发展了有 20 多种，其中主要有直接导入界面、传送带界面、渗透薄膜界面、热喷雾界面和粒子束界面，但这些技术都有不同方面的限制和缺陷，直到强大、灵敏的大气压电离(API)技术成熟后，LC-MS 才得以迅速发展，成为科研和日常分析的有力工具。

大气压电离是指离子化在常压下完成，是 LC-MS 最常用的离子化方式，常见的大气压电离包括电喷雾电离(electrospray ionization，ESI)和大气压化学电离(atmosphere pressure chemical ionization，APCI)。由于大气压电离源独立于高真空状态的质控分析器之外，ESI 和 APCI 可共用同 1 个接口，所以 2 个电离源之间的切换非常方便。更重要的，可得到最佳的分析结果，既可满足低流速或高流速不同应用要求，还能保持有很高的灵敏度和较好的重现性。以下主要介绍这 2 种接口技术及其应用。

(1)电喷雾电离：1988 年，美国科学家约翰·芬恩在耶鲁大学化学工程系首先研制出电喷雾电离质谱技术，从而使质谱领域产生了革命性的改变，使得质谱仪既可以分析有机小分子化合物，又可以分析大而复杂的生物分子。这一发明让他获得了 2002 年度的诺贝尔化学奖，并影响到了药物发现到识别的广泛领域。

电喷雾电离是应用范围最广的电离方式，20 世纪 90 年代后，无论是仪器制造还是实际应用都得到了高速增长和全面发展。电喷雾电离既作为液相色谱和质谱仪之间的接口装置，同时又是电离装置。它的主要部件是一个多层套管组成的电喷雾喷嘴，最内层是液相色谱流出物，外层通入氮气作为喷雾气体。某些接口还增加了雾化气设计，其主要作用为改善喷雾条件以提高离子化效率。以一定流速进入喷口的样品溶液及流动相，经喷雾作用被分散成直径为 1～3μm 的细小液滴。在喷口和毛细管入口之间设置的几千伏特的高电压的作用下，这些液滴由于表面电荷的不均匀分布和静电引力而被破碎成更小的液滴。在加热的干燥氮气的作用下，液滴中的溶剂被快速蒸发，直至表面电荷增大到库伦排斥力大于表面张力而爆裂，产生带电的子液滴。子液滴中的溶剂继续蒸发引起再次爆裂。此过程循环往复直至液滴表面形成很强的电场，而将离子由液滴表面排入气相中，如图 13-9 所示(Simon J. Gaskell，1997)。进入气相的离子在高电场和真空梯度的作用下进入玻璃毛细管，经聚焦单元聚焦，被送入质谱离子源进行质谱分析。其中值得一提的是电喷雾喷嘴的角度，如果喷嘴正对取样孔，则取样孔易堵塞。因此，有的电喷雾喷嘴设计成喷射方向与取样孔不在一条线上，而错开一定角度。这样溶剂雾滴不会直接喷到取样孔上，使取样孔比较干净，不易堵塞。

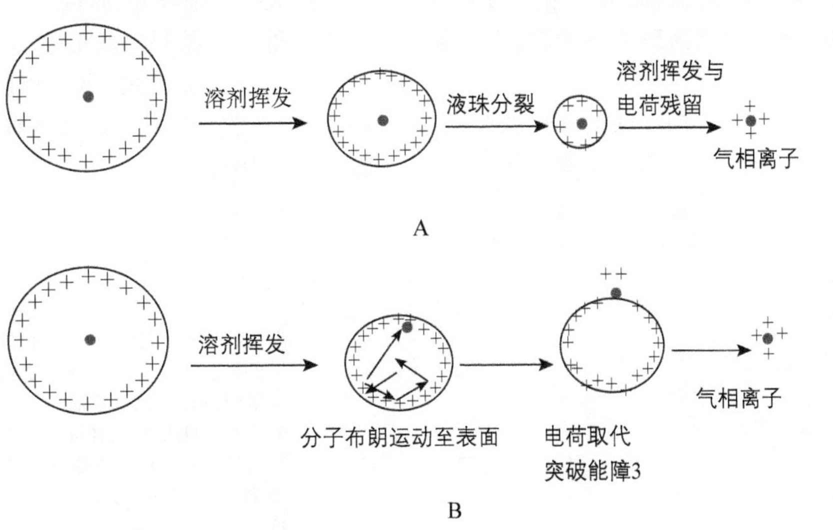

图 13-9　ESI 电离方式过程理论

A. 电荷残留理论；B. 1993 年芬恩修正的离子挥发理论

电喷雾电离源是一种软电离方式，即便是分子量大，稳定性差的化合物，也不会在电离过程中发生分解，适用于容易在溶液中形成离子的样品和极性化合物。因具有多电荷能力，所以其分析的分子量范围很大，既可用于小分子分析，又可用于多肽、蛋白质和寡聚核苷酸分析。ESI 源一般使用的去溶剂温度在 200℃左右，与 APCI 相比，更适合分析对热不稳定的样品。

(2)大气压化学电离：APCI 的结构与电喷雾源大致相同，不同之处在于 APCI 喷嘴的下游设置 1 个针状放电电极，通过放电电极的高压放电，使空气中某些中性分子电离，产生 H_3O^+，N_2^+，O_2^+ 和 O^+ 等初级离子，再由这些初级离子与样品分子进行质子或电子交换而使其形成$[M+N]^+$或$[M-N]^-$，并进入质谱仪。APCI 也是很软的电离，是在大气压下利用电晕放电来使气相样品和流动相电离的一种离子化技术，要求样品有一定的挥发性，适用于非极性或低、中等极性的化合物。有些分析物由于结构和极性方面的原因，用 ESI 不能够产生足够强的离子，可以采用 APCI 方式增加离子产率，所以 APCI 是 ESI 的很好补充。

(3)基质辅助镭射脱附法(MALDI)：基质辅助镭射脱附法，主要是由传统的镭射脱附法(LD)改良而来。传统的镭射脱附法于 1906 年已被提出，1987 年波萨玛司(M. A. Posthumus)等人就加以应用于核苷酸、氨基酸、糖类等较小的生化分子的研究，其方法是将高能量的镭射光束照射在固体表面上，可从表面脱附出完整的离子，再以质谱仪加以分析。由于镭射的能量很高，易将欲分析的化合物打成许多的离子碎片，而使得质谱图上出现较多的干扰，若将分子量较大的样本加以分析，会因干扰过大而无法进行分析。另外传统的 LD 离子化的上限不超过 1000。

田中耕一在一项学术会议中首度展示了以镭射脱吸附法，成功地分析一完整的蛋白质分子的图谱，对以 LD 为基础的离子脱附技术，用以分析大分子量的物质，带来重大的突破。1988 年基质辅助镭射脱吸附(MALDI)正式被引进。MALDI 与传统 LD 分析上最大的不同处在于离子化时样本处理的方式，MALDI 在离子化前，会先将分析样本，与小分子量的有机分子(具有高度吸收镭射能量特性)基质加以混合，然后将大约 1μl 的样本基质混合物点置于平滑的样品金属表面上，待其干燥形成固体结晶后，放于质谱仪离子源中施以镭射脉冲，基质可将所吸收的能量转移给样本分子，使之游离为气相状态，并转变为离子。由于基质的辅助，可将需要离子化大蛋白的镭射能量降低，可有效避免先前因镭射源太强使得欲分析的样本断为多个片段，而使干扰过大的困扰。

3. 质谱在药物研究中的应用　他汀类药物泛指羟甲基戊二酰辅酶 A(HMG-CoA)还原酶抑制药，此类药物通过竞争性抑制内源性胆固醇合成限速酶(HMG-CoA)还原酶，阻断细胞内羟甲戊酸代谢途径，使细胞内胆固醇合成减少，从而反馈性刺

激细胞膜表面(主要为肝细胞)低密度脂蛋白受体数量和活性增加、使血清胆固醇清除增加、水平降低。

他汀类药物由于结构上缺少强的碱性胺基团,只能依靠呋喃环上氧原子进行 ESI 正离子化,基质效应远大于其他类药物,因此常规的样品处理方法难以获得好的结果。ANAX 公司的 FLC 2420 系统采用二维三级模式,最大程度去除基质,与 LC-MS/MS 连接后即使 500 次进样内峰响应值高度稳定(图 13-10)。

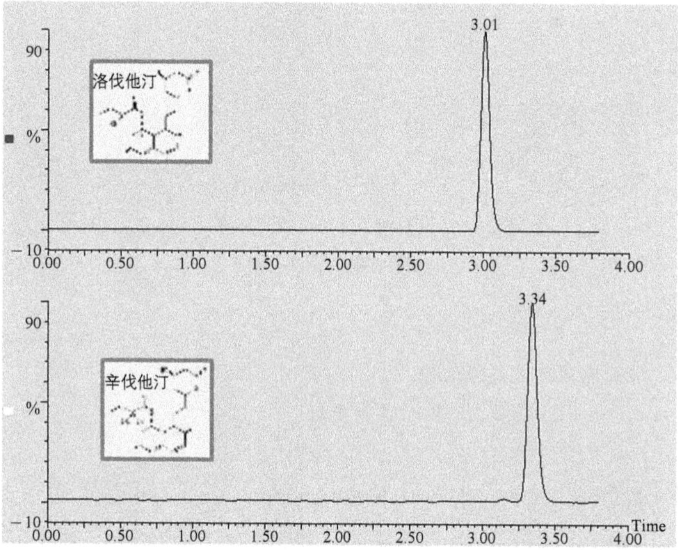

萃取柱:SCX(100mm × 2 1,5 μ m)
中间柱:RP C_{18} (10mm × 2 1,5 μ m)
萃取流动相:水:乙腈 = 25:75 (v/v)
分析柱:Halo C_{18} (100mm × 2.1mm,2 7 μ m)
分析流动相:0 01% 甲酸:乙腈 = 24:76 (v/v)
质谱:WATERS premier 正离子模式
样品:血浆稀释 4 倍

图 13-10　质谱在他汀类药物动力学中的应用

四、气相色谱与气相色谱质谱联用系统

气相色谱法具有极强的分离能力,但它对未知化合物定性能力差;质谱对未知化合物具有独特的鉴定能力,但它要求被测组分是纯化合物或 2～3 个组分的混合物。将 GC 与 MS 联用,彼此扬长避短,无疑是复杂混合物分离和检测的有力工具。GC-MS 既可对未知化合物定性,又可对痕量组分定量。它灵敏度高、适用范围广,是应用最早、最多的联用技术。但它也有一些不足之处,主要是对几何异构体辨别能力差,甚至完全无法辨认。

气相色谱法是 1952 年 GS James 等引入分析化学后迅速发展起来的一种分离分析方法,由于气相色谱法具有分离和分析 2 种功能的测定技术,同时具有选择性好、灵敏度高、用样量少、分析速度快和应用范围广等特点,特别适合组分比较复杂的生物样品中微量药物及其代谢物的分离测定。

气相色谱法的主要缺点是要求被测药物及其代谢物必须具有一定的挥发性和热稳定性。一些遇热不稳定、极性大的药物及其代谢物不宜用该法测定。随着固定相的发展及各种衍生化试剂的广泛应用,生物样品测定不再受到限制,是该法成为体内药物分析与药物动力学研究中的重要手段之一。

1. *气相色谱的基本原理*　气相色谱法是以气体为流动相的色谱法。在气相色谱中被测样品中各组分在固定相与载气间分配,由于各组分的分配系数不同,由于差速迁移而分离。流出色谱柱的各组分,依次被载气带入检测器;检测器将物质的质量变化转变为电压或电流变化,由记录器记录电压或电流随时间的变化,即色谱的峰高或峰面积。而色谱峰高或峰面积与被测物质的含量成正比,可用于被测组分的定量分析。物质的色谱峰出峰时间与物质特性有关,因此可利用色谱峰的出峰时间即保留时间进行定性分析。

2. *气相色谱柱与填料*　色谱柱:一般气相色谱法中使用的柱管可用玻璃、不锈钢、铜、铝及特氟隆塑料等制成。在体内药物分析中,以玻璃柱最为常用。具有一定的惰性,可以在较高温度下使用,在对生物样品的分析中,可以减少样品中被测药物的热催化分解和吸附。

体内药物分析中常用的色谱柱分为填充柱和毛细管柱 2 类。填充柱多用内径 4～6mm 的不锈钢管制成螺旋形管柱,充填固定相而构成,常用柱长为 2～4m,毛细管柱常用内径 0.1～0.5mm 的玻璃或弹性石英毛细管,柱长可达数十米至上百米。可分为空心毛细管柱及填充毛细管柱。

色谱柱中的固定相由固定液和载体组成,现在已有许多不同种类的固定液和载体可供选用。

(1)固定液:固定液一般都是一些高沸点的液体,在室温时为固态或液态。对固定液的要求①在操作温度下呈液体状态及蒸气压低;②固定液对样品中各组分有足够的溶解能力,分配系数较大;③选择性能高,对 2 个沸点或性质相近的组分的分配系数比不相等;④固定液与样品中的各组分不产生化学反应。常用的固定液有聚硅氧烷类和聚乙二醇等。其中聚硅氧烷类是目前应用最广的通用型固定液。

固定液一般可以根据"相似性原则"进行选择,按被分离组分的极性或官能团与固定液相似的原则来选择,这是因为相似相溶的缘故。例如,被分离药物为非极性的,可选非极性固定液;被分离药物为极性的,可选择极性固定液;若分离药物为酯或醇,可选酯、聚酯或醇、聚乙二醇类固定液。在实际工作中,对于一些难分离样品,使用一种固定液达不到分离目的时,还可采用混合固定液,即将 2 种固定液按一定比例混溶,然后涂在载体上。

(2)载体:载体又称为担体。大多数载体是硅藻土型,它们具有多孔性和较大的表面积。常用的载体为白色硅藻土,如 Chromosorb G、Chromosorb W 和 GAS Chromosorb Q 等。

色谱柱的制备需经固定液的涂渍、老化及色谱柱的填充等步骤。

首先将固定液溶解于挥发性溶剂中,然后按一定比例与载体混合,在混合过程中缓缓挥去有机溶剂,使固定液均匀涂渍在载体上。

可先将固定相放入烘箱进行静态老化,然后再将固定相装入色谱柱连接在仪器上,用较低的载气流速,在略高于被测组分的测定温度及低于固定液的最高使用温度的条件下进行动态老化。当老化至仪器基线平直,即可供装柱使用。

3. 气相色谱检测器　气相色谱仪的检测器有 30 多种,用于生物样品中药物及其代谢物测定的主要有氢焰离子化检测器、碱焰离子化检测器、电子捕获检测器和质谱检测器 4 种。

(1)氢焰离子化检测器:氢焰离子化检测器(FID)是体内药物分析中应用最广泛的检测器。能在氢-空气火焰中电离的有机药物及其代谢物都能被检测出来,无机物与惰性气体对该检测器均不产生电信号。因此,被测组分经萃取浓集之后,得到的残渣用二硫化碳代替甲醇丙酮等溶解进样,这样可避免溶剂的干扰。火焰离子化检测器的有效检测浓度在 100ng/ml 以上,最低检出量可达 1ng。对于大多数有机药物都能应用,费用不高。由于 FID 能对任何一瞬间流出柱的有机分子作出响应,因此对生物样品中的内源性杂质也有响应,可能会产生电信号。所以,用该检测器测定生物样品时,应尽量将被测药物及其代谢物同生物样品中的内源性有机杂质分开。

(2)碱焰离子化检测器:碱焰离子化检测器(AFID)是利用有机分子通过氢-空气火焰时产生热电离而进行测定。与 FID 不同之处:该检测器火焰处设置有加热的碱金属盐如卤化钠、卤化铯、卤化铷或硅酸铷等晶体,这些碱金属盐增加了检测器对某种特定元素的灵敏度,如专门对氮、硫、磷等元素敏感。称为氮-磷检测器(NPD)。

新型的 NPD 使用了不挥发性的铷玻璃珠,热稳定性好,使用寿命长。其原理是:处于火焰加热过程中的有机药物,若受热程度不足以达到完全燃烧时,一部分将发生热解,此时含氮的有机药物生成一种稳定的中间产物——氰基(CN)。氰基能从碱盐上获得一电子,形成氰离子和带正电荷的碱盐离子。产生的碱盐离子能被铷玻璃珠重新捕获,而氰离子则移向收集极并释放出电子,产生电信号。因为只有有机含氮药物才能产生氰基,所以测定时使用氮作为载气并不发生干扰。测定含磷有机药物的原理相同,只不过中间产物是 PO 或 PO_2 而已。

由于 NPD 对含氮或含磷的有机物特别敏感,所以常用于测定生物样品中含氮有机药物及其代谢物,因此药物分子结构中的含氮杂环一般比较稳定,这一基本母核在体内代谢过程中一般不会变化,所以原型药物与代谢药都能同时被检出。该检测器不仅可以检出微量的含氮、磷元素的组分,而且对于药物浓度很低的生物样品,将萃取后的残渣用不含氮元素的溶剂溶解进样,则不会产生溶剂峰,这样可避免溶剂峰对被测组分的干扰,有利于组分检测。

(3)电子捕获检测器:电子捕获检测器(ECD)是一种有选择性的高灵敏度的检测器。它对含有电负性原子或官能团(如卤素、硝基、氰基、硫基、多环芳烃以及金属有机化合物等)的有机及无机化合物特别敏感，具有选择性。因此它被广泛用于含卤素和硝基有机药物的检测。它的工作原理是由放射源(一般是3H或63NI)发出的β射线使载气分子电离，产生慢速度低能量的电子。色谱柱流出物中含有亲电子基团的组分分子捕获了这些慢速电子而变成负离子，这种负离子能够与载气放射粒子轰击所产生的正离子复合，从而使检测器始电流下降，产生电信号。

4. 气相色谱质谱联用　气相色谱-质谱(gas chromatography-mass spectrometry，GC-MS)联用始于1957年，20世纪80年代后已开始普及应用。GC-MS结合了气相色谱和质谱的优点，弥补了各自的缺陷，因而具有灵敏度高、分析速度快、鉴别能力强等特点，可同时完成待测组分的分离和鉴定，特别适用于多组分混合物中未知组分的定性定量分析、化合物的分子结构判别、化合物分子量测定，是目前能够为pg级试样提供结构信息的工具。已广泛应用于尿、血、组织等生物样本中药物或内源性物质的定性定量分析。

GC-MS的发展可分为2个阶段：①联用，即将GC和MS通过接口连接起来，GC将复杂混合物分离成单组分进入MS进行检测和鉴定。自1957年Holmes和Morrell首次报道GC-MS以来，GC是MS的进样装置，还是MS是GC的一个检测器一直是一个争议的问题，而且似乎前一个观点还颇占上风。美国Amal. Chem. 2年1次的气相色谱基础评论中，1994年以前GC-MS是作为联用仪器自成系统的。②常规气相色谱检测器，自20世纪80年代初出现小型或台式GC-MS后，特别是进入90年代，由于适于GC-MS的应用与日俱增，MS外形尺寸变小、成本和复杂性下降，以及稳定性和耐用性的提高，已使它成为常规气相色谱检测器之一。为了区别于大型GC-MS联用仪，近年称其为质谱检测器(mass spectrometric detectors，MSD)或质量选择性检测器(mass selective detectors)，走进了一般的实验室。美Anal. Chem. 1996年已将MSD与其他常规气相色谱检测器放在一起评论。在近5年MSD的发展主要是软件更加完善，使用者更易操作。

MSD系统主要由4部分组成：接口、质谱检测器、计算机系统和真空系统，见图13-9。毛细管柱出口直接插入离子源内，载气被真空抽走，被测组分被电离成分子离子和各碎片离子，经加速、聚焦后进入四级杆质量分析器，将各离子按质荷比分离后，在离子检测器上变成电流信号输出。该信号经计算机收集、处理和检索后，可打印出各种色谱图、质谱图和鉴定结果。真空系统保证整个MSD在真空状态下工作。MSD由离子源、质量分析器和离子检测器组成。它们安装在一金属密封箱内，真空度达10^{-4}-10^{-5}Pa。

5. 气-质联用技术在体内药物分析中的应用示例　王晓英等建立了GC-MS法测定人血浆中盐酸地芬尼多药物浓度的方法，并应用于地芬尼多口崩片的临床药动学研究，具体条件如下。

DB-17MS毛细管柱(15m × 0.25mm，0.25μm)，程序升温：起始温度100℃，按25℃/min的速度升温至280℃，保持1min，再按50℃/min升温至300℃，保持1.6min；载气为氦气，流速1.0ml/min；进样口温度250℃。MS源温度230℃；四级杆温度150℃；电子轰击能量为70eV。在实验条件下，血浆中内源性杂质不干扰目标物测定。DFND和IS的保留时间分别为7.80min和7.97min，它们的分子离子峰分别为m/z309和m/z357。选择DFND的碎片基峰m/z98、IS的碎片基峰m/z138进行定量测定。

五、名词释义

色谱法(chromatography)：是一种利用混合物中诸组分在两相间的分配原理以获得分离的方法。

高效液相色谱法(high performance liquid chromatography，HPLC)又称“高压液相色谱”。是色谱法的一个重要分支，以液体为流动相，采用高压输液系统，将具有不同极性的单一溶剂或不同比例的混合溶剂、缓冲液等流动相泵入装有固定相的色谱柱，在柱内各成分被分离后，进入检测器进行检测，从而实现对试样的分析。

质谱检测器(mass spectrometric detectors，MSD)：是一种与光谱并列的谱学方法，质谱学方法被认为是一种同时具备高特异性和高灵敏度且得到了广泛应用的普适性方法。质谱仪器一般由样品导入系统、离子源、质量分析器、检测器、数据处理系统等部分组成。

气相色谱(gas chromatography 简称 GC)：是利用物质的沸点、极性及吸附性质的差异来实现混合物的色谱分离系统，可分为气固色谱和气液色谱，并用气体作为移动相。它在工业、农业、国防、建设、科学研究中都得到了广泛应用。

色谱质谱联用仪(LC/MS，GC/MS)：把液相或气相色谱与质谱联合起来使用，实际上是把质谱仪作为色谱仪的一个通用检测器来使用，通常包括色谱导入系统、离子源、质量分析器、检测器、真空泵等部件。

(李焕德 王 峰)

参考文献

[1] 宿凌，张雷．药事管理学[M]．上海：华东理工大学出版社，2010.

[2] 国家食品药品监督管理局．药品注册管理办法[S]．局令[2007]第28号．

[3] 国家食品药品监督管理局．药物临床试验质量管理规范[S]．局令[2003]第3号．

[4] 夏培元．药物临床试验实施与质量管理[M]．北京：人民军医出版社，2010.

[5] 田少雷．药物临床试验与GCP[M]．北京：北京大学出版社，2003.

[6] 国家食品药品监督管理局，卫生部．关于印发《药物临床试验机构资格认定办法(试行)》的通知[S]．国食药监安[2004]44号．

[7] 李家泰．临床药理学[M]．3版．北京：人民卫生出版社，2007.

[8] 郑筱萸．《药品临床试验管理规范》培训教材[M]．北京：中国医药科技出版社，2000.

[9] Phillip I. Good. A manager's guide to the design and conduct of clinical trials[M]. Second Edition. John Wiley & Sons, Inc., 2006.

[10] The Sixth International Conference on Harmonization of Technical Requirements for Registration of Pharmaceuticals for Human Use(ICH-6). New Horizons and Future Challenges. Conference Program, Nov. 12-25, 2003, Osaka, Japan.

[11] WHO. Guidelines for Good Clinical Practice(GCP) for Trials on Pharmaceutical Products. WHO Techn Rep Ser, No 850, Annex 3. Geneva, 1995: 97-131.

[12] John I. Gallin, Frederick P. Ognibene. Principles and Practice of Clinical Research[M], Second Edition. Elsevier Inc. 2007.

[13] 屈建．医院药学的科研选题[J]．中南药学，2004，2(1)：3-5.

[14] 单婷婷，董瑞华，秦小清，等．药物基因多态性与个体化用药的研究进展[J]．医药导报，2010，29(1)：64-67.

[15] Amitava Dasgupta[美]著．药物检测方法治疗性用药与药物滥用[M]．陆林等译．北京：人民卫生出版社，2011.

[16] 于世林．高效液相色谱方法及应用(2版)[M]．北京：化学工业出版社，2005.

[17] 吴烈钧．气相色谱检测方法(2版)[M]．北京：化学工业出版社，2005.

[18] Lloyd R[美]等著．现代液相色谱技术导论[M]．陈小明等译．北京：人民卫生出版社，2012.

[19] Gross. J. H[德]编著．Mass Spectrometry. (2版)影印版．北京：科学出版社，2012.

[20] 盛龙生，汤坚等．液相色谱质谱联用技术在食品和药品分析中的应用[M]．北京：化学工业出版社，2008.

[21] 向平，沈敏，卓先义．液相色谱-质谱联用技术在药物和毒物分析中的应用[M]．上海：上海科学技术出版社，2009.

[22] 李金恒．临床治疗药物监测的方法和应用[M]．北京：人民卫生出版社，2003.

[23] 高仲阳，徐彦贵．治疗药物监测技术[M]．北京：化学工业出版社，2007.

[24] 姚彤炜．体内药物分析[M]．杭州：浙江大学出版社，2012.

[25] 张君仁，臧恒昌．体内药物分析[M]．北京：化学工业出版社，2002.

[26] 陈西敬．药物代谢动力学研究进展[M]．北京：化学工业出版社，2008.

[27] 洪筱坤，王智华．中药数字化色谱指纹谱[M]．上海：上海科学技术出版社，2003.

[28] 刘蜀宝，李晓阳，朱照静．临床药学[M]．北京：北京大学医学出版社，2009.

学习培训及学分申请办法

一、《国家级继续医学教育项目教材》经国家卫生和计划生育委员会（现更名为国家卫生健康委员会）科教司、全国继续医学教育委员会批准，由全国继续医学教育委员会、中华医学会联合主办，中华医学电子音像出版社编辑出版，面向全国医学领域不同学科、不同专业的临床医生，专门用于继续医学教育培训。

二、学员学习教材后，在规定时间（自出版日期起 1 年）内可向本教材编委会申请继续医学教育Ⅱ类学分证书，具体办法如下：

方法一：PC 激活

1. 访问“中华医学教育在线”网站 cmeonline. cma-cmc. com. cn，注册、登录。
2. 点击首页右侧“图书答题”按钮，或个人中心“线下图书”按钮。
3. 刮开本书封底防伪标涂层，输入序号激活图书。
4. 在个人中心“我的课程”栏目下，找到本书，按步骤进行考核，成绩必须合格才能申请证书。
5. 在“我的课程”-“已经完成”，或“申请证书”栏目下，申请证书。

方法二：手机激活

1. 微信扫描二维码 关注“中华医学教育在线”官方微信并注册。
2. 点开个人中心“图书激活”，刮开本书封底防伪标涂层，输入序号激活图书。
3. 在个人中心“我的课程”栏目下，找到本书，按步骤进行考核，成绩必须合格才能申请证书。
4. 登录 PC 端网站，在“我的课程”-“已经完成”，或“申请证书”栏目下，申请证书。

三、证书查询

在 PC 端首页右上方帮助中心“查询证书”中输入姓名和课程名称进行查询。

《国家级继续医学教育项目教材》编委会